Thieme

Widmung

Gewidmet Allen, die uns das Schreiben dieses Buches ermöglicht haben, vor allem unseren Mitarbeitern und Patienten. Von beiden haben wir viel gelernt.

Pneumologie

Ein Leitfaden für rationales Handeln in Klinik und Praxis

Dieter Köhler, Bernd Schönhofer, Thomas Voshaar

2., aktualisierte und erweiterte Auflage

139 Abbildungen

Georg Thieme Verlag
Stuttgart • New York

Impressum

Bibliografische Information der Deutschen Nationalbibliothek
Die Deutsche Nationalbibliothek verzeichnet diese Publikation in der Deutschen Nationalbibliografie; detaillierte bibliografische Daten sind im Internet über http://dnb.d-nb.de abrufbar.

1. Auflage 2010

Rüdigerstr. 14
70469 Stuttgart
Deutschland
www.thieme.de

Printed in Germany

Zeichnungen: Helmut Holtermann, Dannenberg
Umschlaggestaltung: Thieme Verlagsgruppe
Umschlaggrafik: Martina Berge, Stadtbergen unter Verwendung einen Fotos von © Firma V – Fotolia.com
Redaktion: Dr. Daniela Kandels, Stadtbergen
Satz: L42 Media Solutions, Berlin
Druck: Aprinta Druck GmbH, Wemding

ISBN 978-3-13-146282-4 1 2 3 4 5 6

Auch erhältlich als E-Book:
eISBN (PDF) 978-3-13-153602-0
eISBN (epub) 978-3-13-177512-2

Vorwort zur zweiten Auflage

Die Autoren freuen sich außerordentlich, dass sie 4 Jahre nach Erscheinen des Buches jetzt die 2. Auflage vorlegen können.

Die zweite Auflage hat die Qualität des Buches verbessert, nicht nur wegen der Aktualisierung vieler Themen, sondern auch weil strukturelle Mängel ausgemerzt wurden, wie sie fast typisch für eine Erstauflage sind. Das Volumen des Buches hat dadurch etwas zugenommen, ohne auszuufern.

Vielleicht wird mancher Leser bestimmtes Bildmaterial vermissen, gerade aus dem radiologischen und morphologischen Bereich. Abgesehen davon, dass mit weiterer Illustration der zumutbare Umfang des Buches überschritten würde, haben wir bewusst darauf verzichtet, um die aus unserer Sicht oft nur scheinbar „typischen Bilder" einer Erkrankung zu vermeiden. Diese sogenannten „klassischen Bilder" sind in der Praxis eher selten und lenken oft vom Wesentlichen des individuellen Krankheitsfalles ab. So gibt es eben kein typisches Röntgenbild eines Bronchialkarzinoms, der Pneumonie, ja nicht einmal der Lungenfibrose. Zudem steht dem Interessierten im Internet unter den entsprechenden Stichworten eine Fülle von Beispielen der unterschiedlichen Verfahren der Bildgebung sofort zur Verfügung.

Bei der Erstellung der 2. Auflage des Buches fiel uns auf, dass manche Kapitel kaum geändert werden mussten, obwohl scheinbar viele neue Daten verfügbar sind. Das ergab sich aus einem kritischen Rationalismus, der uns bei der Überarbeitung als wesentliche Leitschiene diente. Pathophysiologische Grundsätze und Zusammenhänge ändern sich eben wenig und ihre Kenntnis gibt gerade in Zeiten überbordender Informationsfülle Sicherheit in der klinischen Arbeit.

Wie auch bei der 1. Auflage sind wieder einzelne Kapitel von erfahrenen Klinikern gegengelesen worden. Besonders bedanken möchten wir uns bei PD Dr. Dellweg, der das Kapitel zur Schlafmedizin intensiv lektoriert hat.

Nicht zuletzt unter Berücksichtigung der Anmerkungen und Kommentare der Leser (denen wir hier nochmals danken) hat sich die Qualität des Buches in seiner 2. Auflage noch einmal deutlich verbessert. Wir würden uns freuen, wenn wir auch in Zukunft kritische Rückmeldungen zum Buch insgesamt, aber auch zu konkreten Themen erhalten, am besten via hdieter.koehler@t-online.de.

Auf diese Weise bleibt das Buch attraktiv und lebendig.

Schmallenberg, Hannover und Moers, Herbst 2014

Dieter Köhler
Bernd Schönhofer
Thomas Voshaar

Vorwort zur ersten Auflage

Es gibt zahlreiche Lehrbücher in der Medizin. Manche behandeln das gesamte Fachgebiet wie ein Standardwerk, andere sind checklistenartig aufgebaut, wieder andere beschreiben nur ein einziges Krankheitsbild. Durch die starke Zunahme des diagnostischen und therapeutischen Arsenals (beginnend etwa in den 80er-Jahren des letzten Jahrhunderts) wird die Lesbarkeit v. a. infolge der Datenfülle zunehmend erschwert. Hinzu kommt, dass die dargestellten Daten und Erkenntnisse rasch veralten können, insbesondere wenn versucht wird, die jeweils neuesten Ergebnisse und Hypothesen zu berücksichtigen. Für isolierte Problemstellungen in der Klinik sind Online-Lehrbücher mit kürzeren Update-Intervallen sehr hilfreich. Erfahrene gehen meist noch einen Schritt weiter und entnehmen Informationen direkt aus Artikeln der aktuellen medizinischen Literatur, die in der Regel als Abstrakt, z. T. auch als Originalarbeit, online zur Verfügung stehen.

Ein weiterer Versuch der letzten Jahre, den klinisch tätigen Ärzten aktuelle Hilfe bei der Diagnostik und Therapie verschiedener Krankheiten zu geben, sind Leitlinien, die es inzwischen für die meisten Krankheiten und Symptome gibt. Abgesehen von der sehr unterschiedlichen Qualität haben die Leitlinien die Fülle des Informationsangebots eher unselektiert vermehrt. Zudem gibt es viele Überschneidungen: so haben z. B. die weltweit von verschiedenen Fachgesellschaften vorliegenden Leitlinien zum Asthma bronchiale mit ihren Anfängen im Jahr 2002 einen Umfang von über 10 000 Seiten erreicht; und das bei einer Erkrankung, die in der Praxis heutzutage kaum noch Probleme bereitet.

Ein großes Problem in der praktischen Umsetzung von Leitlinien im ärztlichen Alltag stellt zudem die meist vorhandene Multimorbidität des einzelnen Patienten dar. Theoretisch kämen aufgrund der verschiedenen einzelnen Grunderkrankungen mehrere Leitlinien gleichzeitig zur Anwendung, wozu sie jedoch nicht ausgelegt sind. Man muss sich nur einmal die Mühe machen, die infrage kommenden Leitlinien bei mehreren multimorbiden älteren Patienten zusammenzustellen. Schnell werden über 2 Dutzend erreicht: eine Informationsfülle, die auch bei bestem Gedächtnis nicht mehr bewältigt werden kann.

Mit dem vorliegenden Lehrbuch versuchen wir einen anderen, rational ausgerichteten Weg zu gehen. Das Buch behandelt vorwiegend diejenigen Erkrankungen, die den sogenannten „Löwenanteil" in Praxis und Klinik ausmachen. Dabei steht das Ziel im Vordergrund, mit vergleichsweise geringem Aufwand rasch zu einer Diagnose und einer individuell angepassten Therapie zu kommen. Es spiegelt etwa das „Pareto-Prinzip" wider, das für viele Bereiche des täglichen Lebens anwendbar ist: mit 20 % des Aufwandes können etwa 80 % des Ergebnisses erreicht werden. Um dieses Prinzip sicher anwenden zu können, ist jedoch eine permanente Schulung der Urteilskraft sowohl im pathophysiologischen Verständnis als auch in der emphatischen Bewertung der ärztlichen Handlung erforderlich. Daher wird dem Buch ein Kapitel zum theoretischen Hintergrund der ärztlichen Tätigkeit vorangestellt.

Unter diesem Aspekt ist es unvermeidlich, dass Basiskenntnisse des Fachs vorausgesetzt werden müssen. Ausgefallene Krankheitsbilder werden etwas kürzer abgehandelt, in der Differenzialdiagnose wird allerdings darauf hingewiesen, in welchen Fällen danach gesucht werden soll. Es mag paradox klingen, aber es darf nicht vergessen werden, dass eine seltene Erkrankung zwar selten ist; seltene Erkrankungen an sich jedoch wieder häufig sind, da es außerordentlich viele davon gibt. Der Einzelne sieht immer nur ein bestimmtes Cluster von seltenen Erkrankungen, das kaum übertragbar ist.

Zur rationalen Diagnostik und Therapie gehört ehrlicherweise auch die Berücksichtigung der Kosten, wenn sie ein gewisses Ausmaß erreichen. Es ist offensichtlich, dass wir seit etwa 30 Jahren diagnostisch wie therapeutisch eine echte Leistungsexplosion erleben. Das Gesundheitssystem kann schon seit Längerem nicht mehr sämtliche Maßnahmen abdecken, die medizinisch möglich wären. Eine Erhöhung der Krankenkassenbeiträge (die in Deutschland im internationalen Vergleich bereits zu den höchsten gehören) kann keine Lösung sein, da auf Dauer die wirtschaftliche Situation des Landes stark belastet würde und die Einnahmen sänken; eine weiter zunehmende Unterfinanzierung des Gesundheitssystems wäre die langfristige Folge.

Daher muss sich auch der einzelne Arzt Gedanken über die Ressourcenallokation oder Priorisierung bestimmter diagnostischer und therapeutischer Maßnahmen machen, so wie es im privaten Leben – oft ohne darüber nachzudenken – immer schon geschieht. Gerade um die medizinischen Entscheidungen beim einzelnen Patienten nicht durch eine vorrangig wirtschaftliche Sichtweise zu belasten, sollen in diesem Lehrbuch Prinzipien beschrieben werden, die aufzeigen, wo kostspielige Therapien sinnvoll einzusetzen sind und in welchen Fällen lediglich die Solidargemeinschaft unnötig belastet würde. Gerade in der Pneumologie steht in vielen Bereichen der Gewinn an Lebensqualität und Lebenserwartung in keinem Verhältnis mehr zu dem vergleichsweise geringen Aufwand. Das Verhältnis ist bei vielen anderen Fachgebieten deutlich ungünstiger.

Die zitierten Literaturangaben konzentrieren sich auf Arbeiten, die prinzipielle bzw. strukturelle Probleme behandeln oder von den Autoren als besonders wertvoll oder richtungweisend angesehen werden.

Naturgemäß ist eine subjektive Sichtweise der Autoren auf das Fachgebiet unvermeidlich, die auch immer schon stark durch die individuelle Patientenklientel bestimmt wird. Alle Autoren verfügen jedoch über jahrzehntelange klinische Erfahrung in großen Abteilungen bzw. Kliniken und profunde Kenntnisse der ambulanten pneumologischen Versorgung durch eine teilweise volle Ermächtigung (jetzt MVZ) im Schwerpunkt Pneumologie. Die Beschränkung auf drei Autoren soll die Lesbarkeit verbessern und Überschneidungen bzw. Widersprüche vermeiden, die in vielen Standardwerken der Medizin infolge der Vielzahl der Autoren oft nicht zu verhindern sind. Zudem sind die Kapitel vielen Kolleginnen und Kollegen zur Überprüfung vorgelegt worden.

Jeder Schwerpunkt im Buch wurde von mindestens einem externen Reviewer durchgesehen, um die Qualität abzusichern. Andere haben zahlreiche Kapitel gegengelesen. Ganz herzlicher Dank gilt deswegen: Dr. Thomas Hausen, Dr. Peter Haidl, Dr. Carsten Neifer, Dr. Karim Osseiran, Dr. Peter Kemper, Dr. Markus Wenzel, Dr. Thomas Barchfeld, Dr. Friedrich Riffelmann, Klaus Fehrenbach, Prof. Dr. Undine Müller, Prof. Dr. Santiago Ewig, Prof. Dr. Robert Möhle, Prof. Dr. Rolf Merget, Prof. Dr. Rudolf Jörres, Prof. Dr. Carlos Schümichen, Dr. K. Kambartel, Dr. Monika Heilmann, Dr. Wolf Harms, Dr. Dirk Heinemeyer, Dr. Klaus-Detlef Schneider, Dr. Hermann Tonn, Ekkehard Höhn, Thomas Getrey und Brigitte Pape.

Abschließend noch eine Bitte: Wenn Ihnen beim Lesen etwas Ergänzungs- oder Korrekturbedürftiges auffällt, wären Ihnen die Autoren für eine kurze Mitteilung sehr dankbar, am besten via hdieter.koehler@t-online.de.

Schmallenberg, Hannover und Moers

Dieter Köhler
Bernd Schönhofer
Thomas Voshaar

Autorenvorstellung

Prof. Dr. med. Heinz Dieter Köhler

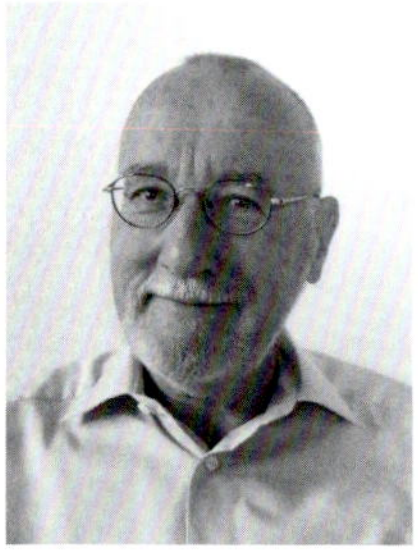

1948 geboren in Marburg/Lahn. 1964–67 Lehre als Rundfunk- und Fernsehtechniker. Abendschule. 1967–70 Fachhochschule Gießen (Dipl.-Ing. für Nachrichtentechnik). 1970–72 Entwicklung integrierter Schaltkreise, ITT Freiburg. 1972 Medizinstudium in Freiburg, nebenberuflich Entwicklung elektromedizinischer Geräte. 1978 Promotion über Kalzium getragenes Aktionspotential in der Elektrophysiologie, Prof. Antoni Freiburg. 1978–85 Ausbildung zum Internisten / Pneumologen / Allergologen an der Medizinischen Universitätsklinik Freiburg (Prof. Dr. med. H. Matthys). 1982 drei Monate McMaster University Hamilton (Canada). 1985 Habilitation über Deposition und Elimination inhalierter radioaktiv markierter Partikel. 1986 Venia legendi. Seit 1986 Chefarzt im Fachkrankenhaus Kloster Grafschaft, Zentrum für Pneumologie, Beatmungs- und Schlafmedizin in Schmallenberg. 1986–2002 komplette KV-Ermächtigung im Bereich der Pneumologie. Sachverständiger für das BfArM, EMEA. 1990 Adolf-Windorfer-Forschungspreis wegen der erstmalig durchgeführten Inhalation von Amilorid bei der Mukoviszidose. 1992 APL-Professor an der Universität Freiburg, 1994 Umhabilitation an die Universität Marburg und Professur des Landes Hessen. 1995 Facharzt für physikalische und rehabilitative Medizin. 1999 Zusatzbezeichnung Internistische Intensivmedizin. Seit 1988 Prüfer und Gutachter bei der Ärztekammer Westfalen-Lippe. 2001 Präsident der Rheinisch-Westfälischen Vereinigung für Lungen- und Bronchialheilkunde. 2001 Gesundheitspreis des Landes NRW für Arbeitskreis Pneumologischer Kliniken (Evolutionäre Qualitätskontrolle in der Diagnostik und Therapie im Krankenhaus). 2006 Zusatzbezeichnung Schlafmedizin. 2003–07 Vize- und Präsident Deutsche Gesellschaft für Pneumologie und Beatmungsmedizin. Seit 1990 Sprecher des Arbeitskreises Pneumologischer Kliniken, seit 2007 Präsident des gleichnamigen Verbandes. 2009 Thomas-Mercer-Award der internationalen und der amerikanischen Aerosolgesellschaft für die Lebensleistung im Bereich der Aerosolmedizin. Editorialboard mehrerer Zeitschriften. 2000 Lehrbuch über Theorie und Praxis der Inhalationstherapie. Zahlreiche Buchbeiträge und über 180 Veröffentlichungen in Medline. Inhaber von 15 Patenten.

Prof. Dr. med. Bernd Gottfried Schönhofer

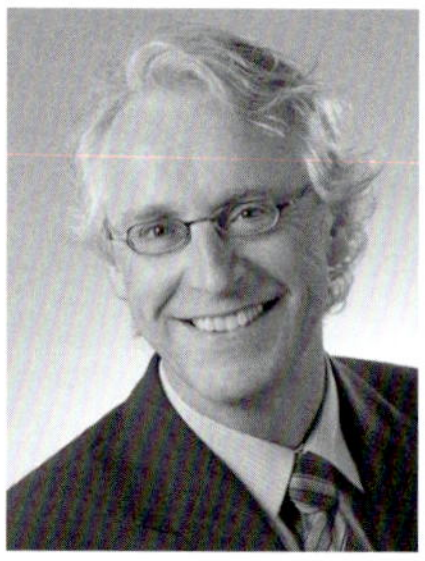

1958 geboren in Simmerath / Eifel. 1978–85 Medizinstudium an der RWTH Aachen. 1985–91 Ausbildung Innere Medizin am Caritas-Krankenhaus, Bad Mergentheim (Akademisches Lehrkrankenhaus der Universitätsklinik Heidelberg). 1987 Promotion in der Abteilung für Zahn-, Mund- und Kieferchirurgie, RWTH Aachen. 1991–2001 Assistenz- und Oberarzt im Krankenhaus Kloster Grafschaft, Zentrum für Pneumologie, Beatmungs- und Schlafmedizin (Prof. Dr. D. Köhler). 1991 Internist. 1994 Schwerpunkt Pneumologie. Seit 1995 Lehrtätigkeit im Zentrum für Innere Medizin, Philipps-Universität Marburg (begleitet von Prof. Dr. P. von Wichert und Prof. Dr. Dr. H. Peter). 1997 Qualifikationsnachweis Somnologie. 1998 Zusatzbezeichnung Internistische Intensivmedizin. 1998 Habilitation im Fach Innere Medizin an der Universität Marburg, Thema „Behandlung der chronisch ventilatorischen Insuffizienz mittels intermittierender Selbstbeatmung". 2001–02 Forschungsprojekt und Visiting Professor in Edward Hines Jr., VA and Loyola University, Chicago, USA (Prof. M. Tobin), Division of Pulmonary and Critical Care Medicine. Seit Dez. 2002 Chefarzt der Abteilung Pneumologie und internistische Intensivmedizin im Krankenhaus Oststadt-Heidehaus, Klinikum Region Hannover. 2004 außerplanmäßige Professur in der Inneren Medizin der Philipps-Universität Marburg. 2006 Zusatzbezeichnung Schlafmedizin. 2009 Umhabilitation in die innere Medizin der Medizinischen Hochschule Hannover. 2000–09 in der Assembly „Respiratory Intensive Care" der European Respiratory Society (ERS). 2006–09 Sprecher der Sektion „Intensiv- und Beatmungsmedizin" der Deutschen Gesellschaft der Pneumologie und Beatmungsmedizin (DGP). Seit 2009 Sprecher der Sektion „Respiratorisches Versagen" der deutschen interdisziplinären Gesellschaft der Intensiv- und Notfallmedizin (DIVI). Federführung bei der Erstellung der AWMF S 3-Leitlinien „Nicht-invasive Beatmung zur Therapie der akut respiratorischen Insuffizienz" (publiziert 2008) und der S 2-Leitlinie „Prolongierte Entwöhnung vom Respirator" (publiziert 2014). Seit 2009 Sprecher WeanNet (Netzwerk pneumologischer Weaningzentren, Gruppe 5.1 der Sektion Intensiv- und Beatmungsmedizin der DGP). 2005–11

Associate Editor von Thorax. Editorialboard mehrerer Zeitschriften im Bereich Pneumologie und Intensivmedizin. Zahlreiche Buchbeiträge und Herausgeberschaften. Über 150 Veröffentlichungen in Medline. Seit 2010 Sprecher des zertifizierten Lungenkrebszentrums und seit 2011 Mitglied des Direktoriums des Klinikum Siloah-Oststadt-Heidehaus.

Dr. med. Thomas Hermann Voshaar

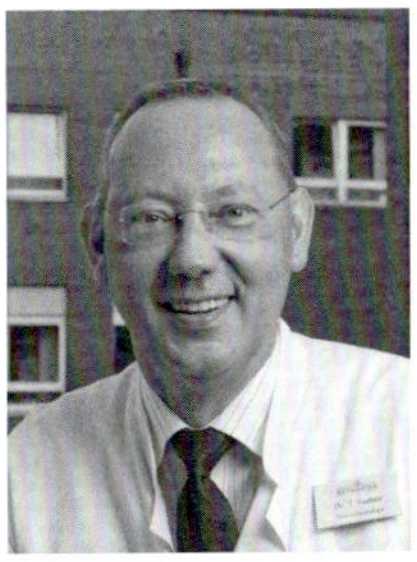

1958 geboren in Neuenhaus/Grafschaft Bentheim. 1977–83 Medizinstudium an der Ruhr-Universität Bochum. 1983 Grundwehrdienst als Truppenarzt. 1984–90 Ausbildung zum Internisten am Marienhospital Gelsenkirchen (Prof. Dr. H. Thiel). 1985 Promotion in der experimentellen Immunologie zur Regulation der Immunglobulinsynthese (Prof. Dr. W. König, Bochum). 1990–93 Ausbildung Pneumologie und Allergologie am Fachkrankenhaus Kloster Grafschaft, Schmallenberg (Prof. Dr. D. Köhler). 1991 Oberarzt dort. Seit Sept. 1993 Chefarzt am Krankenhaus Bethanien, Moers, Medizinische Klinik III, Schwerpunkt Pneumologie, Allergologie, Zentrum für Schlaf- und Beatmungsmedizin; Lungenzentrum. Seit 1994 KV-Ermächtigung im Bereich Pneumologie und gesondert für die Beurteilung bronchoalveolärer Lavagen (BAL). Seit 1995 Prüfer für den Schwerpunkt Lungen- und Bronchialheilkunde und seit 2006 Schlafmedizin bei der Ärztekammer Nordrhein. 1997 Zusatzbezeichnungen Umweltmedizin und Physikalische Therapie. 2006 Zusatzbezeichnung Schlafmedizin. Seit April 2008 Leiter des DKG-zertifizierten Lungenkrebszentrums am Krankenhaus Bethanien. Seit Sept. 2008 Ärztlicher Direktor der Stiftung Krankenhaus Bethanien. Publikationen und Buchbeiträge zur Aerosolmedizin, COPD und speziellen Themen der Allergologie. Buchautor „Therapie mit Aerosolen“, UNI-MED-Verlag, 2005. Autor der „Empfehlungen für die Auswahl von Inhalationssystemen zur Medikamentenverabreichung“. Autor der „Empfehlungen zur Inhalation mit Druckluft- und Ultraschallgeräten“ im Auftrag der Deutschen Arzneimittelkommission. Co-Autor mehrerer AWMF-Leitlinien. Peer-review-Tätigkeit für verschiedene Fachzeitschriften. Tätigkeit als Sachverständiger für das BfArM. Gutachter bei der Ärztekammer Nordrhein.

Gründer der Arbeitsgruppe „Aerosolmedizin“ in der Deutschen Gesellschaft für Pneumologie (DGP), jetzt wissenschaftliche Sektion „Pathophysiologie und Aerosolmedizin“ in der DGP. Deutscher Vertreter in der task force/ internationalen Konsensusgruppe „Inhalationstherapie“ der European Respiratory Society (ERS) und der International Society of Aerosols in Medicine (ISAM). Präsident der Rheinisch-Westfälischen Gesellschaft für Lungen- und Bronchialheilkunde 2006–07. Seit 2011 Geschäftsführer der Westdeutschen Gesellschaft für Pneumologie (WdGP). Seit 2013 Vorsitzender des Verbandes Pneumologischer Kliniken in Deutschland (VPK). Über 50 Veröffentlichungen in medline.

Anschriften

Prof. Dr. med. Dieter **Köhler**
em. ärztlicher Direktor Krankenhaus Kloster Grafschaft
Auf dem Kamp 11
57392 Schmallenberg, Winkhausen
Deutschland

Prof. Dr. med. Bernd **Schönhofer**
Klinikum Region Hannover
Klinikum Siloah-Oststadt-Heidehaus
Abteilung für Pneumologie, Internistische Intensivmedizin und Schlafmedizin
Stadionbrücke 4
30459 Hannover
Deutschland

Dr. med. Thomas **Voshaar**
Medizinische Klinik III
Schwerpunkt Pneumologie, Allergologie
Zentrum für Schlaf- und Beatmungsmedizin
Interdisziplinäres Lungenzentrum
Krankenhaus Bethanien
Bethanienstr. 21
47441 Moers
Deutschland

Abkürzungsverzeichnis

µm	Mikrometer
6-MWT	6-Minuten-Gehtest
A.	Aspergillus
$AaDO_2$	alveoloarterieller Sauerstoffgradient
ABPA	allergische bronchopulmonale Aspergillose
ACC	Acetylcystein
ACCP	American College of Chest Physicians
ACE	Angiotensin konvertierendes Enzym
ADH	antidiuretisches Hormon
AEP	akute Eosinophilenpneumonie
AFS	Allergic fungal Sinusitis
AIDS	erworbenes Immundefizienzsyndrom
AIP	akute interstitielle Pneumonie
AHI	Apnoe/Hypopnoe-Index
Ak	Antikörper
ALI	Acute Lung Injury
ALK	Anaplastic Lymphome Kinase
ALS	amyotrophe Lateralsklerose
ANA	antinukleäre Antikörper
ANCA	antineutrophile zytoplasmatische Antikörper
APAH	assoziierte Formen der pulmonalarteriellen Hypertonie
APA	Auto-CPAP
APC	aktiviertes Protein C
APC	Argonplasmakoagulation
APRV	Airway Pressure-released Ventilation
ARDS	Acute (Adult) Respiratory Distress Syndrome
ARI	akute respiratorische Insuffizienz
ASL	Antistreptolysin
ASS	Acetylsalicylsäure
ASV	adaptive Servoventilation
ATP	Adenosintriphosphat
BAL	bronchoalveoläre Lavage
BE	Basenüberschuss (base excess)
BE	Bronchiektasen
BGA	Blutgasanalyse
BiPAP	Bilevel inspiratory positive Airway Pressure
BK	Berufskrankheit
BMF	Bundesministerium für Gesundheit
BNP	Brain-type natriuretisches Peptid
BODE-Index	Body-Mass-Index, Airflow Obstruction, Dyspnoea und Exercise Capacity
BOOP	Bronchiolitis obliterans mit organisierender Pneumonie
BQS	Bundeszentrale für Qualitätssicherung
BSC	Best supportive Care
BTPS	Body, Temperature, Pressure, Saturated
BUB	Bundesausschuss
BWS	Brustwirbelsäule
C.	Candida
CA	Community-acquired MRSA
CAP	Community-acquired Pneumonia
CEP	chronische Eosinophilenpneumonie
CFA	kryptogen fibrosierende Alveolitis
CFTR	Cystic Fibrosis Transmembrane Conductance Regulator
CGA	Chromogranin A
CID	Critical-Illness-Delir
CIM	Critical-Illness-Myopathie
CIP	Critical-Illness-Polyneuropathie
CK	Kreatinkinase
CMV	Zytomegalievirus
CO	Kohlenmonoxid
CO_2	Kohlendioxid
COP	kryptogene organisierende Pneumonie
COPD	chronisch obstruktive Lungenerkrankung
CPAP	chronisch positiver Atemwegsdruck
CRP	C-reaktives Protein
CSA	Cheyne-Stokes-Atmung
CT	Computertomografie/Computertomogramm
CTEPH	chronisch thromboembolische pulmonale Hypertonie
CUP	Cancer of unknown Primary
CVID	variables Immundefektsyndrom (Common Variable Immunodeficiency)
CVVH	kontinuierliche venovenöse Hämofiltration
DAB	diffuse Aspirations-Bronchiolitis
DAD	diffuse alveoläre Schädigung
DAH	diffuse alveoläre Hämorrhagie
DGP	Deutsche Gesellschaft für Pneumologie
DIP	desquamative interstitielle Pneumonitis
DLCO	Diffusionskapazität der Lunge für Kohlenmonoxid
DMP	Disease Management Programm
DNCG	Dinatriumchromoglicicum
DOT	Direct observed Therapy
DPI	Dry Powder Inhaler
DPLD	diffuse Lungenparenchymerkrankungen
DRG	Diagnosis-related Group
dsDNA	Doppelstrang-DANN
DZ	Tumorverdopplungszeit
E.	Escherichia
EAA	exogen allergische Alveolitis
EBM	evidenzbasierte Medizin
EBUS	endobronchiale Ultraschalluntersuchung
EBV	Epstein-Barr-Virus
ECMO	extrakorporale Membran-Oxygenierung
ECOG	Eastern Cooperative Oncology Group
EDV	elektronische Datenverarbeitung
EEG	Elektroenzephalogramm
EGF	Epithelial Growth Factor
EGFR	EGF-Rezeptor
EKG	Elektrokardiografie/Elektrokardiogramm
ELISA	Enzyme-linked Immunosorbent Assay
ELVR	endoskopischen Lungenvolumenreduktion
EMB	Ethambutol
EMG	Elektormyogramm
EOG	Elektrookulogramm

EPAP	Expiratory positive Airway Pressure, 12
EPO	Erythropoetin
EPP	extrapleurale Pneumektomie
ESBL	Extended Spectrum β-Laktamasen
ESS	Epworth Sleepiness Scale
EUS	transösophageler Ultraschall
FEV_1	forcierte exspiratorische Einsekundenkapazität
FiO_2	inspiratorische O_2-Konzentration
FIV_1	forcierte inspiratorische Einsekundenkapazität
FPAH	familiäre pulmonalarterielle Hypertonie
FRC	funktionelle Residualkapazität
FVC	forcierte Vitalkapazität
G-BA	Gemeinsamer Bundesausschuss
GH-RH	Gonadotropin-Releasing Hormon
GINA	Global Initiative for Asthma
GKP	Ganzkörperpletysmografie
GM-CSF	Granulozyten- und Makrophagen-stimulierender Faktor
GOLD	Global Initiative for Chronic Obstructive Lung Disease
HAP	Hospital-acquired Pneumonia
Hb	Hämoglobin
HCAP	Health Care-associated Pneumonia
HCG	humanes Choriongonadotropin
HCO_3^-	Bikarbonat
HDL	High Density Lipids
HIV	humanes Immundefizienzvirus
HOCM	hypertrophe obstruktive Kardiomyopathie
HR-CT	High Resolution CT
ICSD-2	International Classification of Sleep Disorders
ICU	Intensive Care Unit
Ig	Immunglobulin
IGRA	γ-Interferon-Release-Test
IL	Interleukin
ILA	Interventional Lung Assist
ILO	International Labour Organization
INH	Isoniazid
INR	International normalized Ratio
IPAH	idiopathische pulmonalarterielle Hypertonie
IPF	idiopathische pulmonale Fibrose
IQWiG	Institut für Qualität und Wirtschaftlichkeit im Gesundheitswesen
IRDS	Infant Respiratory Distress Syndrome
ITGV	intrathorakales Gasvolumen
ITT	Intention to treat
IVC	inspiratorische Vitalkapazität
KCO	Diffusionskapazität pro Alveolarvolumen
KG	Körpergewicht
KHK	koronare Herzkrankheit
kPa	Kilopascal
l	Liter
LA	linker Vorhof
LABA	lang wirksame β_2-Agonisten
LAM	Lymphangioleiomyomatose
LAMA	lang wirksame Anticholinergika
LDH	Laktatdehydrogenase
LE	Lupus erythematodes
LHC	Langerhans-Zell-Histiozytose
LIP	lymphozytäre interstitielle Pneumonie
Lufu	Lungenfunktionsuntersuchung
LV	linker Ventrikel
LVRS	Lung Volume Reduction Surgery
LWS	Lendenwirbelsäule
M.	Mycobacterium
MdE	Minderung der Erwerbsfähigkeit
MDR-Tb	Multidrug-resistant Tuberculosis
MEF	maximaler exspiratorischer Fluss
MERS	Middle East Respiratory Syndrome
min	Minute(n)
MMAD	mittlerer aerodynamischer Massendurchmesser
MPO	Myeloperoxydase
MRSA	Methicillin-resistenter Staph. Aureus
MRT	Magnetresonanztomografie/Magnetresonanztomogramm
MSLT	Multiple Sleep Latency Test
MSNA	Muscle Sympathic Nerve Activity
MTA	medizinisch-technische(r) Assistent(in)
mTOR	Mammalian Target of Rapamycin
MWT	Maintenance of Wakefulness Test
N.	Nocardia
NAVA	Neurally Adjusted Ventilatory Assist
NIV	nichtinvasive Beatmung
NK-Zellen	Natürliche Killerzellen
NNH	Nasennebenhöhlen
NNR	Nebennierenrinde
NO	Stick(stoffmon)oxid
NSAR	nichtsteroidale Antirheumatika
NSCLC	nicht kleinzelliges Lungenkarzinom (Non Small Cell Lung Carcinoma)
NSE	neuronspezifische Enolase
NSG	nekrotisierende Sarkoid-Granulomatose
NSIP	nichtspezifische interstitielle Pneumonie
NTM	nichttuberkulöse Mykobakterien
NYHA	New York Heart Association
O_2	Sauerstoff
ODTS	Organic Dust Toxic Syndrome
OHS	Obesitas-Hypoventilationssyndrom
OSA	obstruktive Schlafapnoe
$paCO_2$	arterieller Kohlendioxidpartialdruck
PAH	pulmonalarterielle Hypertonie
PAK	polyzyklische aromatische Kohlenwasserstoffe
paO_2	arterieller Sauerstoffpartialdruck
PAPs	systolischer Pulmonalisdruck
PAPm	pulmonalarterieller Mitteldruck
PAS	Paraaminosalicylsäure
PAV	Proportional Assist Ventilation
PCD	primäre Ziliendyskinesie
PCH	pulmonalkapilläre Hämangiomatose
pCO_2	Kohlendioxidpartialdruck

PCR	Polymerasekettenreaktion
PCT	Procalcitonin
PCV	Pressure-controlled Ventilation
PCWP	Pulmonary Capillary Wedge Pressure
PD	Provokationsdosis
PEEP	positiver endexspiratorischer Druck
PEF	exspiratorischer Spitzenfluss
PEG	perkutane endoskopische Gastrostomie
PEP	Positive Expiratory Pressure
PET	Positronenemissionstomografie
Pi_{max}	maximale inspiratorische Kraft
PLMD	Periodic Limb Movement Disorders
PM	partikelförmige Materie
PMDI	pressurized Metered Dose Inhaler
pO_2	Sauerstoffpartialdruck
PO_4	Phosphat
PS	progenierende Schiene
PSG	Polysomnografie
PSV	Pressure Support Ventilation
PSS	progressive systemische Sklerose
PTT	partielle Thromboplastinzeit
PVOD	veno-okklusive Erkrankung
P_{wedge}	pulmonaler Verschlussdruck
PZA	Pyrazinamid
RA	rechter Vorhof
RADS	Reactive Airways Dysfunction Syndrome
RAST	Radio Allergo Sorbent Test
R_{aw}	Atemwegswiderstand
RB-ILD	respiratorische Bronchiolitis mit interstitieller Lungenerkrankung
RCT	randomisiert kontrollierte Studie
RDI	Respiratory Disturbance Index
R_{eff}	effektiver Atemwegswiderstand (Flächenmittelwert der in- und exspiratorischen Atemwegswiderstandsschleife)
REM	Rapid Eye Movement
RERA	Respiratory Effort Related Arousal
RG	Rasselgeräusch
RA	rheumatoide Arthritis
RHK	Rechtsherzkatheter
RLS	Restless Legs Syndrome
RMB	Rifampicin
ROSE	Rapid on-site cytopathologic Examination
RR	Blutdruck
RS-Virus	Respiratory Syncytial Virus
R_{tot}	Gesamtatemwegswiderstand (= maximaler negative Kammerdruck)
rtPA	rekombinanter Gewebsplasminogen-Aktivator
RTW	Rettungstransportwagen
RV	rechter Ventrikel
s	Sekunde(n)
SaO_2	arterielle Sauerstoffsättigung
SARS	Severe acute Respiratory Syndrome
SBAS	schlafbezogene Atmungsstörungen
SCCM	Society of Critical Care Medicine
SCLC	kleinzelliges Lungenkarzinom (Small Cell Lung Carcinoma)
SGB	Sozialgesetzbuch
sIL-2-R	löslicher Interleukin-2-Rezeptor
SIRS	systemisches inflammatorisches Response-Syndrom
SIT	spezifische Immuntherapie
SLE	systemischer Lupus erythematodes
SLIT	sublinguale Immuntherapie
SO_4	Sulfat
sR_{aw}	spezifischer Atemwegswiderstand
sR_{eff}	spezifischer effektiver Atemwegswiderstand
sR_{tot}	spezifischer Gesamtatemwegswiderstand
SW	Sollwert
TACO	Transfusion-associated Volume/Circulatory Overload
Tbc	Tuberkulose
TEE	transösophageale Echokardiografie
TGF	Transforming Growth Factor
Ti	Inspirationszeit
TI	Trikuspidalinsuffizienz
TIPS	transjugulärer intrahepatischer portokavaler Shunt
TISS-28-Score	therapeutic intervention scoring system
TK	Tyrosinkinase
TKI	Tyrosinkinasehemmer
TLC	totale Lungenkapazität
TLCO	Transferfaktor der Lunge für Kohlenmonoxid
TLCOSB	TLCO - single Breath
TNF	Tumornekrosefaktor
TOS	Thoracic Outlet-Syndrom
TPG	transpulmonaler Gradient
TPMT	Thiopurin-Methyltransferase
TRALI	Transfusion-related acute Lung Injury
TTE	transthorakale Echokardiografie
TTF	thyreoidaler Transkriptionsfaktor
UIP	gewöhnliche („usual") interstitielle Pneumonie
UPPP	Uvulopalatopharyngoplastik
VA	alveoläres Volumen
VATS	videoassistierte Thorakoskopie
VC	Vitalkapazität
VCD	Vocal Cord Dysfunction
VE	Atemminutenvolumen
VEGF	Vascular Endothelial Growth Factor
VIDD	Ventilator-induced diaphragmatic Dysfunction
Vt	Atemzugvolumen
WHO	Weltgesundheitsorganisation
XTR-Tb	Extensive Drug-resistant Tuberculosis
YAG	Ittrium-Aluminium-Granat

Inhaltsverzeichnis

1 Theoretischer Hintergrund der rationalen ärztlichen Tätigkeit

1.1 Einleitung

Man könnte sich fragen: Wozu erscheint ein solches Kapitel in einem Lehrbuch für Pneumologie? Nun, wir halten eine Reflexion über die aktuellen Entwicklungen in der Medizin und über einige Grundsätze der ärztlichen Entscheidungsfindung und Handlung für erforderlich, u. a. auch um gegen Einschränkungen der diagnostischen und therapeutischen Freiheit im Gesundheitswesen argumentieren zu können, mit der man sich permanent auseinandersetzen muss. Der Konflikt wird z. B. im onkologischen, intensiv- und palliativmedizinischen Abschnitt dieses Buches unmittelbar deutlich.

Dabei geht es gar nicht um staatliche oder finanzielle Zwänge, die es natürlich auch gibt. Sie würden den Umfang des Kapitels sprengen. Es geht vielmehr um versteckte Zwänge innerhalb der wissenschaftlichen Medizin, die sich in ihren „Opinion-Leadern" und damit gekoppelt in den wissenschaftlichen Zeitschriften und Leitlinien widerspiegeln. Hintergrund sind mitunter starke Gruppen- und Einzelinteressen der Fachdisziplinen, wissenschaftlicher Institute, Berufsverbände, Pharmaindustrie und Patienten selber. Da die Politik mehr denn je auf Fachgutachten bei der Erstellung von Rechtsverordnungen angewiesen ist, fließen diese Faktoren in unterschiedlichem Ausmaß dort ein. Im Gefolge müssen die Rechtsverordnungen permanent angepasst werden, weil sie ständig von unterschiedlichen Gruppen oder Einzelpersonen aus verschiedenen Gründen unterlaufen werden. Am Ende steht dann meist eine komplizierte Gesetzeslage, die – wenn auch mit bester Absicht entstanden – in der Praxis mitunter mehr Nachteile als Vorteile aufweist. Die dann aufkommende Verärgerung wird oft zu kurzsichtig der Politik oder den zuständigen Ministerien zugeordnet, obwohl diese infolge der Gutachter unter Umständen nur einen geringen Handlungsspielraum hatten. Vergessen wird zudem, dass die Landesärztekammern legislative Funktion haben, die Ärzte also für viele Vorgaben selbst verantwortlich sind – ein Tatbestand, der bei keiner anderen Berufsgruppe in diesem Ausmaß vorkommt.

1.2 Problematik der evidenzbasierten Medizin

Besonders kritisch zu beurteilen ist hier der oft zu starke Einfluss der so genannten **evidenzbasierten Medizin** (EBM), der bis in die Verordnungstätigkeit hineinwirkt. Man denke dabei nur an die Problematik der Off-Label-Use-Verordnungen. Ursprünglich ist die evidenzbasierte Medizin entstanden, um die Fülle der medizinischen Literatur zu sortieren und Kriterien zu entwickeln, mit denen wissenschaftliche Arbeiten nach standardisierten Kriterien bewertet werden können. Publikationen von nachrangiger Qualität sollten erst gar nicht berücksichtigt werden. Später hat man den Begriff dann auf die verfügbare Evidenz erweitert, die der Arzt im Einzelfall anwenden soll. Gemeint ist mit Evidenz hier „wissenschaftliche Beweisbarkeit". Eigentlich liegt eine inadäquate Übersetzung aus dem Englischen vor; hier wird der Begriff nicht nur im wissenschaftlichen, sondern auch im juristischen Sinne verwandt. Im Deutschen hingegen bezeichnet „Evidenz" eher die anschauliche Gewissheit bzw. das eigentlich nicht mehr zu Beweisende, welches notwendigerweise und a priori angenommen werden muss. Ursprünglich vorgesehen war, dass in die EBM neben den Ergebnissen der Literatur auch alle anderen verfügbaren Informationen einfließen sowie auch die Bedürfnisse und Wünsche des Patienten berücksichtigt werden sollten [6].

In der Praxis allerdings beschränkt sich die EBM weitestgehend auf die Beurteilung der Literatur [4]. Hierzu werden Rangskalen verwandt (die in den letzten Jahren immer wieder geändert wurden), anhand derer die höchste Bewertung einer **Metaanalyse** zukommt, gefolgt von **randomisiert kontrollierten Studien (RCT)**. Allerdings ist auch eine Metaanalyse bestenfalls immer nur so gut, wie die einzelnen Studien. In mehreren Ländern wurden inzwischen unabhängige Institute geschaffen, die im Auftrag Bewertungen von Pharmakotherapien, Leitlinien etc. durchführen; allerdings werden hierbei die RCT praktisch immer nur einer Prüfung auf **intrinsische Validität,** nicht jedoch auf Plausibilität unterzogen. Es wird also z. B. nicht geprüft, ob die Fragestellung der RCT wertvoll genug ist, um untersucht zu werden, und ob ihre Aussage verallgemeinert werden kann (**extrinsische Validität**). In Deutschland wurde 2004 das Institut für Qualität und Wirtschaftlichkeit im Gesundheitswesen (www.iqwig.de) als Stiftung gegründet, das dies für das Gesundheitswesen durchführt. Das IQWiG bearbeitet Aufträge des Gemeinsamen Bundesausschusses und des BMG. Finanziert wird es durch Zuschläge auf ambulante und stationäre Leistungen.

Bei der **Erstellung von Leitlinien** wird in der Regel ein ähnliches Vorgehen befolgt. Die therapeutischen Empfehlungen, die zusammengefasst meist als Algorithmus oder als Stufenschema umfangreich publiziert werden, fußen vorwiegend auf RCTs. Vor Gericht jedoch (z. B. im Haftungsfall) gelten immer noch der Facharztstandard bzw. der Stand der Wissenschaft als höherwertig und nicht die Leit- oder Richtlinien.

Der „normale" Arzt fühlt sich in der Regel von solchen EBM-basierten Leitlinien oder den diese vortragenden Autoritäten sozusagen „erschlagen". Doch auch wenn die Ergebnisse dieser Empfehlungen mitunter seiner Erfahrung in der Praxis nicht entsprechen, ist ein Widerspruch schwierig bzw. verlangt Mut. Hinzu kommen die zahlreichen Fortbildungen, bei denen – weil überwiegend durch die pharmazeutische Industrie gesponsert – wiederum dieselben oder analoge Stufenschemata vorgetragen werden und als objektive, nach allen wissenschaftlichen Standards gesicherte Wahrheit dargestellt werden.

Man kann sich schwerlich des Eindrucks erwehren, dass den geschilderten Verfahren zumindest in Teilen ein **systematisches Missverständnis** zugrunde liegt. Dieses Missverständnis ist sozusagen evident, wenn man die erkenntnistheoretischen Grundlagen der Wissenschaft näher beleuchtet. Die **Grundlagen der wissenschaftlichen Naturerkenntnis** wurden etwa 400–500 Jahre v. Chr. gelegt und gehen auf die Vorsokratiker und insbesondere die Schule von Milet zurück. Dort wurden bereits wesentliche Fragen danach, wie Erkenntnis gewonnen und Wissen objektiviert werden kann, formuliert und versuchsweise beantwortet. Diese Ansätze wurden von Aristoteles aufgegriffen und mit der praktischen Philosophie zusammengebracht. Er prägte hierzu den Begriff der **Phronesis,** mit der er die praktische Klugheit oder Weisheit bezeichnete. Sie ist die **Fähigkeit zu angemessenem Handeln im konkreten Einzelfall unter Berücksichtigung aller für die Situation relevanten Faktoren, individueller Handlungsziele und sittlicher Einsichten.**

Wesentliche Einsichten in die Methoden des Erkenntnisgewinns wurden später von **David Hume, Immanuel Kant** und den zahlreichen daran anknüpfenden Philosophen entwickelt. So formulierte der Arzt und Philosoph **Karl Jaspers,** der sich als praktischer Philosoph verstand, hierzu klar und eindeutig in seinen Schriften: Jedes Wissen beginnt mit vorurteilslosen Fragen, in deren Gefolge die Erkenntnis fortschreitet. Jaspers spricht hier von **Existenzerhellung.**

Einen großen Sprung nach vorne brachten v. a. die Werke von **Karl Popper** mit sich, der eine klare, unmissverständliche Sprache bevorzugt. Er gilt als Begründer der Schule des **kritischen Rationalismus**, in der neben der sorgfältigen **verstandesmäßigen Analyse** auch die **praktische Vernunft** einbezogen wird. Hierbei treten neben den objektivierbaren (und falsifizierbaren) wissenschaftlichen Inhalten transzendentale Elemente hinzu, die gerade in der ärztlichen Praxis eine große Rolle spielen, wie (individuelle) Freiheit, Gerechtigkeit, Duldsamkeit, Toleranz und Verantwortung, aber auch Empathie und ethische Bewertung.

Jeder Erkenntnisschritt wird immer kritisch bewertet, wobei nach Popper folgende **Prinzipien** von zentraler Bedeutung sind:

1. Das Prinzip der Fehlbarkeit: Vielleicht habe ich unrecht und vielleicht hast du recht. Aber wir können auch beide unrecht haben.
2. Das Prinzip der vernünftigen Diskussion: Wir wollen versuchen, möglichst unpersönlich unsere Gründe für und wider eine bestimmte kritisierbare Theorie abzuwägen.
3. Das Prinzip der Annäherung an die Wahrheit: Durch eine sachliche Diskussion kommen wir fast immer der Wahrheit näher und wir kommen zu einem besseren Verständnis – auch dann, wenn wir nicht zu einer Einigung kommen.

Des Weiteren formuliert Popper einige **Sätze für eine neue Berufsethik,** die mit der intellektuellen Redlichkeit zusammenhängen:

- Unser objektives Vermutungswissen geht immer weit über das hinaus, was ein Mensch leisten kann. Es gibt daher keine (absoluten) Autoritäten, auch nicht innerhalb von Spezialfächern.
- Es ist unmöglich, alle Fehler oder auch nur alle an sich vermeidbaren Fehler zu vermeiden. Fehler werden dauernd von allen Wissenschaftlern (und Klinikern; Zusatz der Autoren) gemacht. Auch wenn es unsere Aufgabe bleibt, Fehler nach Möglichkeit zu vermeiden, ist es die spezielle Aufgabe des Wissenschaftlers, nach solchen Fehlern zu suchen.
- Wir müssen deshalb die Einstellung zu unseren Fehlern ändern. Es ist hier, wo unsere praktische ethische Form beginnen muss, denn die alte ethische Berufseinstellung führt dazu, unsere Fehler zu vertuschen, zu verheimlichen und so schnell wie möglich zu vergessen. Fehler zu vertuschen ist die größte intellektuelle Sünde.

In seinem berühmten Werk „Logik der Forschung" führt Popper aus, dass der sicherste Weg, mit der Analyse eines wissenschaftlichen Problems voranzuschreiten, vom Verfahren der **Falsifikation** bereitgestellt wird. Umgekehrt leistet das Verfahren der Verifikation weniger als es beansprucht. Auch die Induktion (der Schluss vom Besonderen auf das Allgemeine) führt naturgemäß nicht zum sicheren Erkenntnisgewinn. Die Induktion ist bestenfalls hilfreich, um eine Hypothese zu generieren. Erst durch systematisierten Versuch und Irrtum (d. h. Falsifikation) wird die Hypothese robuster oder muss ggf. ganz verworfen werden. Dabei kann der Wissenschaftler nie wissen, ob er die endgültige Lösung eines Problems gefunden hat. Es wird aber die **Wahrheitsähnlichkeit** erhöhen, wenn die Hypothese oder Theorie allen bisherigen Falsifikationsversuchen widerstanden hat.

M!

Die Anwendung des kritischen Rationalismus zeigt unmittelbar, dass es keinen „Goldstandard" im Sinne einer absoluten Wahrheit geben kann.

Der in Diagnostik und Therapie häufig benutzte Begriff des **Goldstandards** steht für nichts weiter als für eine robuste Hypothese, die sich in der Praxis bewährt hat. Ausnahmen oder Verbesserungen sind jederzeit möglich, werden aber offenbar seltener als geboten diskutiert bzw. gerne verdrängt. Beispielsweise kennt jeder Arzt mit längerer klinischer Tätigkeit Fälle, bei denen der Pathologe anhand der Biopsie (ein klassischer Goldstandard) von einem gesicherten Malignom spricht, obwohl sich im Verlauf die Diagnose als falsch herausstellt. Das liegt oft nicht an einem Fehler im pathologischen Befund, sondern einfach in der Natur komplexer Probleme, die mitunter keine sichere Aussage ermöglichen.

M!

Sich festzulegen erhöht nicht den Wahrheitsgehalt, sondern vereinfacht nur die tägliche Arbeit.

Wendet man diese Prinzipien auf die EBM an, stellt man sofort grobe Missverhältnisse fest [8]. Ein zentraler Fehler besteht darin, dass bisher keine einzige ernstzunehmende Studie vorliegt, die versucht hat, die Grundannahmen bzw. Verfahren der EBM selber zu falsifizieren. So gibt es z. B. fast keine Studien, die anhand zweier unterschiedlich vorgehender Gruppen von Ärzten überprüft, ob die Anwendung der EBM im Vergleich zur Medizin der individuellen ärztlichen Einschätzung (Phronesis) zu einem besseren Ergebnis für die Patienten führt. Stattdessen gibt es zahlreiche Studien, die überprüfen, ob Leitlinien in der Praxis etabliert werden. Man geht stillschweigend davon aus, dass diese automatisch das Bessere seien, ohne sie kritisch zu evaluieren. Wieder ist dies nur ein Beispiel für **wenig hilfreiche Verifikationsstudien,** die keinen wirklichen Erkenntnisfortschritt bringen.

Natürlich ist nicht zu leugnen, dass durch **RCTs** zahlreiche **praktisch verwertbare Ergebnisse** erzielt wurden, doch gibt es auch Gegenbeispiele dazu, und zwar solche, die nicht einfach auf einen fehlerhaften Gebrauch statistischer Methoden zurückzuführen sind. Grobe Fehldeutungen können entstehen, wenn die Fragestellung der RCT nicht an den tatsächlichen Problemen orientiert oder einer dominanten methodologischen oder hypothesengesteuerten Selektion unterworfen war. Gerade diese Punkte sind ein fast allgegenwärtiges Problem bei RCTs, die infolge ihrer immensen Kosten meist nur von der pharmazeutischen Industrie durchgeführt werden können. Solche Studien bearbeiten aber dann meist eher verifikatorische als falsifikatorische Fragestellungen zu dem jeweiligen Produkt, sodass kaum ein Erkenntnisfortschritt resultiert.

Zwei Beispiele aus der Pneumologie mögen das verdeutlichen.

▸ **Beispiel Asthma bronchiale.** Es gibt zahlreiche Studien zu den Fixkombinationen inhalativer Steroide mit lang wirksamen β_2-Mimetika. Meist geht es um Vergleiche zwischen Fixkombinationen und Einzelsubstanzen bzw. um die Abgrenzung zu Konkurrenzprodukten. Dabei werden überwiegend Patienten mit leichtem bis mittelschwerem Asthma bronchiale eingeschlossen, die trotz Therapie bei der Vorstellung beim Arzt eine Obstruktion (FEV_1 gering über 70 % des Sollwerts) aufweisen. Der praxiserfahrene Pneumologe wundert sich bei kritischer Betrachtung, dass er solche Patienten kaum sieht. Diese schwerer erkrankten Patienten werden primär zu dem Zweck eingeschlossen, damit die Wirkung der lang wirksamen β_2-Mimetika überhaupt einen sichtbaren Benefit ergibt. In der weit überwiegenden Mehrzahl der Fälle sind Asthmatiker, die geschult und compliant Steroide inhalieren, beschwerdefrei bzw. zeigen bei der Vorstellung beim Arzt eine normale Lungenfunktion. Nur in Provokationstests, die eine Überempfindlichkeit der Atemwege belegen, wird das Asthma dann indirekt sichtbar.

Die Welt der Leitlinien ist aber eine komplett andere. Da zu dieser kleinen Untergruppe der Asthmatiker mit mehr oder weniger dauerhafter Obstruktion mit Abstand die meisten RCTs vorliegen, werden deren Ergebnisse in den Stufenschemata generalisiert. Eine **Schlüsselarbeit,** die auf dieses Problem hinweist, stammt von Travers et al. [9]. Dort wurden Asthmatiker über eine Befragung repräsentativ ermittelt. Sodann wurde untersucht, wie viele davon die Einschlusskriterien für die RCTs erfüllten, die die Basis des Stufenschemas zur Therapie des Asthmas in der GINA-Leitlinie (www.gina.org) sind. Für Asthmatiker unter Dauertherapie traf dies nur bei 6 % und für Asthmatiker ohne aktuelle Therapie nur bei 4 % der Patienten zu!

M!

Damit wird offensichtlich, dass das Stufenschema zur Behandlung des Asthmas in der publizierten Form eigentlich auf > 90 % der Patienten nicht zutrifft bzw. auf einer (nicht belegten) Extrapolation beruht.

Dies entspricht auch der Erfahrung in der Fachpraxis. Lang wirksame β_2-Mimetika erscheinen bis auf wenige Ausnahmen in der Behandlung des Asthma bronchiale entbehrlich, sofern inhalative Steroide gegeben werden. Die Marktsituation ist aber eine ganz andere.

▸ **Beispiel COPD.** Eine umgekehrte Situation liegt bei der COPD vor. Hier zeigen die Studien zur Kombinationstherapie mittels inhalativer Steroide und lang wirksamer β_2-Mimetika, dass eine Untergruppe von Patienten von inhalativen Steroiden geringgradig profitiert. Analysiert man die Studien genauer, so finden sich viele indirekte Zeichen dafür, dass die Patienten neben der COPD zusätzlich ein Asthma aufwiesen, was den Effekt leicht erklärt. So kam das nächtliche Aufwachen wegen Luftnot, das als relativ typisch für Asthma gilt, bereits in der älteren Tristan-Studie [2] immerhin im Mittel 2-mal pro Woche vor. Obwohl die Einschlusskriterien bei den COPD-Studien häufig eine nur geringgradige Reversibilität nach Inhalation eines β_2-Mimetikums (12–15 %) verlangen, weisen die Patienten im Zeitverlauf doch häufig größere Unterschiede auf. Dies zeigt sich auch in der klinischen Praxis. Misst man bei Patienten mit COPD das FEV_1 im Tagesverlauf, erkennt man oft größere Änderungen als nach β_2-Mimetika-Inhalation.

M!

Diese beiden Beispiele mögen zeigen, dass eine künstliche Einengung bzw. Ausweitung der Studienpopulation bei RCTs zu in der Substanz nicht gerechtfertigten therapeutischen Entscheidungen (und entsprechender Belastung der Solidargemeinschaft) führen kann, sofern die Daten stillschweigend auf andere, vom Schweregrad oder Krankheitsmuster verschiedene Populationen verallgemeinert werden. Offenbar werden hier die basalen Prinzipien der wissenschaftlichen Erkenntnismethodik nicht genügend beachtet.

Aber auch **Fehlgriffe bei der internen Validierung der Fragestellung** können innerhalb von RCTs zu falschen Konsequenzen führen. Ein berühmtes Beispiel sind die Studien zur Therapie mit inhalativen Steroiden bei Kindern < 5 Jahren mit dringendem Verdacht auf Asthma bronchiale [3], [1]. In beiden Studien wurden treibgasbetriebene Dosieraerosole mit einer Partikelgröße von etwa 4 µm verwendet. Nun ist in der Aerosolmedizin schon länger bekannt, dass Partikel dieser Größe bei Kindern < 5 Jahren infolge des sehr kleinen Kehlkopfs, der engen Bronchien, der hohen Atemfrequenz und des geringen Atemzugvolumens je nach Alter nur zu 1–5 % deponiert werden. Entsprechend ist das negative Studienergebnis leicht zu erklären; es fanden sich nur marginal positive Effekte nach Inhalation von Steroiden im Vergleich zur Kontrollgruppe.

Inhalieren Kinder < 5 Jahren mit objektiviertem Asthma (bei vielen Kindern ab etwa 3,5 Jahren funktioniert die Hyperreagibilitätstestung schon zuverlässig) hingegen Steroidpartikel mit einer Größe von 1 µm, kann man sowohl klinisch als auch in der Lungenfunktionsprüfung eindrucksvolle Erfolge sehen. Partikel mit Durchmessern um 1 µm deponieren bei Kindern mit einer etwa 10-mal höheren Dosis als 4 µm große Partikel. Obwohl diese Daten keineswegs unbekannt sind und waren, wurden sie bei der Planung der sehr aufwendigen oben genannten RCTs nicht berücksichtigt. Dies hängt vermutlich auch damit zusammen, dass die beiden Firmen, welche die zitierten Studien finanzierten, kein Dosieraerosol im Angebot haben, das kleine Partikel generiert. Zudem ist das Ergebnis nicht plausibel, denn „woher sollen die Steroidpartikel wissen, dass sie erst ab dem 5. Lebensjahr wirken sollen". Ungeachtet dessen wurde in Übersichtsarbeiten darauf hingewiesen, dass bei Kindern < 5 Jahren inhalative Steroide vermutlich nicht wirken. Dies ist nicht nur leicht widerlegbar, sondern hat auch u. U. fatale Konsequenzen für die Therapie von Kindern mit Asthma bronchiale.

Zahlreiche andere Beispiele sind bekannt, welche die **Problematik der Überbewertung der EBM** illustrieren können. Ein bekanntes Beispiel ist eine hochrangig im Lancet publizierte Metaanalyse von 89 RCTs zur Therapie verschiedener Erkrankungen mit Homöopathika [5]. In der Zusammenfassung wird die Homöopathie mit einer Odds Ratio von 2,45 als wirksamer als Placebo favorisiert. Obwohl keine plausible oder prüfbare wissenschaftliche Grundlage für die Homöopathie vorliegt und darüber hinaus die ausgewählten Studien zahlreiche systematische Fehler enthalten (wie in einer umfangreichen Diskussion dazu dargelegt), ist eine derartige inadäquate Metaanalyse fatal, da sie schnell von Interessengruppen politisch eingesetzt wurde, um wissenschaftliche (Schein-)Bestätigung und finanzielle Vorteile zu erlangen.

Darüber hinaus führen **ungenügende Kenntnisse statistischer Verfahren** und Interpretationsspielräume schnell zur Überbewertung von Ergebnissen. Somit kann man sich kaum der Schlussfolgerung erwehren, dass die medizinische Wissenschaft durch das derzeitige **Primat der formal evidenzbasierten Medizin** intellektuell in ihren vielfältigen Möglichkeiten einen Schritt zurückgegangen ist. Die schematische Anwendung eines einzelnen Prinzips mit Alleinstellungsanspruch zum Erkenntnisgewinn widerspricht nicht nur elementaren Prinzipien des rationalen Erkenntnisgewinns, sondern wird auch in keiner anderen praktischen wissenschaftlichen Disziplin außerhalb der Medizin in dieser Form praktiziert. Sehr schön parodiert haben das GC Smith und JP Pell, die über den bisher fehlenden objektivierten Wirksamkeitsnachweis des Fallschirmgebrauchs beim Fall aus großer Höhe unbedingt eine RCT empfehlen, denn immerhin gibt es Fallbeispiele von Personen, die einen Sprung aus dem Flugzeug ohne Fallschirm überlebt haben [7].

Manche hoffen, dass in der Zukunft insbesondere durch die Weiterentwicklung der Methoden der Gendiagnostik und Pharmakogenetik (**molekulare Medizin**) vieles einfacher und besser wird. Abgesehen von den unüberschaubaren Kosten sind diese Erwartungen trügerischer denn je. Nahezu alle Erkrankungen in der Pneumologie sind, wie sonst auch, nicht monokausal bzw. monogenetisch, d. h. sie lassen sich nicht auf eine einzelne oder auch nur wenige eng umrissene Genvarianten zurückführen.

Selbst bei der genetisch gut untersuchten zystischen Fibrose gibt es neben dem etwa in 60 % der Fälle in Mitteleuropa vorhandenen ΔF508-Defekt des CFTR-Gens (Cystic Fibrosis Transmembrane Conductance Regulator) inzwischen über 1900 verschiedene beschriebene andere Gendefekte und Genmodifikationen, die zu einem ähnlichen Phänotypus der Erkrankung führen bzw. seine Ausprägung und damit den klinischen Verlauf wesentlich mitbestimmen. Aber selbst bei dem monogenetischen ΔF508-Defekt gibt es durch die wiederum genetisch variierenden Kompensationsmechanismen (Gene-Modifier) unterschiedliche klinische Verläufe.

Bei häufigen, in sich heterogenen Erkrankungen wie Asthma, COPD, Lungenfibrose usw. ist von einer noch viel größeren Variationsbreite auszugehen. Insofern wird das diagnostische oder therapeutische Procedere in der Zukunft sicher nicht einfacher. Hier wird die **Komplexität zur Qualität**. Es ist mathematisch leicht nachzuweisen, dass hier die Zahl der Variationsmöglichkeiten explosionsartig anwächst und damit eine eindeutige Zuordnung von molekularen Befunden mit der Erkrankung in naher (auch in ferner) Zukunft unlösbar bleibt (siehe auch Kap. 3.1).

Es ist ebenfalls ein weit verbreiteter Fehler, **Definitionen** (etwa von Krankheiten) **überzubewerten**. Popper hat ausführlich auf diese Unsitte hingewiesen. Dabei wird vergessen, dass Definitionen die Wirklichkeit mehr oder weniger genau umschreiben, nicht jedoch ersetzen oder in erschöpfender Weise kategorisieren sollen. Das Umgekehrte passiert aber allzu oft im Alltag nach dem Motto: „Was nicht definiert ist, gibt es nicht". Viel besser ist es, bei Problemfällen den Gegenstand konkret zu beschreiben. Auf diese Weise gelingt es meist rasch, Einigkeit zu erzielen.

Ähnliches gilt für „fehlende Daten", z. B. zur Wirksamkeit einer Therapie. Daraus wird oft vorschnell gefolgert, dass die Therapie nicht wirke. Dieser Schluss ist aber unzulässig. Man sollte sich immer vor Augen halten, dass die Frage einfach offen ist, denn aufgrund der fehlenden Daten liegt weder ein positiver Beleg noch eine Falsifikation der Therapie vor.

1.3 Konsequenzen für das ärztliche Handeln

Was sind nun die praktischen Konsequenzen für die ärztliche Tätigkeit, wenn der Patient (hoffnungsvoll, aber oft ängstlich besorgt) mit seinen Beschwerden und Symptomen vor dem Arzt sitzt?

Der Arzt erstellt aufgrund der Vorinformationen, anamnestischen Angaben und klinischen Untersuchung eine Arbeitshypothese, die üblicherweise aus Verdachtsdiagnosen besteht. Durch daran angepasste diagnostische Schritte wird diese Hypothese fortlaufend erhärtet oder durch eine neue ersetzt. Besonders hilfreich und beschleunigend wirken in dieser Hinsicht zusätzliche Erkenntnisse, die im Krankheitsverlauf gewonnen werden. Dieses mag banal klingen, ist aber dann eine Herausforderung, wenn die Schritte nicht schablonenhaft, sondern individuell begründbar sein sollen.

Die therapeutische Entscheidung sollte von **Unvoreingenommenheit** und **Toleranz** sowie der **Situation im Einzelfall** geprägt sein. Auslassversuche bei Medikamenten führen hier zu einem nicht zu unterschätzenden Erkenntnisgewinn, da sie eine Art individuelle Falsifikation des individuellen Ansprechens darstellen. Außerdem müssen die Wünsche und Ressourcen des Patienten berücksichtigt werden. Das schließt natürlich einen pädagogischen Impetus des Arztes nicht aus, bestimmte Fehler in der Lebensweise des Patienten anzusprechen und ggf. korrigierend einzugreifen. Allerdings darf das nicht von einem ideologisch vorgeprägten Weltbild aus geschehen, was leider nicht selten zu beobachten ist. Was dem Arzt leicht fällt, muss noch lange nicht für den Patienten gelten. Hilfreich ist hier der Gedanke an die eigenen Schwächen. Mitunter fällt es schwer, die Patientenwünsche zu akzeptieren, was besonders für die Palliativmedizin gilt. Hier erfordert es mitunter Mut bzw. Zivilcourage gegenüber dem Vorgesetzten, aber auch ggf. gegenüber den Angehörigen, dem Patienten beizustehen. Rationale, an die Erkenntnistheorie angelehnte Begründungen helfen oft, eine kritische Situation zu stabilisieren.

M!

Ärzte sind nicht dazu da, um im Patienten Schuldgefühle zu induzieren.

Vieles von dem, was in den obigen Ausführungen theoretisch hergeleitet wurde, mag unnötig kompliziert erscheinen, v. a. da es letztlich dem Verfahren entspricht, das viele **erfahrene Ärzte bereits intuitiv** verfolgen. Das Kapitel dient insbesondere dazu, die mentale Position zu festigen, wenn sie bestimmten Vorgaben zuwiderläuft. Der einzelne Arzt soll lernen, sich auf seine **Urteilskraft** zu verlassen, diese aber nicht statisch zu sehen, sondern über Erkenntnisfortschritte unablässig zu verbessern.

Da bei vielen diagnostischen und therapeutischen Entscheidungen in der Praxis nur unvollkommene oder wenig eindeutige Daten vorliegen, müssen mitunter alle verfügbaren Register des Erkenntnisgewinns gezogen werden, um im Einzelfall eine belastbare Begründung für die eine oder andere Entscheidung zu liefern. Die anfängliche Mehrarbeit führt jedoch à la longue über die neu gewonnene Klarheit zur **Entlastung in der täglichen Routine.**

Literatur

[1] Bisgaard H, Hermansen MN, Loland L et al. Intermittent inhaled corticosteroids in infants with episodic wheezing. N Engl J Med 2006; 354: 1998–2005

[2] Calverley P, Pauwels R, Vestbo J et al. TRial of Inhaled STeroids ANd long-acting beta2 agonists study group. Combined salmeterol and fluticasone in the treatment of chronic obstructive pulmonary disease: a randomised controlled trial. Lancet 2003; 361: 449–456

[3] Guilbert TW, Morgan WJ, Zeiger RS et al. Long-term inhaled corticosteroids in preschool children at high risk for asthma. N Engl J Med 2006; 354: 1985–1997

[4] Karanicolas PJ, Kunz R, Guyatt GH. Point: evidence-based medicine has a sound scientific base. Chest 2008; 133: 1067–1071

[5] Linde K, Clausius N, Ramirez G et al. Are the clinical effects of homeopathy placebo effects? A meta-analysis of placebo- controlled trials. Lancet 1997; 350: 834–843

[6] Sackett DL, Rosenberg WM, Gray JA et al. Evidence based medicine: what it is and what it isn't. BMJ 1996; 312: 71–72

[7] Smith GC, Pell JP. Parachute use to prevent death and major trauma related to gravitational challenge: systematic review of randomised controlled trials. BMJ 2003; 327: 1459–1461

[8] Tobin MJ. Counterpoint: evidence-based medicine lacks a sound scientific base. Chest 2008; 133: 1071–1074; discussion 1074–1077

[9] Travers J, Marsh S, Williams M et al. External validity of randomised controlled trials in asthma: to whom do the results of the trials apply? Thorax 2007; 62: 219–223

2 Pneumologische Untersuchungen

2.1 Einleitung

Die meisten pneumologischen Untersuchungen sind nichtinvasiv. Bezüglich dieser Untersuchungen sollten deswegen alle, die damit arbeiten, eigene Erfahrungen haben. Jeder, auch die Mitarbeiter in den Funktionsabteilungen, sollte **ihre eigenen Lungenfunktionswerte kennen.** Es sollte auch versucht werden, pathologische Befunde zu imitieren, z. B. wie bei Vocal Cord Dysfunction (VCD) oder einem unzureichenden Atemmanöver. Es ist dann sofort feststellbar, dass nur die maximalen Manöver zuverlässig wiederholbar sind. Auch spürt man, wie anstrengend es ist, die Vorgaben mancher Leitlinien zu erfüllen, z. B. mindestens 6 s lang forciert auszuatmen.

> M!
>
> Jeder pneumologisch Tätige sollte zumindest alle nicht invasiven Lungenfunktionstests einmal bei sich durchführen lassen.

Interessierte lassen sogar eine Bronchoskopie an sich durchführen (am besten unter örtlicher Betäubung), damit man einen Eindruck davon hat, was die Patienten empfinden. Man stellt sofort fest, dass das Bronchialsystem nicht schmerzempfindlich ist, dass aber der Husten- und Würgereiz sehr unangenehm sein kann. (Die Autoren haben aus wissenschaftlichen Gründen mehrere Bronchoskopien an sich durchführen lassen.)

Die **Basisphysiologie** der pneumologischen Untersuchungen wird **nicht besprochen.** Hier wird auf die klassischen Lehrbücher verwiesen. Wie im Vorwort beschrieben, sollen hier die Elemente betont werden, die in der täglichen Routine relevant sind. Deswegen wird auf weitere Verfahren der Lungenfunktionsdiagnostik wie Aerosolmorphometrie, Unterbrecher- oder oszillatorische Methode zur Atemwegswiderstandmessung, Methoden der Messung der Lungenfunktion bei Säuglingen und Kleinkindern nicht eingegangen.

2.2 Spirometrie

In den letzten 15 Jahren ist es zu einer zunehmenden Verbreitung der Spirometrie gekommen, was mit den wesentlich einfacher zu bedienenden elektronischen Geräten zusammenhängt. Zuletzt hat die Nutzung der Spirometrie noch einmal durch die Einführung des Disease Management Programm (DMP) Asthma/COPD zugenommen, da die Erfassung der spirometrischen Größen Voraussetzung für die Einschreibung ist.

Die **elektronischen Spirometer** erlauben die automatische Erfassung einer Reihe von Parametern, insbesondere auch der Flussvolumenkurve. Allerdings erfordern die meisten Systeme noch eine regelmäßige Eichung, die vor allen Dingen in nichtpneumologischen Kliniken und Praxen häufiger unterlassen wird. Es darf nicht vergessen werden, dass als Primärgröße immer nur der **Fluss als Volumen pro Zeit** gemessen wird, entweder durch Messung einer Druckdifferenz über einen Widerstand (Pneumotachograf), über die Drehgeschwindigkeit eines Turbinenrades oder durch Ultraschallmessung der bewegten Luftsäule durch Mitnahmeeffekte. Die Ultraschallgeräte haben den Vorteil, dass eine externe Eichung praktisch nicht mehr erforderlich ist, da sie auf Grund des Messprinzips intern erfolgen kann.

Das **Volumen** wird durch **Integration des Flusses über die Zeit** errechnet. Bereits kleine Fehler addieren sich hier erheblich. Aus diesem Grund sollte man in regelmäßigen Abständen mittels Eichpumpe das Volumen überprüfen.

Immer wieder erleben die Autoren, dass Patienten mit skurrilen Werten vorgestellt werden, bei denen typischerweise die **Eichung** unterblieben ist. Zumeist ist der Widerstand (Pneumotachograf-Sieb) verstopft, sodass z. B. die Volumina leicht um den Faktor 2 schwanken können. Aus Gründen der Praktikabilität sollte die Eichung am Tagesbeginn erfolgen.

Eine sehr gute Methode der Überprüfung ist auch die **Plausibilitätskontrolle** durch **Selbstmessung** der spirometrischen Größen der Lungenfunktionsmitarbeiter. Damit können auch komplexe Daten erfasst werden, da sich die Lungenfunktion typischerweise nur sehr langsam ändert.

> M!
>
> Spirometer müssen regelmäßig geeicht bzw. durch Selbstmessung auf Plausibilität überprüft werden.

2.2.1 Normalbefund

Die heute übliche Darstellung der Spirometrie ist die **Flussvolumenkurve.** FEV_1 wird ausgedruckt, denn es ist in der Flussvolumenkurve normalerweise nicht zu sehen. Es gibt einzelne Auswerteprogramme, die einen kleinen Haken in der exspiratorischen Kurve machen, der den FEV_1-Wert markiert. Wichtig ist, sich die Flussvolumenkurve von der Formcharakteristik anzuschauen, etwa wie ein EKG.

Physikalisch hat die Fläche unter der Flussvolumenkurve die Dimension l^2/s. Es wird quasi eine zeitliche Volumenänderung durch die Quadratur besonders deutlich dargestellt. Die wesentlichen Parameter sind in ▶ Abb. 2.1 ausgeführt. Meistens wird heute die Schleife der Ruheatmung mit aufgezeichnet. Ihre Zuordnung auf der Volumenachse entspricht aber in der Regel nicht der Atemmittellage. Kleine Fehler beim Manöver führen zu einer starken Verschiebung, sodass die Lage auf der Volumenachse der Ruheschleife nicht überbewertet werden sollte.

M!

Die Flussvolumenkurve betont durch ihre Darstellungsart die Volumenänderung pro Zeiteinheit.

Die meisten Informationen bekommt man aus dem **maximalen Manöver,** und zwar inspiratorisch wie exspiratorisch. Für das maximale inspiratorische Manöver müssen die Patienten meistens etwas üben, da es zu selten angewendet wird.

Vor der forcierten maximalen In- und Exspiration zur Bestimmung der dynamischen Lungenfunktionsparameter sollte eine **langsame inspiratorische Vitalkapazität** (IVC) gemessen werden. Diese dient später als Bezugsgröße, insbesondere für den Tiffeneau-Index FEV_1/IVC. Damit ist eine Obstruktion sensibler zu erkennen als mit der forcierten Vitalkapazität (FVC). Je obstruktiver der Patient ist, desto mehr nähert sich die FVC dem FEV_1 in ihrer Aussagekraft an.

Etwa drei Viertel (zwischen MEF_{75} und MEF_{25}) der exspiratorischen Flussschleife beim maximalen Manöver werden durch die elastische Retraktionskraft des Lungenparenchyms bestimmt und sind daher weitgehend mitarbeitsunabhängig. Die Retraktionskraft der Lunge überholt hier sozusagen die Kraftentwicklung der Exspirationsmuskulatur.

Praktisch wichtig sind die ersten 20 % der forcierten Exspiration, in denen der **Peak-Flow entsteht,** da sich in diesem Bereich gut der Kollaps der Bronchien zeigt. In ▶ Abb. 2.1 ist der physiologische Kollaps durch die Pars membranacea im Querschnitt der großen knorpeltragenden Bronchien wiedergegeben. In der Peripherie ist der Kollaps bei den knorpelfreien Bronchien noch stärker. Auch beim Gesunden engt sich der Querschnitt bei der forcierten Exspiration etwa um ein Drittel ein; beim Husten noch mehr. Hintergrund ist die dadurch ermöglichte Flussbeschleunigung, die für die Husten-Clearance bzw. die Entfernung von Mukus aus der Lunge (Kap. 13.3 Physikalische Therapie) nötig ist. Dieser Kollaps ist dafür verantwortlich, dass der in- und exspiratorische Fluss so unterschiedlich verläuft.

Manche Patienten erleiden am Ende der forcierten Exspiration Hustenattacken. Dieses Phänomen ist unabhängig von einer obstruktiven Erkrankung. Inhalationsmanöver mit Bronchospasmolytika beeinflussen den Husten nicht. Es gibt aber neuerdings Hinweise darauf, dass dieses Phänomen durch einen gastroösophagealen Reflux verursacht sein kann, denn viele dieser Patienten leiden darunter und eine Antazidatherapie bessert diesen Husten [9].

Die **Qualität der Mitarbeit** ist in der Regel an der Flussvolumenkurve sofort zu erkennen. Man sieht entsprechende Formveränderungen, wenn die Patienten nicht

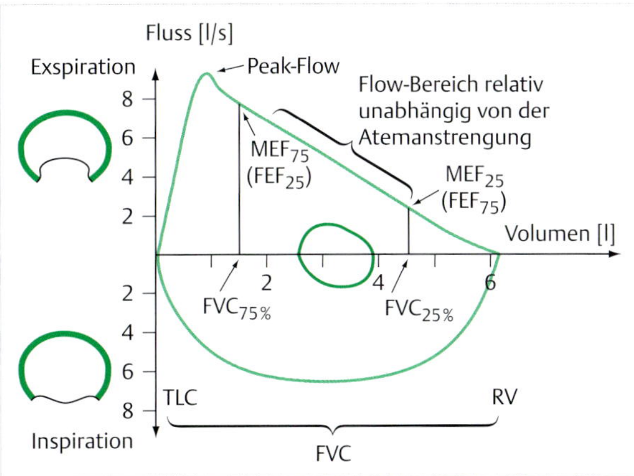

Abb. 2.1 Normalbefund einer Flussvolumenkurve mit den wichtigsten Parametern. Zusätzlich dargestellt ist der Querschnitt der großen knorpelhaltigen Bronchien während der In- und Exspiration. Auffällig ist das Vorwölben der Pars membranacea durch den Unterdruck infolge der forcierten Ausatmung. MEF = maximaler exspiratorischer Fluss, dargestellt bei 25 % bzw. 75 % der forcierten Vitalkapazität (FVC); FEF = Forced expiratory Flow

forciert ein- und ausatmen. Das Besondere aber ist, dass nur das jeweils maximale Manöver reproduziert werden kann. Leider stellen die üblichen Spirometer immer nur den Bestwert als Kurvenform dar. Um sicher zu gehen (z. B. bei Gutachtenfragen), sollte man deswegen 3 Atemmanöver mit 3 getrennten Auswertungen durchführen lassen. Dann erkennt man sofort die Qualität der Mitarbeit. (Näheres in der Leitlinie zur technischen Durchführung und den Reproduktionskriterien in den Empfehlungen der Deutschen Atemwegsliga zur Spirometrie unter www.atemwegsliga.de.)

M!

Die Flussvolumenkurve gibt einen sicheren Überblick über die Mitarbeit des Patienten.

2.2.2 Obstruktive Ventilationsstörung

Enge in den Bronchien kann ausgelöst werden durch muskuläre Kontraktion, durch Schleimhautschwellung, durch Mukus und durch Kollaps infolge abnehmender Wandstabilität. Je nach Krankheitsbild (Asthma oder COPD) bzw. akuter entzündlicher Veränderungen stehen **unterschiedliche Kompartimente** im Vordergrund. Das meiste davon lässt sich an der Flussvolumenkurve mit Bronchospasmolysetest erkennen, manches bleibt aber offen. Durch Kontrolle der Lungenfunktion im Zeitverlauf unter Therapie lässt sich dann die Zuordnung bzw. die Differenzialdiagnose meist sicher klären (Kap. 4.3).

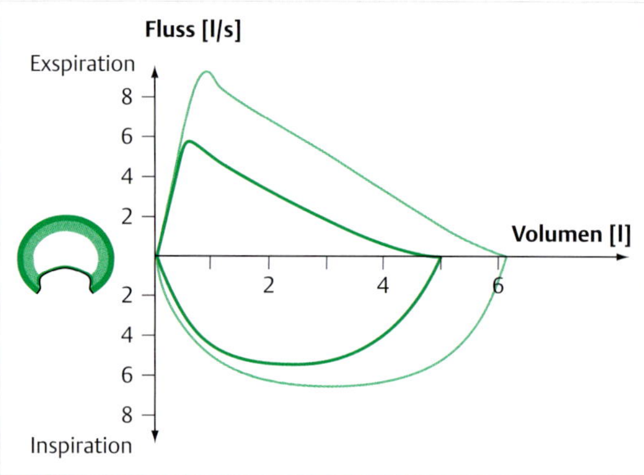

Abb. 2.2 Flussvolumenkurve bei obstruktiver Ventilationsstörung mit im Vordergrund stehender Schleimhautschwellung.

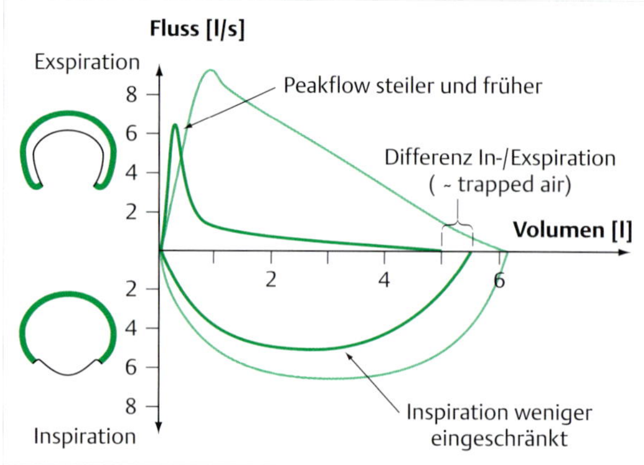

Abb. 2.3 Flussvolumenkurve bei obstruktiver Ventilationsstörung mit ausgeprägtem Kollaps, der typischerweise mit deutlicher Lungenüberblähung einhergeht. Durch die vermehrte Kollapsneigung ist die Inspiration viel weniger (bzw. oft gar nicht) eingeschränkt im Vergleich zur Exspiration.

Eine Schleimhautschwellung oder eine muskuläre Kontraktion führt zu einer **Reduktion der inspiratorischen wie exspiratorischen Flüsse.** Ein Beispiel ist in ▶ Abb. 2.2 dargestellt. Ein solches Bild findet sich typischerweise bei chronisch obstruktiver Bronchitis vom hypertrophischen Typ, wenn kaum eine Zerstörung des elastischen Fasergewebes mit Kollaps vorliegt. Aber auch Asthmatiker zeigen im Rahmen einer Exazerbation typischerweise solche Bilder. Da sich der Peak-Flow infolge der Schleimhautschwellung wie bei der übrigen Flussvolumenkurve ändert, ist er bei solchen Patienten zur Verlaufsbeobachtung besonders gut geeignet.

> M!
>
> Durch den muskulären Spasmus in den Bronchien wird die in- und exspiratorische Flussvolumenkurve etwa in gleicher Weise eingeschränkt.

Typischerweise ist das FEV_1 im Verhältnis zur VC stärker eingeschränkt, sodass der **Tiffeneau-Index** abfällt. Einen Absolutwert des Tiffeneau-Index, ab dem sicher von einer Obstruktion gesprochen werden kann, gibt es nicht, da zum einen eine deutliche Geschlechts-, Alters- und Größenabhängigkeit des Sollwerts existiert und zum anderen manchmal Patienten eine obstruktive Ventilationsstörung bei normalem FEV_1/IVC-Verhältnis haben können (s. ▶ Abb. 4.8). Nach einem Bronchospasmolysetest demaskiert sich dann die Obstruktion durch den Vergleich oft noch deutlicher.

Viele Patienten, v. a. solche mit schwerer COPD, haben eher eine atrophische chronische Bronchitis. Endoskopisch fällt dort bereits bei Spontanatmung eine Querschnittsänderung auf. Beim Husten zeigt sich dann ein deutlicher Kollaps, der auch als **Check-valve-Phänomen** (= Absperrventil-Phänomen) bezeichnet wird. In der Flussvolumenkurve findet sich der Abfall am Anfang der Exspiration. Durch den hohen Fluss mit konsekutivem Unterdruck (**Bernoulli-Gesetz**) wird durch die Degeneration des elastischen Fasergerüsts ein starkes Vorspringen der Pars membranacea und insbesondere ein Kollaps der peripheren Bronchien verursacht. Infolgedessen ist der anschließende Fluss stark verringert bzw. limitiert (▶ Abb. 2.3). In Teilbereichen der peripheren Bronchien kommt es zum Totalverschluss bzw. -kollaps, der dann vorübergehend Teile von der Ventilation ausschaltet (**Trapped-Air-Bezirke**). Beim forcierten Atemmanöver nehmen diese Bezirke zu. Man sieht es z. B. in der Ganzkörperplethysmografie, dass wiederholte Messungen mit forcierten Atemmanövern eine vorübergehende (zunehmende) Überblähung verursachen können.

> M!
>
> Ein Kollaps in der Flussvolumenkurve entsteht durch Degeneration des elastischen Fasergerüsts in den knorpeltragenden Bronchien, insbesondere in der Pars membranacea.

Überhaupt können **wiederholte Maximalmanöver** die nachfolgenden Lungenfunktionsmessungen beeinflussen. Dies kann besonders beim Asthma mit starker Hyperreagibilität relevant sein („Spirometerasthma"). Die Beeinflussung ist aber nur dann deutlich, wenn die meist geforderte volle Exspirationszeit von 6 s durchgehalten wird. Normalerweise ist das nicht erforderlich, denn unter Benutzung der langsamen inspiratorischen Vitalkapazität als Bezugspunkt für die relative $FVEV_1$ kann üblicherweise bei kritischen Patienten nach 3–4 s das Exspirationsmanöver ohne Informationsverlust abgebrochen werden.

Wenn Patienten übermotiviert sind und möglichst stark ausatmen, kann dadurch der FEV_1-Wert gering niedriger sein als wenn sie zwar forciert, jedoch nicht mit maximaler Anstrengung ausatmen. Jeder kann das an sich selbst versuchen. Die Unterschiede sind aber nur marginal, sodass dieser Effekt in der klinischen Praxis kaum eine Bedeutung hat.

In der Flussvolumenkurve kann man mitunter das Ausmaß des Trapped-Air-Volumens abschätzen durch einen Versatz zwischen exspiratorischer und inspiratorischer Kurve am Ende der Ausatmung (▶ Abb. 2.3).

Der **exspiratorische Spitzenfluss (Peak-Flow)** tritt durch die reduzierte Elastizität der Pars membranacea und der peripheren Bronchien früher auf als beim Gesunden, praktisch unmittelbar am Beginn der Exspiration (▶ Abb. 2.3). Im Bronchospasmolysetest zeigt sich auch häufig nur eine geringe oder manchmal auch fehlende Änderung im Peak-Flow, obwohl der FEV_1-Wert sich bessert. Das ist in der Flussvolumenkurve dann nicht sichtbar, denn der FEV_1-Wert wird dort nicht unmittelbar dargestellt. Deswegen ist der Peak-Flow-Messer bei diesen Patienten mit Kollaps im Gegensatz zum Asthma auch nicht geeignet, um eine Verschlechterung oder eine Verbesserung (z. B. bei Exazerbation) zu objektivieren.

> **M!**
>
> Liegt in der Flussvolumenkurve ein Kollaps vor, dann ist der Peak-Flow zum Monitoring nicht geeignet.

Gerade bei diesen Patienten mit Kollaps fällt auf, dass die inspiratorische Flussvolumenkurve oft nicht weit weg ist vom Normalbefund. Trotz der Obstruktion kommt es sozusagen durch die inspiratorische Gegenbewegung der Pars membranacea hier nur zu einer geringen Flusseinschränkung. Umso stärker ist sie bei der Exspiration.

Zeigen sich **Mischbefunde mit Kollaps und Schleimhautschwellung,** so fällt insbesondere bei diesen Patienten auf, dass sich unter Bronchospasmolyse die Inspiration deutlicher bessert als die Exspiration. Die Zunahme der inspiratorischen Flüsse durch die Therapie korreliert stärker mit der Abnahme der Dyspnoe als die Zunahme der exspiratorischen Flüsse (Kap. 4.3).

Es darf nie vergessen werden, dass die forcierten Manöver bei der Flussvolumenkurve völlig unphysiologisch sind. Selbst bei maximaler körperlicher Belastung werden diese Flüsse nicht erreicht. Deswegen ist es in manchen Fällen wichtig, die **Atemschleife bei Spontanatmung** anzuschauen. ▶ Abb. 2.4 zeigt ein solches Beispiel. Bei Patienten mit ausgeprägtem Kollaps wie in ▶ Abb. 2.3 kann dieser in Ruheatmung noch nicht sichtbar sein. Bei anderen Patienten ist aber die Degeneration des elastischen Fasergerüsts so stark, dass der Kollaps bereits in Ruhe

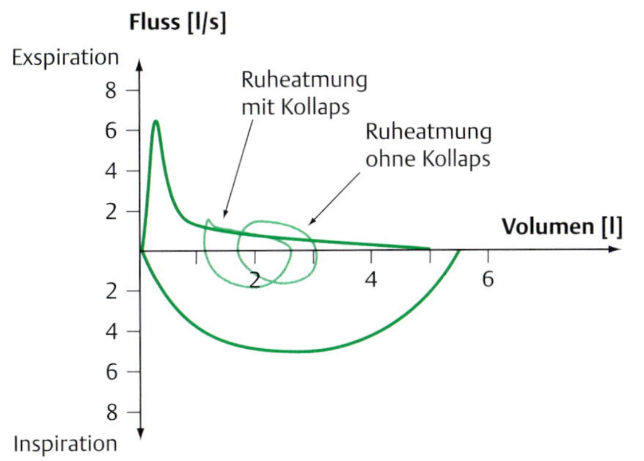

Abb. 2.4 Beispiel für 2 Spontanatemschleifen, einmal mit und ohne Kollaps bei Ruheatmung, wie sie auftreten können, obwohl die Kurvenform bei forciertem Manöver identisch ist.

auftritt. Typischerweise haben die Patienten dann deutlich mehr Luftnot. Kleinste Anstrengungen über die Kollapsgrenze hinaus führen bei diesen Patienten sehr schnell zu erschöpfter Atemmuskulatur mit Orthopnoe.

Immer wieder findet man in Lehrbuchdarstellungen den Begriff **„Emphysemknick"** für einen exspiratorischen Kollaps in der Flussvolumenkurve. Dies hat mit dem **Emphysem,** d. h. der Reduktion der Gasaustauschfläche, **nichts zu tun**. Natürlich können Patienten beides zugleich haben und tatsächlich findet man bei Patienten mit einem Emphysem häufiger einen exspiratorischen Kollaps in der Flussvolumenkurve. Das Emphysem entsprechend seiner Definition lässt sich aber nur mit anderen Methoden, insbesondere der CO-Diffusionskapazität (s. dort) und dem CT objektivieren. Es gibt viele Patienten mit ausgedehntem Kollaps, die kein Emphysem haben und umgekehrt (Kap. 4.3). Ähnlich verhält es sich mit der Lungenüberblähung, die zwar häufig bei einem Emphysem zu finden ist, aber nur ein Sekundärphänomen darstellt, also ebenfalls nicht spezifisch für das Emphysem ist.

> **M!**
>
> Ein Kollaps in der exspiratorischen Flussvolumenkurve ist nicht spezifisch für ein Emphysem.

2.2.3 Restriktive Ventilationsstörung

Bei der Restriktion ist die Flussvolumenkurve typischerweise auf der **Volumenachse gestaucht** (▶ Abb. 2.5). Die maximalen Flüsse ändern sich erst sehr spät. Im einfachen Spirogramm führt das meistens dazu, dass oft schon nach 1 s nahezu alles Volumen ausgeatmet ist. Damit geht der Tiffeneau-Index in Richtung 100 %.

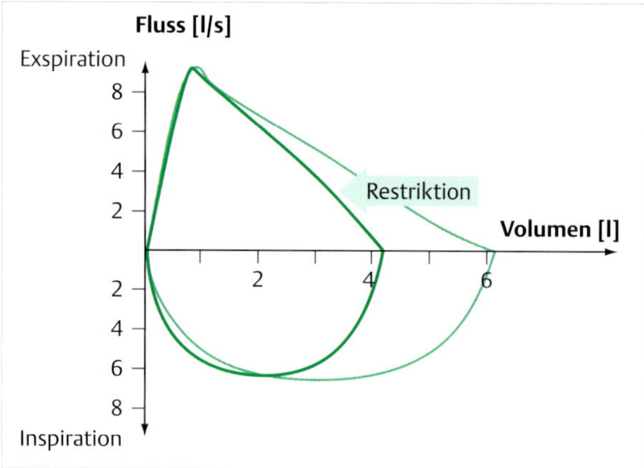

Abb. 2.5 Typisches Bild einer restriktiven Ventilationsstörung. Die Flussvolumenkurve wird auf der Volumenachse gestaucht. Die Maximalflüsse bleiben lange normal bzw. manchmal sogar hoch normal. Das FEV_1/IVC-Verhältnis geht dabei gegen 100 %.

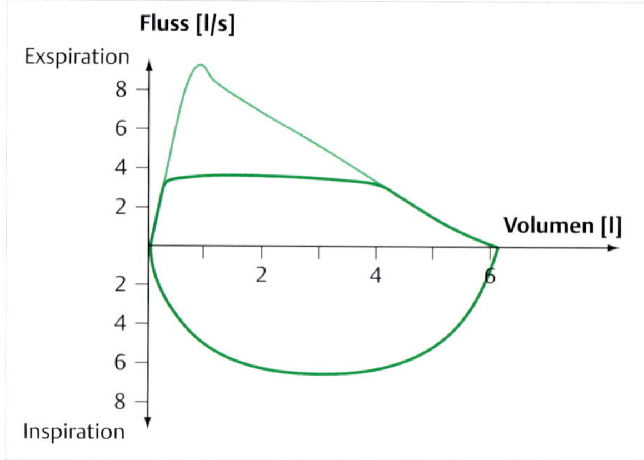

Abb. 2.6 Flussvolumenkurve bei exspiratorischer Flusslimitation, z. B. durch subglottisches Granulationsgewebe.

Eine sichere Diagnose der Restriktion ist aber eigentlich nur mittels Ganzkörperplethysmografie über die reduzierte totale Lungenkapazität (TLC) möglich, da die Vitalkapazität (VC) auch bei obstruktiven Ventilationsstörungen oft reduziert ist. Wenn die Restriktion aber gesichert ist, kann später für die Verlaufsbeobachtung die inspiratorische Vitalkapazität wegen ihrer guten Reproduzierbarkeit genommen werden.

> **M!**
>
> Bei der restriktiven Ventilationsstörung bleiben die maximalen Flüsse in- wie exspiratorisch lange normal.

2.2.4 Besondere Befunde

Es gibt einige typische Befunde in der Flussvolumenkurve. Ein besonderes Beispiel ist eine Stenose in den Atemwegen, die sich als **in- oder exspiratorische Flusslimitation** (manchmal auch als beides) darstellt. ▶ Abb. 2.6 zeigt eine exspiratorische Flusslimitation. Typischerweise wird die Limitation der Exspiration mit intrathorakalen Stenosen, die inspiratorische Flusslimitation mit extrathorakalen Stenosen in Verbindung gebracht. Meistens stimmt das auch, aber es gibt Ausnahmen. Gestielte Tumoren können z. B. in der Trachea nach kranial oder kaudal zeigen. Entsprechend ist die eine oder die andere Seite der Flussschleife stärker limitiert. Liegt eine nichtdynamische Stenose vor, sind beide Flüsse ab einem bestimmten Wert deutlich limitiert.

Es darf nicht vergessen werden, dass solche Veränderungen nur durch die Trachea und den Hypopharynxbereich ausgelöst werden. Bereits eine Stenose der Hauptbronchien macht oft keine wesentliche Flusslimitation mehr, da die maximalen Flüsse von der jeweils anderen Lungenseite geliefert werden. Eine Stenose dort führt zu einem restriktiven Bild, da ein Teil der Lunge funktionell ausfällt bzw. schwächer an der Ventilation teilnimmt.

> **M!**
>
> Bei Flusslimitation in der Flussvolumenkurve kann nur bedingt auf den Ort der Stenose als intra- oder extrathorakal geschlossen werden. Stenosen in den Hauptbronchien führen nicht zur isolierten Flusslimitation.

Sägezahnfömige Veränderungen der maximalen Flussvolumenkurve können gelegentlich bei obstruktiver Schlafapnoe auftreten. Ist der Hypopharynx, insbesondere inspiratorisch, eng, zeigen sich hier kleine Zacken. Allerdings ist der Befund nach unseren Erfahrungen relativ selten; er dürfte bei < 1-2 % der Patienten mit obstruktiver Schlafapnoe zu finden sein. Ansonsten sieht man sägezahnförmige Veränderungen bei Hustenattacken, meist gegen Ende der Exspiration, die aber leicht unterschieden werden können.

> **M!**
>
> Sägezahnförmige Veränderungen, vorwiegend in der inspiratorischen Flussvolumenkurve, kommen bei obstruktiver Schlafapnoe vor, sind aber selten.

2.3 Ganzkörper-plethysmografie (GKP)

Der große Vorteil der Ganzkörperplethysmografie (GKP) ist die Messung der **absoluten Lungenvolumina**, sodass die Diagnose einer Restriktion und Überblähung sicher möglich ist. Außerdem erlaubt er über den Atemwegswiderstand eine mitarbeitsunabhängige Objektivierung einer obstruktiven Ventilationsstörung.

Durch die Automatisierung der Auswertung ist heute vieles erleichtert worden. Allerdings führt die **elektronische Kompensation** vieler physikalischer Größen, wie sie besonders durch die unterschiedliche Temperatur zwischen In- und Exspirationsluft entstehen, manchmal zum Glätten pathologischer Befunde. Es darf nicht vergessen werden, dass allein der Temperaturunterschied zwischen In- und Exspirationsluft zu etwa 10 % Volumenänderung führt. Vor allem Phasenverschiebungen zwischen In- und Exspiration, wie sie z. B. beim Pneumothorax typisch sind, führen zu einer Öffnung der Resistanceschleife im Nulldurchgang. Dieses wird heute typischerweise als scheinbarer Driftfehler wegkompensiert, sodass diese Befunde verschwinden. Ältere Geräte, die noch mit einem BTPS-Beutel (BTPS = Body, Temperature, Pressure, Saturated) ausgestattet sind, der die Inspirationsluft anwärmt und mit Wasserdampf sättigt, sind prinzipiell besser, weil dann dieses Problem erst gar nicht auftritt.

Es gibt einige wichtige **Fehlermöglichkeiten** bei der Ganzkörperplethysmografie, die beachtet werden müssen. Die Atemwegswiderstandsschleife, die ausgedruckt wird, ist immer die der spezifischen Resistance ($_sR_{aw}$), denn es ist Mundfluss gegen Kammerdruck (oder Verschiebevolumen in der Kammer) aufgetragen, also physikalisch kein direkter Widerstand. Über die Volumenkorrektur mit Bezug auf das intrathorakale Gasvolumen, das im Moment der Messung vorherrscht, wird erst der echte **Atemwegswiderstand** (R_{aw}) gewonnen. Um den tatsächlichen Atemwegswiderstand zu bestimmen, ist also immer die Verschlussdruckmessung zur Bestimmung des intrathorakalen Gasvolumens (ITGV) erforderlich. ▶ Abb. 2.7 zeigt die kritischen Auswertepunkte. Die Verschlussdruckmessung ist in gewissem Umfang mitarbeitsabhängig. Daher empfehlen wir, bei der Messung den Patienten im Auge zu behalten; die Kurvenaufzeichnung geschieht von alleine.

Insbesondere bei Mundleckage entstehen oft zwei Geraden, sodass der Computer in der Regel den Mittelwert nimmt. Das ist meistens in Ordnung, aber falls diese Geraden erheblich differieren, sollte man lieber die Messung wiederholen. Der Kotangens α dieser Geraden ist dann direkt proportional zum intrathorakalen Gasvolumen. Der endgültige Atemwegswiderstand R_{aw} ist eine errechnete Größe, die sich aus dem Verhältnis von spezifischem Atemwegswiderstand zum intrathorakalen Gasvolumen zusammensetzt ($R_{aw} = sR_{aw}/ITGV$).

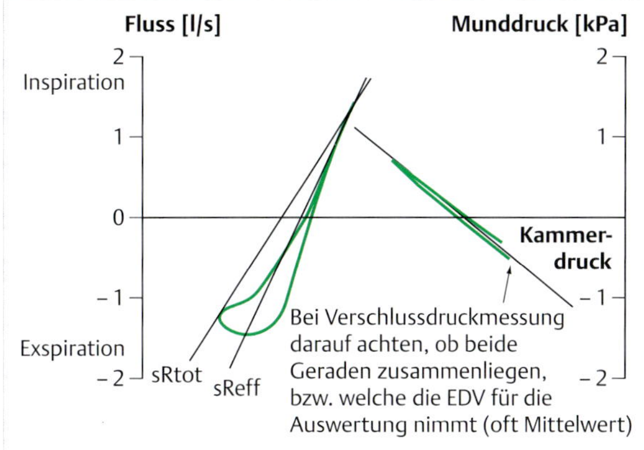

Abb. 2.7 Typischer Ausdruck einer Ganzkörperplethysmografie mit Berechnungsart für den spezifischen, effektiven bzw. totalen Atemwegswiderstand ($_sR_{tot}$, $_sR_{eff}$), der sich aus dem Tangens α der hineinprojizierten Gerade ergibt. Bei der Messung des aktuellen intrathorakalen Gasvolumens wird der Mund mittels Shutter verschlossen und dann eine Hechelatmung durchgeführt. Die Kammerdruckschwankungen gegenüber dem Munddruck ergeben typischerweise in- und exspiratorische Geraden, die auf der gleichen Linie liegen sollten. Bei Mundleckagen weichen sie auseinander. Das ITGV errechnet sich aus dem Kotangens α der Verschlussgeraden.

M!

Der einzige völlig mitarbeitsunabhängige Parameter ist der spezifische Atemwegswiderstand.

Der **gesamte Atemwegswiderstand** kann durch verschiedene Methoden ausgemittelt werden (▶ Abb. 2.7). Meistens werden 2 Formen angegeben, nämlich:

- der Flächenmittelwert der in- und exspiratorischen Atemwegswiderstandsschleife (R_{eff} bzw. $_sR_{eff}$) oder
- der Punkt des maximalen negativen Kammerdrucks (R_{tot} bzw. $_sR_{eff}$).

Die Unterschiede sind praktisch nicht sehr relevant. Wichtiger ist heute eher, den inspiratorischen und exspiratorischen Atemwegswiderstand getrennt zu erfassen und auszudrucken, was mit der modernen Auswerteelektronik problemlos möglich ist. Dann sieht man die Belastung der in- und exspiratorischen Systeme in Ruheatmung deutlich. Details zur ganzkörperplethysmografischen Lungenfunktionsmessung finden sich in der entsprechenden Leitlinie der DGP (abrufbar unter www.pneumologie.de).

Eine **indirekte Plausibilitätsüberprüfung der ITGV-Messung** ist der Vergleich der Messwerte des Atemwegswiderstandes und des spezifischen Atemwegswiderstandes (in % des Sollwerts). Normalerweise sollten diese Werte etwa ähnlich verändert sein. Ist die Messung des ITGV fehlerbehaftet, dann weichen sie voneinander ab, da eben $R_{aw} = sR_{aw}/ITGV$ ist.

2.3.1 Obstruktive Ventilationsstörung

Bei der Obstruktion findet sich typischerweise eine Erhöhung des Atemwegswiderstandes. Hierbei korreliert dieser nur sehr locker mit den Maximalwerten der dynamischen Lungenvolumina, besonders des FEV_1. Es darf nicht vergessen werden, dass die maximalen Atemmanöver unphysiologisch sind. Der Atemwegswiderstand hingegen stellt die **Atmung in Ruhe** dar. Damit spiegelt er auch die tatsächliche Belastung der Atemmuskulatur wider, denn Patienten sind > 90 % des Tages in der Ruheatmung.

> M!
>
> Eine Besonderheit der Resistanceschleife ist die Messung bei Ruheatmung, die damit die physiologischen Verhältnisse widerspiegelt.

Die Form der Atemwegswiderstandsschleife gibt einige Informationen über das **in- und exspiratorische Flussverhalten.** ▶ Abb. 2.8 zeigt einige typische Beispiele. Der in der Flussvolumenkurve sichtbare Kollaps zeigt sich ähnlich in der Resistanceschleife auch schon bei Ruheatmung (▶ Abb. 2.4). Das Bild entsteht durch Inhomogenitäten bei der Exspiration, wo sich in Bezirken, die besonders zum Kollaps neigen, rasch ein exspiratorischer Druck aufbaut, der aber wenig Atemfluss zur Folge hat. Dieser erhöhte intrathorakale Druck zeigt sich als quasi vorauseilende Druckerniedrigung im Ganzkörperplethysmografen (X-Achse), was auch als **Phasenverschiebung** bezeichnet wird. Daran sieht man eindrucksvoll, wie lange die Patienten oft benötigen, um die Luft gegen den hohen exspiratorischen Widerstand herauszupressen. Die Folge sind kurze Inspirationszeiten, um das zu kompensieren. Das belastet wiederum die inspiratorische Atemmuskulatur.

Die **Messung der Atemmittellage** ist diagnostisch sehr wertvoll. Gerade die Erhöhung der Atemmittellage (Lungenüberblähung) ist die Ursache von Luftnot bei vielen COPD-Patienten unter Belastung (Kap. 4.3). Durch therapeutische Maßnahmen wie Inhalation von Anticholinergika und β_2-Mimetika kann die Überblähung v. a. unter Belastung reduziert werden, was sich dann in einer Verlängerung der Belastbarkeit widerspiegelt. Dies lässt sich mit dem Ganzkörperplethysmografen recht gut objektivieren. Mit der Spirometrie kann man die Änderung allerdings auch abschätzen, wenn man das inspiratorische Reservevolumen (inspiratorisches Volumen ab Atemmittellage) in Ruhe sowie unter oder direkt am Ende der Belastung misst.

Immer wieder wird die Überblähung oder die „golfschlägerförmige“ Deformierung der Resistanceschleife (▶ Abb. 2.8 links) als Emphysemzeichen gewertet. Dieses ist jedoch falsch, wie im Kap. 4.3 ausführlich beschrieben ist.

> M!
>
> Mit dem Ganzkörperplethysmografen kann ein Emphysem nicht diagnostiziert werden.

Wie erwähnt ist der inspiratorische Atemwegswiderstand der einzige üblicherweise gemessene Parameter, der die Belastung der Atempumpe in Ruhe widerspiegelt. Entsprechend eng ist die Korrelation zwischen **Hyperkapnie** und hohem, inspiratorischem Atemwegswiderstand (Kap. 4.3). Wenn man die klassischen „Blue Bloater“ und „Pink Puffer“ bei vergleichbarem Obstruktionsgrad bzgl. FEV_1 vergleicht und dann den Atemwegswiderstand anschaut, fällt auf, dass meist nur die hyperkapnischen „Blue Bloater“ einen hohen Atemwegswiderstand zeigen.

> M!
>
> Pink Puffer haben typischerweise einen niedrigen, Blue Bloater einen hohen Atemwegswiderstand.

Patienten mit deutlichem **Übergewicht** haben durch das füllige Abdomen typischerweise ein hochstehendes Zwerchfell. Bei diesen Patienten ist die Atemmittellage erniedrigt, d. h. sie atmen nahe am Residualvolumen. Entsprechend zeigt sich bei der Exspiration ein kollapsähnliches Bild (▶ Abb. 2.8). Bei der Inspiration verschwindet dieses Muster. Lässt man die Patienten mit etwas erhöhter Atemmittellage atmen, so verschwindet das Phänomen und die Resistanceschleife normalisiert sich. Ähnliches gilt für einen Zwerchfellhochstand anderer Genese, z. B. nach Paresen.

> M!
>
> Die dreiecke Form der Resistanceschleife bei deutlicher Adipositas verschwindet, wenn man die Atemmittellage etwas anhebt.

Die Relevanz von **Stenosen in der Glottisregion oder im Hypopharynx** lässt sich gut an der Resistanceschleife erkennen. Atmen die Patienten sehr flach, können noch laminare Flüsse im Bronchialsystem vorherrschen, sodass die Stenose funktionell kaum bedeutsam ist. In diesem Flowbereich ist der Atemwegswiderstand dann oft noch normal. Eine etwas forcierte Atmung demaskiert dann die Stenose oft eindrucksvoll, z. B. wie in ▶ Abb. 2.8 dargestellt, durch eine S-förmige Deformierung infolge der Turbulenzen.

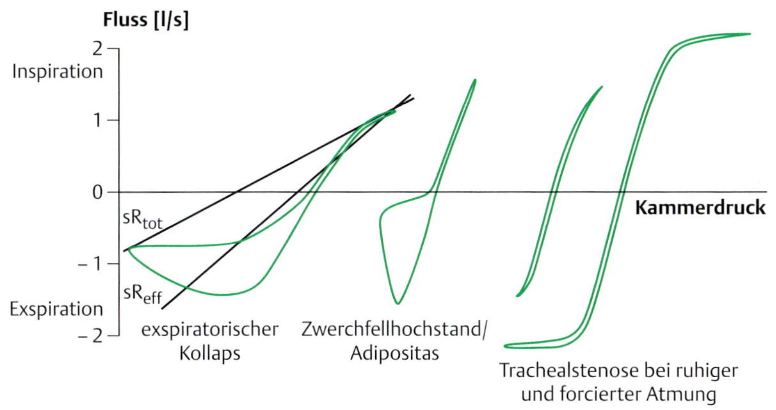

Abb. 2.8 Verschiedene Beispiele von Resistanceschleifen.

> **M!** Stenosen in den zentralen Atemwegen zeigen sich besonders deutlich in der Resistanceschleife bei forcierter Atmung.

2.3.2 Restriktive Ventilationsstörung

Der Goldstandard für die Diagnose einer restriktiven Ventilationsstörung sind die statischen Lungenvolumina, gemessen mittels Ganzkörperplethysmografie. Damit kann am zuverlässigsten die totale Lungenkapazität gemessen werden. Typischerweise wird die Atemmittellage (meistens am Ende der Ausatmung, dann FRC) durch Verschluss des Shutters am Mund das intrathorakale Gasvolumen bestimmt. Durch die zusätzliche Messung der langsamen inspiratorischen und exspiratorischen Reservekapazität (Summe = Vitalkapazität) kann dann die TLC bzw. das Residualvolumen errechnet werden. Eine Reduktion der TLC unter 85 % gilt als restriktive Ventilationsstörung.

Die Ganzkörperplethysmografie hilft sehr gut bei der Erkennung von **Mischformen.** Manche Patienten mit Obstruktion haben durch die erhebliche Lungenüberblähung eine Pseudorestriktion mit starkem Rückgang der Vitalkapazität. Sie geht typischerweise mit einer leichten Erhöhung der TLC einher, was damit eine echte Restriktion ausschließt.

Die Ganzkörperplethysmografie erfasst den **gesamten Luftanteil** im Thorax, also auch die Anteile, die nicht an der Ventilation teilnehmen. Dies ist v. a. die Luft in den kollabierten Bronchialbezirken (Trapped Air) und in den Emphysemblasen. Damit ist die Messung der absoluten Volumina unterschiedlich im Vergleich zur Messung mittels Gaseinwaschmethoden (typischerweise Helium), die ebenfalls in der Lage sind, das nicht mobilisierbare, aber ventilierte Lungenvolumen zu messen. Manchmal kann es diagnostisch hilfreich sein, wenn man die TLC mittels Ganzkörperplethysmografie mit der TLC aus der CO-Diffusionsmessung vergleicht. Hier wird allerdings die TLC meist nicht angegeben. Man kann aber zu dem dort angegebenen alveolären Volumen (V_A) einfach den Totraum von ca. 200 ml hinzu addieren und erhält damit die TLC. Beim Pneumothorax ist z. B. der Unterschied sehr deutlich.

> **M!** Die ganzkörperplethysmografisch gemessene TLC ist der Goldstandard für die Diagnose einer restriktiven Ventilationsstörung.

2.4 Blutgase

Blutgase stellen in der Pneumologie ein zentrales Element dar. Im Folgenden wird deswegen kurz auf die Pathophysiologie eingegangen, soweit sie in der Klinik von Bedeutung ist. Erfahrungsgemäß gibt es immer wieder Interpretationsprobleme, da die Zusammenhänge zwischen den einzelnen Größen pO_2, pCO_2, pH (mit Azidose und Alkalose), Sauerstoffsättigung und Sauerstoffgehalt vor Ort oft schwierig sind.

2.4.1 Physiologischer Hintergrund

Die heutigen Blutgasanalysatoren messen direkt den Partialdruck in der Probe von pO_2, pCO_2 und den pH-Wert unabhängig voneinander. Selbstverständlich lassen sich mit den Analysatoren die Werte aus allen Flüssigkeiten bestimmen, beispielsweise auch aus Infusionslösungen oder Trinkwasser.

Üblicherweise wird in Deutschland zur Bestimmung der aktuellen Blutgase das Blut aus dem **hyperämisierten Ohrläppchen** entnommen. Dazu wird auf das Ohrläppchen ca. 10 min vorher eine hyperämisierende Salbe oder Creme aufgetragen (das bekannteste Mittel ist Finalgon, wobei die frühere stärker wirksame Version leider nicht mehr im Handel ist). Es gibt immer wieder Kliniken, die keine Hyperämisierung vornehmen. Dann ist vor allen Dingen der pO_2 falsch niedrig und außerdem der pH-Wert geringgradig niedriger und der pCO_2 geringgradig erhöht. Diese Veränderungen sind aber bis auf den pO_2 relativ gering, da es sich beim Knorpel um bradytrophes Gewebe handelt, sodass das postkapilläre Blut bezüglich dieser beiden Werte nur wenig verändert ist. Anders ist es beim peripheren Blut. Hier hängt der pH und vor allen Dingen der pCO_2-Wert venös stark von dem jeweiligen Stoffwechsel des Organs ab, aus dem die Vene drainiert (z. B. die Armvene, wenn die Muskulatur vorher stark belastet wurde).

Im Ausland wird meist direkt Blut aus der **Arterie** genommen. Wenn man Erfahrung mit der Hyperämisierung des Ohrläppchens hat, ist arterielles Blut in der Regel entbehrlich. Es ist darauf zu achten, dass sich bei der Abnahme keine Luftblasen im Kapillarröhrchen bilden, da diese den pO_2 erhöhen. Die anderen Werte werden meist nicht wesentlich verändert.

Mitunter gibt es Diskrepanzen zwischen der mit Pulsoximetern **gemessenen Sauerstoffsättigung** (**SaO_2**) und dem kapillaren pO_2 bzw. der in den Blutgasanalysatoren **errechneten SaO_2**. Hier ist die Information der Pulsoximeter höherwertig, denn diese Werte werden optisch direkt gemessen und sind genauer. Wie erwähnt, sind die kapillären Werte oft falsch niedrig. In Problemfällen kann man zur Klärung den arteriellen pO_2 bestimmen.

Die Blutgasanalysatoren geben eine Menge **zusätzlicher Werte** an, die aber alle aus den 3 primären Messgrößen berechnet werden. Die Bikarbonatkonzentration ($cHCO_3^-$) wird nach der Henderson-Hasselbalch-Gleichung berechnet aus dem pH und dem pCO_2-Wert ($pH = pK + \log(cHCO_3^-/pCO_2)$).

Zudem bieten viele Systeme heute zusätzlich andere Laborwerte an wie Kalium, Laktat, Glukose usw. Nach eigenen Erfahrungen sind die Werte nicht immer kongruent zu den normalen Laborwerten aus dem venösen Blut, was vermutlich damit zusammenhängt, dass mitunter das Blut herausgepresst wird, um die Kapillare zu füllen (v. a. Kalium ist dann falsch erhöht). Auf jeden Fall sollte man gelegentlich Vergleichsmessungen vornehmen, um die Daten auf Plausibilität zu überprüfen.

Für die klinische Beurteilung des pH-Wertes bzw. seine Veränderung sind die Gesamtpufferbasen wichtig. Hier kommen neben dem Bikarbonat noch die anderen anionischen Gruppen im Plasma wie das Eiweiß und das Hämoglobin hinzu, insgesamt üblicherweise 48 mmol. Der **Basenüberschuss** (**BE**) entspricht der Differenz der **Pufferbasen** vom Sollwert, liegt also normalerweise um Null. Seine Änderungen korrelieren klinisch sehr eng mit der Bikarbonatkonzentration.

Wichtig ist noch, dass die **Summe der Anionen und Kationen** gleich sein muss. Zählt man allerdings Natrium und Kalium als Kationen und Bikarbonat und Chlorid als Anionen zusammen, verbleibt eine **Anionenlücke** von 3–10 mmol. Diese wird zum Erreichen des Gleichgewichts mit Laktat, Ketonkörpern, PO_4 und SO_4 aufgefüllt.

2.4.2 Sauerstoffpartialdruck (pO_2)

Blutgase im kapillären oder arteriellen System sind diagnostisch sehr wichtig, sagen jedoch über die tatsächliche Sauerstoffversorgung des Organismus nur mittelbar etwas aus. Näheres hierzu wird im Kapitel Intensivmedizin (Kap. 12.1) in Verbindung mit den Krankheitsbildern ausgeführt.

▶ Abb. 2.9 zeigt den **kaskadenförmigen Verlauf** des Sauerstoffpartialdrucks im Organismus vom Mund über die Alveole, Arterie, Kapillare bis zum Mitochondrium. Der Sauerstoff wird nach der Lungenpassage chemisch im Hämoglobin gebunden, um dann von der Kapillare wieder als Sauerstoffgas durch das Interstitium zur Zellwand zu diffundieren, bis er dann im **Mitochondrium** in der Atmungskette zur ATP-Gewinnung verstoffwechselt wird. An der Zellwand selbst sind nur geringe Sauerstoffpartialdrücke von 1–3 mmHg erforderlich.

Nimmt diese Strecke zu, beispielsweise postoperativ, wenn die Kapillaren durchtrennt wurden, oder durch interstitielle Ödeme (typisches Beispiel ist die Überinfusion in der Sepsistherapie), dann kann die Versorgung der Zelle durch die **Verlängerung der Diffusionsstrecke** kritisch werden. Das Besondere ist dabei, dass dieser Zustand nicht an den arteriellen Blutgasen abgelesen werden kann. Eine schwere Mangelversorgung wird erst nach Umschalten des Organismus auf den anaeroben Stoffwechsel am Laktatanstieg erkennbar (Näheres s. Kapitel Intensivmedizin 12.1).

> **M!**
>
> Ödeme verschlechtern unbemerkt die Sauerstoffdiffusion in die Zelle.

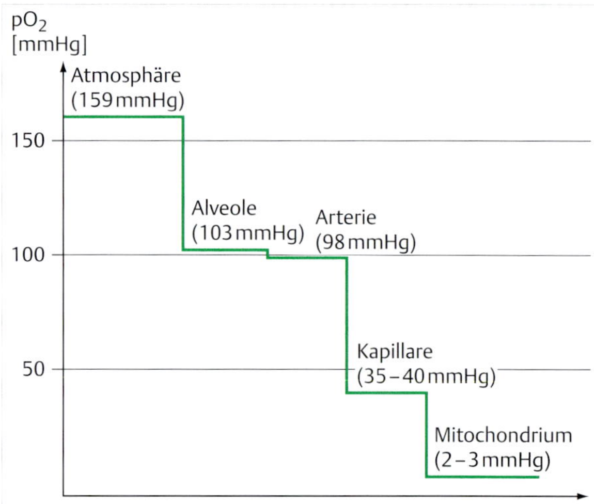

Abb. 2.9 Kaskade des Sauerstoffpartialdrucks im Organismus.

2.4.3 Sauerstoffsättigung und Atemminutenvolumen

Die Sättigung des Hämoglobins folgt der bekannten **Sauerstoffbindungskurve.** Wenig bekannt ist hingegen, dass sich bei Veränderungen des **Atemminutenvolumens** typischerweise die arteriellen Partialdrücke **paO_2 und $paCO_2$ proportional** ändern. Infolge des S-förmigen Verlaufs der Sauerstoffbindungskurve wird die Änderung des Atemminutenvolumens jedoch häufig über- oder unterschätzt – je nachdem, in welchem Bereich der Kurve geatmet wird. ▶ Abb. 2.10 zeigt die prinzipielle Beziehung zwischen Atemminutenvolumen, $paCO_2$ und paO_2. Der Zunahme des Atemminutenvolumens folgt etwa direkt proportional der Sauerstoffpartialdruck. Das Abrauchen des CO_2 erfolgt umgekehrt proportional, woraus sich dann eine Hyperbel ergibt.

Diese physiologische Beziehung hat eine **weitreichende praktische Konsequenz,** die kaum beachtet wird. In ▶ Abb. 2.11 ist die Änderung des **Atemminutenvolumens (VE)** auf die Hämoglobinsättigung (SaO_2) an 2 Beispielen dargestellt. Angenommen ist eine VE-Änderung, die zu einer SaO_2-Änderung von 95 % auf 90 % führt. Überträgt man nun die gleiche Änderung der Ventilation auf den steilen Bereich der Sauerstoffbindungskurve (beispielsweise könnte das im Schlaf passieren), so ändert sich die SaO_2 von 85 % auf 45 % scheinbar dramatisch. Die $paCO_2$-Änderung wäre in beiden Fällen etwa gleich. Gleiche Ventilationsänderungen führen also zu deutlichen Unterschieden in der Pulsoximetrie, je nach Ausgangsniveau. Haben die Patienten hochnormale Blutgase, dann führen auch erhebliche Änderungen des Atemminutenvolumens (und damit des $paCO_2$) kaum zu einem Sättigungsabfall. Dieser wird dann kontrastiert, je stärker die Sättigung 90 % unterschreitet.

M!

Ob eine Hypoventilation in der Pulsoximetrie kaum erkennbar ist oder überdeutlich sichtbar wird, hängt vom Ausgangswert der Sättigung ab.

Die besondere Bedeutung dieser Beziehung in der Pulsoximetrie zeigt sich auf der **Intensivstation** und in der **Schlafmedizin.** Um eine Hypoventilation zu definieren, wird üblicherweise von einem Sättigungsabfall von 4 % gesprochen. ▶ Abb. 2.11 zeigt, dass dies eine sehr arbiträre Größe ist. Hat jemand hochnormale Werte, so kann er die Ventilation halbieren, wobei sich die Sättigung nur unwesentlich ändert. Kleine Änderungen der Ventilation führen bei Patienten mit Hypoxämie jedoch zu deutlichen Sättigungsänderungen. Da aber die Hypoventilation bzw. das CO_2 der Ventilation direkt folgt, wird das Ausmaß der Hypoventilation -sofern man nur die Sättigung hinzuzieht – einmal über- und einmal unterschätzt. Messungen mit gleichzeitigen **transkutanen CO_2-Messungen** zeigen diese Beziehung an sich direkt, werden jedoch wegen des größeren Aufwandes nur selten durchgeführt.

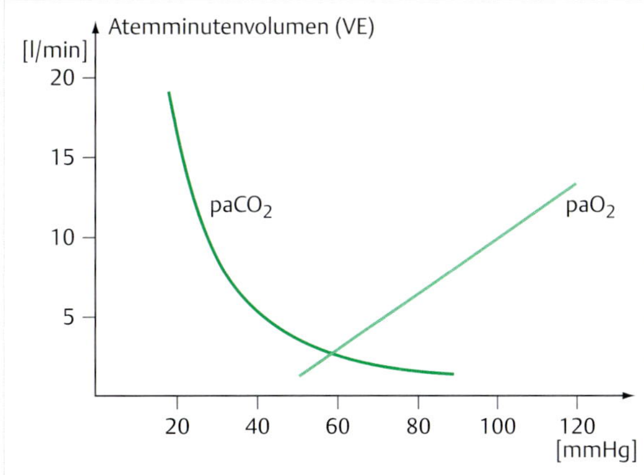

Abb. 2.10 Änderung von arteriellen paO_2 und $paCO_2$ bei Ventilationsänderung in der gesunden Lunge. Der paO2 ändert sich linear, der $paCO_2$ hyperbelförmig.

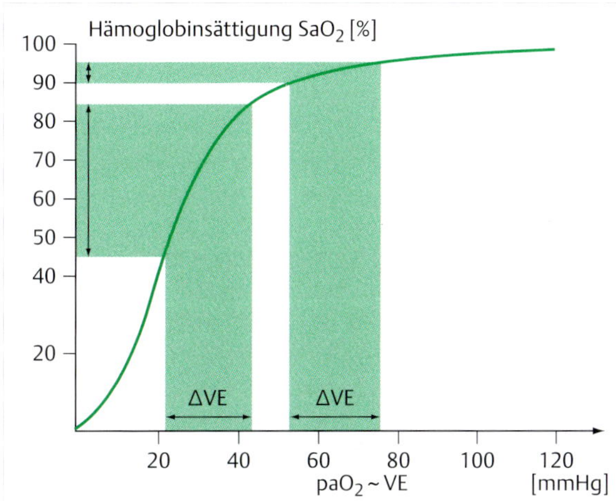

Abb. 2.11 Das Atemminutenvolumen (VE) ändert sich etwa proportional zum paO_2. Infolge der s-förmigen Sauerstoffbindungskurve ändert sich die Sättigung stark in Abhängigkeit vom Ausgangswert.

Die weitere wichtige klinische Information, die in ▶ Abb. 2.11 steckt, ist die Tatsache, dass eine zu hohe Sauerstoffgabe auf der Intensivstation mit **SaO_2-Werten über 95 %** für Patienten **gefährlich** ist, weil – abgesehen von der zusätzlich vorhandenen Sauerstofftoxizität – Notfälle zu spät erkannt werden. Liegt beispielsweise die Sättigung durch hohe Sauerstoffgaben bei 99–100 %, so kann der Patient durch einen Schleimpfropf im Tubus schon 10 min apnoeisch sein, bevor die SaO_2 unter 90 % fällt und der Alarm anspringt. Der $paCO_2$ ist in dieser Zeit mitunter auf Werte von über 200 mmHg angestiegen, ohne dass es bemerkt wurde. Natürlich befindet sich der Patient dann in der Regel auch in einem Zustand schwerer Atemmuskelerschöpfung.

M!

Die schädliche Praxis auf der Intensivstation: „Viel Sauerstoff hilft viel“ ist schwer auszurotten.

Wird hingegen auf der Intensivstation die **SaO_2 zwischen 90 und 92 %** eingestellt, dann wird durch den rascheren Abfall der Hämoglobinsättigung die Alarmgrenze sehr viel schneller erreicht. Eine Einstellung der SaO_2 auf Werte um 90 % bedeutet kein Sauerstoffdefizit, da sich der Sauerstoffgehalt (Kapitel 12.1) kaum ändert. Dieses Konzept ist jedoch praktisch nur schwer umzusetzen.

2.4.4 Pathologische pH-Verschiebungen

Mit Abstand am häufigsten in der Pneumologie ist natürlich die **respiratorische Azidose,** weil die CO_2-Elimination gestört ist. An ihr erkennt man die Akuität eines Zustandes. Besteht die Störung über viele Stunden und Tage, so kann genug Bikarbonat retiniert werden, um den pH-Wert wieder auszugleichen. Dabei können erhebliche Bikarbonatwerte erreicht werden. Mitunter erleben wir bei Weaning-Patienten Bikarbonatwerte von 70 mmol/l bei ausgeglichenem pH.

In der Intensivmedizin hat man sehr oft auch mit einer **metabolischen Azidose** zu tun. Hier sollte immer darauf geachtet werden, ob die Azidose durch mehr Säure (Laktat, Ketonkörper, toxische Anionen) oder durch weniger Basen (Bikarbonatverlust) entstanden ist. Die Information darüber gibt die Änderung der Anionenlücke durch Messung der Differenz zwischen Natrium plus Kalium und Chlorid plus Bikarbonat.

Eine **metabolische Azidose mit Anionenlücke**, also mehr Säure, gibt es auch in der Pneumologie wohl am häufigsten bei der **Ketoazidose** durch einen entgleisten Diabetes mellitus. Eine Hypoxämie verursacht nur dann eine Laktatazidose, wenn sie sehr schwer ist. Meistens muss der Sauerstoffgehalt unter 5–6 ml O_2/ml Blut fallen (siehe Kap. 12.1). Die anderen Ursachen sind aufgrund der Begleiterkrankungen meist offensichtlich; manche aber (wie z. B. ein Thiaminmangel) oft auch sehr versteckt (▶ Tab. 2.1).

Metabolische Alkalosen (▶ Tab. 2.3) sind eher selten und werden am häufigsten durch Erbrechen und Diarrhö ausgelöst. Unter Beatmung kommt es mitunter zur raschen CO_2-Abatmung, sodass dann passager auch eine Alkalose resultiert. Diese müsste eigentlich wie die Hyperventilation der **respiratorischen Alkalose** zugerechnet werden, da die Störung mittelbar respiratorisch bedingt ist. In der Literatur wird sie aber den metabolischen Formen zugerechnet.

Eine **metabolische Azidose ohne Anionenlücke**, also mit weniger Basen, wird am häufigsten durch einen Bikarbonatverlust infolge einer Nierenerkrankung bzw. indirekt durch einen Hypoaldosteronismus verursacht (▶ Tab. 2.2).

Tab. 2.1 Metabolische Azidose mit Anionenlücke („mehr Säure“).

Azidoseform	mögliche Ursachen
Laktatazidose	• schwere Hypoxie • Diabetes mellitus • Nierenversagen • Lebererkrankung • Sepsis • Thiaminmangel • Biguanide (Metformin) • Äthanol, Methanol • Salicylate • INH • CO-/CN-Intoxikation
Ketoazidose	• Diabetes mellitus • Hunger • Äthanol
Urämie	• schwere Niereninsuffizienz
toxische Anionen	• Äthylenglykol • Methanol • Salicylate

Tab. 2.2 Metabolische Azidose ohne Anionenlücke („weniger Basen“; Bikarbonatverlust).

Azidoseform	mögliche Ursachen
renal tubuläre Azidose	
Typ I (distal)	• Hyperkalziurie • Systemerkrankungen (Morbus Sjögren, rheumatoide Arthritis, Lupus erythematodes) • Leberzirrhose • Medikamente (Amphotericin B, Ifosfamid, Lithium)
Typ II (proximal)	• multiples Myelom • Amyloidose • Medikamente (Carboanhydrase-Hemmer, Ifosfamid) • Intoxikationen (Blei, Kupfer, Cadmium, Quecksilber)
Typ IV (Hyperaldosteronismus)	• diabetische Nephropathie • NNR-Insuffizienz • Medikamente (NSAR, ACE-Hemmer, Spironolacton, Amilorid, Trimethoprim, Tetrazykline, Heparin)
nichtrenale Ursachen	• Diarrhö • Infusion (Bikarbonat-Verdünnung) • Pankreasdrainage • Cholestyramin • Aminosäure-Infusion

Tab. 2.3 Metabolische Alkalose.

Alkalose-Form	mögliche Ursachen
posthyperkapnisch	• unter Beatmung
Volumenverlust (extrazellulär)	• Erbrechen • Diarrhö
renal	• Diuretika • Bartter-Syndrom
Volumenüberladung	• Infusionslösungen (Laktat, Malat, Zitrat) • Tumoren (Mineralokortikoide)

Sie wird zutreffend auch als **hyperchlorämische Azidose** bezeichnet, da der Bikarbonatverlust durch Erhöhung des Chlorids ausgeglichen wird. Häufigste nichtrenale Ursache sind akute Durchfallerkrankungen oder eine Drainage mit bikarbonatreichen gastrointestinalen Flüssigkeiten. Auch eine Flüssigkeitsüberladung kann zu einer **Verdünnung des Bikarbonats** führen – eine Ursache der metabolischen Azidose, die nicht selten übersehen wird.

2.5 Hyperreagibilitätstest

Die Messung der bronchialen Hyperreagibilität hat in der praktischen Pneumologie eine hohe Bedeutung. Im Vordergrund steht sie in der **Diagnostik des Asthma bronchiale** (Kap. 4.2) und der Erkennung von Mischformen von Asthma und COPD. Aber auch bei anderen Erkrankungen wie Sarkoidose, allergischer bronchopulmonaler Aspergillose, Churg-Strauss-Syndrom und Berufserkrankungen ist die Kenntnis eines hyperreagiblen Bronchialsystems hilfreich. In der Literatur sind Dutzende verschiedene Verfahren beschrieben; in der Realität existieren noch mehr. Deswegen sollen hier die allgemeinen Prinzipien beschrieben werden, damit der Test hinreichend genau wird.

Zudem wird die verwendete Methode der Autoren angegeben. Diese ist durch nuklearmedizinische Verfahren bezüglich der Reproduzierbarkeit und der tatsächlichen **intrabronchial deponierten Aerosoldosis geeicht.** Gelingt es, die intrabronchial deponierte Dosis zu kennen und interindividuell in etwa konstant zu halten, kommen in der Praxis falsch positive und falsch negative Ergebnisse kaum noch vor. Viele der in der Realität angewendeten Testverfahren sind insbesondere bzgl. der Aerosoldeposition recht ungenau, wodurch z. B. schnell 20 % der Gesunden als Asthmatiker klassifiziert werden und umgekehrt.

2.5.1 Methodische Voraussetzungen

Wichtig ist, dass die Aerosolpartikel < 3 µm groß sind, damit die große interindividuelle Varianz der Glottisregion bei der Aerosoldeposition keine Rolle mehr spielt. Oberhalb dieses Bereichs kann die intrabronchiale Dosis leicht bis Faktor 4 schwanken, was zur Falschklassifikation führt [7]. Des Weiteren ist es sinnvoll, die Patienten möglichst tiefe und langsame Atemzüge machen zu lassen, denn langsamer Fluss führt zu weniger Impaktion insbesondere in der Glottisregion. Das reduziert die interindividuelle Variabilität nochmals.

> **M!**
>
> Die Qualität des bronchialen Provokationstests hat große klinische Bedeutung.

Wie im Kapitel Asthma erwähnt (Kap. 4.2), ist die Quantifizierung der bronchialen Hyperreaktivität entscheidend für die Beurteilung der Schwere und die Therapieeffizienz. Hierbei ist es wichtig, dass jeder Test mit der **niedrigsten Konzentrationsstufe** begonnen wird, auch wenn beim Patienten keine schwere bronchiale Hyperreagibilität vermutet wird. Die Autoren führen über 3 000 Hyperreagibilitätstests im Jahr durch und erleben es immer wieder, dass Patienten trotz fehlender anamnestischer Hinweise bei der niedrigsten Dosis mit einer deutlichen Obstruktion reagieren. Werden sie mit zu hohen Anfangsdosen provoziert, kann es deletäre Zwischenfälle geben (2 Fälle sind den Autoren bekannt), was bei einem diagnostischen Test, der häufig auch an Gesunden durchgeführt wird, ethisch nicht akzeptabel ist.

Beginnt man mit der niedrigsten Konzentration (je nach Testverfahren entspricht das etwa 3–10 µg Histamin oder Methacholin intrabronchial), so gibt es keine relevanten Zwischenfälle. Üblicherweise verdoppelt man dann die Konzentration. Besonders bei Histamin kann man zur Beschleunigung des Untersuchungsablaufs **jede zweite Stufe überspringen,** da die Abbaurate so hoch ist, dass die einzelnen Dosen nicht kumulieren. Beim Methacholin geht das auch; es muss aber wegen der längeren Halbwertszeit die Kumulation der Einzeldosen bzgl. der Gesamtprovokationsdosis berücksichtigt (d. h. aufaddiert) werden.

Die Autoren verwenden das Provokationssystem Pari Provokationstest II, bei dem man mit einer Konzentration im Vernebler auskommen kann. Durch unterschiedliche Füllungen eines Beutels, in dem das Aerosol (wegen der Wasserdampfsättigung größenkonstant) gespeichert wird, können die Dosen einfach variiert werden. Die Leerung des Beutels durch die Inspiration führt zur sicheren, **reproduzierbaren Deposition des Aerosols** in der Lunge. Dies beschleunigt die Testdurchführung deutlich. In ▸ Abb. 2.12 ist ein Protokoll dieses Tests mit einer **Provokationsdosis (PD)** von 36 µg Histamin dargestellt, die einen Abfall des FEV_1 um 20 % (PD_{20}) verursacht hat.

> **M!**
>
> Beim Provokationstest sollte immer mit der niedrigsten Dosis begonnen werden. Ggf. können später dann Dosisstufen übersprungen werden.

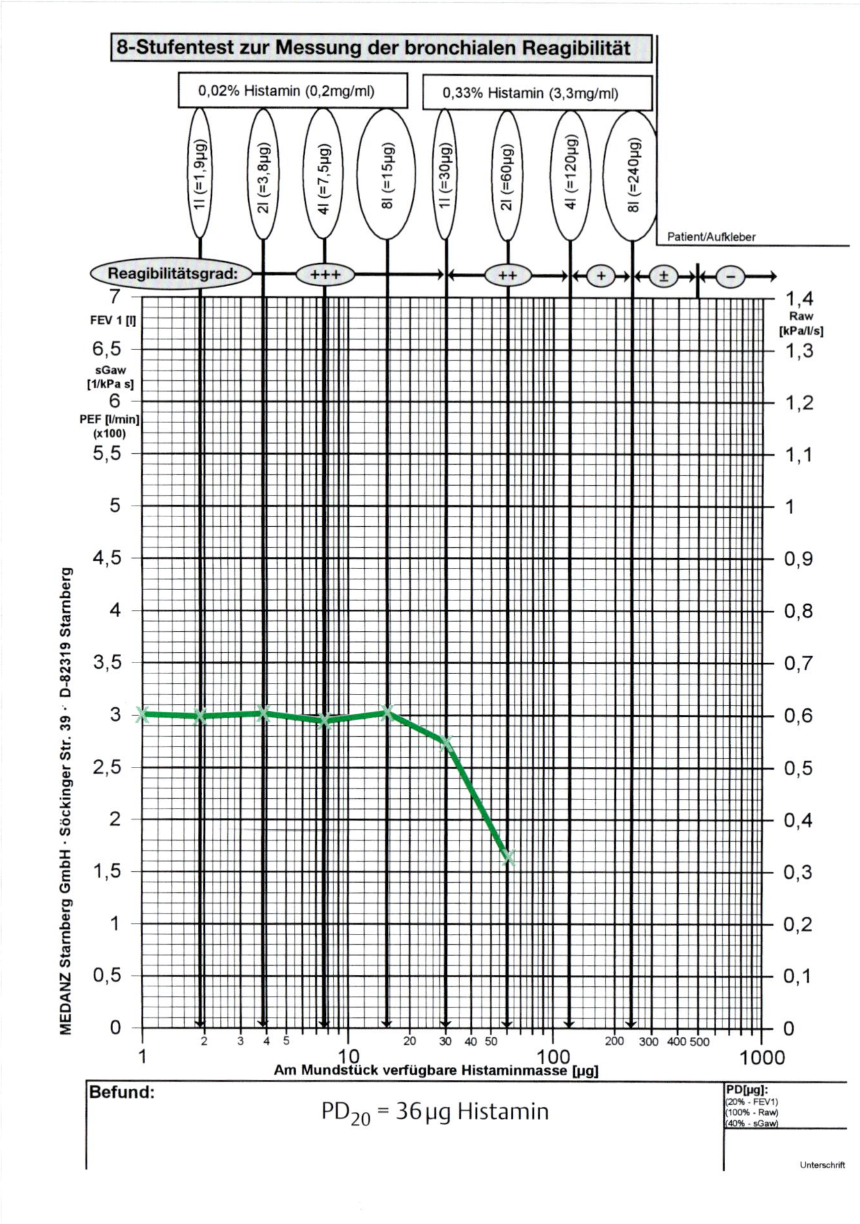

Abb. 2.12 **Beispiel eines Provokationstestbogens**, durchgeführt mit Histamin (Pari Provokationstest II). Hier wird durch verschiedene Beutelfüllungen die intrabronchiale Dosis bestimmt, was die Untersuchung vereinfacht. In der halblogarithmischen Skala wird die Provokationsdosis bei einem FEV_1-Abfall von 20 % abgelesen (PD_{20}).

2.5.2 Testablauf

▶ Abb. 2.13 zeigt einen Algorithmus für eine rasche Durchführung des Tests. Begonnen wird mit einer Ganzkörperplethysmografie, um eine Obstruktion bzw. Überblähung zu erkennen, die ggf. in der Spirometrie nicht sichtbar ist. Es ist auch möglich, Patienten mit Obstruktion (z. B. bei gleichzeitiger COPD) zu provozieren, wenn entsprechende Erfahrung vorliegt. Man beginnt, wie erwähnt, immer mit der niedrigsten Provokationsdosis und verdoppelt oder vervierfacht die Dosis. Eine zwischengeschaltete kleine Spirometrie zur Bestimmung von FEV_1 oder Peak-Flow erlaubt ein rasches Erkennen der Obstruktion, etwa nach 2–3 min bei Histamin und 5–6 min bei Methacholin.

Das **Peak-Flow-Meter** hat den besonderen Vorteil, dass es vor allen Dingen bei Kindern gut funktioniert, da sie quasi spielerisch versuchen, den höchsten Wert zu blasen. Der Peak-Flow ist außerdem sehr robust. Sein Abfall entspricht recht zuverlässig dem des FEV_1. Kommt es zum Abfall von > 20 %, ist der Testausfall positiv zu bewerten. Bleibt der Abfall auch bei der höchsten Stufe aus, so wird nur dann eine Ganzkörperplethysmografie durchgeführt, um andere Obstruktionsparameter, wie deutliche Überblähung oder Verdopplung des Atemwegswiderstandes als positives Testergebnis zu erkennen. Es gibt verein-

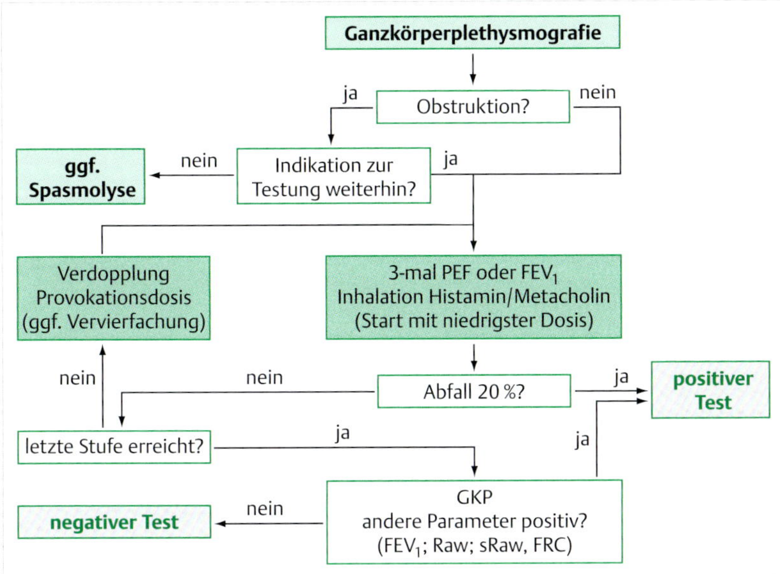

Abb. 2.13 Algorithmus zur beschleunigten Hyperreagibilitätstestung.

zelt Patienten, die mit dem Peak-Flow oder auch mit dem FEV_1 nur wenig abfallen, aber eine deutliche Überblähung zeigen.

Die **Messung der Pulsoximetrie** während der Provokation zeigt manchmal einen Abfall der Sauerstoffsättigung, der jedoch nicht mit der Diagnose Asthma identisch ist. Man sollte dies nicht verwerten, da es ein anderes Reaktionsmuster zeigt, das wahrscheinlich klinisch keine Bedeutung hat. Selten gibt es auch mal ein **restriktives Bild** mit einer homogenen Verkleinerung der Flussvolumenkurve, vermutlich ausgelöst durch eine Obstruktion in den Bronchiolen. Dies ist dann auch als positiver Testausfall zu werten.

M!

Histamin als Provokationssubstanz wird von den Autoren bevorzugt, da es am besten mit der Klinik eines Asthma bronchiale korreliert.

Die bekanntesten Testsubstanzen neben vielen anderen (z. B. Acetylcholin, hypertone Kochsalzlösung, destilliertes Wasser, kalte Luft, KCl-Lösung, ß-Blocker-Lösung) sind **Histamin** und **Methacholin**, wobei nur Methacholin zugelassen ist. Histamin wird im Off-Label-Use-Bereich benutzt. Die Autoren haben Erfahrung mit beiden Substanzen. In den letzten Jahren wird von ihnen praktisch nur noch Histamin eingesetzt, da es klinisch das Asthma bronchiale zuverlässiger detektiert [10]. Die Nebenwirkungsrate ist bei Verwendung von Histamin sehr gering; dies gilt besonders für das beschriebene Verfahren, weil die Menge des Aerosols durch die Verwendung des Beutels sicher begrenzt und eine Überdosierung unmöglich wird. Neuerdings ist auch Mannitol als Provokationssubstanz zugelassen. Es wird aber aus einem Pulversystem inhaliert, das primär eine unsichere Deposition hat, was die Genauigkeit des Testes reduziert (siehe auch Kapitel Inhalationstherapie 13.4).

Bei **Kindern** sollte in Abhängigkeit von der Körpergröße der Grenzwert für den Nachweis einer Hyperreagibilität nach unten korrigiert werden, da infolge der kleineren Bronchien die Oberflächenkonzentration der Provokationssubstanz größer ist. Nach unseren Erfahrungen haben Kinder um 5 Jahre einen etwa 2- bis 3-fach niedrigeren Wert. Beispielsweise liegt für Provokation mit Histamin bei den Autoren die Grenze zwischen positiver und negativer Hyperreagibilität für Erwachsene bei einer PD_{20} von 300–400 µg; für Kinder um 5 Jahre bei 100–150 µg.

M!

Kinder haben infolge der kleineren Atemwege niedrigere Sollwerte für die Provokationsdosen.

Es gibt aber Patienten mit **Asthmaanamnese**, die einen **negativen Hyperreagibilitätstest** aufweisen. In solchen Fällen ist manchmal eine zusätzliche Provokation mit Methacholin positiv, was vermutlich die unterschiedlichen Asthmaformen mit unterschiedlichem Mediatorenmuster widerspiegelt.

Von einer Provokation mit Acetylcholin, das immer noch eingesetzt wird, wird abgeraten. Bei dieser Substanz kommt es häufiger schon früh zu einem Hustenreiz, der die weitere Provokation stört oder unmöglich macht. **Carbachol** wird gelegentlich noch eingesetzt. Es entspricht im Wirkungsprofil dem Methacholin, hat aber eine deutlich längere Halbwertszeit. Besonders bei hohen Dosen kann es dann zu unangenehmen cholinergen Nebenwirkungen mit Bradykardie und Kollaps kommen.

2

2.6 Diffusionskapazitätsmessung

Die Messung der Diffusionskapazität der Lunge ist lange bekannt. Sie hat allerdings erst in den letzten Jahren wieder an Bedeutung gewonnen, da die Diffusionskapazität eigentlich den Goldstandard für die **Diagnose des Emphysems** darstellt und auch bei interstitiellen Veränderungen die sensitivste Methode ist. Die am meisten etablierte Methode ist die Messung mit dem Testgas Kohlenmonoxid (CO). Hierbei wird die Massendifferenz zwischen In- und Exspiration von CO gemessen. Diese Differenz ist in etwa direkt proportional:

- zur Oberfläche des Alveolar- bzw. Gasaustauschraums,
- zum Diffusionswiderstand, der Strecke zwischen dem Ende des konvektiven Gastransports durch die Ventilation und der Aufnahme in den Erythrozyten
- zum kapillären Blutvolumen.

Je nach Fragestellung können die 3 Größen mehr oder weniger isoliert gemessen werden, wenn die anderen beiden bekannt sind.

> M!
>
> Die Diffusionskapazitätsmessung erlaubt diagnostische Aussagen, die mit keiner anderen Methode so einfach gewonnnen werden können. Sie wird im Verhältnis zu selten angewendet (z. B. präoperativ zur Emphysemdiagnostik).

Allerdings ist ein Bezug der Messgrößen nur möglich, wenn das gesamte intrathorakale Gasvolumen im Moment der Messung bekannt ist. Deswegen ist zusätzlich ein Testgas zur Messung des Verteilungsvolumens erforderlich, das nicht resorbiert wird. Üblicherweise wird dazu Helium genommen. Nach Abzug des Totraums (V_D) erhält man das aktuelle, für den Gasaustausch relevante Lungenvolumen ($Va = TLC - V_D$). Das mit Helium gemessene alveoläre Volumen sollte etwa der ganzkörperplethysmografisch bestimmten TLC entsprechen, da bei der Single-Breath-Methode immer in maximaler Inspiration gemessen wird. Damit kann auch die Plausibilität der Diffusionskapazitätsmessung überprüft werden.

Es gibt **verschiedene Verfahren zur Messmethode**. Einwasch- und Steady-State-Verfahren haben sich wegen vieler Probleme in der Messtechnik nicht durchsetzen können. Sie sind bestenfalls experimentell hilfreich, z. B. bei beatmeten Patienten. Der Hintergrund ist, dass vor allen Dingen der Transfer des Gases durch die Membran von der Lungendehnung abhängt. Bei tiefer Inspiration, also maximal gedehnter Lunge, nimmt der Transferfaktor für Kohlenmonoxid (TLCO) deutlich zu. Aus diesem Grunde ist das genaueste heute etablierte Verfahren die Einatemzug- oder Single-Breath-Methode, die bei maximaler Inspiration, also bei TLC gemessen wird.

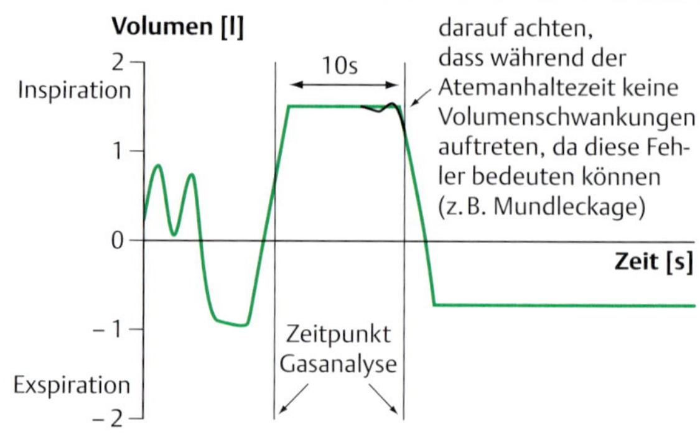

Abb. 2.14 Volumenzeitkurve während der Messung der Diffusionskapazität. Typischerweise hält der Patient nach dem Vitalkapazitätsmanöver in der maximalen Inspiration die Luft über 10 s an. Durch das Diagramm kann die Qualität des Manövers, vor allen Dingen zum Zeitpunkt der Gasanalyse, überprüft werden.

Bei der **Single-Breath-Methode** atmet der Patient am besten 2 Vitalkapazitätsmanöver (aus Gründen der Reproduzierbarkeit), um dann am Ende des letzten Manövers die Luft einige Sekunden anzuhalten. Ab 5 s Atemanhaltezeit ist fast kein Einfluss mehr auf die Messgenauigkeit nachweisbar (Ausnahme schwere Obstruktion), 10 s ist heute der übliche Wert. In ▶ Abb. 2.14 ist das Manöver dargestellt. Üblicherweise zeigen die modernen Analysegeräte dieses Volumenzeitdiagramm, da damit die Qualität der Messung gut überprüft werden kann. Typischerweise werden auch durch Linien die Punkte markiert, an denen die Gasanalyse in- und exspiratorisch stattfindet. Kommt es in diesen Phasen, aber auch während des Atemanhaltens, zu Mundleckagen, kann dies die Messwerte erheblich beeinflussen. Wegen der Bedeutung der Lungendehnung sollte die Untersuchung möglichst immer im Sitzen durchgeführt werden.

> M!
>
> Bei jeder Diffusionskapazitätsmessung sollte die Volumenzeitkurve angeschaut werden, um Messfehler zu erkennen.

Der starke **Einfluss des Hämoglobins** kann durch Formeln korrigiert werden, wenn er eingegeben wird. Wird allerdings **Stickoxid (NO)** statt CO als Testgas genommen, wie es neuere Geräte erlauben, so verschwindet der Blutfaktor ganz. NO wird sehr schnell und praktisch vollständig an das Hämoglobin gebunden, sodass relativ wenige Erythrozyten ausreichen, um das komplette NO zu absorbieren, wenn es einmal die Blutbahn erreicht hat.

Neuere Geräte erlauben es, getrennt mit CO und NO den Gastransfer zu messen. Damit kann relativ einfach auch das kapilläre Blutvolumen gemessen werden. Mit CO ist das ebenfalls möglich. Hierbei benötigt man aber Gase mit unterschiedlichen Sauerstoffkonzentrationen. Aus der Differenz der Werte kann das Blutvolumen errechnet werden.

M!

Die Diffusionskapazitätsmessung mittels NO erlaubt es, den Blutfaktor zu eliminieren!

Ein weiterer Einflussfaktor ist die **Belegung des Hämoglobins durch Kohlenmonoxid.** Bei Rauchern muss man typischerweise dem Wert 10–15 % hinzurechnen; es sei denn, man misst es im Blut oder in der Exspirationsluft und gibt es in das Messprogramm ein, was dann die Messwerte anpasst. Die CO-Diffusionskapazität ist durch den erhöhten CO-Hb-Gehalt falsch-niedrig. Vermehrte Erythrozyten intraalveolär, z. B. bei einem Hämorrhagiesyndrom, erhöhen die CO-Diffusionskapazität – eines der wenigen Beispiele für einen falsch hohen Wert. Mitunter werden dann 150 % des Sollwertes erreicht.

Vor allem **Patienten mit schwerer Obstruktion bzw. schwerem Emphysem** können die Luft oft nicht für 10 s anhalten. Theoretisch kann dann im Messprogramm die Atemanhaltezeit bis auf 5 s reduziert werden. Allerdings wird diese Möglichkeit kaum genutzt, vermutlich deshalb, weil es nicht bekannt ist. Eine Alternative besteht darin, dem Patienten vor der Messung eine Weile Sauerstoff zu geben. Anschließend muss man jedoch ohne Sauerstoff etwa 1 min warten, bevor die Messung durchgeführt wird. Damit erhält man gerade bei diesen schwerkranken Patienten Werte mit einer praktikablen Genauigkeit, wie eigene Vergleichsuntersuchungen gezeigt haben. Ist der Abstand zu kurz, so verfälscht die Sauerstoffbeladung des Hämoglobins die Messung.

Ein weiteres Fehlerproblem ist die **verzögerte Exspiration bei schwerer Obstruktion.** Dann ist die gesammelte Gasmenge für eine Analyse zu gering. Neuere Geräte benötigen weniger Gas zur Analyse, sodass dieses Problem entfällt.

Man benutzt üblicherweise den **absoluten CO-Transfer** (TLCO) sowie den **Bezug auf das alveoläre Volumen** (KCO = TLCO/V_A) für die Diagnostik. Beide Größen haben praktische Bedeutung. Die TLCO zeigt die funktionell relevante Gasaustauschfläche an. Insofern ist sie für die Leistungslimitation der entscheidende Faktor. Die KCO dient eher zur Differenzialdiagnose. Beispielsweise ist bei einem pneumektomierten, ansonsten lungengesunden Patienten die TLCO auf die Hälfte reduziert, die KCO bleibt aber bei 100 % des Solls, da die verbleibende Lunge gesund ist (► Abb. 2.15).

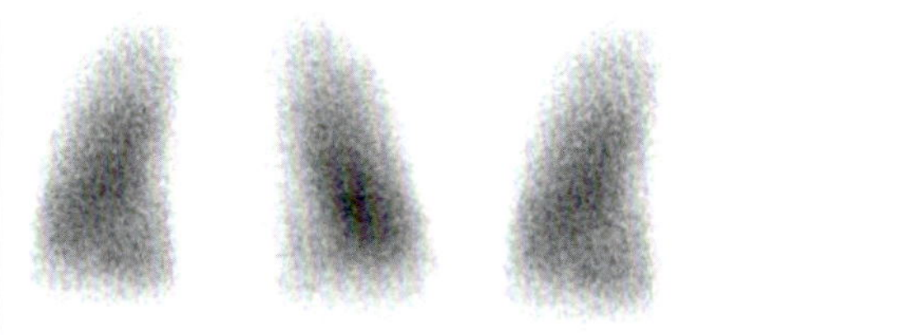

Abb. 2.15 TLCO und KCO bei einer gesunden Lunge, links vor und rechts nach Pneumektomie.

Die KCO verhält sich allgemein komplizierter, da sie mit geringerem alveolärem Volumen zunimmt, denn die CO-Aufnahme steigt bei kleineren Lungen durch die kürzeren Wege an. Die Absorption durch das Hämoglobin bleibt gleich. Aber durch die stärkere Abnahme des aktuellen Lungenvolumens nimmt trotzdem die TLCO ab [6]. Dies erklärt auch z. B. das Auseinanderdriften von TLCO und KCO bei neuromuskulären Erkrankungen, bei denen an sich eine gesunde Lunge vorliegt. Die KCO liegt hier oft über 100 % des Sollwertes.

2.6.1 Emphysem

Die große Domäne der CO-Diffusionskapazitätsmessung ist das Lungenemphysem. Da v. a. durch radiologische Voruntersuchungen eine Fibrose ausgeschlossen ist, ist die Einschränkung allein durch die Reduktion der Gasaustauschfläche bzw. durch den längeren Weg des Sauerstoffmoleküls vom Bronchioleneingang bis zur Alveolarwand (Stratifikation) bestimmt. Immer wieder sieht man COPD-Patienten mit normaler Spirometrie, die eine deutliche Einschränkung der TLCO und auch der KCO haben. Ursache ist dann ein Emphysem bzw. der Verlust an Gasaustauschfläche (Alveole und Gefäßbett), was sich oft im hochauflösenden CT (HR-CT) bestätigt. Es gibt aber immer wieder Fälle, bei denen das **Emphysem so feinblasig** ist, dass es im CT kaum auffällt. Deswegen ist die Diffusionskapazitätsmessung als der Goldstandard für die Diagnostik des Emphysems zu bezeichnen, wenn andere Ursachen der Diffusionsstörung ausgeschlossen sind (Kap. 4.3). Die KCO korreliert am besten mit dem pathologisch-anatomisch und dem mittels CT quantifizierten Emphysem. Bei den Funktionsparametern zeigt er als Ruhewert am besten an, ob ein Patient von einer Sauerstoffgabe unter Belastung profitiert.

M!

Die Diffusionskapazitätsmessung ist die einfachste und beste Methode, um ein Emphysem zu diagnostizieren.

2.6.2 Fibrose

Die Diagnose einer Lungenfibrose wird heute typischerweise durch das CT gestellt. Die CO-Diffusionskapazität zeigt das funktionell relevante Maß der Einschränkung. Häufig haben die Patienten im Anfangsstadium noch eine normale Vitalkapazität. Durch die Verdickung der Membran sind allerdings die TLCO wie die KCO deutlich eingeschränkt. Der Parameter ist sehr empfindlich für Verlaufsbeobachtungen. Auch bei Alveolitiden (ohne Fibrose) ist die TLCO der sensitivste Parameter für das Ausmaß der Funktionseinschränkung und für die Verlaufsbeobachtung.

2.7 Messmethoden der Atempumpe

Die in den letzten 2 Jahrzehnten in den Vordergrund gerückte Pathophysiologie der Atempumpe hat zu zahlreichen neuen Messmethoden geführt. Am meisten verbreitet ist die Messung der maximalen inspiratorischen Kraft (Pi_{max}). Ein weiterer wichtiger Wert ist der Munddruck, den man während der Ruheatmung am Beginn der Inspiration (nach einigen unbeeinflussten Atemzügen) misst, nachdem ein Shutter die Atemwege kurz verschlossen hat. Da es etwa knapp 200 ms dauert, bis das Atemzentrum auf den Verschluss reagiert, kann man nach (festgelegten) 100 ms einen Munddruck messen, der in etwa dem aktuellen Atemantrieb entspricht ($P_{0,1}$). Das prozentuale Verhältnis beider Größen $P_{0,1}/Pi_{max}$, auch als **respiratorische Kapazität** bezeichnet, dient als Maß für die Belastung der Atempumpe.

Diese Methoden haben allerdings erhebliche Fehlermöglichkeiten, was die praktische Bedeutung einschränkt. Der **Pi_{max}-Wert** hängt stark von der Mitarbeit ab. Viele Patienten sind ohne weiteres gar nicht in der Lage, maximal zu inspirieren. Hilfreich ist ein Schnupfmanöver (P-Sniff), das besser reproduzierbar ist. Zumindest lernt der Patient damit, das Manöver besser durchzuführen.

Der **$P_{0,1}$-Wert** ist ebenfalls stark fehleranfällig, vor allem weil die Patienten zur genauen Messung in einer gleichmäßigen Ruheatmung sein müssen. Dies ist jedoch kaum möglich, wenn sie ein Mundstück im Mund haben. Entweder ist die Atmung zu flach oder zu hoch. Da der $P_{0,1}$ direkt vom Atemzug- bzw. Atemminutenvolumen abhängt, ist er recht ungenau. Eine Normierung auf das Atemzugvolumen (Vt) und die Inspirationszeit (Ti), ein indirektes Maß für das Atemminutenvolumen, verbessert die Werte. Es wird als **spezifische respiratorische Impedanz** ($P_{01} \times Ti/Vt$) bezeichnet. Allerdings hat sich der Wert bisher nicht durchgesetzt.

> **M!**
>
> Der $P_{0,1}$-Wert ist stark vom Atemzugvolumen abhängig. Da dieses in Ruhe schlecht normierbar ist, können die Werte außerordentlich schwanken.

Es gibt bessere Methoden zur Messung der inspiratorischen Muskelfunktion, die jedoch technisch aufwendiger sind, sodass sie in der Praxis kaum Anwendung finden. Als deutlich überlegen haben sich **Endurance-Parameter** erwiesen, die über einen bestimmten Zeitraum die Atemmuskulatur fordern. Hierbei wird z. B. durch die Inspiration ein Gewicht angehoben, das die Atemwege öffnet. Schaffen die Patienten es nicht mehr, über eine gewisse Zeit das Gewicht zu halten, kommt es zum Verschluss. Es handelt sich hier also nicht um Maximalwerte, sondern um eine Dauerbelastung. Dieses Verfahren reagiert sehr viel empfindlicher auf eine echte Ermüdung der Atempumpe. Andere, objektivere Verfahren mittels direkter Stimulation des N. phrenicus (heute mit Magnetspule) sind für die Routine ebenfalls zu aufwendig.

Ein **allgemeiner Kritikpunkt** haftet allen diesen Verfahren an: Sie erfassen nicht die tatsächliche Lastsituation der Atempumpe. Diese wird durch folgende Faktoren bestimmt:

1. die Erkrankung selbst (beispielsweise COPD oder neuromuskulär)
2. den Zeitverlauf bzw. die Summe der körperlichen Aktivität

Vor allen Dingen der zweite Faktor wird in der Regel vergessen. Eine überlastete Atempumpe zeigt sich typischerweise in der Reglerverstellung im Sinne der Hypoventilation, klinisch sichtbar als Hyperkapnie. Patienten, die sich tagsüber stark belasten bzw. viel Sport treiben, zeigen bei gleicher Grunderkrankung deutlich höhere $paCO_2$-Werte als Patienten, die weniger aktiv sind. Deswegen ist nach Meinung der Autoren der $paCO_2$-Verlauf bzw. der gemittelte CO_2-Verlauf, wie man ihn im Bikarbonat oder Basenüberschuss (BE) erkennt, der viel bessere Parameter, um den Erschöpfungsgrad der Atempumpe anzuzeigen. Er ist auch wesentlich geeigneter für die Planung therapeutischer Konsequenzen.

> **M!**
>
> Der $paCO_2$-Verlauf bzw. die Höhe des Bikarbonats zeigt den Erschöpfungsgrad der Atempumpe empfindlicher an als die physiologischen Einzelparameter.

2.8 Belastungsuntersuchungen

Belastungsuntersuchungen spielen in der praktischen **Pneumologie eine große Rolle.** Sie sind oft unentbehrlich zur Klärung des leistungslimitierenden Organs bei Dyspnoe und zur Abschätzung der Leistungsfähigkeit, z. B. präoperativ oder zu Gutachtenzwecken. Hierbei werden die Blutgase vor und am Ende der Belastung gemessen (in Ausnahmefällen auch nur die Sauerstoffsättigung). Gerade in Verbindung mit den Blutgasen ist die Aussagefähigkeit bei pulmonalen Erkrankungen deutlich höher als mit der klassischen Spiroergometrie (Kap. 2.9).

Bei den Blutgasveränderungen geht es typischerweise um die Frage, ob eine Hypoxämie und/oder Hyperkapnie vorliegt (Kap. 4.3). Dabei ist eine komplette Ausbelastung meistens nicht erforderlich. Ausnahmen sind Patienten, die nur unter stärkerer körperlicher Belastung Luftnot angeben. Hier muss tatsächlich das Leistungsmaximum erreicht werden. Es gibt zahlreiche beschriebene Verfahren zur Messung der Belastbarkeit.

Wir unterscheiden **3 prinzipielle Arten von Belastungsuntersuchungen:**

1. Endurance (konstante Ausdauerbelastung bei 60–70 % des individuellen Maximums)
2. Incremental (ansteigende Ergometer-Stufenbelastung, meist 4 min Dauer)
3. Endurance-Incremental (z. B. Shuttle-Walk)

Zur **Ausdauer- oder Endurance-Belastung** muss das individuelle Leistungsmaximum bekannt sein, das typischerweise vorher durch Stufenbelastung ermittelt wird. Die konstante Belastung wird dann bei ca. ⅔ dieses individuellen Maximalwerts bis zur Erschöpfung durchgeführt und die Zeit gemessen. Durch den Rückgang auf ⅔ der persönlichen Leistungsgrenze findet diese Ausdauerbelastung mit hoher Sicherheit unterhalb der anaeroben Schwelle statt. Dieser Test ist sehr empfindlich auf Interventionen, z. B. Sauerstofftherapie unter Belastung oder Medikamentenaustestung. Prinzipiell stellt der inzwischen weit verbreitete 6-Minuten-Gehtest auch eine Endurance-Belastung dar (s. u.).

> **M!**
> Der Endurance-Test unterhalb der anaeroben Schwelle ist das empfindlichste und genaueste Verfahren, um Belastungsänderungen zu erfassen.

Bei der reinen **inkrementalen Belastung** werden steigende Stufen bis zum individuellen Maximum eingestellt. Da in der Pneumologie die Veränderungen der Blutgase von besonderem Interesse sind, muss eine Belastungsstufe **mindestens 3 min** gehalten werden, um ein Steady-State des Gasaustauschs zu erreichen. In der Kardiologie sind die Stufen kürzer, üblicherweise 2 min, da die Ischämiereaktion am Herzen schneller eintritt.

Dann gibt es eine Zwischengruppe, die **beide Belastungsarten kombiniert.** Hier wird typischerweise nach einer bestimmten Vorgabe die Leistung erhöht. Der bekannteste Vertreter ist hier Shuttle-Walk-Test, bei dem die Patienten nach einem Piepston in Minutenintervallen jeweils schneller laufen müssen. Bei dieser Testform wird bei Ausbelastung die anaerobe Schwelle überschritten [1].

Als Extremvariante der **Kurzzeit-Maximalbelastung** sei hier noch der rasch durchführbare Endurance-Walk erwähnt. Hierbei werden die Patienten aufgefordert, so schnell wie möglich zu laufen, bis sie nicht mehr können (z. B. um noch einen Bus zu erreichen). Gemessen wird dann die erreichte Strecke bis zum Stopp. Dieser Test zeigt interessanterweise die deutlichsten Unterschiede, wenn bei einer Fibrose oder einem im Vordergrund stehenden Emphysem Sauerstoff unter Belastung im Vergleich zu Pressluft als Placebo gegeben wird (Kap. 13.1, Sauerstofftherapie).

Für viele praktische Fragestellungen reicht der **6-Minuten-Gehtest** (6-MWT) aus [2]. Man muss seine eigenen Sollwerte ermitteln, da die Gehbedingungen je nach örtlicher Situation sehr unterschiedlich sind. Ziel sollte möglichst ein Rundkurs mit wenigen Umkehrungen sein. Die Patienten sollten aufgefordert werden, so zu gehen, dass sie 6 min schaffen und am Ende das Gefühl haben, sich ordentlich angestrengt zu haben. Allerdings haben die Wegstrecken eine große Streubreite, wobei es insbesondere von der sportlichen Grundaktivität und auch von anderen Erkrankungen (z. B. orthopädischer Art) abhängt, wie weit die Patienten laufen. Man ist immer wieder erstaunt, wie manche lebensaktive Patienten mit schwer eingeschränkter Lungenfunktion noch 400 m im 6-MWT schaffen, während andere Inaktive mit besseren Funktionswerten kaum 100 m erreichen.

Die Reproduzierbarkeit des 6-MWT ist vor allen Dingen bei Erkrankten recht gut; ein zweiter Test unterscheidet sich nur um ca. 10 % von dem ersten. Bei weniger schwer Erkrankten oder Gesunden muss man etwa 4-mal die Wegstrecke laufen lassen, bis konstante Werte erreicht werden.

> **M!**
> Der 6-MWT ist sehr realitätsnah und gut reproduzierbar, hat aber eine große interindividuelle Streubreite.

Die Genauigkeit und Reproduzierbarkeit der ergometrischen Untersuchung ist deutlich höher als die der Wegstrecken. Für subtile Fragestellungen sollte deswegen das **Ergometer** bevorzugt werden. Allerdings ist die Voraussetzung die gute Eichung des Fahrradergometers. Hier gibt es eine erhebliche Streuung, vor allen Dingen bei Billigfabrikaten aus dem Baumarkt. Diese haben mitunter einen Fehler in den Belastungsstufen von über 100 %. Oft haben die Ergometer nur in einem kleinen Tretzahlbereich eine gewisse Konstanz. Die besseren Ergometer regeln auch bei unterschiedlicher Pedalfrequenz auf die gleiche Belastungsstufe.

Eine orientierende Messung erlaubt auch das **Treppensteigen,** da sich die Patienten hierbei meistens gut ausbelasten. Vor allen Dingen für Personen, die wenig eingeschränkt sind, ist es ein sehr praktikabler, wenig aufwendiger Test, um die Leistungsgrenze zu ermitteln. Nach diesem Ergebnis kann man dann auch bei der Ergometrie die Erstbelastungsstufe gut abschätzen, sodass zur Ermittlung eines relevanten diagnostischen Ergebnisses oft nur eine oder zwei Belastungsstufen erforderlich sind. Das spart eine Menge Zeit und Aufwand (Abschnitt präoperative Lungenfunktionsdiagnostik, Kap. 10.2, Lungenkarzinom).

Am Ende der Belastung sollte der Patient immer nach seinen Beschwerden bzw. den Gründen für den Leistungsabbruch befragt werden. Auch wenn z. B. der Gasaustausch oder die Atempumpe eindeutig die Leistung limitiert, wird nicht immer Luftnot angegeben. Häufiger ist es auch eine muskuläre Erschöpfung. Das hängt mit der Herunterregelung der anderen leistungslimitierenden Organe zusammen, wenn die an sich pulmonal bedingte Limitation länger besteht (Kap. 2.9). Eine Skala zur Quantifizierung der Dyspnoe sollte zur Standardausstattung eines Ergometerlabors gehören. Üblicherweise wird die 10-stufige Borg-Skala verwendet.

2.8.1 Sollwerte

Eine Belastungsuntersuchung ist nur so gut, wie die benutzte **Sollwertformel,** denn nur so kann man erkennen, ob die normale Leistungsgrenze erreicht bzw. in welchem Ausmaß sie unterschritten wurde. Eine Sollwertformel ist nur dann realistisch, wenn sie das Körpergewicht mit berücksichtigt. Viele Sollwertformeln enthalten diesen Faktor nicht. Manche Testarten, wie Laufbandtests, Gehstreckentests oder Treppenstufentests enthalten den automatischen Körpergewichtsbezug in den Sollwerten, da die Patienten ihr Gewicht während des Tests tragen müssen. Auf dem Ergometer hingegen sitzen sie und das Körpergewicht ist neutralisiert. Durch entsprechende Sollwertformeln kann aber ein Bezug dazu hergestellt werden.

Der **Bezug zum Körpergewicht** ist entscheidend, da das gesamte Sauerstofftransportsystem darauf ausgerichtet ist. Das ist insbesondere wichtig bei besonders über- oder untergewichtigen Personen. Beispielsweise benötigt ein Schlafapnoe-Patient mit 150 kg Körpergewicht schon mindestens 100 Watt, um aus dem Bett aufzustehen. Auf der anderen Seite kann eine untergewichtige, kleine aber drahtige und trainierte Frau mit 60 Jahren mit 100 Watt Belastung problemlos einen 4 000er in den Alpen besteigen. Deswegen sollten die Sollwerte für die Maximalbelastung (**Sollwattformeln**) körpergewichtsbezogen sein.

> **M!**
>
> Sollwattformeln ohne Körpergewichtsbezug sind wertlos.

Es sind zahlreiche Formeln publiziert. Eine sehr praktikable, von den Autoren benutzte Sollwattformel für wenig trainierte Personen ist mit 2 Beispielen dargestellt. Die gewichtsbezogene Leistung in Prozent Sollwatt korreliert sehr gut mit der Sauerstoffaufnahme, deren Sollwerte auch immer körpergewichtsbezogen angegeben werden.

> Sollwatt (Frauen): 2 Watt/kg KG – 10 %/Lebensdekade (ab 30 Jahre, Alter auf volle Dekaden gerundet)
> Sollwatt (Männer): 2,5 Watt/kg KG – 10 %/Lebensdekade (ab 30 Jahre, Alter auf volle Dekaden gerundet)
>
> Beispiele:
> - 59 Jahre, weiblich, 50 kg KG: 2 × 50 = 100 – 30 (30 %) = 70 Watt
> - 41 Jahre, männlich, 140 kg KG: 2,5 × 140 = 350 – 35 (10 %) = 325 Watt

2.9 Spiroergometrie

Die Spiroergometrie war immer eine typische Untersuchung der Sportmedizin und der Pneumologie. Inzwischen ist sie auch in der Kardiologie etabliert, da damit die NYHA-Klassifikation durch Messung der Sauerstoffaufnahme unter individueller Maximalbelastung genauer klassifiziert werden kann. Durch die modernen Analysegeräte ist die Durchführung erheblich vereinfacht worden.

Bei der **klassischen Spiroergometrie** werden **unter einer Belastungsrampe** die ventilatorischen Größen (Atemzugvolumen, Atemfrequenz, Atemminutenvolumen), die Aufnahme von Sauerstoff und die Abgabe von Kohlendioxid gemessen sowie die Herzfrequenz erfasst. Klassischerweise gehört die Blutgasanalyse nicht dazu. In Deutschland wurden die Blutgase jedoch schon immer mitgemessen. Diese Größen werden teilweise als Quotient gegeneinander aufgetragen. Die klassische Darstellung ist die 9-Felder-Tafel nach K. Wasserman.

> **M!**
>
> Hauptaufgabe der Interpretation der 9-Felder-Tafel der Spiroergometrie ist die Erkenntniszunahme im Bereich der Pathophysiologie.

Durch Echtzeitdatenverarbeitung und schnellere Sensorik ist heute die Erfassung weiterer Parameter möglich. So können z. B. unter Belastung **Flussvolumenkurven** gemessen und aufgezeichnet werden, um eine Flusslimitation darunter frühzeitig zu erkennen. Im Bedarfsfall kann auch eine Lungenüberblähung unter Belastung durch zusätzliche aktive Inspirationsmanöver aus der Atemmittellage heraus gemessen werden (dynamische Überblähung mit Reduktion des inspiratorischen Reservevolumens). Die Details der Spiroergometrie können in diesem Buch nicht behandelt werden. Hier wird auf die Literatur [8] und entsprechende Kurse der Arbeitsgruppe Spiroergometrie der DGP verwiesen (www.pneumologie.de).

Die klinisch entscheidende Information ist eigentlich die **Messung der individuellen Sauerstoffaufnahme** in kritischen Grenzfällen vor einem Lungeneingriff (Abschnitt Funktionsdiagnostik, 10.2, Lungenkarzinom). Die weitere wichtige Aufgabe ist das Verständnis der Pathophysiologie der Ventilation, des Gasaustauschs und der kardiopulmonalen Interaktion, vor allen Dingen unter Belastung. Diese Kenntnis ist in der gesamten Pneumologie zur Beurteilung komplizierter Befunde sehr hilfreich, besonders aber auf der Intensivstation.

M!

Unentbehrlich ist bei der Spiroergometrie die Messung der Sauerstoffaufnahme bei kritisch kranken Patienten in der präoperativen Diagnostik.

Ansonsten hat die Spiroergometrie den Anspruch, das **limitierende Organ zu erkennen,** insbesondere ob eine kardiale oder pulmonale Leistungslimitation vorliegt. Diesen Anspruch kann die Spiroergometrie aber nach Meinung der Autoren **nicht leisten.**

Das Dilemma dabei ist in ▶ Abb. 2.16a dargestellt. Kommt es zur akuten Erkrankung eines der Organe des Sauerstofftransportwegs (hier als Beispiel akute beidseitige Zwerchfellparese durch einen Virusinfekt), so würde man die Insuffizienz des Organs in der Spiroergometrie vielleicht noch erkennen. Allerdings ist das mit den anderen diagnostischen Methoden sehr viel leichter möglich. Typischerweise kommen aber Patienten zur Vorstellung, die bereits über einen längeren Zeitraum unter einer Erkrankung leiden. Dann tritt der Zustand ein, der in ▶ Abb. 2.16b dargestellt ist. Da es für den Organismus wenig hilfreich ist, z. B. bei einer chronischen Insuffizienz der Atempumpe die volle Muskelmasse (einschl. Herz) wie bei einem Gesunden vorzuhalten, kommt es zur sinnvollen Hypotrophie. Eine adäquate Muskelhypotrophie führt erstaunlicherweise zu einer Zunahme der Leistungsfähigkeit des Patienten, denn durch diese Sparschaltung kommt es nicht zum überflüssigen Energieverbrauch durch den Ruhestoffwechsel von Organteilen, die sowieso nicht adäquat aktiviert werden können.

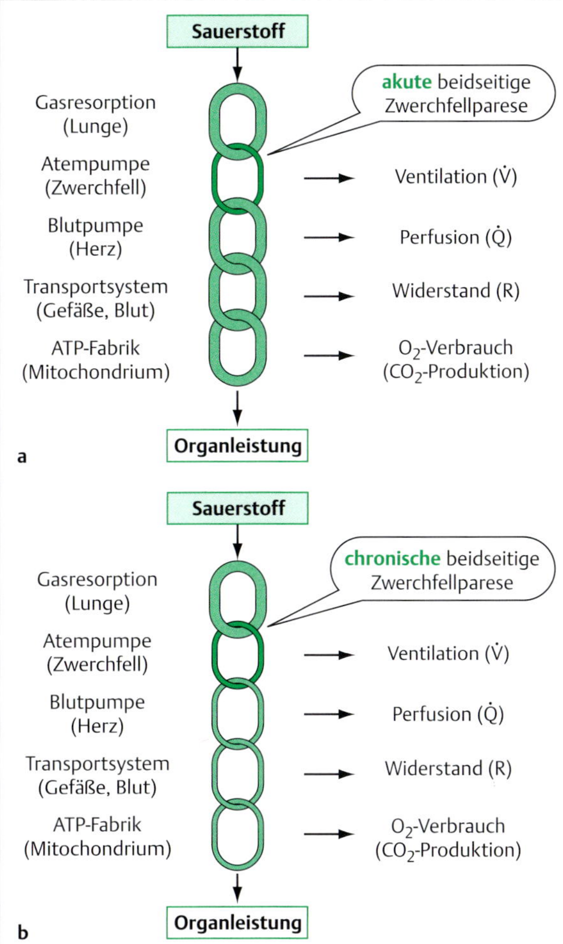

Abb. 2.16 Sauerstofftransportkette.
a Bei einer angenommenen akuten Insuffizienz der Atempumpe durch eine Zwerchfellparese.
b Anpassung bzw. Reduktion der Sauerstofftransportsysteme (außer Lungenparenchym) an die chronisch verminderte Ventilation, um überflüssige, nicht mehr nutzbare Leistungsreserven zu vermeiden.

Das System wird vom Organismus typischerweise so subtil eingestellt, dass man im Einzelfalle oft gar nicht mehr erkennen kann, **wo die Limitation zuerst einsetzt.** Häufiger brechen COPD-Patienten die Belastung wegen Erschöpfung in den muskelschwachen Beinen ab, obwohl die primäre Limitation zweifelsfrei von der Lunge kommt.

Im Rahmen der Therapie einer Erkrankung können die Unterschiede noch deutlicher werden. Gibt man z. B. einem Patienten mit schwerer Gasaustauschstörung (Fibrose) Sauerstoff unter Belastung, so bessert sich die Wegstrecke. Wiederholt man diese Untersuchung nach 2 Monaten Training unter Sauerstoff zu Hause, hat die Wegstrecke oft noch etwas zugenommen, denn die Muskulatur hat sich jetzt wieder an den neuen Zustand mit einer besseren Sauerstoffversorgung von Seiten der Lunge bzw.

der Atempumpe angepasst. Die Hypotrophie hat sich deswegen teilweise zurückgebildet.

Da nun die **Organe der jeweiligen Limitation** angepasst sind, lässt sich in der Spiroergometrie die Zuordnung typischerweise nicht mehr genau treffen. Deswegen ist die klinische Bedeutung in der Pneumologie begrenzt.

Der Ausfall der jeweiligen Organsysteme lässt sich sehr viel besser mit **spezifischen Organuntersuchungen** wie Echokardiografie, Lungenfunktionsanalyse oder Belastungsuntersuchung mit Blutgasanalyse klären. In Einzelfällen ist zusätzlich eine Rechtsherzkathetermessung, ein CT oder Szintigramm erforderlich, um die Ursache der Luftnot abzuklären. Diese Methoden sind viel spezifischer als die Spiroergometrie, bei der die Zuordnung des primär leistungslimitierenden bzw. verursachenden Organs unmöglich wird, wenn durch Anpassung der Organe im Laufe der Chronizität der Erkrankung die Unterschiede verwischen.

M!

Um eine Leistungslimitation zu erkennen und einem Organ zuzuordnen, ist die Untersuchung der einzelnen am Sauerstofftransport beteiligten Organe deutlich aussagekräftiger als die Spiroergometrie.

2.10 Hyperventilationstest

Der Hyperventilationstest ist ein sehr hilfreicher Test zur Abklärung bzw. Objektivierung von **episodischer Dyspnoe**. Dieser Test besteht in einer aktiven Hyperventilation. Am besten wird er in einem bequemen Stuhl mit Rückenlehne durchgeführt, damit die Patienten nicht stürzen, falls es zu einem Kollaps kommt. Das Ausmaß der Hyperventilation wird an den Blutgasen festgemacht. Dabei sollte ein $paCO_2$ <25 mmHg erreicht werden, wozu meist ca. 2 min benötigt werden. Schwindel, Kollapsneigung, ein leichter Blutdruckabfall und manchmal auch Kribbeln in den Fingern und den Lippen sind noch normale Zeichen.

Manche Patienten reagieren aber mit einer extremen Symptomatik, wie aus ▸ Abb. 2.17 hervorgeht. Dabei geben die Patienten mit Hyperventilationssyndrom immer auch Luftnot an. Entscheidend ist die **Frage am Ende des Tests,** ob diese Empfindungen nach dem Test vergleichbar sind mit der anamnestisch geklagten Dyspnoe. Damit kann die Diagnose eines Hyperventilationssyndroms recht gut objektiviert werden. Panikattacken, die ebenfalls Luftnot auslösen können, gehen üblicherweise nicht mit einer ausgeprägten Hyperventilation einher. Auch in der Literatur werden sie als 2 unterschiedliche Entitäten betrachtet. Näheres zur Testaussage findet sich in Kap. 3.2.

M!

Den Hyperventilationstest, obwohl wenig bekannt, wird man nicht mehr missen wollen, wenn man einmal Erfahrung damit gemacht hat.

Hyperventilationstest

Fragestellung: ....

Blutgase vor: ....Blutgase nach: ....(Ziel: $PaCo_2$ < 25 mmHg)

Hyperventilationszeit: .... min.

(ca. 2 min., Sitzen im Stuhl mit hoher Rückenlehne falls Kollapsneigung)

Engegefühl in der Brust		Schwindel/Schwarzwerden	
Luftnot		Schweißausbruch	
Schmerz in der Brust		kalte feuchte Hände/Füße	
Trockengefühl des Mundes		weiße Hände/Blässe	
Kloß im Hals		Herzklopfen	
Kribbeln Hände/Finger/Füße		Blutdruckabfall	
Pfötchenstellung Hände/Versteifungen		Angst	
Muskelzittern		Weinen	
Kopfschmerz/Kopfdruck		Sonstiges	
Leeregefühl im Kopf		keine Symptome	

ähnliche Empfindungen schon früher? ☐ ja ☐ nein

wenn Ja, wann und wo? ....

Abb. 2.17 Anleitung und Befundungsblatt für einen Hyperventilationstest.

2.11 Sonografie

Heute ist jeder Pneumologe aufgrund der internistischen Standardausbildung in der Lage, sonografische Untersuchungen durchzuführen und mit Gewinn einzusetzen.

> M!
>
> Auch in der Pneumologie ist der Ultraschallkopf zur verlängerten Hand des Untersuchers geworden.

2.11.1 Echokardiografie

Die transthorakale Echokardiografie (TTE) erfasst nicht nur die direkten und indirekten hämodynamischen Auswirkungen kardiovaskulärer Erkrankungen, sondern erlaubt auch in vielen Fällen eine direkte Diagnose der zugrunde liegenden Ursachen. Die 2-D-Echokardiografie ermöglicht die Visualisierung der globalen links- und rechtsventrikulären Pumpfunktion, der Wanddicke und regionaler Wandbewegungsstörungen. Des Weiteren gehört die Beurteilung des Klappenapparats und der Flussphänomene zum Standard dieser Untersuchung.

Der rechte Ventrikel (RV) unterscheidet sich in einigen charakteristischen anatomischen und physiologischen Eigenschaften vom linken Ventrikel (LV). Der RV ist deutlich muskelschwächer und sitzt dem LV halbmondförmig auf. Funktionell ist der RV für Volumenarbeit und nicht für eine Druckbelastung ausgelegt. Die kontraktile Reserve des RV ist gering und auf eine Nachlasterhöhung infolge akuter pulmonaler Hypertonie (z. B. bei Lungenembolie) reagiert der RV mit einer Dilatation.

Den Pneumologen interessiert natürlich besonders das **rechte Herz.** Durch die anatomischen und physiologischen Besonderheiten und die nur eingeschränkt vorhandenen Kompensationsmechanismen des RV ist die regelrechte Diagnostik und Therapie der (akuten) Rechtsherzinsuffizienz wichtig.

In folgender Reihenfolge kann die Untersuchung dieses Bereichs erfolgen:

- Messung der Diameter von RV und rechtem Vorhof (RA)
- Beurteilung der Bewegung der freien Wand des RV
- Beurteilung der Funktion der Trikuspidal- und Pulmonalklappe in der Farbtechnik unter der besonderen Fragestellung, ob eine manifeste Trikuspidal- (TI) bzw. Pulmonalinsuffizienz vorliegt
- dopplersonografische Messung der Flussgeschwindigkeiten über Trikuspidal- und Pulmonalklappe

Bei **manifester Rechtsherzbelastung** bzw. pulmonaler Hypertonie ergibt sich folgende Befundkonstellation:

- Vergrößerung des RV und RA
- Stauung der V. cava inferior und der Lebereigenvenen
- paradoxe Septumbewegung als Ausdruck einer Drucksteigerung des RV und evtl. Verkleinerung des LV.

Schon bei mäßiger pulmonaler Hypertonie liegt eine TI vor. Eine RV-Ringdilatation bei pulmonaler Hypertonie geht mit einer mehr oder weniger schweren TI einher. Über die Flussgeschwindigkeit der TI lässt sich entsprechend der modifizierten Bernoulli-Gleichung der systolische Pulmonalisdruck (PAPs) abschätzen:

PAPs = 4-mal maximale Flussgeschwindigkeit (V_{max}) plus geschätzter RA-Druck

Bei einer schmalen und atmungsabhängigen V. cava liegt der RA-Druck bei ca. 5 mmHg, bei weiter V. cava etwa bei 10 mmHg und bei einer bewegungsstarren V. cava bei ca. 15 mmHg. Ein PAPs > 35 mmHg wird als pathologisch angesehen.

Die **Echokardiografie des LV** ist die sensitivste Methode zur Detektion von Wandbewegungsstörungen infolge myokardialer Ischämien. Diese ist beispielsweise bei COPD-Patienten infolge einer gleichzeitig vorhandenen koronaren Herzerkrankung nicht selten.

Die TTE unterliegt vor allem bei Patienten mit COPD und Lungenüberblähung **besonderen Einschränkungen.** Eine akustische Ankopplung des Sektorscanners ist manchmal nicht möglich, wenn die darzustellenden kardialen Strukturen sowohl in Inspiration als auch in Exspiration von Luft überlagert sind. Darüber hinaus können schwerkranke COPD-Patienten mit Ruhedyspnoe für die echokardiografische Untersuchung häufig nicht in die erforderliche optimale Linksseitenlage gebracht werden. Gerade bei Patienten mit Lungenemphysem und fehlender Schallbarkeit von apikal oder parasternal bietet sich der subkostale Zugang in Rückenlage an. Häufig werden in dieser Position alle relevanten kardialen Strukturen ausreichend dargestellt, einschließlich der Messung der Akzelerationszeit und der Pulmonalklappe zur semiquantitativen Erfassung einer pulmonalen Hypertonie.

> M!
>
> Bei Patienten mit Lungenemphysem und fehlender Schallbarkeit von apikal oder parasternal bietet sich der subkostale Zugang zum Herzen in Rückenlage an.

Daher kann im Einzelfall alternativ zur TTE die **transösophageale Echokardiografie (TEE)** durchgeführt werden. Die TEE erlaubt die Darstellung der kardialen und thorakalen vaskulären Strukturen in verschiedenen tomografischen Schnittebenen ohne die genannten Einschränkungen mit einer hohen Bildqualität, die insbesondere durch die anatomische Nähe des Ösophagus zum Herzen und zu den abgehenden großen Gefäßen sowie durch den Einsatz hochfrequenter Schallköpfe (5,0 oder 7,5 MHz) ermöglicht wird.

2.11.2 Weitere sonografische Untersuchungsindikationen

Der Reiz der allgemeinen Sonografie liegt in ihrer ubiquitären Einsetzbarkeit. Verwendet werden transportable Geräte mit Schallköpfen mit einer Frequenz von 2–7,5 MHz, die meist zusätzlich über einen (Farb-)Doppler-Modus verfügen. Geräte der jüngeren Generation erlauben durch entsprechende Einstellung eine Beurteilung der Lunge und des Thorax ebenso wie die Darstellung der abdominellen Organe, Weichteile und Gefäße. In dieser Technik lassen sich mittels der thorakalen bzw. pulmonalen Sonografie Pleuraerguss, Hämatothorax, Pneumothorax, subpleurale Infiltrate und die periphere Lungenembolie darstellen. Auch Zwerchfellbeweglichkeit und Pleuraverschieblichkeit sind hervorragend sichtbar.

Aus pneumologischer Sicht lässt sich durch **Abdomensonografie** beurteilen, ob die V. cava inferior in der Nachbarschaft der Leber und des Zwerchfells die physiologischen atemabhängigen Kaliberschwankungen aufweist. Letztere fehlen infolge Rechtsherzbelastung und/oder Überwässerung.

Die **Kompressionssonografie** mit und ohne Doppler- bzw. Duplexsonografie der tiefen Beinvenen ermöglicht die Diagnose und Bildgebung venöser Thrombosen. Diese Untersuchungsmethode ist wenig aufwendig und sehr aussagekräftig. So konnten wir z. B. bei 20 von 200 konsekutiv untersuchten Patienten mit schwergradiger COPD, die wegen Exazerbation notfallmäßig auf die Intensivstation aufgenommen wurden, tiefe Beinvenenthrombosen ohne entsprechende klinische Zeichen nachweisen. Sicherlich wurde die „Exazerbation“ bei einigen dieser Patienten durch Lungenembolien verursacht.

> M!
>
> Mit der Kompressionssonografie haben wir in 10 % der Patienten mit exazerbierter schwergradiger COPD tiefe Beinvenenthrombosen ohne klinische Thrombosezeichen gefunden.

2.12 Rechtsherzkatheter

Bis vor 20 Jahren wurden relativ viele Rechtsherzkatheteruntersuchungen in der Pneumologie durchgeführt, meist um eine pulmonale Hypertonie bei COPD bzw. ein Cor pulmonale zu diagnostizieren. Durch die Weiterentwicklung der Echokardiografie ist ein Großteil der Indikationen überflüssig geworden. Früher war die Katheteruntersuchung z. B. zur Sicherung einer meist **diastolischen Herzinsuffizienz** unter Belastung erforderlich. Heute kann diese Frage mit den sonografischen Techniken in fast allen Fällen geklärt werden.

Gelegentlich wird bei einer Doppler-Echokardiografie eine **Erhöhung des Pulmonalisdrucks** festgestellt (meist über eine Trikuspidalklappeninsuffizienz), die nicht plausibel erscheint. Dann muss eine Rechtsherzkatheteruntersuchung erfolgen, da die Messung mittels Echokardiografie in ca. 30 % falsch hohe Werte liefert.

Durch neue Therapiemöglichkeiten im Bereich der **pulmonalen arteriellen Hypertonie** nimmt in der letzten Zeit die Frequenz der Rechtsherzkatheteruntersuchung wieder zu. Die technische Durchführung der Rechtsherzkatheteruntersuchung wird, wie viele pneumologische Basistechniken, hier nicht behandelt.

Auf die **Pulmonaliskatheteruntersuchung** auf der Intensivstation wird im Abschnitt Pathophysiologie des Kap. 12 Bezug genommen. Die Studien zeigen relativ eindeutig, dass hier die Information über das invasiv gemessene Herzzeitvolumen, die Drücke in der V. cava, im rechten Ventrikel und in der A. pulmonalis sowie der pulmonale Verschlussdruck (P_{wedge}) bis auf Ausnahmefälle keinen klinischen Vorteil im Outcome bringen. Da die länger dauernde Anlage des Pulmonaliskatheters mit zunehmenden Komplikationen verbunden ist, hebt dies vermutlich den Informationsvorteil durch die Druckmessung wieder auf. Hinzu kommt, dass die erhobenen Befunde pathophysiologisch nicht immer richtig eingeordnet werden und dann zu Fehlschlüssen mit entsprechenden Therapiefehlern führen.

Da heute meist routinemäßig die Rechtsherzkatheteruntersuchung auf den Intensivstationen zur Verfügung steht, ist die Untersuchung einfacher geworden. Die Messung der Pulmonalisdrücke in Ruhe bzw. nach therapeutischer Intervention wird deswegen üblicherweise dort durchgeführt (Details zur pharmakologischen Intervention s. Kap. 8).

Allerdings gibt es immer noch **Indikationen** für einen Rechtsherzkatheter, insbesondere wenn es um die Abklärung unklarer Dyspnoe geht und die bisher erhobenen Befunde einschließlich Echokardiografie und Lungenszintigramm diese nicht erklären. Hierbei ist es üblicherweise erforderlich, die Parameter des kleinen Kreislaufs auch unter Belastung zu erfassen. Deswegen benötigt man ein zusätzliches Messsystem im Ergometerraum. Meistens geht es um Fragestellungen zur pulmonalen Hypertonie oder Linksherzinsuffizienz unter Belastung.

Bei manchen Patienten kommt es bereits bei leichter Belastung zu überschießendem Druckanstieg wie bei einer rezidivierenden Lungenembolie oder Untergruppen der COPD. Gerade **„Pink Puffer“**, die normale Pulmonalisdrücke in Ruhe haben, zeigen einen raschen Anstieg unter Belastung, da das pulmonale Gefäßbett durch das Emphysem weitestgehend obliteriert bzw. rarefiziert ist. Infolge der normalen Ruhewerte haben „Pink Puffer“ typischerweise keine Rechtsherzhypertrophie im Gegensatz zu den „Blue Bloatern“, die infolge der mehr oder weniger immer vorhandenen permanenten Hypoxämie eine hypoxische Vasokonstriktion mit entsprechender Gefäßwiderstandserhöhung und reaktiver Vergrößerung des rechten Ventrikels haben (Cor pulmonale).

M!

Rechtsherzkatheteruntersuchungen haben heute ihre Hauptindikation in der Diagnostik und Therapie der pulmonalen Hypertonie. In Einzelfällen dienen sie noch zur Diagnostik unklarer Dyspnoe.

2.13 Bronchoskopie

Bezüglich der genaueren technischen Durchführung der Bronchoskopie wird auf die speziellen Lehrbücher verwiesen. Die Indikationen werden in den einzelnen Kapiteln besprochen. Sie wurden in den letzten 10 Jahren wesentlich erweitert – auch deswegen, weil die technische Durchführung der Bronchoskopie einfacher geworden ist. Die modernen videoendoskopischen Systeme erlauben eine viel bessere Auflösung und Steuerung. Außerdem hat sich das Armamentarium insbesondere im Bereich der Intervention deutlich vergrößert und technisch verbessert.

Manche Kliniken führen die Bronchoskopie noch bevorzugt in **starrer Technik** durch, vorwiegend wegen historisch gewachsener Strukturen. Für diese gibt es aber nur noch wenige Indikationen, meist im Rahmen bestimmter interventioneller Eingriffe wie Stent-Einlage, bei schwerer Blutung oder thoraxchirurgischen Interventionen sowie bei diagnostischen Untersuchungen, wenn die Eigenatmung stört (endobronchialer Ultraschall). Es gibt aber immer noch Kliniken, die selbst einfache Untersuchungen wie eine bronchoalveoläre Lavage in starrer Bronchoskopie mit Narkose und Muskelrelaxation durchführen. Das ist unverhältnismäßig, zum einen aufgrund des Risikos für den Patienten und zum anderen aus Sicht der Ressourcenallokation. Es gibt Länder wie Japan oder Nordamerika, wo die starre Bronchoskopie sehr selten ist.

M!

Indikationen für eine starre Bronchoskopie gibt es meist nur für interventionelle Eingriffe und bei manchen endobronchialen Ultraschalluntersuchungen.

2.13.1 Verfahren

Die **Weißlichtendoskopie** mit den modernen Videosystemen erlaubt eine so hohe Auflösung und Lupenvergrößerung, dass andere Verfahren in den Hintergrund gerückt sind, die metaplastische Veränderungen eher erkennen sollen (wie Autofluoreszenzbronchoskopie). Es gibt neue Verfahren, deren Validierung ansteht, wie das Narrow Band Imaging mit Verstärkung der blauen Wellenlängen sowie Vergrößerungsverfahren wie mikrokonfokale Scanningmikroskopie und endoskopische optische Kohärenztomografie. Sie werden vielleicht einen Stellenwert bei den Screeningverfahren bekommen. Auf der anderen Seite sind die Veränderungen heute aber mit Weißlicht oft auch zu erkennen. Zur Klärung muss dann sowieso biopsiert werden.

Einen wesentlichen Fortschritt stellt die Kombination mit der **endobronchialen Ultraschalluntersuchung** (EBUS) dar. Hiermit erkennt man Veränderungen in der Bronchialwand und mediastinalen Strukturen, die gezielt biopsiert werden können.

Als **Nachteil** der **Fiberbronchoskopie** werden immer wieder die schwierigen Untersuchungsbedingungen durch Atembewegungen und Hustenattacken der Patienten genannt. Mit entsprechender Erfahrung gelingt es aber trotzdem meist problemlos, die erforderlichen Erkenntnisse zu gewinnen. Ausnahmen hiervon sind manche Interventionen, bei denen ein ruhiges Sichtfeld von großem Vorteil ist. Typischerweise sollte der **Pneumologe** als Internist auch **Erfahrung mit Gastro- und Koloskopie** haben, bei denen es eine Selbstverständlichkeit ist, sich den dynamischen Bedingungen mit dem Endoskop anzupassen. Eine Sekretverlegung der Optik kann man in der Regel gut beheben, indem man die Bronchialwand oder die Carina quasi als Scheibenwischer benutzt.

Erwähnt werden muss die enorme Ausbreitung der Fiberbronchoskopie auf den pneumologisch geführten Intensivstationen. Inzwischen werden allein auf der Intensivstation bei den Autoren weit über 5000 Bronchoskopien pro Jahr durchgeführt. Hier gibt es entscheidende Vorteile durch kleinere Geräte mit integrierter Lichtquelle. Diese können z. B. bei den infektiösen Patienten mit MRSA im Zimmer verbleiben und dort im Rahmen einer kurzen Zeitspanne gereinigt werden.

2.13.2 Durchführen der Bronchoskopie

In der Regel wird die Bronchoskopie **unter Sedierung oder Kurznarkose** (meist mit Midazolom und/oder Propofol) durchgeführt. Die Kombination von 2–3 mg Midazolam und 40–60 mg Propofol ist heute die häufigste Dosierung, da es zuverlässig und für die Untersuchung lange genug wirkt, ohne einen relevanten Überhang zu verursachen. Eine lokale Anästhesie durch Inhalation bringt keinen Vorteil und erhöht nur das Risiko von Rhythmusstörungen. Im Bedarfsfall können **Lokalanästhetika** instilliert werden. Allerdings wird oft vergessen, dass es > 1 min dauert, bis die Schleimhautanästhesie einsetzt. Jeder sollte das mit einem Tropfen des Lokalanästhetikums an der eigenen Zunge ausprobiert haben. Eine Atropingabe wird heute bei keiner Endoskopie mehr durchgeführt.

Bei der fast regelhaften nasalen Intubation ist eine **gute Schleimhautanästhesie** der Nase ganz wesentlich. Diese erfolgt durch Einsprühen sowie über das Anästhesiegel am distalen Ende des Bronchoskops. Ist man hier nicht sorgfältig, verursacht es dem Patienten die meisten Beschwerden. Vereinzelt wollen die Patienten keine Sedation. Dann ist die flexible Bronchoskopie auch möglich, allerdings muss das Lokalanästhetikum dann sorgfältiger in das Bronchialsystem instilliert werden. Wie erwähnt, muss im Anschluss mindestens 2 min gewartet werden, bis die volle Wirkung eingetreten ist.

Die **Überwachung** mittels Pulsoximetrie ist obligat und reicht auch meistens aus. Die Indikation zur EKG-Monitorüberwachung stellen die Autoren individuell je nach Komorbidität; bei der starren Bronchoskopie in Narkose natürlich immer.

> M!
>
> Bei nasaler Intubation ist die nasale Schleimhautanästhesie wichtiger als die des Bronchialsystems.

Ist abzusehen, dass man mit dem flexiblen Bronchoskop öfter hinein- und herausgehen muss, dann empfiehlt sich eine **orale Intubation mit einem ringstabilen Tubus ohne Cuff**. Hier gibt es entsprechende Systeme, über die sogar mittels zweitem kleinen Kanal eine Jet-Ventilation möglich ist. Dabei wird üblicherweise der Tubus über das Bronchoskop geschoben und dann mit dem Endoskop intubiert.

Häufig kommt es vor allen Dingen bei der therapeutischen Absaugung bei COPD zur Verlegung des Absaugkanals. Dabei wird häufig der Fehler gemacht, den Kanal mit zu viel Flüssigkeit freizuspülen. Jede Instillation von Flüssigkeit – vor allem, wenn dies unter Druck geschieht – führt praktisch immer zu einer kurzfristigen Bakteriämie, wie systematische Untersuchungen gezeigt haben. Üblicherweise bleibt diese aber folgenlos. Bei größeren Flüssigkeitsmengen wie bei Lavage kann es auch einmal zu kurzen Fieberzacken kommen. Hierfür sind meistens Staphylokokken verantwortlich. Eine Therapie ist in der Regel nicht erforderlich. Deswegen sollte man mit den Instillationsvolumina zurückhaltend sein und immer nur 2–3 ml Kochsalzlösung mit mind. 10 ml darüber liegender Luftsäule benutzen, um den Kanal freizuspülen.

> M!
>
> Zur Spülung des Bronchoskopiekanals sollte möglichst wenig Flüssigkeit verwendet werden.

Ist die Sekretmenge sehr groß, besteht die Möglichkeit, einen an der Spitze leicht gebogenen Absaugkatheter über das andere Nasenloch vor der Glottis zu positionieren und dann beides unter Sicht mit dem Bronchoskop einzuführen. Mit dem Absaugkatheter kann man dann ggf. über den Bronchoskopiekanal Flüssigkeit geben und unter Sicht **größere Sekretmengen** absaugen. Bei sehr fest sitzendem Sekret, z. B. bei allergischer bronchopulmonaler Aspergillose, benötigt man entsprechend großlumige Katheter. Die Saugkraft hängt vom Quadrat des Innendurchmessers des Absaugkatheters ab und nicht von der Stärke der Absaugpumpe, wie häufig angenommen. Diese erreichen heute alle Werte von unter 0,2 atm bzw. 130 mbar. Beispielsweise ist der Zug eines Katheters durch Unterdruck am Schleimpfropf mit 3 mm Innendurchmesser ca. 70 g, während er bei 6 mm Innendurchmesser schon ca. 300 g beträgt.

> M!
>
> Für sehr zähe Sekretpfröpfe benötigt man großlumige Bronchoskopiekanäle bzw. Absaugkatheter. Stärkere Absaugpumpen helfen nicht.

Nicht selten können große Schleimpfröpfe (z. B. an Stents oder im Asthmaanfall) Ursache der Notsituation sein. Hier ist die endoskopische Absaugung im eigentlichen Sinn die Therapie.

2.13.3 Bronchoalveoläre Lavage (BAL)

Die BAL ist eine **unverzichtbare Methode** zur Diagnostik und v. a. zum Ausschluss bestimmter interstitieller Lungenerkrankungen bzw. zur Abklärung unklarer Infiltrate. Sie ist zwar in den meisten Fällen allein nicht beweisend für eine bestimmte Erkrankung, liefert aber bei den vorgenannten Indikationen wichtige Informationen. Dabei wird mit dem Bronchoskop zur Lavage eine Wedge-Position gesucht, die eine gute Abdichtung erlaubt. Klassischer Bereich ist der Mittellappen bei diffusen Prozessen, ansonsten wird der befallene Bezirk lavagiert. Die Recovery ist im Mittellappen und in der Lingula am größten, da das Lappenvolumen klein ist und sich die Instillationsflüssigkeit nicht so stark verteilen kann.

> M!
>
> Ist ein CT geplant, muss es vor der BAL durchgeführt werden, da im lavagierten Gebiet (bei einem Emphysem auch darüber hinaus) die verbleibende Flüssigkeit für mehrere Stunden ein Infiltrat verursacht, das zu Fehlinterpretationen führen kann.

Die Autoren verwenden einen dünnen Lavagekatheter im Bronchoskopiekanal. Dieser dient dazu, das Anfluten der Flüssigkeit zu verlangsamen. Eine direkte Lavage über den Kanal des Bronchoskops führt deutlich häufiger zu Fieberreaktionen nach der Untersuchung. Eine flüchtige, meist eintägige Fieberreaktion sieht man viel öfter als eine echte, durch die BAL verursachte Pneumonie mit radiologischem Korrelat. Obwohl in der Literatur nicht einheitlich bewertet, führen die Autoren bei einer Fieberreaktion eine kalkulierte Antibiose durch, ggf. nur für 3 Tage, je nach klinischem Verlauf.

Die **Menge der Lavageflüssigkeit** hängt im Wesentlichen von der zurückgewonnenen Menge ab. In der Regel werden 4 Portionen mit je 30 ml physiologischer Kochsalzlösung (auf Raumtemperatur gebracht) genommen. Die Aspiration erfolgt nach jeder Teilmenge. Üblicherweise benötigt man mind. 30 ml Recovery für eine gute Zellanalyse. Sind diese erreicht, kann die BAL beendet werden. Die weitere Aufarbeitung muss so schnell wie möglich erfolgen, da gute immunologische Untersuchungen nur bei vitalen Zellen möglich sind. Werden die Zellen in einer Pufferlösung resuspendiert, ist aber ein Postversand möglich. Die Zellvitalität ist nach 2 Tagen in der Regel noch ausreichend. Ist die Recovery primär blutig, kann eine Dichtegradientenzentrifugation helfen, die Erythrozyten abzutrennen. Die Auswertung bleibt aber dennoch schwierig und die Aussagekraft ist eingeschränkt. Eine gute BAL-Recovery ist nicht blutig und nicht oder nur wenig schleimig.

Eine **einfache Zelldifferenzierung** wie bei einem Differenzialblutbild ist obligat, ebenso die direkte mikroskopische Beurteilung dieses Präparats. Frische oder ältere Blutungen (artifiziell oder im Sinne eines alveolären Hämorrhagie-Syndroms) erkennt man ebenso schnell und einfach wie z. B. Raucheinschlüsse in den Makrophagen oder extra- und intrazelluläre Bakterien bzw. Pilze. Um z. B. einen Zytomegalievirus-Befall zu erkennen, braucht man natürlich viel Erfahrung und muss das Präparat besonders sorgfältig durchmustern.

Ist die Lymphozytenzahl erhöht, werden die Subpopulationen mittels **Immunzytologie** bestimmt. Dies kann durch händische Färbung und mikroskopische Auswertung oder aber über eine Zytozentrifuge erfolgen. Die Autoren bevorzugen das erste Verfahren, das zwar deutlich aufwendiger ist, aber eine direkte Beurteilung der Zellen durch eine erfahrene MTA bzw. Arzt erlaubt. Bei Bedarf werden Spezialfärbungen vorgenommen, z. B. zum Nachweis von Pneumocystis jirovecii. Zum Nachweis von Asbestfasern wird eine Filtrationstechnik angewendet. Die entsprechenden Befunde mit Differenzialdiagnosen werden bei den einzelnen Krankheitsbildern beschrieben.

> M!
>
> Die BAL führt seltener zu Fieberreaktionen, wenn die Lavageflüssigkeit durch einen Katheter langsamer anflutet.

2.13.4 Transbronchiale Biopsie

Wegen der großen praktischen Bedeutung soll hier kurz auf die transbronchiale Biopsie eingegangen werden. Sie wird von den Autoren nur noch durchgeführt, wenn der Verdacht auf einen **diffusen Tumorbefall** besteht, wie bei Lymphangiosis carcinomatosa, oder unklare periphere Herde unter Durchleuchtung oder CT zur histologischen Sicherung angesteuert werden. Eine weitere Indikation sind in Ausnahmefällen unklare schwere Infektionen, um Material für die Mikroskopie und Bakteriologie zu gewinnen. In den meisten Fällen macht es dann Sinn, mehrere Biopsien durchzuführen. Eine zunehmend bedeutsame Alternative ist die **transbronchiale Saugbiopsie**. Hierbei werden in ähnlicher Technik ein Katheter mit einem Durchmesser von meist 2,3 mm unter Sog im zu untersuchenden Lungenparenchym bewegt und die gewonnenen Zellen zytologisch untersucht. Bei dieser Methode gibt es weniger Komplikationen als bei der transbronchialen Biopsie.

Bei interstitiellen Erkrankungen wird die transbronchiale Biopsie von den Autoren wie von vielen anderen in der Regel nicht mehr durchgeführt, da die Diagnose heute mittels CT, bronchoalveolärer Lavage, Funktionsuntersuchungen und vor allen Dingen durch den Verlauf mit größerer Sicherheit und wesentlich risikoärmer gestellt werden kann. Eine transbronchiale Biopsie liefert ohnehin zu wenig und **nicht ausreichend repräsentatives Material** für eine gute pathologische Begutachtung bei Parenchymerkrankungen. Zudem geht sie bei Fibrosen mit dem Risiko der Auslösung eines **akuten Schubs** einher. Auch die Gefahr eines komplizierten Pneumothorax ist nicht zu unterschätzen. Kommt es zu dieser Komplikation, ist sie oft wegen der Restriktion der Lunge nur schwer oder gar nicht beherrschbar. Selbst wenn alles gut geht, ergibt sich aus der Biopsie bei Fibrosen sehr selten eine „Intention to treat“. Daher halten die Autoren gerade bei Fibrosen eine transbronchiale Biopsie sogar für **kontraindiziert**.

Die transbronchiale Biopsie hat ferner den Nachteil, bei den **diffusen Parenchymerkrankungen je nach Biopsieort unterschiedliche Ergebnisse** zu liefern, die sogar eine mitunter vorher ziemlich sichere Diagnose wieder verwässern können. Beispielsweise sichert ein Granulomnachweis in der transbronchialen Biopsie bei Sarkoidoseverdacht nicht die Diagnose einer Sarkoidose, denn Granulome sind unspezifisch und kommen auch bei vielen anderen Krankheiten vor. So werden gerade die wesentlichen falsch positiven Fälle nicht ausgeschlossen (z. B. Granulome im Randbereich eines Lymphoms). Mit anderen Worten: Der Informationsgewinn nimmt durch die Untersuchung eher ab (statistisch gesehen kann der Likelihood-Quotient < 1 werden, wenn durch eine diagnostische Maßnahme die Nachtestwahrscheinlichkeit kleiner wird als die Prävalenz oder Vortestwahrscheinlichkeit).

> M!
>
> Die transbronchiale Biopsie zur Klärung fibrosierender Lungenkrankungen bringt ein zusätzliches Risiko und nur sehr selten echten Informationsgewinn; im Gegenteil führen die kritischen falsch positiven Befunde zu einer falschen Sicherheit mit manchmal relevanter Therapieverzögerung.

Mitunter bildet sich bei einer transbronchialen Biopsie als **Komplikation** ein schwer behandelbarer Pneumothorax, wenn Teile der Pleura eingerissen werden. Hierbei ist die Leckage fast immer größer als durch eine perkutane Nadelbiopsie (Kap. 2.16). Gerade bei Lungenfibrosen in fortgeschritteneren Stadien kann sich die Lunge dann nicht mehr ausdehnen. Schwere Blutungen können ebenfalls vereinzelt vorkommen. Die Autoren haben insgesamt 3 Todesfälle erlebt. Deswegen vermeiden sie die transbronchiale Biopsie bei dieser Indikation. In wirklich unklaren Fällen wird deswegen eher zu einer videoassistierten Lungenbiopsie gegriffen, bei der eine gezielte Biopsie mit entsprechender repräsentativer Gewebemenge aus dem verdächtigen Lungenbezirk entnommen werden kann.

2.13.5 Kontraindikationen

Eigentliche Kontraindikationen für eine flexible Bronchoskopie gibt es **nicht.** Gerade im respiratorischen Notfall ist die Endoskopie sehr hilfreich, um die Ursache abzuklären. Mit entsprechender Erfahrung gibt es heute bei der Inspektion und Absaugung sowie bei der Schleimhautbiopsie mit kleinen Zangen eigentlich keine wesentlichen Komplikationen mehr. Das gilt auch für eine **Antikoagulanzientherapie**, wenn diese aus wichtigen Gründen nicht abgesetzt werden kann. Bei der interventionellen Bronchoskopie hängen die Kontraindikationen natürlich von dem Ausmaß der Maßnahmen ab (s. dort).

2.14 Thorakoskopie

Die Thorakoskopie sollte als Routinemethode in allen pneumologischen Abteilungen verfügbar sein. Dabei darf man mit der Indikation nicht zögerlich sein. Unklare Pleuraergüsse, bei denen die Untersuchung des Ergusspunktats in Verbindung mit den anderen Maßnahmen keine sichere Diagnose erbracht hat, sollten rasch durch thorakoskopische Untersuchung geklärt werden. Zur Durchführung wird auf die Lehrbücher und Kurse verwiesen, die von der DGP angeboten werden. Oft wird heute eine **Kombination aus starrer und flexibler Thorakoskopie** durchgeführt. Steht kein flexibles Thorakoskop zur Verfügung, kann alternativ das Bronchoskop recht gut eingesetzt werden. Mit den flexiblen Instrumenten hat sich die Übersicht deutlich verbessert. Für eine ähnlich gute Ausleuchtung der Thoraxhöhle muss man bei starrem Instrumentarium Optiken mit unterschiedlichem Winkel benutzen. Mit dem flexiblen Gerät können auch Biopsien aus sonst schlecht erreichbaren Bezirken entnommen werden.

> M!
>
> Die Thorakoskopie klärt unklare Pleurabefunde fast immer zuverlässig.

Die Thorakoskopie hat nicht nur diagnostisches, sondern vor allen Dingen auch ein unterschätztes **therapeutisches Potenzial.** Pleuraergüsse können dabei komplett abgesaugt werden. Eine entsprechende Verödung mit Talkumpoudrage ist effektiver als andere Verfahren (Näheres im Kap. 13.5, Drainagemanagement).

Die beste Punktionsstelle zur Thorakoskopie wird bei erweiterter Indikation oft von den Voruntersuchungen (Sonografie, CT) bestimmt. Üblicherweise wird man vor der Punktion ein Ultraschallgerät benutzen, um die optimale Stelle nach Lagerung zu finden. In problematischen Fällen kann zur Reduktion möglicher Komplikationen der Trokar vermieden werden, indem der Kanal mit einem Set zur Thorakoskopie in Seldinger-Technik aufbougiert wird, wie es z. B. zur perkutanen Nierensteinentfernung benutzt wird.

2.15 Pulmonaler Rundherd

Durch die Verbreitung der CT-Untersuchungen bzw. beschleunigt durch die neuen Mehrzeilen-Spiral-CTs ist es zu einem lawinenartigen Anwachsen von Diagnosen eines Rundherdes im Lungenparenchym gekommen. Durch die Spiraluntersuchung werden im Gegensatz zu den älteren Schichtgeräten praktisch alle Rundherde erfasst. Das Procedere nach einer Erkennung kann im Einzelfall sehr komplex sein; in den meisten Fällen helfen aber standardisierte Vorgehensweisen. Die Studien zu den CT-Screeninguntersuchungen der letzten Jahre bei Rauchern oder Exrauchern haben wichtige Informationen zur Bewertung von Rundherden geliefert.

Rundherde machen keine Beschwerden. Deswegen geht es vorwiegend um die Frage, wie hoch die Wahrscheinlichkeit für Malignität ist. Allgemein steigt die Wahrscheinlichkeit für Malignität mit dem Alter deutlich an. Unter 50 Jahren sind nur 15 % maligne, über 60 Jahren über 50 %. Zusätzliches Inhalationsrauchen und starke berufliche Karzinogenbelastung (z. B. durch Blauasbest oder Uranbergbau) erhöhen die Wahrscheinlichkeit ebenfalls deutlich.

> M!
>
> Alter und Rauchen erhöhen die Malignitätswahrscheinlichkeit von Rundherden stark.

Die **Größe eines Rundherdes** lässt Rückschlüsse auf seine Dignität zu. Unter 3 mm Durchmesser beträgt die Malignomwahrscheinlichkeit nur ca. 0,2 %, bei 4–7 mm etwa 1 %, bei 8–20 mm etwa 20 % und über 20 mm immerhin schon 50 %. Etwa ab 7 mm Durchmesser nimmt also die Wahrscheinlichkeit für Krebs deutlich zu. Wie gesagt, Alter und Inhalationsbelastung (Rauchen, Beruf) modellieren dabei das individuelle Risiko erheblich.

M!

Ab 7 mm Herdgröße steigt die Malignitätswahrscheinlichkeit stark an.

Einige **radiologische Zeichen** erhöhen die Malignomwahrscheinlichkeit ebenfalls deutlich; in ▶ Abb. 2.18 sind die wichtigsten dargestellt. Bei unregelmäßiger Begrenzung ist schon in etwa 60 % mit einem bösartigen Tumor zu rechnen, bei homogenen, kugelförmigen Rundherden dagegen nur in 20 %. Radiäre Ausziehungen bzw. Spiculae sind ebenfalls hochwahrscheinlich für einen malignen Tumor (> 90 %). Im Oberlappen sind Rundhere etwa 2-mal häufiger maligne als im Unter- oder Mittellappen. Hingegen sind Rundherde im Bereich der **Lappenspalten** fast immer **gutartig**.

M!

Rundherde an Lappenspalten sind praktisch immer gutartig.

Liegt eine Einschmelzung bzw. ein Hohlraum vor und ist die Wand sehr unregelmäßig, ist der Herd mit > 90 %-iger Wahrscheinlichkeit ein Malignom. Eine dünne, regelmäßige Wand von < 4 mm spricht dagegen fast immer für Benignität; Satellitenherde deuten eher auf postentzündliche Veränderungen hin.

M!

Isolierte, glatt begrenze, runde Herde sind in über 80 % gutartig.

In letzter Zeit werden durch die höhere Auflösung im CT kleine Herde gefunden, die unregelmäßig begrenzt sind und eine unterschiedliche Dichte mit kleinen, **milchglasartigen Bezirken** haben. Diese Konstellation ist trotz der geringen Größe ein deutliches Malignitätszeichen (▶ Abb. 2.18).

Rundherde weisen mitunter Bereiche mit **Verkalkungen** auf. Die Art der Verkalkung gibt Hinweise auf die Dignität (▶ Abb. 2.19). Diffuse, laminäre oder zentrale Verkalkungen sprechen deutlich für Benignität, ebenso wie popcornartige Verkalkungen, die aber selten sind. Letztere sind fast pathognomonisch für ein verkalktes Hamartom. Allerdings sind nur etwa 10 % der Hamartome verkalkt. Ist der Rundherd bereits in der Thorax-Übersichtsaufnahme zu sehen und **dichter** als die **umgebende Rippe**, spricht das sehr gegen ein Malignom.

Inhomogene Verkalkung (▶ Abb. 2.19) mit Pfeffer-und-Salz-Muster sowie retikulären Fäden, isolierte exzentrische oder amorphe Verkalkungen mit unterschiedlicher Dichte sind Malignitätszeichen.

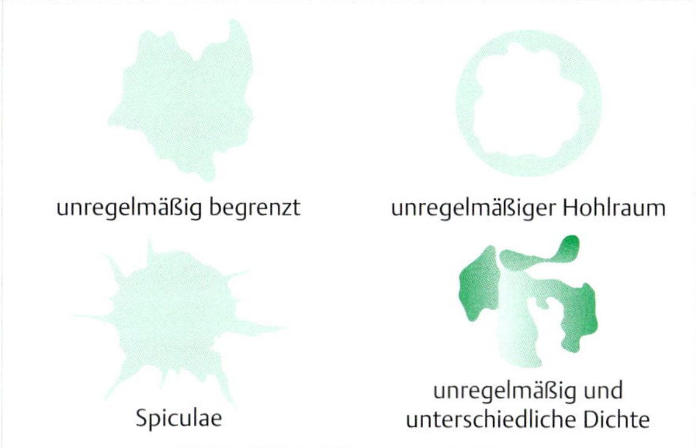

Abb. 2.18 Malignitätszeichen von nicht verkalkten Rundherden.

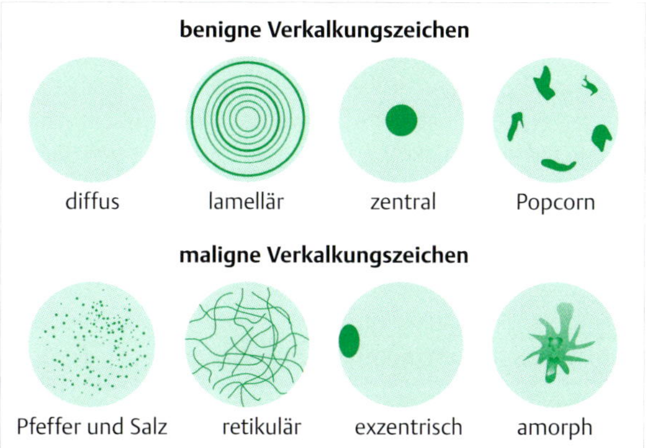

Abb. 2.19 Dignität verkalkter Rundherde.

Weitere Hinweise geben **taillierte Rundherde**, bei denen die Taille zum Hilus zeigt. Diese Form ist typisch für Rundatelektasen oder arteriovenöse Malformationen, vereinzelt können es auch bronchogene Zysten sein. Dagegen sprechen einsprossende Gefäße aus der Peripherie eher für Malignität. Sind diese Herde größer, ist die dreidimensionale Darstellung für die Bewertung bzw. Verlaufskontrolle ein Vorteil.

Die **Tumorverdopplungszeit** kann für die Einschätzung der Dignität eine Hilfe sein (Näheres im Kap. 10.2, Lungenkarzinom). Verdoppeln sich die Herde sehr schnell, d. h. innerhalb von 30 Tagen, sind es praktisch immer entzündliche Herde. Ausnahmen sind rasch wachsende, meist EBV-assoziierte Lymphome bei AIDS-Patienten. Eine sehr lange Verdopplungszeit von über 2 Jahren spricht ebenfalls gegen einen Tumor, schließt ihn aber nicht völlig aus. Zudem ist durch die Screeninguntersuchungen bekannt, dass es auch maligne Tumoren gibt, die nicht wachsen bzw. ihr Wachstum einstellen oder sogar regredieren [3].

M!

Ein ganz sicheres radiologisches Zeichen für einen Malignomausschluss gibt es nicht.

2.15.1 Positronenemissionstomografie (PET)

Mittels PET bzw. PET-CT kann die **Stoffwechselaktivität** der Rundherde bestimmt werden. Nimmt der Herd keine radioaktiv markierte Glukose auf, schließt das mit über 90% eine Malignität aus. Lediglich manche alveoläre Karzinome und Karzinoide sowie einzelne Adenokarzinome haben eine so geringe Wachstumsrate, dass sie falsch negativ sein können. Leider ist die Aufnahme von Glukose wenig spezifisch. Viele entzündliche Herde zeigen eine ähnliche Stoffwechselaktivität wie ein Malignom. Deswegen ist auch eine Tumordiagnostik im Gehirn nicht möglich, da es selbst eine hohe autochthone Stoffwechselaktiviät hat. Daher müssen PET-positive mediastinale Lymphknoten ggf. vor einer Operation noch biopsiert werden.

Grundsätzlich darf nicht vergessen werden, dass die PET-Aufnahme über einen längeren Zeitraum andauert; also unter Spontanatmung aufgenommen wird. Es kommt also zwangsläufig durch die **Atemverschiebung** zu einer **Unschärfe** der Darstellung. Deswegen ist die Methode erst bei Herden ab 1 cm Durchmesser hilfreich. Sind sie wandständig und fixiert, können auch einmal etwas kleinere Herde der PET-Diagnostik zugeführt werden.

2.15.2 Weiteres diagnostisch-therapeutisches Procedere

Leider gibt es praktisch keine ganz sicheren Ausschlusszeichen für Malignität. Die **Differenzialdiagnose** der Herde – benigne wie maligne – ist sehr breit, sodass es eher verwirrend und wenig hilfreich ist, diese aufzulisten. In Problemfällen hilft der Verlauf am meisten. Hinzu kommen Begleitumstände der Patienten. Sind sie älter und schwerer krank, sodass eine operative Entfernung nicht infrage kommt, müssen indirekte Methoden zur Malignitätsbeurteilung hinzugezogen werden. Immerhin besteht ja auch hier die Möglichkeit der radiochirurgischen Entfernung mittels Single-Shot-Technik (Kap. 10.2, Lungenkarzinom).

Angepasst an die Vorschläge der Fleischner-Society würden wir ein nach der Größe abgestuftes Vorgehen für die **CT-Verlaufskontrolle** empfehlen, dargestellt in ▸ Tab. 2.4. Ändert sich die Größe nicht, so kann nach diesen Zeiträumen die Überwachung eingestellt werden. Diese Empfehlung gilt natürlich nur, wenn es sich um asymptomatische Herde handelt und die Patienten älter als 35 Jahre sind. Hat der Patient Zeichen der Entzündung wie unklares Fieber oder schon einen anderen Tumor in der Anamnese, so muss im Einzelfall anders entschieden werden.

Tab. 2.4 Empfehlung für zeitliche Intervalle der Überwachung bei isolierten Rundherden in Abhängigkeit von den begleitenden Risiken.

Herdgröße (mm)	Kontrolle (Monate)	
	ohne Begleitrisiko	mit Begleitrisiko
<4	–	12
4–6	12	12 und 24
6–8	12 und 24	6, 12 und 24
>8	3, 9 und 24	3, 9, 24 sowie jedes Jahr

M!

Die zeitliche Kontrolle isolierter Rundherde hängt sehr von ihrer Größe und begleitenden Risikofaktoren ab.

Zeigt der Herd Wachstum, sollte man ihn möglichst rasch chirurgisch entfernen. Geht das nicht, weil das Operationsrisiko zu hoch ist, sollte versucht werden, eine Histologie zu gewinnen. Auf jeden Fall sollten die Patienten routinemäßig bronchoskopiert werden, damit endobronchiale Tumoren als mögliche Ursache nicht übersehen werden. Eine transbronchiale Ansteuerung, auch mit den neueren Techniken, ist bei kleinen Herden schwierig und gelingt nur im Einzelfall, da man eben auf die Bronchusstraßen als Zugangsweg für die Zange oder Bürste angewiesen ist. Das gilt auch für den endobronchialen Ultraschall mit kleinen Sonden, die bis in die Peripehrie reichen.

Nach den Erfahrungen der Autoren ist die perkutane Biopsie in der beschriebenen Technik unter CT-Kontrolle auch bei kleineren Herden recht erfolgreich. Wurde ein Malignom histologisch nachgewiesen, kann bei Risikopatienten mit der erwähnten stereotaktischen Bestrahlung der Herd kurativ zerstört werden.

Hier soll noch einmal erwähnt werden, dass die Autoren bei operablen Patienten eine aufwendige Klärung bei unklaren Rundherden etwa ab 7–8 mm ablehnen und die chirurgische Entfernung auch ohne vorangehende sichere Dignitätsklärung favorisieren.

M!

Rundherd: „In doubt – take it out."

2.15.3 Multiple Lungenrundherde

Bei multiplen Herden ist eher von einer **bösartigen Tumorerkrankung** auszugehen. Etwa 80% der multiplen Rundherde sind maligne. Hier gibt es ebenfalls eine breite Differenzialdiagnose. Ist bei dem Patienten ein Primärtumor bekannt, steigt die Wahrscheinlichkeit noch weiter an. Ist kein Primärtumor bekannt, kann nach negativer Lavagezytologie in der Bronchoskopie mittels transbronchialer Biopsie häufiger die Diagnose gestellt werden. Gerade bei vielen kleinen Herden sind meist noch weitere vorhanden, die im CT nicht sichtbar sind.

Die **Differenzialdiagnose der benignen Veränderungen** ergibt sich meistens aus den Begleiterkrankungen, wie bei einer Silikose oder Sarkoidose. Zeigen die Herde Einschmelzungen, muss man immer auch an septische Embolien denken. Gar nicht so selten kommen sie auch von einer Rechtsherzendokarditis. Allerdings haben diese Patienten meistens ausgeprägte Zeichen einer infektiösen Erkrankung mit entsprechenden Laborveränderungen. Seltenere Ursachen sind Kollagenosen wie rheumatoide Arthritis, Morbus Wegener, Parasitosen (Paragonimus, Filarien), Pilze (insbesondere beim immunsupprimierten Patienten), Amyloidosen und pulmonal-arteriovenöse Malformationen (Morbus Osler).

2.16 Perkutane thorakale Punktion

Heute ist es im Wesentlichen durch den Ultraschall und das CT möglich, in großem Umfang unklare Prozesse in der Thoraxwand, in der Lunge, aber auch im Mediastinum durch perkutane Punktion zu klären. Das gilt für Raumforderungen wie für entzündliche Infiltrate. Wenn man einige physikalische Grundregeln der Punktionstechnik beachtet, ist die Komplikationsrate außerordentlich niedrig.

2.16.1 Punktionstechnik mit Führungskanüle

Das Problem bei der perkutanen Punktion, sei sie nun mittels Röntgen, CT oder Ultraschall gesteuert, ist vor allen Dingen das **sichere Treffen** der Zielstruktur bei tiefer liegenden Prozessen. Unter Durchleuchtung mit dem C-Bogen ist es wegen der gleichzeitig fehlenden 2. Ebene immer recht schwierig, den Herd zu treffen, wenn er nicht sehr groß ist. Im CT ist es zwar einfacher, aber je nach Lage manchmal nicht unproblematisch. Verfehlt man das Ziel, muss die Nadel wieder komplett herausgezogen werden, um einen neuen Versuch durchzuführen. Das ist erforderlich, weil die Führung durch das Gewebe verhindert, dass eine Verbiegung am äußeren Ende der Punktionskanüle an der Spitze ankommt.

M!

Die effiziente CT-gesteuerte perkutane Nadelpunktion sollte möglichst vom Pneumologen durchgeführt werden.

Lösen lässt sich das Problem mit einer **Führungskanüle,** meist einer Flügelkanüle mit ca. 1,5 mm Außendurchmesser (▸ Abb. 2.20). Nach guter Lokalanästhesie der Haut

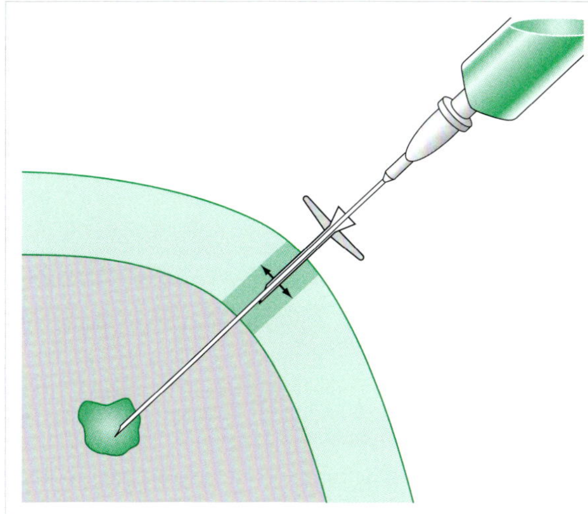

Abb. 2.20 Perkutane Punktion unter Zuhilfenahme einer Führungskanüle, die zuvor nach Lokalanästhesie in der Subkutis in Richtung Zielzone positioniert wurde.

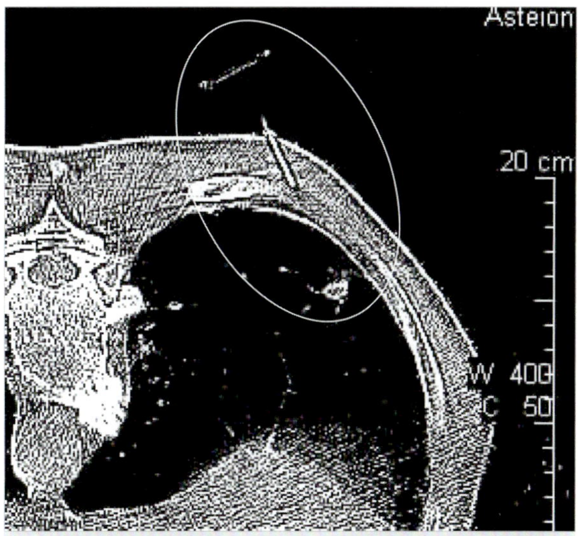

Abb. 2.21 Beispiel einer Positionierung einer Flügelkanüle im CT-Durchleuchtungsmodus.

und der Subkutis (beschrieben im Kap. 13.5, Drainagemanagement unter Punktionstechnik) führt man die Flügelkanüle in die vermeintliche Richtung des Herdes ein. Deutet die Spitze der Nadel in beiden Ebenen auf den Herd, ist die Punktion durch die Flügelkanüle mit der Punktionsnadel sehr viel treffsicherer (▸ Abb. 2.21). Mit dieser Hilfsnadel trifft man den Herd in der Regel beim ersten Versuch.

Wichtig dabei ist, die Flügelkanüle **bewegungsfrei** zu positionieren, d. h. dass sie nicht mit der Hand in einer fixierten Stellung gehalten werden sollte. Kleinste Bewegungen der Hand führen bereits zum Vorbeischießen mit der Punktionsnadel, wenn der Herd kleiner ist. Ist die Haut ausreichend anästhesiert, kann problemlos mehrfach die Flügelkanüle in der Subkutis positioniert werden, bis sie kräftefrei auf den Zielherd zeigt. Ein vorheriges Einfüllen von Kochsalzlösung in die Kanüle zeigt bei Punktion bereits an, ob sich ein Pneumothorax entwickelt, denn dann wird die Flüssigkeit eingesaugt. Man hat sogar den Eindruck, dass die Pneumothoraxgefahr durch das Füllen der Nadel mit Kochsalzlösung kleiner wird. Als gelegentliche Nebenwirkung der Punktion bei zentraleren Herden bleibt dann nur noch eine meist kleine und sich rasch selbst limitierende Hämoptyse.

Hier sei angemerkt, dass es bei der Ultraschall-gesteuerten Punktion thoraxwandnaher Tumoren ebenfalls das Phänomen des **„Vanishing Tumors"** gibt. Hierzu kommt es, wenn infolge eines punktionsbedingten Pneumothorax Luft zwischen Tumor und Thoraxwand tritt. Durch die dann eintretende Schallauslöschung ist der Tumor nicht mehr sichtbar (und der Untersucher nicht selten sehr erstaunt).

Bewegt sich der Herd bei der Atmung, kann man den Patienten gerade bei dieser Technik bitten, die Luft anzuhalten, wenn die Flügelkanüle direkt auf den Herd zeigt. Die Punktion geht meistens so schnell, dass der Patient die Punktion nicht veratmet. In Problemfällen bzw. bei sehr kleinen Herden kann man den Patienten bei entsprechender Erfahrung ähnlich wie bei manchen EBUS-Untersuchungen für die Punktionszeit mit der Jet-Ventilation unter Kurznarkose mit Relaxation beatmen.

2.16.2 Nadeldurchmesser und Komplikationsrate

Es gibt eine enge Kopplung zwischen dem **Nadeldurchmesser** und der **Komplikationsrate bei Punktionen,** die in letzter Konsequenz kaum bekannt ist bzw. so nicht publiziert wurde. In der Literatur ist schon lange beschrieben, dass bei einem Nadeldurchmesser < 1 mm die Komplikationsrate deutlich sinkt [11], um bei größeren überproportional anzusteigen [5]. Der physikalische Hintergrund hierzu ist in ▸ Abb. 2.22 dargestellt. Trifft man z. B. mit einer Biopsienadel ein Gefäß und erzeugt ein Loch, aus dem Blut fließen kann, ist wegen des geringen Lumens des Kanals hier immer eine laminare Strömung vorhanden. Dann gilt das Hagen-Poiseuille-Gesetz, das besagt, dass der Widerstand eines Rohrs proportional zur 4. Potenz des Durchmessers ist. Außerdem gilt, dass der Blutverlust (oder Luftverlust bei Verletzung der Pleura visceralis) direkt proportional zum Widerstand ist (Fluss = Druckdifferenz/Widerstand).

> **M!**
> Etwa ab 1 mm Nadeldurchmesser steigt die Komplikationsrate deutlich an.

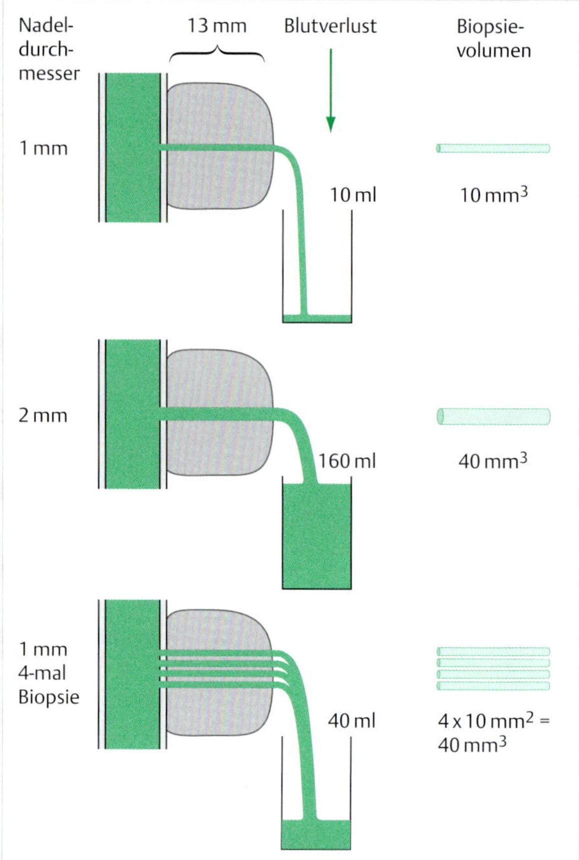

Abb. 2.22 Beziehung zwischen Nadeldurchmesser und Komplikationsrate bei einer Nadelbiopsie bzw. dem gewonnenen Biopsievolumen (Näheres im Text).

Wird mit einer 1-mm-Nadel ein Loch in einer großen Arterie erzeugt (wie in ▸ Abb. 2.22 dargestellt), entsteht nach einem gewissen Zeitraum ein Blutverlust von 10 ml. Eine 2-mm-Nadel hingegen erzeugt die 16-fache Menge an Blutverlust (im Beispiel 160 ml). Nimmt man weiter an, dass es eine Biopsienadel mit Hohlzylinder ist, die einen Biopsiezylinder herausschneidet, ist das Volumen des Zylinders aber nur proportional dem Quadrat des Nadeldurchmessers, in dem Beispiel in ▸ Abb. 2.22 also 4-fach so groß. Mit anderen Worten: Eine Verdopplung des Nadeldurchmessers **vervierfacht** zwar das gewonnene histologische Volumen, das Risiko erhöht sich aber **16-fach.**

Die **Konsequenz aus der Überlegung** ist im unteren Teil der ▸ Abb. 2.22 dargestellt. Es ist viel sinnvoller, 4-mal mit einer 1-mm-Nadel zu stechen. Dadurch wird das gleiche Biopsievolumen erzeugt wie durch eine einmalige Biopsie mit einer 2-mm-Nadel. Dabei werden 4 Kanäle gestochen mit 1 mm Durchmesser. Daher beträgt der Blutverlust nur ein Viertel dessen, was eine 2-mm-Nadel verursachen könnte (im Beispiel 40 ml). Hinzu kommt, dass die 4-malige Biopsie mit einer 1-mm-Nadel meistens ein größeres Areal biopsiert, sodass die verschiedenen

Strukturen des Herdes pathologisch besser zugeordnet werden können. Darüber hinaus ist es unwahrscheinlich, dass man bei dieser Punktionstechnik 4-mal eine Arterie trifft.

Führt man diesen Gedanken weiter, kann man folgern (wie im Kap. 13.5, Drainagemanagement dargestellt), dass Nadeln von deutlich < 1 mm (z. B. Liquorpunktionsnadeln mit 0,7 mm, schwarz, 22 G) praktisch **keine relevante Blutung** oder Luftleckage mehr verursachen.

> M!
>
> Mit Nadeln unter 0,7 mm Durchmesser kann man fast risikolos überall „hineinstechen".

Unter Berücksichtigung dieser Überlegungen kann viel großzügiger biopsiert werden, wobei das bisher vom Pneumologen meistens ausgelassene Mediastinum auch dazugehört. Allerdings ist hier der Bedarf durch den endobronchialen Ultraschall deutlich zurückgegangen.

2.17 Histologie und Zytologie

Bei tumorösen Herden oder kleinen entzündlichen Herden verwenden die Autoren bevorzugt eine Nadeldicke um 1 mm, wobei hier die **AutoVac** die am häufigsten benutzte Punktionsnadel ist. Dabei wird durch den Schussapparat eine hohe Nadelgeschwindigkeit zum Punktionsherd erzeugt, sodass dieser im beweglichen Lungenparenchym nicht ausweichen kann. Bei dieser Nadel entsteht das Vakuum bereits durch das Herausziehen des Mandrins bzw. das Vorschießen der Kanüle über den Mandrin, sodass keine Spritze oder Ähnliches aufgesetzt werden muss. Da es sich um eine Innenschliffkanüle handelt, werden häufig **Biopsiezylinder** erzeugt.

Diese Biopsiezylinder kann man auf einem **Objektträger einmal abrollen**, bevor sie in die Fixierflüssigkeit gegeben werden. Dadurch gewinnt man gleichzeitig ein zytologisches und ein histologisches Präparat (Kap. 2.17.1).

Ist der Patient schwer krank, sodass Komplikationen wie kleine Blutungen oder auch ein kleiner Pneumothorax problematisch sein können, kann mit noch dünneren Nadeln von 0,5–0,7 mm (22–25 G) eine zytologische Diagnostik mit aufgesetzter Spritze versucht werden. Mit solchen Nadeln können auch problemlos entzündliche Infiltrate in der Lunge punktiert werden, z. B. für eine Erregerdiagnostik oder zum Ausschluss von Tumorinfiltraten.

Grundsätzlich ist es wichtig, einige **technische Verfahrensweisen** zu kennen, die die Qualität des Materials für die anschließende zytologische oder pathologische Fremduntersuchung sichern. Das Besondere bei der Zytologie ist die **Lufttrocknung.** Dadurch verlieren die Zellen nur Wasser. Nach entsprechender Färbung nehmen sie wieder Wasser auf und erlangen so in etwa wieder ihren ursprünglichen Zustand.

Fixationsmethoden, wie sie für Bioptate üblich sind, führen grundsätzlich zu einer irreparablen Zellveränderung in mehr oder weniger großem Ausmaß. Allerdings haben sie im Gegensatz zur Zytologie eine **Strukturinformation** durch den Gewebeverband. Zur zytologischen Beurteilung sollen Bioptate auf dem Objektträger abgerollt werden (am besten mit einem Zahnstocher). Wird eine Bürstenzytologie gewonnen, darf die Bürste zur Vermeidung von Zellquetschungen nicht ausgestrichen, sondern muss abgerollt werden. Zu Beginn wird sie sehr vorsichtig, dann bei den nächsten Objektträgern zunehmend stärker abgerollt, sodass später eine Zellschicht nach der anderen betrachtet werden kann. Typischerweise benötigt man 10–12 Objektträger zur auswärtigen zytologischen Diagnostik.

Manchmal ist es bei endoskopischen Tumoren auch hilfreich, einen zytologischen Abdruck mit einem Schwämmchen zu machen. Dafür können alte Biopsiezangen genommen werden, an denen ein kleines Schwammstück angeklebt ist. Das Abtupfen des Tumors führt zu guten zytologischen Präparaten, die dann auf dem Objektträger wiederum abgetupft werden, um die Zellen dort zu deponieren.

2.17.1 Imprintzytologie

Bei Verdacht auf eine Neoplasie ist es oft sehr hilfreich zu wissen, ob das gewonnene Biopsie- oder Zytologiematerial für die weitere Beurteilung ausreichend ist. Damit können Untersuchungsabläufe nicht nur verkürzt, sondern auch optimiert werden. Aus diesem Grund wird dringend empfohlen, einen oder zwei Mitarbeiter (ggf. auch ärztliches Assistenzpersonal) so weit in der zytologischen Diagnostik auszubilden, dass sie in der Lage sind, das Material sofort zu beurteilen (**ROSE: Rapid on-site cytopathologic Examination**). Eine endgültige Diagnose muss natürlich nicht gestellt werden. Inzwischen werden entsprechende Kurse von der DGP angeboten.

Das gewonnene Bioptat oder Aspirat wird üblicherweise auf einen Objektträger abgerollt bzw. ausgestrichen, am besten mit einem Föhn luftgetrocknet und mit einer der heute verfügbaren Schnellfärbungen oder mit May-Grünwald-Giemsa gefärbt. Das dauert zusammen mit dem Mikroskopieren nur wenige Minuten, sodass während der Untersuchung entschieden werden kann, ob das Material ausreicht oder ob die Biopsie ausgeweitet werden muss.

> M!
>
> Die unmittelbare zytologische Diagnostik (ROSE) erlaubt eine deutliche Optimierung der Untersuchungsabläufe, von der Endoskopie bis zum Ergusspunktat.

Literatur

[1] American Thoracic Society; American College of Chest Physicians. ATS/ACCP Statement on cardiopulmonary exercise testing. Am J Respir Crit Care Med 2003; 167: 211–277

[2] ATS Committee on Proficiency Standards for Clinical Pulmonary Function Laboratories. ATS statement: guidelines for the six-minute walk test. Am J Respir Crit Care Med 2002; 166: 111–117

[3] Bach PB. Is our natural-history model of lung cancer wrong? Lancet Oncol 2008; 9: 693–697

[4] Criée C-P, Berdel D, Heise D et al. Empfehlungen zur Ganzkörperplethysmographie. www.pneumologie.de

[5] Geraghty PR, Kee ST, McFarlane G et al. CT-guided transthoracic needle aspiration biopsy of pulmonary nodules: needle size and pneumothorax rate. Radiology 2003; 229: 475–481

[6] Hughes JM, Pride NB. Examination of the carbon monoxide diffusing capacity (DL(CO)) in relation to its KCO and VA components. Am J Respir Crit Care Med 2012; 186: 132–139

[7] Köhler D. Problematik der dosisgenauen Inhalation, dargestellt am Beispiel des PARI-Provokationstestgerätes. Pneumologie 1991; 45 (Suppl 2): 659–669

[8] Kroidl R, Schwarz S, Lehnigk B. Kursbuch Spiroergometrie. Stuttgart, New York: Thieme Verlag; 2007

[9] Lavorini F, Fontana GA, Chellini E et al. Respiratory expulsive efforts evoked by maximal lung emptying. Chest 2011; 140: 690–696

[10] Postma DS, Kerstjens HA. Characteristics of airway hyperresponsiveness in asthma and chronic obstructive pulmonary disease. Am J Respir Crit Care Med 1998; 158: S 187–192

[11] van Sonnenberg E, Goodacre BW, Wittich GR et al. Image-guided 25-gauge needle biopsy for thoracic lesions: diagnostic feasibility and safety. Radiology 2003; 227: 414–418

3 Pneumologische Kardinalsymptome

3.1 Allgemeine Vorbemerkung zu Diagnosepfaden

Typische Beschwerden in der Pneumologie sind Husten, Luftnot, Thoraxschmerz und seltener Bluthusten. Diese Beschwerden führen zu diagnostischen Schritten, die heute zunehmend als **klinische Pfade (Clinical Pathway)** strukturiert werden. Indirekt, denn sie stellt kein Symptom dar, gehört auch die heute mittels Pulsoximeter leicht zu messende Ruhehypoxämie dazu, die gerade in der Praxis recht häufig ist. In Leitlinien bemüht man sich, durch Algorithmen die diagnostischen Schritte zu optimieren. Manche, insbesondere **Medizinökonomen**, meinen gar, dass bei ausreichender Datenlage demnächst solche EDV-gesteuerten Algorithmen alle Probleme klären könnten, sodass am Ende die Diagnose feststeht und zumindest hierfür kein Arzt mehr erforderlich sei. Jeder, der einmal versucht hat, solche Algorithmen aufzustellen oder Erfahrungen aus Leitlinienkommissionen mitbringt, stellt fest, dass selbst bei ganz einfachen Algorithmen permanent Ausnahmesituationen angegeben werden müssen, um die klinische Wirklichkeit zu beschreiben.

Diesen Erfahrungen liegt ein **grundsätzliches Problem** zugrunde, das gut aus der Forschung zur künstlichen Intelligenz bekannt ist. Scheinbar selbstverständliche Tätigkeiten, wie das diagnostische Vorgehen bei einem bestimmten Beschwerdebild, sind viel komplexer als es den Anschein hat. Unmittelbar offensichtlich wird diese Komplexität, wenn man versucht, den Ablauf in Algorithmen mit klassischen Ja-/Nein-Bifurkationen zu strukturieren. Die Forschung zur künstlichen Intelligenz hat klar aufgezeigt, dass die Komplexität bereits bei wenigen Schritten so stark anwächst, dass sie auch mit der modernsten Daten- und noch mehr Programmiertechnik nicht zu beherrschen ist. Das hat theoretische Limitationen, die erkennen lassen, dass dies auch in Zukunft der Fall sein wird.

> M!
>
> Scheinbar einfache diagnostische Schritte sind informationstheoretisch außerordentlich komplexe Abläufe, sodass es wohl nie gelingen wird, alle in einem Algorithmus unterzubringen.

Bei solchen Symptomkomplexen spielt vorab die **Eingangswahrscheinlichkeit oder Prävalenz bestimmter Diagnosen** (auch Vortestwahrscheinlichkeit genannt) eine große Rolle. Diese gibt an, wie groß die zu erwartende Krankheitsgruppe ist, bevor der erste Arztkontakt stattfindet. Beim Pneumologen wird eine Luftnot eher durch ein Asthma oder eine COPD, beim Kardiologen eher durch eine dekompensierte Herzinsuffizienz oder einen akuten Infarkt bedingt sein. Entsprechend setzt jeder Arzt automatisch bzw. unbewusst andere Schwerpunkte bei den diagnostischen Abläufen. (Gemeint ist hier nicht die oft zu beobachtende Überdiagnostik, deren Ursache neben pekuniären Gründen vor allem schematisierte Abläufe mit zu wenig Bezug auf den Einzelfall sind.)

Komplizierend kommt hinzu, dass in Abhängigkeit von der **Reihenfolge der diagnostischen Schritte die sich daraus ergebenden Alternativen jeweils verschieden sind.** Ob man beispielsweise bei Luftnot zuerst ein Röntgenbild, eine Ultraschalluntersuchung, eine Blutgasanalyse, eine Spirometrie, einen Troponintest oder ein EKG durchführt, beeinflusst auch das spätere Vorgehen. Die Reihenfolge der diagnostischen Schritte stellt dabei eine neue Variable dar. Mathematisch gesehen wächst hier die Zahl der Möglichkeiten nicht wie bei einfachen Ja-/Nein-Entscheidungen mit der einfachen Potenz (2^n), sondern teilweise mit der Fakultät (nach binomischem Lehrsatz). Damit übersteigt die Zahl der Möglichkeiten bereits bei wenigen diagnostischen Schritten schnell das 10 000-Fache, auch wenn nur die sinnvollen Alternativen berücksichtigt werden. Diese Zahl mag überraschen, aber ein einfaches Beispiel zeigt es anschaulich: Die Zahl der Möglichkeiten der Sitzordnung an einem Tisch mit 10 Plätzen beträgt 10 Fakultät ($10! = 1 \times 2 \times 3 \times 4 \times 5 \ldots \times 10$), was bereits ca. 3,6 Mio. Möglichkeiten entspricht.

Trotzdem haben in der Praxis **einfache Algorithmen eine Berechtigung,** wenn sie:
- die häufigsten klinischen Situationen widerspiegeln,
- genaue Grenzwerte vermeiden und
- die finale Klärung von Definitionsfragen vermeiden.

Beispielsweise herrscht in fast allen Fällen schnell Einigkeit zwischen Experten bezüglich der Frage, ob die Lungenfunktionsprüfung eine Obstruktion erkennen lässt. An welchem Parameter dies dann aber genau festgemacht werden soll, ist seit Jahrzehnten Gegenstand wissenschaftlicher Diskussionen. Da zumeist aufgrund der vorliegenden Befunde kein Dissens herrscht, kann durch allgemeinere Formulierung der Alternativen in den Algorithmen oder Behandlungspfaden die Praktikabilität deutlich gesteigert werden. Allerdings muss man sich immer vergegenwärtigen, dass dies nie für alle Patienten gilt, sondern bei besonderen Konstellationen davon abgewichen werden muss, um dem Einzelnen gerecht zu werden. Schematisierte Abläufe für die häufigsten Diagnosegruppen haben aber den großen Vorteil, dass keine groben Fehler gemacht werden und mehr Zeit zur Verfügung steht, z. B. für Problemfälle.

3.2 Dyspnoe

3.2.1 Passagere oder chronische Luftnot

Die Abklärung von episodischer Luftnot, die im Moment der Vorstellung des Patienten beim Arzt nicht vorhanden ist, stellt ein sehr häufiges Problem in der pneumologischen Praxis dar. Gelingt es dort nicht, die Ursache zu finden, sind es dann meistens knifflige Fälle, die üblicherweise stationär näher untersucht werden müssen.

> M!
>
> Abklärung von **episodischer Dyspnoe** ist eines der häufigsten Probleme in der pneumologischen Praxis.
>
> Die **akute Dyspnoe** hingegen erfordert sofortiges Handeln, das sehr von der primären Verdachtsdiagnose bestimmt wird und nahezu das ganze Spektrum der Inneren Medizin widerspiegeln kann.

3.2.2 Beschreibung und Pathophysiologie

Luftnot ist eng an den Gastransport gekoppelt. Störungen der Sauerstoffaufnahme, noch mehr aber der CO_2-Abgabe führen zur Luftnot. Die **pathophysiologisch umfassendste Definition** ist ein Mismatch bzw. fehlende Kongruenz zwischen einem Befehl (Efferenz) des Atmungs- oder Kreislaufzentrums und seiner Rückmeldung (Afferenz) [4], [1]. Belastet sich z. B. ein obstruktiver Patient bis zur Luftnot, entsteht eine Diskrepanz zwischen der Anstrengung des Atemzentrums, die Ventilation auf einen belastungsadäquaten Wert einzustellen, und der Rückmeldung über den daraus tatsächlich resultierenden Gasaustausch. Da z. B. infolge einer Obstruktion das Zwerchfell durch die Überlastung nicht in der Lage ist, diesem Befehl adäquat nachzukommen, entsteht ein Mismatch (Differenz zwischen Soll- und Ist-Wert bzw. Anstrengung und Erfolg), was als Luftnot empfunden wird. Diese Luftnot führt dazu, dass der Patient die Belastung unterbricht, da sonst seine Atemmuskulatur versagen würde, mit der Folge einer lebensbedrohlichen Asphyxie.

Amphetamine reduzieren beispielsweise die Luftnotschwelle deutlich, sodass bei Sportlern Todesfälle durch muskuläre Erschöpfung über den Reservebereich hinaus vorgekommen sind. Ein anderes Beispiel ist ein Hyperventilationssyndrom, das Luftnot verursacht, weil eine zentrale (fehlgeleitete) Überstimulation der Ventilation zu einem Abfall des $paCO_2$ führt, zu dem die sonst vorhandene körperliche Belastung fehlt. Auch dies ist ein Mismatch im vorgenannten Sinne.

3.2.3 Anamnese

Da die Ursachen von Dyspnoe sehr vielgestaltig sind, hat eine sorgfältige Anamnese den größten diskriminierenden Wert. Wichtig ist zu wissen, wann bzw. **wo und bei welchen Gelegenheiten die Luftnot** auftritt und wodurch sie modifiziert wird. Meist wird eine Belastungsluftnot angegeben. Die obstruktiven und restriktiven Lungenerkrankungen sowie die Herzinsuffizienz sind sicher die häufigsten Ursachen dafür. Dyspnoe durch mangelnde Konditionierung der Skelettmuskulatur wird subjektiv anders empfunden und führt nur selten zur ärztlichen Konsultation. Sie muss aber zumindest immer bedacht und auch als aggravierender Faktor berücksichtigt werden.

> M!
>
> Eine gezielte Anamnese ist bei der diagnostischen Abklärung der Dyspnoe sehr wichtig. Es muss v. a. detailliert nach typischen Beispielen für Provokationssituationen gefragt werden.

Eine Luftnot, die **ohne jedes Anzeichen in Ruhe** plötzlich oder beim Übergang vom Kalten ins Warme auftritt, spricht eher für ein Hyperventilationssyndrom. Erscheint sie in Verbindung mit **bronchialen Reizsituationen** wie kalte Luft, Nebel, Rauch, Gerüche und Ähnlichem, ist ein Asthma bronchiale wahrscheinlich. Auf jeden Fall sollten die Patienten dazu immer aktiv, mit Angabe von Beispielen, befragt werden.

Luftnot, die sofort nach dem **Hinlegen** entsteht und schwergradig ist, spricht für eine beidseitige Zwerchfellparese. Diese Patienten spüren auch im Schwimmbad sofortige Luftnot, da infolge des Wasserdrucks das Zwerchfell hochtritt, was durch die Parese nicht kompensiert werden kann.

> M!
>
> Patienten mit bilateraler Zwerchfellparese verspüren starke Luftnot beim Eintauchen ins Wasser.

Tritt die Luftnot etwa in der **Nachtmitte** auf, passt es eher zu einer Linksherzinsuffizienz, wenn die tagsüber in den abhängigen Partien angesammelten Ödeme in das Gefäßsystem zurückfließen und das Blutvolumen erhöhen. Bei einer ausgeprägten oder nicht mehr vollständig kompensierten Linksherzinsuffizienz nimmt die Dyspnoe natürlich auch beim flachen Liegen zu. Eine Luftnot in den frühen Morgenstunden spricht dann wieder deutlich für ein Asthma bronchiale.

Mitunter wachen die Patienten im Schlaf mit plötzlicher, **panikartiger Luftnot** auf, die manchmal nach Sekunden bis 1–2 min wieder verschwindet. Wenn sie sich nach Abhusten deutlich bessert, handelt es sich um eine

Schleimretention, wie sie bei Exazerbation einer COPD, aber auch bei akutem grippalem Infekt auftreten kann. Patienten mit Schlafapnoe wachen mitunter nach schwerer **Apnoe** mit Luftnot auf und brauchen einige Sekunden, bis sich die eingeklemmte Zunge aus dem kollabierten Hypopharynx wieder befreit. Eine Aspiration der Uvula in die Stimmritze hinein ist bei Schlafapnoe-Patienten ein zwar recht seltenes, doch dramatisches Ereignis.

Perakute, häufig mit Todesangst verbundene Luftnot, die aber bei Eintreffen des – häufig gerufenen – Notarztes wieder völlig verschwunden ist, kann für einen **gastroösophagealen Reflux** sprechen, bei dem Magensäure oder Gallensekret einen akuten Glottiskrampf verursacht hat. Gerade im REM-Schlaf kann ein solcher Reflux infolge retrograder Ösophaguspulsation vermehrt auftreten. Unter CPAP-Therapie kann der schlafassoziierte Reflux verschwinden.

> M!
>
> Nächtliche Aspiration bei gastroösophagealem Reflux kann einen Glottiskrampf verursachen und zu einem schwersten Luftnotanfall führen.

3.2.4 Klinik

Die klinische Untersuchung bzw. die Auskultation deutet mitunter auf ein bestimmtes Krankheitsbild wie eine COPD oder ein Asthma hin. Die physikalische Untersuchung kann jedoch auch völlig normal sein, obwohl die Patienten in der Nacht einen schweren Asthmaanfall gehabt haben. COPD-Patienten haben natürlich dauerhaft einen auffälligen Auskultationsbefund, dessen Charakter sich nach dem Abhusten ändern kann. Allerdings wird ein abgeschwächtes Atemgeräusch bei einem Pink Puffer mitunter nicht erkannt.

Relativ wichtig, weil gerade bei Frühformen empfindlicher als das Thorax-Röntgenbild, ist die Auskultation bei Lungenfibrosen. Hier zeigen sich recht typische endinspiratorische trockene Rasselgeräusche (**Crackles**). Bei ausgedehnten Fibrosen wird eine **Sklerosiphonie** (feinblasiges Knisterrasseln) zur Diagnose führen. Kardiale Erkrankungen mit Linksherzstauung können aber differenzialdiagnostisch Probleme machen. Ist das Röntgenbild im Sinne einer Fibrose verdächtig, ohne dass Fibrosegeräusche vorhanden sind, so liegt mit hoher Wahrscheinlichkeit keine echte Fibrose vor.

3.2.5 Quantifizierung der Luftnot

Es gibt verschiedene Skalen zur Quantifizierung der Luftnot. Am bekanntesten ist die 10-gradige **Borg-Skala**,die zur Graduierung der Luftnot besonders bei den Belastungsuntersuchungen hilfreich ist. Eine wichtige Information über das Ausmaß der Luftnot erhält man durch persönliche Beobachtung des Patienten unter Belastung.

> M!
>
> Eine kurze Begleitung des Patienten beim Treppensteigen hilft oft sehr bei der Abklärung von Luftnot.

Das Luftnotempfinden hat **unterschiedliche Qualitäten**. Es gibt den Lufthunger, der eher bei Belastung oder Herzinsuffizienz auftritt. Schwierigkeiten beim Ausatmen passen zum Kollaps der Atemwege bei COPD und zum Asthmaanfall. Das Gefühl, dass die Einatmung plötzlich stoppt, ist relativ typisch für eine schwere Lungenfibrose. Differenzialdiagnostisch gibt es ein psychogenes „Door stop"-Phänomen, das aber klinisch leicht zu unterscheiden ist. Hierbei berichten die Patienten, dass sie wenig später wieder tief durchatmen können, so z. B. auch beim Gähnen. Dies ist bei Patienten mit Lungenfibrose eben nicht der Fall. Darüber hinaus nimmt die Symptomatik bei einer Fibrose unter Belastung zu und bei psychogener Dyspnoe meist ab (ebenso bei anderen Ablenkungen).

3.2.6 Diagnostisches Procedere

Wie oben erwähnt, wird bei der Luftnotabklärung in der Pneumologie vorab eine hohe Wahrscheinlichkeit für eine Lungenerkrankung bestehen. Aus diesem Grunde empfiehlt es sich, mit der **Lungenfunktionsprüfung anzufangen**, je nach Fragestellung und Infrastruktur mit einer Spirometrie oder einer Ganzkörperplethysmografie. Üblicherweise ist das heute in einer Untersuchung kombinierbar, sodass eigentlich immer beides vorliegt.

▶ Abb. 3.1 zeigt einen Algorithmus zur Abklärung von **nicht akuter Luftnot**, die mit oder ohne Husten und Auswurf einhergehen kann. Liegt eine Obstruktion vor, deutet der Algorithmus in Richtung Asthma und COPD. Eine deutliche Besserung der Obstruktion im Bronchospasmolysetest mit β_2-Agonisten, ggf. kombiniert mit einem Anticholinergikum, spricht für ein Asthma. Eine Differenzialdiagnose, die im Asthmakapitel nur kurz beschrieben ist, da sie mit gesunden Bronchien einhergeht, ist die Vocal Cord Dysfunction (VCD). Die VCD wird unten näher beschrieben.

Wenn sich im akuten Bronchospasmolysetest wenig ändert, sollte eine Maximaltherapie der Obstruktion mit **oralen Glukokortikoiden**, z. B. 20–30 mg (manche geben auch höhere Dosen) Prednisolon über 10–14 Tage, durchgeführt werden (Kap. 4.2). Bessert sich die Obstruktion deutlich, steht ein Asthma im Vordergrund. Fehlt die Besserung oder ist sie geringgradig, spricht viel für eine COPD.

Anschließend sollte **differenziert** werden, ob eher die Gasaustauschstörung bzw. ein **Emphysem** oder eher eine chronische Bronchitis mit **Obstruktion** und Überblähung im Vordergrund steht, da es Konsequenzen für die Therapie hat (Kap. 4.3). Die jeweiligen Differenzialdiagnosen sind in den entsprechenden Kapiteln beschrieben.

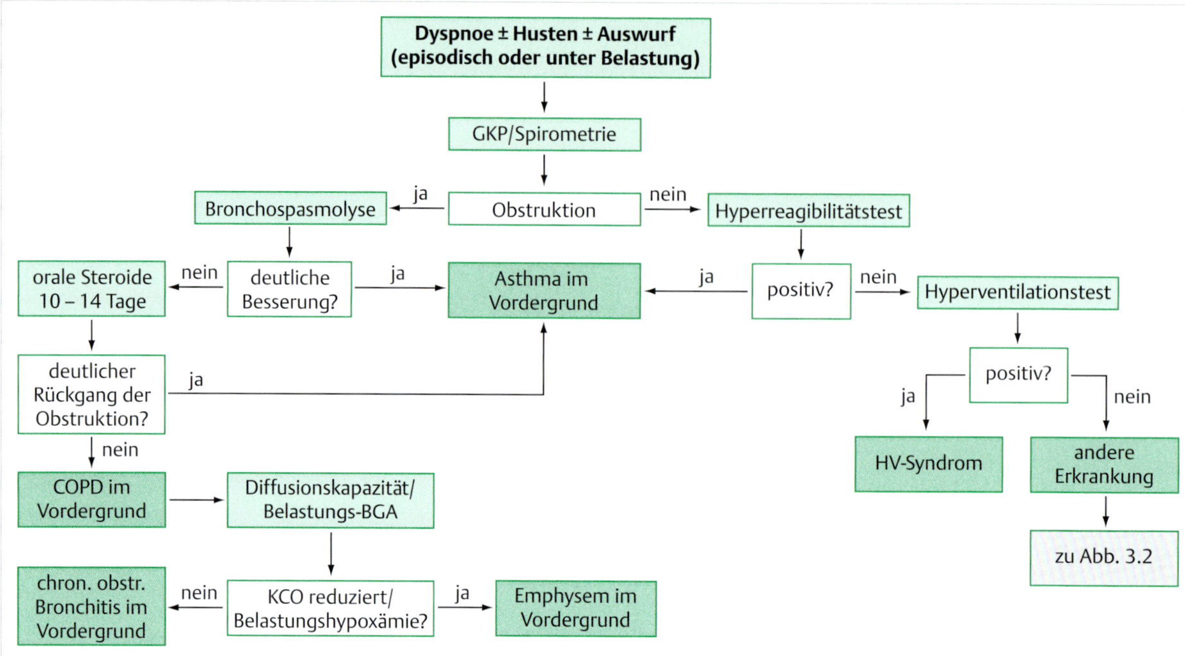

Abb. 3.1 Algorithmus zur Abklärung von nicht akuter Luftnot mit der Lungenfunktion als Einstiegsuntersuchung.

Häufig findet sich vor allen bei Jüngeren eine normale Ganzkörperplethysmografie, obwohl nach der Anamnese der dringende Verdacht auf ein Asthma bronchiale besteht. Der **Hyperreagibilitätstest** klärt dann recht zuverlässig diese Frage. Ist er positiv, steht die Diagnose fest (Kap. 4.2).

Bei negativem Hyperreagibilitätstest sollte wegen der Häufigkeit in der ambulanten Praxis ein **Hyperventilationstest** angeschlossen werden. Die Testdurchführung ist in Kap. 2.10 beschrieben. Im Testbogen (▶ Abb. 2.17) sind auch die typischen Symptome angegeben.

> M!
>
> Der Hyperventilationstest ist in der pneumologischen Praxis eines der hilfreichsten Instrumente.

Die **Symptome** der Hyperventilation bestehen meist aus Luftnot mit dem Gefühl, nicht mehr richtig ein- oder durchatmen zu können: ein psychisches „Door stop"-Phänomen. Hintergrund ist eine aktiv eingestellte funktionelle Überblähung. Dazu kommen die Symptome der Hypokapnie bzw. der Alkalose mit dem Mangel an freiem Kalzium im Blut, wie Kribbeln, Spasmen, Blutdruckabfall, Kloßgefühl im Hals usw.

Das **Hyperventilationssyndrom** ist eine häufig zu beobachtende, jedoch nicht sehr gut definierte Krankheitsentität. Typischerweise haben die Patienten auch andere Zeichen der vegetativen Dysregulation mit anfallsweisen Palpitationen und Gesichtsrötungen. Manche haben auch paradoxe Gefäßspasmen mit weißen Fingern. Es scheint sich hier um eine **angeborene überschießende Reglerantwort des Vegetativums** zu handeln. Die Patienten bekommen diese Anfälle oft ohne besondere äußere Einflüsse. Eine „Psychiatrisierung" der Patienten muss man unbedingt vermeiden, denn das Hyperventilationssyndrom ist nach unseren Erfahrungen nicht mit psychischen Störungen gekoppelt, bzw. diese sind bei ihnen genauso häufig wie bei Patienten ohne Hyperventilationssyndrom. Meistens bessert sich die Erkrankung im Alter. Therapeutisch reicht es, die Patienten über die prinzipielle Harmlosigkeit der Beschwerden aufzuklären. Medikamentöse Maßnahmen sind nicht erforderlich. Aktive sportliche Betätigung mit raschen Lastwechseln zum Training der vegetativen Regulation hilft etwas, verhindert die Anfälle aber nicht.

> M!
>
> Psychotherapeutische Behandlungen beim Hyperventilationssyndrom sind eher kontraindiziert, da sie mehr Probleme schaffen als lösen.

Davon zu trennen ist eine **akute Hyperventilation**, die man meist nur in der Notaufnahme sieht. Es kann ein Hyperventilationssyndrom, aber auch ein Hinweis auf eine **schwere akute Erkrankung** sein. Dabei dürften pulmonale oder kardiovaskulären Erkrankungen im Vordergrund stehen, gefolgt von akuten gastroenterologischen Krankheiten.

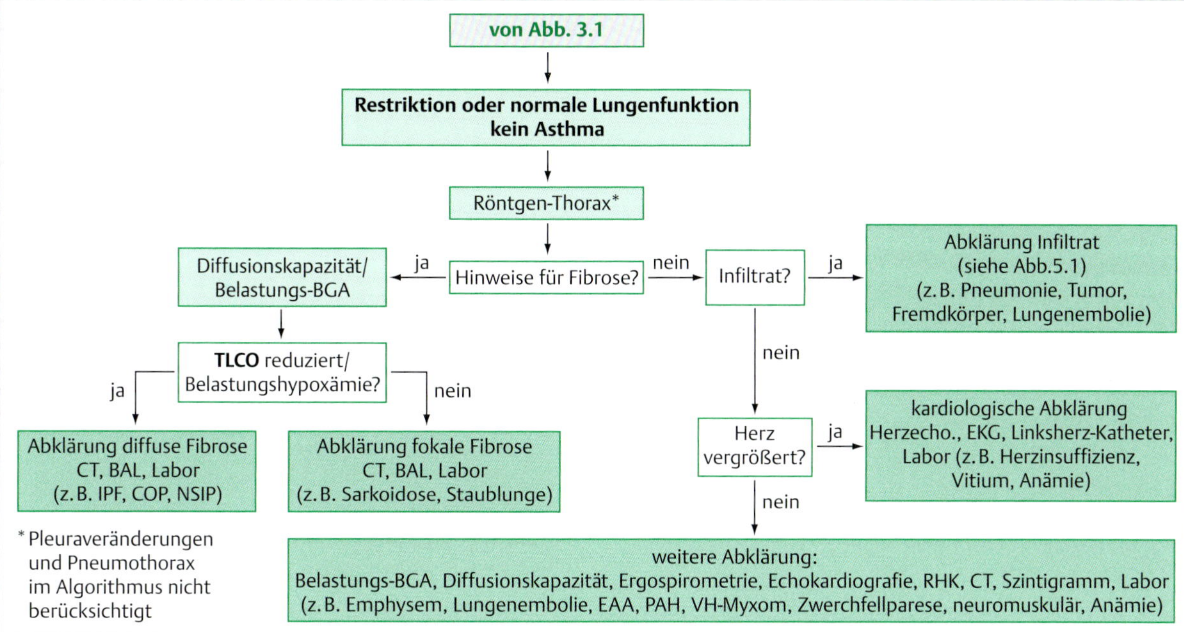

Abb. 3.2 Anschlussalgorithmus zur Abklärung von nicht akuter Luftnot, wenn Asthma, COPD und Hyperventilationssyndrom ausgeschlossen sind.

Ist der Hyperventilationstest negativ, muss man nach anderen Ursachen der Luftnot suchen. In ▸ Abb. 3.2 ist das dann folgende diagnostische Vorgehen näher beschrieben. Die Patienten haben nach der Lungenfunktion keine Obstruktion, können aber eine Restriktion haben. Ein Asthma ist durch den negativen Hyperreagibilitätstest praktisch ausgeschlossen.

Jetzt sollte in jedem Falle eine **Röntgenaufnahme** durchgeführt werden, um zu sehen, ob die Ursache der Luftnot eher von einer Lungenparenchym- oder Herzerkrankung kommt. Finden sich fibrotische Zeichen im Röntgenbild, sollte mittels Messung der **Diffusionskapazität und/oder Belastungsblutgasanalyse** eine Diffusionsstörung abgeklärt werden. Bei restriktiven Bildern ist die TLCO aufgrund der reduzierten Vitalkapazität erniedrigt (Kap. 2.6). Die KCO ist normal, wenn das Lungenparenchym nicht krank ist. Ist sie reduziert, wird die Abklärung in Richtung Lungenfibrose gehen, üblicherweise mittels Thorax-CT und BAL. Damit kann die Diagnose heute ausreichend gesichert werden (Kap. 6). Ist die KCO normal, können fokale Fibrosen vorliegen, beispielsweise eine Sarkoidose oder eine Staublungenerkrankung. Da diese keine generalisierte Alveolitis verursachen, kommt es bei ihnen – mit Ausnahme weit fortgeschrittener Formen – nicht zu einer Gasaustauschstörung.

Finden sich ein oder mehrere Infiltrate, wird man diese weiter abklären. Die Differenzialdiagnose ist breit und reicht von entzündlichen Infiltraten bis zum Lungenkrebs (Näheres s. entsprechende Kapitel).

Zeigt sich eine **Herzvergrößerung**, wird eine kardiologische Ursache der Luftnot zunehmend wahrscheinlich, wobei hier als Folgeuntersuchung an erster Stelle die Echokardiografie zu nennen ist. Ist die Herzgröße normal, so kann trotzdem noch eine Herzerkrankung infrage kommen, besonders dann, wenn sie sich noch im Anfangsstadium befindet oder es sich ausschließlich um eine diastolische Relaxationsstörung handelt, bei der die Diameter und die Klappen unauffällig sind. Hier kann die Routineechokardiografie in Ruhe normal sein. Dann helfen Belastungsuntersuchungen bzw. eine Stressechokardiografie weiter. Gelegentlich ist auch eine Rechtsherzkatheteruntersuchung zur weiteren Differenzierung unklarer Luftnot hilfreich.

Es muss auch bedacht werden, dass sich eine relevante KHK mit Belastungsluftnot im Sinne eines Angina-pectoris-Äquivalents zeigen kann. Weitere Differenzialdiagnosen sind eine Lungenembolie oder eine exogen allergische Alveolitis (EAA), bei der zumindest das Röntgenübersichtsbild auch bei schwerer Gasaustauschstörung am Anfang noch normal sein kann (das CT zeigt bei der EAA aber schon ein Milchglasmuster). Auch eine pulmonalarterielle Hypertonie kann anfangs ohne sichtbare Herzvergrößerung oder Pulmonalarterienerweiterung einhergehen. Eine seltene Differenzialdiagnose der Dyspnoe ist das Vorhofmyxom.

M!

Manche Alveolitiden wie die exogen allergische Alveolitis können bei (noch) normalem Thorax-Röntgenbild

> bereits mit einer deutlichen Diffusionsstörung einhergehen.

Eine **Anämie** kann infolge der kardialen Überlastung bzw. der der damit verbundenen gesteigerten Ventilation zu einer Belastungsinsuffizienz mit Luftnot führen.

Weitere wichtige Ursachen sind **neuromuskuläre Erkrankungen** wie Zwerchfellparese und beginnende amyotrophe Lateralsklerose (ALS), die im Erwachsenenalter die häufigsten neuromuskulären Erkrankung darstellen. Diese Patienten zeigen in der Lungenfunktionsprüfung allerdings meist eine mehr oder weniger deutliche Restriktion.

> M!
>
> Es ist erstaunlich, wie lange eine ALS oft undiagnostiziert bleibt.

In dem Algorithmus nicht berücksichtigt sind andere Ursachen der akuten Luftnot wie ein Pleuraerguss oder ein Pneumothorax, die beide im Röntgenbild sofort auffallen und damit zu weiteren diagnostischen Schritten Anlass geben.

Vocal Cord Dysfunction (VCD)

Besonders erwähnenswert ist die laryngeale Dysfunktion VCD (Vocal Cord Dysfunction), die auch gelegentlich zusätzlich zu einem Asthma bronchiale vorkommen kann. Es handelt sich um inkonstante, oft unbewusste Spasmen der Stimmlippen, die oft mit Stridor und schwerer akuter Atemnot (meist aus der Ruhe heraus) einhergehen. Im Gegensatz zum Asthma dauern die Dyspnoe-Attacken nur kurz an (etwa 1–2 min) und setzen in aller Regel viel schneller ein (innerhalb von Sekunden).

Bei Kindern ist die Situation oft viel schwerer von einem Asthma zu unterscheiden als bei Erwachsenen. Findet man bei Kindern mit vermutetem Asthma keine Allergien, so muss man immer an eine VCD denken, auch wenn die Beschwerden bei Belastung auftreten.

Bei der **Laryngoskopie** ohne Provokationen am Larynx ist der Befund meist normal, v. a. natürlich dann, wenn die Untersuchung unter Sedierung erfolgt. Allerdings zeigen sich auch öfter Zeichen einer Refluxerkrankung mit posteriorer Laryngitis. Der **Hyperreagibilitätstest** ist negativ und im Anfall findet sich immer eine normale bis hochnormale Sauerstoffsättigung. Das Atemgeräusch ist typisch laryngeal, oft eindrucksvoll laut und der Auskultationsbefund über der Lunge ist normal.

> M!
>
> Patienten mit VCD werden immer noch zu häufig behandelt, als hätten sie ein Asthma bronchiale.

Falls es gelingt, einen Anfall zu provozieren, zeigt sich in der Flussvolumenkurve oder in der GKP häufig das Bild einer **inspiratorischen Stenose**, die aber stark wechseln kann.

Die **Therapie** besteht darin, den Patienten die Angst vor den Anfällen zu nehmen, indem man versichert, dass es nie zu lebensbedrohlichen Sauerstoffmangelzuständen kommt, und dass der Zustand wieder so rasch vergeht, wie er gekommen ist. In Ausnahmefällen mag ein mitgegebenes kleines Fingerpulsoximeter helfen, das dann die gleichbleibend hohe Sättigung anzeigt. Die Situation ist hier ähnlich wie beim Hyperventilationssyndrom mit vermutlich angeborener vegetativer Regulationsstörung, meist ohne begleitende psychische Erkrankung.

Akute Luftnot

Stellt sich ein Patient mit akut aufgetretener Luftnot vor, ist die Zahl der Differenzialdiagnosen sehr groß. Die Anamnese und die klinische Untersuchung wird aber meistens schon eine Richtung angeben. Im Wesentlichen geht es darum, ob es sich um eine kardiale, pulmonale oder pulmonalvaskuläre Ursache der Luftnot handelt.

Bei einer akuten Luftnot ist eine rasche Stratifizierung für die weitere Diagnostik erforderlich. Deswegen helfen 5 einfach und rasch zu ermittelnde **Eckpfeiler bei der Diagnostik**:

1. Pulsoximetrie (SaO_2, mit Pulsfrequenz)
2. Blutdruck
3. Atemfrequenz
4. Auskultation
5. Inspektion (inklusive inneres Augenlid zur Anämieabklärung)

Daraus ergeben sich dann oft Hinweise, ob die Ursache kardial oder pulmonal ist. Parallel wird man ein Notfalllabor mit Bestimmung von CK und Troponin T, evtl. CRP, Blutbild und eine Blutgasanalyse anschließen. Ein Röntgenbild des Thorax und ein EKG werden meistens schnell verfügbar sein. Eine Ultraschalluntersuchung ist sehr hilfreich. Selbst mit einem einfachen Gerät bekommt man eine orientierende Information über das Herz, ob eine akute Insuffizienz mit dilatiertem rechten oder linken Ventrikel, ein Aortenaneurysma, ein Pleura- oder Perikarderguss vorliegen.

Ein Algorithmus kann wegen der vielen Variationsmöglichkeiten aus den im Eingang des Kapitels erwähnten Gründen hier nicht angegeben werden.

3.3 Husten

3.3.1 Grundsätzliches

Neben der Luftnot ist der Husten das zweite Kardinalsymptom in der Pneumologie. Es stört die Patienten meist sehr, oft mehr als die Luftnot, denn an den Husten können sie sich im Gegensatz zur Luftnot nicht anpassen. Nahezu alle pneumologischen Erkrankungen können mit Husten einhergehen. Ein Algorithmus zur Hustenabklärung macht deswegen nur Sinn, wenn er auf die häufigsten Erkrankungen Bezug nimmt. In die Klinik kommt jemand nur zur Abklärung eines Hustens, wenn die Ursache trotz ambulanter Abklärung unklar geblieben ist oder eine ausgeprägte Symptomatik im Vordergrund steht.

> Husten stört die Patienten oft mehr als Luftnot oder Schleimretention.

Es gibt eine ganze Reihe von Untersuchungen, die sich mit der **Häufigkeitsverteilung** der Krankheitsbilder beschäftigt haben, die einen akuten oder chronischen Husten verursachen. Vieles davon ist auch in Algorithmen von Leitlinien eingeflossen. Schaut man sich diese Tabellen näher an, stellt man fest, dass die eigene Erfahrung meist eine ganz andere Häufigkeit widerspiegelt. Auch zeigt sich, dass die Häufigkeitsverteilung in den Ländern selbst eine gewisse Konstante darstellt. Dies beruht auf den jeweils **unterschiedlichen Gesundheitssystemen**. Bei einer gesetzlich abgesicherten Krankenversicherung wie bei uns wird eine ganz andere Häufigkeitsverteilung erzeugt, als wenn die Patienten einen relativ großen Teil der diagnostischen Maßnahmen selbst zahlen oder lange Wartezeiten für bestimmte Untersuchungen in Kauf nehmen müssen. Das hat erheblichen Einfluss auf die Häufigkeit der Arztbesuche und vor allen Dingen auf die der z. T. teuren Untersuchungen zur Abklärung des Hustens. Dies ist wieder ein Beispiel dafür, wie groß der Einfluss einer Vortestwahrscheinlichkeit auf das wissenschaftliche Ergebnis ist. Eine Generalisierung dieser Daten ist deswegen immer nur mit Einschränkungen möglich.

In der **Ambulanz** fallen im Wesentlichen **2 Gruppen** auf, die wegen Hustens den Arzt aufsuchen:

- Zum einen sind es Patienten, die relativ akut aus unterschiedlichsten Ursachen einen Husten entwickelt haben. Das Zuwarten bzw. die Behandlung beim Hausarzt hat die Situation nicht gebessert, sodass sie sich dann meist nach 3–6 Wochen beim niedergelassenen Pneumologen vorstellen.
- Die zweite Patientengruppe hat chronischen Husten, der stärker geworden ist oder dessen Qualität sich geändert hat.

Mitunter klagen die Patienten auch nur über passagere Hustenepisoden, die nie ganz verschwinden. Beide Symptomkomplexe deuten auf unterschiedliche Krankheitsgruppen hin, weswegen sie getrennt besprochen werden. Das entspricht auch etwa dem Vorgehen in der Deutschen Leitlinie (www.pneumologie.de) [2].

3.3.2 Akuter Husten

Patienten, die in den letzten Wochen einen Husten neu entwickelt oder ihn nicht richtig losgeworden sind, stellen einen großen Anteil der Klientel in der pneumologischen Praxis dar. ▶ Abb. 3.3 zeigt einen Algorithmus zum praktikablen Vorgehen. Anamnestisch wird sich in vielen Fällen ein **akuter grippaler Infekt** ausmachen lassen. Wie im Kap. 4.1 beschrieben, kommt es insbesondere bei Infekten mit Influenzaviren, aber auch bei anderen Erregern, öfter zu einer Zerstörung des Flimmerepithels, das dann erst langsam über Wochen nachwächst. In dieser Zeit husten die Patienten. Eine bakterielle Superinfektion unterhält oder aggraviert oft den Prozess. Die Patienten

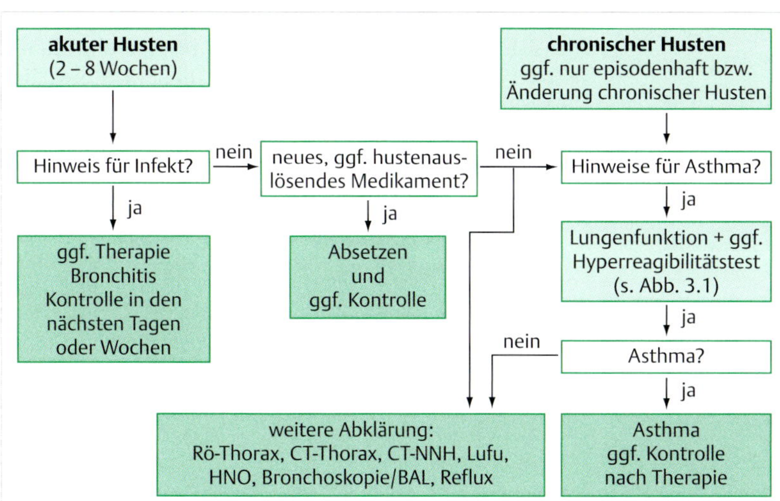

Abb. 3.3 Algorithmus zur Abklärung von akutem und chronischem Husten.

klagen über Hustenattacken auch nachts, manchmal trocken, meist aber mit hellem oder gefärbtem Auswurf. Abhängig von der Symptomatik und der Auswurfqualität kann entschieden werden, ob ein Antibiotikum verordnet werden soll. Häufig geben die Patienten keine Luftnot an.

Patienten mit **postinfektiösem Husten,** die vor allen Dingen nachts unter schweren Attacken leiden, profitieren recht gut von einer abendlich höher dosierten retardierten Codeingabe, üblicherweise 30–120 mg. Neben der symptomatischen Wirkung gibt es vermutlich auch eine therapeutische, da die Hustenattacken die Schleimhaut mechanisch weiter reizen. Dies kann die Bronchitis prolongieren. Es ist vergleichbar mit einer Wunde, die nach Ruhigstellung besser abheilt.

> M!
>
> Eine postinfektiöse Bronchitis mit ausgeprägten Hustenanfällen bessert sich oft allein durch die Ruhigstellung der wunden Bronchialschleimhaut mit retardiertem Codein. Hierzu sind in der Regel höhere Dosen erforderlich.

Manchmal kann man auch ohne Therapie zuwarten und den Patienten wieder einbestellen. Bisweilen dauert es lange, bis eine endgültige Besserung eintritt (Näheres s. Kap. 4.1).

> M!
>
> Postinfektiöser Husten kann oft sehr lange dauern; mitunter resultiert daraus eine chronische Bronchitis.

Gelegentlich sind es auch neu verschriebene **Medikamente,** die Husten verursachen können. Früher war das noch relativ unbekannt, aber inzwischen ist die Erkenntnis sehr verbreitet, dass **ACE-Hemmer** in ca. 10 % Husten auslösen. Manchmal tritt der Husten sofort ein, manchmal dauert es einige Wochen, bis er auftaucht. Umgekehrt ist es beim Absetzen. Auch hier dauert es mitunter bis zu 4 Wochen, bis er verschwindet. Das kann die Ursache verschleiern. Deshalb sollte man auf jeden Fall immer aktiv nachfragen. Auch Sartane können Husten verursachen, jedoch deutlich seltener. Mitunter sind auch β-Blocker für den Husten verantwortlich, wobei dann meist ein leichteres Asthma bronchiale zugrunde liegt, das durch die β-Blocker verstärkt bzw. demaskiert wird. In solchen Fällen hilft ein Hyperreagibilitätstest, um dies zu erkennen.

Liegt kein Infekt vor, muss der Husten mit radiologischen und endoskopischen Methoden weiter abgeklärt werden. Die Differenzialdiagnosen sind breit gefächert und reichen von der Fremdkörperaspiration über Lungenfibrose bis zum Krebs.

3.3.3 Chronischer Husten

Die mit großem Abstand häufigste Ursache des chronischen Hustens ohne Luftnot ist die **einfache chronische Bronchitis**, in ca. 90 % ausgelöst durch langjähriges Inhalationsrauchen. Diese Patienten gehen aber normalerweise nicht zum Arzt, sodass diese häufigste Hustenursache in den **Leitlinien** erstaunlicherweise mitunter gar **keine Erwähnung** findet. Ausnahme hiervon sind Raucher, bei denen die chronische Bronchitis gerade beginnt und die deswegen beunruhigt den Arzt aufsuchen. Typischerweise tritt der Husten in den Morgenstunden nach dem Aufwachen auf – ausgelöst durch die nächtliche Schleimretention (Näheres s. Kap. 4.3). Ansonsten kommen die Raucher nur zum Arzt, wenn sich die Qualität des Hustens geändert hat, z. B. bei Zunahme der Hustenfrequenz, der Hustenstärke oder auch der Tonalität. Mitunter ist das mit vermehrtem Auswurf gekoppelt, manchmal auch mit Hämoptysen.

Interessanterweise ist die Art des Hustens interindividuell sehr verschieden. Manche räuspern sich nur mehr oder weniger heftig, dafür aber relativ häufig (besonders Frauen). Andere hingegen haben einzelne schwerere Hustenattacken, die aber dann seltener sind. In eigenen Untersuchungen zur Effektivität der verschiedenen Hustenmanöver haben wir feststellen können, dass der Nettoeffekt bzgl. der bronchialen Elimination relativ unabhängig von der Art des Hustenmusters etwa gleich ist (Kap. 4.3).

> M!
>
> Die einfache chronische Bronchitis durch Rauchen ist die häufigste Hustenursache; nur gehen diese Patienten normalerweise nicht zum Arzt.

Eine andere Patientengruppe gibt an, bei bestimmten Expositionen zu husten. Auf genaues Nachfragen passt es dann oft zu **Provokationssituationen**, die für ein Asthma bronchiale sprechen. Der Algorithmus in ▶ Abb. 3.3 zeigt ein praktikables Vorgehen für diese Patientengruppe. Bestehen Hinweise für Asthma bronchiale, klären die Lungenfunktionsprüfung mit Spasmolysetest oder der bronchiale Hyperreagibilitätstest die Diagnose (Näheres s. Kap. 4.2). Falls der Test negativ ist oder anamnestisch kein Anhalt für ein Asthma besteht, wird man das volle Szenario der pneumologischen Diagnostik benötigen, um den Husten abzuklären. Hier kommen nahezu alle Krankheitsbilder der Pneumologie und der Hals-Nasen-Ohren-Heilkunde infrage. Dabei dürfen v. a. auch die Nasennebenhöhlen bzw. das sinubronchiale Syndrom nicht vergessen werden (Kap. 4.1). Bei Verdacht auf Reflux sollte über mindestens 2–4 Wochen hoch dosiert mit Protonenpumpenblockern behandelt werden.

Es gibt eine kleine Untergruppe von Patienten, bei der trotz kompletter Diagnostik kein Befund erhoben wird. Auch die Endoskopie ist unauffällig bzw. die Schleimhautbiopsie zeigt bestenfalls geringe Zeichen der chronischen Bronchitis. In solchen Fällen hilft die **Abklärung der mukoziliären Clearance**, gerade dann, wenn die Patienten häufige Arztbesuche hinter sich haben. Diese Untersuchung ist nur mit nuklearmedizinischen Methoden effektiv durchzuführen. Untersuchungen an Schleimhautbiopsien mit dem Ziel, die Bewegung der Zilien unter dem Mikroskop oder ähnlichen Systemen anzuschauen, sind nicht repräsentativ für die gesamte mukoziliäre Einheit in vivo. Die nuklearmedizinische Untersuchung hingegen misst die globale Elimination von radioaktiv markierten Partikeln (Kap. 4.3). Man findet bei Patienten mit chronischem Husten fast immer eine mehr oder weniger starke Einschränkung der mukoziliären Clearance. Manchmal ist sie z. B. nach einem Influenza-Infekt ganz aufgehoben. Da die Patienten aber üblicherweise ein normales Thorax-CT haben, liegt kein dyskinetisches Ziliensyndrom vor, denn hier entwickelt sich die chronische Bronchitis bereits ab der Geburt, wenig später gefolgt von Bronchiektasen und meistens auch einer Obstruktion (Kap. 4.1.6).

Mit geringem diagnostischem Aufwand lässt sich eine seltene Ursache für chronischen Husten abklären. Durch eine simple Inspektion lassen sich Haare des äußeren Gehörgangs feststellen, die das Trommelfell reizen und vagale Reflexe auslösen. Auch ein **Fremdkörper im Gehörgang** als mögliche Ursache des chronischen Hustenreizes entgeht der sorgfältigen Inspektion nicht.

Den **„psychogenen Husten“** gibt es nach unseren Erfahrungen eigentlich nicht bzw. nur **sehr selten**. Fast immer findet man eine organische Ursache. Allerdings gibt es eine starke Abhängigkeit der **Hustenschwelle** von äußeren bzw. psychischen Einflüssen. Beim Hinlegen und in Ruhe nimmt der Husten oft deutlich zu. Unter Anspannung kann er ganz verschwinden. Gelegentlich nimmt er gerade bei Theaterbesuchen etc. zu. Wie bei allen organischen Erkrankungen, kann auch ein chronischer Husten zum Krankheitsgewinn genutzt werden. Dies stellt man gelegentlich beim Betreten des Krankenzimmers fest, wenn die Patienten plötzlich beginnen, auffällig zu husten.

> **M!**
>
> Psychogene Störungen als Ursache des Hustens gibt es praktisch nicht; sie können aber die Hustenschwelle stark modulieren.

3.3.4 Therapie

Normalerweise wird die zugrunde liegende Erkrankung behandelt. Die Patienten, die aber unter **hartnäckigem**, dann fast immer **trockenem Husten** leiden, können erhebliche soziale Probleme bis zur Berufsaufgabe bekommen. Die Therapie ist schwierig. Man benötigt meistens hoch dosiertes retardiertes **Codein** (0,5–3 mg/kg KG), um den Husten etwas zu reduzieren. Die Dosis muss individuell austitriert werden, da es beim Codein (wie bei vielen anderen Medikamenten auch) große Unterschiede in der Metabolisierungsrate gibt. Wenige Patienten (insbesondere Kinder) scheinen Codein sehr schnell zu metabolisieren, wobei dann als Abbauprodukt Morphium entsteht, was ggf. beachtet werden muss.

Manche Patienten scheinen auch auf **Noscapin** sehr gut anzusprechen. Häufig reicht es, wenn die Patienten es zu bestimmten Zeiten nehmen, um den Husten dann zu unterdrücken. Eine komplette Unterdrückung des Hustens gelingt damit nie. Es besteht daher auch nicht die Gefahr der erhöhten Schleimretention, vor der häufig gewarnt wird.

Versuche, mit Inhalation von **Lokalanästhetika** – auch mit größeren Partikeln wegen der erhöhten zentralen Deposition – den Husten zu blockieren, sind oft unbefriedigend. Ein Versuch mit **Lidocain** lohnt sich aber immer, wie eine neue Studie gezeigt hat [3]. Dabei gab es kein Problem mit vermehrter Aspiration. Um eine gewisse Schleimmenge zu produzieren, sollten die Patienten mit trockenem Husten versuchen, hypertone Kochsalzlösung oder Emser-Salz-Lösung zu inhalieren. Das hilft allerdings nur in einigen Fällen. Es bessert zwar nicht den Husten, erleichtert aber die Symptomatik, da die Patienten sich deutlich besser fühlen, wenn sie etwas Schleim produzieren können.

3.4 Bluthusten

Das Abhusten von Blut ist für die Patienten immer ein dramatisches Ereignis. Wenn man von einer schweren, meist eitrigen Bronchitis absieht, steckt fast immer ein ernstes Krankheitsbild dahinter. Das in ▸ Abb. 3.4 skizzierte Schema zum Vorgehen betrifft im Wesentlichen Patienten, bei denen keine Vorerkrankung (z. B. ein Lungenkarzinom) bekannt ist, die das Bluthusten erklärt.

Die Definition, ab wann man von Hämoptysen bzw. von einer Hämoptoe spricht, ist wenig praktikabel, da als Trennlinie eine akute Blutmenge von 100 ml oder über den Tag verteilt von 300 ml angegeben wird. Diese Menge ist praktisch nicht quantifizierbar. Klinisch gibt es aber diese beiden Gruppen.

> **M!**
>
> Hämoptysen sind Blutbeimengungen im Sputum, als Hämoptoe bezeichnet man Sputumbeimengungen im Blut!

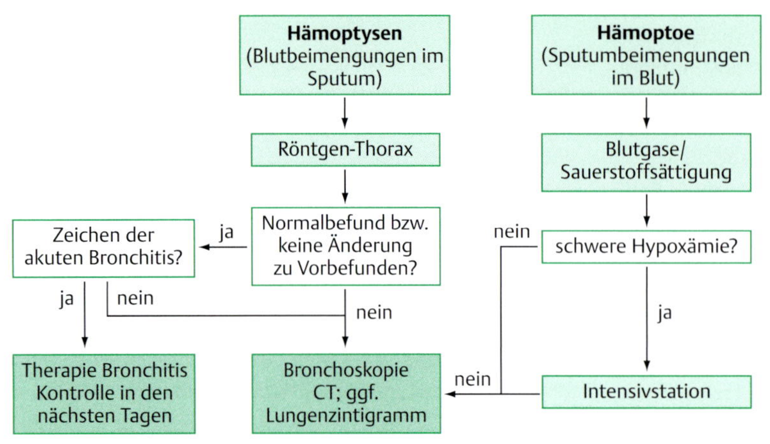

Abb. 3.4 Algorithmus zum Vorgehen bei Hämoptysen bzw. bei Hämoptoe.

3.4.1 Hämoptysen

Als Hämoptysen kann man **Blutfäden im Sputum** bezeichnen. Sie sind oft Ausdruck von Schleimhautblutungen. Bei Hämoptysen sollte eine Röntgen-Thoraxaufnahme durchgeführt werden. Ist sie normal oder zeigt sich keine Änderung zum Vorbefund (z. B. alte tuberkulöse Veränderungen), kann zugewartet werden, wenn zusätzliche Zeichen der **akuten Bronchitis** bestehen. Hier sind die Hämoptysen oft ein vorübergehendes Ereignis, das nach 2–3 Tagen wieder verschwindet. Zumeist ist es eine eitrige Bronchitis, sodass dann mit Antibiotika und Glukokortikoiden behandelt werden sollte (Kap. 4.1).

Liegt **keine akute Bronchitis** vor, muss in jedem Falle bronchoskopiert und immer ein CT durchgeführt werden, um die Ursache der Blutungsquelle zu finden. Das **CT klärt häufiger die Ursache als die Endoskopie**. Die Differenzialdiagnose ist breit und reicht vom Bronchuskarzinom über entzündliche Infiltrate, Bronchiektasen, rupturierte Aortenaneurysmata und Aspergillome bis zur reaktivierten Tuberkulose. Bei jeder Grunderkrankung kann die Blutung durch eine Linksherzinsuffizienz getriggert bzw. verstärkt werden.

Nicht selten findet man gerade bei Hämoptysen keine Blutungsquelle im Bronchialsystem bzw. es blutet nicht beim Berühren der Bronchialwand mit dem Bronchoskop. Solche Fälle wird man oft durch den Verlauf klären. Differenzialdiagnostisch muss gerade dann immer auch an eine **Blutungsquelle im Nasen-/Rachenraum oder im gastroenterologischen Bereich** gedacht werden. Deswegen sollten die Patienten insbesondere bei der nasalen Passage sorgfältig inspiziert werden. Falls die Nasenwege eng sind, sollte man lieber oral intubieren, um keine neue Blutung zu setzen. Üblicherweise klären der Verlauf und/oder die weitergehenden Untersuchungen die Genese.

Insgesamt hat wohl die Zahl der leichten und passageren Hämoptysen durch die heute viel häufiger durchgeführte **Thrombozytenaggregationshemmung** und **Antikoagulanzientherapie** (oder sogar beides) zugenommen. Eine Kontraindikation zu diesen Therapien ergibt sich aber aus diesen passageren Hämoptysen fast nie.

3.4.2 Hämoptoe

Husten die Patienten Blutkoagel ab, liegt dem in der Regel eine ernste Erkrankung zugrunde. Eine Hämoptoe geht meistens von rupturierten kleinen Bronchialarterien aus, weswegen das Blutvolumen infolge des hohen Drucks ungleich größer ist. Blutungen aus dem Pulmonalarteriensystem wie bei Lungeninfarkt oder durch Diapedese beim pulmonalen Hämorrhagiesyndrom sind dagegen viel weniger heftig.

Die größte Gefahr bei größeren Blutmengen geht von einer **Asphyxie durch Verlegung der Bronchien** aus. Zeigen die Patienten schon einen Sättigungsabfall in der Pulsoximetrie (< 90 % bei sonst fehlender Lungenerkrankung), sollte eine Überwachung auf der Intensivstation erfolgen, damit man zeitnah intervenieren kann. Parallel wird möglichst früh endoskopiert und ein CT durchgeführt. Die **frühe Bronchoskopie** hat den Vorteil, dass man manchmal noch den Bronchus ausmachen kann, der zur Blutungsquelle führt. Häufig ist aber das Bronchialsystem durch rücklaufendes Blut fleckig belegt, sodass die Zuordnung schwierig wird. In solchen Fällen hilft es, größere Blutmengen abzusaugen.

> **M!**
>
> Eine Hämoptoe macht fast nie einen Hb-Abfall, kann aber durch Verlegung der Bronchien zur Asphyxie führen, mit anderen Worten: Bevor es zu einem Hb-Abfall kommt, ist der Patient an einer Asphyxie verstorben.

Mitunter sieht man eine frische Blutstraße und kann dann bei den anschließenden radiologischen Untersuchungen gezielt in diesem Bezirk nachschauen. Besteht der Verdacht auf eine Lungenembolie, sollte bei unauffälligem CT in jedem Fall noch ein Szintigramm angeschlossen werden, da gerade Thromben, die in die Peripherie gesplittet sind (und deswegen im CT nicht mehr sichtbar sind), akute Thoraxschmerzen mit Bluthusten verursachen können (Kap. 8.5). In Abhängigkeit von den einzelnen Untersuchungsbefunden ergeben sich meist zwangsläufig die weiteren Untersuchungsschritte bezüglich Labor, Ultraschall, Labor etc.

M!

Bei Hämoptoe sollte möglichst sofort bronchoskopiert werden, um die Blutungsquelle auszumachen.

► **Therapie.** Patienten, die mit schwerer Hämoptoe auf der Intensivstation versorgt werden müssen, sollten **sediert** und **stark antitussiv** behandelt werden, damit der Hustenreiz nicht wieder eine erneute Blutung auslöst. Wir führen auch fast immer prophylaktisch eine Antibiose durch (auch bei fehlenden Entzündungszeichen) und geben 30–50 mg Prednisolon/Tag. Evtl. muss man intubieren und sedieren, was zum einen den Vorteil hat, dass die interventionelle Bronchoskopie einfacher wird. Zum anderen sinkt durch die Beatmung der Sauerstoffverbrauch.

Gleichzeitig sollte man wie bei allen Blutungen auf einen **niedrigen Blutdruck** achten bzw. diesen erzeugen. Da bei niedrigerem Blutdruck der **Blutverlust geringer** wird, bleibt mehr Zeit für eine Intervention. Sind die Blutungsmengen groß, muss bei einseitiger Blutung interventionell durch Blockade die andere Lungenhälfte geschützt werden (s. Kap. 13.6, Interventionelle Bronchoskopie).

Das Spektrum der Differenzialdiagnosen von Hämoptysen ist breit. ► Tab. 3.1 zeigt die häufigsten Ursachen.

Tab. 3.1 Ursachen von Bluthusten getrennt nach entzündlicher und nichtentzündlicher Genese.

entzündliche Genese	nichtentzündliche Genese
• eitrige Tracheobronchitis • Bronchiektasen • Pneumonie/Abszess • Aspergillusinfektion • Tuberkulose/nicht tuberkulöse Mykobakterien • Parasiten	• Lungenkarzinom • Lungenembolie • Fremdkörperaspiration • rupturiertes Aortenaneurysma • bronchiale Teleangiektasie (arteriovenöse Malformation) • Morbus Wegener • Blutgerinnungsstörungen • Goodpasture-Syndrom • Morbus Ceelen • Lymphangioleiomatose • Endometriose • Antikoagulanzientherapie

3.5 Thoraxschmerz

In der ambulanten Praxis hat man es meistens mit milden oder inkonstanten Thoraxschmerzen zu tun. Im Krankenhaus geht es häufiger um stärkere Symptome in Verbindung mit akuten oder perakuten Krankheitsbildern.

Für den Thoraxschmerz selbst gibt es keine objektivierbaren Untersuchungen. Die beste Information erhält man durch die Anamnese in Verbindung mit gezieltem Nachfragen und durch die klinische Untersuchung, denn die verschiedenen Kompartimente des Thorax können unterschiedliche Empfindungsqualitäten auslösen.

M!

Schmerzqualitäten sind differenzialdiagnostisch viel hilfreicher als unterschiedliche Luftnotqualitäten.

3.5.1 Retrosternaler Druck/Brennen

Diese Symptomatik kommt in der niedergelassenen Praxis am häufigsten vor. Hintergrund ist sehr häufig eine **subakute oder subchronische Bronchitis** mit langsamer Abheilung bzw. Regeneration des Flimmerepithels. Die Patienten spüren quasi einen Wundschmerz im Bereich der Trachea. Endoskopisch sieht man dann häufig Zeichen der akuten oder subakuten Bronchitis, die allerdings im gesamten Bronchialsystem zu sehen sind. Von der Endoskopie weiß jeder Pneumologe, dass die Schmerzrezeptoren etwas unterhalb der Bifurkation aufhören; deshalb geben die Patienten die Schmerzen nur im oberen Thoraxdrittel an. Meistens wird man den Befund beobachten und nur bei Persistenz oder Verschlechterung bronchoskopieren (Kap. 4.1).

M!

Retrosternaler Druck ist beim Pneumologen meist Zeichen einer Tracheobronchitis, beim Kardiologen eher einer Angina pectoris.

3.5.2 Pleura-/atemabhängige Schmerzen

Die zweithäufigste Ursache sind atemabhängige Schmerzen, die besonders bei tiefer Inspiration auftreten und durch die Pleura parietalis ausgelöst werden. Dieses Beschwerdebild lässt sich zwar meistens genau lokaliseren, ist jedoch nicht mit einem vermehrten Druckschmerz an dieser Stelle verbunden. Liegt aber eine Fraktur (häufigste Ursache: Hustenfraktur) vor, spürt der Patient sofort einen deutlichen Druckschmerz.

Ursache des Pleuraschmerzes ist am häufigsten eine **akute Pleuritis** oder eine beginnende Pleuropneumonie. Auch eine in Abheilung befindliche Resorption eines Ergusses kann diese Schmerzen verursachen. Kleine periphere Lungenembolien, die die Pleura erreichen, können ebenfalls einen pleuritischen Schmerz auslösen. Das Perikard ist ähnlich schmerzempfindlich wie die parietale Pleura. Nur sind Perikarditiden, die diese Schmerzen verursachen, recht selten.

3.5.3 Lokale Schmerzen im Bereich der Thoraxwand

Lokale Beschwerden an der Brustwand unterscheiden sich von Pleuraschmerzen durch die **Auslösbarkeit auf Druck**. Hier führen mit Abstand **kleine Frakturen**, die im Röntgenbild fast nie sichtbar sind, es sei denn, die Rippe ist disloziert. Dabei ist die ventrale Knorpelknochengrenze die häufigste Prädilektionsstelle, besonders wenn die Patienten im Rahmen ihrer Erkrankung attackenartig längere Zeit gehustet haben.

Im Knochenszintigramm, nicht aber im Röntgenbild sieht man dann typische Veränderungen nach frühestens einer Woche, wenn die Frakturheilung beginnt. Im CT sind diese angebrochenen Bezirke manchmal zu erkennen, allerdings oft nur, wenn Voraufnahmen vorliegen oder Rekonstruktionen im **Knochenfenster** durchgeführt werden.

> M!
>
> Hustenfrakturen sind im normalen Röntgenbild fast nie zu sehen.

Eine seltene Ursache für lokale Schmerzen der Thoraxwand ist eine **Ostitis**, die besonders an der Knorpel-Knochen-Grenze vorkommt. Früher wurde sie als **Tietze-Syndrom** bezeichnet, heute als SAPHO-Syndrom (Synovitis, Akne, Pustulosis, Hyperostosis, Osteitis). Im weitesten Sinne ist diese Entität heute der seronegativen Spondylarthropathie zuzuordnen.

3.5.4 Radikuläre Schmerzen (BWS-Syndrom)

Eine Nervenreizung an den kleinen Wirbelgelenken oder durch die Bandscheibe im BWS-Bereich ist nicht so häufig, wie sie diagnostiziert wird. Findet man keine Ursache von Thoraxschmerzen, wird häufig von einer **Interkostalneuralgie** gesprochen, die es als eigentliches Krankheitsbild bestenfalls als extreme Ausnahme gibt. Naturgemäß können **Entzündungen an der Nervenwurzel im BWS-Bereich** an die Stelle ausstrahlen, die der Nerv innerviert (vergleichbar mit LWS-Syndrom). Hier besteht typischerweise praktisch keine Atemabhängigkeit, sondern eher eine Verschlimmerung bei bestimmten Bewegungen. In seltenen Fällen nehmen die Schmerzen beim Husten oder Pressen zu, was anzeigt, dass der Druck eher von der Bandscheibe ausgeht. Manchmal sind sie durch Klopfen auf der Wirbelsäule auslösbar.

Diagnostisch verwertbare radiologische Korrelate gibt es nicht, wenn man von Sinterungsfrakturen infolge Osteoporose, Metastasen oder entzündlichen Herden absieht. Die radikulären Beschwerden sind auch nicht sicher im MRT zu diagnostizieren, da es hier sehr viele falsch positive Befunde gibt. Es bleibt eine klinische Diagnose, die oft ex juvantibus, z. B. nach antirheumatischer Therapie bzw. im Verlauf, gesichert wird.

> M!
>
> Liegen keine offensichtlichen Erkrankungen wie Sinterungsfrakturen vor, besteht überhaupt keine Korrelation zwischen radiologischen Befunden der Wirbelsäule (einschließlich MRT) und Beschwerden.

3.5.5 Schmerzen im Bereich der oberen Thoraxapertur

Die Nervenplexus zur Innervation der Arme und des Schultergürtels liegen mit den Gefäßen sehr eng neben zahlreichen Muskeln und knöchernen Strukturen. Eine Halsrippe oder eine Einengung durch die vordere bzw. hintere Skalenuslücke kann zum **Thoracic Outlet-Syndrom** (TOS) führen. Hierbei kommt es bewegungsabhängig verstärkt zu neurovaskulären Kompressionen. Die Patienten zeigen mitunter neurologische Ausfälle. Beim Anheben des Arms nach hinten verstärken sich die Beschwerden deutlich. Üblicherweise sind die Schmerzen einseitig. Da es sich um ein neurologisches Krankheitsbild handelt, sollten die Patienten auch in der Neurologie vorgestellt werden, damit dort die Nervenleitungsgeschwindigkeit bestimmt werden kann. Darüber hinaus sind entsprechende CT- bzw. MRT-Untersuchungen erforderlich.

Ist der Schmerz brennend und relativ bewegungsunabhängig und kommen motorische Ausfälle dazu, spricht das eher für eine Tumorinfiltration im Sinne eines **Pancoast-Tumors**.

> M!
>
> Ein Thoracic Outlet-Syndrom wird häufiger übersehen.

3.5.6 Schmerzen im Bereich des Ösophagus

Eine Refluxösophagitis wird meist im unteren Drittel des Thorax verspürt. Sie ist oft durch die Anamnese zu klären, da Süßspeisen und Magenfüllung den Zustand verstärken. Nach Trinken von Milch oder Antazida kommt es meistens zur sofortigen Linderung. Die Diagnose wird in der Regel gastroskopisch bzw. ex juvantibus nach Therapie gestellt.

Eine Nahrungsbolus (meist unzerkautes Fleisch), der im Ösophagus stecken bleibt, kann akute diffuse Thoraxschmerzen auslösen. Kommt es zu einem Boerhaave-Syndrom, so bleiben die Thoraxschmerzen auch nach Entfernung des Bolus bestehen bzw. nehmen langsam zu (manchmal nach einem Intervall). Oft entwickelt sich dann zunehmend eine Einseitigkeit der Schmerzen und es kommt zu einem Pleuraerguss. Auch Hämoptysen sind dann möglich.

3.5.7 Herz – kardialer Ischämieschmerz

Die Angina pectoris ist eine klassische Symptomatik mit ausgeprägten Schmerzen in der Herzgegend, insbesondere bei Belastung. Dabei strahlt der Schmerz öfter in den linken Arm und den Unterkiefer aus. Dehnt sich der präkordiale Schmerz auf den rechten Arm oder die Schulter aus oder betrifft beide Arme, ist die Wahrscheinlichkeit des Herzinfarkts noch 4-fach erhöht; bei gleichzeitigem Auftreten von Erbrechen oder Übelkeit etwa 2-fach. Atypische Projektionspunkte bis ins Zwerchfell oder in den Bauch sind aber auch möglich. Klassischerweise geben die Patienten die Beschwerden stark belastungsabhängig an.

Es gibt Ausnahmen bei Vasospasmen oder bei hypertropher obstruktiver Kardiomyopathie (HOCM). Bei kardialer Dekompensation, z. B. im Rahmen einer hypertensiven Krise oder beim Sehnenfadenabriss an der Klappe, kann es ebenfalls zur Angina pectoris kommen.

Die **Diagnose** wird im Allgemeinen durch das EKG und den Troponin-T-Test gestellt. Auch die Gabe von **Nitroglycerin** hilft differenzialdiagnostisch. Bei Angina pectoris setzt die Besserung bereits innerhalb von 1 min nach Nitroglyceringabe ein. Eine Linderung der Beschwerden nach 5–10 min spricht gegen eine Ischämiereaktion der Herzkranzgefäße.

> M!
>
> Bei der echten Angina pectoris wirkt Nitroglycerin – wenn es wirkt – innerhalb von 1 min.

3.5.8 Einmalig auftretender, schwerer Schmerz

Eine **Dissektion** der thorakalen oder abdominellen **Aorta** führt oft zu einem kurzen schockähnlichen Zustand mit Vernichtungsschmerz. Wenn die Ruptur gedeckt ist, bessern sich die Beschwerden nach 1–2 h wieder deutlich, sodass bei der Vorstellung beim Arzt oft nur die anamnestische Schilderung bleibt. Gedeckte Gefäßrupturen werden oft übersehen. Eine Ultraschalluntersuchung, insbesondere TEE, deckt die meisten Fälle auf, ansonsten benötigt man radiologische Untersuchungen wie das Angio-CT. Alternativ kommen ursächlich auch eine Lungenembolie oder ein Herzinfarkt infrage.

3.6 Unklare Hypoxämie

Mitunter hat man v. a. in der Praxis das Problem, dass trotz einer deutlichen Hypoxämie bei der Blutgasanalyse kein offensichtlicher Grund für die Störung vorliegt, wie z. B. eine Hyperkapnie, also eine Hypoventilation. Da aber isolierte Hypoxämien relativ häufig vorkommen, zeigt ▶ Abb. 3.5 einen Algorithmus zur Abklärung unklarer Hypoxämien.

In Ruhe gibt es vor allen Dingen bei übergewichtigen Menschen durch Kompression der basalen Lungenanteile relativ häufig ein leicht erhöhtes **Shuntvolumen** durch **Ventilations-/Perfusionsverteilungsstörungen**. Deswegen sind Ruheblutgase hier sehr unspezifisch. Eine Klärung bringt eine kurze Belastung. Es genügt, einige Treppenstufen zu laufen oder 5 Kniebeugen machen zu lassen, sodass die Patienten etwas hyperventilieren. Normalisieren sich dann die Blutgase, handelt es sich um die erwähnte Ventilations-/Perfusionsverteilungsstörung.

> M!
>
> Die meisten unklaren Hypoxämien in der Ambulanz verschwinden nach einer kurzen Belastung.

Bleibt aber die Hypoxämie bestehen, sollte man überprüfen, ob sie durch einen **Shunt** oder durch eine **Diffusionsstörung** verursacht wird. Dazu sollte der Patient möglichst für ca. 10 min bis zur Blutgasabnahme über eine Venturi-Maske 10 l/min Sauerstoff atmen. Mit dieser Anordnung ist eine 100 %-ige Oxygenierung nicht möglich, aber eine inspiratorische Konzentration von etwa 80 % kann damit ohne Probleme erreicht werden. Wichtig ist zu klären, ob der unter Sauerstoff sichtbare paO_2-Anstieg erheblich oder nur unwesentlich ist. Der tatsächliche Wert ist schwierig zu ermitteln, da man zum einen die inspiratorischen Sauerstoffkonzentrationen nicht genau erfasst und zum anderen die Blutgasgeräte für höhere Bereiche extra geeicht werden müssten. Deswegen reicht die Information, ob sich der paO_2 deutlich erhöht oder nur unwesentlich ansteigt:

- Erhöht sich der paO_2 deutlich, spricht das für eine Diffusionsstörung wie bei Lungenfibrose oder auch einer kardialen Stauung, was durch die Folgeuntersuchungen schnell zu klären ist.
- Bleibt hingegen der paO_2-Anstieg aus oder ist er nur geringgradig, spricht das für ein erhöhtes Shuntvolumen. Im Gefolge wird man radiologische Untersuchungen

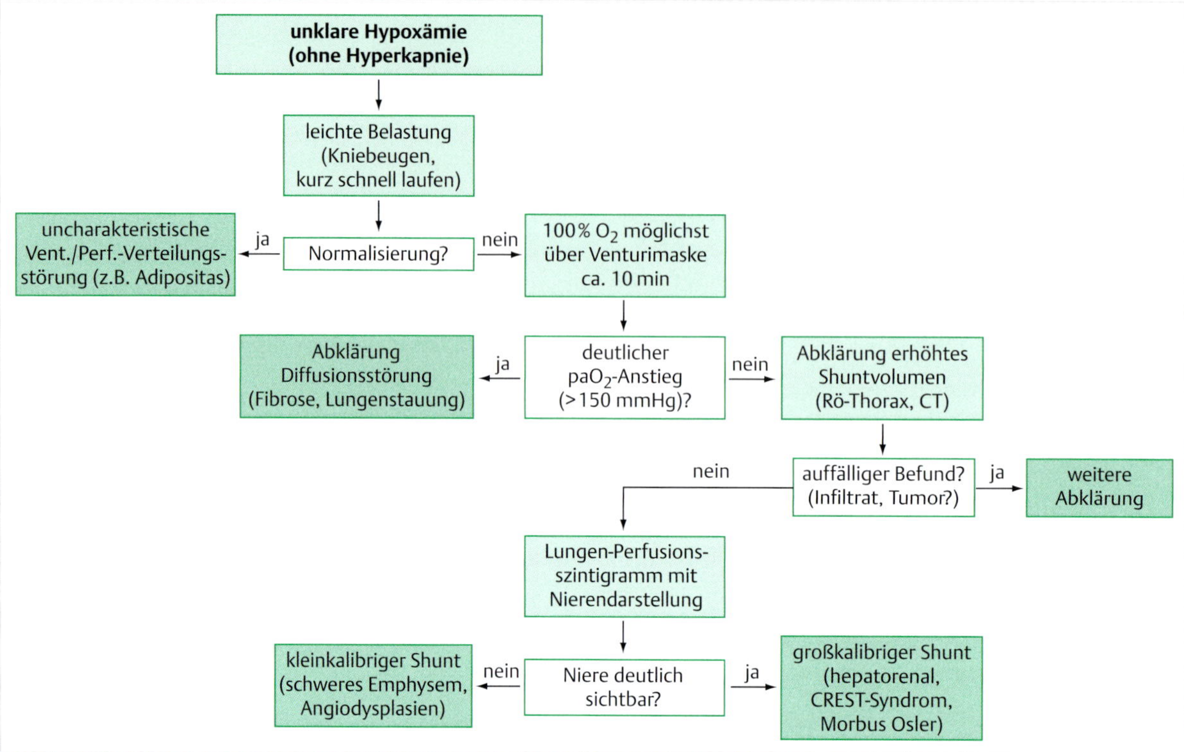

Abb. 3.5 Algorithmus zu Abklärung einer unklaren Hypoxämie (ohne Hyperkapnie).

durchführen, um zu sehen, ob ein auffälliger Befund wie ein Infiltrat oder ein Tumor vorliegt, der dann weiter abgeklärt werden muss.

Bleibt die radiologische Untersuchung (einschließlich Thorax-CT) unauffällig oder erklärt zumindest nicht das erhöhte Shuntvolumen, sollte nachgeschaut werden, ob der Shunt auf der Ebene der größeren Gefäße oder der (nicht ventilierten) Kapillaren stattfindet.

Das gelingt recht einfach und unblutig mit der **Lungenperfusionsszintigrafie.** Dabei müssen zusätzlich die Nieren mit der Szintillationskamera aufgenommen werden (▶ Abb. 3.6). Normalerweise embolisieren die mit ^{99m}Tc markierten Makropartikel infolge ihrer Größe von ca. 15–100 µm in über 98 % in den Lungenkapillaren. Liegt ein großlumiger Shunt vor, gehen sie an den Lungenkapillaren vorbei und embolisieren in den Kapillaren des großen Kreislaufs. Da die Nierendurchblutung etwa 25 % der Gesamtdurchblutung des großen Kreislaufs darstellt, ist diese durch Multiplikation der Nierenaktivität mit dem Faktor 4 zu bestimmen. Das Shuntvolumen kann dann aus der Impulszahl der Organe einfach errechnet werden:

$$\text{Shuntvolumen}\,(\%) = \frac{4 \times \text{Impulszahl Niere} \times 100}{\text{Impulszahl Lunge} + 4 \times \text{Impulszahl Niere}}$$

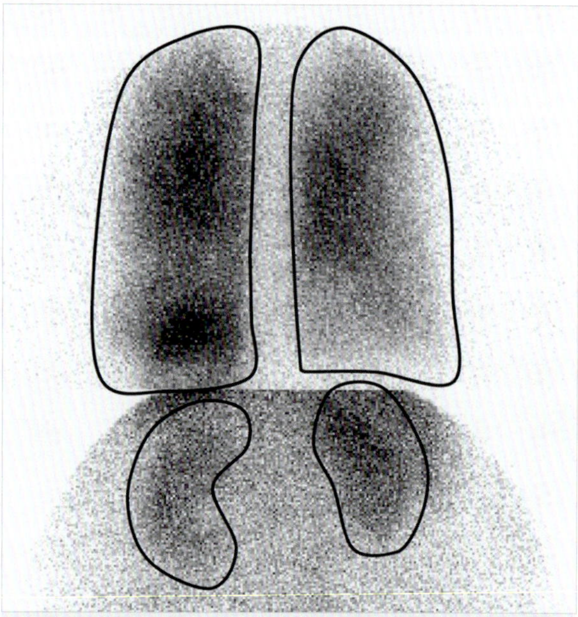

Abb. 3.6 Beispiel eines großlumigen Shunts mit Darstellung der Nieren in der Lungenperfusionsszintigrafie. Hier betrug das Shuntvolumen 22 %.

M!

Die Lungenperfusionsszintigrafie mit Darstellung der Nieren erlaubt unblutig eine nähere Eingrenzung eines unklaren Shunts.

Großkalibrige Shunts gibt es bei hepatorenalem Syndrom, bei Leberzirrhosen, bei bestimmten Formen der pulmonalarteriellen Hypertonie (besonders in Verbindung mit dem CREST-Syndrom) und bei Morbus Osler.

Shunts auf Kapillarebene, die so kleinkalibrig sind, dass die Makropartikel nicht hindurchfließen, gibt es manchmal bei ganz ausgeprägtem Emphysem, wenn das Kapillarbett weitestgehend reduziert ist. Dann greift der Von-Euler-Liljestrand-Reflex nicht mehr und die Kapillaren müssen dilatieren, damit genug Blut zum linken Herzen fließt, um die Perfusion zu sichern. Manche Angiodysplasien führen auch zu einem Shunt auf der Lungengefäßebene.

Literatur

[1] American Thoracic Society. Dyspnea. Mechanisms, assessment, and management: a consensus statement. Am J Respir Crit Care Med 1999; 159: 321–340

[2] Kardos P, Cegla U, Gillissen A et al. Leitline der Deutschen Gesellschaft für Pneumologie zur Diagnostik und Therapie von Patienten mit akutem und chronischem Husten. Pneumologie 2004; 58: 570–602

[3] Lim KG, Rank MA, Hahn PY et al. Long-term safety of nebulized lidocaine for adults with difficult-to-control chronic cough: a case series. Chest 2013; 143: 1060–1065

[4] Manning HL, Schwartzstein RM. Pathophysiology of dyspnea. N Engl J Med. 1995; 333: 1547–1553

4 Atemwegserkrankungen

Im Folgenden werden schwerpunktmäßig Atemwegserkrankungen besprochen. Mitunter sind sie eng mit Erkrankungen des Lungenparenchyms gekoppelt, z. B. die chronisch obstruktive Bronchitis mit dem Emphysem, das eine reine Parenchymerkrankung ist. Da aber die Atemwege immer pathogenetisch im Vordergrund stehen, werden sie hier gemeinsam abgehandelt.

4.1 Akute und subakute Bronchitis und Sinusitis

Die akute Bronchitis und Sinusitis sind normalerweise die Domäne des Hausarztes. Die Patienten, die mit diesen Diagnosen zum Pneumologen kommen, haben in der Regel einen subchronischen oder komplizierten Verlauf. Damit ändert sich das diagnostische und therapeutische Szenario.

4.1.1 Beschreibung

Akute Bronchitiden und Sinusitiden sind entzündliche Erkrankungen des respiratorischen Epithels mit Schwellung und Sekretfluss, was die typische Symptomatik des grippalen Infekts erklärt. Fieber ist eher selten und typischerweise kurz (1–2 Tage). Husten gehört obligat dazu. Dyspnoe ist eher gekoppelt an ein allgemeines Krankheitsgefühl, oft mit Muskelschwäche.

4.1.2 Häufigkeit

Akute Sinusitiden und Bronchitiden gehören zu den häufigsten Erkrankungen in der Medizin. Die komplizierteren Fälle, die in die pneumologische Praxis oder gar in die Klinik kommen, liegen etwa im Bereich von 1–3 % der akuten Entzündungen und stellen damit wegen der hohen absoluten Häufigkeit eine große Fallzahl dar.

> **M!**
> Die subakute Bronchitis ist einer der häufigsten Gründe, sich beim Pneumologen vorzustellen.

4.1.3 Ätiologie und Pathogenese

Akute Sinusitiden und Bronchitiden sind am Anfang praktisch immer durch **Viren** verursacht. Meist handelt es sich dabei um Rhino-, Parainfluenza-, Corona-, RS-Viren und das humane Metapneumovirus. Möglicherweise gibt es noch weitere, nicht bekannte Arten. Davon abzugrenzen sind die echte Influenza A und B, die meistens mit einem schweren, hochfieberhaften Krankheitsbild einhergeht.

Typischerweise sind die Erkrankungen selbstlimitierend. Etwa 5 % zeigen subakute oder subchronische Verläufe, die typischerweise mit **bakterieller Infektion** auf der durch Viren vorgeschädigten Schleimhaut zusammenhängen. Hier sind die meisten Erreger in der Rangfolge ihrer Häufigkeit: Haemophilus influenzae, Moraxella catarrhalis, Streptococcus pneumoniae, Staphylococcus aureus, Mykoplasmen und Chlamydien. ▶ Abb. 4.1 zeigt die häufigsten Verlaufstypen.

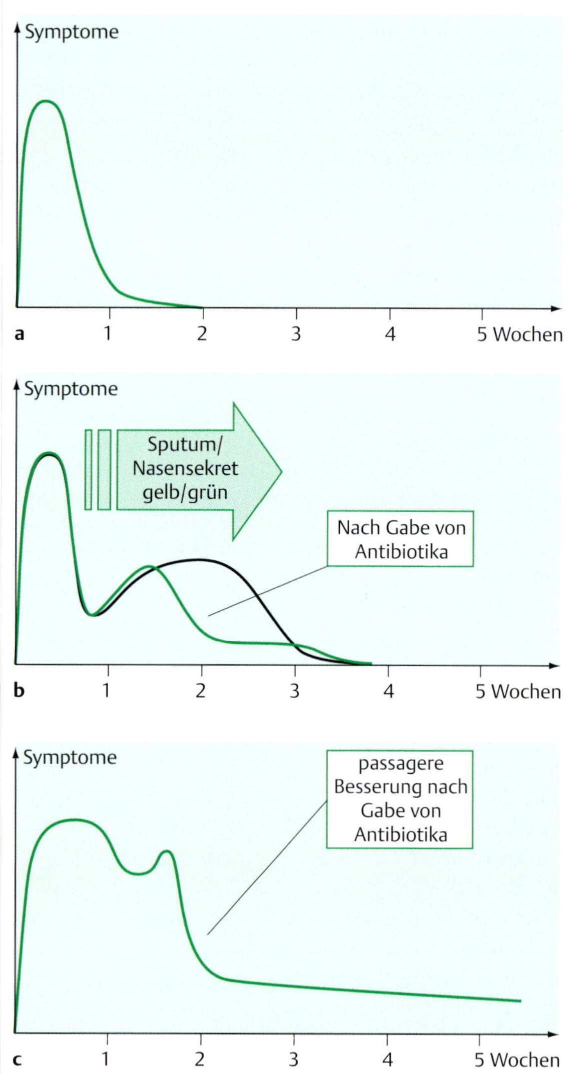

Abb. 4.1 Verlauf von Virusinfekten.
a Typischer Verlauf eines unkomplizierten Virusinfektes.
b Typischer Verlauf eines Virusinfektes mit bakterieller Superinfektion.
c Typischer Verlauf eines Virusinfektes mit langer postinfektiöser Bronchitis; oft passagere Superinfektion.

Für Sinusitiden ist in etwa der Hälfte der Fälle Streptococcus pneumoniae verantwortlich. Fast genauso häufig findet man Haemophilus influenzae, gefolgt von Mykoplasmen (< 10 %), Staphylokokken und Anaerobiern (eher in Verbindung mit Dentalabszessen) sowie weiteren seltenen Erregern. Bei einer **hartnäckigen chronischen Sinusitis** muss man auch an **Pilze**, insbesondere an Aspergillen denken. Dabei kommen ähnliche Krankheitsbilder wie in den Bronchien vor, von der allergischen Aspergillose bis zum Aspergillom. Beides wird in Deutschland bisher kaum beachtet; im internationalen Schrifttum gibt es aber zahlreiche Hinweise [19].

Bei der bakteriellen Bronchitis führen ebenfalls Streptokokken und Haemophilus influenzae die Liste der Verursacher an. Manchmal können akute Bronchitiden und Sinusitiden auch sofort durch Bakterien ausgelöst werden (< 5 %), wobei hier Mycoplasma pneumoniae, Chlamydophila pneumoniae und vor allen Dingen Bordetella pertussis infrage kommen.

Typischerweise geht die akute Entzündung mit einer Lähmung des **Flimmerepithels**, manchmal auch mit seiner Zerstörung, einher. Bei der echten Influenza ist typischerweise das Flimmerepithel zerstört und wächst dann nur langsam nach. Als **kompensatorischer Reinigungsmechanismus** entwickelt sich bei Hemmung der mukoziliären Clearance sofort der **Husten**, der meist so lange persistiert, bis die Hemmstoffe des Flimmerepithels verschwunden sind oder es sich nach seiner Zerstörung wieder regeneriert hat (Kap. 13.3, Physikalische Therapie). Das kann mitunter einige Monate in Anspruch nehmen (▶ Abb. 4.1c). In einzelnen Fällen bleibt die Regeneration aus und es entsteht dann eine chronische Bronchitis. Das entscheidet sich meist nach einem Jahr: Husten die Patienten dann immer noch, bleibt der Husten bis zum Lebensende bestehen.

4.1.4 Klinik und körperliche Untersuchung

Patienten, die sich beim Pneumologen vorstellen, zeigen meist kein perakutes Krankheitsbild mehr. Hier steht **schwerer**, manchmal unstillbarer **Husten** im Vordergrund, mit unterschiedlicher Auswurfmenge. Häufig sind auch die Nasennebenhöhlen befallen. Typischerweise ist Fieber nicht vorhanden. Da die Symptome eine breite Differenzialdiagnose haben (Kap. 3.3), braucht es entsprechende Erfahrung, um einen „Hyperaktivismus“ bezüglich der nächsten diagnostischen Schritte zu vermeiden.

Bei der Auskultation sind häufig Geräusche ähnlich wie bei einer Obstruktion zu hören, sie können aber auch fehlen. Allgemein ist die physikalische Untersuchung unergiebig bzw. wenig diskriminierend. Eine genaue Anamnese zu Nachtschweiß, Änderung der Symptome im Zeitverlauf und zusätzlich bestehenden Begleiterkrankungen hilft bei der Differenzierung eher.

4.1.5 Diagnostik

Die weitere Diagnostik hängt vom Befund und vom Zeitverlauf ab. Besteht der Husten länger als 3–4 Wochen bzw. hat sich seine Qualität geändert, sollte auf jeden Fall ein **Röntgenbild** angefertigt werden, um Infiltrate oder andere pathologische Röntgenbefunde nicht zu übersehen. Gerade bei älteren Menschen kann sich eine Pneumonie ohne wesentliches Fieber entwickeln. Umgekehrt gibt es zahlreiche andere Lungenerkrankungen, die grippeähnliche Symptome machen können – von der kryptogenen organisierenden Pneumonie bis zur Fremdkörperaspiration.

In der **Lungenfunktionsanalyse** findet man häufiger eine leichte Restriktion, manchmal auch eine Obstruktion, die im Verlauf wieder verschwindet. Viele Patienten zeigen jedoch eine völlig unauffällige Spirometrie bzw. Ganzkörperplethysmografie.

Die **Laboruntersuchungen** helfen üblicherweise nicht weiter, von einzelnen seltenen Erkrankungen (wie Mononukleose) abgesehen. Eine gewisse Ausnahme bildet der Keuchhusten des Erwachsenen, der weiter unten besprochen wird. Auch die Bestimmung von Procalzitonin (PCT) ist hierbei nicht hilfreich. Im Zweifelsfall wird sowieso ein Röntgenbild gemacht, um Infiltrate auszuschließen.

> **M!**
>
> Da bakterielle Bronchitiden und Sinusitiden nahezu immer topische Infektionen sind, helfen Entzündungsmarker im Blut wie CRP und PCT diagnostisch nicht weiter; sie sind fast immer normal.

Eine **Diagnostik der Nasennebenhöhlen (NNH)** lohnt sich nur bei längerem Verlauf. Dann sollte man aber gleich ein **CT** durchführen, da die anderen Verfahren wie Röntgen-NNH oder Ultraschall zu ungenau sind und v. a. die Sphenoidalhöhle, z. T. auch die Cellulae ethmoidales nicht dargestellt werden können. Gerade diese sind aber wegen des vereinzelten hochakuten Krankheitsbildes (cave: nur sehr dünne Wand zum Neurokranium) besonders wichtig und es besteht gelegentlich sogar eine akute Operationsindikation. Zur Technik der CT sei angemerkt, dass hohe Strahlendosen mit der gezielten Darstellung bestimmter Schnittebenen vermieden werden sollten, da sich die Augenlinse immer im Strahlenfeld befindet. Eine Dosisreduktion ist heute leicht möglich, da für das NNH-CT keine hohe Auflösung erforderlich ist.

Lokale Verdickungen der Schleimhaut findet man bei mehr als einem Drittel der gesunden Bevölkerung. Im akuten Fall sieht man aber häufig Spiegel bzw. erhebliche Verlegungen, die vor allem für den Verlauf eine wichtige Information bieten. Bei der Sphenoidalhöhle zeigt die Wölbung des Dachs zur Hirnbasis eine Druckentwicklung und – verbunden mit entsprechenden Symptomen (starke Kopfschmerzen) – die Operationsindikation an.

M!

Die Röntgenaufnahme der NNH ist heute obsolet – entweder gar keine Bildgebung oder gleich ein CT.

Die **mikrobiologische Diagnostik** bei eitrigem Auswurf kann hilfreich sein. Üblicherweise wird man aber zunächst empirisch behandeln und erst nach einem Versagen näher diagnostizieren. Dann ist meistens sowieso eine Bronchoskopie zur Differenzialdiagnostik indiziert, bei der dann typischerweise Bronchialsekret zur mikrobiologischen Aufarbeitung gewonnen wird.

Nasales Sekret mikrobiologisch zu untersuchen, ist wenig ergiebig, da zu viele andere Keime physiologischerweise vorkommen. Eine gezielte Aspiration aus den Nasennebenhöhlen ist zwar recht treffsicher, aber wegen des Aufwandes keine Routinemaßnahme. Dies wird man nur nach wiederholtem Therapieversagen vom HNO-Arzt durchführen lassen. Gelegentlich kann aber auch ein tiefer Nasenabstrich weiterhelfen. Konsequenzen für die Therapie hat ein Erregernachweis nur dann, wenn Bakterien nachgewiesen werden, die dort physiologischerweise nicht vorkommen.

4.1.6 Sonderformen

Sinubronchiales Syndrom

Der Begriff **„sinubronchiales Syndrom"** wird im deutschsprachigen Raum seit langer Zeit benutzt, die Definition ist aber unscharf. Im klinischen Alltag versteht man darunter v. a. eine akute oder chronische Sinusitis, die sekundär zu bronchialen Symptomen wie Husten und Auswurf oder aber zu einem häufigen Räuspern führt. Ursache ist ein Abtropfen des infektiösen Sekrets an der Rachenhinterwand und dessen Ansammlung am Larynx. Die Aspiration des infizierten Sekrets kann sekundär zur Bronchitis führen. Im angloamerikanischen Sprachraum wird dieses Phänomen als **Postnasal Drip** beschrieben. Obwohl die klinische Symptomatik häufig in typischer Weise von den Patienten geschildert wird, gibt es nur sehr wenige systematische Untersuchungen zu diesem Phänomen.

Darüber hinaus gibt es auch andere Wechselwirkungen zwischen den Nasennebenhöhlen und dem bronchialen System, die man in einem erweiterten Sinne als sinubronchiales Syndrom bezeichnen kann. Etwa 40–80 % der Patienten mit Asthma bronchiale leiden auch an einer allergischen Rhinitis und bei etwa 40–60 % der Asthmapatienten findet man Zeichen einer Sinusitis. Häufig geht die Rhinitis einem Asthma bronchiale voraus. Das Risiko, ein Asthma bronchiale zu entwickeln, ist bei diesen Patienten deutlich erhöht (in der Literatur um das 3- bis 7-Fache).

Ursache der Interaktionen von NNH und Bronchialsystem sind der **identische Aufbau der Schleimhaut** und die nahezu identischen immunologischen Reaktionsmuster. Vermittelt wird diese Reaktion systemisch auf zellulärer und humoraler Ebene.

M!

Die Behandlung einer Rhinitis oder Sinusitis kann die Symptomkontrolle eines Asthma bronchiale deutlich verbessern und sogar zu einer Verminderung der unspezifischen bronchialen Hyperreaktivität führen.

Neben den immunologischen Phänomenen gibt es auch eine neuronale Verschaltung zwischen den oberen und unteren Atemwegen im Sinne eines **nasobronchialen Reflexes**. Nachgewiesen wurde z. B. eine Zunahme des Atemwegswiderstandes bei nasaler Kaltluftinhalation. Dieser Reflex ist durch Lokalanästhetika in der Nase blockierbar.

Pertussis

Die Keuchhusteninfektion bei Jugendlichen und Erwachsenen durch Bordetella pertussis, seltener auch durch Bordetella parapertussis und andere Pertussisarten, nimmt weltweit zu. Es wird eine **deutliche Verlagerung des Auftretens** vom Kindes- in das Erwachsenenalter beobachtet. Inzwischen sind mehr als die Hälfte der Erkrankten Erwachsene. Die Infektion erscheint klinisch oft wie ein grippaler Infekt. Pertussiforme Hustenattacken kommen zwar auch bei Erwachsenen vor, sind aber seltener als bei Kindern. Spezifisch sind sie nicht, denn auch Virusinfekte können ähnliche Symptome verursachen.

Goldstandard in der Diagnostik ist das **Anzüchten des Erregers** aus dem Nasensekret, allerdings beträgt die Empfindlichkeit nur 50–70 %. Der Nachweis von Antikörpern im Blut ist unsicher. Bestenfalls bei sehr hohen Werten oder einem deutlichen Titerverlauf (mindestens 4-fache Erhöhung) kann er zur Diagnostik hinzugezogen werden. Frühere Infektionen können lange erhöhte Antikörpertiter nach sich ziehen. Andere Tests wie PCR sind zu aufwendig und auch nicht sensitiv genug für eine akute Infektion. Allerdings ist ein positiver PCR-Nachweis sehr spezifisch.

M!

Pertussis im Erwachsenenalter wird häufig übersehen.

Pertussis spricht effektiv auf Makrolidantibiotika an. Sie wirken allerdings nur in der ersten Woche, denn später ist das **Toxin** für den klinischen Verlauf verantwortlich. Ist der Nachweis sicher oder der Verdacht hoch, sollte man es aber noch die nächsten 2–3 Wochen geben, damit der Erreger sich nicht weiter verbreitet, insbesondere nicht auf Kinder. Die Impfung schützt nicht lebenslang, sondern vermutlich nur für 10–20 Jahre. Wiederholte

Impfungen werden insbesondere bei anfälligen älteren Menschen von der STIKO empfohlen.

Influenza

Die echte Influenza ist ein schweres Krankheitsbild, das meist mit Lichtscheu einhergeht und sich oft innerhalb von Stunden entwickelt. Typischerweise ist dann auch eine Influenzaepidemie bekannt. Klassischerweise gibt es einen geringen Gipfel im November/Dezember und einen höheren im Februar. Da die Hauptwirkung der **Influenzaimpfung** nur 3–4 Monate anhält, sollte man nicht zu früh impfen, wenn man auch beim Februargipfel noch eine ausreichende Immunität erreichen will. In manchen Ländern wird sogar 2-mal geimpft.

Auf der anderen Seite ist die Wirkung der Influenzaimpfung durch neuere Daten deutlich weniger eindrucksvoll als zuvor angenommen (Healthy-User-Effekt). Trotzdem sollte man ältere Patienten und interessanterweise auch kleine Kinder impfen, da hier die Wirkung auch in kontrollierten Studien nachgewiesen wurde.

Die Influenza kann im Prinzip innerhalb der ersten 24–48 h oral mit den **Neuraminidasehemmern** Oseltamivir oder inhalativ mit Zanamivir behandelt werden. Andere Wirkstoffe wie Amantadin sollten wegen der hohen Resistenz und der geringen Wirkung nicht mehr genommen werden. Mit der virustatischen Therapie wird der Verlauf milder und man verkürzt die Erkrankung um etwa einen Tag. Allerdings zeigt sich in neueren Studien eine schwächere Wirkung der Neuraminidasehemmer, die dafür sprechen, dass die Wirkung bisher weit überschätzt wurde [20].

Interessanterweise hemmt **Acetylsalicylsäure (ASS)** die Virusvermehrung außerordentlich effektiv. Man braucht jedoch relativ hohe Dosen im Bronchialsystem, sodass man es inhalativ applizieren müsste. Derzeit wird Aspirin zur Prophylaxe bzw. Therapie der Influenza als Medikament untersucht. Nicht selten berichten Patienten insbesondere in der Hausarztpraxis, dass sie mit der Einnahme von 3–4 ASS-Tabletten (500 mg) einen grippalen Effekt gleich zu Beginn meist effektiv unterdrückt hätten. Vermutlich gibt es neben der antiphlogistischen auch eine relevante virustatische Komponente von ASS auch bei anderen Viren, was allerdings bisher nicht untersucht ist. Immerhin produzieren Pflanzen ASS, wenn sie von Viren befallen werden.

Influenzaepidemien können sich immer wieder weltweit verbreiten und werden dann zur **Pandemie**. Infolge der großen Mobilität nimmt diese Wahrscheinlichkeit eher zu. Begünstigt wird eine Infektionsausbreitung, wenn der **Husten vor der Fieberreaktion** auftritt, sodass Isolationsmaßnahmen dann meist zu spät kommen. Problematisch wird eine Pandemie erst, wenn das Virus eine erhöhte Mortalität nach sich zieht, wie bei der spanischen Grippe 1917/18. Auch danach gab es immer wieder Pandemien mit erhöhter Mortalität.

Welcher Virustyp eine solche Pandemie mit erhöhter **Mortalität** verursacht, bleibt offen bzw. wird von der Zufallsmutation bestimmt. Nicht nur Influenzaviren können eine solche gefährliche Pandemie verursachen. Wenn es zur Kreuzung zwischen tier- und menschenpathogenen Viren kommt, steigt die Wahrscheinlichkeit einer schweren Erkrankung an. Allerdings sind diese Kreuzungen meist weniger infektiös. Manchmal wird eine bestimmte Genvariation, wie z. B. H1N1 bei der Schweinegrippe, als besonders gefährlich favorisiert. Daten, die das stützen, gibt es jedoch nicht. Die Zahl der Möglichkeiten ist hierfür einfach zu groß.

Die Deutsche Gesellschaft für Pneumologie und Beatmungsmedizin hat eine Empfehlung zur Behandlung **respiratorischer Komplikationen** bei einer Viruspandemie und eine Stellungnahme zum Management der neuen Influenza-A/H1N1-Virus-Pandemie im Krankenhaus veröffentlicht, die unter der Webseite www.pneumologe.de abrufbar sind.

Mykoplasmen und Chlamydieninfektionen

Mycoplasma und Chlamydophila pneumoniae sind in wenigen Prozent für einen akuten „grippalen“ Infekt verantwortlich. Das sind wahrscheinlich die wenigen Fälle, die eindrucksvoll auf die Gabe von Antibiotika ansprechen. Gegen beide Organismen wirken Tetrazykline, Makrolide und Chinolone.

4.1.7 Therapie

Akute Sinusitis und Bronchitis

Die Therapie der virusinduzierten Bronchitis und Sinusitis ist symptomatisch. Eine Antibiotikatherapie hat in kontrollierten Studien außer Nebenwirkungen keinen Effekt erbracht [7], wobei kleine Untergruppen, bei denen die Antibiotikagabe möglicherweise doch effektiv ist, in diesen Studien aufgrund ihres Designs nicht entdeckt werden können. Da aber der überwiegende Teil nicht auf Antibiotika anspricht und die klinische Unterscheidung die beiden Gruppen nicht trennt, ist die generelle Empfehlung, keine Antibiotika einzusetzen, sicher richtig. Für die Untergruppe der Patienten mit primär bakterieller Infektion ist der Zeitverzug bis zur späteren Therapie normalerweise unproblematisch.

Die **symptomatische Therapie** besteht bei der Rhinitis in abschwellenden Nasentropfen, wobei diese meist nur wenige Tage wirken. Hilfreich und praktisch ohne Nebenwirkungen (auch bei häufigem Gebrauch) ist die Nasenspülung mit 0,9 % Kochsalzlösung oder Emser-Salz-Lösung. Hier gibt es inzwischen verschiedene Spülsysteme, die relativ preiswert und hilfreich sind. Es gibt auch Hinweise, dass bei ausgeprägtem Schleimfluss lokal Steroide sowie auch Ipratropiumbromid etwas helfen. Üblicherweise werden Antiphlogistika wie ASS, Ibuprofen oder Paracetamol gegeben.

Es gibt Hinweise, dass **Paracetamol** bei Kindern die Wahrscheinlichkeit eines Asthmas begünstigt [4], insofern sollte man hier eher gar keine Antiphlogistika geben. Eine Therapiealternative, um die Beschwerden erträglicher zu machen, ist retardiertes Codein etwa 1–2 mg/kg KG 2 × pro Tag. Zumeist wird das Codein zu niedrig dosiert. Bei Kindern wird in der letzten Zeit von Codein abgeraten, da es keine Daten dazu gäbe. Stattdessen wird auf Dextromethorphan (z. B. Silomat) verwiesen, das nach unseren Erfahrungen aber kaum wirkt.

Die **Codeindosis** muss üblicherweise individuell austitriert werden, da es **deutliche Unterschiede in der Metabolisierung** gibt. Dazu hilft die nicht retardierte Form (z. B. Paracodin) gut, da die Wirkung rasch einsetzt, allerdings nur 1–2 h anhält. Wesentliche Nebenwirkungen sind dabei eigentlich nur die (gut behandelbare) Obstipation und manchmal etwas Müdigkeit, die sich im Verlauf aber oft bessert. Häufig reicht es auch, wenn die Patienten in bestimmten Phasen, z. B. um nachts zur Ruhe zu kommen sowie bei bestimmten öffentlichen Begegnungen, das Codein hoch dosiert nehmen und zwischendurch dann pausieren. Mit einem negativen Effekt auf die Schleimretention, der immer wieder beschrieben wird, ist nicht zu rechnen, da auch hohe Dosen den Husten nur mäßig unterdrücken (in Studien nur ca. 20–30 %). Die atemdepressive Wirkung wird überschätzt bzw. inzwischen sogar ausgenutzt, um schwere Dyspnoe zu mildern (Kap. 4.3).

M!

Die Häufigkeit akuter Bronchitiden, die bakteriell bedingt sind, liegt deutlich < 5 %, weswegen die routinemäßige Gabe von Antibiotika wenig sinnvoll ist.

Subakute Sinusitis und Bronchitis

Die Patienten haben typischerweise bereits seit mehreren Wochen oder sogar Monaten Beschwerden, bevor sie sich beim Pneumologen vorstellen. Damit liegt eine völlig andere Situation vor. Obwohl diese Patientengruppe recht groß ist, gibt es für sie kaum gute Daten in der Literatur. Die Autoren haben teilweise jahrzehntelange Erfahrung mit Zigtausenden Patienten in ihren pneumologischen Kassenambulanzen als ermächtigte Ärzte, woraus die folgenden Empfehlungen resultieren.

Geben die Patienten **Luftnot oder ausgeprägte nächtliche Hustenattacken** an, sollte man einen **Hyperreagibilitätstest** durchführen. Es ist bekannt, dass akute virale Infektionen eine bronchiale Hyperreagibilität (meist milden Ausmaßes) erzeugen können. Zeigen die Patienten eine solche Hyperreagibilität, kann hier durchaus ein **Einstieg in ein intrinsisches Asthma** drohen. Deswegen sollte in diesen Fällen eine Stoßtherapie mit oralen Glukokortikoiden durchgeführt werden, ähnlich wie bei der Exazerbation der COPD, also 20–30 mg Prednisolon für 10–14 Tage.

Erfahrungsgemäß verschwinden dann bei vielen dieser Patienten mit bronchialer Hyperreagibilität die Symptome und die folgenden Provokationstests sind negativ. Inhalative Steroide empfehlen wir nicht, obwohl sie auch wirken. Doch sie sind zum einen schwächer als die oralen Glukokortikoide und zum anderen müssten die Patienten erst auf das jeweilige Inhalationssystem geschult werden, da sie bisher keine Erfahrung damit haben. Dennoch bleibt die Inhalation von Steroiden natürlich eine Alternative. Es wird dann eine mittlere Dosis zur Inhalation über 4–6 Wochen empfohlen.

M!

Fehler in der Diagnostik, Überwachung und Therapie der subakuten Bronchitis und Sinusitis führen nicht selten zu einer chronischen Erkrankung.

Gibt der Patient morgens **Auswurf** an, der mehr oder weniger **verfärbt** ist (kleine gelbe Brocken morgens reichen aus), so geben wir **Antibiotika**, manchmal auch unabhängig von der Qualität des Auswurfs (s. ► Abb. 4.1b). Wurden bisher keine Antibiotika vom Hausarzt verordnet, so können Amoxicillin, Tetrazykline oder Makrolide versucht werden. Letztere haben den Vorteil, dass sie auch unspezifisch antiinflammatorisch wirken, was in der beschriebenen Situation hilfreich sein kann. Ist der Patient hingegen vorbehandelt – was für die meisten Patienten zutrifft –, muss man breit behandeln, wobei eine Kombination aus z. B. Ciprofloxacin oder Levofloxacin 500 mg 2 × 1 in Kombination mit Clindamycin 300 mg 3 × 1 für 7 Tage, meist in Verbindung mit 20–30 mg Prednisolon, in etwa 20 % die Symptome zum Verschwinden bringt.

Die genannte Antibiotikakombination ist auch bei der subakuten und chronischen Sinusitis hoch wirksam, da beide Substanzen hohe Konzentrationen auch in schlecht durchbluteten Geweben erreichen und sowohl gramnegative als auch grampositive Keime und grampositive Anaerobier erreichen.

Typischerweise wird der Patient dann nach ca. 2 Wochen noch einmal einbestellt. Bestehen die Beschwerden fort oder nehmen sie gar zu, geht die Diagnostik in Richtung der Abklärung chronischen Hustens (Kap. 3.3.3). Laboruntersuchungen sind – von der Untersuchung auf Pertussis abgesehen – bei all diesen Patienten wenig hilfreich.

Liegt zusätzlich eine **subchronische Sinusitis** vor mit Schleimstraßen an der Rachenhinterwand (Postnasal Drip), so muss man die **Antibiotikatherapie** auf mindestens **2, eher 3 Wochen** ausdehnen. Diese Patienten bessern sich oft erst nach diesem Zeitraum. Bei Hinweisen auf Pilzbefall sollte man Antimykotika geben. Manchmal gibt es auch eine allergische Aspergillose in den NNH, die wie in den Bronchien mit systemischen Glukokortikoiden behandelt wird. Zusätzlich müssen dann auch immer topische Steroide verabreicht werden. In besonderen Fällen mit chronischer eitriger Sinusitis kann ein Therapieversuch mit der **Inhalation von Antibiotika** (Aminoglykoside) und Antimykotika (Amphotericin B) gemacht werden. Am wirksamsten ist es dann, ein Inhalationsgerät mit pulsatiler Applikation zu verwenden, z. B. der PARI-Sinus-Vernebler.

Manche Patienten (typischerweise mit negativem Hyperreagibilitätstest) leiden ausgeprägt unter den Hustenattacken, die schwer behandelbar sind. Bringt die übliche Ex-juvantibus-Therapie mit Glukokortikoiden und Antibiotika keine Besserung und sind die Attacken sehr quälend, sollte man zumindest passager wie oben beschrieben mit **retardiertem Codein** behandeln. Dabei muss die Dosis austitriert werden, da die Abbauraten interindividuell sehr unterschiedlich sind. Manche Patienten benötigen niedrige Dosen mit 0,5 mg/kg KG, andere bis zu 2 mg/kg KG/Einzeldosis. Interessanterweise scheint die hoch dosierte Codeintherapie bei Patienten mit diesen quälenden Hustenattacken auch einen gewissen therapeutischen Effekt zu haben. Möglicherweise wird die Irritation der Schleimhaut durch die Hustenattacken unterhalten. Durch den Hustenblocker könnten die Flimmerhärchen dann infolge der geringeren mechanischen Irritation schneller abheilen.

> M!
>
> Ein häufiger Fehler bei der Behandlung von schweren Hustenattacken ist die zu niedrige Dosierung von retardiertem Codein.

Eine Untergruppe entwickelt im Verlauf eine **chronische Bronchitis**. Grob kann man sagen, dass bei Patienten, die nach einem Jahr noch husten, sich die Flimmerhärchen nicht mehr regenerieren und damit eine chronische Bronchitis resultiert.

> M!
>
> Patienten, die ein Jahr lang husten, husten meist lebenslang.

Alternative Versuche, die Hustenattacken in schweren Fällen durch Inhalation von Lokalanästhetika zu unterdrücken, sind recht frustrierend. In Einzelfällen kann man versuchen, Ambroxol inhalieren zu lassen, was einen ausgeprägten lokalanästhetischen Effekt hat (stärker als Xylocain). Mukoaktive Substanzen sind in diesen Phasen meist wenig wirksam. Die Patienten haben diese in der Regel vorher schon alle durchprobiert; der Pneumologe sieht eher die Untergruppe, bei der es nicht funktioniert hat.

Bei **chronischer Entzündung in den Nasennebenhöhlen** (Ausnahme: Sphenoidalhöhle bei akuter Symptomatik) sind die Autoren bzgl. der **Operationsindikation** außerordentlich **zurückhaltend**. Meist haben die Patienten hinterher mehr Probleme als vorher, da durch die Operation immer nur ein Teil der Nasennebenhöhlen erreicht wird, sodass Lakunen für eine chronische bakterielle Besiedlung immer verbleiben.

4.2 Asthma bronchiale

4.2.1 Beschreibung

Asthma bronchiale ist eine chronische entzündliche Erkrankung des gesamten Bronchialsystems, an der bevorzugt eosinophile Granulozyten, Mastzellen und $CD4^+$-Lymphozyten und deren Mediatoren beteiligt sind. Es finden sich **obligat Zeichen einer bronchialen Hyperreagibilität**. Anfallsweise treten thorakale Enge, Luftnot und Giemen auf, manchmal auch nur Husten – bevorzugt in den frühen Morgenstunden. Lungenfunktionell entsprechen die Zustände einer endobronchialen Obstruktion, mit deutlicher Variation unter Provokationssituationen sowie im Zeitverlauf. Ein gutes Ansprechen oder Verschwinden der Symptome unter Therapie stützt die Verdachtsdiagnose (www.gina.org).

> M!
>
> Wenn asthmatypische Symptome unter Therapie verschwinden, ist die Diagnose damit praktisch gesichert.

4.2.2 Häufigkeit

In der pneumologischen Ambulanz ist Asthma bronchiale neben der COPD die häufigste Diagnose. In der Klinik ist sie seit Verbreitung der inhalativen Steroide recht selten geworden. Man sieht dort gelegentlich einen schweren Asthmaanfall, ganz vereinzelt auch einmal einen, der die Verlegung des Patienten auf die Intensivstation erfordert. Die Prävalenz hingegen hat in den letzten 30 Jahren **deutlich zugenommen**, wobei sie bei Kindern und Jugendlichen in Deutschland bei gut 10 % liegt. Bei Erwachsenen ist sie etwa halb so hoch. Seit etwa 2005 wird keine Zunahme der Häufigkeit mehr beobachtet.

> M!
>
> Asthma bronchiale ist bei Kindern die häufigste chronische Erkrankung.

4.2.3 Ätiologie

Bei Kindern und Jugendlichen findet sich als Ursache fast immer eine allergische Entzündung, wobei es meist gelingt, die Allergene zu identifizieren. Im Erwachsenenalter spielen Allergien eine geringere Rolle. Vereinzelt tritt ein allergisches Asthma bronchiale jedoch auch in höherem Alter noch auf – ebenso wie es vereinzelt auch ein nichtallergisches Asthma bronchiale bei Kindern gibt. Für die deutliche Zunahme des Asthmas in den zivilisierten Ländern spielen mehrere Faktoren eine Rolle, wobei gute Daten dafür vorliegen, dass eine **drastische Verbesserung der hygienischen Verhältnisse** dafür verantwortlich ist (Hygienehypothese [15]).

Die Verbesserung der Hygiene führte zu einer völlig veränderten mikrobiellen Belastung des Immunsystems, das über Jahrmillionen gewohnt war, sich mit Bakterien, Parasiten und Pilzen in der unmittelbaren Umwelt und in der Nahrung auseinanderzusetzen. Die Konservierung der Lebensmittel und die Verbesserung der Wohnbedingungen haben diese Form der Belastung praktisch verschwinden lassen. Auf der anderen Seite kommt es zu einer neuen Belastung mit fremdartigen Viren infolge der weltweiten Mobilität. Ein zusätzlicher Aspekt ist die Fülle neuer potenzieller Allergene in der Nahrung durch den weltweiten Warenaustausch.

Alle diese Faktoren führen dazu, dass das **Immunsystem** in Teilbereichen **überschießend reagiert**, was dann als allergische Reaktion zu Symptomen führt – übrigens nicht nur zum Asthma bronchiale, sondern auch zu anderen immunologischen Erkranken wie manche entzündliche Gelenk- und Darmerkrankungen und Diabetes mellitus Typ 1. Gerade die eosinophilen Granulozyten und das IgE stellen phylogenetisch eine frühe Stufe der Immunabwehr dar, die recht unspezifisch ausgerichtet ist. Kommt es hier zur Unterforderung, so sind Fehlsteuerungen zunehmend wahrscheinlich. So kann z. B. das Asthma bronchiale verschwinden, wenn die IgE-vermittelte Immunreaktion durch Wurminfektionen vorübergehend beschäftigt wird.

> **M!**
> Die Zunahme des Asthma bronchiale ist z. T. auf die verbesserten hygienischen Verhältnisse und die Bekämpfung von Infektionserkrankungen zurückzuführen.

Die **Einflüsse der Allergene** sind vor allen Dingen im Kindesalter komplex. Eine breite Exposition, kombiniert mit einer Endotoxinbelastung aus Bakterien der direkten Umgebung nach der Geburt scheinen Allergien und damit auch die Entwicklung eines Asthma bronchiale eher zu hemmen. Spätere Allergenexpositionen (z. B. Katzenhaltung ab dem 2.–3. Lebensjahr) begünstigen hingegen wieder die Entwicklung. Impfungen scheinen nicht, wie früher angenommen, die Entwicklung eines Asthmas zu fördern. Sie sind eher als protektiv, zumindest aber als neutral einzuschätzen.

Ein **genetischer Faktor** ist beim allergischen Asthma bronchiale häufig. So begünstigt bereits eine atopische Diathese nur eines Elternteils die Asthmaentwicklung der Kinder. Das Gedächtnis der asthmatischen Entzündung liegt vermutlich in den Lymphozyten, denn nach Knochenmarktransplantation und Elimination der körpereigenen Lymphozyten verschwindet ein Asthma bronchiale bzw. kann im umgekehrten Falle vom Spender übertragen werden.

> **M!**
> Der Entzündungstyp eines Asthma bronchiale ist deutlich verschieden von dem der COPD.

Auf jeden Fall unterscheidet sich das **Entzündungsmuster** des Asthmas von dem der chronischen Bronchitis. Hier stehen neutrophile Granulozyten, aktivierte Makrophagen und ganz andere Mediatorenmuster als beim Asthma bronchiale im Vordergrund.

Sicher gibt es weit mehr als nur ein typisches Entzündungsmuster für das Asthma bronchiale, weswegen es klinisch auch **keine Entität** ist. Neben dem nichtallergischen Asthma bronchiale und seinen Mischformen gibt es besondere Formen, die sich vermutlich im Entzündungstyp unterscheiden, wie ein neutrophilenbetontes Asthma. Es ist deswegen auch **müßig, nach genetischen Mustern** beim Asthma bronchiale zu suchen. Zahlreiche Störungen der Immunregulation können zu einem ähnlichen Entzündungsbild führen, das sich dann klinisch relativ uniform als Asthma bronchiale präsentiert. Diese Unterschiede machen sich mitunter bei einigen Patienten in einem individuell unterschiedlichen Ansprechen auf die Therapie bemerkbar und werden dann relevant. Auch in der Diagnostik gibt es Unterschiede; so sprechen die verschiedenen Formen unterschiedlich stark auf Provokationssubstanzen an und es gibt Unterschiede im exhalierten NO.

Dass der asthmatische Entzündungstyp sich von dem der COPD unterscheidet, wird auch daran deutlich, dass es sehr häufig gelingt, allein durch inhalative Steroidtherapie Beschwerdefreiheit zu erzielen.

4.2.4 Pathophysiologie

Eine Unterscheidung in allergisches (extrinsisches) und in nichtallergisches (intrinsisches) Asthma bronchiale ist klinisch weiterhin sinnvoll, da beide Gruppen als isolierte Erscheinungsformen in der Praxis häufig sind. Bei einem Teil der Patienten mit allergischem Asthma bronchiale (v. a. jenen, die unter Therapie nicht völlig beschwerdefrei werden) kann dieses im Zeitverlauf in ein nichtallergisches Asthma übergehen. ▶ Tab. 4.1 zeigt die Unterschiede in der Anamnese und den Befunden.

Tab. 4.1 Unterschiede zwischen allergischem und nichtallergischem Asthma bronchiale.

Merkmal	allergisches (extrinsisches, atopisches) Asthma	nichtallergisches (intrinsisches, endogenes) Asthma
Beginn vorwiegend	Kindheit	Erwachsenenalter
atopische Familienanamnese	häufig	sehr selten
atopische Dermatitis	häufig	nein
allergische Rhinokonjunktivitis	häufig	nein
chronisch rezidivierende Sinusitis	selten	häufiger
Analgetika-Intoleranz	sehr selten	gelegentlich
Sensibilisierung gegen Umweltallergene	obligat	fehlt meist
IgE-Erhöhung	häufig	selten
Eosinophilie in Blut/Sputum	seltener/mäßig	häufig/hochgradig
klinischer Verlauf	oft symptomfreie Intervalle	ständig Symptome
Prognose	relativ günstig	relativ ungünstig

Das **allergische Asthma bronchiale** beginnt häufig in der Kindheit und geht meist mit einer allergischen Reaktion an den Bindehäuten und der Nasenschleimhaut einher. Die allergische Rhinitis geht dabei dem Asthma bronchiale oft voraus. Vermutlich wird die Entwicklung des Asthmas durch den entzündlich bedingten Verschluss der Nase begünstigt, was dann Mundatmung erfordert. Erst dann erreichen die allergenen Aerosole das Bronchialsystem und führen dort zur Entzündung. Die Filterfunktion der Nase ist so effektiv, dass praktisch alle Aerosole > 2 µm dort abgeschieden werden. Die Allergene sind als Aerosolpartikel fast immer größer als 4 µm. Im Blut findet man häufig eine Erhöhung der spezifischen IgE-Antikörper sowie auch meist des Gesamt-IgE. Die Eosinophilen sind im Sputum sehr häufig erhöht, wobei diese Untersuchung für die Praxis allerdings zu aufwendig ist.

Eine gewisse klinische Aussagekraft haben auch ein **erhöhtes eosinophil-kationisches Protein** (**ECP**) im Serum und ein **erhöhtes Stickoxid** (**NO**) in der Exspirationsluft. Das von der NO-Synthase produzierte NO korreliert noch am besten mit einer eosinophilen Schleimhautinflammation bei allergischem Asthma. Es ist nicht spezifisch für eine asthmatische Entzündung, weswegen falsch positive Befunde gelegentlich vorkommen, auch bei Gesunden. Falsch negative Ergebnisse sind häufiger, insbesondere dann, wenn das Asthma von den neutrophilen Granulozyten dominiert wird, und erstaunlicherweise auch beim intrinsischen Asthma, obwohl hier die Eosinophilen im Sputum dominieren. In der Aussagekraft ist die NO-Messung im Exhalat der Hyperreagibilitätsmessung unterlegen.

M!

Beim Asthma bronchiale ist immer das gesamte zilientragende respiratorische Epithel befallen. Deswegen sollten die Nasenschleimhaut und ggf. auch die Nasennebenhöhlen mitbehandelt werden.

Das **nichtallergische Asthma bronchiale** beginnt häufig nach grippalen Infekten, weswegen der alte Ausdruck „Infektasthma" die Pathogenese gut widerspiegelt. Die Patienten erkranken meist schwer und sind auch bei optimaler Behandlung oft noch obstruktiv. Das Gesamt-IgE ist hier niedrig, spezifische Antikörper vom Typ IgE lassen sich meist nicht nachweisen oder signalisieren nur eine Sensibilisierung, nicht aber eine klinisch relevante Allergie. Die in der Literatur häufig angegebene Analgetika-Intoleranz von bis zu 30 % ist sehr viel seltener und liegt sicher unter 1–2 %.

M!

Eine hartnäckige subakute Bronchitis ist bei fehlender Therapie zwar kein häufiger, aber ein typischer Einstieg in ein intrinsisches Asthma bronchiale.

Mit der bronchialen Hyperreaktivität geht eine Hemmung der **mukoziliären Clearance** einher, die meist durch die Schleimhautschwellung und den zähen Mukus verursacht ist. Bei asthmatischen Kindern ist die reduzierte Clearance vermutlich neben einer noch nicht oder unzureichend behandelten asthmatischen Schleimhautinflammation ein entscheidender Faktor für die vermehrte Infekthäufigkeit bzw. deren längere Dauer.

Die Unterscheidung der asthmatischen Entzündung in eine **Früh- und Spätform** mit unterschiedlichen beteiligten Zellen und Mediatorenmustern spielt klinisch kaum eine Rolle. Bei einer (selten erforderlichen) spezifischen inhalativen Provokation mit Allergenen im Bronchialsystem zu diagnostischen Zwecken in der Ambulanz ist das aber bedeutsam, da die Spätreaktion nach einigen Stunden mitunter recht schwer sein kann. Manchmal tritt diese erst zu Hause auf. Deswegen kann in solchen Fällen eine stationäre Überwachung sinnvoll sein.

Die **Obstruktion** ist – besonders bei leichten und durch Inhalation von β_2-Mimetika sofort reversiblen Formen – bedingt durch eine Kontraktion der glatten Muskulatur der Bronchien. Bei stärkerer bzw. länger dauernder Entzündung kommt die Schleimhautschwellung hinzu, mitunter auch schon eine peribronchiale Fibrosierung. Dann ist die Akutreversibilität deutlich schlechter. Erst oral verabreichte Glukokortikoide führen hier zu einer raschen Besserung. Eine Zunahme des fast immer zähen Mukus erhöht die Obstruktion zusätzlich. Gelegentlich kann eine solche Situation nur durch eine bronchoskopische Absaugung gebessert werden, insbesondere dann, wenn die Mukusfäden so lang sind, dass sie nicht abgehustet werden können. **Asthmanotfälle** entstehen meist aus solchen Situationen heraus. Allerdings gibt es auch vereinzelt Patienten, deren muskulärer Spasmus schlagartig und mit maximaler Kontraktion einsetzen kann (**Brittle Asthma**).

M!

Eine fehlende Besserung der Obstruktion im akuten Bronchospasmolyse-Test spricht nicht gegen ein Asthma bronchiale.

Berufsbedingte Allergene können ein Asthma bronchiale verursachen, das ausschließlich von diesem Allergen bestimmt wird (Kap. 9). Diese Patienten sind mitunter nicht einfach zu detektieren, da manchmal sogar der unspezifische Provokationstest lediglich grenzwertig ist. Ein Provokationstest mit dem Berufsallergen und eine am Arbeitsplatz durchgeführte Peak-Flow-Messung sichert oft erst die Diagnose. Allerdings braucht es dazu viel Erfahrung, denn es ist häufig schwierig, die berufliche Exposition mit ihren zusätzlichen Faktoren und Konzentrationseffekten unter Laborbedingungen nachzuahmen.

Manche Asthmaformen sprechen nur auf bestimmte Medikamente an bzw. sind resistent gegen Glukokortikoide (oral und inhalativ). Alle diese Fälle sind in der Praxis sehr selten. In der Klinik können sie sich aber häufen, da diese Patienten häufiger wiederkommen.

Manchmal wird das **Belastungsasthma** als eigene Entität dargestellt, was es sicher nicht ist. Patienten mit deutlicher Hyperreagibilität (meist die schlecht eingestellten) zeigen vor allen Dingen bei kalter und trockener Luft in der Initialphase der Belastung eine Obstruktion. Hier kommt es vermutlich durch die Osmolaritätsverschiebung in der Bronchialschleimhaut bzw. durch den thermischen Reiz direkt zur Auslösung des Asthmaanfalls. Hyperventilation (z. B. bei Aufregung) kann infolge der Austrocknung der Bronchialschleimhaut ebenfalls einen solchen Asthmaanfall auslösen. Der Grund für die Sonderstellung des Belastungsasthmas liegt darin, dass es – wohl aus Gründen der Vermarktung bestimmter Therapeutika – als eigene Therapieindikation zugelassen ist.

M!

Belastungsasthma ist keine eigene Erkrankung, sondern ein Symptom des Asthma bronchiale.

Asthma bronchiale kann auch bei **Systemerkrankungen** vorkommen. Dazu gehört das Churg-Strauss-Syndrom, aber auch bei der allergischen bronchopulmonalen Aspergillose (ABPA) und der Sarkoidose kann es zu typischen Asthma-Symptomen kommen. Am häufigsten tritt Asthma gemeinsam mit der COPD bzw. der chronisch obstruktiven Bronchitis auf.

Neuerdings gibt es in Teilen der Literatur Hinweise auf eine neue Entität, der **eosinophilen Bronchitis ohne Asthma**. Die Patienten husten (ähnlich dem Cough-Variant Asthma), haben aber trotz deutlicher Eosinophilie einen negativen Hyperreagibilitätstest. Die klinischen Symptome, insbesondere der Husten, verschwinden unter inhalativen oder oralen Steroiden. Insofern passt alles zum leichten Asthma. Die Autoren sehen dieses Krankheitsbild nicht. Da sie sich wissenschaftlich intensiv mit den Hyperreagibilitätstests auseinandergesetzt haben, vermuten sie einen falsch negativen Test bei diesen Patienten. Das ist nicht selten, da die meisten Hyperreagibilitätstests keine definierte Aerosoldeposition haben, sodass es in über 10–20 % zu falsch negativen Befunden kommt (s. ▶ Abb. 4.3).

Begünstigende Faktoren sind ein nicht selten übersehener gastroösophagealer Reflux und Medikamente, insbesondere β-Blocker. Sie blockieren die körpereigene adrenerge Gegensteuerung, was gerade im schweren Asthmaanfall gefährlich ist. ACE-Hemmer können nicht nur Husten verursachen, sondern auch vereinzelt eine Hyperreagibilität verstärken. Ob das Rauchen selbst das Asthma bronchiale begünstigt, ist offen. Jedenfalls scheinen Asthmatiker, wenn sie rauchen, schneller eine chronisch obstruktive Bronchitis zu entwickeln. Passivrauchen bzw. Belastung mit anderen Verbrennungsaerosolen (offene Gasfeuerung) fördert bei Kindern die Asthmaentwicklung eindeutig.

M!

ACE-Hemmer können nicht nur Husten verstärken, sondern gelegentlich auch ein Asthma bronchiale verursachen.

4.2.5 Klinik und körperliche Untersuchung

Der typische Asthmatiker, der sich in der Ambulanz vorstellt, hat in den letzten Tagen oder Wochen (wenn er länger auf den Termin warten musste) **Luftnot** gehabt. Im Moment der Vorstellung hat er oft keine Beschwerden mehr. Auf genaues Befragen gibt er aber Luftnot in bestimmten Provokationssituationen an, z. B. sportliche Aktivität, kalte Luft, Rauch (Küchendünste), kosmetische Sprays und vor allen Dingen bei bronchialen Infekten. Die Luftnot ist in den frühen Morgenstunden oder nachts am stärksten. Gelegentlich findet man auch nahrungsassoziierte Anfälle, wenn man genauer nachfragt.

Wenn der Patient im Moment der Vorstellung keine Symptome hat, ist die Auskultation meist unauffällig. Bei forcierter Atmung und im Anhusteversuch lässt sich aber manchmal ein kurzes **Giemen** (z.T. erst endexspiratorisch) hören. Manche Patienten klagen **nur über Hustenattacken** ohne Luftnot in dem gleichen oben beschriebenen Muster (Cough-Variant Asthma bronchiale).

> M!
>
> Der Asthmatiker hat Luftnot beim Aufwachen, der COPD-Patient beim Aufstehen.

Eine kleinere Gruppe gibt bei der ersten Arztvorstellung aktuell Luftnot an. Hier finden sich die typischen auskultatorischen Phänomene der Obstruktion, wobei vor allem in schwereren Fällen das Atemgeräusch insgesamt abgeschwächt sein kann. In der Praxis lässt sich ein **abgeschwächtes Atemgeräusch** gut objektivieren, da die Umgebungsgeräusche bekannt sind. An fremden Orten (z.B. im **Notfall**) ist es wegen der anderen Umgebungssituation oft schwierig. Hier hilft die Auskultation des eigenen Atemgeräuschs an der Trachea am Hals als Bezugspunkt für die Lautstärke.

Differenzialdiagnostisch ist, neben der akuten obstruktiven Bronchitis, an eine chronisch obstruktive Bronchitis und seltener auch eine Herzinsuffizienz mit konsekutiver Atemwegsobstruktion oder eine **Vocal Cord Dysfunction/laryngeale Dyskinesie** (VCD, Kap. Vocal Cord Dysfunction (VCD)) zu denken (Letztere kann auch zusätzlich zum Asthma bronchiale vorkommen). Bei Kindern mit der Verdachtsdiagnose eines Asthma bronchiale muss v.a. bei fehlendem Nachweis einer Allergie auch an ein VCD oder an eine länger zurückliegende **Fremdkörperaspiration** gedacht werden. Die Symptomatik ist im Kindesalter deutlich schwieriger zuzuordnen als bei Erwachsenen.

Ohne weitere Untersuchungen kann die Diagnose nicht aufgrund des körperlichen Status allein gesichert werden. Die Korrelation zwischen Auskultationsbefund und Lungenfunktion ist nur sehr locker, da die Ursachen von Giemen, Pfeifen und Brummen vielgestaltig sind und zudem sehr vom Atemfluss abhängt. Benötigt man schnell eine Information über die Auskultation (z.B. im Notfall), so hilft es, das **Stethoskop vor den geöffneten Mund zu halten** und den Patienten forciert atmen zu lassen.

> M!
>
> Die körperliche Untersuchung alleine erlaubt nie die sichere Diagnose eines Asthma bronchiale.

Vereinzelt gibt es **Patienten mit schwerer Obstruktion ohne Beschwerden in Ruhe.** Diese Patienten klagen erstaunlicherweise nicht. Gerade bei Kindern ist das nicht so selten, wobei sie unter Belastung eher blass werden und schwitzen als über Luftnot zu klagen. Auskultatorisch findet sich nicht immer ein auffälliger Befund, wenn man von einem abgeschwächten Atemgeräusch absieht. Bei solchen Patienten wird manchmal eine schwere Obstruktion übersehen. Eine einfache Funktionsuntersuchung (z.B. Peak-Flow) objektiviert einen solchen Zustand sofort. Man ist dann überrascht, dass manche dieser Patienten eine schwere Obstruktion zeigen und in der Anamnese sogar sportliche Aktivität angeben – wenn sie auch nicht mit den Besten mithalten können.

Eine wie hier beschriebene **individuell reduzierte Symptomwahrnehmung** stellt im Alltag durchaus ein besonderes Risiko dar. Solche Patienten sind natürlich auch im Verlauf auf die Objektivierung des Befundes angewiesen.

> M!
>
> Insbesondere bei Kindern kommt es vor, dass eine dauerhafte schwere Obstruktion mitunter keine offensichtlichen Beschwerden verursacht.

Wichtige Informationen gibt auch der so genannte **Anhusteversuch**. Mit ihm detektiert man nicht nur eine Verschleimung, sondern kann z.T. auch Hinweise auf eine Obstruktion finden. Hilfreich ist er v.a. dann, wenn die Patienten auf Befragen nicht über Auswurf berichten. Viele Patienten (v.a. Frauen) schlucken den Auswurf herunter bzw. sagen, er käme nicht bis in den Mund. Frauen klagen auch im Gegensatz zu Männern seltener über Husten, wohl aber über Räuspern. Dieses muss dann sozusagen als ein Hustenäquivalent interpretiert werden.

Eine **schwere Obstruktion bzw. ein schwerer Asthmaanfall** geht praktisch immer mit einer Tachypnoe, Tachykardie und Sprechdyspnoe einher. Es finden sich zusätzlich Zeichen der Lungenüberblähung, die manchmal klinisch schwer zu diagnostizieren sind.

> M!
>
> Bei der klinischen Untersuchung dürfen die oberen Atemwege nicht vergessen werden.

Man sollte zusätzlich immer auf **Zeichen der Rhinitis und Konjunktivitis** achten. Ein forcierter inspiratorischer Atemzug durch die Nase gibt Hinweise auf eine nasale Obstruktion. Bei der Inspektion sollte auf ein atopisches Ekzem geachtet werden.

4.2.6 Diagnostik

Lungenfunktion

Im Vordergrund steht die Objektivierung der Obstruktion durch lungenfunktionelle Methoden. Bei unkomplizierter Vorgeschichte und v. a. im Verlauf ist oft eine **Spirometrie** mit Messung der VC, FEV_1, FIV_1 und Darstellung der Flussvolumenkurve ausreichend. Dabei sollten nicht nur die maximalen exspiratorischen, sondern auch die maximalen inspiratorischen Manöver durchgeführt werden. Die inspiratorischen Flüsse korrelieren oft besser mit der Luftnot als die exspiratorischen. An der Flussvolumenkurve erkennt man gut die Mitarbeit, denn nur die maximalen Manöver können reproduziert werden (Kap. 2).

4

Bei vorhandener Obstruktion gehört obligat ein **Reversibilitätstest** mit kurz wirksamen β_2-Mimetika hinzu (▸ Tab. 4.2). Manche Kollegen geben auch zusätzlich ein kurz wirksames Anticholinergikum. Die Wirkung des Anticholinergikums lässt sich aber erst nach 30 min erkennen. Für den Test mit kurz wirksamen β_2-Mimetika reichen 10 min. Damit die Patienten das Medikament auch sicher inhalieren, sollte man es mit einem **Spacersystem** applizieren, insbesondere da die Patienten bei der Erstdiagnose üblicherweise nicht in der Handhabung eines Inhalationssystems geschult sind. Von der Verwendung eines Trockenpulversystems zur Durchführung des Bronchospasmolysetests muss abgeraten werden.

Bei älteren Patienten und wenn mehrere Differenzialdiagnosen infrage kommen, empfiehlt es sich, sofort eine **Ganzkörperplethysmografie** durchzuführen. Man hat nicht nur den Vorteil der Messung des mitarbeitsunabhängigen spezifischen Atemwegswiderstandes, sondern sieht auch eine Überblähung.

> **M!**
>
> Zum Bronchospasmolystest bei der Verdachtsdiagnose Asthma bronchiale sollte wegen der unsicheren Deposition kein Pulverinhalationssystem verwendet werden.

Liegt eine deutliche Reversibilität des FEV_1 über 20 % vor, so ist die Diagnose Asthma bronchiale hochwahrscheinlich. Normalisiert sich die Lungenfunktion im Verlauf, dann ist sie sicher.

Manche Patienten zeigen kaum eine Reversibilität im akuten Bronchospasmolysetest und können trotzdem ein Asthma bronchiale haben. Hier kann die Diagnose meist recht zuverlässig durch eine **Behandlung mit 20–30 mg Prednisolon** über 7–10 Tage gesichert werden. Normalisiert sich die Lungenfunktion, so liegt ein Asthma bronchiale vor. Ändert sie sich nur geringfügig, ist es fast immer eine COPD (Kap. 4.3). Bessert sich die Obstruktion deutlich, üblicherweise um > 25 % ohne Normalisierung der Lungenfunktion, liegt meistens eine Kombination aus COPD und Asthma vor.

Tab. 4.2 Reversibilitätstestung bei Obstruktion.

Art der Testung	Durchführung
einfache Akut-Reversibilitätstestung	2 Hübe rasch wirkendes β-Mimetikum, z. B. Salbutamol, Fenoterol, alternativ Formoterol Messung nach 15 min
maximale Akut-Reversibilitätstestung	2 Hübe rasch wirkendes β-Mimetikum (s. o.) **und** 4 Hübe Anticholinergikum, z. B. Ipratropiumbromid (Atrovent) oder 2 Hübe Tiotropimbromid (mit Respimat) Messung nach 45 min
Langzeit-Reversibilitätstestung	20–30 mg Prednisolon/Tag oral für 7–10 Tage **zusätzlich** zur inhalativen Therapie

Inhalation im Test immer via Dosieraerosol oder Respimat und Spacer, da viele Patienten bzg. der Inhalationstechnik nicht geschult sind.
Vor und nach Inhalation Bodyplethysmografie mit Spirometrie.

> **M!**
>
> Häufiger ist nur durch eine Stoßtherapie mit oralen Steroiden die Diagnose Asthma bronchiale zu sichern, wenn eine Obstruktion besteht.

Die meisten Leitlinien zu Asthma bronchiale oder COPD erwähnen die jeweils andere Diagnose als Differenzialdiagnose. Es gibt aber erstaunlicherweise **keine Leitlinie** zu dem Problem, wie denn bei einem Patienten, der sich mit Luftnot und Obstruktion meist zuerst beim Hausarzt vorstellt, zwischen **den beiden Krankheitsbildern differenziert** werden soll.

In ▸ Abb. 4.2 ist ein hilfreiches Schema zu diesem Problem dargestellt, das sich an das **Disease Management Programm (DMP) Asthma bronchiale/COPD** anlehnt. Hierbei gilt: Passt die Anamnese zu einer der beiden Erkrankungen und zeigt die Spirometrie eine Obstruktion, so wird die **akute Bronchospasmolyse mit einem β_2-Mimetikum** empfohlen.

- Kommt es zu einer deutlichen Besserung der Obstruktion bzw. Normalisierung, so spricht das für ein Asthma bronchiale.
- Zeigt sich diese Normalisierung erst nach Gabe oraler Glukokortikoide (empfohlen), so passt das ebenfalls zu einem Asthma bronchiale.
- Normalisiert sich die Obstruktion nicht, so liegt eine COPD vor. Hier muss dann weiter differenziert werden, ob ein Emphysem oder eine obstruktive Bronchitis im Vordergrund steht (Kap. 4.3).

In etwa 10–15 % haben Patienten mit normalem Tiffeneau-Index trotzdem eine Obstruktion. Dann ist einer der ganzkörperplethysmografisch gemessenen Parameter pathologisch (R_{aw}, RV/TLC) oder es zeigt sich eine Gasaustauschstörung in der Belastung bzw. in der CO-Diffusi-

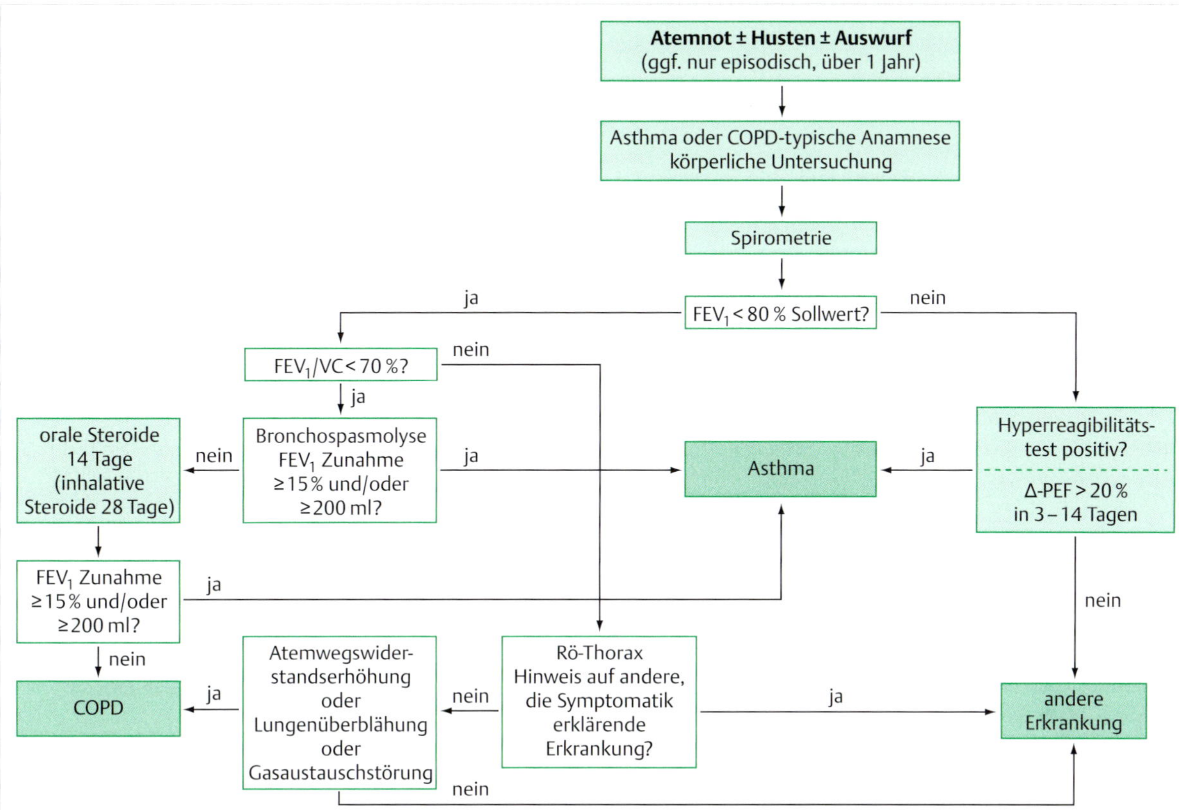

Abb. 4.2 Schema zur Differenzierung zwischen Asthma bronchiale und COPD, angelehnt an das DMP (Erklärung im Text).

onskapazitätsmessung im Sinne eines Emphysems. Auch dann liegt eine COPD vor. Bleiben alle Parameter normal, so kann das Asthma bronchiale mittels Hyperreagibilitätstest fast immer sicher diagnostiziert bzw. ausgeschlossen werden.

Im DMP werden als diagnostische Hilfen noch die Gabe inhalativer Steroide und die Möglichkeit der Messung der Peak-Flow-Variation zu Hause über 3–14 Tage angeboten. Beide Verfahren sind jedoch völlig unpraktikabel, da die Patienten zunächst ausreichend geschult werden müssten, was viel zu aufwendig wäre. Die kurzfristige (7–14 Tage) Gabe oraler Glukokortikoide ist praktisch nebenwirkungsfrei und lässt sich bei entsprechender Überzeugungsarbeit nach eigener Erfahrung auch bei Kindern in reduzierter Dosis problemlos durchführen.

Patienten, die Luftnot haben, aber eine **normale Spirometrie** aufweisen, benötigen immer eine **Ganzkörperplethysmografie**, evtl. auch eine Messung der CO-Diffusionskapazität und der Blutgase in Ruhe und unter Belastung. Sie können neben einer Überblähung und Atemwegswiderstandserhöhung auch ein Emphysem haben, was manchmal ohne Obstruktion einhergeht. In der CO-Diffusionskapazität sowie in den Belastungsblutgasen zeigen die Patienten mit Emphysem dann einen pathologischen Befund (s. dort). Bei diesen Patienten ist auch immer eine Röntgen-Thoraxaufnahme zur Differenzialdiagnose anderer Erkrankungen angezeigt. Abhängig von den Ergebnissen müssen dann weitere diagnostische Schritte durchgeführt werden.

> M!
>
> Gerade Patienten mit normaler Spirometrie und anamnestischen Beschwerden benötigen eine subtile Differenzialdiagnostik.

Die Diagnose der Obstruktion ist anhand der Lungenfunktion relativ einfach zu stellen. Manchmal zeigt sich auch ein pseudorestriktives Bild mit Reduktion der VC bei völlig normalem FEV_1/VC-Verhältnis. Möglicherweise hängt dies mit einer **Bronchiolitis** zusammen. Die Patienten haben dann in der Ganzkörperplethysmografie Zeichen der Überblähung. Die TLC ist normal oder sogar hochnormal. Das entspricht vermutlich einer sehr peripheren Obstruktion in den Bronchiolen. Man sieht so etwas bei akuten virusbedingten Bronchitiden häufiger, wenn hier eine Ganzkörperplethysmografie durchgeführt wird. Spirometer mit automatischem Auswertealgorithmus bieten in solchen Fällen praktisch immer die **falsche Diagnose einer kombinierten obstruktiven und restrik-**

tiven Ventilationsstörung an, wenn neben einem verminderten FEV_1-Wert auch infolge einer Überblähung die VC reduziert ist.

> M!
>
> Elektronische Spirometer bieten heute oft Auswertungen an, die nicht kritiklos übernommen werden können.

Bei **Kindern > 3,5–4 Jahren** gelingt meist schon eine Messung der Flussvolumenkurve, wodurch ein bronchialer Provokationstest möglich wird. Allerdings muss berücksichtigt werden, dass sie infolge der kleineren Oberfläche des Bronchialsystems auch geringere Dosen an Provokationssubstanz benötigen (Kap. 2.5). Insbesondere die Anwendung des Peak-Flow-Meters für Kinder funktioniert oft gut, da es den sportlichen Ehrgeiz anstachelt, den höchsten Wert zu erreichen. Gelingt der Provokationstest, so kann bereits hier die Diagnose eines Asthma bronchiale objektiviert werden. Sind die Kinder kleiner oder kooperieren bei der Lungenfunktion nicht, so mag die Auskultation helfen, was jedoch unsicher ist.

Bei **Kindern, bei denen keine Lungenfunktionsdiagnostik möglich** ist und deren Anamnese den Verdacht auf ein Asthma bronchiale nahelegt (atopische Belastung, Asthma bronchiale der Eltern), hilft oft eine Ex-juvantibus-Therapie über mind. 4 Wochen mit inhalativen Steroiden mit kleinen Partikeln (Kap. 13.4, Inhalationstherapie). Klinisch erkennt man das Asthma bronchiale dann retrospektiv durch einen deutlichen Rückgang der Anzahl bzw. der Dauer der Infekte. Auch werden die Kinder unter inhalativen Steroiden meist deutlich aktiver.

> M!
>
> Besteht bei Kindern < 4 Jahren der Verdacht auf ein Asthma bronchiale, so kann mit einem Therapieversuch mit inhalativen Steroiden ex juvantibus die Diagnose oft gesichert werden.

In vielen Leitlinien werden **Peak-Flow-Protokolle zur Kontrolle des Asthmas** empfohlen. Die Praxis zeigt jedoch, dass dies nur für eine Untergruppe sehr hilfreich ist und zwar für Patienten mit schwerem Asthma bronchiale bzw. solche mit plötzlichen Anfällen und ständigen Peak-Flow-Schwankungen. Normalerweise sollten die Asthmatiker therapeutisch so gut eingestellt sein (s. u.), dass sie – vielleicht von Infekten abgesehen – keine Obstruktionsanfälle mehr haben. Hier entfällt das aufwendige Führen des Peak-Flow-Protokolls. In der Ambulanz sieht man manche Patienten, die brav über das ganze Jahr ihren Peak-Flow-Wert eintragen, der immer im Normbereich liegt. Hilfreich sind Peak-Flow-Protokolle auch für einen kurzen Zeitraum bei Problempatienten, wenn es darum geht, die Therapie zu optimieren. Bei komplizierten Asthmaformen, z. B. beim Berufsasthma, sind sie zur Diagnostik oft unerlässlich. In solchen Fällen sollten elektronische Systeme mit Speicherfunktion bevorzugt werden.

> M!
>
> Peak-Flow-Protokolle zur Kontrolle eines Asthma bronchiale sind nur in Ausnahmefällen hilfreich.

Blutgasanalyse

Eine Blutgasanalyse ist beim Asthma bronchiale, ausgenommen in Notfällen, nicht indiziert. Bleibt aber die Differenzialdiagnose Asthma bronchiale/COPD/Hyperventilation offen, ist sie hilfreich, nicht nur um eine evtl. zusätzliche **Hypoxämie**, sondern auch eine **Hyperkapnie** zu erkennen. Die klinische Untersuchung ist hier wenig wegweisend. Eine Hypoxämie kann klinisch nicht erkannt werden; man sieht bestenfalls indirekt den Anteil des reduzierten Hämoglobins als Zyanose. Daher ist eine Zyanose auch bei Polyglobulie häufiger und bei Anämie seltener zu sehen, obwohl die Blutgase gleichartig verändert sind.

> M!
>
> In Asthmanotfällen sind heute Pulsoximeter unentbehrlich geworden.

Außerordentlich hilfreich ist hingegen eine **Sättigungsmessung** mittels Pulsoximeter. Es gibt hier kleine handliche Geräte, die in keinem Notfallkoffer fehlen sollten. Wenn die Patienten noch keine zusätzliche Sauerstoffinsufflation haben, kann man damit relativ gut einen schweren Asthmaanfall bzw. dessen Ausmaß erfassen, denn es zeigt sich dann meist ein Sättigungsabfall < 90 %.

Exhaliertes NO

Inzwischen wird häufiger die Messung des exhalierten Stickoxids (NO) zur Sicherung der Asthmadiagnose bzw. zur Bestimmung des asthmatischen Entzündungsgrades empfohlen. Es ist auch bekannt, dass die NO-Konzentration nach inhalativer Steroidgabe innerhalb von 1–2 Tagen deutlich fällt.

NO wird aber nicht nur bei asthmatischer Entzündung produziert, sondern auch bei anderen Erkrankungen, wie Infekten der oberen Atemwege. Auch gibt es vereinzelt Gesunde mit deutlich erhöhter NO-Konzentration im Exhalat. Die Autoren bevorzugen den bronchialen Hyperreagibilitätstest, da er viel enger mit der komplexen asthmatischen Entzündung gekoppelt ist und deswegen auch deutlicher mit der Klinik korreliert. Vergleichsuntersuchungen zwischen den verschiedenen Methoden, eine asthmatische Entzündung zu erkennen, bestätigen dies [37].

M!

Der unspezifische Provokationstest zur Diagnostik eines Asthma bronchiale ist der NO-Messung im Exhalat überlegen.

Im Wesentlichen ist ein **erhöhtes NO Ausdruck einer eosinophilen Schleimhautentzündung**. Ist das Asthma bronchiale allergischer Genese und durch eine solche Entzündung dominiert, korrelieren Symptome und Therapie-Effekte gut mit dem NO in der Exhalationsluft. Es gibt aber Asthma-Formen, die nicht primär bzw. ausschließlich durch eine Mukosa-Inflammation bestimmt werden, sondern bei denen offensichtlich die Entzündung im Wesentlichen in so genannten Strukturzellen wie der glatten Muskulatur lokalisiert bleibt und NO falsch niedrig gemessen wird. Auch beim intrinsischen Asthma ist es niedrig. Daher sind im Alltag der Hyperreagibilitätstest und die Symptomatik die validesten und robustesten Parameter.

Unspezifischer bronchialer Provokationstest

Da viele Patienten im Moment der Vorstellung in der Praxis keine Obstruktion zeigen, ist ein Provokationstest mit Histamin oder Methacholin unerlässlich. Er ist weiterhin sehr hilfreich zur Überwachung der Robustheit der therapeutischen Einstellung. Deswegen bevorzugen wir **quantitative Tests mit Histamin oder Methacholin.** Es sind zahlreiche Testverfahren beschrieben, wobei manche (wie Kaltluft oder destilliertes Wasser) nicht quantifizieren, sondern nur versuchen, eine bronchiale Hyperreagibilität zu beweisen oder auszuschließen. Dies reicht nach unserer Meinung nicht aus, da die absolute Höhe der Provokationsdosis viel über die Schwere des Asthmas bzw. das Risiko aussagt, einen schweren Anfall zu erleiden. Außerdem ist es unerlässlich zur Überprüfung der ausreichenden Therapiedosis. Die Qualität des bronchialen Hyperreagibilitätstests hängt sehr von der Aerosoldeposition ab (▶ Abb. 4.3). Auch hier gibt es zahlreiche Systeme auf dem Markt (Kap. 2).

M!

Die Qualität der Asthmadiagnose korreliert eng mit der Qualität des Provokationstests.

Allergologische Diagnostik

Besteht der Verdacht auf eine allergische Genese, so kann das auslösende Allergen beim Asthma bronchiale durch eine gezielte Anamnese oft in Verbindung mit dem Hauttest (die Autoren bevorzugen Intrakutantestung) detektiert werden. In Problemfällen kann spezifisches IgE bestimmt werden. Nur der Provokationstest zeigt die Relevanz des Allergens am Manifestationsorgan, wobei häufig eine **nasale Provokation** mit dem verdächtigen Allergen ausreicht.

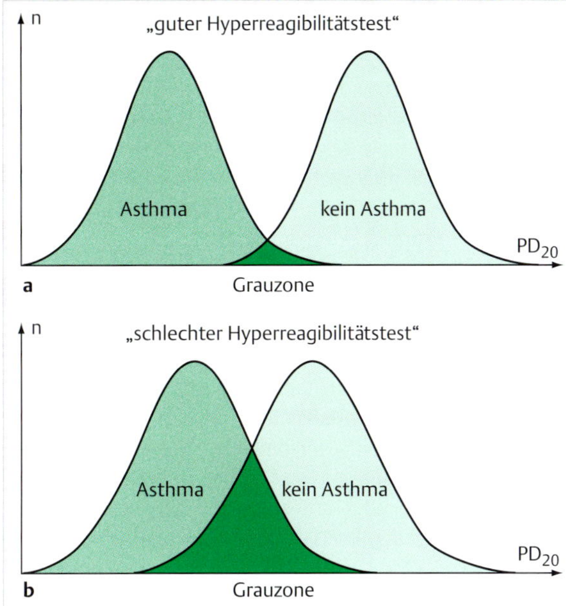

Abb. 4.3 Einfluss der Qualität der Aerosoldeposition auf einen Hyperreagibilitätstest bzw. die Provokationsdosis (PD_{20}). Bei guter, interindividuell wenig schwankender Aerosoldeposition (infolge Partikel < 3 µm und standardisiertem Atemmanöver) kommt es zur recht sicheren Trennung der Asthmatiker von den Gesunden.
a „Guter" Hyperreagibilitätstest.
b „Schlechter" Hyperreagibilitätstest.

Inhalative Provokationen können in bestimmten Situationen erforderlich sein, wie bei starker nasaler Obstruktion, scheinbar falsch negativem nasalem Provokationsergebnis und bei unklaren Fällen von Berufsasthma bzw. im Begutachtungsfalle zum Kausalitätsnachweis.

Wichtig ist es, sich klarzumachen, dass ein positiver **Hauttest** ebenso wie der Nachweis von spezifischen IgE-Antikörpern eigentlich nur die **immunogene Reaktion** (Sensibilisierung) anzeigt, nicht aber eine Allergie beweisen kann. Vor allen Dingen bei Gräserpollen ist jeder Dritte oder Vierte im Hauttest positiv, ohne dass eine Allergie vorliegt. Insofern kommt v. a. einer subtilen Anamnese eine besondere Bedeutung zu. Details sind im Kapitel „Pneumologische Allergologie" beschrieben (Kap. 9.1).

M!

Ein Hauttest oder spezifisches IgE beweisen nie ein allergisches Asthma bronchiale.

Besondere diagnostische Verfahren

Im Einzelfall kann es erforderlich sein, seltenere diagnostische Verfahren anzuwenden. Bei Verdacht auf **gastroösophagealen Reflux** kann eine **24-h-pH-Metrie** hilfreich sein, wobei jedoch ein negativer Befund diesen nicht ausschließt. Sicherer und auch einfacher ist eine Ex-juvantibus-Gabe von hoch dosierten **Protonenblockern** (ca. 2 × 40 mg Pantoprazol oder Omeprazol) über einen längeren Zeitraum. Man geht davon aus, dass die Therapie über 6 Monate fortgeführt werden muss, wenn es um den Einfluss eines Refluxes auf das Asthma bronchiale geht, und über ca. 3 Monate, um einen refluxbedingten Husten zu bessern. Am schnellsten bessert sich eine posteriore Laryngitis unter Protonenblockern. Natürlich aber – und dies ist auch unsere persönliche Erfahrung – kommt es bei vielen Patienten schon sehr viel früher zu einer Besserung. Die Symptomatik muss unter der Therapie genau beobachtet werden (z. B. mittels Peak-Flow-Selbstmessung).

In seltenen Fällen kann auch ein Reflux von Gallensäuren für ein Asthma bronchiale oder eine chronische Bronchitis verantwortlich sein. Dann sollten Antazida bzw. Sucralfat eingesetzt werden.

> M!
>
> Der Verdacht auf refluxinduziertes Asthma bronchiale kann in Problemfällen nur durch eine hoch dosierte, längere Therapie mit Protonenpumpenblockern geklärt werden.

Eine **Bronchoskopie** kann bei Sonderformen des Asthmas oder komplexer Differenzialdiagnose (z. B. Brittle Asthma, Trachealtumorverdacht, VCD) hilfreich sein. Eine posteriore Laryngitis lenkt sofort den Verdacht auf einen hohen Reflux. Asthmatiker sind dann problemlos zu bronchoskopieren, wenn sie vorher β_2-Mimetika inhalieren und die Untersuchungszeit nicht zu lang ist.

Wenn eine Indikation für eine Bronchoskopie besteht, sollte wegen der Differenzialdiagnosen auch immer ein **CT** durchgeführt werden. Eine Materialentnahme für die Histologie und Zytologie kann im Einzelfall zur Diagnosesicherung beitragen.

4.2.7 Schweregrade

Nach Abschluss der klinischen Untersuchung, der Anamnese und der Diagnostik kann man das Asthma bronchiale in verschiedene Schweregrade einteilen, wie es manche früheren Leitlinien vorschlugen (unter www.pneumologie.de). Allerdings ist es in der Praxis oft hilfreicher, den aktuellen Zustand des Patienten mit seiner Therapie zu beschreiben, da sich die Schweregrade saisonal sowie im Zeitverlauf und insbesondere unter Therapie deutlich ändern können. Diesem Hintergrund ist die neue **GINA-Leitlinie** (www.gina.org) jetzt auch gefolgt.

4.2.8 Differenzialdiagnose und Fallgruben

Die wichtigste Differenzialdiagnose des Asthmas in der Ambulanz ist bei Jüngeren und Patienten ohne aktuelle Obstruktion das **Hyperventilationssyndrom** (Kap. 3.2). Es kann mitunter auch neben einem Asthma bronchiale bestehen. Bei älteren ist es die **chronisch obstruktive Bronchitis** mit und ohne Emphysem (Kap. 4.3). Führt die Verdachtsdiagnose Asthma bronchiale zur Aufnahme in die Klinik, ist die Differenzialdiagnose breiter und wird im Wesentlichen durch die Differenzialdiagnosen der Dyspnoe bestimmt (Kap. 3.2).

Besonders bei Patienten, die im Bronchospasmolysetest oder auf Glukokortikoide nicht reagieren, ist spezielle Aufmerksamkeit geboten und es muss eine umfangreiche Diagnostik angeschlossen werden. Die wichtigste Differenzialdiagnose hier ist ein **Bronchialtumor**, bei Kindern auch die **Fremdkörperaspiration** und Fehlbildungen oder ein VCD.

Es gibt gewisse **Fallgruben** bei der Diagnose Asthma bronchiale. Patienten, die immer über Husten und Auswurf klagen, haben an sich kein Asthma bronchiale, denn typischerweise gehören auswurf- und hustenfreie Phasen dazu. Es gibt natürlich Asthmatiker, die zusätzlich eine einfache chronische Bronchitis haben. Asthma bronchiale führt außerdem nie zum Cor pulmonale. Diese Patienten haben entweder von vornherein eine COPD oder sie entwickeln diese im Verlauf. Auch führt Asthma bronchiale selbst nie zum Emphysem. Hier ist auch wieder die chronische Bronchitis als zusätzliche Entzündung erforderlich.

> M!
>
> Reines Asthma bronchiale führt nie zum Emphysem oder Cor pulmonale.

Asthma bronchiale selbst ist ursächlich **nie psychosomatisch** in der Vorstellung, dass unbewältigte Konflikte oder Krisensituationen eine Asthmaerkrankung verursachen können. Diese Theorie aus den 60er und 70er Jahren des letzten Jahrhunderts ist heute auch von führenden Psychosomatikern verlassen worden [43]. Natürlich kann beispielsweise eine stressbedingte Hyperventilation zu einem Asthmaanfall infolge Austrocknung der Bronchialschleimhaut führen. Des Weiteren führt jede chronische Erkrankung zu mehr oder wenig ausgeprägten **Anpassungsstrategien** (Coping), die dann psychische Veränderungen nach sich ziehen (**somatopsychisch**), wobei meist der Krankheitsgewinn im Vordergrund steht.

> M!
>
> Ein Asthma bronchiale entsteht nie durch unbewältigte Konflikte.

4.2.9 Therapie

Grundlagen

Zur Therapie des Asthmas wird in den Leitlinien meist ein klassisches Stufenschema mit 4 Treppen empfohlen (www.gina.org). Dieses Stufenschema suggeriert eine etwa gleichmäßige Häufigkeitsverteilung, die aber in der Praxis in keiner Weise vorhanden ist. Diese Stufenschemata werden im Wesentlichen durch die publizierten Daten der randomisiert kontrollierten Studien (RCT) bestimmt, bei denen ganz überwiegend die Kombinationen aus inhalativen Steroiden und lang wirksamen β_2-Mimetika im Vordergrund stehen. Wie im Kap. 1 über den theoretischen Hintergrund der rationalen ärztlichen Tätigkeit beschrieben, erfüllen > 90 % der Patienten mit Asthma bronchiale nicht die Einschlusskriterien für die Studien, auf denen dieses Stufenschema fußt [39]. Deswegen wird im Folgenden die Therapieempfehlung nicht direkt darauf ausgerichtet, sondern basiert auf der Erfahrung von vielen Tausenden ambulanten Asthmapatienten, die sich mit der Erfahrung vieler niedergelassener Pneumologen deckt.

Die **Basis der Asthmatherapie ist antientzündlich** und damit nahe an der Therapie der pathogenetischen Ursache. Zum Glück handelt es sich fast immer um eine steroidsensitive Entzündung, was für manche andere in der Pneumologie vorkommende Entzündungsform nicht gilt (z. B. viele Lungenfibrosen und teilweise die COPD).

Üblicherweise wird weiterhin in der Therapie des Asthma bronchiale zwischen **entzündungshemmender Medikation** (Controller) und **bronchialerweiternder Bedarfsmedikation** (Reliever) unterschieden. Das mag zutreffen, wenn man sich auf inhalative Steroide für Controller und β_2-Mimetika als Reliever beschränkt. Nimmt man aber andere Substanzen hinzu, z. B. Theophyllin, so wirkt diese Substanz in beiden Kategorien. Selbst Glukokortikoide reduzieren eine Obstruktion durch Rückgang einer Schleimhautschwellung mitunter innerhalb von Stunden. Insofern ist diese Unterteilung eher künstlich, weswegen hier darauf verzichtet und die einzelne Behandlungssituation beschrieben wird. Allergisches und nichtallergisches Asthma bronchiale werden medikamentös grundsätzlich gleich behandelt, wenn man von der Immuntherapie und der Therapie mit Anti-IgE-Antikörpern absieht.

> M!
>
> Die antientzündliche Therapie scheint beim Asthma kausal zu sein; jedenfalls beeinflusst sie die Erkrankung im Zeitverlauf deutlich positiv.

Grundlage der Therapie des Asthmas ist die **topische Therapie der Bronchialschleimhaut** via Inhalation. Eine orale Therapie ist nur in Ausnahmefällen (z. B. bei Exazerbationen) passager und bei schwerem Asthma bronchiale als Dauertherapie erforderlich. Es darf nicht vergessen werden, dass man ca. die **50-fache orale Dosis** benötigt, um im Vergleich zur Inhalation die gleiche Konzentration eines Medikaments in der Bronchialschleimhaut zu erreichen. Entsprechend höher ist die Nebenwirkungsrate bei systemischer Therapie. Die Durchführung der Inhalationstherapie ist nicht einfach und erfordert meist ein an den Patienten angepasstes Inhalationssystem und eine möglichst individuelle Schulung über mehrere Zeitpunkte sowie einen individuellen Behandlungsplan.

> M!
>
> Eine Inhalationstherapie mit Steroiden wirksam, dauerhaft und preiswert zu etablieren, stellt eine Herausforderung in der Praxis dar.

Stellt sich der Asthmatiker erstmals in der Praxis vor und zeigt Beschwerden bzw. eine Obstruktion, so sollte nach Meinung der Autoren – im Gegensatz zu den üblichen Empfehlungen – sofort ausreichend antientzündlich behandelt werden. Dazu sind orale und inhalative Steroide gleichzeitig erforderlich. Die oralen Glukokortikoide sichern eine sofortige Beschwerdefreiheit über die Therapiedauer (meist 7–10 Tage) und überbrücken die Zeit bis zum Wirkungseintritt der inhalativen Steroide. Fälschlicherweise werden hier häufig sofort Fixkombinationen aus inhalativen Steroiden und LABA eingesetzt (LABA = Long acting Beta-2 Agonists).

Die symptomatische Therapie mit rasch wirksamen β_2-Mimetika ist bei gut eingestellter Dauertherapie mit inhalativen Steroiden nur recht selten erforderlich. In der Ambulanz können damit mindestens 85 % aller Asthmatiker eingestellt werden. Nur die übrigen Patienten benötigen LABA und inhalative Steroide sowie ggf. weitere orale Medikamente.

> M!
>
> Fixkombinationen mit inhalativen Steroiden und LABA sind beim Asthma bronchiale nur selten erforderlich. Sie werden aber viel zu häufig eingesetzt.

Beim Asthma bronchiale ist häufig das gesamte respiratorische Epithel befallen (bei der allergischen Rhinitis bleibt die Entzündung eher auf die Nasenschleimhaut konzentriert). Deswegen sollten bei der inhalativen Therapie des Bronchialbaums die Nase bzw. die Nasennebenhöhlen nicht vergessen werden. Werden Steroide inhaliert und es bestehen rhinitische Symptome, dann sollten immer auch zusätzlich topische Steroide an der Nasenschleimhaut appliziert werden. Es gibt Daten (besonders bei Kindern), die gezeigt haben, dass durch **zusätzliche nasale Steroidgabe** die Häufigkeit der Asthmaanfälle rückläufig ist. Dieser Effekt ist auch plausibel, da durch Wiedereinsetzen der Nasenatmung Allergene sowie andere irritierende Aerosole und Gase von der Nasenschleimhaut weitgehend abgefangen werden.

> **M!**
> Nasale Steroide zeigen in der Therapie des Asthma bronchiale eine deutliche Wirkung.

Manchmal liegen als Ursache isolierte Allergene (Haustiere, Berufsallergene) vor, die man meiden kann. Häufig sind die Allergene jedoch nicht zu umgehen, da sie wie Pollen, Milben oder Katzenallergene via Kindergarten und Schule ubiquitär vorliegen. Beim allergischen Asthma bronchiale kann insbesondere bei Kindern und jungen Erwachsenen eine **spezifische Immuntherapie** (SIT, früher als Hyposensibilisierung bezeichnet) erwogen werden (Kap. 9.1).

Asthmatiker aller Schweregrade können bei schweren Provokationssituationen wie bronchialen **Infekten mit bestimmten Viren in einen schweren Asthmaanfall** abrutschen [40]. Die Wahrscheinlichkeit eines schweren Asthmaanfalls hängt neben anderen Faktoren besonders von dem **Grad der bronchialen Hyperreagibilität** ab. Deswegen ist es sinnvoll, diesen Grad auch bei Problempatienten unter Therapie zu kennen und den Patienten dementsprechend einzustellen, d. h. die inhalative Steroiddosis oder auch ggf. das Inhalationssystem anzupassen.

Orale Glukokortikoide sind bei **Exazerbationen** unerlässlich. Ganz wenige Patienten mit sehr schwerem Asthma bronchiale benötigen sie auch dauerhaft, wobei in diesen Fällen nach Alternativen durch Einsatz anderer Immunsuppressiva (Azathioprin, Methotrexat, Troleandomycin, Hydroxychloroquin, Cyclosporin, Immunglobuline, Interferon α, TNF-α-Blocker) zur Einsparung von Glukokortikoiden gesucht werden sollte. Allerdings sind die wenigen klinischen Studien und auch die eigenen Erfahrungen hierzu nicht viel versprechend. Eine verbesserte Kontrolle der Asthma-bronchiale-Symptome ist durch diese Substanzen in der Regel nicht zu erwarten, allenfalls ein steroidsparender Effekt. In seltenen Fällen kann auch eine (dann häufiger übersehene) Nebenniereninsuffizienz Grund für eine Dauertherapie mit oralen Glukokortikoiden sein.

Bei **Exazerbation** sollten die oralen Glukokortikoide 2 × pro Tag gegeben werden, da dann die Wirkung deutlich besser ist. Es gibt Hinweise in der Literatur, dass es günstiger ist, sie morgens und nachmittags zu geben anstatt morgens und abends. Üblicherweise reichen bei Exazerbation morgens 20–30 mg und nachmittags 10–20 mg Prednisolonäquivalent aus. Eine Woche Therapie in dieser Dosierung, gefolgt von einer weiteren Woche mit reduzierter Dosis, genügt in den meisten Fällen, je nach Schwere der akuten Exazerbation und Ansprechen auf die intensivierte Therapie. Danach können die oralen Glukokortikoide meist ganz abgesetzt werden. Ein Ausschleichen ist nur dann erforderlich, wenn die Glukokortikoide länger als 1–2 Monate gegeben werden. Patienten mit Lymphomen bekommen beispielsweise häufig im Rahmen der Chemotherapie 200 mg Prednisolonäquivalent für 3 Wochen. Diese hohen Dosen werden auch stets sofort abgesetzt, ohne dass Nebenwirkungen im Sinne einer Hemmung der endogenen Kortisolproduktion sichtbar werden. Insofern ist man auf der sicheren Seite, wenn man bei diesen viel niedrigeren Dosen nicht ausschleicht.

> **M!**
> Ein Ausschleichen oraler Steroide ist nur ab einer Therapiedauer von mehr als 8 Wochen erforderlich.

Asthmatiker, die in der Anamnese schon einmal einen schweren Anfall hatten, benötigen unbedingt **orale Glukokortikoide als Notfallmedikation** für zu **Hause**. Am besten ist es, sie bewahren diese im Kulturbeutel auf, damit sie auch auf Reisen immer verfügbar sind. Im Anfall soll der Patient 40–50 mg Prednisolonäquivalent nehmen. Damit kann oft der Notarztruf vermieden werden. Dies ist auch ein zentrales Thema der Asthmaschulungen. Hier ist es wichtig zu wissen, dass orale Glukokortikoide in diesen Dosen genauso schnell wirken wie die i. v. verabreichten. Es dauert 1–4 h, bis die antientzündliche Wirkung (v. a. auf die Schleimhautschwellung) eintritt. Das hängt damit zusammen, dass die genomische Wirkung der Steroide über zu exprimierende Proteine erfolgt. Diese Synthese braucht die meiste Zeit. Die Resorption durch die Magenschleimhaut dauert für Glukokortikoide nur wenige Minuten, sodass die i. v. Gabe – abgesehen vom Placeboeffekt – gegenüber der Tablette keinen Vorteil bringt.

> **M!**
> Intravenöse Steroide wirken nicht schneller als orale.

Inhalative Steroide

Die **Basistherapie** des Asthma bronchiale ist, wie erwähnt, die Inhalation von Steroiden. Sie steht mit weitem Abstand im Vordergrund jeder Therapie. Die Dosierung sollte von den Beschwerden bzw. bei Problemfällen von dem Besserungsgrad der bronchialen Hyperreagibilität abhängig gemacht werden, da dieser die Robustheit der therapeutischen Einstellung am besten widerspiegelt. Eine gut eingestellte Therapie zeigt sich typischerweise in einer 2- bis 3-fachen Erhöhung der Provokationsdosen; mitunter wird der Test sogar negativ. Nach den Erfahrungen der Autoren lassen sich über 85 % der Asthmatiker damit so gut einstellen, dass sie überhaupt keine β_2-Mimetika mehr benötigen.

Allerdings ist die Inhalation nicht einfach, denn es ist weniger entscheidend, was aus einem Inhalationssystem (Dosieraerosol oder Pulver) herauskommt, sondern wie viel davon im Bronchialsystem ankommt. Auf Details wird im Kap. 13.4, Inhalationstherapie, verwiesen. Es gibt eine große interindividuelle Variation der Glottisregion, die die intrabronchiale Deposition deutlich beeinflusst. Des Weiteren ist das Atemmanöver entscheidend. Bei Kindern unter 5–6 Jahren sollten immer kleine Partikel (um 1 µm) aus einem entsprechenden Dosieraerosol verwendet werden. Kinder unter 3–4 Jahren benötigen einen Spacer, damit die Koordination gesichert ist.

Es gibt eine Fülle von **Inhalationssystemen** auf dem Markt. Jeder Arzt soll dasjenige verwenden, mit dem er Erfahrung hat und mit dem er eine ausreichende Deposition im Bronchialsystem sicherstellen kann. Dosieraerosole sind aus theoretischen Gründen zuverlässiger als Pulversysteme, da die Aerosole beim Verlassen des Kanisters bereits fertig vorliegen. Bei Pulversystemen müssen sie erst durch den Atemzug desagglomeriert werden. Bei fast allen Pulversystemen muss der Beginn der Inhalation rasch erfolgen, da die Partikeldesagglomeration in den ersten 100–200 ms erfolgt. Sonst sind die Partikel zu grob und deponieren alle im Mund. Dies ist ein häufig zu beobachtender Inhalationsfehler. Pulversysteme mit Inhalationstriggerung (z. B. Novolizer) vermeiden das Problem, da das Pulver erst ab einem Mindestfluss freigesetzt wird.

M!

Bei Pulverinhalationssystemen muss insbesondere der Beginn der Inhalation möglichst rasch erfolgen, da die Partikel in den ersten 100–200 ms freigesetzt werden und nur so entsprechend kleine Partikel entstehen, die in den Bronchialbaum gelangen können.

Eine **Atemanhaltezeit** nach der Inhalation ist nicht erforderlich, da infolge des Wachstums der Partikel durch Wasseraufnahme im Bronchialsystem nahezu alle deponieren. Natürlich schadet sie nicht und wenn Patienten es gewohnt sind, sollte man das Manöver nicht abändern. Eine Ausnahme stellen allerdings die erwähnten Steroidpartikel um 1 µm aus dem Dosieraerosol dar, da diese erst durch Verdampfen des Treibgases sowie des darin enthaltenen Alkohols entstehen, und dann reine Aerosole ohne hygroskopischen Mantel vorliegen. Diese wachsen nicht im Bronchialsystem, sodass etwa 30 % wieder exhaliert werden, wenn man die Luft nicht 4–5 s anhält.

Die auf dem Markt **derzeit verfügbaren inhalativen Steroide** sind in ihrem Wirkungs- und Nebenwirkungsprofil wahrscheinlich ähnlich, wenn man die Dosisäquivalenz berücksichtigt. Fluticason und Ciclesonid sind bei gleicher Dosis an der Bronchialschleimhaut etwa doppelt so wirksam wie Beclometason; Budesonid ist etwa 1,2-fach stärker. Ciclesonid wird erst im Bronchialsystem zum wirksamen Glukokortikoid aktiviert. Exakte Angaben zur Dosisäquivalenz sind nicht ohne Weiteres möglich, da ja nur die tatsächlich intrabronchial deponierte Steroiddosis relevant ist (abgesehen von einem geringen Effekt der über den Gastrointestinaltrakt resorbierten und nicht im First Pass über die Leber inaktivierten Dosis). Die Unterschiede durch die Partikelgröße, Partikelart und das Inhalationssystem sind oft größer als die pharmakologische Wirkung des Steroids selber (Kap. 13.4, Inhalationstherapie). Deswegen wird empfohlen, die Dosis mit dem Inhalationssystem individuell in Abhängigkeit von der Klinik bzw. in Problemfällen entsprechend der PD_{20} im Hyperreagibilitätstest einzustellen.

M!

Kinder < 5–6 Jahren benötigen wegen ihrer kleinen Bronchien unbedingt kleine Partikel (um 1 µm, via Spacer) für eine erfolgreiche Therapie.

Wirklich relevante **Nebenwirkungen** der inhalativen Steroide gibt es eigentlich nicht, auch nicht bei Kindern. Wenn sie effektiv und dosisangepasst inhalieren, kommt es auch nicht zu einer Wachstumsverzögerung. Ein theoretisch geringer Effekt wird meist durch die starke Reduktion der Infektrate mehr als kompensiert. Bei Patienten mit einer Hochdosistherapie (ab etwa 2 mg Beclometason oder Äquivalenz pro Tag) ist möglicherweise mit einer leichten Hemmung der endogenen Kortisolproduktion zu rechnen.

Die wichtigste und subjektiv störendste Nebenwirkung ist **Heiserkeit** (vermutlich ausgelöst durch eine Steroidmyopathie der Stimmbänder), die kaum zu verhindern ist. Durch Anwendung von Dosieraerosolen und Spacern wird sie geringer. Am effektivsten ist die Anwendung der Dosieraerosole mit 1-µm-Partikeln mit Spacer, die sowieso schon in der Glottisregion kaum deponieren. Durch die Anwendung des Spacers sinkt dieser Faktor noch einmal. Allerdings gibt es derzeit für die Lösungsaerosole mit solchen besonders kleinen Aerosolpartikeln keine Zulassung für die **Anwendung mit Spacer** und daher auch keinen speziellen Spacer für diese Systeme. Man kann aber Universalspacer nehmen, die auf dem Markt verfügbar sind. Die Inhalation einer Steroidsuspension mittels Vernebler verursacht ebenfalls eine nur geringe oropharyngeale Deposition. Ein Spülen des Rachenraumes oder Gurgeln nach der Inhalation hilft kaum, da infolge des Schluckvorgans physiologischerweise die Stimmbänder geschützt werden, um Aspirationen zu vermeiden.

Außerordentlich wichtig für die Praxis ist, dass die volle **Wirkung** der **inhalativen Steroide verzögert** nach erst ca. 2–4 Wochen erreicht ist. Setzen die Patienten die Steroide ab, so hält diese Wirkung etwa um den gleichen Zeitraum an. Ursache ist vermutlich die asthmatische Entzündungsinformation in den Lymphozyten. Hier hemmen die geringen Dosen der inhalativen Steroide wahrscheinlich die Informationsübermittlung (hohe Dosen blockieren sie wahrscheinlich sofort). Damit diese wirksam wird, müssen die Lymphozyten mit der asthmatischen Entzündungsinformation vermutlich zunächst durch andere ersetzt werden.

M!

Inhalative Steroiden brauchen etwa 3–4 Wochen, bis die volle Wirksamkeit erreicht ist. Etwa so lange hält sie auch noch nach dem Absetzen an.

Infolge der verzögerten und der nach dem Absetzen anhaltenden Wirkung passiert es recht häufig, dass die inhalativen Steroide nach **Symptombesserung abgesetzt** werden. Dann stellen sich die Patienten oft einige Monate später wieder mit erneuten Asthmabeschwerden vor. Erklärt man ihnen dann den Zusammenhang noch einmal, sind sie meistens dauerhaft compliant. Aufgrund dieser Erfahrung sollten Asthmatiker, die erstmalig auf inhalative Steroide eingestellt werden, am Anfang auf jeden Fall engmaschig kontrolliert werden, um die **Adhärenz** zu überprüfen. Diese wiederholte individuelle Schulung bzw. intensive Erklärung ist nach unseren Erfahrungen wirksamer als eine intensivere einmalige Schulung. Abhängig von der Symptomausprägung und dem Informationsstand der Patienten ist es aber trotzdem sinnvoll, einen Schulungsblock nach Diagnosestellung durchzuführen. Falls erforderlich, kann an der PD_{20} im Provokationstest die Adhärenz im Verlauf gut objektiviert werden.

M!

Asthmapatienten müssen immer wieder geschult bzw. auf die Therapietreue bei jedem Arztbesuch hingewiesen werden.

Inhalative Steroide sind beim Asthma bronchiale eigentlich immer dann indiziert, wenn sich der Patient wegen Beschwerden in der Praxis vorstellt. Die Leitlinienempfehlung, bei **2 Anfällen in der Woche nur β_2-Mimetika bei Bedarf** zu geben, erscheint den Autoren **unsinnig**. Solche Patienten können jederzeit in Provokationssituationen erhebliche Atemnot bekommen, weswegen sie dauerhaft antientzündlich eingestellt werden müssen. Allerdings kann man bei den leichten Formen die Dosis oft niedrig halten, also mit 100–200 µg/Tag Beclometason oder äquivalenten Dosen anderer Steroide beginnen. Bei saisonalem Asthma bronchiale reicht es oft, diese nur kosaisonal, also in der Regel über 3–4 Monate zu geben. Man muss aber die Patienten darauf hinweisen, dass sie infolge der verzögerten Wirkung der inhalativen Steroide etwa 2–3 Wochen vorher mit der Therapie beginnen sollten.

Die übliche **Steroidangst** ist bei inhalativen Steroiden meist dann zu umgehen, wenn man auf die geringe Dosis hinweist und darauf, dass sie nur wenige Prozent der körpereigenen Kortisolproduktion ausmacht. Gerade bei Kindern sind die Mütter zu überzeugen, wenn man zusätzlich erwähnt, dass die Flimmerhärchen sich unter den inhalativen Steroiden regenerieren und die überschießende krankhafte Entzündungsreaktion gebremst wird bzw. die Infekte sich bessern. Die Schleimhautveränderungen bei Asthmatikern sind durch die inhalativen Steroide quasi komplett reversibel.

Patienten mit schwerem Asthma bronchiale benötigen höhere Dosen inhalativer Steroide bis 2000 µg/Tag. Es scheint auch so zu sein, dass Patienten mit schwer einstellbarem Asthma bronchiale und mehr oder weniger dauerhafter Obstruktion durch Verwendung eines Inhalationssystems, das besonders kleine Aerosolpartikel generiert, noch etwas mehr profitieren, da diese Partikel durch turbulente Diffusion in den besonders engen und damit stärker entzündeten Stellen des Bronchialsystems vermehrt deponiert werden. Es gibt auch Hinweise, dass bei einem schweren Asthma bronchiale die kleinen Bronchien in besonderer Weise entzündet sind. Eine verstärkte Steroiddeposition in der Peripherie könnte daher gerade in solchen Fällen vorteilhaft sein.

Inhalative β_2-Mimetika/Kombinationen mit Steroiden

Rasch wirksame β_2-Mimetika gehören als Bedarfsmedikation zur Standardtherapie des Asthma bronchiale. Nach dem ersten Asthmaanfall haben die meisten Patienten solche häufig zu Hause; nicht selten sogar mehrere in unterschiedlichen Systemen. Dosieraerosole haben den Vorteil, dass sie bei schwerer Obstruktion eine zuverlässigere intrabronchiale Deposition ermöglichen. Schulungen sind bei der Inhalation von β_2-Mimetika daher kaum erforderlich, da der Patient sofort eine Rückmeldung über den Erfolg der Inhalation bekommt. Bei einem initial schlechten Inhalationsmanöver (mit schlechter Wirkstoffdeposition) wird er die Inhalation so oft wiederholen, bis der gewünschte klinische Effekt spürbar wird.

Rasch wirksame β_2-Mimetika wirken **prophylaktisch** gut, wenn sie ca. 30 min vor einer zu erwartenden Provokationssituation inhaliert werden. Am häufigsten kommen sie beim Belastungsasthma zum Einsatz. Unvermeidbare andere Provokationen (z. B. Zigarettenrauchbelastung bei Familienfeiern) sind damit aber auch gut zu managen.

Eine **Monotherapie des Asthma bronchiale mit LABA ist kontraindiziert.** Sie verschlechtern wahrscheinlich nicht nur die Asthmaeinstellung, sondern erhöhen auch die Mortalität [34]. Dies ist plausibel, da die Luftnot bei einer Exazerbation infolge der guten bronchodilatatorischen Wirkung der LABA verspätet sichtbar wird, dann aber umso heftiger. Des Weiteren fehlt bei einer solchen Therapie auch die antientzündliche Komponente. So werden eine fortschreitende Entzündung und oft auch eine zunehmende Hyperreagibilität durch die rein symptomatische Therapie mit LABA überdeckt und zunächst nicht wahrgenommen. LABA sollten deswegen nur in Verbindung mit inhalativen Steroiden benutzt werden, was heute aber die Regel ist. Wie zuvor erwähnt, sollte die Kombination (Fixkombination oder als Einzelgabe) nur eingesetzt werden, wenn die Patienten unter alleiniger, ggf. hoch dosierter Inhalation von Steroiden nicht zu stabilisieren sind. Ein großer Vorteil der LABA infolge ihrer längeren Wirkdauer ist die nächtliche Symptomfreiheit bei den schweren Asthmaformen. Früher wurde hierzu häufig Theophyllin eingesetzt, das heute mit dieser Indikation nur in seltenen Ausnahmefällen erforderlich ist.

M!

Lang wirksame β_2-Mimetika ohne inhalative Steroide sind beim Asthma bronchiale in der Dauertherapie kontraindiziert und gefährlich.

Die **Wirkung der inhalativ verabreichten LABA in Verbindung mit Steroiden** ist für Formoterol wie Salmeterol vermutlich ähnlich. Formoterol hat aber den Vorteil des raschen Wirkungseintritts, sodass es auch bei Bedarf zusätzlich genommen werden kann. Allerdings ist wie erwähnt die Gruppe von Patienten, die es benötigt, recht klein. Das von einer Pharmafirma empfohlene Konzept (SMART) der symptomorientierten Bedarfsinhalation einer Fixkombination von Formoterol und Budesonid auf Basis einer niedrigen Erhaltungstherapie erscheint den Autoren verzichtbar. Die alleinige Applikation höher dosierter inhalativer Steroide führt bei diesen Patienten zu einer robusteren Asthmaeinstellung, was bedingt, dass sie β_2-Mimetika bei Bedarf nur noch selten benötigen.

Nach Ansicht der Autoren gibt es keine wirklich stützenden Hinweise für die von manchen Firmen vertretene Aussage, inhalative Steroide durch zusätzliche Pharmaka (inhalative LABA, DNCG, orale Leukotrienantagonisten) zu sparen. Topische Steroide „normalisieren“ die asthmatische Entzündung der Schleimhaut des Respirationstrakts, während die anderen Substanzen dies nicht tun. Gemäß dem Grundsatz der Pharmakotherapie: **„Reize bzw. hemme nie einen Rezeptor dauerhaft ohne Not“** erscheint deswegen eine additive Therapie nur dann erforderlich, wenn inhalative Steroide in höherer Dosierung zur Stabilisierung des Asthmas nicht mehr ausreichen.

M!

Wird ein Asthma bronchiale mit inhalativen Steroiden gut eingestellt, dann sind meist weder kurz noch lang wirksame β_2-Mimetika erforderlich.

DNCG/Nedocromil

Dinatriumchromoglicicum (DNCG) wirkt antientzündlich, vorwiegend durch Hemmung der Mastzellenmediatoren, wenn auch deutlich schwächer als inhalative Steroide. Allerdings muss man es 3–4 × pro Tag inhalativ geben, was die praktische Anwendung außerordentlich erschwert. Es ist nur noch in ausgewählten Fällen indiziert, z. B. bei Steroidphobie. Immerhin ist diese Therapie praktisch nebenwirkungsfrei.

Neuerdings gibt es Daten, die zeigen, dass eine hohe intrabronchiale Deposition von DNCG, erzeugt via Vernebler, wirksamer ist als bisher angenommen. Die Nachfolgesubstanz Nedocromil ist in Deutschland jetzt nicht mehr auf dem Markt.

Anticholinergika

Vor ca. 25–30 Jahren wurden umfangreiche systematische Untersuchungen zu inhalativen Anticholinergika in der Asthmatherapie durchgeführt. Da sich dabei nur ein **marginaler Effekt** gezeigt hat, tauchen sie nicht in den Therapieempfehlungen auf. Besonders bei Kindern wurde immer wieder darauf hingewiesen, dass es auch im Asthmaanfall Vorteile gäbe. Wie erwähnt, sind die meisten Patienten heute so stabil einzustellen, dass sich diese Fragen kaum noch stellen. Bei den schweren Asthmaformen kann man es aber versuchen. Hier müssen bei Therapieproblemen sowieso alle möglichen Optionen genutzt werden.

In neueren Studien zeigen die lang wirksamen Anticholinergika (Tiotropiumbromid) erstaunlicherweise eine deutliche Wirkung beim Asthma, vergleichbar zu denen der LABA [22], [26], [38]. Es ist nicht plausibel, dass die längere Wirkdauer der Anitcholinergika plötzlich im Gegensatz zu den früheren Untersuchungen neue Wirkungen zeigt. Schaut man sich diese Studien genauer an, fällt auf, dass die eingeschlossenen Patienten etwas über 40 Jahre alt waren. Dies ist für Asthmatiker, die auf bronchospasmolytische Medikamente getestet werden, ein recht hohes Alter. Diese Patienten hatten zwar nur wenig geraucht, zeigten aber auch unter maximaler Therapie keine Normalisierung der Lungenfunktion. Sie gehören damit in die Gruppe der Patienten mit **Asthma und COPD**, bei denen Anticholinergika natürlich eine Wirksamkeit zeigen. Insofern sind diese Daten auf die typischen Asthmatiker mit Normalisierung der Lungenfunktion unter Therapie nicht übertragbar. Die Werbung dürfte das aber sicher nicht so herausstellen.

Orale Antiasthmatika

Unbestreitbar sind **orale Glukokortikoide** bei Asthma bronchiale sehr wirksam. Üblicherweise sind sie aber nur bei Exazerbationen erforderlich (S. 91). Es gibt aber eine Untergruppe von schweren Asthmatikern, die dauerhaft Glukokortikoide brauchen. Hier muss man die Dosis austitrieren. Solche Patienten profitieren ausnahmsweise einmal von einem Peak-Flow-Protokoll. Wie bei der Exazerbation ist es wahrscheinlich aufgrund der zirkadianen Verteilung der Entzündungsmediatoren von Vorteil, wenn die Patienten die oralen Glukokortikoide 2-mal über den Tag verteilt bekommen. Dabei reicht es, nachmittags die halbe Morgendosis zu nehmen. Patienten mit Dauersteroideinnahme weisen ohnehin eine Hemmung der endogenen Kortisolproduktion auf, sodass die zirkadiane Gabe ähnlich wie bei anderen chronischen Erkrankungen (z. B. rheumatoide Arthritis) mehr Nachteile als Vorteile hat und zunehmend nicht mehr empfohlen wird. Durch die Dauergabe der Glukokortikoide kann infolge der permanenten antientzündlichen Wirkung die Gesamtdosis oft reduziert werden.

> **M!**
>
> Falls beim Asthma bronchiale orale Steroide erforderlich sind (auch bei Exazerbationen), dann wirken sie besser, wenn sie über den Tag verteilt gegeben werden als morgens als Einmaldosis.

Die **relevanteste Nebenwirkung** der Dauertherapie mit oralen Glukokortikoiden ist die Steroidmyopathie. Zum Glück entwickelt nur eine Untergruppe dieses Bild. Therapeutisch bleiben nur das Absetzen oder die starke Reduktion der Glukokortikoide und deren Ersatz durch andere Immunsuppressiva (z. B. Azathioprin, Cyclophosphamid, Methotrexat) eine Option.

Es gibt Hinweise in der Literatur, dass Anabolika bei **steroidinduzierter Myopathie** helfen. Allerdings sind in Deutschland praktisch keine Anabolika mehr zur Therapie zugelassen. Man muss sie im Einzelfall über die internationale Apotheke beziehen (z. B. Deca-Durabolin).

Die häufig gefürchtete **Osteoporose** entsteht sehr viel mehr durch **Inaktivität** infolge der Luftnot als durch die Glukokortikoide selber. Haben die Patienten mit schwerem Asthma bronchiale unter oraler Glukokortikoiddauertherapie weniger Luftnot und können sich deswegen mehr bewegen, wird die negative Wirkung auf den Knochenabbau mehr als kompensiert. Bei der rheumatischen Arthritis ist es ähnlich. Infolge der Inaktivität sollten diese Patienten aber eine Osteoporoseprophylaxe durch Bisphosphonate und aktiviertes Vitamin D (Alfacalcidol), evtl. kombiniert mit Kalzium, erhalten. Ein durch Glukokortikoide verstärkter oder induzierter Diabetes mellitus ist meist harmlos und kann in leichten Fällen in Kauf genommen werden. Ansonsten muss mit Antidiabetika gegengesteuert werden, wobei nach neueren Daten eine zu scharfe Einstellung eher mit einer erhöhten Mortalität verbunden ist.

Theophyllin hat im Gegensatz zu früher beim Asthma bronchiale nur noch einen geringen Stellenwert. Normalerweise ist es für die schweren Fälle vorgesehen. Allerdings sieht man immer wieder Patienten in der Praxis, die auf Theophyllin ungewöhnlich gut ansprechen. So etwas wird mitunter eher zufällig bemerkt, wenn ein Theophyllin-Auslassversuch durchgeführt wird. Falls Theophyllin gegeben wird, reicht es aus – anders als früher empfohlen –, die Patienten auf niedrigere Theophyllinspiegel (5–10 µg/l) einzustellen. Durch die niedrige Dosierung ist eine Messung des Theophyllinspiegels meist entbehrlich. In der **Notfalltherapie** des Asthmas hat das **Theophyllin keine Bedeutung** mehr bzw. ist eher kontraindiziert. Allerdings kommt es noch häufig zur Anwendung.

> **M!**
>
> Theophyllin hat beim Asthma bronchiale insgesamt nur einen geringen Stellenwert, ist aber bei manchen Patienten sehr gut wirksam.

Eine **systemische β_2-Mimetikagabe** (oral oder i. v.) sehen die Autoren als Kontraindikation an; durch die Inhalationstherapie kann eine viel bessere Wirkung mit deutlich weniger Nebenwirkungen erreicht werden. Im Asthmanotfall sind die i. v. β_2-Mimetika auch deswegen sogar kontraindiziert, weil sie neben der Induktion von Rhythmusstörungen insbesondere den Gesamtsauerstoffverbrauch anheben. Damit muss die im Asthmaanfall schon überlastete Atempumpe noch mehr leisten, um den jetzt erhöhten Sauerstoffverbrauch zu bedienen, was zu einer klinischen Verschlechterung der Patienten führt.

Ketotifen ist noch auf dem Markt, aber im Vergleich zu inhalativen Steroiden viel schwächer wirksam und außerdem deutlich sedierender in der Nebenwirkung. Diese ist manchmal so stark, dass es manche Patienten als Schlafmittel bevorzugen.

Leukotrienantagonisten wie Montelukast haben eine antientzündliche Wirkung und den Vorteil der oralen Einnahme, gleichzeitig aber auch den Nachteil, dass Leukotriene nicht nur im Bronchialsystem gehemmt werden. Dadurch kann es zu seltenen Nebenwirkungen kommen. Vermutlich können Patienten mit entsprechendem genetischem Muster sogar ein Churg-Strauss-Syndrom entwickeln. Neuerdings sind auch Verhaltensstörungen beschrieben, wobei solidere Daten noch ausstehen. Für Kinder ist es jedoch manchmal bei **Steroidangst** der Eltern eine **gute Alternative.** Gut wirkt Montelukast mitunter bei aspirinsensitivem Asthma.

> **M!**
>
> Montelukast ist den inhalativen Steroiden deutlich unterlegen.

Neuerdings wird diskutiert, insbesondere bei Kindern Vitamin D_3 zu substituieren, da bei Asthmatikern geringere Spiegel gefunden wurden. Dabei ist noch unklar, ob diese niedrigeren Spiegel Folge der Erkrankung sind oder mit der Asthmagenese zusammenhängen. Bisher haben die Studien mit Vitamin-D_3-Gabe keine überzeugende Verbesserung der Asthmaerkrankung gezeigt. Vitamin-D-Gabe während der Schwangerschaft scheint aber das kindliche Asthma zu bremsen, vermutlich weil Vitamin D an der embryonalen Lungenreifung beteiligt ist.

Besondere Asthmaformen und Therapieversager

Bevor eine Asthmatherapie intensiviert wird, sollten die Adhärenz und die Inhalationstechnik sowie ggf. andere Faktoren sorgfältig überprüft werden. Dazu zählen folgende Schritte:

- Adhärenz hinterfragen und in der Praxis anhand der verordneten Dosen überschlagsmäßig überprüfen
- Inhalationstechnik überprüfen, ggf. Wechsel des Inhalationssystems bzw. der pharmazeutischen Formulierung
- Problemzone „kleine Atemwege" berücksichtigen
- Diagnose überprüfen
- Komorbiditäten und aggravierende Faktoren suchen
- Schulung und Arzt-Patient-Bindung stärken
- zusätzliche Therapieprinzipien erwägen

Es gibt aber Asthmaformen, bei denen die Standardtherapie nicht oder unzureichend wirksam ist. Das gilt meist für die schweren und sehr schweren Formen wie das **Brittle Asthma** bzw. entsprechend des internationalen Sprachgebrauchs das „Difficult to treat"-Asthma. Sie sind alle selten, wobei sie sich aber in Spezialkliniken häufen können. Diese Patienten zeigen manchmal auf bestimmte β_2-Mimetika eine Obstruktion, auf andere eine Bronchospasmolyse. Einige von ihnen sprechen nicht auf Glukokortikoide an (steroidresistentes Asthma bronchiale).

Inzwischen gibt es jetzt auch eine kontrollierte Studie, die gezeigt hat, dass allein die sichere und periphere Deposition von inhaliertem Steroid (Budesonid-Lösung) aus einem Vernebler mit kontrollierbarem Atemmanöver (Akita) ein schweres Asthma deutlich bessern kann.

Bevor eine solche Diagnose gestellt wird, müssen alle möglichen **Differenzialdiagnosen** und aggravierenden Faktoren abgeklärt werden. Erst dann sollten – neben sehr hohen Glukokortikoiddosen – die anderen Immunsuppressiva wie Methotrexat und Cyclosporin versucht werden.

Monoklonale Antikörper, die einzelne oder Gruppen von Entzündungsmediatoren hemmen, haben bisher in den Studien die in sie gesetzten Erwartungen nicht erfüllt. Sie waren eigentlich alle den Glukokortikoiden unterlegen, die wohl am breitesten die Mediatoren der asthmatischen Entzündung hemmen. In Einzelfällen scheint aber die Hemmung des IgE durch Bindung an einen Antikörper (**Omalizumab**) in besonderen Formen des schweren allergischen Asthmas gut zu helfen, wenn die übrige Therapie ausgereizt ist. Die Dosierung erfolgt in Abhängigkeit vom IgE-Spiegel und vom Körpergewicht. Bei hohem IgE und Körpergewicht entstehen allerdings schnell erhebliche Kosten von > 30 000 Euro/Jahr. Das gilt auch für Antikörper wie Dupilumab (monoklonaler Antikörper, der eine Untereinheit des IL-4-Rezeptors blockiert), der bei mittelschwerem bis schwerem Asthma wirkt, wenn auch nur bevorzugt auf Exazerbationen [42]. Die Lungenfunktion wurde kaum gebessert. Allerdings hatten die Asthmatiker bei Einschluss in die Studie FEV_1-Sollwerte um die 72 %, sodass eigentlich kein so ganz schweres Asthma vorlag. Man fragt sich immer, wo die schlecht behandelbaren Asthmatiker in den Studien herkommen. In den Kliniken der Autoren, wo sich vergleichsweise viele schwerkranke pneumologische Patienten konzentrieren, finden sich solche Patienten kaum.

> **M!**
>
> Steroidresistentes Asthma bronchiale ist eine heterogene Gruppe, deren wirksame Medikamente mittels Einzelfallanalyse und Auslassversuch gefunden werden müssen.

Ansonsten bleibt bei diesen Patienten nur die **probatorische Einnahme verschiedener Substanzen.** Vereinzelt sprechen sie auf hohe Dosen Antihistaminika, Theophyllin, Tacrolimus und TNF-α-Blocker an. Eine aktuelle Publikation zeigt positive Ergebnisse für Mycophenolat-Mofetil bei einigen Fällen. Auch bei schwerem Asthma mit therapierefraktärer Eosinophilie und zahlreichen Exazerbationen scheint der monoklonaler IL-5-Antkörper Mepolizumab die Exazerbationsrate, jedoch nicht das FEV_1 zu reduzieren. Den Autoren ist ein Patient bekannt, der auf hohe Dosen Vitamin C wesentlich besser wurde, und ein weiterer auf Aspirin (1,5 g/Tag). Dies ist umso erstaunlicher, weil ja gerade diese schwierig zu behandelnden Asthmapatienten häufiger eine aspirinsensitive Komponente haben. Immerhin ist zu erwähnen, dass in den 1940er-Jahren, als es noch keine Glukokortikoide (schon gar keine inhalativen) gab, viele Asthmamittel Aspirin enthielten.

Immer wieder erscheinen Studien, wo **neue Medikamente** bei mittelschwerem bis **schwerem Asthma** mit Erfolg eingesetzt werden.

Neuerdings werden auch wieder Anticholigergika beim Asthma eingesetzt. Gerade für Tiotropium überrascht die ungewöhnlich positive Wirkung [31], denn für andere Anticholinergika wie Ipratropium oder Oxitropium war dieser Effekt in früheren Studien vor ca. 30 Jahren im Vergleich zu β-Mimetika gering. Schaut man in den Studien zur Behandlung des schweren Asthmas die Patientendaten genauer an, so sind das selten reine Asthmatiker, sondern es besteht zusätzlich eine COPD. Es sind praktisch immer Patienten um 40 Jahre mit relativ wenig Reversibilität. Gegen Medikamente, die bei COPD bevorzugt wirken, wurde aber in den Studien nicht ausreichend getestet und es überrascht natürlich nicht, dass Tiotropium hier gut wirkt. Zudem bleibt das Prinzip bestehen, dass bei Asthmatikern in der Regel mit ausreichend hoch dosierten inhalativen Steroiden die bronchiale Hyperreagibilität so weit blockiert wird, dass bronchodilatorische Therapeutika, egal ob Anticholinergika oder β_2-Mimetika, erst gar nicht zum Einsatz kommen.

In jedem Fall muss bei Erfolg einer dieser Substanzen ein Auslassversuch oder besser noch eine zwischengeschaltete Placebogabe (z.B. mit einem Vitaminpräparat) durchgeführt werden **(Number-of-one-Trial)**, um die Therapie abzusichern, da viele dieser Patienten große Schwankungen im Spontanverlauf zeigen.

Nicht medikamentöse Therapie

Hier stehen **Schulungsmaßnahmen** im Vordergrund, v.a. deshalb, da praktisch nahezu alle Asthmatiker eine suffiziente Inhalationsschulung benötigen. Die Einzelschulung durch den Arzt bzw. Praxismitarbeiter oder den Pflegedienst im Krankenhaus hat sich dabei als am effektivsten erwiesen. Die Erfahrung zeigt auch, dass die meisten Patienten die große Informationsfülle in einem kurzen Zeitraum gar nicht verarbeiten können. Daher ist es besser, sich auf wenige relevante Dinge zu beschränken, die ggf. bei erneuten Vorstellungen wiederholt werden. Dadurch lassen sich die Asthmatiker mit vergleichsweise wenig Aufwand gut auf die Therapie einstellen.

Die **Untergruppe mit schwerem Asthma bronchiale** und vor allen Dingen immer wiederkehrenden schweren Anfällen benötigt eine intensivere Schulung, in der sie über die Struktur der Erkrankung, den Gebrauch des Peak-Flow-Meters sowie das Verhalten im Notfall informiert wird.

Für diese Patientengruppe ist eine Einbindung der Schulung in ein **Rehabilitationsverfahren** sehr sinnvoll, da die Betroffenen das Erlernte in diesem Rahmen umgehend üben können. Dabei sollten die Rehabilitationskliniken bzw. die ambulante Rehabilitationsstruktur immer eine pneumologische Leitung haben, damit die Schulung auf den Einzelfall zugeschnitten werden kann. Gerade beim Asthma bronchiale gibt es vielfältige Schulungskonzepte, die die Situation des Einzelfalls mitunter zu wenig berücksichtigen.

Gut behandelte Asthmatiker haben im Gegensatz zu COPD-Patienten in der Regel keine Probleme mit der Schleimretention; Asthmaanfälle ausgenommen. Physikalische Maßnahmen zur Behandlung der Schleimelimination sind nur in Ausnahmefällen angezeigt, da mit der Behandlung des Asthmanotfalls in der Regel das Problem wieder verschwindet.

Sportliche Aktivität wirkt lebensverlängernd, was genauso für Asthmatiker gilt. Die meisten Asthmatiker sind beschwerdefrei einzustellen, sodass sie ganz normaler sportlicher Aktivität – je nach Wunsch – nachgehen können. Asthmasportgruppen sind unseres Erachtens – im Gegensatz zur COPD – deswegen nicht erforderlich. Allerdings weisen Asthmatiker, die Leistungssport an der frischen Luft durchführen, eine höhere Allergenbelastung und einen höheren Kältereiz infolge Mundatmung auf; ggf. muss man deswegen die Therapie intensivieren.

> M!
>
> Asthmatiker können nach entsprechender Therapie jede Sportart betreiben.

Therapie des Asthmanotfalls

Die Schwere des Asthmaanfalls zeigt sich in der Tachypnoe, in der Sprechdyspnoe, aber auch im Sättigungsabfall sowie der Tachykardie am Pulsoximeter (ohne Sauerstoffgabe). Der Pulsus paradoxus (Blutdruckabfall unter Inspiration) und das verlängerte Exspirium sind zusätzliche, aber manchmal unzuverlässige Zeichen. Auskultatorisch ist das Atemgeräusch hier abgeschwächt. Sehr lautes Giemen spricht eher für noch hohe Atemflüsse, die beim Asthmanotfall nicht mehr möglich sind. Im **Peak-Flow-Meter** (gehört in jeden Notfallkoffer) zeigt sich bei diesen Patienten meist kein Zeigerausschlag mehr.

Durch die breite Anwendung der inhalativen Steroide sind Asthmanotfälle in den letzten 2 Jahrzehnten **deutlich zurückgegangen**. Nicht selten wird eine exazerbierte COPD oder eine akute Lungenembolie als Status asthmaticus angekündigt. Der eigentliche schwere Asthmaanfall kann hingegen sehr dramatisch verlaufen. Das hängt damit zusammen, dass gerade Asthmatiker, die nur selten Anfälle haben (und keinen Sport treiben), im Gegensatz zu COPD-Patienten kein trainiertes Zwerchfell haben. Kommt es dann zur schweren Obstruktion, so entsteht rasch eine Ermüdung mit Versagen der Atemmuskulatur. Der Asthmatiker **stirbt immer am Versagen der Atempumpe**. Die Störung des Gasaustauschs kommt erst später als deren Folge zustande.

Diese pathophysiologische Sichtweise führt im Vergleich zu den Leitlinien zu einer teilweise geänderten Therapieempfehlung. Im Vordergrund steht dabei, die Last der Atemmuskulatur zu reduzieren durch

- Reduktion der Obstruktion und
- Reduktion des Sauerstoffverbrauchs.

> M!
>
> Asthmanotfälle sind heute durch die Dauergabe inhalativer Steroide so selten geworden, dass immer differenzialdiagnostisch an andere Erkrankungen gedacht werden sollte.

▸ **Reduktion der Obstruktion.** Dies geschieht durch Intensivierung der **Inhalation mit β_2-Mimetika.** Hier ist es von Vorteil, einen Vernebler zu benutzen und möglichst unverdünnt β_2-Mimetika zu inhalieren. Bei Patienten, die infolge der Atemnot nicht inhalieren können, reicht es, den Vernebler im Dauerbetrieb vor den Mund zu halten. Die Inhalation von **Adrenalin** (die die Autoren bevorzugen) hat zusätzlich den Vorteil, dass die Schleimhautdurchblutung und damit die Schwellung durch die α-mimetische Wirkung des Adrenalins reduziert werden kann.

Des Weiteren müssen **Glukokortikoide** gegeben werden, wobei Dosen von 50–100 mg Prednisolon meist völlig ausreichend sind. Wie zuvor erwähnt, kann das auch oral (Tablette) geschehen. Es gibt Berichte, dass die Inhalation hoher Dosen von Steroiden (30 Hübe und mehr) auch im Asthmanotfall wirkt, was durch einen direkten nichtgenomischen Effekt der inhalierten Steroide erklärt werden kann. Eine solche Empfehlung kann man z. B. telefonisch geben, bis weitere Maßnahmen ergriffen werden.

Sauerstoff sollte immer gegeben werden, wobei dies die Luftnot jedoch nur wenig ändert, da die Atemmuskulatur überlastet ist. Die pulsoximetrische Überwachung ist heute Standard, um das Ausmaß einer Gasaustauschstörung zu erkennen. Unter Sauerstoffgabe ist die Abschätzung des Schweregrades schwierig, weshalb es von Vorteil ist, diesen kurzfristig abzustellen und den Verlauf der Sauerstoffsättigung zu beobachten. Asthmatiker haben normalerweise ein gesundes Lungenparenchym, sodass der Gasaustausch bezüglich der CO_2-Elimination keine Probleme bereitet. Erst wenn die Atempumpe zu versagen droht, kommt es zur Hypoventilation und damit zur **Hyperkapnie** mit konsekutiver Hypoxämie. Spätestens dann (besser etwas vorher, wenn der pH im Verlauf < 7,35 sinkt) muss eine nichtinvasive **Maskenbeatmung** durchgeführt werden. Eine Intubation ist nur in Ausnahmefällen erforderlich, beispielsweise, wenn keine ausreichende Ventilation möglich ist. Dies kann bei Schleimverlegung, schwerster Obstruktion, aber auch bei reflektorischem Glottisverschluss auftreten.

Ca. 10–20 % der Patienten mit einem Asthmanotfall haben eine **relevante Okklusion durch Schleimpfröpfe**. Manchmal sieht man im Röntgenbild einen Totalkollaps eines Lungenlappens oder sogar einer Lungenhälfte. Hier hilft die ganze Pharmakotherapie nur wenig. Oberstes Prinzip ist die therapeutische Absaugung mit einem Bronchoskop mit großem Arbeitskanal. Der Erfahrene kann hier im Asthmanotfall ggf. ohne vorherige Sedierung innerhalb von wenigen Sekunden die Bronchien frei saugen, was in solchen Fällen zu einer drastischen Besserung führt. Ob Schleimpfröpfe vorhanden sind, kann man erst endoskopisch sichern. Die Auskultation oder der Anhusteversuch können hier fehlleiten und helfen wenig.

> M!
>
> Mitunter kann der Asthmanotfall durch Absaugen okkludierender Schleimpfröpfe behoben werden.

► **Entlastung der Atemmuskulatur.** Das zweite therapeutische Prinzip ist die Entlastung der Atemmuskulatur. Natürlich stehen auch hier die antiobstruktiven Maßnahmen im Vordergrund. Da es aber 1–2 h dauert, bis die Glukokortikoide wirken, kann durch eine Maskenbeatmung ebenfalls Erleichterung erzielt werden (Kap. 13.2). Da die Patienten im Asthmaanfall häufig aufgeregt sind und damit ihren Sauerstoffverbrauch noch erhöhen, sind Sedativa im Gegensatz zu früher heute indiziert. Von den Autoren wird mit gutem Erfolg unter pulsoximetrischer Kontrolle **Morphium** 5–10 mg intravenös eingesetzt, da es eine kurze Halbwertszeit hat und sich gut steuern lässt. Es ist beeindruckend zu sehen, wie durch die morphiuminduzierte Reduktion des (überhöhten) Atemminutenvolumens die Patienten rasch ruhiger werden und die Luftnot verschwindet. Das Verschwinden der Luftnot zeigt die Rekompensation der Atemmuskulatur an.

Die immer wieder geäußerte Gefahr der Hyperkapnie zeigt sich bei diesen Patienten praktisch nie. Falls doch, so wäre sie auch ohne Opiate wenig später infolge der Schwere der Obstruktion sowieso eingetreten. In beiden Fällen ist dann eine Beatmung erforderlich, wobei diese wie erwähnt erst einmal nichtinvasiv via Maske versucht werden sollte.

> M!
>
> Die Sedation mit Morphium i. v. in der Klinik unter pulsoximetrischer Überwachung ist eine wirksame Methode den Asthmanotfall zu durchbrechen – durch Senkung des Atemminutenvolumen und damit der Atemarbeit.

Normalerweise werden diese Maßnahmen im Notfallwagen oder in der Klinik durchgeführt. Je nach intensivmedizinischer Erfahrung des Pneumologen kann er sie teilweise auch in der Praxis vor Eintreffen des RTW anwenden.

4.3 Chronisch obstruktive Bronchitis und/oder Emphysem (COPD)

4.3.1 Beschreibung

Das klinische Bild besteht aus Husten und Auswurf. Dieser ist, wenn auch in unterschiedlichem Ausmaß, im Zeitverlauf mehr oder weniger immer vorhanden. Die **alte WHO-Definition** von 1959 (Auswurf an den meisten Tagen über 3 Monate in 2 aufeinander folgenden Jahren) ist klinisch nicht brauchbar und entspricht auch nicht der Wirklichkeit. Sie wird deswegen auch in Leitlinien nicht mehr verwendet.

Präziser kann man definieren, dass **Husten und Auswurf**, der etwas **länger als 1 Jahr** besteht, chronisch ist, wenn andere Erkrankungen ausgeschlossen sind, z. B. Fremdkörper, Bronchiektasen und starke Staubbelastung am Arbeitsplatz. Ein Teil dieser Patienten entwickelt im Zeitverlauf eine bronchiale Obstruktion, bei anderen steht eine Destruktion der Alveolen (Emphysem) im Vordergrund. Manchmal entwickeln sich Funktionsstörungen bei Patienten, die klinisch lange keine Symptome zeigen.

> M!
>
> Ein Husten, der nach Ausschluss anderer Ursachen länger als ein Jahr besteht, geht fast immer in eine chronische Bronchitis über.

Obstruktion und Emphysem verursachen klinisch Luftnot, anfangs nur unter stärkerer Belastung, später auch in Ruhe. Histologisch findet sich eine chronische Entzündung, bei der CD8$^+$-Lymphozyten, bevorzugt neutrophile Granulozyten und aktivierte Makrophagen im Vordergrund stehen. Typisch ist im Gegensatz zu Asthma die inkomplette Reversibilität der Obstruktion, auch nach maximaler Therapie inklusive oraler Glukokortikoide.

Um die heterogene Erkrankung zu vereinfachen bzw. um damit das Krankheitsbild für Nicht-Pneumologen und vor allen Dingen auch in Ländern mit unterschiedlich entwickeltem Gesundheitssystem besser zugänglich zu machen, wurde der Begriff **„COPD“** weltweit etabliert. Entscheidend dazu beigetragen hat eine globale Initiative, deren Grundlage die **GOLD-Leitlinie** (bzw. GOLD-Empfehlung, wie sie neuerdings genannt wird; www.goldcopd.com) darstellt. Inzwischen ist sie in zahlreiche Sprachen übersetzt. Leider ist gerade diese Leitlinie, vor allem hinsichtlich ihrer Definitionen und Einteilungen, relativ stark von der Pharmaindustrie beeinflusst, nicht nur über den allgemeinen Support, sondern indirekt auch über die vorhandene Datenlage zur Therapie der COPD mittels randomisiert kontrollierter Studien. Da in größerer Zahl qualitativ hochwertige Studien nur zu Neueinführungen von Medikamenten vorliegen, ist die **Bewertungsgrundlage** deswegen **schieflastig.** Die Einschlusskriterien zu den Studien bestimmen praktisch die Schweregrade bzw. Therapieempfehlungen zur COPD. Nach Meinung der Autoren ist die GOLD-Leitline in der differenzierten Betrachtung der COPD eher ein Rückschritt (s. u., ▶ Abb. 4.8).

4.3.2 Häufigkeit

Die verfügbaren Daten zur Prävalenz der COPD hängen sehr von dem untersuchten Kollektiv bzw. den Altersgruppen ab. Unter 35 Jahren ist sie recht selten. Nach den [18] BOLD- und anderen Studiendaten dürften in Deutschland 8–10 % der Bevölkerung ab 40 Jahre daran erkrankt sein. Nur etwa bei der Hälfte ist dem Hausarzt die Erkrankung bekannt. Etwa 10 % davon haben einen höheren Schweregrad. Eine Exazerbation kommt etwa knapp einmal im Jahr vor. Ca. 5 % dieser Patienten werden deswegen stationär aufgenommen. Diese 5 % verursachen aber etwa 50 % der Behandlungskosten der Exazerbationen.

Da die Haupttodesursache des Inhalationsrauchens die COPD ist, wird hier kurz auf die **Epidemiologie des Inhalationsrauchens** Bezug genommen. Die Zahl der rauchenden Männer ist noch etwa konstant, während die der Frauen um etwa 4 % pro Jahr steigt. Inzwischen rauchen sogar etwas mehr junge Frauen als junge Männer. Wegen des Zeitverzugs der Entwicklung der COPD sind derzeit aber noch etwa 3-mal mehr Männer daran erkrankt. Die zweithäufigste Schadensfolge des Inhalationsrauchens ist das Bronchialkarzinom, gefolgt von den Gefäßerkrankungen, insbesondere Herzinfarkt und Schlaganfall. Grob kann man sagen, dass 40 Packyears (1 Packyear = 1 Packung Zigaretten pro Tag über 1 Jahr) das Leben um etwa 10 Jahre verkürzen [12]. Schaffen es die Raucher, vor dem 35. Lebensjahr aufzuhören, dann erreichen sie gerade noch die Lebenserwartung der Nichtraucher (▶ Abb. 4.4a). Aber auch später lohnt sich das Aufhören noch deutlich (▶ Abb. 4.4b).

> M!
>
> Die COPD ist eine der häufigsten Erkrankungen mit steigender Tendenz.

4.3.3 Ätiologie

▶ **Inhalationsrauchen.** Hauptursache der COPD ist das Inhalationsrauchen. Etwa ab 20–30 Packyears ist in 80–90 % der Fälle mit dem Auftreten einer chronischen Bronchitis zu rechnen (▶ Abb. 4.5). Etwa ab dem 50. Lebensjahr nimmt die chronische Bronchitis auch bei Nichtrauchern deutlich zu, vermutlich durch Infekte. Aber auch andere Ursachen, wie rezidivierende Aspirationen, frühere Tuberkoloseerkrankungen, neurologische Erkrankungen wie Morbus Parkinson, Zustand nach Schlaganfall oder Stimmbandparesen können Ursache der COPD sein. Hier sind Frauen und Männer dann gleichermaßen betroffen. Etwa 20 % der Patienten, die an einer COPD leiden, haben nie geraucht.

> M!
>
> COPD-Manifestationen im höheren Lebensalter betreffen in fast der Hälfte der Fälle Nichtraucher.

Man muss unterscheiden zwischen:

- der Entstehung der einfachen chronischen Bronchitis (Husten mit mehr oder weniger Auswurf) und
- der Entstehung mit Obstruktion der Bronchien bzw. Destruktion des Alveolarbereichs (Emphysem).

Von ersterer Gruppe bekommen etwa 25 % zusätzlich eine Obstruktion und/oder ein Emphysem. Die einfache chronische Bronchitis entsteht durch zumindest teilweise Zerstörung des mukoziliären Apparats. Grundsätzlich führt eine hohe Belastung mit Aerosolen zu einer Störung der bronchialen Clearance.

> M!
>
> Etwa ab 20 Packyears fängt die chronische Bronchitis an.

▶ **Störungen der bronchialen Clearance.** Normalerweise kann der **mukoziliäre Apparat** nahezu alle inhalierten Fremdpartikel wieder entfernen, sofern sie noch im Bereich des zilientragenden Epithels deponieren. Distal davon übernehmen das im Wesentlichen die Makrophagen,

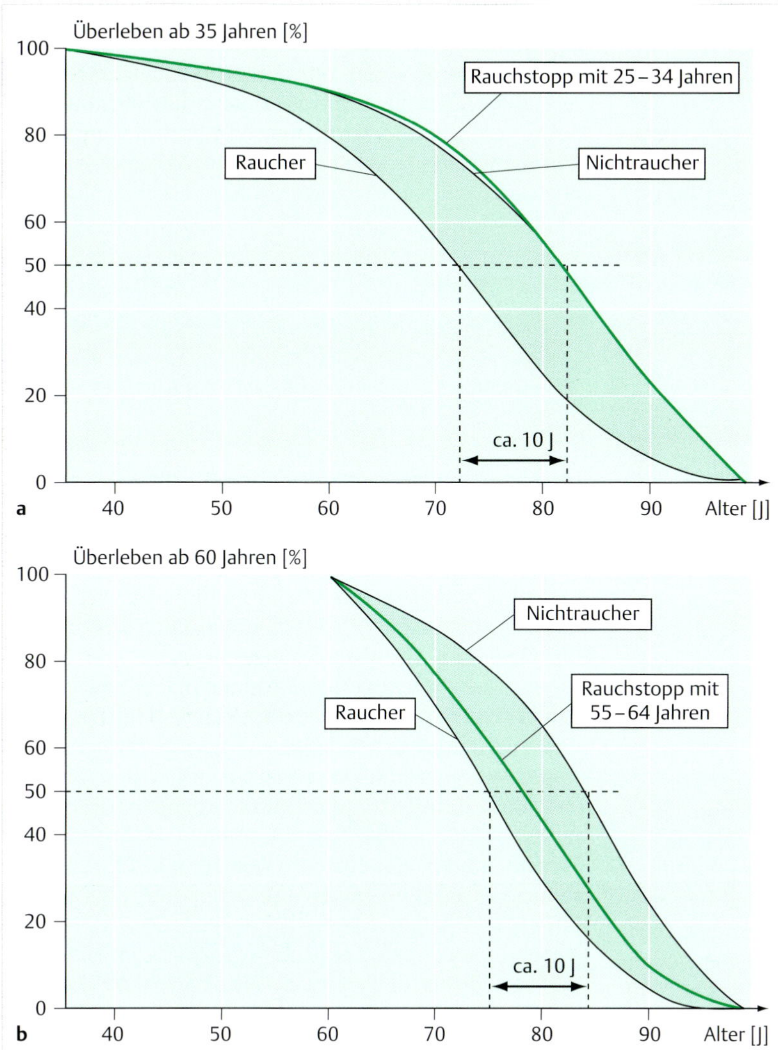

Abb. 4.4 Einfluss des lebenslangen Zigarettenrauchens auf die Lebenserwartung im Vergleich zu Nichtrauchern. Die grüne Linie zeigt den Einfluss des Rauchstopps vor 35 und vor 65 Jahren. Daten erhoben an britischen Ärzten (nach: [12]).

a Lebenserwartung ab 35 Lebensjahren.

b Lebenserwartung ab 60 Lebensjahren.

die in der Lage sind, die meisten Substanzen abzubauen. Große Mengen und zusätzlich irritative Aerosole oder Gase, wie sie z. B. im Zigarettenrauch enthalten sind, führen zur Überlastung der bronchialen Reinigungsmechanismen, was eine Entzündung verursacht und mittelfristig eine mitunter dauerhafte Zerstörung des Flimmerepithels zumindest in Teilbereichen des Bronchialsystems nach sich zieht. ▶ Abb. 4.5 zeigt eigene Untersuchungen hierzu [24].

Aber auch banale bronchitische, meist viral bedingte Infekte führen typischerweise zu einer Lähmung, mitunter auch zu einer Zerstörung des Flimmerepithels, das sich aber dann meist innerhalb von Wochen (seltener auch nach Monaten) fast immer vollständig regeneriert. **Bleibt die Regeneration aus,** resultiert eine chronische Bronchitis.

Der Husten ist in Verbindung mit erhöhter Mukusproduktion in der Lage, den Ausfall des mukoziliären Klärapparats zu ersetzen. Damit die **Husten-Clearance** mit dem oralwärts gerichteten Transport effektiv ist, braucht es eine gewisse Mukusmenge und -qualität. Bleiben die

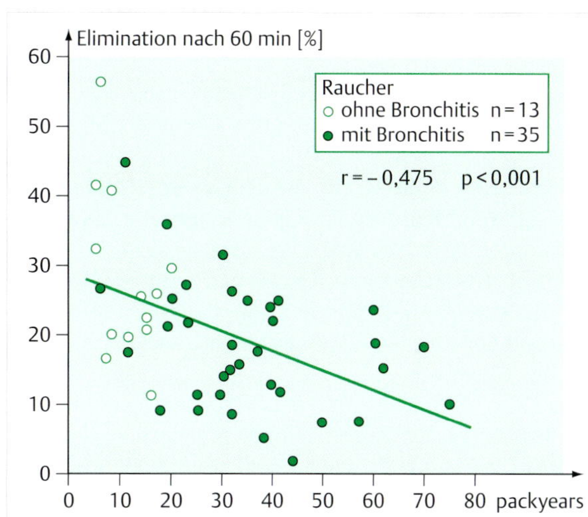

Abb. 4.5 Mukoziliäre Clearance bei Rauchern, gemessen als Eliminationswert radioaktiv markierter Partikel nach 60 min in Abhängigkeit vom Zigarettenkonsum in Packyears. Die ausgefüllten Kreise sind Raucher mit Zeichen einer chronischen Bronchitis.

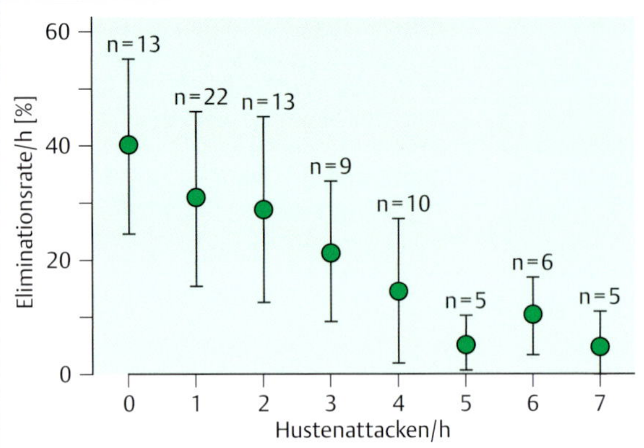

Abb. 4.6 Häufigkeit spontaner Hustenstöße während der Messung der mukoziliären Clearance. Es zeigt sich mit abnehmender mukoziliärer Eliminationsrate eine Zunahme des Hustens.

primären Störungen länger bestehen oder kommt es durch andere Faktoren (auch genetische) nicht mehr zur kompletten Regeneration des Flimmerepithels, resultiert chronischer Husten mit mehr oder weniger ausgeprägter Schleimproduktion, was dann als einfache chronische Bronchitis bezeichnet wird.

Ist das Epithel einmal metaplastisch umgebaut, so kommt es auch beim Wegfall der Noxe (z. B. Stopp des Inhalationsrauchens) oft nicht mehr zur Regeneration, sodass Husten und Auswurf persistieren. Eine eigene Untersuchung der spontanen Hustenstöße während der Messung der mukoziliären Clearance bei Patienten mit COPD über 1 h zeigt eine enge Beziehung zwischen der Abnahme des mukoziliären Transports und der Zunahme des Hustens (▶ Abb. 4.6).

M!

Mit der zunehmenden Zerstörung des Flimmerepithels entwickelt sich zunehmend Husten, der den Ersatzmechanismus der mukoziliären Clearance darstellt.

Die **Modellerkrankung für die Folgen des Fehlens der mukoziliären Clearance** ist das **dyskinetische Ziliensyndrom,** oder PCD (Primary Cilia Dyskinesia; Kap. 4.6.1). Eine Unterart davon ist als **Kartagener-Syndrom** bekannt. Hier fehlt infolge angeborener Funktionsstörung des zilientragenden Epithels der mukoziliäre Transport vollständig. Die Kinder erkranken alle bereits früh an chronischer Bronchitis und Sinusitis und entwickeln im späteren Verlauf Bronchiektasen. Auch bei ihnen manifestiert sich später etwa ähnlich häufig wie bei der chronischen Bronchitis anderer Ursache eine obstruktive Form. Die Reinigung des Bronchialbaums durch Husten in Verbindung mit der vermehrten Schleimproduktion reicht jedoch aus, um das Bronchialsystem ausreichend zu reinigen.

Die Patienten erreichen heute infolge verbesserter Behandlungsmöglichkeiten bakterieller Exazerbationen praktisch ein normales Lebensalter. Da alle zilientragenden Zellen, also auch die Spermien, diese Fehlfunktion aufweisen, sind die betroffenen Männer im Übrigen immer infertil. Die Frauen zeigen infolge der geringeren Bedeutung des Tubenziliarapparats nur eine reduzierte Fertilität.

M!

Das dyskinetische Ziliensyndrom ist infolge des angeborenen Fehlens der mukoziliären Clearance eine Modellerkrankung für die Ätiologie der COPD.

Die **Mukoviszidose** kann man als komplementäre Modellerkrankung bezüglich der gestörten **Husten-Clearance** zum besseren Verständnis der Pathogenese der COPD anführen. Hier ist das Flimmerepithel bzw. die mukoziliäre Clearance anfangs intakt. Wird es nun durch wiederholte bronchitische Infekte zerstört, funktioniert die Husten-Clearance als Kompensationsmechanismus bei diesen Kindern sehr viel schlechter (Kap. 4.4). Ursache der deutlich reduzierten Husten-Clearance sind die stark veränderten viskoelastischen Eigenschaften des Mukus infolge seiner Wasserarmut. Diese wiederum ist Folge der Störung des Elektrolyttransports im Epithel durch den angeborenen Defekt im Steuerungsprotein (Cystic Fibrosis Transmembrane Conductance Regulator, CFTR). Die stark reduzierte Husten-Clearance führt zu einer viel schnelleren Zerstörung der Lunge als eine angeborene Störung des Flimmerepithels. Die Mukoviszidose ist im klinischen Bild bezüglich der Lunge quasi eine **akzelerierte COPD.**

Etwa 20–25 % der Patienten mit **einfacher chronischer Bronchitis** (unabhängig von der Ursache) entwickeln im Zeitverlauf erst nach Jahren eine **Obstruktion.** Die Wahrscheinlichkeit der Entwicklung einer Obstruktion nimmt mit der retinierten Schadstoffdosis – also den Packyears – zu. Allerdings korreliert die Abnahme der mukoziliären Clearance nicht mit dem Auftreten der Obstruktion, da hier unterschiedliche Pathomechanismen vorhanden sind. Es gibt aber auch eine kleinere Untergruppe, bei der sich eine Obstruktion quasi sofort mit dem Eintritt der chronischen Bronchitis entwickelt. Bei dieser Untergruppe scheinen häufiger Infekte der Einstieg in eine COPD zu sein als externe Noxen.

M!

Die Entwicklung einer Obstruktion bzw. eines Emphysems bei COPD ist unabhängig von der Ursache der chronischen Bronchitis.

▶ **Genetische Polymorphismen.** Warum Untergruppen **unterschiedliche Entzündungstypen** entwickeln, die zu einer mehr oder weniger irreversiblen Obstruktion in den zentralen oder peripheren Bronchien und/oder Destruktion im Alveolarbereich führen, ist unklar. Angeborene Faktoren spielen sicher eine Rolle. Die Suche nach genetischen Polymorphismen ist bisher unbefriedigend geblieben, was allerdings nicht überrascht, da die COPD ätiologisch sicher keine Entität darstellt. Sie ist im Phänotypus (Kap. 4.3.4) schon recht verschieden und es ist daher mit hoher Wahrscheinlichkeit davon auszugehen, dass die genetische Variabilität, die zu diesen unterschiedlichen Phänotypen führt, noch viel größer ist.

Dafür sprechen indirekt die inzwischen gefundenen **zahlreichen Genvarianten** bei scheinbar monogenetischen Erkrankungen, die alle zu einem sehr ähnlichen Phänotypus führen (z. B. sind es bei der Mukoviszidose inzwischen > 1900). So sind auch bei der COPD Gen-Polymorphismen – neben vielen anderen – im Tumornekrosefaktor α (TNF-α) oder in der Glutathionstransferase (antioxidative Wirkung) beschrieben, die mit einem erhöhten COPD-Risiko einhergehen. Therapeutische Ansätze nach diesen Hypothesen, z. B. mittels TNF-α-Blocker (Infliximab) oder antioxidativen Prinzipien (Vitamin E und N-Acetylcystein), haben den Verlauf der COPD nicht beeinflusst, was vermuten lässt, dass ein **einzelnes „Prinzip“ sicher nicht als gemeinsame Ursache** auszumachen ist. (Zur genetischen Ursache des angeborenen Antiproteasenmangels s. u., Kap. 4.3.4.)

M!

Von einer genetischen Typisierung bei COPD ist wegen der Heterogenität der Erkrankung keine Hilfe für die Diagnostik oder Therapie zu erwarten.

Immunologische Ursachen sind bei der COPD von nachrangiger Bedeutung. Immerhin gilt für die meisten Patienten, dass durch ein Wegnehmen der externen Noxe (Inhalationsrauch oder berufliche Staubbelastung) die COPD zum Stillstand kommt. Dies gilt jedoch wie erwähnt nicht für alle Patienten; bei manchen schreitet die Erkrankung unverändert fort. Diese Untergruppe scheint besonders auf orale Glukokortikoide anzusprechen. Möglicherweise läuft hier ein **Autoimmunprozess** ab, vergleichbar dem Asthma bronchiale, nur mit einem veränderten Entzündungstyp. Immerhin findet man zirkulierende Autoantikörper bei COPD überzufällig häufig, wobei eine Zuordnung zu den unterschiedlichen Verläufen noch aussteht. Chronische Infektionen oder mikrobielle Kolonisation der bereits veränderten Lunge scheinen den Entzündungs- und Destruktionsprozess ebenfalls zu unterhalten. Dafür spricht indirekt, dass z. B. HIV-Patienten ein deutlich erhöhtes Risiko haben, an COPD zu erkranken, auch wenn sie nie geraucht haben.

4.3.4 Pathophysiologie

Der Verlauf der Erkrankung ist **phänotypisch** recht vielgestaltig. Zwei Patienten, die gleich viel geraucht haben und in ähnlichen sozialen Verhältnissen leben, können ganz unterschiedliche Muster entwickeln. Noch eindrucksvoller stellt sich dies bei beruflicher Staubbelastung (Kohlebergbau) dar, wenn zwei Kumpel über 30 Jahre nebeneinander gearbeitet und beide nie geraucht haben. Trotz hier recht gut vergleichbarer Belastungssituation sind die Krankheitsverläufe (inklusive radiologischem Silikosegrad) oft sehr verschieden.

Der Zeitverlauf der COPD hängt stark von externen Noxen bzw. Exazerbationen ab. Vermutlich spielt auch die Art der Exazerbation eine entscheidende Rolle. Das in der gesamten pneumologischen Literatur wahrscheinlich am häufigsten zitierte Bild ist der **FEV_1-Zeitverlauf der COPD-Patienten** im Vergleich zu dem bei Gesunden bzw. bei Patienten mit einfacher chronischer Bronchitis. Es stammt aus den hervorragenden Arbeiten von Fletcher und Peto, die bereits vor über 40 Jahren ganz entscheidende Erkenntnisse zur COPD aus einer aufwendigen Langzeitstudie veröffentlicht haben [16]. Vieles von dem darin enthaltenen Wissen zur Pathogenese ist zwischenzeitlich kaum mehr bekannt.

In ▶ Abb. 4.7 ist dieses Bild modifiziert mit Einzelverläufen dargestellt. Der einzelne Krankheitsverlauf der COPD entspricht nie der kontinuierlich abfallenden Mittelwertkurve, sondern wird bestimmt durch die Exazerbationen, was etwa zu einem **treppenartigen Verlauf** führt. Üblicherweise führt jede Exazerbation zu einer Zunahme der Obstruktion bzw. zum Rückgang der Alveolaroberfläche, wenn auch in unterschiedlichem Ausmaß. Dies geschieht insbesondere dann, wenn der Patient im Rahmen der Exazerbation nicht adäquat mit oralen Glu-

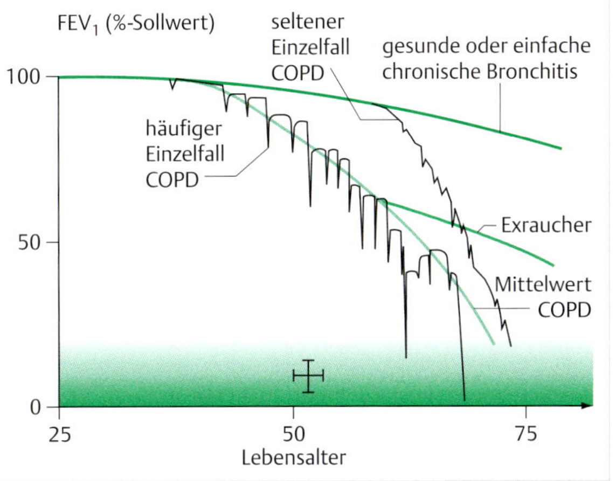

Abb. 4.7 Typischer Altersverlauf des FEV_1 bei COPD, mit Mittelwert und 2 exemplarischen Einzelverläufen im Vergleich zu Gesunden bzw. Patienten mit einfacher chronischer Bronchitis. Außerdem ist der Einfluss auf den COPD-Verlauf bei Beendigung des Rauchens dargestellt.

kokortikoiden und Antibiotika behandelt wird. Vermutlich in Abhängigkeit von dem Auslöser der Exazerbation findet man häufig 2 Cluster:

- akut beginnend mit schneller Besserung meist innerhalb 1 Woche
- langsam beginnend mit längerer Rückbildung über ca. 2 Wochen

> **M!**
>
> Der Zeitverlauf der COPD kann sehr unterschiedlich sein. Eine kleine Gruppe verschlechtert sich rasch, viele können hingegen über Jahre völlig stabil sein.

Das fortgesetzte Inhalationsrauchen begünstigt diesen Prozess. Es gibt aber auch immer wieder Patienten, die weiter rauchen und zwischen den Exazerbationen lange **stabile Phasen** haben. Hören sie auf zu rauchen, kommt es bei fehlenden Exazerbationen meist zu keiner Verschlechterung mehr und der Husten bessert sich meist. Erfreulicherweise reduziert die Beendigung des Inhalationsrauchens auch die Wahrscheinlichkeit von Exazerbationen.

Manche Patienten (seltener Einzelfall dargestellt in ▶ Abb. 4.7) zeigen relativ **rasch einen schweren Verlauf**, auch wenn sie aufhören zu rauchen. Bei diesen Patienten scheint die Entzündung eigengesetzlich weiterzulaufen, sozusagen als Autoimmunprozess (s. o.). Solche Patienten sind meistens zusätzlich **schwer hyperreagibel.** Diese Untergruppe scheint den Patienten zu entsprechen, die inhalative und z. T. auch dauerhaft orale Glukokortikoide benötigen. Neuere Untersuchungen zeigen zudem, dass besonders Patienten mit ausgeprägtem **Emphysem** bzw. einer niedrigen KCO diese rasche Verschlechterung zeigen [27]. Das wird durch die klinische Erfahrung bestätigt.

Auf der anderen Seite gibt es aber auch Patienten, die einmal ein bestimmtes Maß an Obstruktion oder Emphysem entwickelt haben, dann aber über Jahre stabil bleiben. Man ist oft überrascht, wenn man sie dann 10 Jahre später sieht und die **Lungenfunktion praktisch unverändert** vorfindet.

> **M!**
>
> Ein Stopp des Inhalationsrauchens hilft auch noch in fortgeschrittenen Stadien der COPD, den Verlauf günstig zu beeinflussen.

Gerade für Lungenärzte, die sich mit dem Krankheitsbild der COPD gut auskennen, ist die GOLD-Leitlinie (wie bereits erwähnt) leider ein Rückschritt, weil es dort zu einer pathophysiologisch unzulässigen Vereinfachung des Krankheitsbildes kommt. Diese Vereinfachung führt teilweise zu falscher Diagnostik und Therapie. Je nach dem Ort des Erkrankungsschwerpunkts, **Atemwege oder Lungenparenchym**, steht eine **andere Pathophysiologie** im Vordergrund, die z. T. unterschiedliche Therapien nach sich zieht. Dies ist insbesondere wesentlich für die Ursache der Luftnot bei COPD.

Die Luftnot wird verursacht durch die Limitation eines der Kompartimente, die für die Sauerstoffaufnahme bzw. den -transport verantwortlich sind. Deswegen ist zur Beurteilung der **leistungslimitierenden Faktoren** bzw. der Schweregrade bei COPD die einfache Spirometrie in keiner Weise ausreichend, wie es z. B. nach GOLD empfohlen wird. Es wird dort die Obstruktion an dem **Tiffeneau-Index (FEV_1/FVC)** festgemacht. Üblicherweise wird zum Nachweis einer Obstruktion ein Index < 0,7 gefordert. Ein Dilemma besteht darin, dass es relativ viele Patienten mit chronisch obstruktiver Bronchitis und/oder Emphysem gibt, die eine FEV_1/FVC > 0,7 aufweisen (ca. 15 %). Sie sind meist überbläht. Von manchen Autoren wird das dann als restriktives Bild der COPD bezeichnet, was aber nur zusätzliche Verwirrung schafft.

> **M!**
>
> Der Tiffeneau-Index ist nur einer der Marker für eine Obstruktion bei COPD, der bei bestimmten Konstellationen der COPD wie Überblähung oder Emphysem (ggf. mit Begleitfibrose) unzuverlässig sein kann.

Eine **eigene Analyse** von 1000 Patienten, die alle aufgrund des Verlaufs sowie infolge Ausschlusses anderer Erkrankungen eine COPD hatten, zeigt ▶ Abb. 4.8 [23]. Die Verteilung des FEV_1 (% Sollwert) im Vergleich zum Tiffenau-Index zeigt die erwartete Punktewolke. Hierbei finden sich knapp 15 % Patienten, die eine COPD haben, jedoch nicht die Definition der älteren GOLD-Klassifikation erreichen. Diese Patienten fallen durch das GOLD-Diagnose-Raster. Umgekehrt ist eine völlig heterogene Gruppe definiert (GOLD-Klasse I), bei der die Patienten noch einen normalen FEV_1-Wert, jedoch bereits einen reduzierten Tiffeneau-Index haben. In manchen epidemiologischen Studien ist diese Gruppe recht groß und kann 30 % erreichen. Schaut man sich die Werte aber genauer an, so finden sich in diesen Studien oft Menschen mit hochnormaler Lungenfunktion mit FEV_1-Werten von > 120 % des Sollwerts sowie solche mit schlechter Kooperation. Jedenfalls ist die Definition dieser Gruppe offensichtlich wenig hilfreich für die Praxis.

Inzwischen wurde die **GOLD-Klassifikation geändert**. Zusätzlich wurden die Luftnot unter Belastung, Husten, Thoraxschmerzen usw. anhand von Fragebögen (MRC, CAT, CCQ) und die Exazerbationshäufigkeit mit aufgenommen. Survivalanalysen, die beide Klassifikationen verglichen haben, zeigen, dass die neue Einteilung noch schlechter den COPD-Schweregrad widerspiegelt. Denn die neue Klasse II mit mehr Luftnot, aber milderer COPD hatte eine höhere Mortalität als die Klasse III, was so nicht geplant war. Hintergrund ist natürlich, dass Luftnot unter Belastung auch durch andere Erkrankungen, insbesondere

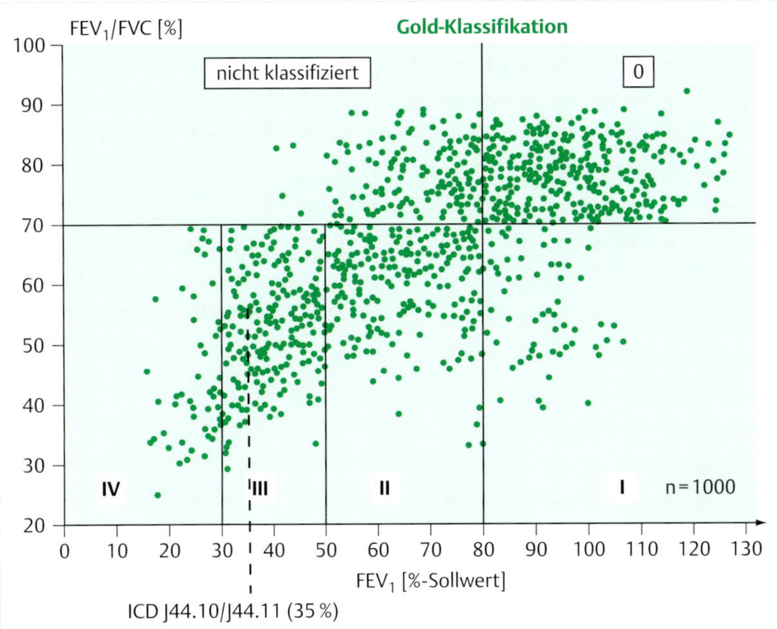

Abb. 4.8 Klassifikation von 1000 COPD-Patienten nach GOLD bezüglich FEV_1 in % Sollwert sowie FEV_1/FVC direkt. Man erkennt die Schwächen dieser Klassifikation, da knapp 15 % der Patienten nicht erfasst werden. Zudem ist das Stadium I eine kleine, heterogene Gruppe. Die Grenze zu den schwerstkranken Patienten (Stadium IV) ist schlecht gewählt, da zu wenige Patienten in dieser Klasse erfasst werden. Die ICD-Klassifikation hat deswegen die 35 %-Grenze (FEV_1 in % Sollwert) zur Schweregradeinteilung gewählt. Damit ist die Klassenverteilung homogener.

durch Herzinsuffizienz, verursacht wird. Diese kardiale Komponente war im Wesentlichen für die höhere Mortalität verantwortlich. Damit verwässert die neue Einteilung die Zuordnung der Beschwerden zu den einzelnen Organen, was einer differenzierten Therapie entgegensteht.

M!

Die Klassifikation der Schweregrade nach der GOLD-Empfehlung ist aus mehreren Gründen völlig unzureichend.

Auch die in angelsächsischen Ländern übliche Verwendung der **forcierten Vitalkapazität (FVC)** ist unvorteilhaft, da die Reproduzierbarkeit durch den inkonstanten Kollaps viel schlechter ist als bei der langsamen inspiratorischen Vitalkapazität. Um das FVC-Manöver richtig zu bewerten, müssen die Patienten mindestens 4–6 s ausatmen, was für viele sehr anstrengend ist. Hinzu kommt, dass die FVC bei obstruktiven und überblähten Patienten infolge der kollabierten Bezirke (Trapped Air oder intrinsischer PEEP) dem FEV_1 ähnlicher ist als der inspiratorischen VC. Der Unterschied ist klinisch jedoch insgesamt nicht so relevant, wenn man neben der einfachen Spirometrie zusätzliche Parameter in der Diagnostik der COPD einsetzt.

Als **Ursache für die Atemnot bzw. die Leistungslimitation bei COPD** sind pathophysiologisch im Wesentlichen 4 Faktoren festzumachen:

- inspiratorische Obstruktion
- exspiratorische Obstruktion
- Lungenüberblähung mit exspiratorischem Kollaps
- Emphysem

Infolgedessen sollte bei der Beschreibung des Krankheitsbildes des einzelnen Patienten (insbesondere auch im Arztbrief) nicht der Terminus „COPD" benutzt werden. Stattdessen ist zu differenzieren in chronisch obstruktive Bronchitis und Emphysem, da beide Gruppen zu völlig verschiedenen Mustern in der Leistungslimitation führen:

- Steht die **Obstruktion** oder die **Überblähung** im Vordergrund, so führt die **Überlastung der Atemmuskulatur** zu Luftnot (Abschnitt: Pathophysiologie des kritisch Kranken, Kap. 12.1, Intensivmedizin). Typisches Bild in der Blutgasanalyse ist die Hyperkapnie oder das **hyperkapnische Versagen**, für das es jetzt eine eigene ICD-Ziffer gibt (J96.11; s. ► Abb. 12.2).
- Ist dagegen das **Emphysem** führend, so ist die **Reduktion der Gasaustauschfläche** in Verbindung mit der **längeren Diffusionsstrecke** in den Alveolen (Stratifikation) entscheidend für die Leistungslimitation. Diese wird sichtbar in einem **hypoxämischen Versagen** (ICD J96.10, s. ► Abb. 12.2).

Gerade bei Patienten mit überwiegendem Emphysem wird häufig nicht das Ausmaß ihrer Funktionseinschränkung erkannt, da das Emphysem in der Spirometrie oder Ganzkörperplethysmografie nicht sichtbar ist. Ein sehr häufiger Grund für eine Langzeitbeatmung bzw. für ein Entwöhnungsproblem nach einer Operation stellt dieses übersehene Emphysem dar. Bei diesen Patienten wurde (wenn überhaupt) präoperativ oft nur eine Spirometrie durchgeführt und damit das Problem einer Gasaustauschstörung nicht erkannt.

> **M!**
>
> Die gleiche Grunderkrankung COPD kann zu verschiedenen Funktionsstörungen führen, die unterschiedliche Auswirkungen auf die Organe bzw. die Belastungsfähigkeit des Patienten haben.

Mit zunehmendem **emphysematösen Umbau** der Lunge entsteht durch Zerstörung der Alveolen nicht nur eine Reduktion der inneren Oberfläche, sondern auch eine **zunehmende kollaterale Ventilation**, da die Destruktion an den Lobuli und Lobi nicht Halt macht. In schweren Fällen sind sogar die Lappengrenzen nicht mehr intakt, sondern „perforiert". Die zunehmende kollaterale Ventilation hat zur Folge, dass mehrere Bronchien an dem Gasaustausch in der Alveole beteiligt sind. Deswegen sieht man bei fortgeschrittener COPD trotz Verschluss eines Bronchus durch Sekret, Tumor oder Fremdkörper keine Atelektase.

In ► Abb. 4.9 ist die kollaterale Ventilation bei COPD im Vergleich zum Patienten ohne Emphysem (Asthma) dargestellt. Hierbei wurde eine wenig gebräuchliche, von den Autoren entwickelte Technik verwendet. Dabei wird die normale bronchoalveoläre Lavage-Technik (BAL) mit Okklusion eines peripheren Bronchus durchgeführt und die Lavageflüssigkeit mit 10 % wasserlöslichem, nichtio-

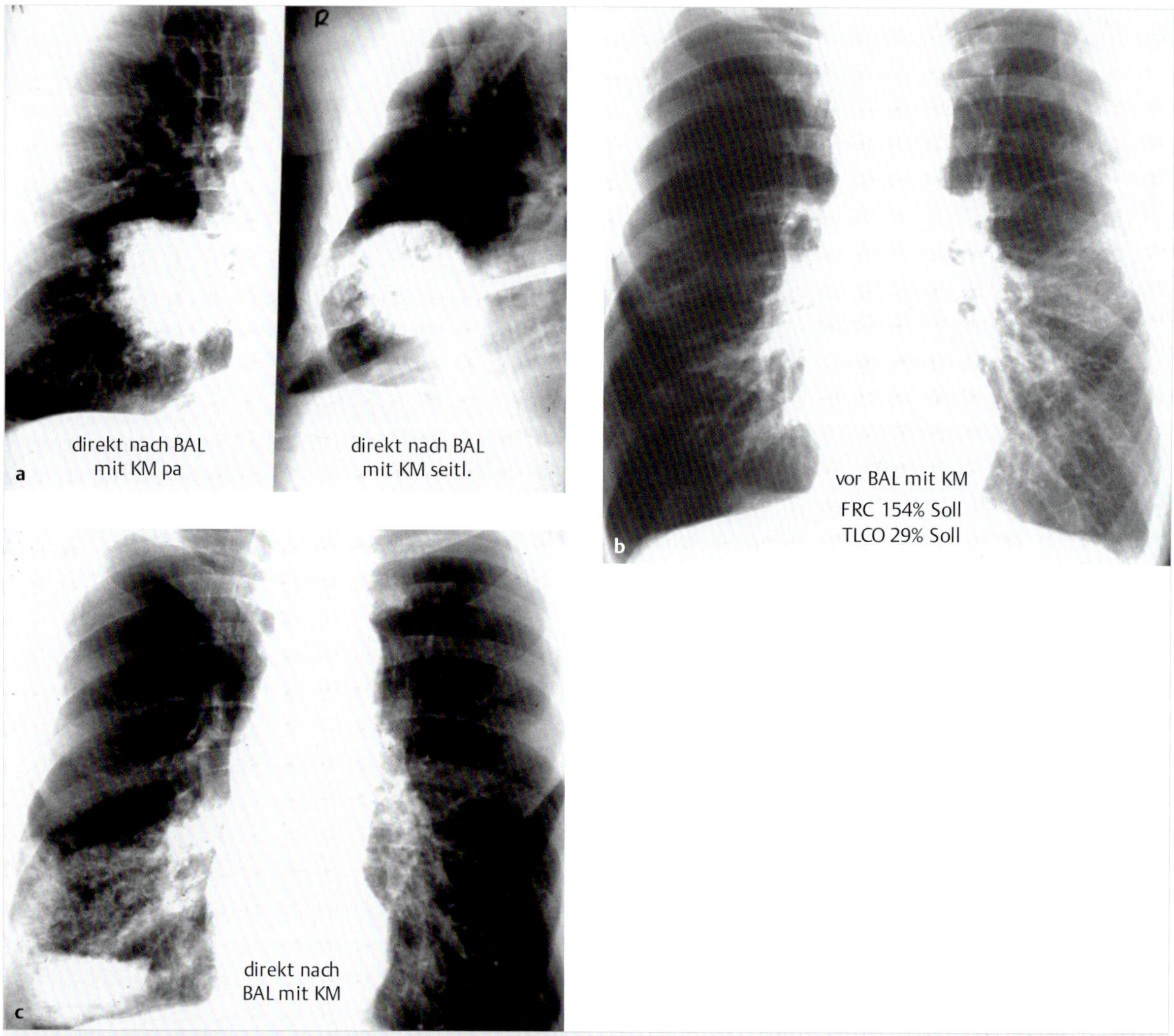

Abb. 4.9 BAL zur Darstellung der kollateralen Ventilation nach Okklusion eines peripheren Bronchus. Zur Darstellung der Lavageflüssigkeit wurde diese mit 10 % Röntgenkontrastmittel angereichert.

- **a** BAL im Mittellappensegmentbronchus bei einem sonst lungengesunden Asthmatiker. Es zeigt sich nur im okkludierten Segment eine Flüssigkeitsansammlung.
- **b** 54-jähriger Patient mit schwerer COPD bzw. Emphysem vor BAL.
- **c** Der gleiche Patient nach BAL: Es zeigt sich ein rasches Absinken des Kontrastmittels bereits direkt nach der Instillation. Dieses zeigt die ausgedehnte Zerstörung der Mittellappensegmente mit kollateraler Ventilation an.

nischem Kontrastmittel versetzt. Die damit auch im Thorax-Röntgenbild sichtbare Verteilung der Lavageflüssigkeit im Zeitverlauf zeigt die kollaterale Ventilation direkt an [41]. Diese oft sehr ausgeprägte kollaterale Ventilation bei COPD ist auch der Grund, warum der Versuch eines therapeutischen Verschlusses eines Segmentbronchus mittels Ventil oder Stopfen zur Funktionsverbesserung (Näheres unter Therapie, Kap. 4.3.8) oft nicht funktioniert bzw. nur dann funktioniert, wenn alle Segmentbronchien, die den emphysematös veränderten Lappen versorgen, verschlossen werden.

> M!
>
> Eine ausgedehnte kollaterale Ventilation ist bei fortgeschrittener COPD häufig.

Die COPD-Patienten mit im Vordergrund stehender Obstruktion bzw. Emphysem wurden früher richtigerweise als **„Blue Bloater" bzw. „Pink Puffer"** bezeichnet. Damals kannte man den pathophysiologischen Hintergrund mit der Leistungslimitation über die Atempumpe noch nicht. Diese Erkenntnisse haben leider dazu geführt, dass der unglückliche Ausdruck der respiratorischen Partial- und Globalinsuffizienz eingeführt wurde, der suggeriert, dass die Hyperkapnie nur eine schlimmere Form der Hypoxämie ist, obwohl es pathophysiologisch zwei völlig getrennte Mechanismen sind.

> M!
>
> „Pink Puffer" und „Blue Bloater" sind unterschiedliche pathophysiologische Entitäten mit klinisch-praktischer Bedeutung.

Eine eindeutige Kausalität beim Emphysem bzw. der COPD ist bisher nur bei **angeborenen Antiproteasenmangel** nachgewiesen. Der Hauptinhibitor ist dabei das **α_1-Antitrypsin**. Aufgrund genetischer Polymorphismen gibt es unterschiedliche Phänotypen. Die Erkrankungsschwere anderer Organe wie der Leber ist verschieden und manche Patienten entwickeln auch schon früh Bronchiektasen. Das Inhalationsrauchen beschleunigt den Erkrankungsverlauf enorm. Andere mit Leukozytose einhergehende Infektionen tun dies vermutlich auch, da durch α_1-Antitrypsin insbesondere die Neutrophilenelastase gehemmt wird. Manchmal findet man zufällig Patienten mit fast normaler Lungenfunktion, die trotz homozygotem α_1-Antiproteasemangel über 70 Jahre alt geworden sind. Es handelt sich ausschließlich um Nichtraucher mit wenigen Infekten in der Anamnese. Umgekehrt findet man gelegentlich junge, rauchende Patienten < 35 Jahre mit schwerem Emphysem und einem Bild wie bei einem α_1-Antiproteasemangel, obwohl alle Laboruntersuchungen normal sind. Das deutet darauf hin, dass es sicher noch andere Proteasen/Antiproteasenstörungen gibt (insbesondere im Bereich der Lungenmatrix), die noch nicht näher bekannt sind.

Eine nicht sehr häufige, aber oft übersehene Sonderform ist die **Kombination aus COPD bzw. Emphysem und Fibrose**, die es in vielen Spielarten gibt [9]. Dabei kann die Begleitfibrose manchmal mild, manchmal auch so stark sein, dass sie wie eine idiopathische Lungenfibrose erscheint. Die dynamischen Lungenfunktionsparameter sind im Gegensatz zur Diffusionskapazität meist weniger stark eingeschränkt. Abzugrenzen ist dabei das Auftreten einer Lungenfibrose bei bereits vorhandener COPD, was es natürlich auch gibt, da die COPD eine häufige Erkrankung ist. Die Patienten mit Begleitfibrose zeigen bei entsprechender Behandlung der Exazerbationen bzw. Entfernung der Noxe praktisch keine Progression der Fibrose, was sie neben der CT-Morphologie von den eigentlichen Lungenfibrosen unterscheidet. Meist sind die betroffenen Patienten schwerer erkrankt mit deutlicher Hypoxämie und Cor pulmonale. Eine Dekompensation im Rahmen eines Infekts ist hier die häufigste Todesursache.

> M!
>
> Ein vorwiegendes Emphysem mit fibrotischem Umbau, eine Spielart der COPD, wird häufiger als Lungenfibrose missdeutet.

Begleiterkrankungen bzw. Komplikationen sind gerade bei schwerer COPD häufig. Hierzu zählen die Osteoporose, die Muskelatrophie, die Depression und das Cor pulmonale auf dem Boden einer sekundären, infolge permanenter stärkerer Hypoxämie verursachten pulmonalen Hypertonie.

Vereinzelt findet man auch bei COPD eine **schwere pulmonalarterielle Hypertonie (Out-of-Proportion-PAH)**, die weit über das hinausgeht, was man bei einer COPD des entsprechenden Schweregrades erwarten bzw. für plausibel halten würde. In diesen Fällen liegen wohl 2 unterschiedliche Krankheiten vor, was bei der Häufigkeit der COPD nicht überrascht. Wenn etwa 8 % der Bevölkerung ab 40 Jahren eine COPD haben, dann sollten auch 8 % der Patienten mit pulmonalarterieller Hypertonie eine COPD haben. Diese einfache Beziehung wird aber oft übersehen. Stattdessen wird inzwischen zunehmend von einer PAH auf dem Boden einer COPD gesprochen. Hierfür gibt es aber keine vernünftigen Hinweise.

Heute wird auch die Theorie favorisiert, dass die COPD eine **entzündliche Systemerkrankung** sei. Dieses mag für kleinere Untergruppen zutreffen. Im Allgemeinen sind die Störungen jedoch Folge der Leistungslimitation bzw. deren Gegenregulationen. Es macht z. B. für den Organismus wenig Sinn, Muskelmassen vorzuhalten, die die ventilatorische Reserve nicht bedienen kann. Die Osteoporose wird insbesondere durch die Inaktivität ausgelöst; jedenfalls ist dieser Einfluss deutlich stärker als der von oralen Glukokortikoiden, falls diese dauerhaft gegeben werden müssen. Das gilt mit Einschränkung auch für die Muskelatrophie, die bei dafür empfindlichen Personen jedoch massiv durch Glukokortikoide beschleunigt werden kann. Die Depression korreliert am stärksten mit der Einschränkung der Lungenfunktion, also der Dyspnoe und der damit verbundenen sozialen Beeinträchtigung. Außerdem scheint die COPD unabhängig vom Rauchverhalten selbst ein eigener Risikofaktor für die Entwicklung einer KHK und damit mittelbar auch für eine Herzinsuffizienz zu sein. Über die Ursachen kann nur spekuliert werden; evtl. spielt hier die systemische Entzündung auch eine Rolle.

M!

Die meisten systemischen Veränderungen bei COPD sind sekundär infolge der pulmonalen Leistungslimitation.

4.3.5 Klinik und körperliche Untersuchung

Der aktuell rauchende COPD-Patient stellt sich meist in einem fortgeschrittenen Stadium der Erkrankung vor, da er oft das Inhalationsrauchen als Ursache vermutet und infolge des schlechten Gewissens den Arzt meidet. Allerdings führen schwere Exazerbationen mitunter auch schon früher zum Arztbesuch.

Der Ex- und/oder Nie-Raucher stellt sich früher vor. Insbesondere bei Nie-Rauchern dauert es jedoch häufig länger, bis die Diagnose gestellt wird. Oft handelt es sich um ältere Personen, die häufig Jahre zuvor einen Infekt hatten. In der Anamnese wird dann nicht selten von einer nicht ausgeheilten Bronchitis gesprochen. In diesen Fällen entwickelt sich die COPD oft schleichend, mit nur geringen auskultatorischen Phänomenen.

Im **Krankenhaus** sind fast ausschließlich Patienten mit schweren Formen zu finden, die meist mit einer Exazerbation aufgenommen werden. Die **Population** der COPD in der **pneumologischen Praxis** unterscheidet sich sehr deutlich von der in der **Klinik**. Das stellen besonders Kollegen fest, wenn sie sich niederlassen. Man bekommt den Eindruck eines „neuen" Krankheitsbildes. Umgekehrt sind die meisten Buchautoren und Wissenschaftler Kliniker, die diese ambulante Klientel in dieser Form kaum kennen, was den Blick auf die Erkrankung erheblich verstellen kann. Zu beachten ist auch, dass der Erstkontakt eines COPD-Patienten meist im Rahmen der ersten schwereren Exazerbation beim Hausarzt stattfindet.

M!

Bei älteren, nicht rauchenden Frauen wird eine COPD häufiger übersehen.

Die **klinische Untersuchung** kann bei leichten Formen fast unauffällig sein. Ansonsten sind eindrucksvolle Atemgeräusche zu hören, die nach dem Abhusten ihre Qualität ändern können. Versuche, die Auskultation mit der Einschränkung der Lungenfunktion zu korrelieren, sind alle fehlgeschlagen bzw. zu ungenau, um klinisch bedeutsam zu sein.

Bei den schwereren Formen ist zusätzlich die Inspektion auffällig. Eine deutliche Überblähung ist dann an den typischen Zeichen mit erweitertem Rippenabstand und erhöhtem Sagittaldurchmesser (Fassthorax), tief stehendem Zwerchfell mit geringer Atemverschieblichkeit sowie inspiratorischen Einziehungen zu erkennen. Dies ist jedoch nicht pathognomonisch für das Emphysem, wie häufig beschrieben. Die geschilderten Befunde sind durch eine Überblähung bedingt. Ein Emphysem geht öfter ohne ausgeprägte Überblähung in der Lungenfunktion einher. Klinisch ist das Emphysem bestenfalls am abgeschwächten Atemgeräusch zu erkennen. Sehr hilfreich ist der **Anhusteversuch**, der etwas zur bronchialen Dyskrinie aussagt. Er zeigt nicht selten eine Verschleimung an, die die Patienten auf Nachfrage vorher verneint haben.

M!

Der Anhusteversuch ist ein einfaches, klinisch sehr hilfreiches Untersuchungsinstrument.

Eine sichere **Differenzialdiagnose zum Asthma** ist mit der klinischen Untersuchung alleine besonders bei leichteren Formen oft nicht möglich. Die **Anamnese** hilft hier zumeist weiter. Der Patient mit alleiniger COPD hat morgens Luftnot nach dem Aufstehen, wenn er sich belastet. Der Asthmatiker hat hingegen Luftnot schon in den frühen Morgenstunden oder wenn er aufwacht. Diese einfache Erkenntnis erlaubt häufig bereits recht gut die Differenzierung zwischen Asthma und COPD. Zudem wissen die Asthmatiker erstaunlich häufig, dass sie Asthma haben. Trotzdem ist in vielen Fällen ohne zusätzliche Funktionsuntersuchungen ggf. unter Berücksichtigung des Zeitverlaufs unter Therapie die Diagnose nicht zu sichern.

Zusammenfassend sprechen folgende Punkte für ein **zusätzliches Asthma bei COPD**:

- Zeichen der bronchialen Hyperreagibilität (plötzlich wird Zigarettenrauch nicht mehr vertragen, Nebel stört)
- Luftnot nachts, insbesondere in den frühen Morgenstunden
- deutliche Schwankungen in der Lungenfunktion trotz suffizienter Therapie
- überproportionale Besserung nach Steroidstoß

M!

Der COPD-Patient hat morgens Luftnot erst wenn er aufsteht; der Asthmatiker schon beim Aufwachen (Kap. 4.2).

Genaue Fragen nach dem **Ausmaß der Belastbarkeit** sind von zentraler Bedeutung. Gar nicht selten geben selbst schwer Erkrankte keine Belastungsluftnot an, da sie im Alltag gelernt haben, jede Belastung zu vermeiden. Am besten ist es, wenn man in unklaren Fällen mit dem Patienten ein paar Schritte bzw. Treppenstufen geht. Hilfreich ist auch zu sehen, ob der Patient beim Ausziehen Luftnot entwickelt.

Von der Beschreibung der Art der Luftnot kann leider nicht auf die Ursache der Leistungslimitation – Atempumpe oder Lungenparenchym (hyperkapnisch oder hypoxämisch) – geschlossen werden. Versuche über verschiedene Fragebögen zu den Beschwerden bzw. der Empfindungsqualität bei Dyspnoe haben klinisch keine verwertbaren Resultate ergeben.

M!

Die Qualität der Luftnotempfindung hilft differenzialdiagnostisch nur wenig.

Ältere Patienten mit COPD sind häufig **multimorbide** und leiden zusätzlich an einer Herzinsuffizienz. Dann können sich die Befunde einer Lungenstauung und einer COPD überlagern. Die pulmonalvenöse Stauung verstärkt selbst auch die Obstruktion. Ein Cor pulmonale, also die Hypertrophie des rechten Herzens als Reaktion auf eine pulmonale Hypertonie infolge schwerer, andauernder Hypoxämie, ist klinisch nur indirekt an ggf. vorhandenen Dekompensationszeichen zu diagnostizieren, wie Leberstauung und periphere Ödeme. Es gibt aber auch Fälle, die trotz deutlicher Rechtsherzhypertrophie keine Ödeme zeigen. Eine alleinige Hypoxämie ist klinisch nicht zu erkennen. Eine periphere Zyanose ist vieldeutig und zumeist durch erhöhte Sauerstoffausschöpfung infolge venöser Abflussstörung bedingt. Bei der Polyglobulie fällt hingegen immer der höhere Anteil des reduzierten Hämoglobins als zentrale Zyanose auf.

4.3.6 Schweregrade

Nahezu alle Schweregradeinteilungen richten sich nach dem **FEV_1 in% Sollwert**. Ein Problem der sehr verbreiteten GOLD-Schweregrad-Klassifikation ist, dass die Grenze zwischen „schwer" und „sehr schwer" bei 30 % Sollwert FEV_1 liegt und dass die forcierte Vitalkapazität benutzt wird. Frühere Definitionen nahmen zumeist als Grenze zwischen „schwer" und „sehr schwer" 35 % Sollwert FEV_1, was dem klinischen Alltag eher entspricht (▶ Abb. 4.7). Zudem gibt es zu dieser Einteilung aussagekräftige ökonomische Daten bzgl. der Kosten der verschiedenen Schweregrade. Patienten unter 30 % Sollwert FEV_1 sind recht selten. In unserer Untersuchung (▶ Abb. 4.8) waren die Patienten mit 30–35 % Sollwert FEV_1 etwa gleich häufig wie die Gruppe < 30 %.

Grundsätzlich sind solche Einteilungen immer arbiträr. Man sollte jedoch versuchen, wenigstens in den Klassen eine etwa gleich große Häufigkeit zu erreichen. Das gelingt nur, wenn man die **Schwelle bei 35 % Sollwert FEV_1** ansetzt (▶ Abb. 4.8). Deswegen hat die Schweregradeinteilung, die für das deutsche DRG-System kostenrelevant ist, die 35 %-Grenze gewählt, bzw. die ICD-Klassifikation dieser Einteilung angepasst (ICD 44.10 = FEV_1 < 35 % des Sollwertes; ICD 44.11 = $FEV_1 \geq$ 35 % und < 50 % des Sollwertes; J44.12 = $FEV_1 \geq$ 50 % des Sollwertes). Trotzdem beschreibt diese Schwergradeinteilung nur eine Teilmenge der COPD-Patienten, wenn auch die größte. Steht z. B. das Emphysem oder eine ausgeprägte hyperkapnische Insuffizienz im Vordergrund, ist der FEV_1-Wert nicht geeignet zur Schweregradeinteilung.

Die alte und noch mehr die neue GOLD-Klassifikation dient eher der **Risikoabschätzung.** Als Orientierung für die individuelle Behandlung der COPD hilft sie wenig, da wichtige Messparameter zur Diffusionskapazität, zur inspiratorischen Atemarbeit und zur Überblähung fehlen. So konnte z. B. kürzlich gezeigt werden, dass die für COPD typische zunehmende Überblähung unter Belastung unabhängig von den GOLD-Stadien auftritt. Das gleiche gilt auch für das Emphysem.

M!

Die COPD ist eine der wenigen Diagnosen, für die es eine Schweregradeinteilung im ICD-System gibt (nach FEV_1).

Etabliert ist inzwischen auch der **BODE-Index**, der das Überleben von COPD-Patienten in etwa voraussagt. Er besteht aus **B**ody-Mass-Index, Airflow **O**bstruction, **D**yspnoea und **E**xercise Capacity. Es überrascht natürlich nicht, dass Patienten mit niedrigem FEV_1 und kürzerer Wegstrecke sowie höherer Dyspnoe schneller sterben. Der niedrige Body-Mass-Index spiegelt eher den zusätzlichen Emphysemanteil wider. Er trennt aber nicht zwischen chronisch obstruktiver Bronchitis und Emphysem, sodass er eigentlich für die Praxis gerade für die Therapieentscheidung wenig hilfreich ist. Allerdings hilft er etwas bei der Schweregradeinteilung, da die Wegstrecke als Belastungsuntersuchung mit eingeht.

4.3.7 Diagnostik

Grundsätzliches

Im Vordergrund steht, die klinische Verdachtsdiagnose durch Funktionsuntersuchungen abzusichern sowie Komplikationen und Begleiterkrankungen zu erkennen. Daher ist zu Anfang ein einfaches **Thorax-Röntgenbild** unerlässlich – auch um es später für Verlaufsbeurteilungen hinzuziehen zu können (s. u.). Man erhält zudem eine orientierende Information über die Herzgröße, sodass man ggf. weitere Untersuchungen anschließen kann. Zumeist ist der Patient allerdings heute bereits kardiologisch voruntersucht, bevor die Verdachtsdiagnose einer COPD gestellt und er zum Pneumologen überwiesen wird. Bei Verdacht auf eine Exazerbation gehört das Röntgenbild des Thorax ebenfalls obligat dazu, um eine Pneumonie oder auch eine kardiale Stauung nicht zu übersehen.

> M!
> Gerade bei COPD sind Pneumonien auskultatorisch oft nicht festzustellen.

Die Grundlage der Diagnostik ist die **Lungenfunktionsprüfung mit Bronchospasmolysetest**. Hierzu gehört immer die Spirometrie bzw. die Ganzkörperplethysmografie, die Messung der CO-Diffusionskapazität und evtl. Belastungsuntersuchung mit Blutgasen – dieses aus 2 Gründen:

- Um festzustellen, welches Kompartiment der Erkrankung im Vordergrund der Leistungslimitation steht, damit die Therapie entsprechend angepasst werden kann.
- Um für den einzelnen Patienten den Zielparameter zu erkennen, der für die Verlaufsbeobachtung am besten geeignet ist.

> M!
> COPD-Patienten müssen mit unterschiedlichen funktionellen Zielparametern im Verlauf beobachtet werden.

In der **Differenzialdiagnose zum Asthma** kann eine einmalige Messung der Lungenfunktionswerte auch unter Berücksichtigung der Bronchospasmolyse-Ergebnisse trügerisch sein [36]. Die in den Leitlinien angegebene Grenze von 12–15% FEV_1-Zunahme zur Unterscheidung zwischen Asthma und COPD ist nur ein Anhaltspunkt. Abweichungen nach oben oder unten kommen insbesondere tageszeitabhängig nach Inhalation höherer Dosen von β_2-Mimetika oder Anticholinergika und im Verlauf von Wochen oft vor. Gerade exazerbierte Asthmatiker können von der Einschränkung der Diffusionskapazität bis zum Kollaps in der Flussvolumenkurve alle Phänomene zeigen. Erst die Wiederholung der Messung nach Therapie (in der Regel 30–50 mg/Tag Prednisolon über 10–14 Tage, ggf. mit Antibiotikum) erlaubt die sichere Diagnose (s. ▶ Tab. 4.2). Dann können auch **Mischformen** aus COPD und Asthma gut erkannt werden, da die verbleibende Obstruktion bzw. das Emphysem nach maximaler Behandlung den irreversiblen Anteil anzeigt.

> M!
> Mit einer punktuellen Diagnostik ohne Verlaufsinformation (ggf. nach Therapie) ist die Diagnose einer COPD oft nicht zu stellen.

Radiologie

Das **Röntgenbild des Thorax** kann bei COPD vielgestaltig sein. Bei leichten Formen ist es oft völlig unauffällig. Eine Abflachung des Zwerchfells mit Erweiterung des Interkostal- und Retrosternalraums zeigt eine Überblähung an und nicht – wie häufig beschrieben – ein Emphysem. Überblähung und Emphysem sind unterschiedliche Entitäten, die bei einzelnen Patienten völlig isoliert auftreten, häufiger aber auch zusammen vorkommen. Das Emphysem ist auf dem Röntgenbild bestenfalls durch eine Reduktion des Lungenparenchyms bzw. des damit einhergehenden Gefäßbetts zu vermuten. In manchen Fällen sind ausgeprägte Blasen zu erkennen. Diese gibt es aber auch ohne funktionell relevantes Emphysem, wo es klinisch keine Bedeutung hat. Das diffuse Emphysem im Sinne der diffusen Reduktion der Alveolarfläche ist viel bedeutender als einzelne Blasen. Die im konventionellen Röntgenbild eindeutigen Fälle einer Parenchymzerstörung stellen sich im CT immer als schwergradig heraus. Leichte Fälle einer emphysematischen Destruktion kann man im konventionellen Röntgenbild nicht erkennen.

> M!
> Flache Zwerchfelle im Röntgenbild sind ein Zeichen der Überblähung und nicht des Emphysems.

In vielen Fällen ist das **Thorax-CT** eine große Hilfe. Es hilft insbesondere bei der Emphysemdiagnostik und zum Ausschluss zusätzlicher Lungentumoren (hier mit Kontrastmittel). Man erkennt nicht nur große, einzelne Blasen, sondern auch die „ausgedünnte Lunge" in anderen Teilbereichen als Hinweis auf ein diffuses Emphysem.

Ist das **Emphysem aber sehr feinblasig** (z. B. bei beruflicher Staubbelastung), kann die Auflösung des CT unterlaufen werden. In diesen Fällen liefert das CT einen falsch negativen Befund, obwohl funktionell (in der Diffusionskapazitätsmessung) ein Emphysem vorliegt. Nach unserer Erfahrung dürfte dies im Bereich von einigen Prozent der COPD-Fälle liegen. Möglicherweise wird das besser, wenn für das CT genauere Auswerteprogramme zur Dichteverteilung vorliegen.

Wichtig ist das CT auch zum Erkennen von **Bronchiektasen**, die nicht selten bei der COPD vorhanden sind. Dabei kommt es zu fließenden Übergängen von Bronchialerweiterungen zu Emphysemblasen, die wie Bronchiektasen chronisch infiziert sein können. Natürlich gibt es auch isolierte Bronchiektasen (Kap. 4.5.1), die quasi eine COPD imitieren können. Nach Sanierung mit Antibiotika und anschließender chirurgischer Entfernung ist dann das Krankheitsbild bzw. die scheinbare COPD verschwunden.

> M!
> Im CT ist das Ausmaß des Emphysems eher qualitativ und nur schlecht quantitativ zu erfassen.

Sonografie

Die Ultraschalluntersuchungen bei COPD konzentrieren sich auf das rechte Herz. Aber auch das linke Herz gehört wegen einer oft zusätzlich vorhandenen Insuffizienz oder eines Klappenfehlers obligat dazu. Eine hydropische Dekompensation bzw. die intravasale Füllung ist gut an der V. cava zu erkennen. Nicht selten werden „Exazerbationen" auch durch Lungenembolien ausgelöst. Hier hilft neben anderer Diagnostik die Kompressionssonografie der Beine (Kap. 2.11).

M!

Bei einer Exazerbation der COPD sollen im Rahmen der sonografischen Routineuntersuchung die Beinvenen mitgeschallt werden, um klinisch oft inapparente Thrombosen nicht zu übersehen. Sie können „stille" Lungenembolien verursachen.

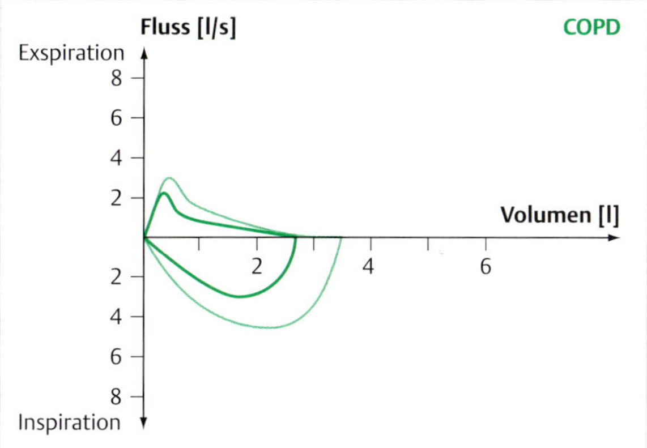

Abb. 4.10 COPD-Patient mit ausgeprägtem Kollaps in der Flussvolumenkurve vor und nach Bronchospasmolyse. Man sieht hier einen stärkeren Effekt in den inspiratorischen Parametern.

Spirometrie

Die Spirometrie mit Messung der Flussvolumenkurve gibt viele Hinweise für die Diagnostik (Kap. 2.2). Man erkennt beim forcierten In- und Exspirationsmanöver die jeweilige Flusslimitation. Bei pathologischem Befund wird fast immer ein Bronchospasmolysetest mit einem kurz wirksamen β_2-Mimetikum durchgeführt. Manche verwenden auch zusätzlich ein kurz wirksames Anticholinergikum bzw. deren Kombination. Dann muss man mindestens 25–30 min warten, um den bronchospasmolytischen Effekt des Anticholinergikums mit zu erfassen. Da gerade bei der Erstvorstellung Patienten dabei sind, die noch nie inhaliert haben, muss auf eine ausreichende Deposition des Medikaments geachtet werden. Es empfiehlt sich daher, kein Pulveraerosol, sondern ein **Treibgasdosieraerosol mit Spacer** zu verwenden. Alternativ kann auch der Berodual-Respimat eingesetzt werden, da mit diesem die Inhalation einfach und recht sicher durchgeführt werden kann (s. auch ▶ Tab. 4.2).

M!

Im Bronchospasmolysetest sollten immer Inhalationssysteme verwendet werden, die auch bei ungeübten Patienten eine sichere Aerosoldeposition erlauben.

Insbesondere auf die **maximalen inspiratorischen Flüsse** wird zu wenig geachtet. Das zeigt sich auch daran, dass es diesbezügich keine etablierten Sollwerte gibt. Es ist daher wichtig, nicht nur FEV_1, sondern auch FIV_1 zu beachten, besonders nach Bronchospasmolyse. ▶ Abb. 4.10 zeigt ein solches Beispiel. Nicht selten verändern sich bevorzugt die inspiratorischen Parameter, was z. T. deutlicher zu einer Besserung der Dyspnoe führt. Patienten, deren Dyspnoe durch die Atemmuskulatur verursacht wird, sind in der Regel über die inspiratorische Muskulatur limitiert. Wird diese durch die antiobstruktive Therapie entlastet, nimmt die Dyspnoe ab bzw. Leistungsfähigkeit der Patienten zu.

Die Flussvolumenkurve erlaubt auch, sofort die **Kooperation des Patienten** zu beurteilen. Nur die maximalen Manöver können reproduzierbar geblasen werden. Keinem gelingt es, 2- oder 3-mal den gleichen falschen FEV_1-Wert zu blasen.

Jeder in der Pneumologie tätige Arzt sollte auf jeden Fall seine eigene Spirometrie kennen. Dabei wird er feststellen, dass die FVC, wenn sie nach den Vorgaben der Leitlinien geblasen wird, über **6 s eine erhebliche Anstrengung** bedeutet. Der Peak-Flow-Wert hat nach etwa 0,2 s sein Maximum bereits überschritten; der FEV_1-Wert ist nach 1 s vorhanden. Für viele praktische Zwecke reicht es deswegen aus, die Flussvolumenkurve über 4 s zu blasen, wenn auch manche Spirometer dieses dann als Falschmessung bezeichnen. Man sollte im Einzelfall die Mitarbeiter in der Lungenfunktion dazu anhalten, das Atemmanöver in Abhängigkeit vom Zustand der Patienten ggf. zu modifizieren.

Ganzkörperplethysmografie

Es darf aber nie vergessen werden, dass die maximalen in- und exspiratorischen Manöver keine physiologischen Zustände sind. Auch bei maximaler Ergometerleistung wird der volle FEV_1-Wert nicht erreicht. Die maximalen Atemmanöver spiegeln also nicht die wirkliche Situation in den Bronchien während des täglichen Lebens wider, daher sind zusätzliche Messungen unerlässlich. Nach unseren Erfahrungen ist – im Gegensatz zum Großteil der internationalen Literatur – die Ganzkörperplethysmografie zur Beurteilung der COPD unverzichtbar. Die Methode wird in einem eigenen Kapitel beschrieben (Kap. 2.3).

Wesentlicher Vorteil ist hierbei die **Erkennung der Lungenüberblähung im RV/TLC-Verhältnis** bzw. der absoluten TLC und des Residualvolumens. Wie erwähnt, sind die Überblähung und die reduzierte alveolare Oberfläche, das Emphysem, 2 Entitäten, die natürlich häufiger gemeinsam vorkommen. Es ist bekannt, dass die Überblähung unter Belastung zunimmt. Dies ist für sich genommen ein normaler Regelvorgang, da damit die Bronchien erweitert werden und der Atemwegswiderstand fällt. Andererseits wird durch die zunehmende Abflachung jedoch die muskuläre Erschöpfung des Zwerchfells begünstigt. Bei pathologischer Überblähung wie bei der COPD überwiegen dann die Nachteile. Gelingt es, die Überblähung unter Belastung zu reduzieren (durch Anticholinergika, aber auch β_2-Mimetika und auch durch Theophyllin), sind die Patienten in der Lage, mehr zu leisten. Diese verbesserte Leistungsfähigkeit spiegelt sich aber kaum in einer Änderung des FEV_1-Werts nach Bronchospasmolyse wider [29]. Da die Ganzkörperplethysmografie heute praktisch immer mit der Spirometrie kombiniert ist, erhält man stets auch die Messwerte nach Bronchospasmolyse.

> M!
>
> Die Messung der absoluten Lungenvolumina durch den Ganzkörperplethysmografen ist unverzichtbar.

Ein weiterer wichtiger Punkt ist die **Messung des Atemwegswiderstandes**. Ob man die effektive oder totale Resistance nimmt, ist klinisch relativ austauschbar (Kap. 2.3). Zu beachten ist aber, dass nur der spezifische Atemwegswiderstand (sR_{aw}, der eigentlich kein Widerstand im physikalischen Sinne ist) der einzige wirklich mitarbeitsunabhängige Parameter ist. Zur Bestimmung des R_{aw} ist die Messung des intrathorakalen Gasvolumens erforderlich ($R_{aw} = sR_{aw}/ITGV$), die durchaus fehleranfällig ist. Wichtig ist auch zu sehen, ob eine Diskrepanz zwischen FEV_1-Einschränkung und Resistance vorliegt. Häufiger zeigen Patienten (meist die „Pink Puffer“) eine schwere Einschränkung des FEV_1 bei noch normalem Atemwegswiderstand. „Blue Bloater“ zeigen bei gleichem FEV_1 hingegen oft einen deutlich erhöhten Atemwegswiderstand.

Der Atemwegswiderstand ist der einzige Lungenfunktionsparameter, der die **Atemarbeit in Ruhe** (also über 95 % des Tagesablaufs bei COPD-Patienten) widerspiegelt. Deswegen korreliert er auch am besten mit dem hyperkapnischen Atempumpenversagen. Obwohl bereits 1991 in einer Schlüsselarbeit publiziert [5], ist dieser Zusammenhang weitestgehend unbemerkt geblieben. In vielen Übersichten zur COPD wie auch in der GOLD-Empfehlung wird dies alles nicht erwähnt.

Der Zusammenhang zwischen erhöhtem Atemwegswiderstand und (Dauer-)Belastung der Atemmuskulatur könnte ein klinisch auffälliges Phänomen erklären, das bisher noch nicht untersucht ist. Es fällt auf, dass sich COPD-Patienten klinisch deutlich besser fühlen, obwohl nach Inhalation von Bronchospasmolytika nur der **Atemwegswiderstand fällt** und alle anderen Parameter wie FEV_1 unverändert bleiben.

> M!
>
> Die Hyperkapnie korreliert von allen Lungenfunktionsparametern am besten mit dem Atemwegswiderstand.

Diffusionskapazität

Alle Patienten mit COPD sollten zumindest im Rahmen der Primärdiagnostik eine Messung der CO-Diffusionskapazität bekommen. Details zur Messmethode finden sich im Kap. 2.6. Die Aufnahme des Kohlenmonoxids hängt im Wesentlichen von der **Lungenoberfläche** und der Diffusion durch die Alveole und die alveolokapilläre Membran ab. Bei Lungenfibrosen ist sie infolge der verdickten Membran eingeschränkt. Beim Emphysem ist sie eingeschränkt durch die reduzierte Gasaustauschfläche und die längeren Diffusionswege bis zur Wand im erweiterten Alveolarraum (**Stratifikation**). Es gibt eine Abhängigkeit vom Hämoglobin, die herausgerechnet werden kann. Dieser Faktor wird vernachlässigbar, wenn die Diffusionskapazität mit NO gemessen wird, was heute manche Geräte bereits ermöglichen. Klinisch scheinen aber die Unterschiede weniger bedeutsam zu sein, wie eigene Vergleichsmessungen gezeigt haben (Kap. 2.6).

Das Ausmaß des Emphysems bzw. die funktionell relevante Gasaustauschfläche ist also mit Routinegeräten allein mit der Diffusionskapazität zu messen. Die Ganzkörperplethysmografie hilft hier nicht, da die häufig damit gleichgesetzte Überblähung eine eigene Qualität darstellt und auch ohne Emphysem vorkommt (und vice versa). Hierzu gibt es Untersuchungen von Patienten, deren Lunge postmortal morphometrisch untersucht wurde und die zufälligerweise vorher Lungenfunktionsmessungen erhielten.

Der Ausgangswert der **Diffusionsmessung** ist auch wichtig, um zu erkennen, ob sich der Patient im **Zeitverlauf bzw. nach einer Exazerbation verschlechtert** hat. Nicht selten sieht man nach entsprechender Therapie, dass zwar die gleichen Lungenfunktionswerte (FEV_1, RV/TLC und R_{aw}) wieder erreicht werden, eine Reduktion der KCO ($KCO = TLCO/V_A$) jedoch verbleibt.

> M!
>
> Die Messung der Diffusionskapazität, insbesondere KCO, ist der Goldstandard in der Diagnostik des Emphysems, wenn andere Ursachen ausgeschlossen sind.

Ein **Extrembeispiel eines Patienten** mit COPD und isoliertem Emphysem (Zahntechniker) zeigt. Hier liegt eine normale Spirometrie und Ganzkörperplethysmografie vor. Die CO-Diffusionskapazitätsmessung und das CT sind jedoch im Sinne eines schweren Emphysems verändert. Sowohl die TLCO als auch die KCO liegen unter 30 % des Sollwerts. Entsprechend findet sich auch eine deutliche Belastungshypoxämie.

Bei der **Messung** der Diffusionskapazität ist darauf zu achten, dass der Patient vollständig die Luft anhält und nicht nebenbei atmet. Durch die inzwischen mögliche Aufzeichnung des Atemmanövers (▶ Abb. 4.11b) ist die Aussagequalität deutlich angestiegen. Auch gibt die

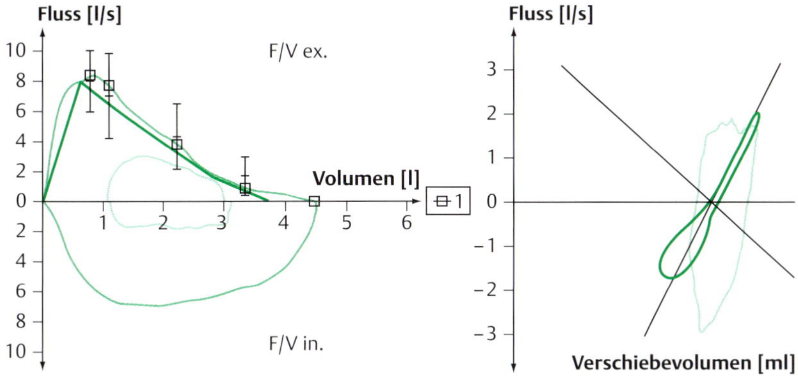

		Soll	Ist	% Ist/Soll
VC max.	[l]	3,87	4,47	115,7
FEV_1	[l]	3,04	3,37	111,0
VC in.	[l]	3,87	4,43	114,6
ERV	[l]	1,16	1,44	124,4
FEV_1 % VC in.	[%]	78,03	76,14	97,6
RV	[l]	2,03	2,05	101,0
ITGV	[l]	3,18	3,49	109,5
TLC	[l]	5,94	6,52	109,7
RV % TLC	[%]	33,85	31,42	92,8

51 J, männl.
163 cmk
68 kg

a

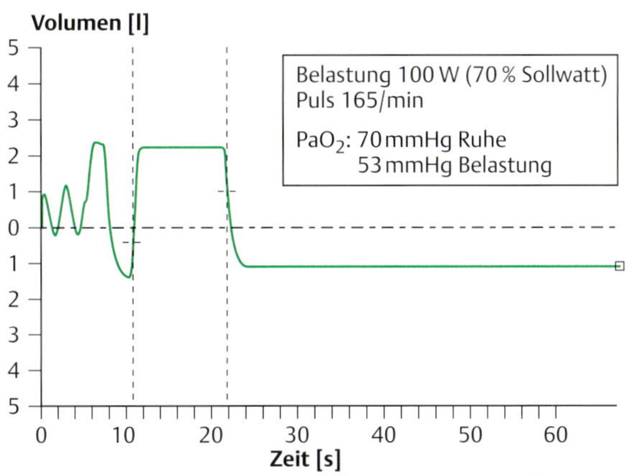

	Soll	Ist	% Ist/Soll
RV-He	2,03	1,43	70,4
RV % TLC	33,85	28,08	83,0
TLC-He	5,94	5,08	85,5
TLCOSB	8,71	1,89	21,7
KCO	1,47	0,38	26,2

b

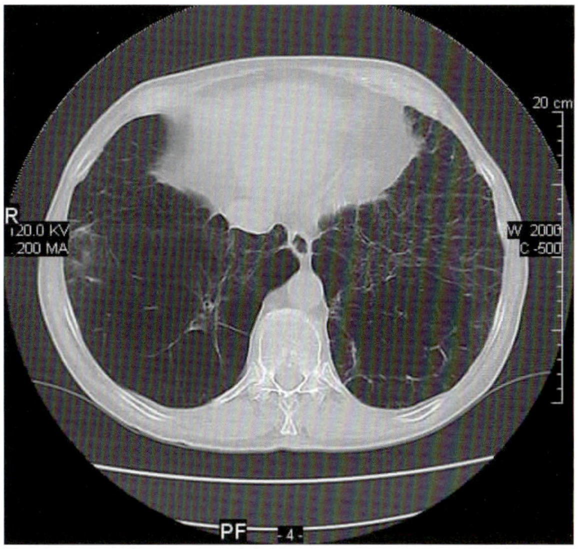

c

Abb. 4.11 Befunde eines Patienten mit COPD und ausgeprägtem Emphysem.

a Normale Ganzkörperplethysmografie eines Patienten mit ausgeprägtem Emphysem.

b Die CO-Diffusionskapazität zeigt eine deutliche Reduktion der TLCO auf 21,7 und der KCO ($TLCO/V_A$) auf 26,2 %. Die Belastungsblutgase zeigen eine Einschränkung auf etwa zwei Drittel Sollwatt mit deutlicher Belastungshypoxämie.

c Im CT ist ein ausgedehntes Emphysem sichtbar.

gleichzeitige Messung der Vitalkapazität und des mit Heliumverdünnung gemessenen alveolären Volumens (V_A) im Vergleich zur Ganzkörperplethysmografie einen Anhalt, wie genau die jeweiligen Messungen waren. Bei der CO-Diffusionskapazität ist zu beachten, dass die gesamte Gasaustauschfläche der Lunge durch die TLCO angegeben wird. Bezieht man sie auf das Gasaustauschvolumen V_A, erhält man die KCO (KCO = TLCO/V_A). Diese ist beim Emphysem besonders stark reduziert. Die KCO korreliert auch am besten mit dem Ausmaß des Emphysems in den CT-Befunden.

Bei Lungenüberblähung infolge der verminderten Vitalkapazität sieht man nicht selten eine stark reduzierte TLCO bei noch normaler KCO. In diesen Fällen liegt kein zusätzliches Emphysem vor (s. auch ▶ Abb. 2.15).

Ruheblutgase und Belastungsblutgase

Ein zentrales Element ist die Messung der Belastungsfähigkeit der Patienten, verbunden mit der Messung der kapillären Blutgase. Beides zeigt nicht nur die absolute Leistungsgrenze an, sondern auch, welches Kompartiment (Lungenparenchym oder Atempumpe) zu der Leistungslimitation führt. Im Prinzip sind diese Informationen auch mit Ganzkörperplethysmografie und CO-Diffusionskapazität zu erhalten. Gerade in Grenzfällen ist es aber sehr hilfreich, diese Belastungsuntersuchung durchzuführen. Zudem erlaubt sie eine viel sicherere Aussage über die tatsächliche Leistungsfähigkeit unter Alltagsbedingungen.

> **M!**
> Die Messung der Blutgase in Ruhe und unter Belastung sagt neben der diagnostischen Information viel über die Belastbarkeit im Alltag der Patienten aus.

Die Messung der Ruheblutgase ist besonders wesentlich, um zu sehen, ob bereits ein **hyperkapnisches Versagen** vorliegt. Hier gibt es, wie bereits erwähnt, die beste Korrelation zum Atemwegswiderstand. Deutlich schlechter korreliert die Hyperkapnie mit dem FEV_1. Hat der Patient z. B. grenzwertige $paCO_2$-Werte (um 45 mmHg), so zeigt die Belastungsuntersuchung an, ob sich die Atempumpe bereits im Übergangsbereich zur Überlastung befindet. Unter Belastung kommt es dann praktisch regelhaft zur Hyperkapnie (▶ Abb. 4.12a), die eine Hypoventilation anzeigt. Konsekutiv zeigt sich durch die Minderventilation eine Hypoxämie.

Ein ähnliches Verhalten sieht man übrigens auch bei der nächtlichen Pulsoximetrie (gemessen ohne Sauerstoffgabe). Hier kommt es bei dieser Patientengruppe zum Sättigungsabfall im Schlaf, was spiegelbildlich einer Hyperkapnie entspricht. Diese kann transkutan als auch mit punktueller Bestimmung der Blutgase gemessen werden. Eine Hilfe ist auch der (ggf. erhöhte) Wert des **Bikarbonats** am nächsten Morgen, das den $paCO_2$-Verlauf über

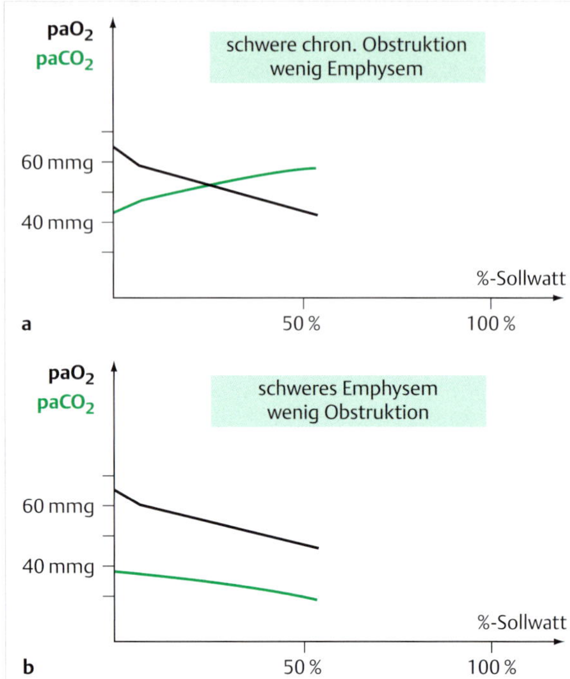

Abb. 4.12 Belastungsblutgase in Abhängigkeit vom Ausmaß der Obstruktion und des Emphysems.
a Bei schwerer Obstruktion mit wenig Emphysem kommt es zur Hypoventilation, die sich als Hyperkapnie zeigt, um ein Versagen der Atempumpe zu vermeiden.
b Bei Emphysem mit wenig Obstruktion ist unter Belastung eine Belastungshypoxämie mit kompensatorischer Hyperventilation (Hypokapnie) typisch.

einige Stunden bzw. Tage „speichert", analog zum HbA_1, der den Blutzuckerwertverlauf über einen längeren Zeitraum widerspiegelt.

> **M!**
> Eine Hyperkapnie unter Belastung zeigt eine beginnende Erschöpfung der Atempumpe an.

Eine **Hypoxämie** in den Ruheblutgasen ist außerordentlich unspezifisch. Deswegen sollte man auf Sollwerttabellen bei den Blutgasen verzichten (Kap. 2.4). Durch die sich anschließenden Untersuchungen wird die Bedeutung der Ruheblutgase fast immer geklärt. Ventilations-/Perfusionsinhomogenitäten (z. B. durch Schleimpfröpfe oder auch durch Stauchung der unteren Lungenbezirke bei Übergewicht) verschwinden sofort, wenn der Patient gering belastet wird. Hier reichen 25 Watt oder einige Treppenstufen vor der Messung der Ruheblutgase völlig aus.

Bleibt bei COPD die Hypoxämie bestehen bzw. wird sie unter Belastung verstärkt, ohne dass gleichzeitig eine Hyperkapnie auftritt, dann liegt ein hypoxämisches Versagen vor (▶ Abb. 4.12b). In diesen Fällen ist das Emphysem führend. Diese Patienten benötigen eine andere Form der Sauerstofftherapie, denn sie brauchen ihn fast immer nur unter Belastung, wobei er belastungsabhängig dosiert werden sollte (Kap. 13.1, Sauerstofftherapie). Welchen Belastungstest man durchführt, hängt etwas von den regionalen Bedingungen ab; Details hierzu werden im Kap. 2 beschrieben.

Pulsoximetrie im Schlaf

Bei den schwerer erkrankten COPD-Patienten ist es hilfreich, Informationen über die Pulsoximetrie im Schlaf zu haben. Ein dort beobachteter mehr oder wenig konstanter Sättigungsabfall zeigt bereits früh eine **beginnende Überlastung der Atempumpe** in Richtung hyperkapnisches Versagen an. Hierbei darf jedoch nicht vergessen werden, dass die Sauerstoffbindungskurve infolge ihres **S-förmigen Verlaufs die echte Hypoventilation anfangs unterschätzt**. Die Ventilation bzw. Hypoventilation und die unmittelbar daran gekoppelte Hyperkapnie folgt etwa direkt dem paO_2 und nicht der O_2-Sättigung (siehe ▶ Abb. 2.11).

Berücksichtigt man die Sauerstoffbindungskurve, so kann der $paCO_2$-Verlauf aus der Sauerstoffsättigungskurve abgeschätzt werden, wenn keine zusätzlichen Ventilationsstörungen wie z. B. eine nächtliche Obstruktion bei Asthma hinzukommen. Damit ist praktisch die aufwendige und fehlerbehaftete transkutane $paCO_2$ Messung entbehrlich.

> M!
>
> Eine Hypoxämie, die nur im Schlaf auftritt, zeigt bei COPD eine beginnende Erschöpfung der Atempumpe an.

Auch gibt die Pulsoximetrie bereits Hinweise, ob zusätzlich eine obstruktive Schlafapnoe vorliegt. Eine isolierte Hypoxämie im Schlaf reicht in der Regel nicht aus, um eine sekundäre pulmonalarterielle Hypertonie (infolge Hypoxämie) zu erzeugen. Hier braucht man kontinuierliche, also auch am Tage deutlich hypoxämische Werte < 50 mmHg. Allerdings gibt es hier unterschiedlich empfindliche Gruppen, für die inzwischen teilweise auch verschiedene Genpolymorphismen beschrieben sind (Kap. 8).

> M!
>
> Mit der Pulsoximetrie im Schlaf kann bei COPD der nächtliche $paCO_2$-Verlauf abgeschätzt werden.

Messung der Atemmuskelkraft

Die Messung der maximalen inspiratorischen Muskelkraft (Pi_{max}) gibt ebenfalls Hinweise auf ein hyperkapnisches Versagen. Hierbei ist es aber wichtig, zu sehen, ob der Patient gut mitarbeitet. Die gleichzeitige Messung des $P_{0.1}$, also der Atemkraft bzw. Druck, der von der Atemmuskulatur 0,1 s nach Beginn der Inspiration aufgebaut wird, ist nur verwertbar, wenn der Patient wirklich Ruheatmung zeigt. Eine geringe Unruhe – allein schon durch den Messaufwand – führt dazu, dass sein Atemminutenvolumen zunimmt und falsche Werte gemessen werden (Kap. 2).

Nach unseren Erfahrungen ist die **Messung der Blutgase in Ruhe und unter Belastung sehr viel aussagekräftiger** als die isolierte $P_{0.1}/Pi_{max}$-Messung. Die vom Atmungsregler eingestellte Hypoventilation (sichtbar an der Hyperkapnie) unter Belastung zeigt die beginnende oder schon vorhandene Überlastung der Atempumpe viel genauer an. Sie stellt sozusagen das Endprodukt der pathophysiologischen Regelkette dar. Hier sind alle Faktoren, wie Atmungskraft und Lastfaktoren (Obstruktion, Überblähung mit ungünstigem Muskelarbeitspunkt, erhöhtes Atemminutenvolumen durch Emphysem) enthalten.

> M!
>
> Die Messparameter der Atemmuskelkraft sagen über den Zustand der Atempumpe viel weniger aus als der $paCO_2$-Verlauf bzw. die Belastungsuntersuchungen.

Peak-Flow-Protokoll

Im Gegensatz zu einzelnen Asthmaformen ist die häusliche Anwendung des Peak-Flow-Protokolls bei **COPD weniger hilfreich**. Um Veränderungen im Verlauf zu erkennen, ist meistens doch eine komplexe Lungenfunktionsprüfung mit FEV_1, Überblähungsparametern und Atemwegswiderstand sowie Blutgasen notwendig. Der Peak-Flow ist insbesondere bei Patienten mit frühexspiratorischem Kollaps in der Flussvolumenkurve oft noch recht hoch, da es bis zum Kollaps der Bronchien etwas Zeit braucht und deswegen ein noch relativ hoher Spitzenfluss generiert werden kann (s. ▶ Abb. 2.3). Daher wird eine schwere Obstruktion bei COPD bei alleiniger Betrachtung des vergleichsweise hohen Peak-Flows deutlich unterschätzt.

> M!
>
> Das häusliche Peak-Flow-Protokoll hilft bei COPD mit Kollapsphänomen in der Flussvolumenkurve kaum.

Laboruntersuchungen

In der Diagnostik der COPD bringen Laboruntersuchungen meistens keine zusätzlichen Informationen. Das gilt bisher auch für die (noch experimentelle) Bestimmung von exhalierten Substanzen. Bei einer Exazerbation ist es aber hilfreich zu wissen, ob das CRP erhöht und eine entsprechende Leukozytose vorhanden ist, was für einen Übergang in eine systemische Entzündung (z. B. Pneumonie) spräche. Man beobachtet aber auch schwere eitrige Bronchitiden, bei denen CRP und Leukozyten im Blut völlig normal sind. Ähnliches gilt für das Procalcitonin.

Zahlreiche andere **Marker zur Objektivierung der Exazerbation** werden derzeit untersucht. Man wird sehen, ob neben den bisher bekannten Kriterien einer Exazerbation nach Anthonisen (Zunahme von Husten, Auswurf sowie Verfärbung) für die praktische Arbeit mehr herauskommt. Bisherige Ergebnisse lassen das nicht vermuten. Natürlich muss bei Verdacht auf α_1-Antiproteasenmangel-Emphysem das α_1-Antitrypsin im Blut bestimmt werden.

> M!
>
> Eine schwere Exazerbation der COPD mit bakterieller Bronchitis kann mit normalem CRP und PCT einhergehen.

Bronchoskopie

Eine Bronchoskopie ist bei COPD zur Diagnostik normalerweise nicht erforderlich. Bei Problemen der Differenzialdiagnose hilft sie in Grenzfällen jedoch oft, da man sowohl ein makroskopisches als auch histologisches Bild der Schleimhaut bekommt. Natürlich werden wichtige Differenzialdiagnosen wie Tumoren oder Fremdkörper ohne weiteres erkannt. Eine spezielle diagnostische Indikation ist der bronchoskopische Erregernachweis mit Resistenzbestimmung, z. B. nach erfolgloser antibiotischer Therapie einer eitrigen Exazerbation.

4.3.8 Therapie

Grundsätzliches

Eine kausale Therapie der COPD ist bisher nicht bekannt. Wie im Abschnitt Pathophysiologie (Kap. 4.3.4) erwähnt, kann die Erkrankung allein durch **Wegnahme der verursachenden Noxe** (insbesondere Zigarettenrauch und Staubbelastung am Arbeitsplatz) in vielen Fällen zum Stillstand gebracht werden. Durch eine entsprechende symptomatische Therapie können aber die Beschwerden auch noch in schweren Fällen in erheblichem Umfang gemildert werden. Auch kann die Exazerbationsrate durch körperliche Aktivität, in geringerem Ausmaß auch durch eine Dauertherapie mit Bronchodilatatoren (insbesondere Anticholinergika), reduziert werden.

Die Therapie der COPD ist aufgrund der unterschiedlichen Phänomenologie der Erkrankung komplex und erfordert entsprechende Erfahrung. Manche Verfahren, z. B. die nichtinvasive Beatmung oder die funktionsverbessernde Lungenchirurgie, sind technisch aufwendig und setzen zum richtigen Einsatz profunde Kenntnisse der Pathophysiologie für den Einzelfall voraus. Die ▶ Tab. 4.3 fasst die wesentlichen therapeutischen Prinzipien zusammen, getrennt nach den häufigsten **Phänotypen der COPD**.

Ein besonderes Problem ist die **Behandlung der schweren Komplikationen** – besonders dann, wenn die Patienten intensivpflichtig werden. Hier werden nach unseren Erfahrungen die meisten Fehler gemacht. Es zeigt sich nämlich, dass auch nach einem Aufenthalt auf einer Intensivstation mit erfolgreicher Beatmungstherapie das Leben um Jahre verlängert werden kann. Der Aufwand dazu ist vergleichsweise gering, jedenfalls im Verhältnis zu Therapien in anderen Disziplinen, die für den gleichen Benefit oft ungleich mehr Ressourcen erfordern (z. B. Onkologie, Kardiologie).

> M!
>
> Die Therapie der schweren COPD ist wegen der verschiedenen Zustandsbilder und Verläufe eine der größten Herausforderungen in der Pneumologie.

Manche Patienten, insbesondere jene, bei denen eine COPD zufällig diagnostiziert wird, haben trotz **nachweisbarer Obstruktion keine wesentlichen Beschwerden**. Normalerweise sollte man diese dann auch nicht behandeln. Allerdings ändern manche Patienten ihre Meinung, wenn sie einen Behandlungsversuch erlebt haben. Deswegen sollte dieser anfangs immer durchgeführt werden. Bessern sich die Funktionswerte aber nur gering, ohne dass der Patient auch unter häuslichen Bedingungen einen Vorteil verspürt, sollte im Einzelfall wirklich überlegt werden, ob eine Dauertherapie empfehlenswert ist. Meist reicht bei dieser Gruppe eine Bedarfstherapie mit β_2-Mimetika.

> M!
>
> Eine COPD ohne Beschwerden sollte auch nicht behandelt werden, wenn ein Behandlungsversuch keine subjektiven Vorteile ergeben hat („no symptoms – no drugs“).

Beim Asthma ist die Situation anders. Dort gibt es Daten gepaart mit der klinischen Erfahrung, die zeigen, dass eine antientzündliche Dauertherapie bezüglich der Symptomatik deutliche Vorteile hat.

Tab. 4.3 Therapie der COPD im Überblick.

Phänotyp	Häufigkeit[1]	Funktionsuntersuchungen	Blutgase	medikamentöse Therapie	nichtmedikamentöse Therapie (außer Sport)
einfache COPD	> 50 %	Obstruktion keine oder geringe Überblähung	normal	kurz wirksame $ß_2$-Mimetika bei Bedarf lang wirksame $ß_2$-Mimetika (LABA)[2] 1 × morgens[3] bei mittelschweren Formen auch lang wirksame Anticholinergika (LAMA)[4]	
schwere COPD	ca. 10–15 %	Obstruktion und Überblähung, Kollaps Fluss-Volumen-Kurve keine Zeichen der bronchialen Hyperreaktivität	normal bis leichte Hypoxämie	wie einfache COPD + lang wirksame $ß_2$-Mimetika und Anticholinergika[5] ggf. Theophyllin[5], Roflumilast[5] + ggf. retardiertes Morphin bei sehr schweren Fällen	
COPD und Asthma[6]	ca. 10–20 %	variable Obstruktion, jedoch nie normal Hyperreaktivitätstest positiv (falls durchgeführt)	meist normal	je nach Schwergrad der COPD + inhalative Steroide (Kombinationen oft sinnvoll)	
COPD mit starker Hypersekretion	ca. 10–20 %			je nach zusätzlichem Phänotyp + ggf. Theophyllin oder Roflumilast, da bei Hypersekretion oft besser wirksam	Inhalation mit NaCl oder Emser Salz, ggf. hypertone Lösung und Physiotherapie (PEP, Flutter u. Ä.)
COPD mit vorwiegendem Emphysem	ca. 5 %	DLCO prozentual mehr erniedrigt als Obstruktionsparameter	deutliche Belastungshypoxämie	meist absetzen (abhängig vom Obstruktionsgrad) Medikamente bessern das Emphysem nicht und erhöhen nur den Sauerstoffverbrauch, ggf. retardiertes Morphin bei schweren Fällen	bei schweren Formen 4–8 l O_2 nur unter Belastung ggf. Op. oder endoskopische Überblähungsreduktion
schwere COPD mit Hyperkapnie	ca. 5 %		Hyperkapnie mit konsekutiver Hypoxämie	wie schwere COPD	Bikarbonat bis ca. 32 mmol/l Langzeitsauerstofftherapie, darüber nicht invasive Beatmung

[1] Entspricht etwa Häufigkeit beim Hausarzt bzw. Pneumologen; grobe Schätzungen.
[2] Keine 24 h wirksamen ß-Mimetika, da Übertherapie, denn die Patienten haben meist nachts keine Luftnot und die Dauerspasmolyse bringt weder subjektive noch objektive Vorteile. Zudem sind ß-Mimetika Stimulatoren, die möglichst nie dauerhaft eingesetzt werden sollten, im Gegensatz zu Blockern, wozu auch die LAMA gehören.
[3] Bei morgendlichen Anlaufschwierigkeiten ca. 20 min vor dem Aufstehen inhalieren.
[4] Im Prinzip sind hier LAMA den LABA gleichwertig; nur wegen des deutlich niedrigeren Preises werden die LABA zuerst empfohlen.
[5] Immer Auslassversuch durchführen (ca. 2 Wochen, bei Roflumilast deutlich länger), um zu sehen, ob subjektiv davon profitiert wird bzw. um Kosten zu sparen. Bei häufigen Exazerbationen Dauertherapie ohne Auslassversuch erwägen, um diese zu reduzieren.
[6] Klinisch Hinweise für Asthma wie Luftnot bei kalter Luft, Nebel, Rauch; Aufwachen in den frühen Morgenstunden mit Luftnot.
DLCO: Diffusionskapazität der Lunge für Kohlenmonoxid

$β_2$-Mimetika

Die Basistherapie bei der chronisch obstruktiven Bronchitis sind die **inhalativen $β_2$-Mimetika,** die heute bevorzugt als lang wirksame Bronchodilatatoren eingesetzt werden. Steht das Emphysem ganz im Vordergrund, ändern sie oft wenig am Befinden. Werden sie fälschlicherweise zu hoch dosiert (oder gar in systemischer Form gegeben), erhöhen sie nur den Sauerstoffverbrauch und verschlechtern den Zustand bzw. verursachen lästige, sehr selten auch gefährliche Rhythmusstörungen, Tremor, Muskelzittern und -krämpfe sowie selten Hypokaliämien. Der Patient kann in der Regel sehr klar angeben, ob ihm die Inhalation von $β_2$-Mimetika Erleichterung verschafft. Nur dann sollte die Therapie auch durchgeführt werden. $β_2$-Mimetika bewirken nicht nur eine Bronchodilatation, sondern reduzieren auch die Überblähung. Beides führt zur Zunahme der Belastbarkeit.

Üblicherweise wird bei den lang wirksamen $β_2$-Mimetika (**LABA**, Formoterol, Salmeterol) die Empfehlung gegeben, 2-mal am Tag zu inhalieren. Dies ist bei den meisten Patienten nach unseren Erfahrungen nicht erforderlich. Es reicht häufig, wenn der Patient morgens inhaliert, je nach individueller Dosis 1–2 Hübe. Die Inhalation abends hilft nur dann, wenn der Patient zusätzlich ein Asthma hat. Hier sichert es den Nachtschlaf bzw. verhindert das Aufwachen in den Morgenstunden mit Luftnot.

Viele COPD-Patienten haben Luftnot nach dem Aufstehen. Hier hilft es, noch im Bett mit einem rasch wirksamen β_2-Mimetika wie Salbutamol, Fenoterol oder Formoterol zu inhalieren.

> M!
>
> Bei reiner COPD (ohne zusätzliches Asthma) reicht es meist, rasch wirksame LABA nur morgens inhalieren zu lassen, bevorzugt vor dem Aufstehen.

Manche Hersteller argumentieren, dass die Inhalation morgens und abends die Lungenfunktion (insbesondere Überblähung) dauerhaft bessert. Es gibt jedoch keine Daten, die klären, ob dieses Surrogat wirklich mit einer Verbesserung der Prognose der COPD gekoppelt ist. Auf jeden Fall haben die β_2-Mimetika über die Bronchodilatation hinaus keinen wesentlichen antientzündlichen Anteil und **bremsen nicht den Erkrankungsverlauf**.

Immerhin gibt es deutliche Hinweise beim **Asthma**, dass die alleinige Inhalation von β_2-Mimetika ohne inhalative Steroide mit einer **erhöhten Mortalität** verbunden ist. Hintergrund ist vermutlich das verspätete Erkennen einer Exazerbation infolge der starken Bronchodilatation. Kommt dann die Schleimhautschwellung hinzu, entwickelt sich die Obstruktion oft ohne größere Warnzeichen recht schnell, was die Gefahr eines lebensbedrohlichen Asthmaanfalls deutlich erhöht. Da es nicht selten **Kombinationen beider Erkrankungen** gibt, sollte dieser Pathomechanismus auch bei COPD nicht vergessen werden. Deswegen stellt sich hier die Frage, ob die neuen, über 24 h wirksamen β_2-Mimetika bei COPD (Indacaterol, Olodaterol, Vilanterol) überhaupt einen Vorteil bringen. Zur Behandlung der Luftnot am Tage reichen die bisher verfügbaren Substanzen mit 12 h Wirksamkeit völlig aus.

Haben Patienten **Hinweise für eine COPD und ein Asthma**, dann kann die 2-malige Inhalation indiziert, allerdings nur in Verbindung mit einem inhalativen Steroid (s. u.). Da die Inhalation von β_2-Mimetika an dem Krankheitsbild selbst wohl nichts ändert und den Verlauf letztlich nicht verbessert, gilt auch hier der allgemeine Grundsatz der Pharmakotherapie: „Reize nie einen Rezeptor dauerhaft ohne Not". Behandlungspausen führen immer wieder zu einer Regeneration der Rezeptoren und besseren Wirksamkeit in den Behandlungsphasen.

> M!
>
> Allgemeiner Grundsatz der Pharmakotherapie: Reize nie einen Rezeptor dauerhaft ohne Not.

Die **Standardtherapie der β_2-Mimetika ist die Inhalation.** Für eine orale oder allgemeine, systemische β_2-Mimetika-Gabe gibt es keine Indikation mehr. Sie ist auch in den Leitlinien deswegen praktisch verschwunden. Dies gilt gerade für die schwere, intensivpflichtige Exazerbation, wo leider häufig immer noch Reproterol-Infusionen durchgeführt werden. Die β_2-Mimetika relaxieren nur die glatten Muskelzellen. Die Problempatienten haben hingegen zusätzlich eine Schleimhautschwellung und auch Mukusverlegungen, die anders behandelt werden müssen (S. 129). Die systemische β_2-Mimetika-Gabe erhöht nicht nur die Nebenwirkungsrate, sondern auch den Sauerstoffverbrauch unnötigerweise, was einen erhöhten Ventilationsbedarf nach sich zieht (Kap. 12, Pneumologische Intensivmedizin).

> M!
>
> Systemische β_2-Mimetika haben keine Indikation mehr.

Die β_2-Mimetika-Inhalationstherapie bei COPD ist bezüglich des **Inhalationssystems nicht so problematisch** wie beim Asthma mit den inhalativen Steroiden, da der Patient durch Besserung der Luftnot immer eine rasche Rückmeldung über eine erfolgreiche Inhalation bekommt. Er wird deswegen sein Inhalationsmanöver der Rückmeldung anpassen. Üblicherweise inhalieren die Patienten deswegen auch suffizient.

Manche Patienten bevorzugen nach dem Versuch mit einem LABA trotzdem die Inhalation von kurz wirksamen β_2-Mimetika bei Bedarf. Im Prinzip ist aus den oben erwähnten Gründen dagegen nichts einzuwenden, da sie keinen bremsenden Effekt auf den Krankheitsverlauf haben. Viele Patienten haben die Luftnot ja nur dann, wenn sie sich außergewöhnlich belasten, was nicht oft vorkommt. Daher haben sie sich mit der Inhalation von kurz wirksamen β_2-Mimetika arrangiert.

Inhalative Anticholinergika

Im Gegensatz zum Asthma sind die inhalativen Anticholinergika bei der COPD recht wirksam. Es sprechen allerdings nicht alle Patienten gleich gut darauf an. Es gibt Hinweise dafür, dass die Patienten mit Lungenüberblähung besser darauf reagieren als die Gruppe, bei der die reine Obstruktion im Vordergrund steht. Auch die Exazerbationsrate wird reduziert. Besonders Patienten mit kardiovaskulären Begleiterkrankungen und häufigeren Exazerbationen sollten hier eine Dauertherapie bekommen. Patienten mit vorwiegendem Emphysem ohne Überblähung sprechen natürlich klinisch nicht an, da das obstruktive Korrelat fehlt.

Die Wirkung der inhalativen Anticholinergika ist nach Einführung der lang wirksamen Anticholinergika (derzeit auf dem Markt: **Tiotropiumbromid, Aclidiniumbromid und Glycopyrroniumbromid**, weitere kommen vermutlich noch) durch neuere Studien klarer geworden. Die bisher übliche Inhalationstherapie mit Ipratropiumbromid hat infolge der Unterdosierung meist nicht den klinischen

Effekt gezeigt, der jetzt mit einem lang wirksamen Anticholinergikum gesehen wird. Tiotropiumbromid reduziert die Exazerbationsrate und verbessert die **Ausdauerleistungsfähigkeit** um etwa ein Drittel. Diese Leistungssteigerung lässt sich in einer Messung der Lungenfunktionsdaten vor und nach Inhalation nur schlecht abschätzen; jedenfalls korreliert sie kaum mit der FEV_1-Zunahme. Etwas besser mit dem Rückgang der Überblähung, bzw. Zunahme des inspiratorischen Reservevolumens (Inspiration ab Atemmittellage) in der Spirometrie.

Wichtig ist es auch bei dieser Therapie, den Patienten zu befragen, ob er eine Leistungsverbesserung spürt. Damit kann man die Medikamentenresponder ganz gut identifizieren. Patienten, die nur selten Exazerbationen haben und subjektiv keine Verbesserung spüren, brauchen die relativ teure Therapie deswegen nicht dauerhaft. Ein Auslassversuch klärt Zweifelsfälle meist schnell innerhalb von 2-4 Wochen.

M!

Der Therapieeffekt der inhalativen Anticholinergika zeigt sich deutlicher in der Zunahme der körperlichen Belastbarkeit als im FEV_1.

Inhalative Steroide

Die Inhalation von Steroiden bei COPD ist ein typisches Beispiel für das **Missverhältnis zwischen klinischer Relevanz und Studienlage**. Es gibt kaum einen Bereich in der Pneumologie, über den so viel geforscht worden ist und entsprechend viele Fortbildungen durchgeführt wurden, allen voran über die Kombinationstherapie mit lang wirksamen β_2-Mimetika.

Die Wirksamkeit **inhalativer Steroide bei COPD ist hingegen marginal**. Der FEV_1-Verlauf wird nicht wesentlich beeinflusst. Bei den schweren Formen scheint die Exazerbationsrate abzunehmen, wobei der Effekt im ersten Jahr der Therapie wohl am größten ist. Schaut man diese Studien aber genauer an, so findet man in allen deutliche Hinweise, dass die Patienten nachts mit Luftnot aufgewacht sind (üblicherweise 2-mal pro Woche). Dies ist ein starker Hinweis darauf, dass eine nicht ganz kleine Untergruppe dieser Patienten **zusätzlich ein Asthma** hatte. Dass hier die inhalativen Steroide günstig wirken, überrascht nicht.

M!

Inhalative Steroide werden bei der COPD viel zu häufig bzw. undifferenziert eingesetzt.

Wir setzen deswegen die inhalativen Steroide nur dann ein, wenn der Patient – zumindest der Anamnese nach – **zusätzlich typische Zeichen des Asthma bronchiale** bzw. der bronchialen Hyperreagibilität hat (ca. 15–25 %). Dies zeigt sich zumeist in der Anamnese, wenn genau exploriert wird, oder in der Variabilität der Lungenfunktion im Zeitverlauf. In diesen Fällen ist es natürlich sinnvoll, inhalative Steroide und β_2-Mimetika gleichzeitig zu geben. Um hier die Therapie zu vereinfachen und auch die Deposition der Steroide zu sichern, sind Kombinationspräparate von Vorteil, da sonst mit unterschiedlichen Systemen verschiedene Atemmanöver durchgeführt werden müssen, was oft sehr kompliziert ist und die Adhärenz reduzieren kann. Die mit der Inhalationstherapie zusammenhängenden Probleme werden in einem eigenen Kapitel beschrieben (Kap. 13.4). Über die Höhe der Dosis der inhalativen Steroide ist wenig bekannt. Praktisch wird man sich nach der klinischen Symptomatik bzw. der Besserung der bronchialen Hyperreagibilität richten.

M!

Kombinationen aus LABA und inhalativen Steroiden sind bei COPD eigentlich nur indiziert, wenn gleichzeitig Zeichen eines Asthma bronchiale bestehen.

Ein erstaunlicher Effekt, der in allen Studien sichtbar ist und üblicherweise kaum erwähnt wird, ist das **Auftreten einer Exazerbation der COPD nach Absetzen inhalativer Steroide**. Die Ursache dafür ist unbekannt. Es spricht aber einiges dafür, dass bei einer nicht geringen Zahl der COPD-Patienten die inhalativen Steroide zu einer Regulationsänderung der Immunabwehr führen, die beim Fortfall der Steroide vermutlich über einen Rebound-Effekt erst wieder kompensiert werden muss. Nach dem klinischen Eindruck scheint ein ähnliches Phänomen auch bei den oralen Glukokortikoiden vorhanden zu sein, wenn man diese vollkommen absetzt. Alleine oder in Kombination mit lang wirksamen β_2-Mimetika scheinen die inhalativen Steroide nach der TORCH-Studie die Pneumonierate zu erhöhen. Dabei soll nach epidemiologischen Untersuchungen eine Dosis-Wirkungsbeziehung bestehen. Besonders bei Dosen von > 1000 µg Fluticason verdoppelte sich das Hospitalisierungsrisiko wegen Pneumonie. Auch gibt es aktuelle Hinweise, dass inhalative Steroide das Risiko für eine Tuberkulose und Influenzainfektion erhöhen [14].

Orale Steroide

Normalerweise sollten COPD-Patienten **keine oralen Glukokortikoide dauerhaft erhalten**. Nur während der Exazerbation ist die Behandlung segensreich. Hier reicht üblicherweise eine Dosierung von 20–30 mg Prednisolon, wobei die Autoren es bevorzugen, zwei Drittel morgens und ein Drittel nachmittags zu geben. Wenn es Hinweise auf eine bakterielle Genese der Exazerbation gibt, sollten die Glukokortikoide etwas länger gegeben werden als das Antibiotikum. Ein Ausschleichen ist nicht erforderlich, da die Nebennierensuppression üblicherweise erst nach 1–2 Monaten Steroidgabe klinisch relevant ist.

Es scheint aber eine **Untergruppe** bei den schwerer erkrankten COPD-Patienten zu geben (nach unseren Erfahrungen < 5 %), die wohl dauerhaft orale Glukokortikoide in niedriger Dosierung meist um 5–7,5 mg Prednisolon/Tag benötigen. Es ist vielleicht die Gruppe der Patienten, bei denen die Verschlechterung der COPD fortdauert, auch wenn die Noxe nicht mehr vorhanden ist. Möglicherweise liegt hier ein **Autoimmunprozess** vor, ähnlich wie bei einer Kollagenose.

> **M!**
> Ein Ausschleichen oraler Glukokortikoide ist erst ab einer Behandlungsdauer über 4–6 Wochen erforderlich.

Allerdings darf nicht vergessen werden, dass bei Patienten, die über Jahre orale Glukokortikoide einnehmen, der **Absetzversuch** häufig nicht sorgfältig genug durchgeführt wird. Hier ist es nämlich wichtig, darauf zu achten, dass zum einen die oralen Glukokortikoide – wenn man 7,5 mg Prednisolon unterschreitet – sehr langsam über einen Zeitraum von 4–6 Wochen auf Null reduziert werden müssen. Dann ist der Patient darauf hinzuweisen, dass in den folgenden 2–3 Wochen oft eine vorübergehende Verschlechterung der COPD vorkommt, bis es ihm dann wieder besser geht. Ob dieses Phänomen einer milden Addisonkrise entspricht (wie manche Daten aus der Endokrinologie vermuten lassen) oder ob es wie bei den inhalativen Steroiden eine Down-Regulation bestimmter Immunphänomene ist, bleibt offen.

> **M!**
> Auch ein langsames Ausschleichen oraler Steroide nach langer Einnahmezeit verhindert oft nicht die Zeichen eines passageren Steroidentzugs.

Die **Hauptnebenwirkung** der oralen Glukokortikoide bei der Dauertherapie ist weniger die Osteoporose, wie meist vermutet, sondern die **Muskelatrophie**. Eine Untergruppe von Patienten reagiert auch schon bei relativ niedriger Dosierung mit einer Steroidmyopathie, die dann für die Leistungslimitation der Patienten stärker verantwortlich ist als die COPD selbst.

Die steroidinduzierte **Osteoporose** wird gelegentlich überschätzt. Wie bereits erwähnt, ist bei den COPD-Patienten die Osteoporose typischerweise durch die Inaktivität verursacht. Man sieht immer wieder Patienten mit schwerer COPD, die nie orale Glukokortikoide eingenommen hatten und dennoch mit zahlreichen Wirbelfrakturen infolge einer schwersten Osteoporose in die Klinik kommen. Üblicherweise ist der osteoporogene Faktor der **Inaktivität** 3- bis 4-mal höher als der einer Steroiddosis von 10 mg/Tag Prednisolon.

Lästige Nebenwirkungen sind oft die sichtbaren Hautveränderungen. Fast immer messbar, aber weniger bedeutsam ist der **Steroiddiabetes**, der praktisch nie entgleist. Anders ist die Situation natürlich bei einem vorbestehenden Diabetes. Die Augenkomplikationen sind ebenfalls im Zeitverlauf nicht zu unterschätzen, wobei allerdings heute meistens durch eine Kataraktoperation die Sehkraft wiederhergestellt werden kann. Es gibt in der Literatur Hinweise darauf, dass die Osteoporose und die Myopathie infolge dauerhafter Steroidtherapie durch **Anabolika** gebessert werden kann (Kap. 4.2). Ansonsten wirken sie bei COPD nicht. Allerdings sind Anabolika meist nur noch über die internationale Apotheke zu erhalten (z. B. Deca-Durabolin 1 × 50 mg i. m. alle 2–3 Wochen).

> **M!**
> Anabolika wirken nicht gegen die Muskelatrophie bei COPD, scheinen aber gegen die Steroidmyopathie zu helfen.

Theophyllin und andere Phosphodiesterasehemmer

Klinisch ist retardiertes Theophyllin aus der **Therapie der COPD nicht wegzudenken**. Etwa alle 10–15 Jahre gibt es eine „Theophyllinwelle“ zwischen Ablehnung und Wiedereinführung. Vergleichbar gute Studien wie zu den inhalativen lang wirksamen Anticholinergika und β_2-Mimetika und Steroiden gibt es nicht und wird es wohl auch nicht mehr geben, weil Theophyllin als Generikum für solch teure Studien nicht attraktiv ist. Es scheint auch immer noch so zu sein, dass gerade bei den retardierten Theophyllinen die galenische Qualität nicht immer vergleichbar ist.

Aus eigenen früheren Daten ist bekannt, dass Theophyllin ebenfalls bei COPD die Ausdauerleistung steigert. Außerdem hat es eine gewisse antientzündliche Komponente v. a. wohl über die Aktivierung der Histondeacetylase, die wiederum die antientzündliche Wirkung der Glukokortikoide verstärkt. Die Wirkung auf die Lungenfunktion ist eher gering; FEV_1 und die Überblähung bessern sich etwas. Die früher vermutete positive Wirkung auf die Atemmuskulatur konnte durch spätere Arbeiten nicht mehr bestätigt werden. Die Wirkung beruht wahrscheinlich auf einem Summeneffekt aus zahlreichen Einzelfaktoren.

Klinisch bedeutet dies, dass man **im Einzelfall einen Behandlungs- bzw. Auslassversuch** durchführen sollte. Die Patienten geben meist klar an, ob sie sich unter der Theophyllineinnahme besser fühlen oder nicht. Hierbei sollte die Dosierung nicht mehr so hoch gewählt werden wie früher empfohlen. Auch reicht, wie bei den lang wirksamen β_2-Mimetika, die einmalige morgendliche Gabe. Bei Rauchern ist bekanntermaßen die Theophyllin-Clearance etwa auf das Doppelte erhöht. Nichtraucher kommen meist mit einer Dosierung von 200–350 mg morgens aus. Der Theophyllinspiegel sollte um 10 mg/l liegen. Infolge der niedrigeren Dosierung ist eine Blutspiegelmessung jedoch häufig entbehrlich. Erstaunlicherweise gibt es immer noch eine kleine Patientengruppe, die auf kurz wirksames Theophyllin (meist als Tropfen) bei akuter Atemnot schwört, obwohl es sehr bitter schmeckt. Es wirkt durch die rasche Resorption innerhalb von 5-10 min.

Roflumilast, ein neuer Phoshodiesterase-4-Hemmer, bremst ebenfalls entzündliche Prozesse bei der COPD. Es wirkt milde bronchodilatatorisch und reduziert etwas die Exazerbationsrate. Es soll besonders bei dem „bronchitischen Typ" der COPD wirken, der etwa dem alten „Blue Bloater" entspricht. Insofern hat es etwa das gleiche Wirkungsprofil wie Theophyllin, gegen das es nie getestet wurde. Eine ca. 10 Jahre alte Studie, in der Theophyllin gegen Salmeterol getestet wurde, zeigte eine größere bronchodilatatorische Wirkung des Theophyllins gegenüber den neuen mit Roflumilast [44]. Auch verbessert Roflumilast nicht die Leistungsfähigkeit gegenüber Placebo [29]. Eine typische Nebenwirkung von Roflumilast ist eine Appetithemmung, die bei den oft übergewichtigen „Blue Bloatern" von Vorteil sein kann. Die Autoren sehen derzeit keinen wesentlichen Vorteil von Roflumilast gegenüber Theophyllin, wobei hinzukommt, dass Theophyllinpräparate wesentlich preiswerter sind.

> **M!**
>
> Manche COPD-Patienten sprechen gut auf retardiertes Theophyllin an. Ein Auslassversuch klärt in Zweifelsfällen recht sicher, ob sie es dauerhaft benötigen.

Theophyllin ist der **stärkste Stimulator der mukoziliären Clearance**. In einer eigenen Untersuchung haben wir zeigen können, dass dosisabhängig z. B. die starke Hemmung der Flimmerhärchen durch β-Blocker komplett antagonisiert werden kann [24]. Es darf nicht vergessen werden, dass viele der COPD-Patienten, insbesondere im fortgeschrittenen Stadium, ganz sicher über kein homogenes und funktionierendes Flimmerepithel mehr verfügen und die mukoziliäre Clearance nur noch in Teilbereichen funktioniert. Allerdings scheint Theophyllin auch die Schleimsekretion zu beeinflussen, denn die Patienten berichten häufiger, dass das Abhusten darunter erleichtert wird. Ein ähnlicher Effekt ist bei anderen Xanthinen wie Coffein im Kaffee oder Tee auch zu beobachten.

Schleimlöser/mukoaktive Substanzen

Fragt man COPD-Patienten unvoreingenommen nach den Hauptproblemen, die sie mit ihrer Erkrankung haben, wird sehr häufig zuerst der Husten genannt, gefolgt von der Schleimretention. Die Luftnot kommt oft erst danach, da der Patient sich an dieses Symptom durch Änderung der Lebensumstände gut anpassen kann.

> **M!**
>
> Die Schleimretention ist für viele Patienten ein quälendes Problem.

Im Hinblick auf die Therapie ist es hier ähnlich wie beim Theophyllin. Die auf dem Markt verfügbaren oralen mukoaktiven Substanzen haben ihre Berechtigung für Untergruppen, wobei deren Wirkung gerade im Zeitverlauf von Exazerbationen unterschiedlich zu sein scheint. Immer wieder berichten Patienten darüber, dass in bestimmten Phasen der Schleim besser abzuhusten sei. Ähnlich wie beim Theophyllin hilft der Auslassversuch, um zu klären, ob der Patient den Schleimlöser dauerhaft benötigt. Es ist von großem Vorteil, wenn man den Auslassversuch mit einem „Pseudoplacebo" verbindet, bei dem das Medikament durch ein anderes, sicher unwirksames ersetzt wird, z. B. einer homöopathischen Substanz (**Number-of-one-Trial**).

In eigenen **Untersuchungen zur Messung der mukoziliären Clearance** unter N-Acetylcystein und Carbocystein sowie Ambroxol konnten wir nachweisen, dass Patienten mit primär schlechter mukoziliärer Clearance diese unter der Therapie steigern konnten [24]. Der umgekehrte Effekt wurde bei Patienten mit primär guter mukoziliärer Clearance beobachtet. Dies hängt vermutlich damit zusammen, dass mukoaktive Substanzen die periziliäre Flüssigkeit erhöhen und so bei einer gut funktionierenden mukoziliären Clearance die Zilien von der darüber liegenden Mukusschicht entkoppeln, was im Nettoeffekt wieder einen Rückgang der Reinigung bedeutet.

In den **klinischen Daten zur Exazerbationshäufigkeit** gibt es widersprüchliche Aussagen. Immerhin zeigen einige Studien, dass ein positiver Effekt, möglicherweise in einer Untergruppe, vorhanden ist. Auch gibt es Daten zum Cineol bei COPD, die für antientzündliche Eigenschaften sprechen.

Die Indikation für mukoaktive Substanzen hängt allein von der Befindlichkeitsbesserung des Patienten ab. Es gibt keinen Parameter aus der Lungenfunktion oder den Laborwerten, die einen Effekt voraussagen würden.

> **M!**
>
> Mukoaktive Substanzen halten sich hartnäckig in der Therapie, obwohl die objektiven Befunde relativ schwach sind. Allerdings gibt es auch kaum falsifizierende Studien, was vermutlich mit der Komplexität der Erkrankung, insbesondere im Zeitverlauf und bei Exazerbationen, zusammenhängt.

Anders ist die Situation, wenn die Patienten **mukoaktive Substanzen inhalieren**. Die Inhalation von Emser-Salzlösung mit einem Vernebler hat vermutlich infolge des darin enthaltenen Bikarbonats bei einem Teil der Patienten einen positiven Effekt auf die bronchiale Clearance. In einer kleineren Studie konnte gezeigt werden, dass die Exazerbationshäufigkeit durch die tägliche Inhalation von Emser Salz abnimmt. Ähnliches beobachtet man an der Meeresküste, da hier die kleinen Brandungsaerosole antrocknen und die kleineren verbleibenden Meersalzkristalle infolge ihrer Schrumpfung inhaliert werden können. Dies führt zur Wasserzunahme des Mukus, was dessen

Abhusten erleichtert. Die Patienten berichten meist, dass die Bronchitis nach 1–2 Wochen deutlich weniger quälend ist. Ein ähnlicher Effekt kann durch die Inhalation von Kochsalzlösung erreicht werden, wobei es von Vorteil ist, wenn diese etwas hyperton ist (Kap. 13.4, Inhalationstherapie). Auch hier gilt, dass man im Einzelfall den Erfolg austesten muss.

In **schweren Fällen** kann auch einmal N-Acetylcystein inhaliert oder instilliert (auf der Intensivstation) werden. Erstaunlicherweise tolerieren die Patienten den fauligen Geruch ohne Probleme. Hier wird durch das Auflösen der Schwefelbrücken insbesondere bei zähem Sputum die Viskosität so verändert, dass das Abhusten erleichtert wird (Kap. 13.3, Physikalische Therapie).

Opiate

Opiate gelten bei COPD und beim Emphysem formal immer noch als kontraindiziert, da sie atemdepressiv wirken und eine Hyperkapnie begünstigen können. Allerdings muss die Situation infolge der neuen Erkenntnisse der Pathophysiologie in Bezug auf die Atempumpe differenziert gesehen werden. Gerade bei Patienten, die hyperventilieren („Pink Puffer"), kann die Bremsung des Atemzentrums durch Opiate ein therapeutisches Prinzip darstellen. Deswegen sind Patienten mit schwerer COPD und Hypokapnie am besten geeignet, einen Therapieversuch zur Behandlung der Dyspnoe durchzuführen. Üblicherweise reichen niedrige Dosen von retardiertem Morphium (10–20 mg/Tag) aus. Die jetzt verfügbare Kombination mit Naloxon erleichtert die Therapie etwas, denn es reduziert die oft quälende Obstipation.

> M!
>
> Die Gabe von Opiaten bei starker Dyspnoe stellt für einen Teil der Patienten mit COPD eine entscheidende Therapieverbesserung der letzten Jahre dar.

Eine Therapie mit Opiaten sollte **nur bei schwerer und schwerster COPD** versucht werden. Auch hier ist der Auslassversuch entscheidend für die Dauergabe. Die Therapie sollte einschleichend dosiert werden, da vor allen Dingen in den ersten 4–5 Tagen öfter Übelkeit zu beobachten ist, die dann später meist wieder verschwindet. Die Übelkeit wird bei Morphinen mit einem Neuroleptikum (bevorzugt niedrig dosiert Haloperidol, beispielsweise 3 × täglich 3–5 Tropfen) behandelt.

Nach unseren Erfahrungen profitieren in etwa 40–50 % der Patienten von der Therapie mit Morphium. Bei 10–20 % ist die Nebenwirkung erheblich und bei dem Rest ist die Therapie entweder wirkungslos oder die Nebenwirkungen sind stärker als die Hauptwirkung. Das Hauptproblem stellt die Obstipation dar, die durch entsprechende **nicht blähende Laxanzien** wie Laxoberal oder Macrogol behandelt werden kann.

Erstaunlicherweise scheinen die anderen Opiate, die auch als Pflaster verfügbar sind, zur Behandlung der Dyspnoe bei schwerer COPD nicht so gut wirksam zu sein. Viele dieser Patienten haben zusätzlich eine schwere Osteoporose, sodass man hier die Opiattherapie auch zur Behandlung der Schmerzen einsetzen kann. Dann gibt es auch **keine Probleme** mit der Weiterverordnung durch den Hausarzt bzw. der **„Off-Label-Use"**-Regelung.

> M!
>
> Eine Obstipation bei COPD sollte immer mit nicht blähenden, typischerweise osmotisch wirksamen Laxanzien behandelt werden, besonders bei Opiatgabe.

Eine **gefährliche Hyperkapnie** ist bei Tausenden von COPD-Patienten, die wir (und andere Kliniken und Praxen) inzwischen mit Morphinen eingestellt haben, **nie beobachtet** worden. Das hängt damit zusammen, dass die Patienten infolge der langjährigen COPD ohnehin eine veränderte Reglercharakteristik ihres Atemzentrums haben und zudem über Kompensationsmechanismen bzgl. der Folgen einer Hyperkapnie verfügen. Die Situation ist jedoch bei Patienten mit neuromuskulären Erkrankungen mit belasteter Atempumpe anders zu bewerten. Hier muss – wenn überhaupt eine Indikation besteht – meist niedriger dosiert werden.

Inzwischen gibt es Hinweise, dass die Opiattherapie **auch bei leichter hyperkapnischer Insuffizienz** von **Vorteil** ist, z. B. zur Einleitung einer nichtinvasiven Beatmung bei COPD. Die Patienten werden dadurch etwas hyperkapnischer und tolerieren die Beatmung dann besser. Durch die damit einhergehende Verlängerung der täglichen Entlastungsphasen der Atempumpe wird die Atemmuskulatur leistungsfähiger (sichtbar an einem niedrigeren $paCO_2$ außerhalb der Beatmung), was natürlich auch die Belastbarkeit verbessert. Auch hier gilt, dass die Therapie im Einzelfall ausprobiert werden muss. In einer eigenen retrospektiven Analyse an > 450 Patienten [35] haben wir zeigen können, dass die Morphintherapie von den Patienten nach Entlassung erstaunlich compliant weiter durchgeführt wurde. Dieses spricht indirekt für ihre Effizienz. Leider ist die Weiterverordnung von Opiaten durch den Hausarzt oft noch ein Problem.

Antibiotika

Typischerweise werden Antibiotika nur bei der Exazerbation eingesetzt, insbesondere dann, wenn das Sputum sich verfärbt (S. 129). Es wird aber immer wieder diskutiert, ob besonders schwergradige Fälle mit dauerhaft gelbem oder grünem Auswurf nicht durch eine orale oder inhalative Dauertherapie mit Antibiotika stabilisiert werden können. Hierzu gibt es jedoch bisher nur Fallberichte oder indirekte Hinweise.

Wir selbst führen mit relativ großem Erfolg eine **Dauerinhalation mit Antibiotika** bei Patienten durch, die mindestens 2-mal im Jahr stationär mit schwerer eitriger Exazerbation aufgenommen werden. Typischerweise haben diese Patienten auch außerhalb der Exazerbationen stets mehr oder weniger verfärbtes Sputum. Ein dauerhafter Nachweis von Pseudomonas aeruginosa im Sputum scheint ein Prädiktor für ein gutes Ansprechen auf die Dauerinhalation zu sein. Dabei wird ein Aminoglykosid (Gentamycin oder Tobramycin) mit einem Druckluftvernebler inhaliert, der eine hohe intrabronchiale Deposition ermöglicht (Pari LC-Sprint oder noch höher in Verbindung Akita II). Eine einmal tägliche Inhalation scheint ausreichend zu sein. Hierbei reichen Dosen von etwa 40–60 mg am Tag. Typischerweise empfehlen wir 160 mg Gentamycin auf 12 ml Kochsalzlösung aufzuziehen, diese Spritze im Kühlschrank aufzubewahren und jeden Tag 3 ml davon zu vernebeln. Auf diese Weise reicht die Spritze für 4 Tage bei geringen Kosten.

Die **preiswerte Gentamycin-Therapie** funktioniert übrigens auch dann noch, wenn z. B. im Sputum ein Pseudomonas-aeruginosa-Stamm gefunden wird, der gegen Gentamycin resistent ist. Die intrabronchiale Dosis bei der Inhalation von Antibiotika ist typischerweise 100- bis 500-mal höher als bei der i. v. Gabe, sodass praktisch immer die maximale Hemmkonzentration überschritten wird und der Keim wieder auf das Antibiotikum anspricht.

Eine Alternative ist in manchen Fällen **Colistin,** das inzwischen auch zur Inhalationstherapie (bei Mukoviszidose) zugelassen ist. Eine retrospektive Befragung von 40 unserer Patienten, die mit einer Dauerinhalation eingestellt worden waren, ergab eine erstaunlich hohe Adhärenz von 85 % über 18 Monate. Die hohe Therapieadhärenz für die vergleichsweise aufwendige Therapie spricht wiederum indirekt für ihre Effizienz. Derzeit wird eine Zulassungsstudie zur Inhalation von Tobramycin bei schwerer COPD durchgeführt.

Neuerdings wird nicht nur bei der Mukoviszidose, sondern auch bei den schweren Formen der COPD eine orale Dauertherapie mit Antibiotika diskutiert. Markrolide und insbesondere Azithromycin (250 mg/d) scheinen hier die Exazerbationsrate ebenfalls zu reduzieren [1]. Allerdings muss man bei Makroliden wegend der Gefahr lebensbedrohlicher Rhythmusstörungen auf die kardialen Begleiterkrankungen bzw. Begleitmedikation achten, denn nur dort wird das gehäuft beobachtet.

> M!
>
> Die Dauerinhalation von Antibiotika (meist Aminoglykoside) bei schwerer, häufig exazerbierender COPD verbessert die Symptomatik und vermutlich auch die Prognose.

α_1-Proteaseninhibitor-(α_1-Antitrypsin-) Therapie

Die bisherigen Studien zur Supplementation von Antiproteasen beim α_1-Proteaseninhibitormangel-Emphysem waren nicht überzeugend. Die marginalen Effekte auf FEV_1 bzw. Lebenserwartung waren eher dadurch zu erklären, dass die eingeschlossenen Patienten im Vergleich zur Kontrollgruppe das Rauchen häufiger einstellten. Möglicherweise scheint auch die Exazerbationsrate unter der Therapie zu sinken.

Allerdings stehen jetzt die Ergebnisse neuer Studien mit besseren Extrakten von Antiproteasen an. Vorläufige Ergebnisse scheinen für einen positiven Effekt zu sprechen. Einige wichtige Fragestellungen sind allerdings noch offen, insbesondere, ob diese Patienten nicht allein durch eine passagere Therapie bei Exazerbationen profitieren. Des Weiteren ist unklar, ob nicht die bisher applizierten Dosen evtl. zu gering sind. Insbesondere durch Inhalation von Antiproteasen und die damit erreichte 10- bis 100-fach höhere Konzentration in der Lunge könnte man möglicherweise das Fortschreiten des Emphysems besser bremsen. Derzeit wird auch dies untersucht.

> M!
>
> Bisher konnte die Gabe von α_1-Proteaseninhibitoren beim α_1-Antitrypsinmangel-Emphysem nicht überzeugen; neue Extrakte und Applikationsformen bringen hier möglicherweise Fortschritte.

Impfungen

Eine Reduktion der Pneumonierate durch eine **Pneumokokkenimpfung** ist für ältere COPD-Patienten ab 65 Jahre und bei Kindern nachgewiesen, wenn auch die Effekte anfangs gering waren. Die neuen **Konjugatimpfstoffe**, bei denen das Antigen an ein Protein gebunden ist, sind wesentlich wirksamer. Vermutlich sind diese Effekte auch schon bei jüngeren COPD-Patienten vorhanden.

Eine jährliche **Influenza-Impfung** ist eine sinnvolle Maßnahme, denn die Mortalität der echten Influenza ist relativ hoch, insbesondere bei Multimorbidität. Allerdings sollte die Impfung bei Älteren nicht zu früh im Herbst durchgeführt werden, da die Schutzwirkung der Impfung nur einige Monate beträgt. November ist eine gute Zeit, da typischerweise die Influenzagipfel erst im Februar auftreten. Haben COPD-Patienten viel Kontakt mit Kindern, so sollten gerade diese Patienten und die Kinder geimpft werden, da sie dann seltener die Influenza gegenseitig übertragen. Ähnliches gilt wohl auch für die **Pertussisimpfung**, die grundsätzlich auch für ältere Personen empfohlen wird.

> M!
>
> Der typische Influenzagipfel ist Anfang Februar; deswegen sollte wegen der Wirkdauer der Impfung nicht zu früh geimpft werden.

Es gibt eine kleine Untergruppe der COPD-Patienten, die auf die **Influenza-Impfung** mit einer **Exazerbation** reagieren. Dies ist nicht nur eine persönliche Beobachtung, sondern auch eher als Zufallsprodukt in einer großen Langzeituntersuchung zur stationären Wiederaufnahme nach Exazerbation einer COPD aufgefallen [17]. Möglicherweise wird bei diesen Patienten ein Autoimmunprozess durch die Impfung angestoßen. Die Patienten zeigen typischerweise keine Zeichen einer bakteriellen Infektion. Die Behandlung dieser Exazerbation erfolgt wie üblich mit oralen Glukokortikoiden. Bei diesen COPD-Patienten sollte man die Impfung nicht mehr durchführen. Im Falle einer echten Influenza-Infektion gibt es für diese Patienten die allerdings nur gering wirksame Therapiemöglichkeit mit Neuraminidasehemmern (Zanamivir oder Oseltamivir).

> M!
>
> Bei nicht geimpften COPD-Patienten mit akuter Influenza wirkt die Inhalation von Zanamivir recht gut; sie wird zu selten gegeben.

Neuere Medikamente

Neu eingeführt wurden in den letzten Jahren Indacaterol und Roflumilast, die weiter oben besprochen wurden. Weitere wirkliche Innovationen zur direkten Therapie der COPD sind nach Meinung der Autoren derzeit nicht in Sicht.

Nicht besprochen wird hier die Behandlung von Begleiterkrankungen der COPD wie koronare Herzkrankheit (KHK), Diabetes mellitus usw. Allerdings gibt es aus der Kardiologie eine wesentliche Innovation, die auch für manche COPD-Patienten von Vorteil zu sein scheint. Bei Sinustachykardie hilft **Ivabradin** (Procoralan) gut, das den i_f-Strom in den Schrittmacherzellen des Myokards hemmt. Bei kardiologischen Patienten mit KHK und Tachykardie verbessert es die Leistungsfähigkeit. Es wirkt ähnlich einem ß-Blocker, ohne den Blutdruck, den Glukosestoffwechsel oder die bronchiale Obstruktion zu beeinflussen. Nach Erfahrung der Autoren scheinen COPD-Patienten mit überschießender Sinustachykardie auch davon zu profitieren. Allerdings darf nicht vergessen werden, dass gerade Patienten mit vorwiegendem Emphysem (Pink Puffer) mitunter die Tachykardie benötigen, um genügend Blut für den linken Ventrikel durch das reduzierte Gefäßbett zu pumpen. Deswegen muss es immer im Einzelfall und mit Auslassversuch getestet werden.

Selbst ß-Blocker haben für COPD-Patienten oft mehr Vor- als Nachteile, wenn sie kardiologische Begleiterkrankungen haben. Allerdings gibt es auch negative Reaktionen, bei denen Patienten besonders empfindlich mit einer Zunahme der Obstruktion reagieren (besonders bei Exazerbationen). Man sollte deswegen die Therapie im Einzelfall austesten bzw. im Verlauf anfangs kontrollieren.

Sauerstoff-Langzeittherapie

Da die Sauerstoff-Langzeittherapie auch bei anderen Erkrankungen eine Rolle spielt, wird ihr ein eigenes Kapitel gewidmet (Kap. 13.1). Im Vordergrund steht sie jedoch bei der COPD. Die neuen Erkenntnisse im Bereich der Leistungslimitation bei COPD, der Atempumpe oder des Gasaustauschs haben zu einer Neubewertung der Sauerstofftherapie geführt, die erst teilweise in die Leitlinien eingeflossen sind. Am weitesten hat die deutsche Leitlinie (unter www.pneumologie.de) diese Erkenntnisse berücksichtigt.

Der pathophysiologische Hintergrund der großen Erfolge der Sauerstoffdauertherapie ist nicht die Korrektur der Hypoxämie, sondern die **Entlastung der Atemmuskulatur**. Daher ist sie nur bei den Patienten wirksam, die Zeichen einer Überlastung der Atempumpe haben, also hyperkapnisch sind. Liegt ein schwereres hyperkapnisches Versagen mit pCO_2-Werten > 55 mmHg bzw. Bikarbonatwerten über 32 mmol/l vor, sollte die nichtinvasive Beatmung als deutlich stärkere Entlastungstherapie bevorzugt werden.

> M!
>
> Die möglichst lange Gabe von Sauerstoff (Sauerstoff-Langzeittherapie) wirkt nur bei Patienten, die zumindest leicht hyperkapnisch sind.

Für die Patientengruppe mit vorwiegendem Emphysem, also keiner oder nur leichter Hypoxämie in Ruhe, aber deutlicher **Hypoxämie unter Belastung**, bringt die Sauerstoff-Langzeittherapie in Ruhe keinen Benefit. Sind sie stärker in ihrer Leistungsfähigkeit limitiert, so profitieren sie ausgezeichnet von der Sauerstoffgabe unter Belastung, die dann belastungsabhängig dosiert werden muss (Details im Kap. 13.1, Sauerstofftherapie).

> M!
>
> Emphysempatienten mit Belastungshypoxämie profitieren nur unter Belastung von Sauerstoff.

Nichtinvasive Beatmung (NIV)

Bei Patienten mit schwerem hyperkapnischen Versagen sollte auf jeden Fall immer der Behandlungsversuch mit NIV durchgeführt werden. Gerade bei COPD bedarf es einer großen Erfahrung, diese Patienten optimal einzustellen. Bei einer stärkeren Dekompensation mit $paCO_2$-Werten über 55–60 mmHg bzw. Bikarbonatwerten über 32 mmol/l verwenden wir bevorzugt sofort den kontrollierten Beatmungsmodus. Die Details sind dem eigenen Kapitel zur NIV zu entnehmen (Kap. 13.2).

M!

Die NIV bei deutlich hyperkapnischer COPD bessert das Leistungsvermögen und die Lebensqualität enorm und ist auch mit einer Lebensverlängerung gekoppelt, wenn die Atempumpe ausreichend entlastet wird (hohe Druckdifferenz, möglichst kontrollierter Modus).

Internationale Studien zur COPD haben bisher keine befriedigenden Ergebnisse bezüglich der Mortalität erbracht. Lediglich die Lebensqualität und die 6-min-Wegstrecke wurden besser. Schaut man die Daten genauer an, so ist der Hauptkritikpunkt aller dieser Studien der viel zu geringe Beatmungsdruck, der nicht zur wesentlichen $paCO_2$-Reduktion führte. Das Hubvolumen (Differenz zwischen maximalem inspiratorischem und exspiratorischem Druck, IPAP-EPAP) lag meist < 10 mmHg. In Deutschland wird mit wesentlich höheren Drücken beatmet, sodass das $paCO_2$ entsprechend fällt. Damit geht auch eine deutliche Zunahme der Belastungsfähigkeit einher, die oft auf das 2- bis 3-Fache ansteigt. Die aktuellen Ergebnisse einer großen, kontrollierten deutschen Studie zur nichtinvasiven Beatmung mit höherem Hubvolumen und einer Senkung das $paCO_2$ um mindestens 20 % zeigte jetzt die eigentlich zu erwartende deutliche Mortalitätsreduktion bei COPD. Die Einjahresmortalität betrug in der NIV-Gruppe 12 %, in der Kontrolle hingegen 33 % [25].

Sportliche Aktivität und Rehabilitation

Sportliche Aktivität hat grundsätzlich einen gesicherten **positiven Einfluss auf die Lebenserwartung.** Das gilt insbesondere auch für COPD-Patienten, und zwar in jedem Stadium. Entscheidend ist dabei, dass der Sport intensiv genug und regelmäßig durchgeführt wird. Aus der Sportmedizin gibt es Daten, dass eine halbe Stunde schweißtreibender Sport 1- bis 2-mal in der Woche ausreichend ist. Dies gilt wohl auch bei COPD [17]. Die Art des Sports ist dabei eher nebensächlich.

Körperliche Aktivität ist auch im schweren Stadium mit hyperkapnischem Versagen sinnvoll, allerdings dürfen sich die Patienten nicht überlasten. Wie bei der Herzinsuffizienz ist hier die Kurzzeitbelastung unter 30–60 s empfehlenswert, sozusagen bevor sich stärkere Dyspnoe einstellt. Deswegen sind vorwiegend isometrische Belastungen mit entsprechenden Erholungsphasen anzuraten. Allerdings sind die meisten COPD-Patienten eher träge und benötigen eine entsprechende Motivation, um ein dauerhaftes Training aufzunehmen. **Lungensportgruppen** stellen dabei, v. a. auch aufgrund des Gruppenerlebnisses, eine große Hilfe dar.

M!

Sportliche Aktivität fördert die Leistungsfähigkeit, reduziert die Exazerbationsfrequenz, verbessert die Lebensqualität und erhöht vermutlich auch die Lebenserwartung in jedem Stadium der COPD.

Ein Einstieg in ein entsprechendes Trainingsprogramm ist oft nur durch eine **Rehabilitation** bzw. Anschlussheilbehandlung möglich. Im Rahmen dieser Maßnahmen können die Patienten auch intensiv bezüglich ihrer Therapie und vor allem der Erkennung und Behandlung von Komplikationen geschult werden. Da die COPD infolge der vom Phänotypus unterschiedlichen Therapie recht kompliziert ist, wird entsprechend viel Zeit und Erfahrung benötigt, um die Patienten sachgerecht zu schulen. Deswegen sind stationäre wie ambulante Rehabilitationsmaßnahmen sinnvoll. Entsprechende publizierte Daten zeigen auch objektivierbare positive Effekte, die über die Rehabilitation hinaus wirken.

Ernährung

Etwa ein Drittel der Patienten mit schwerer COPD ist **untergewichtig.** Das ist bekanntermaßen mit einer erhöhten Mortalität verbunden, die sich auch im BODE-Index widerspiegelt. Sie stellen vorwiegend den „Pink Puffer" bzw. den Emphysemtyp dar. Patienten mit Emphysem haben typischerweise ein erhöhtes Atemminutenvolumen, um den Gasaustausch zu sichern. Dies führt zu einem deutlich höheren Kalorienverbrauch, was jedoch die Gewichtsabnahme der Patienten nicht vollständig erklärt. Die systemische Entzündung wird neben anderen als zusätzliche Ursache angesehen. Dagegen spricht, dass verschiedene Studien mit Entzündungshemmern bisher keinen verwertbaren Effekt auf die Gewichtsabnahme erbracht haben. Anabolika wirkten in mehreren Studien ebenfalls nicht – mit der Ausnahme eines geringen Effekts bei gleichzeitiger systemischer Steroidgabe.

Die Konsequenz für die Ernährung ist gerade für diese Patienten, dass sie sich **kalorienreich** ernähren sollten. Es gibt auch Hinweise dafür, dass cholesterinreiche Kost die Lungendestruktion reduziert. Typischerweise wird bei den schwerer erkrankten Patienten die Lebenserwartung durch ihre Lungenerkrankung limitiert, sodass selbst bei zusätzlicher KHK die Patienten fettreich bzw. cholesterinreich essen sollten. Überhaupt gibt es keine eindeutigen Hinweise, dass das exogene Nahrungscholesterin einen ungünstigen Faktor bei Gefäßerkrankungen hat. Das im Blut gemessene erhöhte Cholesterin bzw. HDL ist ein Risikoindikator und kein Risikofaktor. Die Reduktion des Cholesterins in der Nahrung geht nicht mit einem Rückgang der Mortalität einher. Anders ist es hingegen bei Lipidsenkern, die tiefer in die Kausalkette eingreifen und die Entwicklung der Atherosklerose bremsen.

M!

Untergewichtige COPD-Patienten sollten sich kalorienreich (fettreich) ernähren. Auf eine mögliche KHK braucht keine Rücksicht genommen zu werden.

Es gibt jetzt auch Hinweise darauf, dass **Lipidsenker** (insbesondere Simvastatin) bei COPD günstig sein könnten. Es scheint sich auch um einen Confounder-Effekt zu handeln denn eine aktuelle Studie von 2014 hat keinen Benefit ergeben [10].

Die fettreiche Ernährung bei Hyperkapnie ist nach pathophysiologischen Erwägungen günstig, weil damit die Atemarbeit etwa 30 % niedriger ist als bei kohlenhydratreicher Kost. Dies spiegelt sich im respiratorischen Quotienten wider, der besagt, dass die höhere Energiedichte von Fett zu weniger CO_2-Produktion führt. Allerdings gibt es derzeit keine verwertbaren klinischen Studien, die eine sichere Empfehlung erlauben. Das gilt auch für die Ernährung der beatmeten COPD-Patienten auf der Intensivstation. Vermutlich sind die Effekte zu gering oder werden von anderen überlagert.

M!

Hyperkapnische Patienten auf der Intensivstation sollten mehr Fette als Kohlenhydrate erhalten, da diese Ernährung eine geringere CO_2-Produktion verursacht.

Hinweise, die mögliche Oxidanzien-/Antioxidanzienstörungen bei COPD durch **antioxidativ wirkende Vitamine** zu behandeln, haben sich nicht bestätigt. Sie schaden wahrscheinlich nicht; ein Nutzen ist aber nicht sichtbar. Erstaunlicherweise gibt es bei Gesunden eine solide Veröffentlichung, die zeigt, dass der Konsum von Äpfeln mit einem erhöhten FEV_1 gekoppelt ist. Hierbei gibt es einen dosisabhängigen Effekt. Gesunde, die einen Apfel am Tag essen, haben ein etwa um 300 ml höheres FEV_1 als solche, die das nicht tun [8]. Alternative Ernährung mit Vitaminen oder Fruchtsäften zeigt diesen Effekt nicht. Ähnliches ist inzwischen auch für die KHK beschrieben. Möglicherweise ist das auch auf die COPD übertragbar, da eine neuer Studie gezeigt hat, dass Ernährung mit Gemüse und Obst die Lungenfunktion etwas bessert [21].

Operative und endoskopische Verfahren

Recht erfolgreich sind lungenfunktionsverbessernde Verfahren, wenn isolierte Emphysembullae vorliegen, insbesondere dann, wenn sie durch einen Ventilmechanismus unter Spannung stehen und die übrige Lunge komprimieren. Hier kann man die Bullae durch relativ einfache Eingriffe entfernen. Allerdings sind die infrage kommenden Patienten für diese Therapie selten.

M!

Isolierte Resektionen größerer Emphysembullae sind sehr hilfreich und verhältnismäßig risikoarm.

Anders ist die Situation bei einer **ausgeprägten Lungenüberblähung**. Hier hat man mit der so genannten Emphysemchirurgie oder **Lungenvolumenreduktion (LVRS)** versucht, die Situation zu bessern. Anfangs wurde der Lungenmantel entfernt und die vielen undichten Stellen übernäht, meist mit heterologem Material. Die Folgen waren häufig erhebliche postoperative Komplikationen durch Leckagen und Infektionen. Der Nettoeffekt war folglich wenig eindrucksvoll, obwohl Untergruppen profitierten. Leider ist auch in diesem Zusammenhang anzumerken, dass man im Rahmen der existierenden Studien ein sehr heterogenes Patientenkollektiv untersucht und dass man, um rasch die erforderliche Fallzahl zu erreichen, häufig Kliniken in die multizentrischen Studien mit aufgenommen hat, die in der Lungenchirurgie unerfahren sind. Dadurch wurden Untergruppen, die von der Operation profitieren, oft nicht sofort erkannt.

Im Gefolge der Jahre hat sich klarer herausgestellt, dass ein therapeutischer Erfolg besonders bei denjenigen Patienten auftritt, die eine Lungenüberblähung mit entsprechend flachem Zwerchfell haben und deren Emphysem inhomogen und eher in den Oberfeldern lokalisiert ist. Durch die Entfernung von funktionslosem Lungengewebe kommt es zu einer wieder stärkeren Wölbung des Zwerchfells, sodass es als Hauptinspirationsmuskel postoperativ wieder einen verbesserten Arbeitspunkt hat. Sichtbar wird dies an einer Zunahme der Vitalkapazität. Auch vorher komprimierte Lungenbezirke können wieder entfaltet werden. Diese Untergruppe profitiert über einige Jahre recht gut von der Operation. Allerdings dürfen die Patienten funktionell nicht zu schlecht sein.

M!

Eine „Emphysemchirurgie“ ist eher eine Überblähungschirurgie; die Funktionsverbesserung geht mit der Wiedererlangung der Wölbung des Zwerchfells einher.

Aufgrund der Erkenntnisse hat man versucht, durch Verschluss einzelner Bronchien (ähnlich einer Fremdkörperaspiration) quasi eine **endoskopische Emphysemchirurgie** durchzuführen. Hierbei sollten Ventilsysteme oder Pfropfen helfen, die Luft aus dem verschlossenen Segment schneller zu entfernen. Diese Verfahren sind derzeit noch in der Erprobung. Einer der Autoren hat vor 30 Jahren mithilfe von Ballonkathetern bereits Ähnliches versucht und recht früh festgestellt, dass es beim Verschluss eines Bronchus im dazugehörigen Lungenbereich nicht zu einer Atelektase kommt. Später hat sich gezeigt, dass durch die **kollaterale Ventilation** infolge der Zerstörung des Lungengewebes fast immer ausgeprägte Shuntbedingungen der Atemgase vorherrschen, sodass eine Atelektase nur gelingt, wenn alle zuführenden Bronchien eines Lappens verschlossen werden (Kap. 4.3.4, ▶ Abb. 4.9).

In der Praxis versucht man derzeit am häufigsten, durch **Verschluss der Oberlappenbronchien** durch Ventile oder Propfen eine Funktionsverbesserung zu erzielen. Erste Verfahren mit Fibrinklebern oder ähnlichen Mixturen wurde bereits 1995 beschrieben. Andere neue Verfahren versuchen, die stark emphysematös veränderten Anteile durch **Schaum (Hydrogel),** heißen **Dampf** oder **Spiralen (Coils)** direkt oder über eine poststenotische Pneumonie zum Schrumpfen zu bringen. Die dazu derzeit vorliegenden Daten sind alle nicht sehr überzeugend. Ventile verursachen durch die mitunter rasch sich entwickelnde Atelektase Pneumothoraces, werden öfters abgehustet oder wandern im Bronchialsystem. Coils wandern intraparenchymal und verursachen häufiger Pneumothoraces. In Einzelfällen, in denen es zur deutlichen Schrumpfung kommt, zeigen sich positive Ergebnisse. Viele Patienten verspüren jedoch keine Änderung und manche zeigen eine deutliche funktionelle und klinische Verschlechterung. Vereinzelte Komplikationen bis hin zu Todesfällen können durch poststenotische Pneumonien entstehen.

Inzwischen sehen wir mitunter Patienten im Weaning-Kollektiv, deren poststenotische Pneumonie durch ein endoskopisch eingesetztes Ventil der Grund der Beatmung war. Eine abschließende Aussage über die Bewertung der endoskopischen Volumenreduktion kann derzeit noch nicht gemacht werden. In einer großen Studie mussten die Patienten zuvor ein Rehabilitationsprogramm durchlaufen. Es zeigte sich, dass die Erfolge der Rehabilitation zumindest im Mittel größer waren als die durch die Ventilimplantation. Dies sagt aber nichts aus über die Erfolge, die man im Einzelfall erzielen kann. Auch hier müssen die Patienten immer gezielt ausgewählt werden.

Ein **systematischer Fehler** in allen Studien ist, dass infolge der ausgeprägten Entzündungen, die durch die Manipulationen am Bronchialsystem oder dem Lungenparenchym entstehen, die Patienten eine breite Antibiotika- und Steroidtherapie bekommen, die Kontrollgruppe jedoch nicht. Schon die klinische Erfahrung zeigt, dass eine blinde Antibiotikatherapie in Verbindung mit oralen Steroiden bei schwerkranken COPD-Patienten auch ohne scheinbare Exazerbation häufig eine Besserung der Funktionswerte verursacht.

Ein Flussdiagramm in ▶ Abb. 4.13 fasst die derzeitigen Daten und Erfahrungen zu den funktionsverbessernden Eingriffen bei der stark fortgeschrittenen Lungenüberblähung durch ein Emphysem zusammen.

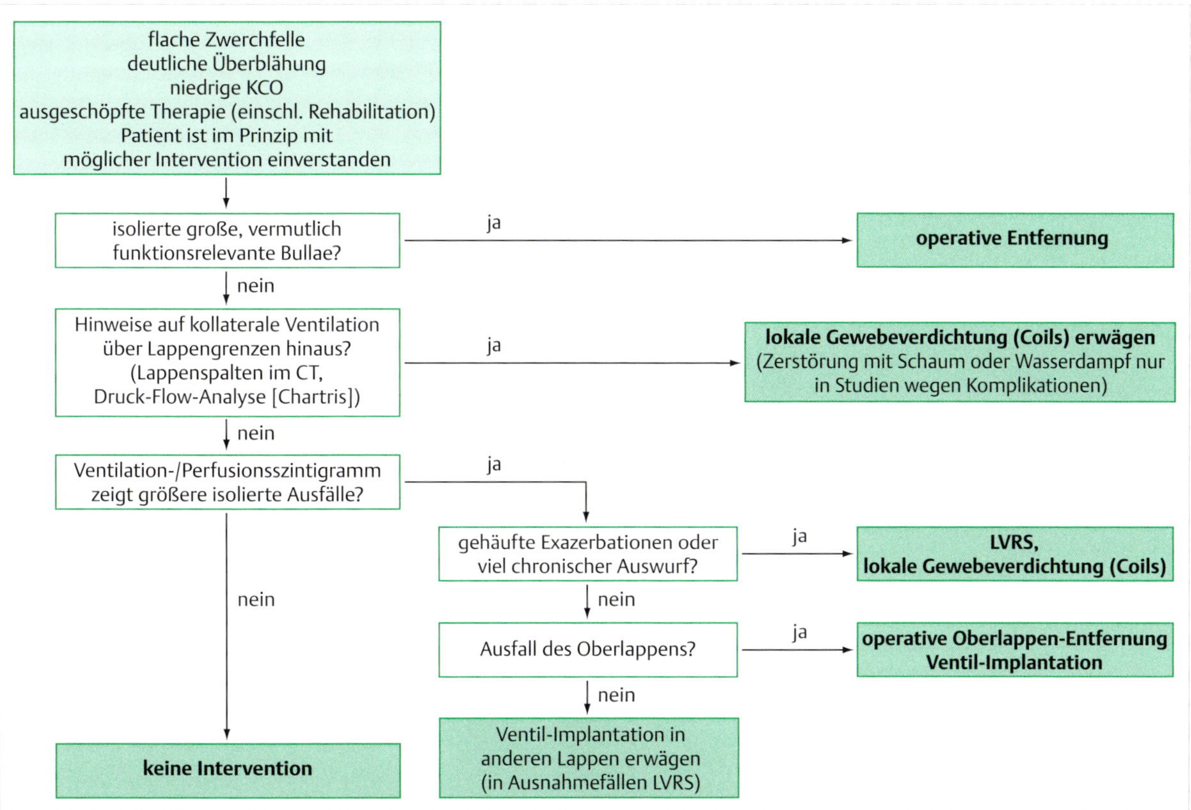

Abb. 4.13 Algorithmus zum Vorgehen bei lungenfunktionsverbessernden Eingriffen beim Emphysem. LVRS = Lung Volume Reduction Surgery.

M!

Bisher existieren keine zuverlässigen Kriterien, Patienten zu selektieren, die von den interventionellen Verfahren zum Verschluss von Bronchien oder der Stenteinlage zur Emphysemblasendrainage profitieren.

Ein **anderes Verfahren** bewirkt eher das Gegenteil. Hier wird versucht, die Lungenüberblähung durch **peribronchial gestochene Löcher** zu reduzieren, die dann mittels Stent (ca. 3 mm) offen gehalten werden. Dabei geht man von der Theorie aus, dass die Luft aus abgeschlossenen Emphysemblasen herausgelassen wird. Immerhin ist es im Rahmen der Studie zu tödlichen Blutungen gekommen. Derzeit ist es nicht mehr verfügbar.

Das Problem bei den verschiedenen Methoden ist die **Selektion** der infrage kommenden Patienten. Die Autoren verwenden in erster Linie die Ventilations-/Perfusionsszintigrafie in Verbindung mit der Transmissionsszintigrafie; ein wenig geübtes Verfahren. ▶ Abb. 4.14 zeigt ein solches Beispiel. Bei der **Transmissionsszintigrafie** wird eine mit ^{99m}Tc gefüllte Flächenquelle vor den Patienten gehalten. Man erhält damit ein Bild über die lufthaltigen Lungenanteile, analog eines Thoraxröntgenbildes, allerdings bei Spontanatmung. Die Ventilation zeigt dann die belüfteten und die Perfusion die durchbluteten Anteile. Mithilfe dieser Abbildungsmethode ist recht gut zu erkennen, welche Lungenteile wirklich funktionslos sind.

In dem in ▶ Abb. 4.14 gezeigten Beispiel ist es v. a. der rechte Oberlappen. Das entsprechende Thorax-CT zeigt ein relativ gering ausgeprägtes, diffuses Emphysem (▶ Abb. 4.15), sodass der Befund computertomografisch unterschätzt wird. Das Szintigramm stellt den tatsächlichen regionalen Funktionsverlust sehr viel besser dar. Bei einer auf diese Weise selektierten Patientengruppe wird dann mit einer vergleichsweise einfachen Operation der funktionslose Oberlappen entfernt.

M!

Die Transmissionsszintigrafie ist in Verbindung mit der Ventilations-/Perfusionsszintigrafie derzeit das einzige Verfahren, um funktionslose Lungenteile beim Emphysem sicher zu erkennen.

In ausgewählten Fällen mit vorwiegendem Emphysem kann eine **Lungentransplantation** erwogen werden (Kap. 13.7 Lungentransplantation). Allerdings darf nicht vergessen werden, dass die mittlere Lebenserwartung nach Transplantation nach wie vor relativ konstant zwischen 5

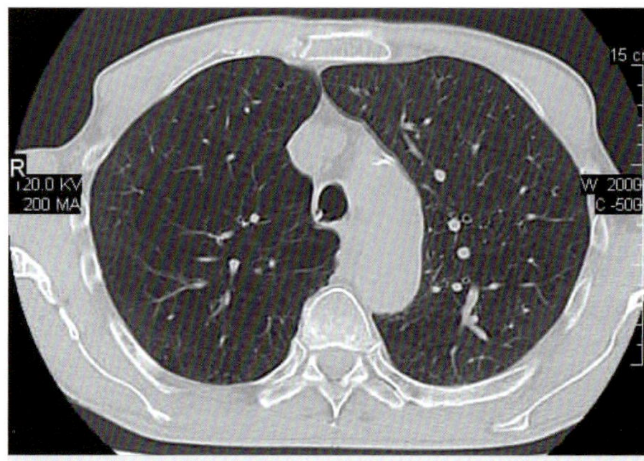

Abb. 4.15 CT des gleichen Patienten vom Oberlappen mit typischen Zeichen des diffusen Emphysems.

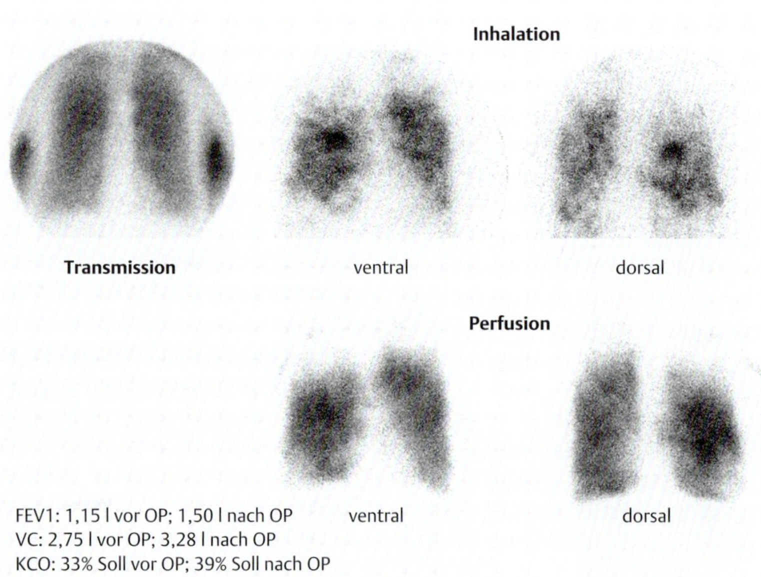

Abb. 4.14 Ventilations-/Perfusionsszintigrafie im Vergleich zur Transmissionszintigrafie (Flächenquelle vor dem Thorax) bei einem Patienten mit COPD, bei dem eine funktionsverbessernde Operation diskutiert wird. Die Transmission zeigt den Luftgehalt, die Inhalation den ventilierten und die Perfusion den durchbluteten Teil der Lunge an. Man erkennt, dass vorwiegend der rechte Oberlappen funktionslos ist, weniger auch der linke.

und 6 Jahren liegt. Patienten mit α_1-Antitrypsinmangel-Emphysem scheinen nach Transplantation besonders lang zu leben.Viele potenzielle Patienten für eine Lungentransplantation können durch eine optimierte Therapie einschließlich Sport, Opiaten, Sauerstoff, ggf. nichtinvasiver Beatmung und Inhalation von Antibiotika viele Jahre auf dem gleichen Niveau gehalten werden. Sie erreichen oft eine längere Lebenserwartung als nach Lungentransplantation. Allerdings ist, zumindest für einen gewissen Zeitraum, infolge der neuen Lunge die Leistungsfähigkeit ungleich besser.

Exazerbation der COPD

Zur Erkennung der Exazerbation einer COPD haben sich die über 30 Jahre alten Anthonisen-Kriterien sehr bewährt, die in verschiedenen Variationen publiziert sind. Im Wesentlichen geht es immer noch um

- Zunahme des Hustens mit Zunahme des Sputums,
- Zunahme der Luftnot und
- Verfärbung des Sputums in Richtung grün/gelb.

Die Patienten haben meistens ihr typisches **Exazerbationsmuster**, sodass sie eine zweite Exazerbation viel leichter erkennen. Die Häufigkeit von Exazerbationen hängt vom Schweregrad ab. In der Klinik hat man eher den Eindruck, dass sie recht häufig sind. In der Ambulanz ist es eher umgekehrt. Man sieht nicht selten Patienten, die jahrelang an keiner Exazerbation erkrankt sind. Studien zeigen bei mittlerem Schweregrad etwa eine Exazerbationshäufigkeit von knapp 1/Jahr.

> M!
>
> In der Klinik scheinen Exazerbationen einer mittelschweren bis schweren COPD häufig; in der Praxis und damit in der Breite sind sie eher selten.

Die Exazerbation wird bevorzugt durch **Mikroorganismen** hervorgerufen: etwa die Hälfte durch einen Virusinfekt, ca. 30 % durch Bakterien. Die Ursache der übrigen Exazerbationen bleibt unbekannt. Nichtinfektöse Ursachen wie Lungenembolie, kardiale Stauung oder Herzinfarkt können ebenfalls eine Exazerbation auslösen. Es gibt inzwischen gute Daten, die zeigen, dass sich die kolonisierten Bakterien im Bronchialsystem (die meisten Patienten haben eine chronische Kolonisation) plötzlich vermehren können. Typischerweise ist es ein Klon einer Bakterienspezies, der sich zu vermehren beginnt. Möglicherweise führt die Mutation eines Bakteriums dazu, dass der Teil des Immunsystems unterlaufen wird, der ansonsten die Verbreitung kontrolliert. Ein neuer Bakterienstamm, der vorher nicht Teil der chronischen Kolonisation war, führt praktisch immer zu einer Exazerbation, oft sogar zu einer besonders schweren.

> M!
>
> Nicht jede klinisch scheinbare Exazerbation der COPD ist auch eine; Herzinsuffizienz, Lungenembolie oder Pneumonie sind häufigere Differenzialdiagnosen.

Da es im Einzelfall bei leichteren Exazerbationen oft müßig ist, die Ursache zu finden, ist die **Behandlung** relativ **uniform**. Bei den ganz leichten Formen reicht es, wenn die Patienten ihre bereits vorhandene Therapie intensivieren. Das machen sie typischerweise bereits ohne Zutun des Arztes, d. h. sie inhalieren mehr β_2-Mimetika bei Bedarf. Deswegen sind zusätzliche Inhalationen in der Klinik meist nicht erforderlich. Wegen der Erhöhung des Sauerstoffverbrauchs und der Nebenwirkungen ist die i. v. bzw. orale Gabe von β_2-Mimetika immer überflüssig, wie wiederholt beschrieben.

Reicht dies nicht, so sucht der Patient meistens den Hausarzt auf. Dieser verordnet zumeist Antibiotika, jedoch leider nur selten orale Glukokortikoide. Das führt dazu, dass die Patienten sich nur verzögert oder gar nicht bessern, woraus eine Defektheilung der Exazerbation resultiert. Deswegen steht die **orale Glukokortikoidtherapie** ganz im Vordergrund. Üblicherweise reichen Dosen von 30–50 mg/Tag Prednisolon für ca. 14 Tage aus. Wir geben es wie beim Asthma 2 × am Tag (morgens zwei Drittel, nachmittags ein Drittel). Die orale Gabe von Glukokortikoiden ist immer ausreichend. Die i. v. Verabreichung führt nicht zu einem schnelleren Therapieeffekt.

> M!
>
> Die Gabe von gut wirksamen oralen Steroiden ist bei der exazerbierten COPD wichtig und sollte auch in Hausarztpraxen öfter erfolgen.

Die **Objektivierung der Exazerbation** gelingt sehr gut mit der **Lungenfunktionsprüfung**. Typischerweise findet man eine Zunahme der Obstruktion und/oder Überblähung. Bei den schwerer erkrankten Patienten sind Blutgasanalysen obligat erforderlich. Gerade Patienten, deren Atempumpe im Überlastungsbereich arbeitet, zeigen in der Exazerbation eine deutliche Hyperkapnie. Dies ist in der Regel ein Einweisungsgrund. Findet man bei der Blutgasanalyse eine Azidose (d. h. $pH < 7{,}35$), sollte man sofort **stationär einweisen**, denn dies deutet auf eine akute ventilatorische Dekompensation hin, die rasch intensivpflichtig werden kann.

Schildert der Patient das Vorliegen verfärbten Sputums, so sollte eine **Antibiotikatherapie** eingeleitet werden. Grundsätzlich sollte man die regionale Resistenzsituation der typischen Erreger kennen. **Häufigste Erreger** sind bei der akuten Exazerbation Pneumokokken, Haemophilus influenzae, Moraxella catarrhalis und auch Legionellen. In der Ambulanz reichen oft Tetrazykline aus. Aber auch das preiswerte Cotrimoxazol und die Makrolide wirken oft erstaunlich gut, obwohl sie nicht in den Leitlinien stehen. Möglicherweise spielt hier auch die antientzündliche Wirkung der Makrolide eine zusätzliche Rolle. Amoxicillin, Amoxicillin mit Clavulansäure sowie Chinolone werden bei den schweren Formen eingesetzt.

Orale Cephalosporine sind meistens **schlecht wirksam**, da sie für die orale Gabe zu niedrig dosiert sind und zudem eine unsichere Resorption haben. Bei den Gyrasehemmern muss bedacht werden, dass Ciprofloxacin nicht gegen Pneumokokken wirkt, die neuen Chinolone der 3. und 4. Generation (z.B. Moxifloxacin und Levofloxacin) aber wohl. Legionellen werden nur durch Makrolide und Chinolone der neuen Generation erreicht. Den breiten Einsatz von neueren Chinolonen im ambulanten Umfeld halten wir für überflüssig und kritisch, insbesondere weil damit – neben der Zunahme von Clostridium-difficile-Diarrhöen – die Wahrscheinlichkeit einer Resistenzentwicklung gerade gegen Pneumokokken ansteigt.

Bessert sich der klinische Zustand des Patienten nach einer Antibiotikaserie nicht, so muss sowohl in Erwägung gezogen werden, dass das Antibiotikum unwirksam gegenüber den infrage kommenden Mikroorganismus ist, als auch dass man eine **Differenzialdiagnose** übersehen hat. Nicht selten findet man eine Lungenembolie, eine Pneumonie (häufiger auch durch Aspiration) oder eine kardiale Stauung, die wiederum unterschiedliche Ursachen bis zum Infarkt haben kann. Sind relevante Differenzialdiagnosen ausgeschlossen, so sollte man bevorzugt an Problemkeime denken (z.B. Pseudomonaden) und ein entsprechend wirksames Antibiotikum einsetzen.

Bei den schwerer Erkrankten ist dann oft eine **Einweisung in eine pneumologische Abteilung** sinnvoll. Wenn die Patienten mit Exazerbation in die Klinik kommen, sind sie meistens bereits antibiotisch vorbehandelt. Wir geben in den mäßig exazerbierten Fällen meist eine Kombination aus Clindamycin und Ciprofloxacin oder Levofloxacin (wegen der fehlenden Pseudomonaswirksamkeit kein Moxifloxacin) und in schwereren Fällen Ceftazidim oder Piperacillin mit Combactam oder Tazobactam i.v. in Kombination mit Clindamycin. Clindamycin ist ein altes Antibiotikum, das aber in der Regel gut vertragen wird, und vor allen Dingen aufgrund seiner Wirkung gegen grampositive Anaerobier und Staphylokokken (v.a. wegen seiner guten Gewebegängigkeit) klinisch gute Resultate liefert. Die häufig befürchtete pseudomembranöse Kolitis ist nach unseren Erfahrungen nicht häufiger als bei anderen vergleichbaren Antibiotika, insbesondere nicht häufiger als bei den modernen Chinolonen.

Gute Hinweise auf den Umgang mit Problemkeimen gibt auch die Leitlinie der DGP „Nosokomiale Pneumonie: Prävention, Diagnostik und Therapie" (unter www.pneumologie.de).

> **M!**
>
> Bessert sich der Patient unter der üblichen Therapie (einschließlich Antibiotika) nicht, muss nach Problemkeimen bzw. Differenzialdiagnosen gesucht werden.

Auf jeden Fall sollte man bei Problempatienten, die auf Antibiotika nicht ansprechen, eine **mikrobiologische Untersuchung** durchführen. Man kann Morgensputum verwenden, das nach Auswaschen des Mundes abgehustet wird, oder auch bronchoskopisch Sekret absaugen. Besonders hilfreich ist eine **sofortige Gramfärbung**. Man erkennt damit, ob es sich um gramnegative oder grampositive Bakterien handelt und ob sie bereits von den Leukozyten phagozytiert wurden. Außerdem erhält man einen Eindruck vom Entzündungsmuster im Zellbild.

Wie im Abschnitt Therapie (Kap. 4.3.8) erwähnt, kann man bei schwer erkrankten Patienten, die nicht optimal auf die systemische Antibiotikatherapie ansprechen, versuchen, die Behandlung durch eine zusätzliche **Inhalation von Antibiotika** zu unterstützen. Üblicherweise verdünnen wir dann 160 mg Gentamycin auf 6 ml 0,9 % Kochsalzlösung, von denen der Patient täglich 3 ml inhaliert.

Es ist eine klinische Erfahrung, dass bei der Patientengruppe, die trotz breitester Antibiotikagabe kaum Besserung zeigt, mitunter **orale Antimykotika** wirksam sind, auch dann, wenn in der mikrobiologischen Diagnostik wenig Hinweise auf eine systemische Pilzinfektion vorhanden sind. Hierzu gibt es jedoch in der Literatur praktisch keine Daten. Inwieweit in der Zukunft auch die Unterbrechung der Kommunikation zwischen den Bakterien bzgl. der Wachstumskoordination (Quorum Sensing) eine weitere Therapieoption ist, muss abgewartet werden. So scheinen z.B. Makrolide indirekt bei Pseudomonas-Infektionen durch Hemmung der Signalmoleküle zu wirken.

Zu den Allgemeinmaßnahmen in der Klinik gehört auch bei normaler Sauerstoffsättigung obligat die **Sauerstofftherapie**, da sie die Atempumpe etwas entlastet. Betrachtet man die Blutgasanalyse im Verlauf genauer, so sieht man meist eine leichte Erhöhung des $paCO_2$, was einen erwünschten Effekt widerspiegelt. Die schwerer erkrankten Patienten haben meist bereits eine Langzeit-Sauerstofftherapie zu Hause, die sie immer schon vorher intensivieren.

Die Sauerstoffgabe via Nasensonde ist ausreichend; auf diese Weise überschreitet man nicht eine inspiratorische Konzentration von 40 %, sodass die Gefahr einer Sauerstofftoxizität vermieden wird. Übersteigt die inspiratorische Sauerstoffkonzentration über einen längeren Zeitraum 50 %, dann überwiegen rasch die Nachteile (Kap. 12, Pneumologische Intensivmedizin).

> **M!** Exazerbationen bei schwerer COPD gehören in die Klinik, wenn der Zustand sich nach 3–4 Tagen nicht bessert bzw. die ambulant gemessene Sauerstoffsättigung sinkt.

Ob mukoaktive Substanzen bei der Exazerbation angewendet werden, hängt etwas von den bisherigen Erfahrungen des Patienten ab. In der ambulanten Medizin werden sie üblicherweise breit eingesetzt. In einer placebokontrollierten Studie zur COPD haben sie dann einen Vorteil ergeben, wenn die Patienten nicht gleichzeitig Steroide inhalierten [11]. Es mag auch andere Untergruppen geben, die darauf ansprechen. Schwerer exazerbierte Patienten profitieren oft besser von physikalischer Therapie, insbesondere von Techniken zur Schleimmobilisation (Kap. 13.3, Physikalische Therapie).

Theophyllin i. v. wird erstaunlicherweise noch häufig bei der Exazerbation gegeben. Wir verwenden es **nicht mehr**; auch die Datenlage spricht dagegen. Haben die Patienten ein Theophyllinpräparat in der Vormedikation, so sollen sie es jedoch weiter einnehmen. Manche, v. a. weniger schwer erkrankte Patienten, bevorzugen nach wie vor die nicht retardierten Formen. Theophyllin in Tropfenform oder als Pellets wirkt innerhalb von 10 min.

Zeigt der Patient in den Blutgasen eine Azidose (pH < 7,35) bzw. eine **hyperkapnische Dekompensation**, so wird er heute auf der Intensiv- oder Intermediate Care Station überwacht. Mittel der Wahl ist heute die **NIV (nichtinvasive Beatmung)**, die man früh einsetzen sollte. Die Technik ist im Kap. 13.2 im Detail beschrieben. Das Gleiche gilt für die Probleme bei der Entwöhnung von der Beatmung.

Unbedingt vermeiden sollte man eine Intubation. Diese ist nur erforderlich, wenn z. B. infolge Glottisverschluss oder extremer Panikattacken die NIV nicht durchführbar ist. Das ist aber sehr selten der Fall. Der große Vorteil der NIV gerade bei COPD liegt in der Aufrechterhaltung der Husten-Clearance. Die Patienten haben während der NIV intermittierende Spontanatmungsphasen, in denen sie nicht nur abhusten, sondern auch sprechen und Nahrung aufnehmen können.

> **M!** Bereits eine leichte Azidose bei exazerbierter COPD ist eine Indikation für eine Maskenbeatmung auf der Intensivstation.

Sehr sinnvoll ist es, Patienten mit fortgeschrittener Erkrankung einen **persönlichen Behandlungsplan** zu geben. In einer aktuellen Untersuchung wurde nachgewiesen, dass ein solcher Behandlungsplan die Exazerbationsdauer fast auf die Hälfte reduziert [6]. Wesentlicher Inhalt ist, dass der Patient die Zeichen der Exazerbation erkennt und dann den Hausarzt aufsucht, mit der Empfehlung, orale Glukokortikoide und bei Verfärbung des Sputums auch Antibiotika zu geben. Des Weiteren sollte eine Messung der Lungenfunktion während und am Ende der Exazerbation durchgeführt werden, um zu sehen, ob der Patient seinen Ausgangswert wieder erreicht. Es ist jedoch zu beachten, dass es auch nach Abklingen der Symptome oft noch 4–8 Wochen dauern kann, bis der Patient seinen Ausgangszustand wieder erreicht hat – sofern dieser überhaupt eintritt.

4.4 Mukoviszidose

4.4.1 Beschreibung

Bei der Mukoviszidose oder zystischen Fibrose (internationale Bezeichnung) handelt es sich um die zweithäufigste genetisch bedingte Erkrankung in Mitteleuropa, nach der Hämochromatose. Sie zeigt als klinischen Phänotyp in > 90 % eine schwere Lungenerkrankung mit (obligater) chronischer Sinusitis. Außerdem kommt es zu einer zur Malabsorptionsstörung führenden Pankreasinsuffizienz sowie Störungen der Fertilität und später auch der Nierenfunktion. Bewiesen wird die Mukoviszidose entweder durch Nachweis einer erhöhten Chloridkonzentration im Schweißtest, Auffälligkeiten im Ionentransport (gemessen als Potenzialdifferenz an der Nasenschleimhaut) oder durch Nachweis eines für die Erkrankung typischen Gendefekts. Manchmal sind auch Kombinationen der Tests erforderlich, da z. B. knapp 1 % der Schweißtests falsch negativ sind. Zudem gibt es gar nicht so selten auch mal Fehler bei der Testdurchführung (auch bei den Genanalysen), sodass bei fehlender Stimmigkeit des klinischen Bildes mit der (vermeintlichen) Erkrankung die Tests wiederholt werden sollten, ggf. auch im Erwachsenenalter. Im frühen Kindesalter kommen noch seltene Differenzialdiagnosen infrage, die im Erwachsenenalter aber keine Rolle mehr spielen.

> **M!** Bei klinisch wenig plausiblen Verläufen einer Mukoviszidose sollte die Diagnose überprüft werden.

4.4.2 Häufigkeit

Etwa jeder 25. Mensch in Mitteleuropa hat einen autosomal rezessiven Gendefekt, der zum klinischen Bild der Mukoviszidose führt. Das bedeutet, dass etwa bei jedem 625. Paar beide Partner den Gendefekt tragen ($\frac{1}{25} \times \frac{1}{25}$). Wie bei jeder heterozygoten Erkrankung beträgt für die Kinder das Risiko 1 : 4, wenn beide krankhaften Gene zusammenkommen. Das bedeutet, dass etwa 1 von 2500 Kindern die Erkrankung hat (625 × 4).

In manchen Regionen, wie in Schottland, ist die Mukoviszidose 5-mal häufiger. Das mittlere Alter der Erkrankten betrug 2007 knapp 19 Jahre. Es steigt wegen der besseren Therapie ständig an. Berücksichtigt man die medizinischen Erfolge der letzten 25 Jahre, lässt sich das mittlere Alter von Neugeborenen heute auf knapp 40 Jahre vorausberechnen. Aktuell gibt es etwa 8 000 betroffene Patienten in Deutschland.

M!

Durch die Therapiefortschritte steigt die Lebenserwartung für Patienten mit Mukoviszidose ständig an.

4.4.3 Ätiologie und Pathogenese

Die Mukoviszidose ist in gewisser Hinsicht eine Modellerkrankung für eine chronische Lungenerkrankung mit schwer gestörter bronchialer Clearance. Ursache ist ein Defekt auf dem Chromosom 7, auf dem eine wichtige Klasse von Transportproteinen kodiert sind, die u. a. auch den Chlorid- und Natriumtransport an der Zelloberfläche regeln. Der Defekt betrifft dabei das **CFTR-Protein**. CFTR (Cystic Fibrosis Transmembrane Conductance Regulator) sorgt für die passive Natriumabsorption sowie für die aktive Chloridsekretion in ein Sekretlumen, z. B. Schweißdrüsen oder Bronchialsystem. Zudem werden mit dem CFTR noch andere transmembranöse Elektrolyttransporte, v. a. Bikarbonat, beeinflussst.

Ein Defekt führt zu einer deutlichen Zunahme der Natriumabsorption und Hemmung der Chloridexkretion. Da beide Ionen (insbesondere Natrium) einen großen Wassermantel haben, führt die Elektrolytverschiebung immer zu **wasserarmen und dadurch viskösen Sekreten.** Dabei können die Elektrolytkonzentrationen in den Sekreten je nach Vorhandensein der Elektrolytkanäle bzw. -pumpen in den Organsystemen sehr verschieden sein. Im tracheobronchialen Mukus sind Natrium und Chlorid um knapp die Hälfte reduziert, im Schweiß hingegen sind sie etwa um das 5-Fache erhöht. Das Gemeinsame ist immer die Wasserarmut der Sekrete.

Je nach Gendefekt und anderen zusätzlichen Faktoren kommt es zu unterschiedlichen **Störungen in den Organsystemen**. Im Vordergrund steht die Funktionsbeeinträchtigung des respiratorischen Epithels, gefolgt von der Dysfunktion des Pankreas-, Gallengangs- und Darmepithels. Etwa 10 % zeigen eine milde Verlaufsform mit Befall nur eines Organsystems.

Durch die Molekularbiologie sind inzwischen über 1900 Gendefekte beschrieben. In Mitteleuropa führt in etwa zwei Drittel der Fälle die **ΔF508-Mutation** (neue Bezeichnung Phe508del), wobei hier nur eine Aminosäure ausgetauscht ist. Interessanterweise gibt es auch heterozygote ΔF508-Defekte, die zu einer Mukoviszidose führen, wenn an anderer Stelle zusätzliche Gendefekte vorhanden sind. Beide verursachen dann die gleichen Störungen des Elektrolytransports. Heute werden die Defekte in 5 Klassen eingeteilt, je nachdem

- ob das Protein selbst falsch oder unzureichend synthetisiert wird,
- ob es an eine falsche Stelle in der Zellmembran transportiert wird oder
- ob es durch energiereiche Phosphate nicht entsprechend aktiviert werden kann.

Zusätzlich kennt man jetzt auch Genvariationen (Gene Modifier) anderer, meist immunmodulierender Faktoren, die nicht mit dem CFTR-Gen verbunden sind. Ihr Vorhandensein weist auf die Progression der Erkrankung hin.

Immer wieder ist man der Frage nachgegangen, warum diese **Gendefekte so häufig sind** und seit Jahrtausenden persistieren, obwohl die Erkrankten durch den frühen Tod und die Erkrankung selber kaum Nachkommen hatten. Möglicherweise schützt bereits die klinisch sonst unauffällige heterozygote Form vor schweren Verläufen bei Durchfallepidemien. Viele der Toxine aktivieren die Chloridkanäle im Darm, die bei Mukoviszidose stark reduziert sind. Auch erkranken Mukoviszidose-Patienten erstaunlicherweise deutlich seltener an Tuberkulose, eine Erkrankung, die früher eine der häufigsten Todesursachen war.

Der oft unterschiedliche klinische Verlauf, selbst bei gleichem Gendefekt, deutet außerdem darauf hin, dass zusätzlich **modifizierende**, weitestgehend unbekannte **Faktoren** eine Rolle spielen, vergleichbar dem unterschiedlichen Phänotyp bei COPD oder Asthma. Aus dem Gendefekt lässt sich deswegen nur grob auf den klinischen Phänotypus schließen. Immerhin ist die häufige ΔF508-Mutation vorwiegend mit respiratorischen und weniger mit gastrointestinalen Symptomen verbunden.

M!

Der Genotyp der Mukoviszidose sagt nur bedingt den klinischen Verlauf voraus.

Pathophysiologisch ist die Wasserarmut der Sekrete, die die Viskosität deutlich erhöht, das zentrale Element. Im Bereich des respiratorischen Epithels (Tracheobronchialsystem, Nasennebenhöhlen) kommt es dadurch zu einer **starken Reduktion der Clearance**, vor allen Dingen der Clearance durch Husten. Die Flimmerhärchenaktivität ist bei den Kindern anfangs nicht eingeschränkt, wie wir in einer eigenen Untersuchung festgestellt haben (▶ Abb. 4.16). Kommt es bei den Kindern jedoch durch wiederholte Infekte zur Störung bzw. Zerstörung des mukoziliären Klärsystems, ist hier – im Gegensatz zur COPD (Kap. 4.3) – der Husteneffekt infolge der Zähigkeit des Sekrets als sonst gut funktionierender Reservemechanismus der bronchialen Reinigung stark reduziert. ▶ Abb. 4.16 vergleicht die Ergebnisse der Husten-Clearance und mukoziliären Clearance bei Patienten mit COPD und Mukoviszidose [2]. Dabei war die Husten-Clearance

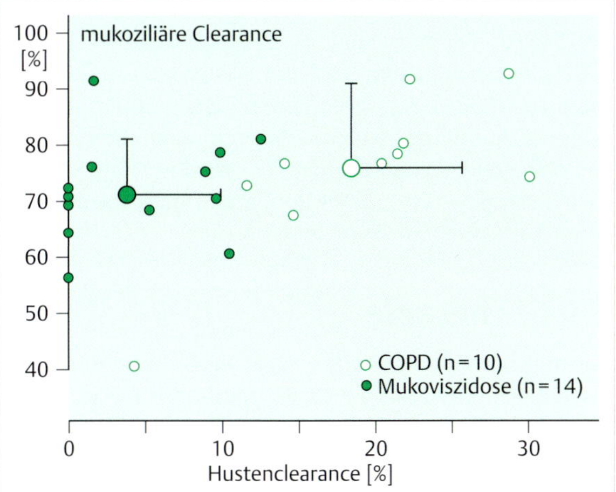

Abb. 4.16 Darstellung der mukoziliären Clearance und Husten-Clearance bei Patienten mit Mukoviszidose und COPD. Die Clearance wurde durch den Abtransport von inhalierten, radioaktiv markierten Partikel über 60 min gemessen. Dabei war in beiden Gruppen die mukoziliäre Clearance etwa vergleichbar mäßig eingeschränkt, während die Husten-Clearance bei Mukoviszidose um mehr als zwei Drittel im Vergleich zu den COPD-Patienten reduziert war.

bei Mukoviszidose etwa um zwei Drittel im Vergleich zur COPD geringer. Die mukoziliäre Clearance war in beiden Kollektiven etwa gleich.

M!

Die erhebliche Ineffektivität der Husten-Clearance ist einer der Hauptgründe für den raschen klinischen Verlauf der Mukoviszidose.

Eine ebenfalls genetische Erkrankung mit quasi komplementärem Modellcharakter zur Mukoviszidose stellen Patienten mit **dyskinetischem Ziliensyndrom** dar. Hier fehlt infolge eines angeborenen Defekts die mukoziliäre Clearance infolge ineffektiven oder fehlenden Zilienschlags. Alle diese Patienten entwickeln bereits im frühen Kindesalter eine chronische Bronchitis bzw. eine COPD. Infolge der hier aber vorhandenen guten Reserve-Clearance durch den Husten erreichen sie im Gegensatz zur Mukoviszidose mit den Mitteln der modernen Medizin heute ein normales Lebensalter.

Das Bronchialsystem von Patienten mit Mukoviszidose wird schon früh chronisch **bakteriell kolonisiert**, anfangs durch Staphylococcus aureus und Haemophilus influenzae. Später kommt Pseudomonas aeruginosa hinzu, der die früheren Keime zu verdrängen scheint. Besonders kompliziert wird die Erkrankung vermutlich durch mukoide Formen von Pseudomonas aeruginosa, die sich gerade bei der Mukoviszidose entwickeln. Diese Keime sind besonders schwierig zu behandeln. Auch scheint die geänderte Elektrolytzusammensetzung das Wachstum anderer Bakterien zu begünstigen. Deutlich schlechter wird die Prognose, wenn die Infektion um Bakterien aus dem Burkholderia-cepacia-Komplex erweitert wird. In den letzten Lebensjahren können eine ganze Reihe schwierig zu behandelnder Keime hinzukommen, wie Stenotrophomonas maltophilia und atypische Mykobakterien (insbesondere Mycobacterium abscessus und Mycobacterium-avium-Komplex). Wie erwähnt, erkranken die Patienten aber nur sehr selten an Mycobacterium tuberculosis.

M!

Die Mukoviszidose verhält sich klinisch wie eine stark akzelerierte COPD.

4.4.4 Klinik und körperliche Untersuchung

Das klinische Bild einer Mukoviszidose entspricht eigentlich dem einer **fortgeschrittenen COPD**, meist mit dominierender, schlecht mobilisierbarer Hypersekretion, allerdings mit dem großen Unterschied eines um 30–40 Jahre niedrigeren Lebensalters. Die Patienten zeigen auch die typischen Komplikationen vom Pneumothorax bis zum zusätzlichen Asthma, wenn auch in unterschiedlicher Verteilung. Durch die zusätzliche, fast immer vorhandene Malabsorption und exokrine Pankreasinsuffizienz (gelegentlich auch endokrine Pankreasinsuffizienz) sind sie typischerweise untergewichtig. Die Malnutrition korreliert bei diesen Patienten mit einer zunehmenden allgemeinen Abwehrschwäche, wie viele Untersuchungen gezeigt haben. Der Husten ist meist wenig produktiv; nur bei Exazerbationen wird vermehrt Sekret abgehustet. Trommelschlägelfinger, meist ohne hypertrophe Osteoarthropathie, sind bei Mukoviszidose recht häufig.

4.4.5 Diagnostik

Typischerweise ist die Diagnose schon bekannt, wenn sich die Patienten beim Pneumologen vorstellen. Es gibt aber immer wieder unklare Fälle – insbesondere abortive Verlaufsformen –, bei denen die Diagnose erst später gestellt wird. Generell lässt sich sagen, dass nur spezialisierte Mukoviszidose-Ambulanzen in der Lage sind, die im Weiteren aufgeführten Messungen durchzuführen.

Zentrales Element ist der **Schweißtest** mit dem typischen Nachweis der erhöhten Chloridsekretion. Er erfordert entsprechende Erfahrung und muss methodisch sorgfältig durchgeführt werden, in Grenzfällen sollte er mehrfach wiederholt werden. Ist der Schweißtest negativ und besteht weiterhin der Verdacht (bei ca. 2 % der Patienten), gelingt es mit Hilfe der **Messung der transepithelialen Potenzialdifferenz** an der Nasenschleimhaut fast immer, die Diagnose abzusichern. Mukoviszidose-Patienten haben eine etwa auf das Doppelte erhöhte Potenzialdifferenz, die sich nach der lokalen Gabe von Amiloridlösung normalisiert. Zusätzlich bringen die Patienten heute meistens ein **genetisches Screening** mit, das bei typischem Defekt die Diagnose absichert. Die Untersuchungen sind aber aufwendig, insbesondere bei den seltenen Formen, bei denen ständig neue Gendefekte beschrieben werden.

Ansonsten ähnelt die Diagnostik bezüglich der Schwere des Krankheitsbildes und des Nachweises einer Exazerbation oder von Komplikationen stark dem Vorgehen bei einer COPD. Auch bei der Mukoviszidose gibt es wie bei der COPD die unterschiedlichen Phänotypen, bei denen entweder **Obstruktion** oder **Emphysem** im Vordergrund stehen. Allerdings zeigen sich einige Unterschiede in der Verteilung. So entwickeln Mukoviszidose-Patienten deutlich seltener eine Hyperkapnie (auch bei schwerer Obstruktion mit belasteter Atempumpe), was vermutlich damit zusammenhängt, dass sie aufgrund der Malabsorption auch von Eisen seltener eine Polyglobulie entwickeln. Die Polyglobulie ist aber eine Voraussetzung für eine stabile Hyperkapnie, um die damit verbundene Hypoxämie bzw. die Sauerstoffversorgung in der Peripherie zu kompensieren.

Eine **allergische bronchopulmonale Aspergillose** (ABPA) ist in fortgeschrittenen Stadien deutlich häufiger als bei der COPD. Immerhin erleiden knapp 5–10 % der Patienten diese Erkrankung. Sekundäre Pneumothoraces sind ebenfalls zahlreicher.

Deutlich häufiger als bei anderen Erkrankungen entwickeln sich bei Mukoviszidose **Bronchiektasen**, weswegen auch Hämoptysen vorkommen. Bei der COPD sieht man zwar ähnliche Krankheitsbilder, aber nur bei schweren Formen. Eine Sinusitis findet sich bei Lungenbefall immer; ca. 30 % entwickeln zusätzlich Nasenpolypen.

> M!
>
> Im Gegensatz zur COPD entwickeln Mukoviszidose-Patienten deutlich mehr Bronchiektasen und Pneumothoraces.

Ansonsten ist das Auftreten einer **bronchialen Hyperreagibilität**, evtl. verbunden mit dem klinischen Erscheinungsbild eines Asthma bronchiale, etwa gleich häufig wie bei COPD. Bei fortgeschrittenen Stadien liegt die Rate etwa zwischen 20 und 30 %.

Je nach Phänotypus der Mukoviszidose sind **weitere Organsysteme** involviert. Hier ist in erster Linie die Pankreasinsuffizienz zu nennen mit der Folge einer verminderten Fettabsorption und eines Diabetes mellitus. Des Weiteren entwickeln manche Patienten eine fokale biliäre Zirrhose, die deutlich weniger Leberausfallerscheinungen zeigt als die klassische generalisierte biliäre Zirrhose. Portale Hypertonie und Ösophagusvarizen kommen aber auch vor. Zudem haben Mukoviszidose-Patienten eine erhöhte Rate an Nieren- und Gallensteinen. Nicht nur die körperliche Inaktivität, sondern auch die Pankreasinsuffizienz begünstigen die Osteopenie bzw. Osteoporose. Damit zusammenhängend ist eine muskuläre Atrophie häufig zu beobachten.

Infolge einer obstruktiven Azoospermie bzw. Aplasie des Ductus deferens sind ca. 95 % der Männer infertil, während die Infertilitätsrate bei Frauen nur ca. 20 % beträgt. Da Mukoviszidose-Patienten aufgrund der gemeinsamen Erkrankung häufiger untereinander heiraten, ist die Wahrscheinlichkeit sehr hoch, wieder kranke Kinder zu bekommen. Ca. 1,5 % der Patientinnen wurden in einem untersuchten Kollektiv schwanger.

4.4.6 Therapie

Die meisten Patienten entwickeln im Verlauf eine chronisch obstruktive Bronchitis, die praktisch identisch behandelt wird wie bei der COPD. Ist der reversible Anteil größer bzw. spricht die Klinik für ein Asthma, setzt man zusätzlich inhalative Steroide ein.

Antibiotika

Die chronische Besiedlung mit zahlreichen Mikroorganismen hat immer wieder dazu geführt, Antibiotikaserien auch ohne klinische Zeichen einer Exazerbation, sozusagen **prophylaktisch**, sowohl oral als auch i. v. einzusetzen. Diese passageren i. v. Antibiotikagaben haben jedoch kaum eine Verbesserung der Prognose erbracht.

Anders sieht es aber mit einer antibiotischen Dauertherapie aus, wobei sich 2 Verfahren etabliert haben:
- die Inhalation von Aminoglykosiden und Colistin
- die orale Gabe von Makrolid-Antibiotika.

> M!
>
> Die Dauerinhalation von Antibiotika stellt einen deutlichen Fortschritt in der Therapie dar.

Zur **Inhalationstherapie** der Mukoviszidose ist die hoch dosierte, stabilisatorfreie **Tobramycinlösung** 2 × 300 mg/Tag mit dem Pari-LC-Plus zugelassen. Randomisiert kontrollierte Studien haben einen Anstieg des FEV_1 von ca. 10 % über mehrere Monate ergeben [33]. Resistenzen treten bei der Inhalationstherapie überraschend selten auf. Es wird meist ein On-/Off-Schema mit 4 Wochen Inhalationstherapie und 4 Wochen Pause durchgeführt, um die vermeintliche Resistenzentwicklung zu reduzieren. Nach unseren Erfahrungen ist diese hohe Dosierung nicht erforderlich (Details im Kap. 13.4, Inhalationstherapie). Auch scheint die Dauertherapie dem On-/Off-Schema überlegen zu sein. Zudem werden durch die niedrigere Dosis die vereinzelt beschriebenen Nebenwirkungen wie Verschlechterung des Gehörs und Resistenzentwicklung geringer. In einer Vergleichsstudie scheint Tobramycin etwas wirksamer zu sein als Colistin. Inzwischen kommen weitere Antibiotika zur inhalativen Applikation auf den Markt, z. B. Aztreonam, aber auch liposomales Ciprofloxacin wird geprüft.

Infolge der mehr als 100-fach höheren Konzentration in der Bronchialschleimhaut nach Inhalation des Antibiotikums im Vergleich zur oralen Gabe spielt die Resistenzlage in der mikrobiologischen Testung meistens keine Rolle. Auch bei scheinbarer Resistenz gegen das inhalative Antibiotikum wirkt es klinisch trotzdem, da die maximale Hemmkonzentration immer weit überschritten wird.

> M!
>
> Die inhalative Applikation von Antibiotika führt zu über 100-fach höheren Konzentrationen in der Bronchialschleimhaut als die systemische Gabe.

Die **orale Gabe von Makroliden,** insbesondere Azithromycin (500 mg bei > 40 kg KG 3 × /Woche) scheint aufgrund seiner zusätzlich vorhandenen unspezifischen antiphlogistischen Eigenschaften ebenfalls die Erkrankungsprogredienz zu verlangsamen. Manche Therapeuten geben es dauerhaft, andere empfehlen eine alternierende Gabe mit Pausen in einem 3-Monatszyklus. Erstaunlicherweise wirken Makrolide auch bei chronischer Pseudomonasbesiedlung, obwohl diese primär dagegen unempfindlich sind. Das hängt wahrscheinlich damit zusammen, dass gerade die mukoide Form durch die Makrolide gebremst wird – über eine Hemmung der Kommunikation zwischen den Bakterien bezüglich der Synchronisation ihres Wachstums (**Quorum Sensing**). Orales Ciprofloxacin in der Dauertherapie scheint deutlich weniger wirksam zu sein.

Von manchen Autoren wird vor der Azithromycin-Dauertherapie empfohlen, das Sputum auf nicht tuberkulöse Mykobakterien zu untersuchen, damit hier keine potenzielle Makrolidresistenz erzeugt wird.

Die **Exazerbation** wird ähnlich behandelt wie die bei der COPD mit Pseudomonasbesiedlung, wobei zu berücksichtigen ist, dass die Antibiotikakonzentration aufgrund des eingedickten Sekrets bei systemischer Gabe üblicherweise um die Hälfte geringer ist. Deswegen muss **höher dosiert** werden; bezogen auf das Körpergewicht beim Erwachsenen etwa doppelt so hoch wie bei der exazerbierten COPD. Natürlich benötigt man gute Daten über die vorhandenen Keime bzw. deren Relevanz, um die richtige Antibiotikakombination einzusetzen.

Beeinflussung der bronchialen Clearance

Zahlreiche Versuche sind unternommen worden, das Bronchialsekret bei Mukoviszidose zu verflüssigen bzw. den Wassergehalt zu erhöhen. Orale mukoaktive Substanzen wie N-Acetylcystein zeigen unterschiedliche Effekte. Allerdings ist die Datenlage recht dünn. Es gibt immer wieder Patienten, die es trotz des fauligen Geschmacks mit positivem subjektivem Effekt inhalieren.

Die **Inhalation hypertoner Kochsalzlösung** scheint hier besser zu sein. Dabei werden Konzentrationen bis 7 % angewendet. In einer neueren Studie wurde ein positiver Effekt im Vergleich zur Parallelgruppe gesehen [13]. Wahrscheinlich noch etwas effektiver ist nach einer Vergleichsstudie die **Inhalation von DNase** (Dornase alpha). Allerdings ist sie auch ungleich teurer. Die DNase zerstört die DNA aus degenerierten neutrophilen Granulozyten, was die Viskosität des Sputums reduziert. Die optimale Dosis sollte man individuell austesten. Mitunter wird zu viel inhaliert, wodurch das Sputum zu stark verflüssigt wird, sodass die bronchiale Clearance durch Husten wieder abnimmt und die Patienten sich sogar verschlechtern können (Kap. 3.3).

Therapeutische Versuche, die Elektrolytstörung direkt zu behandeln, scheinen neuerdings in **Untergruppen** (die jetzt als 6 Mutationsklassen zusammengefasst werden) erfolgreich zu sein, wenn besondere genetische Störungen vorliegen. Wenn das CFTR-Protein zwar synthetisiert, jedoch kein Chlorid transportieren kann, so scheint der Potenziator des Chloridtransports VX-770 (Ivacaftor) den Wassergehalt in den Sekreten zu steigern, mit deutlichen Zeichen der klinischen Besserung [32]. Diese Untergruppe ist gekennzeichnet durch eine G5 551D-Mutation im CFTR-Protein, die etwa 4–5 % der Mukoviszidosepatienten betrifft. Versuche, diese Substanz auch bei der häufigen ΔF508-Mutation einzusetzen, blieben bisher erfolglos.

Eine weitere Möglichkeit zeigt sich jetzt für eine Patientengruppe (ca. 10 %), die zwar ein normales CFTR-Protein synthetisieren könnten, deren Proteinsynthese jedoch durch ein Stopp-Codon in der mRNA unterbrochen wird, da die DNA eine Nonsense-Mutation aufweist. Erstaunlicherweise haben Aminoglykoside die Eigenschaft, das Stopp-Codon zu blockieren, sodass das Protein synthetisiert werden kann. Wegen ihrer Toxizität verbietet sich hier jedoch eine Dauergabe. Die neue Substanz PTC 124 (Ataluren) blockiert ebenfalls das Stopp-Codon, sodass nach vorläufigen Ergebnissen das Protein wieder synthetisiert wird und sich das Membranpotenzial normalisiert. Die klinischen Daten sind vielversprechend. Weitere neue Substanzen sind in Vorbereitung, meist handelt es sich dabei um kleine Moleküle.

Für alle Mukoviszidosepatienten ist die Hemmung der passiven Natriumabsorption durch die Inhalation des kaliumsparenden Diuretikums **Amilorid** möglich, mit der die Autoren auch eigene Studien durchgeführt haben [2]. Die Inhalation von Amilorid erhöht den Wassergehalt und verstärkt die bronchiale Clearance durch Husten. Allerdings war der Effekt in klinischen Studien nur marginal, was vermutlich damit zusammenhängt, dass die Therapie zu spät eingesetzt wurde. Neuerdings gibt es Publikationen, die für einen Therapieeffekt bei früher Gabe sprechen.

Die Therapie ist infolge der geringen systemischen Amiloriddosen durch die Inhalationstherapie praktisch nebenwirkungsfrei. Es ist wahrscheinlich sinnvoll, die Inhalation möglichst früh einzusetzen, um hier dauerhaft die bronchiale Husten-Clearance zu stimulieren und damit die späteren Komplikationen hinauszuschieben. Typischerweise kann dazu in der Apotheke eine gesättigte Amiloridlösung hergestellt werden. Details dazu gibt die Homepage der pädiatrischen Abteilung des Universitätsklinikums Gießen (www.uniklinikum-giessen.de/pneumologie).

M!

Die Inhalation von Amilorid 1–2 × täglich ist praktisch nebenwirkungsfrei und sollte wegen der vermutlichen positiven Langzeiteffekte auf die Husten-Clearance bereits mit Diagnosestellung der Mukoviszidose eingesetzt werden.

Physiotherapie

Die meisten Patienten mit Mukoviszidose haben Erfahrung mit Physiotherapie durch die Kinderschwerpunktambulanzen. Meistens lässt die Aktivität für die täglichen Übungen in der Pubertät nach, was dann das Krankheitsbild verschlechtert. Nach wie vor ist die entscheidende Physiotherapie der Husten, der aber entsprechend effektiv sein muss. Die Kinder haben meistens Erfahrung mit der für sie besten Technik (Kap. 13.3, Physikalische Therapie). Der positive Einfluss der aktiven körperlichen Bewegung ist bei der Mukoviszidose genauso vorhanden wie bei der COPD.

4

Ernährung

Typischerweise sind die Patienten bezüglich ihrer exokrinen Pankreasinsuffizienz bereits ausreichend therapiert. Die früher geäußerte Empfehlung einer fettarmen Diät besteht heute nicht mehr, da die modernen Pankreasenzyme in der Substitionstherapie sehr effektiv sind. Im Vordergrund steht die **hochkalorische Kost mit angestrebter guter Absorption**. Damit wird auch die Lungenerkrankung in ihrer Entwicklung deutlich gebremst. Eine gewisse Zahl der Patienten entwickelt im höheren Lebensalter zusätzlich einen Diabetes mellitus, der dann meist mit Insulin behandelt wird. Eine klinisch symptomatische fokale biliäre Leberzirrhose soll durch Ursodesoxycholsäure günstig beeinflusst werden.

M!

Durch die heute sehr effektive Therapie mit Pankreasenzymen ist fettarme Kost nicht mehr erforderlich.

Antientzündliche Therapie

Unter der Vorstellung, dass die Änderung der Elektrolytkonzentration und die Wasserarmut des Sekrets eine chronische Entzündung induzieren, wurden immer wieder antientzündliche Prinzipien wie nichtsteroidale Antirheumatika und Glukokortikoide versucht. In diesem Zusammenhang soll auch auf die die zusätzliche antiinflammatorische Wirkung von Makroliden (Azithromycin) hingewiesen werden. Vereinzelt wurden Effekte gesehen; dies beruht unseres Erachtens aber darauf, dass vor allen Dingen die Untergruppe der Patienten mit Asthma und ABPA durch die Glukokortikoide besser wurde. Auf Dauer ließ sich ein konstanter Effekt nicht objektivieren. Abgesehen von der Exazerbation und der ABPA gibt es unseres Erachtens keine Indikation für eine Steroidgabe. Nichtsteroidale Antirheumatika kommen wegen der schweren Nebenwirkungen bei Dauergabe sowieso nicht infrage.

Sauerstoff-Langzeittherapie und nicht invasive Beatmung

Wie bei der fortgeschrittenen COPD hilft in schweren Fällen die dauerhafte Gabe von Sauerstoff bzw. bei schwerer Hyperkapnie auch die nichtinvasive Beatmung (NIV). Letztere ist jedoch im Vergleich zu anderen Krankheitsgruppen schwieriger durchzuführen. Steht die Reduktion der Gasaustauschfläche (Emphysem) im Vordergrund, bewirkt auch bei Mukoviszidose die Gabe von höher dosiertem Sauerstoff (6–8 l/min) unter Belastung eine Leistungserhöhung (Kap. 13.1 zur Sauerstofftherapie und NIV).

Lungentransplantation

Patienten mit Mukoviszidose profitieren von einer beidseitigen Lungentransplantation. Einseitig ist der Eingriff nicht möglich, da die chronische Infektion von der kranken Lungenhälfte rasch auf die transplantierte Lunge übergreift. Eine Kolonisation der transplantierten Lunge lässt sich auch nur bedingt vermeiden, da die hartnäckigen Keime wie Pseudomonaden typischerweise in den Nasennebenhöhlen verbleiben. Besonders Patienten mit Burkholderia-cepacia-Infektion haben deswegen wohl eine etwas schlechtere Prognose nach der Transplantation. Ansonsten ist die Prognose mit einer mittleren Lebenserwartung von 5 und 6 Jahren bei transplantierten Patienten etwa vergleichbar mit der bei COPD.

Die Indikation zur Transplantation wird von den Transplantationsambulanzen etwas unterschiedlich gestellt (Kap. 13.7, Lungentransplantation). Die meisten Zentren sehen eine chronische Infektion mit Burkholderia-cepacia-Komplex als Kontraindikation an, wobei das Risiko mit den verschiedenen Spezies unterschiedlich zu sein scheint. Patienten, die bereits auf der Intensivstation beatmet sind, werden wegen der schlechten postoperativen Prognose nur in Ausnahmefällen transplantiert.

Begleiterkrankungen

Die Begleiterkrankungen müssen entsprechend ihrer Ausprägung therapiert werden. Recht häufig findet sich, vor allen Dingen infolge der luftnotbedingten Inaktivität, eine Osteopenie bzw. eine Osteoporose, die wie bei anderen Ursachen behandelt wird. Zu berücksichtigen ist allerdings die schlechte Resorption der lipidlöslichen Vitamine (A, D, E und K) durch die Pankreasinsuffizienz, weswegen diese neben Spurenelementen praktisch immer substituiert werden müssen.

4.5 Atemwegserkrankungen mit chronischer Deformation

4.5.1 Bronchiektasen

Beschreibung

Es gibt eine Reihe von Tracheobronchialerkrankungen mit Deformierung bis hin zu sakkulären oder zylindrischen Bronchiektasen. Übergänge in Alveolarbezirke bzw. Emphysemblasen kommen besonders bei schwerer COPD häufiger vor. Die heterogene Gruppe wird im Folgenden deswegen gemeinsam besprochen, da es infolge der reduzierten oder fehlenden Clearance in diesen Bezirken zu einer chronischen mikrobiellen Kolonisation kommt und rezidivierende Infektionen die Folge sind. Dies führt zu meist vergleichbareren klinischen Symptomen bzw. Therapien.

Häufigkeit

Hierzu gibt es nur Schätzungen. Überträgt man einige epidemiologische Daten aus amerikanischen Bundesstaaten auf Deutschland, kommt man auf etwa 25 000 Patienten mit Bronchiektasen. Nimmt man aber die Patienten mit **schwerer COPD** und chronisch infizierten Emphysemblasen hinzu, dürfte die Zahl deutlich höher liegen, sicher bei dem 3- bis 4-Fachen.

M!

Isolierte, chronisch superinfizierte Bronchiektasien sind häufiger als vermutet.

Ätiologie und Pathogenese

Die Ursache der Bronchiektasen ist außerordentlich vielgestaltig. ▶ Tab. 4.4 fasst die meisten Ursachen zusammen, wobei es immer wieder noch zusätzliche einzelne seltene Krankheitsbilder gibt, bei denen auch Bronchiektasen beschrieben wurden.

Gemeinsame Ursache in den meisten Fällen ist eine **durchgemachte Infektion mit Zerstörung des Bronchial- oder Lungengewebes.** Im Vordergrund steht hier die COPD. In der Kindheit führen Keuchhusten oder schwere Infektionen mit Mykoplasmen, manchmal auch Staphylokokken zu Bronchiektasen. Bei Lungenfibrose kommt es durch die Schrumpfung des Lungengewebes zu Traktionsbronchiektasen. Stenotische Prozesse wie Lymphknoten, die Bronchien abdrücken, oder Fremdkörper führen über die dahinter liegende Entzündung zur Destruktion mit späteren Bronchiektasen. Ähnliches gilt auch für die allergische bronchopulmonale Aspergillose, die außerordentlich zähe, die Bronchien lange verschließende Schleimpfröpfe verursacht. Heute kommen auch iatrogene Ursachen, wie implantierte Ventile oder Stopfen, hinzu, die schwere poststenotische Entzündungen auslösen können.

Tab. 4.4 Übersicht über die Ursachen für Bronchiektasen .

Ursachen (nach Häufigkeiten)	Besonderheiten
COPD	Übergänge zu chronisch infizierten Emphysemblasen häufig; bei α_1-Antitrypsinmangel Emphysem häufiger
postinfektiös (meist Kindheit)	Pertussis (heute selten), Mykoplasmen, Staphylokokken, Klebsiellen, Adenoviren
Lungenfibrose	Traktionsbronchiektasen, aber auch öfter chronisch infizierte Bezirke in Wabenbezirken
allergische bronchopulmonale Aspergillose (ABPA)	häufig übersehene Krankheit
poststenotisch	frühere oder unentdeckte Fremdkörper (auch mitunter Ventile), Lymphknoten, benigne Tumoren
Post-Tbc	praktisch jede im Röntgen-Thorax sichtbare Tbc hat kleine Bronchiektasen, die im CT oft nicht sichtbar sind und häufig keine klinischen Beschwerden machen; kommen auch bei atypischer Mykobakteriose vor
dyskinetisches Ziliensyndrom	oft bereits Kinder betroffen
Mukoviszidose	ältere Patienten haben fast immer Bronchiektasen
chronische Darmentzündung	selten bei Colitis ulcerosa, sehr selten bei Morbus Crohn, gelegentlich bei Amiloidose
Immundefekt	meist IgG-Mangel < 200 mg/dl bei CVID (Subklassenmangel umstritten), AIDS
Kollagenosen	selten bei rheumatischer Arthritis, Sjögren-Syndrom, Lupus erythematodes (manchmal vor Gelenkbeteiligung)
angeboren	Lungensequester; idiopathisch
chronischer gastroösophagealer Reflux/chronische Aspiration	meist bei älteren Patienten mit Schluckstörungen (Zustand nach Apoplex)
Young's-Syndrom	Klinik ähnlich Mukoviszidose, jedoch keine Elektrolytstörung
Yellow-Nail-Syndrom	lymphatische Abflussstörung mit Zilienstörung als mögliche Ursache der Bronchiektasen

Bei der Tuberkulose entstehen bei Vernarbung nahezu immer kleine Bronchiektasen, die im CT nicht immer sichtbar sind. Auch diese können sich unspezifisch entzünden.

> M!
>
> Bronchiektasen und infizierte Emphysemblasen gibt es häufig als fließende Übergänge bei schwerer COPD.

Eine zweite wichtige Gruppe betrifft die **primäre Störung der bronchialen Reinigung**. Funktionieren die Flimmerhärchen aufgrund angeborener Störungen des Zilienapparats nicht, können die Bronchien praktisch nur durch die Husten-Clearance gereinigt werden. Das führt zu häufigeren und länger dauernden Infekten, die sekundär wieder Bronchiektasen verursachen können. Eine primäre **Störung der Husten-Clearance**, verursacht durch die Wasserarmut des Sekrets, ist pathogenetisch ein wesentlicher Faktor für den klinischen Verlauf der Mukoviszidose (Kap. 4.4). Hier gibt es vor allen Dingen in den fortgeschrittenen Stadien ausgedehnte Bronchiektasen.

Auch **angeborene Syndrome** oder **Malformationen** zeichnen sich durch Clearance-Störung aus, wie das Young's-Syndrom, das Yellow-Nail-Syndrom und Lungensequester. Hinzu kommen Deformierung der Trachea oder Knorpelstörungen, die ebenfalls lokale Destruktionen mit Clearance-Störung und damit rezidivierende Entzündungen verursachen können.

Häufige Infektionen entstehen auch bei **Immundefekten,** wobei im Erwachsenenalter die häufigste Form eine reduzierte B-Zell-Funktion mit IgG-Mangel (Common Variant Immunodeficiency, CVID) sowie ein viral bedingter T-Zell-Defekt bei AIDS darstellen. Bei **Kollagenosen** gibt es vereinzelt Bronchiektasen. Auch bei chronischen **Darmentzündungen** wie Colitis ulcerosa gibt es Bronchiektasen, deren Ursache unklar ist. Bei älteren Patienten mit Schluckstörung, meist nach Apoplex, kommt es über die **rezidivierende Aspiration** vereinzelt zu Bronchiektasen.

Allen gemeinsam ist die **bakterielle Kolonisation** bzw. die rezidivierende Infektion. Je nach Ausdehnung der Befunde bzw. Begleiterkrankung kommt es später häufiger zu einer chronischen Pseudomonasbesiedlung. Die Therapie ist deswegen unabhängig von der Ursache vergleichsweise einheitlich, wenn man von einer möglichen operativen Sanierung bei isolierten Destruktionen absieht.

Inzwischen wird zunehmend eine neue Entität diskutiert, die **diffuse Aspirations-Bronchiolitis (DAB)**. Sie entsteht bevorzugt bei älteren Patienten, die chronisch, aus den unterschiedlichsten Gründen, aspirieren (meist neurologische Erkrankungen und Demenz). Histologisch liegt eine Bronchiolitis mit Fremdkörperreaktionen vor, aber auch Bronchorrhö und Bronchospasmen sowie kleine Bronchiektasen kommen vor.

Klinik und körperliche Untersuchung

Die klinischen Bilder können sehr unterschiedlich sein. Manche Patienten zeigen auch bei relativ ausgedehnten Destruktionen in der Lunge kaum Symptome und stellen sich nur bei Exazerbation vor. Andere expektorieren permanent große Mengen von grünlichem Sputum, sodass hier die früher für Bronchiektasen als typisch beschriebene Dreischichtigkeit noch zu sehen ist. Häufig, aber nicht immer haben die Patienten feuchte Rasselgeräusche. In isolierten Bezirken hört man zudem grobblasige Rasselgeräusche, die sich nach dem Husten in der Qualität ändern oder manchmal ganz verschwinden. Schwere Formen zeigen ein ähnliches Bild wie eine schwere COPD, mitunter auch Trommelschlägelfinger.

Bronchiektasen können wegen der guten Gefäßversorgung bei einem Entzündungsschub leicht bluten. Meist geben die Patienten aber nur kleine Blutbeimengungen im Sputum an. In Einzelfällen kann es aber auch zu einer schweren, **mitunter lebensbedrohlichen Hämoptoe** kommen. Peripher gelegene Bronchiektasen können bei Exazerbationen zusätzlich pleuritische Beschwerden machen. Die Angabe von Luftnot ist uneinheitlich, da nicht alle Patienten eine Obstruktion entwickeln.

Diagnostik

Früher war die Bronchografie der Standard, um Bronchiektasen nachzuweisen. Dabei war es technisch nicht einfach, die meist schlecht belüfteten Bezirke sicher darzustellen. Hinzu kam, dass sich häufig Retentionspneumonien durch das Kontrastmittel bildeten. Diese Untersuchungsmethode ist heute komplett durch die **Computertomografie** abgelöst worden. Sie stellt die Basis der Diagnostik dar.

> M!
>
> Die CT hat die Diagnostik von destruierenden Bronchialerkrankungen drastisch vereinfacht und verbessert. Seitdem werden deutlich mehr solcher Erkrankungen gefunden.

Die typischen Zeichen in der Computertomografie sind erweiterte Bronchien mit verdickter Wand und normaler Pulmonalarterie (**Siegelringphänomen**). Üblicherweise ist der Durchmesser der Bronchien nur etwas größer als der des benachbarten Gefäßes, maximal bis 1,5-fach. Liegen sie darüber, spricht man von ektatischer Ausweitung. Auch eine fehlende Verjüngung der Bronchien in die Peripherie spricht für Bronchiektasen. Sehr häufig sind die Bronchiektasen von einer chronischen Entzündung des Parenchyms umgeben. Diese kann sogar sehr ausgedehnt sein und lässt sich oft schwer von einer akuten Pneumonie in der Umgebung von Bronchiektasen unterscheiden. Bei einer Pneumonie können die Bronchien im betroffenen Areal reversibel erweitert sein. Andererseits sind Pneumonien natürlich auch ein Grund für die Entstehung von Bronchiektasen, insbesondere wenn nicht oder falsch behandelt wurde.

Sind kleine Atemwege in der Peripherie betroffen (< 4 mm), ist in der Thorax-CT mitunter ein indirektes Zeichen für Bronchiektasen bzw. **bronchiolitische Ektasien** sichtbar, das so genannte **„Tree-in-Bud-Pattern"**, das allerdings auch bei flüssigkeitsgefüllten Bronchiolen und Alveolen vorkommt (blühender Zweig). Indirekte Zeichen von chronischen Entzündungsherden durch Deformierungen sind mitunter sichtbare, vergrößerte Lymphknoten. Die Deformierungen selber können durch Traktion ein Begleitemphysem in der Umgebung erzeugen.

Die **Verteilung der Bronchiektasen** hilft etwas bei der Zuordnung. Zentral sind sie eher bei der allergischen bronchopulmonalen Aspergillose zu finden. Im Mittel- und Unterlappen befinden sie sich gehäuft beim dyskinetischen Ziliensyndrom und bei der Mukoviszidose in den Oberlappen. Angeborene Formen mit grober zystischer Deformierung betreffen bevorzugt die Unterlappen. Eine Einteilung der Schweregrade nach CT-Kriterien hat sich nicht durchgesetzt. Viel besser ist die Beschreibung der funktionellen Ausfälle und des Verlaufs. Diese korrelieren nur locker mit den radiologischen Ausprägungen.

Im **Röntgen-Thoraxbild** sind manchmal ausgedehnte, meist zylindrische Bronchiektasen direkt sichtbar, vor allen Dingen, wenn sie schleimgefüllt sind. Ansonsten fallen sie durch strähnige Verdichtungen, öfter mit sichtbar verdickter Bronchialwand auf, was allerdings nur bei ausgedehnten Befunden zu erkennen ist. Mitunter können sie durch wiederholte Entzündungen sehr ausgedehnte fibrotische Veränderungen nach sich ziehen, die dann im Thorax-Röntgenbild nicht selten **fälschlicherweise als Lungenfibrose** missgedeutet werden. Die chronisch entzündlichen und/oder fibrotischen Veränderungen peribronchiektatisch sind auch der Grund für die im Perfusionsszintigramm teilweise eindrucksvollen Ausfälle.

Zum anderen aber sind Bronchiektasen nicht ventiliert (wohl aber belüftet), weswegen kein Gasaustausch stattfindet. Entsprechend ist in diesen Regionen die Perfusion vermindert. Im kombinierten **Ventilations-/Perfusionsszintigramm** stellen Bronchiektasen immer identische (gematchte) Ausfälle dar. Die Versorgung durch die Vasa privata, also die Bronchialarterien, nimmt aber zu (so genannte Arterialisierung). Deshalb sind **Blutungen** bei Bronchiektasen auch gelegentlich heftig oder sogar tödlich, da es sich um Blutungen aus dem Hochdrucksystem handelt.

Besteht der Verdacht auf eine Störung der bronchialen Clearance, sollte immer eine Computertomografie der Nasennebenhöhlen mitgemacht werden, um zu sehen, ob diese mitbefallen sind. Bei manchen Erkrankungen, wie beim dyskinetischen Ziliensyndrom, sind sie sehr häufig aplastisch.

Bei einem Teil der Patienten zeigen sich die mit einem Syndrom gekoppelten zusätzlichen Zeichen, wie beim Yellow-Nail-Syndrom (Kap. 7) oder auch beim dyskinetischen Ziliensyndrom, wo in 50 % ein inkompletter oder kompletter Situs inversus vorhanden ist. Die einzelnen Krankheitsbilder werden nachfolgend beschrieben (Kap. 4.6).

Eine **mikrobiologische Untersuchung des Sputums** sollte immer durchgeführt werden. Es gibt aber immer wieder Fälle, bei denen keine Keime wachsen, obwohl in der Gramfärbung zahlreiche Bakterien gefunden werden. Das hängt mit der starken antimikrobiellen Aktivität des Sputums zusammen. Nach Gabe von inhalativen Antibiotika muss mindestens 3 Tage pausiert werden, bevor man eine mikrobiologische Untersuchung durchführt, da die Antibiotikakonzentrationen im Sputum sonst noch zu hoch sind.

Laboruntersuchungen sind wenig hilfreich. Bestenfalls zeigen sich Entzündungsparameter wie CRP-Erhöhung und Leukozytose mit Linksverschiebung. In unklaren Fällen sollten die Immunglobuline quantitativ bestimmt werden, um hier einen Mangel nicht zu übersehen. Relevant sind wahrscheinlich erst IgG-Werte < 200–300 mg/dl, allerdings können Subklassendefekte auch bei fast normalen Gesamtwerten vorhanden sein. Es ist aber fraglich, ob Subklassendefekte überhaupt substituiert werden sollen. Die neueren Daten sprechen eher dagegen.

Basistherapie

▸ **Physikalische Therapie.** Ausgedehntere Bronchiektasen benötigen eine **physikalische Therapie,** wie im entsprechenden Kapitel beschrieben (Kap. 13.3). Ansonsten steht ein **effektiver und häufiger Husten** im Vordergrund, um die Keimlast zu reduzieren. Zumeist geschieht das automatisch, d. h. die Patienten haben bereits die für sie optimale Technik unbewusst entwickelt. Manche husten aber zu selten, sodass sie aufgefordert werden sollten, jedes Mal beim Toilettengang ein aktives Hustenmanöver durchzuführen. (Der Arzt und Philosoph Karl Jaspers hatte ausgedehnte Bronchiektasen und dieses Manöver für sich selbst entdeckt; sein hohes Alter von 84 Jahren trotz der Erkrankung schob er darauf zurück.)

▸ **Antibiotische Therapie.** Liegt eine chronische Infektion mit klinischer Symptomatik bzw. eine Exazerbation vor, wird in üblicher Weise antibiotisch behandelt, wobei das Vorgehen sich nach dem Erreger bzw. der Grunderkrankung richtet. Die Situation bei Bronchiektasen ist ähnlich wie bei chronisch eitriger Sinusitis. In beiden Fällen muss antibiotisch länger und in höherer Dosierung behandelt werden, um eine wirksame Keimreduktion zu erreichen, üblicherweise mindestens 14 Tage.

> **M!**
>
> Wie bei Mukoviszidose hat die Dauergabe von inhalativen Antibiotika die Therapie von schweren Bronchiektasen deutlich verbessert.

Gelingt es nicht, einen plausiblen Keimnachweis zu erreichen, empfiehlt sich eine **breite Kombination,** z. B. aus Ceftazidim oder Piperacillin plus Combactam bzw. Tacobactam in Kombination mit Clindamycin. Clindamycin oder verwandte Substanzen sollten eingesetzt werden, da nicht selten Mischinfektionen mit grampositiven Anaerobiern vorhanden sind. Bei bronchopulmonalen Infektionen mit **Anaerobiern** wird Clindamycin gegenüber Metronidazol bevorzugt, da letzteres nur gegen gramnegative Anaerobier wirkt, die üblicherweise im Darm, nicht aber in der Lunge vorkommen. Anaerobier sind mitunter schwierig in der Kultur zu diagnostizieren.

Auch **Pilze** können bei diesen Mischinfektionen eine Rolle spielen, obwohl hierzu keine näheren Daten in der Literatur existieren und es in Empfehlungen deswegen negiert wird. Klinisch sieht man aber immer schwere Infektionen, die trotz sehr breiter antibiotischer Abdeckung erst nach zusätzlicher antimykotischer Therapie besser werden. In schweren Fällen kann man zusätzlich zur erforderlichen i. v. Antibiotikatherapie Aminoglykoside oder auch Colistin inhalieren lassen. In einer Publikation konnte damit die Abheilung beschleunigt werden.

Die Autoren führen seit vielen Jahren bei Patienten mit chronisch gelb-grünem Sputum und chronischer Pseudomonasbesiedlung bei Bronchiektasen bzw. bei COPD mit infizierten Emphysemblasen eine **prophylaktische Inhalationstherapie** mit Antibiotika mit gutem Erfolg durch (Kap. 13.4, Inhalationstherapie). Damit können bei Patienten die Exazerbationsraten bzw. die Krankenhausaufenthalte sichtlich reduziert werden. Vereinzelt werden auch positive Effekte mit der oralen zyklischen oder Dauertherapie von Antibiotika (Gyrasehemmer, Makrolide) vergleichbar wie bei Mukoviszidose erzielt.

Bei destruierenden Lungenerkrankungen gibt es zusätzlich etwa gleich häufig wie bei der chronischen Bronchitis eine obstruktive Ventilationsstörung bzw. ein Asthma. Hier wird die Therapie in typischer Weise durchgeführt.

> **M!**
>
> Es gibt manchmal ausgedehnte Bronchiektasen ohne obstruktive Ventilationsstörung.

► **Chirurgische Therapie.** Liegen isolierte bronchiektatische bzw. destruierte Bezirke vor, wie sie häufiger postentzündlich nach Fremdkörpern oder bei Lungensequestern vorkommen, und haben die Patienten eine Symptomatik von rezidivierenden Infekten, lohnt sich in jedem Fall eine chirurgische Entfernung, da die Patienten typischerweise danach geheilt sind. In solchen Fällen findet man endoskopisch meist nur eitriges Sekret aus dem Bronchus, der den Bezirk versorgt. Sieht man aber generell Sekret oder ist das CT nicht eindeutig, sollte man zum Ausschluss eines dyskinetischen Ziliensyndroms eine **regionale Messung der mukoziliären Clearance durchführen.** ► Abb. 4.17 zeigt das Beispiel einer 51-jährigen Patientin, die vermutlich poststenotisch isolierte Bronchiektasen im linken Unterlappen entwickelt hat. Nach der Operation war sie beschwerdefrei. In der Lungenfunktion hatte sie nie eine Obstruktion.

Eine eindeutige Operationsindikation ist natürlich auch die bedeutsame rezidivierende oder die akute schwere Blutung. Falls die Patienten ein deutlich erhöhtes Operationsrisiko haben, sind die angiografisch implantierten Coils (Embolisation) eine Alternative.

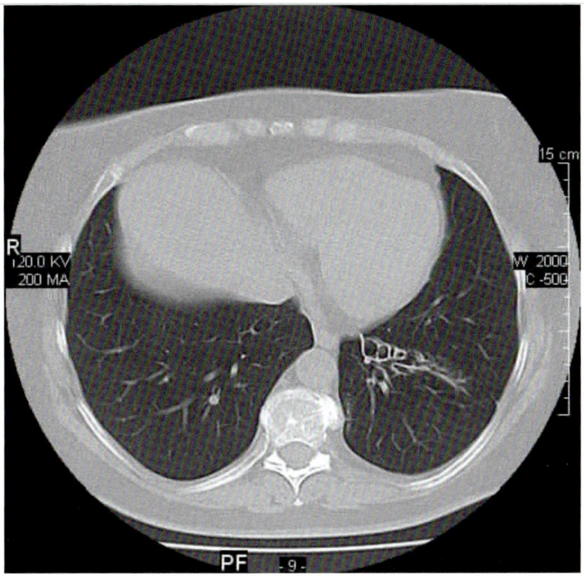

a

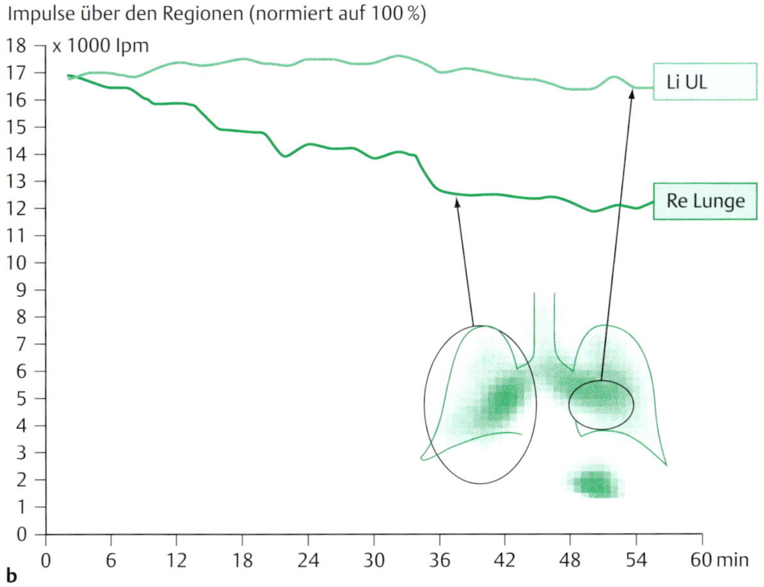

b

Abb. 4.17 Isolierte, vermutlich poststenotische Bronchiektasie im linken Unterlappen bei einer 51-jährigen Patientin.

a Darstellung im CT.

b Messung der regionalen mukoziliären Clearance über 60 min: Im bronchiektatischen Bezirk ist sie aufgehoben.

4.6 Besondere Krankheitsbilder

4.6.1 Dyskinetisches Ziliensyndrom (Primary Ciliar Dyscinesia; PCD)

Beschreibung und Pathogenese

Etwa ein Kind von 10 000 kommt mit einer angeborenen Störung des Ziliarapparats auf die Welt mit der Folge, dass gerichtete Bewegungen und damit eine mukoziliäre Clearance nicht mehr möglich sind. Zahlreiche elektronenmikroskopische Varianten, manche mit genetischen Polymorphismen, sind inzwischen beschrieben. Funktionell kommen Fälle vor, bei denen Zilien völlig bewegungslos sind. In den meisten Fällen liegen aber irreguläre Bewegungen vor, die keinen typischen Flagellatenschlag mehr erlauben. Betroffen sind alle Zilienzellen im Organismus, weswegen die Männer durch die Spermienimmobilität normalerweise infertil sind. Bei den Frauen ist zwar die Zilientätigkeit in der Tube nicht mehr vorhanden, dadurch wird aber die Möglichkeit einer Schwangerschaft nur um etwa die Hälfte reduziert. Mit den Methoden der modernen Reproduktionsmedizin kann heute in den meisten Fällen trotzdem ein Kinderwunsch erfüllt werden.

Diagnostik

Die Diagnostik des dyskinetischen Ziliensyndroms ist am sichersten möglich mit der **Messung der mukoziliären Clearance** durch Inhalation radioaktiver Partikel. Hierbei wird ein nicht lösliches, radioaktiv markiertes Kolloid (meist Nanokolloid) inhaliert, möglichst mit Hechelatmung, um die zentrale Deposition zu verstärken. Anschließend wird der Abtransport über 1–2 h unter einer Szintillationskamera beobachtet. Damit ist dann eine regionale Zuordnung der Clearance möglich.

Ein weiteres etabliertes Verfahren ist die **Messung von exhalierten NO**, wobei die nasale Exhalation im Ergebnis der oralen entspricht. Diese ist beim dyskinetischen Ziliensyndrom sehr niedrig oder kann ganz fehlen. Falsch positive NO-Testergebnisse sind ebenfalls beschrieben, falsch negative sind ebenfalls bekannt, aber sehr selten.

Da die Zilientätigkeit für die Organlokalisation bzw. Darmdrehung in der Embryonalphase erforderlich ist, hat etwa die Hälfte der Patienten einen partiellen oder totalen **Situs inversus,** da es beim Fehlen der Zilienfunktion zufällig verteilt ist, wie die Organe positioniert werden. Das hilft zur Absicherung der Diagnostik in den Fällen, wo eine Inversion vorhanden ist.

Weitere Tests wie der **nasale Saccharintest** zur Messung der nasalen Clearance sind beschrieben, aber sehr ungenau. Die mikroskopische Analyse der Zilien (meist von der Nasenschleimhaut) ist ebenfalls unsicher, da auch bei chronischen Infekten bei Gesunden in 30–40 % die Zilien ähnliche Defekte aufweisen. In Grenzfällen hilft bei Männern ein **Spermiogramm** zur Absicherung der typischen völlig fehlenden Mobilität.

Klinik und Therapie

Kinder mit fehlender mukoziliärer Clearance erkranken bereits früh an chronischer Bronchitis und entwickeln fast immer im Gefolge auch Bronchiektasen. Meist sind die Nasennebenhöhlen aplastisch (**Kartagener-Syndrom**). Wenn Reste davon vorhanden sind, so zeigen sie eine chronische Sinusitis, da das gesamte respiratorische Epithel befallen ist. Durch die gut funktionierende Husten-Clearance und die Möglichkeiten der modernen Antibiotikatherapie erreichen die Patienten aber heute ein nahezu normales Alter. Die Therapien beim dyskinetischen Ziliensyndrom entsprechen der oben beschriebenen Basistherapie.

> **M!**
>
> Ein dyskinetisches Ziliensyndrom wird dann spät diagnostiziert, wenn kein Situs inversus vorliegt, was in ca. 50 % der Fälle der Fall ist.

4.6.2 Fremdkörperaspiration

Pathogenese und Klinik

Aspirierte Fremdkörper sind relativ häufig, werden jedoch **recht häufig übersehen.** Die Klinik zeigt einen typischen zweizeitigen Verlauf mit akuter Luftnot und Fremdkörpergefühl sowie ausgeprägten Hustenattacken. Diese Hustenattacken sind nicht selten das einzige Zeichen, weswegen eine sorgfältige Anamneseerhebung ganz wesentlich ist. Gelingt es nicht, den Fremdkörper abzuhusten, entwickelt sich eine lokale Entzündung, oft mit Verschluss des nachfolgenden Segments. Bei COPD kann dieser Verschluss ausbleiben, da durch die kollaterale Ventilation das distale Segment weiter belüftet wird. Der poststenotische Bezirk entzündet sich dann im Verlauf mehr oder weniger chronisch. Typischerweise bleibt die Infektion aber immer gleich lokalisiert.

Diagnostik

Die Fremdkörper sind oft nicht röntgendicht (z. B. Erbsen und Erdnüsse bei Kindern). Deswegen sollten Patienten mit Bronchiektasen oder isolierten Infiltraten oder lokaler Überblähung immer bronchoskopiert werden – nicht nur zur Erregerdiagnostik, sondern auch, um eine chronische Fremdkörperaspiration auszuschließen. Manchmal kann der Fremdkörper überwuchert sein mit Granulationsgewebe und Schleim, sodass man ihn nicht sofort erkennt. Man vermutet einen Tumor und erst nach den Biopsien zeigt sich dann der Fremdkörper oder in der Histologie Fremdmaterial.

Da vor allen Dingen bei kleinen Kindern die Bronchoskopie vergleichsweise aufwendig ist bzw. viele Kliniken sie nicht durchführen, gibt es die Möglichkeit durch ein **Inhalationsszintigramm** einen **nicht röntgendichten Fremdkörper auszuschließen.** Diese Methode ist wenig bekannt, aber sehr empfindlich. Ist das Inhalationsszintigramm normal, kann ein Fremdkörper sicher ausgeschlossen werden. Ein Perfusionsszintigramm reicht hierzu nicht aus, da die Perfusionsausfälle oft sehr klein sein können. Leider wird das Inhalationsszintigramm in nuklearmedizinischen Abteilungen kaum mehr angewendet, obwohl auch bei Kindern technisch mittels Maske die Inhalation der radioaktiven Aerosole relativ einfach durchführbar ist.

M!

Ein normales Inhalationsszintigramm schließt eine Fremdkörperaspiration aus.

Therapie

Die Extraktion des Fremdkörpers ist im Kap. 13.6: Interventionelle Bronchoskopie näher beschrieben.

4.6.3 Immundefekte

Grundlagen

Bei sekundärem Antikörpermangelsyndrom infolge konsumierender Erkrankung oder durch immunsuppressive Therapie entwickeln sich meistens keine Bronchiektasen, da die Zeit zur Entwicklung zu kurz ist. Liegt aber ein angeborener Defekt vor, der weniger schwer ist, sodass die Kinder das Erwachsenenalter erreichen können, sind Bronchiektasen häufig.

Es ist heute eine große Zahl von Immundefekten bekannt, von denen die meisten bereits in der Kindheit zu entsprechenden Auffälligkeiten führen, sodass die Diagnose dort bereits gestellt wird. Am häufigsten ist im Erwachsenenalter der IgG-Mangel (**Common Variable Immunodeficiency, CVID**) aufgrund verschiedener B-Zell-Aktivierungs- oder Differenzierungsdefekte. Bei diesem Mangel stehen bakterielle Infekte im Vordergrund. Die absolute B-Zell-Zahl ist meist nicht reduziert. In der Entwicklung von chronischer Bronchitis und Sinusitis zeigen manche Patienten auch ein Sprue-ähnliches Malabsorptionssyndrom. Auch entwickeln sie ca. 10-mal häufiger eine maligne Erkrankung.

Diagnostik und Therapie

Üblicherweise wird die Diagnose durch die Reduktion der Immunglobuline (insbesondere IgG) gestellt, was im Mittel < 250 mg/dl liegt. IgA ist häufig ebenfalls stark reduziert, IgM liegt im unteren Normbereich. Patienten mit IgG-Mangel zeigen üblicherweise keine Antikörperantwort auf Vakzine wie Tetanus, Diphtherie oder Pneumokokken. Das kann zur Diagnostik genutzt werden.

Die Erkrankung hat sich dramatisch gebessert, seitdem Immunglobuline i. v. oder subkutan substituiert werden können. Üblicherweise gibt man 300–400 mg/kg KG/Monat. Viele Autoren empfehlen die halbe Dosis. Die zweite Hälfte wird dann 2 Wochen später gegeben. Ansonsten erfolgt die Behandlung der Bronchiektasen wie üblich.

4.6.4 Autoimmunerkrankungen

Bei Colitis ulcerosa kommen Atemwegserkrankungen im Sinne von Bronchiektasen vor. Zur Erklärung dieser ungewöhnlichen Koppelung zweier unterschiedlicher Erkrankungen gibt es bisher keine sichere Hypothese. Immerhin findet man bei der Colitis ulcerosa wie bei Morbus Crohn Granulome und T-Zell-Veränderungen ähnlich der Sarkoidose. Allerdings sind bei Sarkoidose bis auf ganz wenige Ausnahmen keine Bronchiektasen beschrieben. Manche Kollagenosen wie rheumatoide Arthritis, Sjögren-Syndrom und Lupus erythematodes zeigen bei Lungenbefall auch Bronchiektasen. Mitunter ist auch der Larynxknorpel befallen, was insbesondere bei rheumatoider Arthritis ganz erheblich sein kann. In einigen Fällen geht dies dem Gelenkbefall voraus. Die Behandlung der Bronchiektasen erfolgt wie oben (Kap. 4.5.1) beschrieben.

M!

Die gar nicht so seltene Koppelung zwischen chronischen Darmerkrankungen und Bronchiektasen ist ätiologisch völlig unklar.

4.6.5 Young's-Syndrom

Es handelt sich um eine seltene Erkrankung mit obstruktiver Azoospermie und chronisch obstruktiver Bronchitis mit Bronchiektasen bereits in der Kindheit. Die Symptome sind ähnlich wie bei Mukoviszidose, wobei jedoch die Elektrolytzusammensetzung normal ist.

4.6.6 Yellow-Nail-Syndrom

Ein seltenes Syndrom mit gelblicher Verfärbung der Fingernägel und Lymphödem. Die Patienten haben häufig Pleuraergüsse, aber vereinzelt auch Bronchiektasen, möglicherweise durch eine Hypoplasie des lymphatischen Systems. Hinzu kommt eine chronische Sinusitis mit wahrscheinlich sekundärer Hemmung des mukoziliären Clearance. Eine kombinierte humorale und zelluläre Abwehrschwäche zeigt sich klinisch in sehr unterschiedlichem Ausmaß.

4.6.7 Dilatative Trachealerkrankungen

Es gibt mehrere, meist seltene Trachealerkrankungen, die mit Dilatation und Divertikeln einhergehen, die sich chronisch infizieren können. Hinzu kommt, dass sie infolge ihrer Instabilität die bronchiale Clearance reduzieren und damit distale Infektionen begünstigen können.

Bei der **Tracheobronchomegalie Mounier-Kuhn** handelt es sich um eine Bindegewebserkrankung mit deutlicher Erweiterung der Trachea > 3 cm. Die Zwischenbronchien sind ebenfalls deutlich erweitert. Divertikel, die auch entzündet sein können, kommen vor. Die Trachea ist instabil und führt beim Husten meist zum Kollaps. Über die Degeneration der Knorpel kann es zu einem zunehmend lebensbedrohlichen Kollaps kommen. Hier sind erfolgreiche Therapien mit Stents und chirurgischer Intervention beschrieben.

Die **Traktionstracheomegalie** entsteht sekundär durch entzündliche Veränderungen, insbesondere bei ausgeheilter Tuberkulose oder Pilzerkrankungen. Aber auch eine Pneumektomie, Radiatio oder Endstadium einer Sarkoidose können zur Dehnung der Trachea durch Traktion führen.

Isolierte Dilatationen der Trachea sieht man gelegentlich nach Intubationstrauma. Auch eine Überdehnung des Trachealcuffs mit längerer Liegedauer und reaktiver Ischämie mit Nekrose führt dazu.

4.6.8 Einengende Trachealerkrankungen

Umgekehrt können auch Engen in der Trachea durch die reduzierte Clearance zu distalen Infektionen führen. Eine längerstreckige Einengung der Trachea, üblicherweise auch als **Säbelscheidentrachea** bezeichnet, findet man bei mehreren Erkrankungen. Am häufigsten ist diese Störung bei COPD mit Kollaps der Bronchien. Hier ist üblicherweise die Pars membranacea so weit gedehnt, dass sich beim Husten das Lumen nahezu komplett verschließt.

Einengungen durch eine **retrosternale Struma** sind ebenfalls häufig. Allerdings führt das ganz selten zu funktionellen Störungen. Häufiger werden die Patienten **fälschlicherweise** aufgrund von Luftnot und eingeengter Trachea an der Struma **operiert**, obwohl die Einengung funktionell nicht relevant ist. Ursache der Luftnot ist zumeist eine COPD. Die Lungenfunktion, insbesondere die Flussvolumenkurve, klärt hier eindeutig die funktionelle Bedeutung (Kap. 2.2).

Bei der **Tracheomalazie** besteht eine exzessive Adhärenzstörung mit vermehrter Kollapsneigung des Bronchialgebiets, aber auch der Pars membranacea. Sie kann angeboren sein (Williams-Campbell-Syndrom). Häufiger ist sie jedoch Folge einer Intubation, seltener nach Infektion oder Strahlentherapie. Da der Kollaps hier sehr dynamisch ist, ist die Diagnose nicht immer einfach zu stellen. Neben der Flussvolumenkurve hilft die Bronchoskopie, wobei es vorteilhaft zur Klärung der Größenverhältnisse ist, beispielsweise eine Biopsiezange vorzuschieben, um einen Bezugspunkt für die optische Verzerrung zu haben. Schwere Fälle bessern sich manchmal deutlich unter nichtinvasiver Beatmung.

Eine **rezidivierende Polychondritis** (auch als Mayenburg-Altherr-Uehlinger-Syndrom bezeichnet) ist eine seltene Erkrankung mit schubweise verlaufender immunologischer Entzündung des Knorpels, die eine komplette Zerstörung nach sich ziehen kann. Dabei können alle Knorpelstrukturen betroffen sein. Meist fängt sie an der Ohrmuschel an. Die meisten der Patienten sprechen auf hohe Steroiddosen an. Alternativ empfehlen sich hochwirksame Immunsuppressiva wie ein Cyclophosphamidstoß (1000 mg/Monat). In schweren Fällen können die Patienten nur durch eine Stentimplantation überleben.

> **M!**
>
> Die rezidivierende Polychondritis ist ein schweres Krankheitsbild, das insbesondere zur Stentimplantation immer an Erfahrene überwiesen werden muss, die solche Patienten schon behandelt haben.

Die **Tracheobronchopathia osteoplastica** ist mitunter ein überraschender Befund bei der Endoskopie. Die Trachea ist übersät mit harten knorpelartigen Knötchen. Die Patienten haben typischerweise keine Symptomatik. Die Erkrankung bleibt meistens stabil.

Bei anderen seltenen Erkrankungen sind immer wieder Tracheaeinengungen beschrieben wie bei Morbus Wegener, Granulomatosen und Papillomatosen des Epithels oder entzündlich bedingt durch Tuberkulose.

Gelegentlich findet man als Zufallsbefund bei der Endoskopie höckrige Beläge, die bei Berührung rasch bluten. Der Befund ist sehr eindrucksvoll und steht oft im Kontrast zu den geringen Beschwerden der Patienten. Die Biopsie klärt dann eine isolierte **Bronchialschleimhaut-Amyloidose** (S. 220). In der Lungenfunktion findet man öfters ein obstruktives Bild. Die Erkrankung bleibt meist stabil. In ausgedehnten Fällen können stenosierende Areale mittels interventioneller Methoden geweitet werden. Ein Lungenbefall der Amyloidose kommt gleichzeitig praktisch nie vor. Dies ist ein anderes Krankheitsbild, was in der Regel mit einer schlechten Prognose verbunden ist. In Einzelfällen ist ein Ansprechen beim generalisierten Befall auf den Angiogenesehemmer Bevazizumab beschrieben.

Häufig ist die Trachea bei **malignen Tumoren** befallen, wobei die Behandlung sehr vom Stadium und der Tumorart abhängt (Kap. 10, Thorakale Tumoren und Kap. 13.6, interventionelle Bronchoskopie).

4.6.9 Lungensequester

Pathogenese

Lungensequester sind embryonale Fehlbildungen von Lungenknospen, die verspätet entstanden sind. Etwa drei Viertel der Lungensequester sind intrapulmonal lokalisiert und ein Viertel ist extrapulmonal. Die extralobulären Sequester haben eine eigene Pleura, sind öfter kombiniert mit Zwerchfellhernien und fast immer links basal neben der Wirbelsäule lokalisiert. Intrapulmonale Lungensequester werden meist durch Gefäße aus der Aorta versorgt (supra- und infradiaphragmal), während die extralobulären aus anderen Arterien, meist Bronchialarterien, versorgt werden. Der Abfluss erfolgt bei den intrapulmonalen Sequestern in die Pulmonalvenen, bei den extrapulmonalen in das Venensystem des großen Kreislaufs.

Lungensequester fallen im Erwachsenenalter häufig erst durch **Bronchiektasen** bzw. durch eine lokal begrenzte Destruktion auf. Schwere Fälle werden oft schon in der Kindheit operiert. Intrapulmonale Sequester haben keine Geschlechtshäufung, die extralobulären kommen etwa 4-mal häufiger bei Männern vor.

Diagnostik

Die Diagnostik ergibt sich meistens durch die typische Lage und das CT. In Ausnahmefällen kann man mittels Perfusionsszintigrafie nachweisen, dass sie keinen Zugang zu den Pulmonalarterien haben. Manche sind völlig abgeschlossen, die meisten haben jedoch über Umwege Anschluss an den lufthaltigen Lungenteil. Eigene Bronchialzugänge haben sie nicht. Durch diese Verbindungen zeigt sich dann im Röntgenbild ein Luftgehalt. Gleichzeitig ist das auch der Weg, den die Erreger nehmen, um sie chronisch zu kolonisieren.

Komplikationen und Therapie

Von den Sequestern gehen immer wieder Exazerbationen bzw. pneumonische Infiltrationen aus. Auch kann es zu schweren Hämoptysen kommen. Die Therapie der Wahl ist bei symptomatischen Patienten die **Operation.**

Im Aufklärungsgespräch zur präoperativen Gefäßdarstellung der arteriellen Versorgung des Lungensequesters ist der Patient darauf hinzuweisen, dass es in sehr seltenen Ausnahmefällen zur dramatischen Komplikation in Form einer Querschnittslähmung kommen kann. Sie wird möglicherweise verursacht durch Vasospasmen (ausgelöst durch zu hohe Kontrastmittelkonzentrationen) der das Rückenmark versorgenden Arterien aus der Aorta, die in der Nachbarschaft der arteriellen Gefäße zum Sequester liegen.

Literatur

[1] Albert RK, Connett J, Bailey WC et al. Azithromycin for prevention of exacerbations of COPD. N Engl J Med 2011; 365: 689–698

[2] App EM, King M, Helfesrieder R et al. Acute and long-term amiloride inhalation in cystic fibrosis lung disease. A rational approach to cystic fibrosis therapy. Am Rev Respir Dis 1990; 141: 605–612

[3] Bachert C, Patou J, Van Cauwenberge P. The role of sinus disease in asthma. Curr Opin Allergy Clin Immunol 2006; 6: 29–36

[4] Beasley R, Clayton T, Crane J et al. ISAAC Phase Three Study Group. Association between paracetamol use in infancy and childhood, and risk of asthma, rhinoconjunctivitis, and eczema in children aged 6–7 years: analysis from Phase Three of the ISAAC programme. Lancet 2008; 372: 1039–1048

[5] Bégin P, Grassino A. Inspiratory muscle dysfunction and chronic hypercapnia in chronic obstructive pulmonary disease. Am Rev Respir Dis 1991; 143: 905–912

[6] Bischoff EW, Hamd DH, Sedeno M et al. Effects of written action plan adherence on COPD exacerbation recovery. Thorax 2011; 66: 26–31

[7] Bucher HC, Tschudi P, Young J et al. BASINUS (Basel Sinusitis Study) Investigators. Effect of amoxicillin-clavulanate in clinically diagnosed acute rhinosinusitis: a placebo-controlled, double-blind, randomized trial in general practice. Arch Intern Med 2003; 163: 1793–1798

[8] Butland BK, Fehily AM, Elwood PC. Diet, lung function, and lung function decline in a cohort of 2512 middle aged men. Thorax 2000; 55: 102–108

[9] Cottin V, Nunes H, Brillet PY et al. Combined pulmonary fibrosis and emphysema: a distinct underrecognised entity. Eur Respir J 2005; 26: 586–593

[10] Criner GJ, Connett JE, Aaron et al. COPD Clinical Research Network, Canadian Institutes of Health Research. Simvastatin for the prevention of exacerbations in moderate-to-severe COPD. N Engl J Med. 2014; 370: 2201-2210

[11] Decramer M, Rutten-van Mölken M, Dekhuijzen PN et al. Effects of N-acetylcysteine on outcomes in chronic obstructive pulmonary disease (Bronchitis Randomized on NAC Cost-Utility Study, BRONCUS): a randomised placebo-controlled trial. Lancet 2005; 365: 1552–1560

[12] Doll R, Peto R, Boreham J et al. Mortality in relation to smoking: 50 years' observations on male British doctors. BMJ 2004; 328: 1519

[13] Donaldson SH, Bennett WD, Zeman KL et al. Mucus clearance and lung function in cystic fibrosis with hypertonic saline. N Engl J Med 2006; 354: 241–250

[14] Dong YH, Chang CH, Wu FL et al. Use of Inhaled Corticosteroids in Patients with Chronic Obstructive Pulmonary Disease and the Risk of Tuberculosis and Influenza: A Systematic Review and Meta-Analysis of Randomized Controlled Trials. Chest. 2014; 145: 1286-97

[15] Eder W, Ege MJ, von Mutius E. The asthma epidemic. N Engl J Med 2006; 355: 2226–2235

[16] Fletcher C, Peto R, Tinker C et al. The natural history of chronic bronchitis and emphysema. New York, Toronto: Oxford University Press; 1976

[17] Garcia-Aymerich J, Farrero E, Félez MA et al. Estudi del Factors de Risc d'Agudització de la MPOC investigators. Risk factors of readmission to hospital for a COPD exacerbation: a prospective study. Thorax 2003; 58: 100–105

[18] Geldmacher H, Biller H, Herbst A et al. Die Prävalenz der chronisch obstruktiven Lungenerkrankung (COPD) in Deutschland. Ergebnisse der BOLD-Studie. Dtsch Med Wochenschr. 2008; 133: 2609-14

[19] Han DH, An SY, Kim SW et al. Primary and secondary fungal infections of the paranasal sinuses: clinical features and treatment outcomes. Acta Otolaryngol Suppl 2007; 558: 78–82

[20] Jefferson T, Jones MA, Doshi P et al. Neuraminidase inhibitors for preventing and treating influenza in healthy adults and children. Cochrane Database Syst Rev. 2014; 10; 4: CD008 965

[21] Keranis E, Makris D, Rodopoulou P et al. Impact of dietary shift to higher-antioxidant foods in COPD: a randomised trial. Eur Respir J 2010; 36: 774–780

[22] Kerstjens HA, Engel M, Dahl R et al. Tiotropium in asthma poorly controlled with standard combination therapy. N Engl J Med 2012; 367: 1198–1207

[23] Köhler D, Fischer J, Raschke F et al. Usefulness of GOLD classification of COPD severity. Thorax 2003; 58: 825

[24] Köhler D, Vastag E. Bronchiale Clearance. Pneumologie 1991; 45: 314–332

[25] Köhnlein T, Windisch W, Köhler D et al. Non-invasive positive pressure ventilation for the treatment of severe stable chronic obstructive pulmonary disease: a prospective, multicentre, randomised, controlled clinical trial. Lancet Respir Med. 2014: S 2213-2600(14)70 153-5

[26] Larsson K. Oxitropium bromide, ipratropium bromide, and fenoterol in exercise-induced asthma. Respiration 1982; 43: 57-63

[27] Nishimura M, Makita H, Nagai K et al. Annual change in pulmonary function and clinical phenotype in chronic obstructive pulmonary disease. Am J Respir Crit Care Med 2012; 185: 44–52

[28] O'Donnell AE. Bronchiectasis. Chest 2008; 134: 815–823

[29] O'Donnell DE, Bredenbröker D, Brose M et al. Physiological effects of roflumilast at rest and during exercise in COPD. Eur Respir J 2012; 39: 1104–1112

[30] O'Donnell DE, Flüge T, Gerken F et al. Effects of tiotropium on lung hyperinflation, dyspnoea and exercise tolerance in COPD. Eur Respir J 2004; 23: 832–840

[31] Peters SP, Kunselman SJ, Icitovic N et al. Tiotropium Bromide Step-Up Therapy for Adults with Uncontrolled Asthma. N Engl J Med 2010; 363: 1715–26

[32] Ramsey BW, Davies J, McElvaney NG et al. A CFTR potentiator in patients with cystic fibrosis and the G551D mutation. N Engl J Med 2011; 365: 1663–1672

[33] Ryan G, Mukhopadhyay S, Singh M. Nebulised anti-pseudomonal antibiotics for cystic fibrosis. Cochrane Database Syst Rev 2003: CD001 021

[34] Salpeter SR, Ormiston TM, Salpeter EE. Meta-analysis: respiratory tolerance to regular beta2-agonist use in patients with asthma. Ann Intern Med 2004; 140: 802–813

[35] Schönhofer B, Suchi S, Haidl P et al. Eine „Epidemiologie" zum Stellenwert von oral appliziertem Morphium als Therapieform des schwergradigen Lungenemphysems vom Pink-Puffer-Typ. Med Klin 2001; 96: 325–330

[36] Tashkin DP, Celli B, Decramer M et al. Bronchodilator responsiveness in patients with COPD. Eur Respir J 2008; 31: 742–750

[37] ten Brinke A, Zwinderman AH, Sterk PJ et al. Factors associated with persistent airflow limitation in severe asthma. Am J Respir Crit Care Med 2001; 164: 744–748

[38] Thomson NC, Patel KR, Kerr JW. Sodium cromoglycate and ipratropium bromide in exercise-induced asthma. Thorax. 1978; 33: 694-9

[39] Travers J, Marsh S, Williams M et al. External validity of randomised controlled trials in asthma: to whom do the results of the trials apply? Thorax 2007; 62: 219–223

[40] Turner MO, Noertjojo K, Vedal S et al. Risk factors for near-fatal asthma. A case- control study in hospitalized patients with asthma. Am J Respir Crit Care Med 1998; 157: 1804–1809

[41] Voshaar TH. Kollaterale Ventilation. Pneumologie 2008; 62: 355–360

[42] Wenzel S, Ford L, Pearlman D et al. Dupilumab in persistent asthma with elevated eosinophil levels. N Engl J Med 2013; 368: 2455–2466

[43] Wright RJ, Rodriguez M, Cohen S. Review of psychosocial stress and asthma: an integrated biopsychosocial approach. Thorax 1998; 53: 1066–1074

[44] ZuWallack RL, Mahler DA, Reilly D et al. Salmeterol plus theophylline combination therapy in the treatment of COPD. Chest 2001; 119: 1661–1670

5 Infektiöse Lungenparenchymerkrankungen

5.1 Einleitung

Ein infektiöser Befall des Lungenparenchyms ist praktisch nur im **Röntgenbild** sichtbar bzw. auch so definiert. Liegt die Infiltration pleuranah, kann sie auch mit der Sonografie detektiert werden. Die Zuordnung ist jedoch viel schlechter als mit radiologischen Verfahren.

Lungenparenchymerkrankungen durch Mikroorganismen werden üblicherweise als **Pneumonie** bezeichnet, wobei aus historischen Gründen die **Tuberkulose** noch davon getrennt wird. Im Folgenden werden sie hier aber gemeinsam besprochen, da durch den Gestaltwandel der Tuberkulose infolge besseren Ernährungszustandes und besserer Therapiemöglichkeiten das typische klinische Erscheinungsbild von früher nur noch selten zu finden ist.

Die einzig infektiöse Parenchymerkrankung bzw. die Pneumonie, die auch bei nicht Immunsupprimierten **ohne Infiltrat** einhergehen kann, ist eine Infektion mit Pneumocystis jirovecii. Allerdings wird üblicherweise infolge der klinischen Symptomatik ein CT durchgeführt, das dann auffällig ist.

> **M!**
>
> Pneumocystis-Infektionen der Lunge können ohne Infiltrat im Röntgenbild einhergehen, jedoch nicht im CT.

Es gibt **verschiedene Einteilungsarten der Pneumonie**, wobei die gebräuchlichste nach dem Auftreten der Erkrankung **außerhalb oder innerhalb des Krankenhauses** unterscheidet. Dies ist sinnvoll, weil das Erregerspektrum, der klinische Verlauf sowie die Begleiterkrankungen jeweils ein anderes Muster zeigen, sofern die Patienten nicht immunsupprimiert sind.

Ausnahmen hiervon stellen **chronisch schwerkranke Patienten** dar, z. B. solche mit fortgeschrittener COPD. Hier ist die Einteilung „ambulant erworbene Pneumonie" bzw. „nosokomiale Pneumonie" weniger hilfreich, da die jeweils mit dem Auftreten assoziierten Erregerspektren nur noch bedingt zu trennen sind. Auch **immunsupprimierte** Patienten sind wegen der anderen Verläufe, der Komplexität der Erkrankungen und der unterschiedlichen Therapie eine eigene Gruppe.

Andere Einteilungen nutzen die **Röntgenmorphologie**. Diese bietet aber nur einen groben Anhalt, da erhebliche Überschneidungen zwischen den Erregern und den klinischen Verläufen vorkommen.

Die ausführlichste Typologie erfolgt nach der **Art des gefundenen Erregers**, sofern er identifiziert werden kann. In der Praxis ist dies aber **realitätsfern**, da die Patienten meistens schon behandelt sind, wenn der mikrobiologische Befund eintrifft, sofern er überhaupt erhoben wurde bzw. positiv ist. Natürlich gibt es Ausnahmen, wenn es gelingt, durch Antigennachweis (z. B. Legionellen-Antigen im Urin) eine unmittelbare ätiologische Zuordnung zu treffen.

Nachstehend werden die Kapitel strukturiert nach dem **tatsächlichen Ablauf der Abklärung eines Infiltrats in Klinik oder Praxis** bzw. nach den Hinweisen, die sich aus den Befunden ergeben, bevor ein mikrobiologischer Nachweis vorliegt. Anschließend werden Sonderformen besprochen.

Bereits hier sei angemerkt, dass selbst der **mikrobiologische Befund** aufgrund zahlreicher möglicher Fehler und Einflussfaktoren **nicht immer den klinisch relevanten Erreger** darstellt. Jeder kennt Fälle, bei denen sich Patienten unter Therapie klinisch deutlich gebessert haben, obwohl der dann später gefundene Erreger gegen das gewählte Antibiotikum primär resistent war. Ursache für diese Diskrepanz kann eine höhere Konzentration des Antibiotikums im Infiltrat gegenüber der in der Kultur sein oder – was häufiger der Fall sein dürfte – der Umstand, dass der isolierte Erreger nicht für die Infektion verantwortlich war.

Im Folgenden wird kein direkter Bezug auf die Dosierungen der Medikamente genommen, da sich diese relativ rasch ändern. Hier wird auf die überall im Internet verfügbaren Leitlinien bzw. Beipackzettel verwiesen.

5.2 Diagnostisch-therapeutischer Algorithmus

Im Folgenden wird das allgemeine Vorgehen zur Abklärung eines Lungeninfiltrats in Verbindung mit akuten Entzündungszeichen geschildert – in Abhängigkeit davon, ob sich der Patient ambulant vorstellt oder zum Zeitpunkt der Erkrankung stationär behandelt wird.

5.2.1 Ambulanz

Eine Pneumonie in der ärztlichen Praxis zu diagnostizieren, ist nicht einfach, wenn man von der klassischen schweren bakteriellen, meist durch Pneumokokken ausgelösten Form absieht. Häufiger sind die Symptome von einem grippalen Infekt kaum zu unterscheiden. Auch die **Auskultation einer Pneumonie ist unsicher.** Systematische Untersuchungen zeigen, dass die klassisch beschriebenen Befunde mit verstärktem Stimmphremitus und Bronchophonie kaum diskriminieren, wie jeder in der Pneumologie tätige Arzt aus eigener Erfahrung weiß, wenn er den **Auskultationsbefund** mit dem **späteren Röntgenbild** vergleicht.

> **M!**
>
> Sichere physikalische Untersuchungsbefunde (einschließlich Auskultation) für eine Pneumonie gibt es nicht.

5

Wurde wegen einer akuten Entzündungssymptomatik ein Röntgenbild durchgeführt und dabei ein Infiltrat entdeckt, hat sich beim ambulanten Vorgehen aufgrund zahlreicher Studien der vereinfachte **CRB-65-Score zur Risikostratifizierung** bewährt. Er erfasst recht einfache Parameter, die für den klinisch Erfahrenen eigentlich zur Stratifizierung selbstverständlich sind. Er erleichtert aber die Entscheidung, ob der Patient ambulant behandelt werden kann oder wegen des erhöhten Mortalitätsrisikos besser stationär eingewiesen werden sollte. Wegen seiner Einfachheit reicht der CRB-65 zur Beurteilung von Grenzfällen aber nicht aus.

Ein **deutlich erhöhtes Risiko** für Komplikationen oder erhöhte Mortalität liegt vor, wenn **einer** der folgenden Parameter vorhanden ist:

- neurologische Symptome wie Bewusstseinsstörung bzw. Verwirrtheit (C = Confusion)
- Tachypnoe mit Atemfrequenz > 30/min (R = Respiratory Rate)
- starke Blutdruckerniedrigung mit Werten systolisch < 90 mmHg, diastolisch < 60 mmHg (B = Blood Pressure).

Nimmt man ein **höheres Alter** von > 65 Jahren hinzu, ist die Diskriminierung noch etwas besser. In diesem Falle sollten die Patienten auf jeden Fall stationär eingewiesen werden (▶ Abb. 5.1). Ursprünglich wurde zur Risikostratifizierung noch ein erhöhter Nierenretentionswert hinzugenommen. Dieser Wert trägt zum einen aber nur wenig zur Stratifizierung bei und kommt zum anderen in der ambulanten Praxis viel zu spät für eine Entscheidung.

Wenn in der Ambulanz eine Sputumdiagnostik durchgeführt wird, ist streng darauf zu achten, dass das Material in der präanalytischen Phase möglichst schnell und ohne Kälte- bzw. Wärmeexposition im Labor eintrifft.

> **M!**
>
> In der Ambulanz hilft der CRB-65 gut bei der Frage der stationären Einweisung, allerdings ist er für Grenzfälle zu grob.

Eine **stationäre Einweisung** sollte ebenfalls erfolgen, wenn **weitere Risikofaktoren** hinzukommen, die in ▶ Abb. 5.1 dargestellt sind. Naturgemäß hängt das im Einzelfall vom Schweregrad ab. Hat z. B. der Patient ein asymptomatisches und stabil eingestelltes Asthma, gilt das nicht als Risikofaktor. Liegt aber zusätzlich eine dauerhafte bronchiale Obstruktion vor, dann sollte der Patient stationär eingewiesen werden. Ist der Patient mit COPD aber in einem klinisch recht guten Zustand bzw. hat keine wesentlichen Risikofaktoren, kann nach den Empfehlungen zur ambulant erworbenen Pneumonie der Deutschen Gesellschaft für Pneumologie und Beatmungsmedizin (unter www.pneumologie.de) ambulant mit Antibiotika behandelt werden.

▶ **Antibiotische Therapie.** Üblicherweise wird man Amoxicillin, evtl. in Kombination mit Clavulansäure nehmen. Alternativ ist auch ein Makrolid der neueren Generation sowie Doxycyclin möglich. Abweichend von den meisten Empfehlungen sollte **kein orales Cephalosporin** gegeben werden, da die Resorption hier sehr unsicher ist. Hinzu kommt, dass die empfohlene Dosierung viel zu

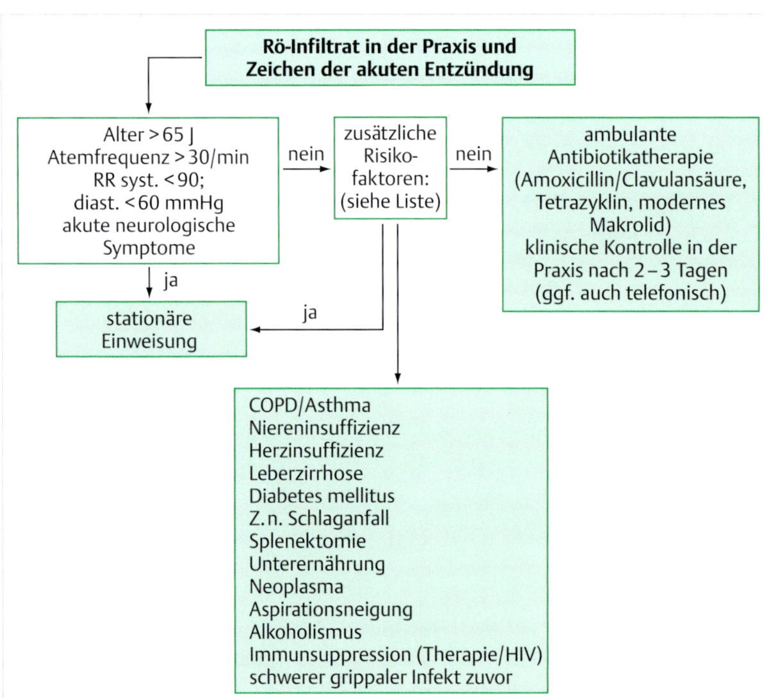

Abb. 5.1 Risikostratifizierung von Patienten mit einem Infiltrat im Thoraxübersichtsbild in der ambulanten Praxis und zusätzlichen Zeichen einer akuten Entzündung.

niedrig ist. Die gleichen Cephalosporine werden i. v. deutlich höher dosiert. Häufig werden die neuen Chinolone (Moxifloxacin, Levofloxacin) empfohlen. Sie sind zwar gut und breit wirksam, sollten aber wegen einer höheren Rate antibiotikainduzierter pseudomembranöser Kolitiden bzw. kritischer Resistenzentwicklung nur in Problemfällen eingesetzt werden.

Wichtig ist, den Patienten im Verlauf zu beobachten. Dabei sind die ersten 2–3 Tage entscheidend. Am besten, man bestellt ihn hierzu noch einmal in die Praxis ein. Wenn er sich verschlechtert, ist eine stationäre Einweisung angebracht, da entweder das Antibiotikum nicht wirkt oder doch ein komplizierterer Verlauf mit meist seltenen Erregern vorliegt. Eine weitere äußerst wichtige Differenzialdiagnose sind natürlich Infiltrate nicht infektiöser Genese (nächster Abschnitt).

> M!
>
> Je früher die Antibiotikagabe erfolgt, desto besser ist wohl auch die Prognose der ambulant erworbenen Pneumonie. Deswegen gilt in Grenzfällen: erst behandeln, dann nachfassen.

5.2.2 Krankenhaus

Ein bei hospitalisierten Patienten radiologisch festgestelltes Infiltrat der Lunge hat eine außerordentlich breite Differenzialdiagnose. Nimmt man die seltenen Erkrankungen hinzu, wären mehrere Hundert auflistbar. Daher ist es besonders wichtig, eine infektiöse Lungenparenchymerkrankung frühzeitig zu erkennen, denn es gibt mehrere gute Veröffentlichungen, die aufzeigen, dass sich die **Prognose** bei den schweren Verlaufsformen ganz entscheidend mit der **raschen Antibiotikatherapie** verbessert. Im Prinzip sollten nach der Diagnose des Infiltrats im Röntgenbild und dem Beginn der Antibiotikatherapie bei schwerer Erkrankten im Krankenhaus höchstens 1–2 h liegen.

▶ Abb. 5.2 zeigt ein rationales Vorgehen. Finden sich bei dem Patienten neben dem Infiltrat **Zeichen der akuten Entzündung**, die eine mikrobielle Infektion wahrscheinlich machen (wie akuter Beginn, evtl. Vorbefunde mit CRP- und Leukozytenerhöhung, Fieber, Husten, Auswurf, Nachtschweiß), sollte engmaschig kontrolliert werden. Eine perakute Entzündung geht mit einem reduzierten Allgemeinzustand und einer deutlich erhöhten Atemfrequenz (> 30/min) einher, meist auch mit hohem Fieber und arterieller Hypotonie. In den Blutgasen besteht meist eine deutliche Hypoxämie bzw. eine Sauerstoffsätti-

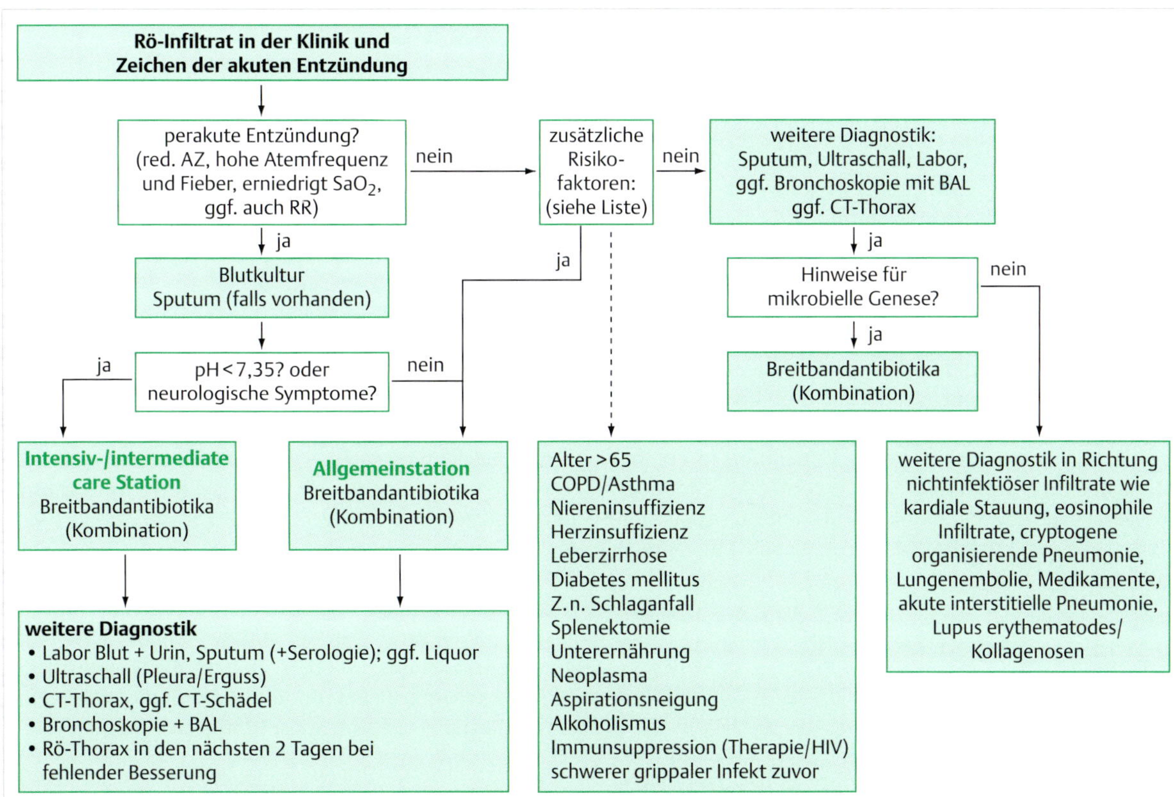

Abb. 5.2 Risikostratifizierung von Patienten mit einem Infiltrat im Thoraxübersichtsbild in der Klinik und zusätzlichen Zeichen einer akuten Entzündung.

gung < 85 %. Formal erfüllen alle diese Patienten die Definition der Sepsis. Vor weiterer Diagnostik steht dann eindeutig die Behandlung der Infektion im Vordergrund.

Eine Behandlung der Hypotonie, z. B. durch Katecholamingabe oder die Infusion zu hoher Flüssigkeitsmengen (> 5 l) verschlechtert eher nur die Prognose (Abschnitt Sepsis im Kap. 12, Intensivmedizin).

> M!
>
> In der stationären Pneumologie sind viele Infiltrate nichtinfektiöser Genese, auch wenn uncharakteristische Entzündungszeichen vorliegen.

Liegen diese **schweren Entzündungszeichen** vor, sollte vor Beginn der Antibiotikatherapie Sputum zur mikrobiologischen Untersuchung gewonnen werden, sofern der Patient in der Lage ist, es zu produzieren. Zur Erleichterung beim Abhusten kann vorher hypertone Kochsalzlösung inhaliert werden. Bei schwerem Krankheitsbild sind Blutkulturen angezeigt. Parallel wird man sehen, ob zusätzlich bereits eine Azidose in der Blutgasanalyse erkennbar ist, oder ob neurologische Symptome wie Bewusstseinstrübung, Verwirrtheit oder einzelne fokale neurologische Ausfälle vorhanden sind (▶ Abb. 5.2). In diesen Fällen sollte der Patient immer auf der Intensivstation oder einer Intermediate Care Station aufgenommen werden. Hier geht es vorerst um eine engmaschige Überwachung, damit ggf. rasch eingegriffen werden kann.

Sind die **akuten Entzündungszeichen nur gering** ausgeprägt oder fehlen sie, können die Patienten auf der Allgemeinstation versorgt werden (▶ Abb. 5.2). Beide Patientengruppen benötigen dann aber **sofort Breitbandantibiotika**, typischerweise als Kombination, wie in den Empfehlungen zur ambulant erworbenen Pneumonie vorgegeben. Dann hat man Zeit gewonnen für die weitere Diagnostik abhängig von dem klinischen Bild.

▶ **Antibiotische Therapie.** Die Empfehlungen zur antibiotischen Therapie bei bedrohlichen ambulant erworbenen Pneumonien sind einfach. Es soll ein i. v. applizierbares Cephalosporin der 2. oder 3. Generation in Kombination mit einem Makrolid oder einem Gyrasehemmer eingesetzt werden, sodass die so genannten atypischen Erreger wie Legionellen, Mykoplasmen und Chlamydien eingeschlossen sind.

Spezielle weitere Diagnostik

Bei nicht ganz typischen Fällen empfiehlt sich immer eine unmittelbare **Bronchoskopie**, um z. B. poststenotische Pneumonien nach Fremdkörperaspiration oder Tumoren sofort zu erkennen. Auch hat es Vorteile, das dann abgesaugte Bronchialsekret zur mikrobiologischen und mikroskopischen Untersuchung (inklusive Gramfärbung) zu verarbeiten. Selbst wenn die Antibiotika schon gegeben sind, lohnt sich in den schweren Fällen noch eine mikrobiologische Untersuchung, falls sich später herausstellt, dass die Erreger gegen das gewählte Antibiotikum resistent sind, z. B. Pseudomonas aeruginosa, MRSA, ESBL oder Mykobakterien. Ansonsten ist noch bei fehlender klinischer Besserung oder fehlendem Abfall der Entzündungsparameter (CRP) im Verlauf nach 3–4 Tagen eine Bronchoskopie zur weiteren Klärung indiziert; dann meist auch mit BAL.

> M!
>
> Bei komplizierten Verläufen sollte auch noch unter Antibiotikagabe eine mikrobiologische Untersuchung und insbesondere eine Gramfärbung durchgeführt werden.

Bei persistierenden neurologischen Symptomen sollte zusätzlich ein **Schädel-CT** durchgeführt werden, um Hirnabszesse nicht zu übersehen. Bei komplizierten oder unklaren Verläufen ist ein **Thorax-CT** heute obligat. Das Labor wird in Abhängigkeit vom klinischen Befund entsprechend erweitert.

Zeitnah mit der radiologischen Diagnostik sollte bei den Patienten mit unklarem Infiltrat auch immer eine **Ultraschalluntersuchung** durchgeführt werden. Relativ häufig findet man kleine Pleuraergüsse, deren Punktion diagnostisch weiterhelfen kann. Auch eine mikrobiologische Diagnostik des Pleuraergusses detektiert im Zeitverlauf mitunter den verantwortlichen Erreger. Ausgedehnte und pleuranahe Infiltrate sind im Ultraschall gut sichtbar. Diese Information kann ggf. später für eine Verlaufsbeobachtung genutzt werden.

Zeigen die Patienten keine perakuten Zeichen und sind klinisch vergleichsweise stabil, haben aber **Risikofaktoren** (▶ Abb. 5.2), die auf einen komplizierten Verlauf hindeuten (z. B. früherer Schlaganfall mit Aspirationsneigung, Splenektomie oder ein durchgemachter schwerer grippaler Infekt), sollte zur Sicherheit ebenfalls sofort mit Antibiotika behandelt werden, bevor die weitere Diagnostik stattfindet. Dabei wird man die Auswahl des Antibiotikums in Abhängigkeit von den Risikofaktoren bzw. den wahrscheinlichen Erregern modifizieren (s. u.).

Wenn die Patienten wenig oder gar **nicht kompromittiert** sind, können vor der Antibiotikagabe diagnostische Maßnahmen durchgeführt werden, die der Abklärung des Infiltrats dienen. Dabei fällt in der Regel auch eine Erregerdiagnostik an (▶ Abb. 5.2). Mehren sich die Hinweise auf eine infektiöse Genese, sollte ebenfalls gleich mit Antibiotika therapiert werden. Spricht die Diagnostik gegen eine mikrobielle Entzündung, kommt die breite Differenzialdiagnose nichtinfektiöser Infiltrate infrage.

5.3 Ambulant erworbene Pneumonie

5.3.1 Häufigkeit und Definition

Eine Pneumonie wird als ambulant erworben definiert (**Community-acquired Pneumonia, CAP**), wenn sie ohne vorherige stationäre Aufnahme (> 90 Tage) entsteht und wenn vorher keine engere medizinische Betreuung bestanden hat, wie Dialyse, Chemotherapie mit Neutropenie etc.

Bei ca. 250 000 Patienten wird pro Jahr aus deutschen Kliniken die Hauptdiagnose Pneumonie verschlüsselt. Die Mortalität im Krankenhaus ist mit ca. 10–15 % hoch. Davon sind ungefähr 80 % ambulant erworben, wie aus Daten der Bundeszentrale für Qualitätssicherung (BQS) hervorgeht, denn die ambulant erworbene Pneumonie ist dort einer der Hauptindikatoren der Qualitätssicherung in der Inneren Medizin. Dabei sind viele Patienten noch gar nicht erfasst, denn durch die breite Anwendung von Antibiotika in der Praxis werden sicher viele Pneumonien therapiert, ohne dass die Diagnose je gestellt wird.

Es ist wahrscheinlich, dass die frühe Gabe eines Antibiotikums zu einem raschen Abheilen der Erkrankung führt. Die klassischen Fälle mit ausgedehntem Krankheitsbild und sich später erst langsam zurückbildenden Infiltraten hängen wahrscheinlich mit einem späteren Beginn der antibiotischen Therapie zusammen. Allerdings gibt es keine systematischen Daten zu dieser Frage. Nimmt man die Dunkelziffer bzw. Daten aus regionalen Untersuchungen hinzu, dürfte jährlich knapp 1 % der Bevölkerung eine Pneumonie erleiden.

> **M!**
> Meist sind es nur wenige Erreger, die eine CAP verursachen. Darunter sind Pneumokokken mit Abstand am häufigsten.

Allgemein sind ältere Personen deutlich stärker gefährdet, Männer etwas mehr als Frauen. Weltweit sind Bakterien mit den **Haupterregern** Streptococcus pneumoniae (Pneumokokken) mit Abstand die häufigste Ursache. Auch in der deutschen CAPNETZ-Studie führen sie mit gut 40 %, gefolgt von Haemophilus influenzae und Mycoplasma pneumoniae mit je ca. 6–8 %. Es folgen mit ca. 3 % Legionellen und ca. 1 % Chlamydien; gramnegative Keime mit knapp 5 % und seltenere Erreger, die etwa < 1 % ausmachen. Viruspneumonien sind ebenfalls nicht selten. Sie machen in verschiedenen Untersuchungen ca. 10–15 % aller Fälle aus.

Über die **Mortalität der Pneumonie** gibt es außerordentlich unterschiedliche Angaben, was mit der untersuchten Gruppe und der Definition der Mortalität zusammenhängt. Meist geht man von einer Mortalität von < 1 % bei ambulanten und ca. 12 % bei stationären Patienten aus. Das erscheint nicht plausibel, wenn man den klinischen Alltag betrachtet. Hintergrund dürfte sein, dass fast alle Todesfälle Patienten betreffen, die zusätzlich schwere Begleiterkrankungen haben. Die Pneumonie ist oft nur der Tropfen, der das Fass zum Überlaufen bringt. Deswegen ist auch eher die Grunderkrankung als Gesamtbild im Gedächtnis. Immerhin werden nur ca. 15 % dieser Patienten vor ihrem Tod auf die Intensivstation verlegt, was für die infauste Prognose der Grunderkrankung spricht.

> **M!**
> Ohne schwere Begleiterkrankungen stirbt man an einer CAP nur sehr selten. Ein alter Mensch stirbt mit und nicht an der Pneumonie.

In den Kliniken der Autoren werden im Jahr über 15 000 Patienten behandelt. Eine aktuelle Analyse der letzten Jahre bezüglich der **Todesfälle** an Pneumonie hat ergeben, dass nur Patienten gestorben sind, die zusätzlich eine **schwere Begleiterkrankung** hatten. Das hängt möglicherweise auch damit zusammen, dass schwere Pneumonien bei uns meist nicht oder zumindest nichtinvasiv beatmet werden, da diese Intervention oft mehr Schaden verursacht als die Pneumonie selber (Kap. 12, Intensivmedizin). Für diese Hypothese spricht eine Untersuchung von Angus et al., bei der an ca. 1200 stationären Patienten mit schwerer CAP die Mortalität bis 90 Tage nach der Aufnahme erfasst wurde [2]. Dabei hatte die erfolgreiche Behandlung der Pneumonie überhaupt keinen Einfluss auf die Mortaliät, unabhängig davon, ob die Patienten auf der Intensiv- oder Allgemeinstation behandelt werden (▶ Abb. 5.3). Mit anderen Worten: Die Todesursache wurde nur durch die jeweiligen Grund- bzw. Begleiterkrankungen bestimmt.

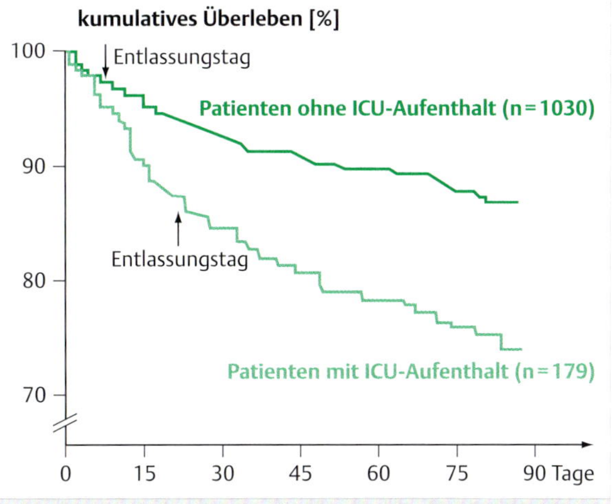

Abb. 5.3 Überlebensrate von Patienten, die mit schwerer ambulant erworbener Pneumonie stationär aufgenommen wurden; ca. 15 % davon kamen auf die Intensivstation. Obwohl die Pneumonie bei allen erfolgreich behandelt wurde, änderte sich an der Mortalität nichts. Das spricht dafür, dass die Begleiterkrankungen im Vordergrund standen bzw. lebenslimitierend waren (mod. nach [2]).

Natürlich kommen **Todesfälle** vereinzelt auch bei jüngeren, vorher völlig **gesunden Personen** vor. Diese verlaufen dann oft dramatisch und foudroyant, etwa wie bei nicht geimpften Splenektomierten. Möglicherweise haben die Patienten einen angeborenen isolierten Immundefekt, der diesen Verlauf begünstigt.

5.3.2 Ätiologie und Pathogenese

Die Gruppe der infrage kommenden Erreger ist theoretisch außerordentlich bunt, wovon allerdings die meisten sehr selten sind. Die häufigsten sind oben genannt. Durch die heute übliche früh einsetzende Antibiotikatherapie bleibt die **Erregerfrage meist offen**. In Problemfällen führt erst eine nochmalige, meist aggressivere invasive Diagnostik dann zu den in der Regel seltenen oder primär resistenten Erregern. Einen deutlichen Hinweis auf das Erregerspektrum geben die häufig vorhandenen Begleiterkrankungen, die weiter unten näher besprochen werden.

Zusätzlich sollte bei Pneumonieverdacht grundsätzlich die berufliche Situation (z. B. Tätigkeit in der Landwirtschaft, Kontakt mit Papageien, Schafen etc.) des Patienten näher analysiert werden. Weiterhin sollte nach möglichen Kontaktpersonen und wegen der unterschiedlichen Resistenzlage nach Auslandsreisen gefragt werden.

> M!
>
> Durch die rasche und meist effektive Antibiotikatherapie bleibt die Frage nach dem verantwortlichen Erreger heute meist offen.

Hinzu kommt die große regionale Häufung bestimmter Erreger. Daten aus dem nichteuropäischen bzw. südeuropäischen **Ausland** sind **nicht auf unsere Verhältnisse übertragbar**. Allerdings führen weltweit immer die Pneumokokken. Gramnegative Bakterien sind bei der ambulant erworbenen Pneumonie recht selten. Die Situation ist umgekehrt bei einer nosokomialen Pneumonie.

Je nach Erreger, Alter und Begleitsituation wird die Entzündung stark durch die Immunabwehr beeinflusst. Klassischerweise wird der Erreger inhaliert und breitet sich dann in den Alveolen über die Kohn-Poren aus. Es handelt sich zu Beginn also um eine **infektiöse Alveolitis**. Deswegen haben ca. 30 % der Patienten mit Pneumokokkenpneumonie besonders anfangs überhaupt keine Sputumproduktion. Andere Ausbreitungswege sind bronchogen, z. B. durch Aspirieren von Speichel oder Magensaft.

Bei COPD kann über eine bereits vorhandene Infektion oder Kolonisation der Bronchien eine infektiöse Alveolitis, also ein Infiltrat, entstehen.

Eine hämatogene Aussaat ist ebenfalls möglich, jedoch selten. Die häufigsten Ursachen dürften Rechtsherzendokarditiden mit bakteriellen Streuherden sein. Auch Abszesse an anderen Körperregionen können durch Streuung in die Lunge meist mehrere pneumonische, öfter einschmelzende Infiltrate verursachen. Diffuse Prozesse durch Infektion der kleinen Kapillaren durch hämatogene Streuung sind sehr selten und kommen am häufigsten bei der Miliartuberkulose vor.

Ist die **Immunabwehr eingeschränkt**, sei es durch eine angeborene Form, durch Immunsuppressiva, neoplastische Erkrankungen oder AIDS, dann erweitert sich das Erregerspektrum noch einmal erheblich. Deswegen ist es immer sinnvoll, sich im Einzelfall bei Abteilungen, die solche Patienten häufiger behandeln, näher zu informieren. Dies gilt besonders für **transplantierte und HIV-infizierte Patienten**. Aus diesem Grund wird eine Pneumonie bei diesen Patienten nicht mehr der Gruppe der CAP zugeordnet.

> M!
>
> Bei stark immunsupprimierten Patienten mit Infiltraten sollte man sich Rat bei Abteilungen einholen, die solche Fälle häufig sehen.

5.3.3 Klinik

Der klinische Befund ist weder bei der Erregerdiagnostik noch bei der Therapiestratifikation eine Hilfe. Einzig die klassische Pneumokokkenpneumonie mit perakutem Beginn, hohem Fieber, Tachypnoe mit Nasenflügelatmung, Zyanose und Luftnot ist noch recht typisch, aber insgesamt wegen der meist raschen Behandlung recht selten geworden (▶ Tab. 5.1). Allerdings können auch andere Erreger wie Legionellen und Klebsiellen ein identisches klinisches Bild machen.

Bei der **Auskultation** sind meistens feuchte, ohrnahe Rasselgeräusche und Bronchialatmung zu hören. Die Sensitivität dieses Befundes bezüglich eines radiologischen Infiltrats liegt jedoch $< 50\%$. Da in ca. 30 % eine Pneumonie mit pleuritischer Reizung einhergeht, kommt es häufiger zu atemabhängigen Schmerzen. Gastrointestinale Begleitsymptome mit Übelkeit, Erbrechen, auch Durchfall sind nicht selten. Fieber findet man in ca. 80 %, bei den Pneumokokkenpneumonien ist es besonders hoch. Die meisten Patienten haben eine Tachykardie und Tachypnoe, ca. 60 % eine Atemfrequenz > 25/min. Ein Drittel der Patienten hat keinerlei auffälligen Auskultationsbefund. Besonders bei Älteren und immunsupprimierten Patienten verlaufen die Pneumonien oft oligosymptomatisch.

> M!
>
> Ältere zeigen bei Pneumonie häufig nur geringe klinische Auffälligkeiten.

Tab. 5.1 Häufige Unterschiede zwischen der klassischen und der atypischen Pneumonie (im Wesentlichen definiert durch das Röntgenbild, aber Ausnahmen bzw. Überschneidungen kommen vor).

	klassische Pneumonie	atypische Pneumonie
Röntgen	alveoläres Muster positives Bronchoaerogramm anatomische Grenzen	interstitielles Muster Milchglas lappenübergreifend
Pleura	zumindest kleiner Begleiterguss häufig	sehr selten Pleuraerguss
Alter	höheres Alter, Begleiterkrankungen	jüngeres Alter, sonst gesund
Klinik	akut/perakut (Tachypnoe, Tachykardie, reduzierter AZ) hohes Fieber oft Auswurf (eitrig)	langsame Entwicklung eher wie grippaler Infekt mit Allgemeinsymptomen weniger Auswurf (klar)
Labor	CRP > 10-fach erhöht Leukozyten > 15 000/µl Linksverschiebung BAL: massive Neutrophilie (> 70 %)	CRP < 10-fach erhöht Leukozyten < 15 000/µl BAL: geringe Neutrophilie, z. T. Lymphozytenerhöhung
häufigste Erreger	Pneumokokken, Staphylokokken	Mykoplasmen, Chlamydien, Legionellen, Viren

5.3.4 Labor/Mikrobiologie

Hier herrschen Entzündungszeichen vor mit deutlicher Leukozytose mit 15 000–25 000. In Einzelfällen (meist Pneumokokken), kann es auch zu einer leukämoiden Reaktion mit > 50 000 Leukozyten und starker Linksverschiebung kommen. Seltener gibt es auch Leukopenien, die dann öfters mit einer schlechteren Prognose verbunden sind.

Das **CRP** ist praktisch immer erhöht, allerdings manchmal etwas verzögert, nach 1–2 Tagen. Bei den atypischen Pneumonien ist es meist nur mäßig bis 10-fach erhöht, bei den typischen oder klassischen ist es höher (▶ Tab. 5.1). Die zusätzliche Messung von Procalcitonin hilft im Vergleich zu CRP wenig, da es etwa in gleichem Umfang, wenn auch etwas früher erhöht ist. Ein normales Procalcitonin bzw. ein **normales CRP** im Verlauf spricht aber stark für ein **Infiltrat nichtinfektiöser Genese.** Versuche, über die Entzündungsparameter im Labor eine Diskriminierung der Erregertypen zu erreichen, waren nicht erfolgreich.

> **M!**
> CRP und (seltener) Procalcitonin können ganz zu Beginn einer Pneumonie noch normal sein.

Untersuchungen auf **lösliche Antigene der Erreger im Blut oder Urin** sollten besonders dann durchgeführt werden, wenn die Pneumonie unter Therapie keinen typischen Verlauf zeigt. Die klassischen **serologischen Tests** auf Antikörper werden **nicht mehr empfohlen**, da die Ergebnisse eines Titeranstiegs erst nach 2–3 Wochen verwertbar sind und damit viel zu spät eintreffen. Zudem verschlingen sie unnötig Ressourcen. Bestehen neurologische Symptome in Verbindung mit interstitiellen Infiltraten, sollte auf jeden Fall an Legionellen gedacht und ein Urin-Schnelltest durchgeführt werden. Er ist hochspezifisch für den sehr häufigen Serotyp 1. Auch für Pneumokokken gibt es einen Antigennachweis im Urin. In systematischen Untersuchungen war in 20 % der Pneumokokkenpneumonien der Schnelltest positiv.

Allerdings wird, wie erwähnt, heute in solchen Fällen fast immer unter Einbeziehung der atypischen Erreger sofort breit behandelt, sodass im Prinzip das Untersuchungsergebnis wenig ändert. Man könnte ggf. dann ein Antibiotikum aus der Kombination herausnehmen, was aber in den seltensten Fällen getan wird, wenn die Kombination zu einer klinischen Besserung geführt hat. Immerhin gibt es ja gerade bei den komplizierten Fällen auch Mischinfektionen, die dann die Weitergabe der Kombination rechtfertigen würden.

Eine **mikrobiologische Untersuchung** wird eher zur Differenzialdiagnostik durchgeführt, wenn der Patient weniger schwer erkrankt und der Verdacht auf eine infektiöse Genese des Infiltrats nicht hoch ist (▶ Abb. 5.2). Eine gute Hilfe ist zusätzlich die **Gramfärbung** von Sputum oder/und BAL sowie von Pleuraflüssigkeit. Findet man Bakterien, die extrazellulär liegen, spricht das für eine aktive Infektion. Sind sie mehr oder weniger alle intrazellulär, ist die Infektion üblicherweise in Abheilung. Der Gramstatus kann auch mitunter bei der Antibiotikaauswahl helfen.

Wurden bereits Antibiotika gegeben, dann ist die mikrobiologische Untersuchung normalerweise wenig sinnvoll. Lediglich während der ersten 24 h können noch virulente Erreger gefunden werden. Ist der Verlauf aber problematisch, sollte die mikrobiologische Untersuchung zum Nachweis von primär resistenten Erregern wie MRSA, Pseudomonas, Tuberkulose oder Pilzen trotzdem durchgeführt werden. Falls allerdings der Verlauf kompliziert ist bzw. sich der klinische Zustand nicht bessert, dann sollte das Antibiotikum sofort gewechselt werden. **Antibiotikapausen** von 2 Tagen für eine mikrobiologische Testung haben der Literatur zufolge im Outcome **keinen Vorteil** gebracht.

> M!
>
> Antibiotikapausen zur Erregergewinnung haben keinen Vorteil erbracht.

Erstaunlicherweise gibt es praktisch keine Daten in der Literatur über die Bedeutung einer **zytologischen Differenzierung** von mikrobiologischen Asservaten. Eine ausgeprägte neutrophile Granulozytose in der bronchoalveolären Lavage (oft > 70 %) spricht stark für eine bakterielle Infektion, eine deutliche Lymphozytose eher für eine Tuberkulose, wenn die übrigen Befunde dazu passen. Bei Viruspneumonien und Mykoplasmen sind höhere Lymphozytenzahlen ebenfalls beschrieben, aber, wie erwähnt, nicht systematisch untersucht. Für die Pleurazytologie gibt es etwas mehr Daten (Kap. 7; ▶ Tab. 7.3). Die Zytologie hilft auch, die Qualität des mikrobiologischen Asservats wie Sputum oder bronchoalveoläre Lavage zu überprüfen. Beispielsweise sprechen viele Plattenepithelzellen im Sputum für eine geringe Reinheit des Materials, d. h. schlechte Entnahmequalität und damit eher ein Mundspülwasser.

> M!
>
> Eine Zytologie bei BAL und besonders bei Pleuraergüssen hilft mitunter bei der Differenzialdiagnose nichtentzündlicher Infiltrate.

Manche Erreger sind ausgesprochen schwierig zu kultivieren. Dazu gehören Legionellen und viele Virusarten. **Blutkulturen** haben oft keine hohe Trefferrate (10–20 %), sind aber recht spezifisch. In zwei Drittel der Fälle werden Pneumokokken gefunden. Nach der Literatur und der persönlichen Erfahrung ändert die Analyse der Blutkulturen das Antibiotikaregime nur selten. Ausnahmen sind hämatogen verursachte Pneumonien durch bakterielle Streuherde wie bei einer Endokarditis.

In **besonders ausgewählten und schweren Fällen** (meist auf der Intensivstation) bzw. bei Zunahme der Infiltrate und fehlender klinischer Besserung trotz breiter, hoch dosierter Antibiotikatherapie und nach vorher durchgeführter, nicht diagnoseweisender BAL, ist eine **Biopsie aus dem Infiltrat** mittels transbronchialer oder perkutaner Biopsie zu erwägen. Dabei ist es wichtig, das Bioptat für eine mikrobiologische Analyse möglichst steril zu asservieren. Zusätzlich soll auf jeden Fall versucht werden, eine zytologische Diagnose zu bekommen. Mitunter findet man dann Hinweise auf seltene Erreger wie Pilze, Parasiten und Mykobakterien oder aber auch eine Lymphangiosis carcinomatosa. Eine relativ wenig invasive Methode ist auch das Anspülen des Infiltrats mittels perkutaner Punktion mit sehr dünner Nadel (< 0,7 mm) zur Mikrobiologie, wodurch praktisch nie ein wesentlicher Pneumothorax entsteht (Kap. 2.16).

Wie oben schon erwähnt, zeigt ein mikrobiologischer Nachweis nicht immer tatsächlich den Keim, der die Infektion verursacht. Deswegen darf man das mikrobiologische Ergebnis nicht blind übernehmen, insbesondere dann nicht, wenn der Verlauf unter Therapie dagegenspricht.

Lange hat man gehofft, dass der direkte Antigen- bzw. Erregernachweis mittels **PCR** in der Entscheidungsfindung hilft. Das Dilemma sind hier die **falsch positiven Befunde**, die manchmal auf die falsche Spur führen. Die wenigen Untersuchungen dazu haben gezeigt, dass sich die Antibiotikagabe nach der Erkenntnis der PCR-Analyse praktisch nicht verändert hat. Die neueren Daten, die den Erfolg der frühen Antibiotikatherapie zeigen, bremsen zusätzlich diese Entwicklung.

Lungenfunktion

Die Lungenfunktion zeigt typischerweise ein restriktives Bild. Gerade zur **Verlaufsbeobachtung bei Problemfällen** ist die Vitalkapazität gut geeignet, da sie empfindlicher reagiert als das Röntgenbild. Zur Differenzialdiagnose ist auch mitunter die Messung der Diffusionskapazität hilfreich, da die Pneumonie mit einer normalen KCO verbunden ist, denn das verbleibende Lungenparenchym ist üblicherweise gesund. Interstitielle Lungenerkrankungen wie eine organisierende Pneumonie (COP) haben immer eine generalisierte Alveolitis, die eine erhebliche KCO-Erniedrigung verursacht, was differenzialdiagnostisch genutzt werden kann.

> M!
>
> Die Vitalkapazität ist empfindlicher als das Röntgenbild zur Beurteilung des Verlaufs einer (komplizierten) Pneumonie.

Eine **Blutgasuntersuchung** gehört bei Patienten mit Infiltraten obligat dazu. Abhängig von der Art und der Ausdehnung des Infiltrats können erhebliche Hypoxämien infolge des erhöhten Shuntvolumens vorkommen. Je schwerer die Hypoxämie, desto stärker die kompensatorische Hyperventilation, sichtbar an einem erniedrigten $paCO_2$. Wie im Abschnitt Pathophysiologie im Kap. 12, Intensivmedizin ausgeführt, leiden die Patienten unter dieser Hypoxämie in der Regel aber wenig, sondern nur unter der Entzündung selber. Eine Korrektur der Hypoxämie mit Sauerstoff wird deswegen nur in schweren Fällen als hilfreich empfunden.

Radiologie

Entzündliche wie nichtentzündliche Infiltrate sind sehr vielgestaltig, sodass eine pathogenetische Zuordnung meist nur für Gruppen gilt. Hilfreich ist, wenn sich das Infiltrat an die anatomischen Grenzen der Segmente oder Lungenlappen hält und zusätzlich ein **Bronchoaerogramm** vorliegt, da dann häufiger Pneumokokken (aber nicht nur) als Erreger infrage kommen. Fleckige Infiltrate wie bei Bronchopneumonie sind außerordentlich vielgestaltig und erlauben hier keine Zuordnung zum Erreger. **Einschmelzungen** mit zystischen Hohlräumen in der Peripherie sprechen stark für Staphylokokken; seltener können es auch Klebsiellen und Mischinfektionen mit Enterobakterien und Anaerobier die Ursache sein.

Interstitielle oder retikuläre Infiltrate sind häufig kombiniert mit milchglasartigen Trübungen, die unscharf begrenzt sind. Sie können isoliert wie multifokal auftreten.

Das **Computertomogramm** hilft gut in der Differenzierung gegen nichtinfektiöse Infiltrate. Man erkennt viel präziser, ob sonstige Zeichen vorhanden sind, z. B. für eine Lungenfibrose oder Bronchiektasen. Auch Tumoren, die eine sekundäre, d. h. poststenotische Pneumonie verursachen, sind leichter sichtbar. Eine alte oder frische Tuberkulose ist ebenfalls im CT durch frische und/oder verkalkte Satellitenherde viel sicherer zu diagnostizieren. Die Palette der Differenzialdiagnosen ist breit, denn bei fast allen Krankheitsbildern in der Pneumologie kommen mitunter Infiltrate vor, wenn man von der Schlafmedizin absieht.

Der **Verlauf eines Infiltrats** über einen kurzen Zeitraum sagt mehr über die Prognose aus als z. B. die Blutkultur [6]. Eine Zunahme des Infiltrats innerhalb der ersten 48 h ist dann ein ungünstiger Faktor, wenn sich die Klinik nicht bessert. Mitunter entwickelt sich daraus sogar ein ARDS. Dies kann auftreten, auch wenn der Keim bereits abgetötet ist, möglicherweise als überschießende Immunreaktion. Deswegen findet sich im Algorithmus (▶ Abb. 5.2) auch die Empfehlung, nach ca. 2 Tagen noch einmal ein Röntgenbild anzufertigen, wenn sich klinisch keine deutliche Besserung zeigt.

Selbstverständlich kann dieses Phänomen auch in der **ambulanten Behandlung** auftreten, weswegen die Autoren empfehlen, dass sich die Patienten nach ca. 2–3 Tagen noch einmal in der Praxis vorstellen, um über den klinischen Zustand zu berichten. Zu diesem Zeitpunkt sollte auch der CRB-65 wiederholt werden. Verschlechtert er sich, muss auch dann noch einmal ein Röntgenbild gemacht und meist auch stationär eingewiesen werden.

> **M!**
>
> Nimmt das Infiltrat im Verlauf von wenigen Tagen zu, muss bei fehlender klinischer Besserung erwogen werden, den Patienten auf die Intensivstation zu verlegen.

Immer wieder erlebt man, dass sich Infiltrate auch nach effektiver Therapie und klinischer Besserung vorübergehend verschlechtern bzw. nur sehr langsam auflösen. Davon zu trennen ist eine **Retraktion** meist größerer Infiltrate im Röntgenbild, die für eine Abheilung sprechen. Falls die Patienten im Verlauf beobachtet werden können, stellt man fest, dass es Monate dauern kann, bis die Infiltrate verschwunden sind oder als kleine streifige Verdichtungen verbleiben. Es gibt eine gewisse Beziehung zwischen den Erregern, der passageren radiologischen Verschlechterung und der Zeit bis zum stabilen Restzustand, die in ▶ Tab. 5.2 dargestellt ist.

Sonografie

Wie oben schon erwähnt, gehört die sonografische Untersuchung immer mit zur Abklärung eines infektiösen Infiltrats. Dabei geht es im Wesentlichen um die Suche nach einem häufig vorhandenen **Pleuraerguss**, der sich im Verlauf manchmal rasch verändern kann. Nicht selten entwickelt sich aus einem komplizierten Erguss ein Pleuraempyem (Kap. 7). Die Ultraschalluntersuchung kann auch bei einer möglichen Herz- und Nierenbeteiligung hilfreich sein. Da die Pneumonie im Krankenhaus meist mit mehr oder weniger großer Immobilität verbunden ist, nimmt die Wahrscheinlichkeit von Thrombosen zu, wobei manche Erreger (Pneumokokken und Viren) dies durch Induktion einer Hyperkoagulabilität noch begünstigen können. Deswegen macht es kaum mehr Arbeit, wenn im Rahmen der Ultraschalluntersuchung eine **Kompressionssonografie** der Beinvenen durchgeführt wird.

Tab. 5.2 Zeitverlauf pneumonischer Infiltrate bei einer effektiv behandelten Pneumonie in Abhängigkeit von den Erregern.

Erreger	passagere radiologische Verschlechterung	Zeitdauer bis zur Restitutio oder zum stabilen Restinfiltrat
Pneumokokken und Legionellen (schwerer Verlauf)	häufig	3–5 Monate
Staphylococcus aureus	häufig	3–5 Monate
gramnegative Erreger/Haemophilus influenzae	gelegentlich	3–5 Monate
Chlamydien/Mykoplasmen	selten	1–2 Monate

M!

Ultraschalluntersuchungen, auch im Verlauf, gehören heute zum Management einer komplizierten Pneumonie im Krankenhaus.

5.3.5 Therapie

Im Vordergrund steht die Antibiotikatherapie. Wie erwähnt, wird heute üblicherweise sofort empirisch behandelt. Meist liegen Begleiterkrankungen vor, die das Erregerspektrum beeinflussen. Daran sollte die Therapie angepasst werden (s. u.). Falls keine Begleiterkrankungen vorliegen, gibt es mehrere Alternativen in der ambulanten Therapie. Im Vordergrund steht immer noch ein **Penicillinpräparat,** das **bevorzugt in Verbindung mit einem β-Laktamasehemmer** gegeben werden sollte. Alternativ werden in den Leitlinien Makrolide der neueren Generation sowie Doxycycline empfohlen. Penicillinresistente Pneumokokken sind in Deutschland außerordentlich selten. Die Empfindlichkeit auf Tetrazykline hat wieder deutlich zugenommen, nachdem deren Verwendung über Jahre eingeschränkt worden ist.

Manchmal bringen die Patienten **penicillinresistente Pneumokokken** von Auslandsreisen mit. Da es immer wieder zu gewissen Verschiebungen auch der Resistenzlage kommt, ist es vor allen Dingen bei Problemfällen sinnvoll, sich in der **aktuellen Leitlinie** zur ambulant erworbenen Pneumonie über die Entwicklung zu informieren (unter www.pneumologie.de). Wie erwähnt, sollten wegen der unsicheren Resorption und der zu niedrigen Dosis auf keinen Fall orale Cephalosporine gegeben werden. Die Empfehlungen zur **Therapiedauer** werden immer kürzer. Früher waren es 14 Tage; heute sind 5–7 Tage üblich, wenn keine besonderen Umstände vorliegen (s. u.).

In der Klinik wird man üblicherweise ein Kombinationspräparat Penicillin plus β-Laktamasehemmer in Verbindung mit einem höher dosierten Makrolid zur Behandlung möglicher atypischer Erreger applizieren. In **schwereren Fällen** sollte es zur Sicherheit **immer i. v.** und hoch dosiert gegeben werden. Gerade bei Pneumokokken reicht oft eine einmalige Gabe, um alle Bakterien abzutöten. Bei Nichtansprechen können die jeweils anderen Alternativen einschließlich Fluorchinolone benutzt werden. Den primären Einsatz von Fluorchinolonen halten wir in den typischen Fällen der unkomplizierten, ambulant erworbenen Pneumonie nicht für gerechtfertigt. Das gilt insbesondere für **Ciprofloxacin,** das **gegen Pneumokokken kaum wirkt,** da viele Stämme resistent sind. Ihr breiter und unkritischer Einsatz ist z. T. für die weltweit zunehmenden Fälle von Clostridien-Infektionen verantwortlich, was dann sehr hohe zusätzliche Kosten verursacht.

M!

Wichtig ist es, Antibiotika in der Klinik hoch genug zu dosieren.

Normalerweise ist die **Therapie der atypischen Pneumonie** im Gegensatz zu früher heute kein Problem mehr. Zumeist werden viele Fälle auch unerkannt durch die ambulante Gabe von Doxycyclin, Makroliden und Fluorchinolonen effektiv behandelt.

Besteht der Verdacht auf eine **Legionellen-Pneumonie,** die klinisch meist akut verläuft, aber auch wie eine atypische Pneumonie aussehen kann, lohnt sich ein Antigennachweis im Urin. Hintergrund ist die immer noch längere Therapiedauer als bei den anderen Erregern. Makrolide sollten 10–14 Tage gegeben werden. Die neuen Fluorchinolone, besonders Levofloxacin, sind ebenfalls eine gute Therapiealternative und bei schweren Verläufen Mittel der Wahl, weil sie am besten wirken. Gerade Legionellen-Pneumonien können mitunter auch bei primär Gesunden einen schweren Verlauf zeigen und dann in ein ARDS übergehen, wenn sie zu spät erkannt und nicht ausreichend behandelt werden.

M!

Im Gegensatz zu früheren Empfehlungen ist die Therapiedauer bei Legionellen-Infektionen kürzer: für Makrolide 10–14, für Chinolone nur noch 7 Tage.

Durch das erhöhte **Shuntvolumen** infolge der Pneumonie haben die Patienten eine mehr oder weniger starke Hypoxämie. **Sauerstoff** via Nasensonde kann gegeben werden, wobei sich an den Blutgasen infolge des Shuntvolumens meist wenig ändert. Auf keinen Fall darf man dem Fehler unterliegen, deswegen höhere Dosen als 2–3 l/min zu geben. Höhere Dosen erzeugen nur einen zusätzlichen **Entzündungsreiz** durch **überschüssige Oxidationsprodukte,** die neben der mikrobiologisch bedingten Entzündung zusätzlich vom Immunsystem bewältigt werden müssen. Das erhöht die Komplikationsrate. Verschlimmert wird die Situation noch, wenn die Patienten auf der Intensivstation beatmet werden müssen. Hier wird nicht nur üblicherweise mehr Sauerstoff gegeben als nötig, sondern auch der Dehnungsstress auf die bereits vorgeschädigten Alveolen nimmt durch die Beatmung zu. Beides kann die Prognose verschlechtern (Abschnitt zur hypoxischen Insuffizienz im Kap. 12, Intensivmedizin).

Pneumoniepatienten haben vermutlich durch die generalisierte Entzündung mit Fieber und Elektrolytverschiebungen vermehrt kardiale Rhythmusstörungen. Kränkere Patienten sollten daher ggf. eine Monitorüberwachung bekommen.

> **M!**
>
> Auch bei schwerer Pneumonie sollte eine Beatmung möglichst lange hinausgezögert werden, um die dadurch induzierten Komplikationen zu vermeiden.

Der Einsatz **fiebersenkender Maßnahmen** hängt von den Begleitumständen ab. Bei jüngeren Menschen sollte man das Fieber nur senken, wenn die Patienten sehr darunter leiden. Durch das hohe Fieber wird vermutlich die Antikörperproduktion beschleunigt.

Patienten mit Pneumonie haben selten Probleme mit der **Schleimretention**, es sei denn, sie haben zusätzlich eine COPD. Dann gilt die gleiche Therapie wie im Abschnitt COPD beschrieben. Kurz muss hier nochmals darauf hingewiesen werden, dass öfter vergessen wird, bei obstruktiven Ventilationsstörungen zu den **Antibiotika** orale **Glukokortikoide** zu geben (20–30 mg Prednisolon), da eine Pneumonie fast immer auch eine Exazerbation einer COPD oder eines Asthma bronchiale verursacht (vgl. Kap. 4). Inhalationen oder Mukolytika sind bei einer Pneumonie ohne eine Grunderkrankung wie COPD oder Asthma nicht erforderlich.

> **M!**
>
> Pneumoniepatienten mit Asthma oder COPD brauchen immer zusätzlich orale Steroide über ca. 14 Tage.

Eine höhere **Flüssigkeitszufuhr** ist nur dann nötig, wenn die Patienten tatsächlich durch höheres Fieber vermehrt ausschwitzen und wenig Durst haben. Normalerweise kompensiert der Organismus seinen Flüssigkeitshaushalt von alleine. Die gelegentlich zu sehende Tendenz, sehr hohe Flüssigkeitsmengen zu infundieren (> 5 l), führt eher zum gegenteiligen Effekt. Gerade Patienten mit Pneumonie und beginnender systemischer Reaktion durch die Endotoxinausschüttung entwickeln zumindest passager ein kapillares **Leakage-Syndrom,** sodass dann die zu hohe Flüssigkeitszufuhr die Ödemneigung fördert und damit die Sauerstoffversorgung im Kapillarbett verschlechtert. Zudem besteht bei vorbestehender Herzinsuffizienz die Gefahr eines Lungenödems.

Bei einer **Hypotonie** infolge der schweren Pneumonie mit septischem Verlauf kann man in der Regel 2–3 Tage zuwarten ohne zu sehr gegenzusteuern. Zumeist wirken dann die Antibiotika und der Zustand bessert sich von alleine. Man sollte zwar in Maßen Flüssigkeit geben, wobei Kochsalzlösung ausreichend ist, jedoch möglichst keine blutdrucksteigernden Medikamente wie Katecholamine, da hiermit mittelfristig das Outcome eher verschlechtert wird (Abschnitt Sepsis im Kap. 12, Intensivmedizin).

5.4 Nosokomiale Pneumonie

5.4.1 Definition und Häufigkeit

Definiert ist die nosokomiale Pneumonie (**Hospital-acquired Pneumonia, HAP**) im Wesentlichen als ein Infiltrat, das frühestens nach 2–3 Tagen im Krankenhaus auftritt. Die Zahlen zur Häufigkeit hängen außerordentlich von den Begleiterkrankungen ab. Das gilt auch für die Mortalität. Nicht selten tritt eine Pneumonie im Krankenhaus, z. B. im Endstadium einer malignen Erkrankung oder einer COPD auf, sodass dann eher die **Grunderkrankung als die Pneumonie als Todesursache** angesehen wird. Deswegen wird hier auf nähere Angaben zur Häufigkeit und Mortalität verzichtet. Berücksichtigt man alle neuen, mit hoher Wahrscheinlichkeit entzündlichen Infiltrate auch bei Schwerstkranken, dann sind es sicher > 200 000 Fälle pro Jahr.

> **M!**
>
> Bei der nosokomialen Pneumonie ist die Dunkelziffer hoch, da eher die Grunderkrankung als Hauptdiagnose verschlüsselt wird.

5.4.2 Ätiologie

Die Ätiologie hängt von den Begleitumständen ab. Deswegen wird von angloamerikanischen Fachgesellschaften eine zusätzliche Einteilung in **ventilatorassoziierte Pneumonie** (oder besser tubusassoziierte Pneumonie, Kap. 12, Intensivmedizin) und in eine **Health Care-associated Pneumonia** (HCAP) getroffen. Die letztere Gruppe wird oft nicht ausreichend beachtet, denn es handelt sich hier um Patienten, die zwar nicht im Krankenhaus die Pneumonie akquirieren, aber aufgrund der schweren Begleiterkrankung doch eher ein Bild wie eine nosokomiale Pneumonie zeigen. Man sieht sie z. B. bei Patienten, die

- in den letzten Tagen vor der Pneumonie i. v. Zytostatika erhalten haben,
- eine hohe Pflegebedürftigkeit mit Sondenernährung aufweisen,
- wegen einer schweren Erkrankung kürzlich stationär waren oder
- eine chronische Dialysebehandlung benötigen.

Die nosokomiale Pneumonie entsteht am häufigsten durch **Aspirationen** oder auch nur Mikroaspirationen aus dem Mund-/Rachenraum des Patienten. Hygienefehler spielen hier nur am Rande eine Rolle, wie Untersuchungen gezeigt haben. Bevorzugt stammen die Keime aus dem Mund-/Nasenraum, aber auch aus dem tieferen Gastrointestinaltrakt der Patienten. Dabei könnte der sehr häufige Gebrauch von **Protonenpumpenhemmern ungünstig** sein, da nicht nur die keimhemmende Säure fehlt, sondern auch die Peristaltik durch Fehlen der Magensäure gehemmt wird. Nicht selten kommt es bei der eigenen Hygiene auch zur Kontamination mit Fäkalkeimen. Übrigens kommt es durch durch die Hemmung der Magensäure auch zur deutlichen Zunahme von Clostridium-difficile-Diarrhöen.

Eine weitere große Gruppe sind Patienten mit **chronischer bakterieller Kolonisation** des Bronchialsystems, wie die meisten Patienten mit höhergradiger COPD. Intubierte zeigen praktisch schon nach wenigen Stunden eine Besiedlung; nach einigen Tage sind alle intubierten Patienten im Bronchialbaum kolonisiert. Natürlich ist auch eine Ansteckung im Krankenhaus eine mögliche, in der Pneumologie aber seltene Ursache. Bei entsprechendem Verdacht sollte bei der Erregerdiagnostik detektivisch nach der Ursache gesucht werden, wobei üblicherweise die Erreger aus der angeschuldigten Kontaminationsquelle mittels Fingerprint-Technik mit denen der infizierten Patienten verglichen werden.

M!

Rezidivierende Aspirationen und reduzierte bronchiale Clearance sind die Hauptursachen der (rezidivierenden) nosokomialen Pneumonie.

Damit es überhaupt zu einer HAP kommt, sind – neben seltenen Kontaminationen mit stark pathogenen Keimen – entweder große Erregermengen (wie bei Makroaspiration), eine reduzierte bronchiale Clearance (Intubierte) oder entsprechende Begleiterkrankungen nötig. Häufiger haben diese Erreger bereits eine primäre Resistenz gegen viele Antibiotika. Allerdings führt eine allgemeine Therapie mit Antibiotika im Rahmen der Grunderkrankungen häufiger ebenfalls zur Erhöhung der Resistenzlage.

Die mikrobiologischen Untersuchungen, die hier möglichst vor oder kurz nach der Antibiotikagabe durchgeführt werden sollten, zeigen oft gramnegative Erreger, wobei E. coli, Klebsiella pneumoniae, Pseudomonas aeruginosa und Enterobacter sowie Acinetobacter species im Vordergrund stehen. Dazu kommen grampositive Erreger wie Staphylococcus aureus, aber auch penicillinresistente Staphylokokken und pyogene Streptokokkenerreger. Virus- und Protozoenerkrankungen sind selten, es sei denn, die Patienten sind immunsupprimiert.

5.4.3 Diagnostik

Die Diagnostik ist identisch wie bei der ambulant erworbenen Pneumonie. Als wesentlicher Unterschied sei angemerkt, dass in problematischen Fällen infolge der Komplexität der in der Regel vorhandenen Mischinfektion manchmal vor einer Antibiotikatherapie eine sorgfältige Erregerdiagnostik hilfreich ist. Üblicherweise ist dazu eine **Bronchoskopie kombiniert mit BAL** zur Erregergewinnung am effektivsten. Allerdings wird man auch bei HAP in den meisten Fällen sofort, ohne Keimbestimmung, antibiotisch behandeln.

5.4.4 Therapie

Bei der Therapie steht im Gegensatz zur CAP die Behandlung der **Grunderkrankung im Vordergrund.** Die Aspirationen müssen möglichst reduziert werden. Beispielsweise sollte von einer nasogastralen Sonde auf PEG umgestellt werden, was den Zustand klinisch immer eindrucksvoll bessert. Allerdings verhindert auch eine PEG rezidivierende Aspirationen nicht völlig, v. a. weil die Peristaltik grundsätzlich gestört ist, wenn die Nahrungsaufnahme nicht mit dem Kauen beginnt.

M!

Bei der nosokomialen Pneumonie ist weniger die Pneumonie als die Grunderkrankung für das weitere Vorgehen entscheidend.

Die Therapie der ventilator- oder tubusassoziierten Pneumonie ist im Kap. 12, Intensivmedizin, ausführlich beschrieben. Hier geht es im Wesentlichen um die Besserung der bronchialen Clearance. Sie ist die Grundvoraussetzung dafür, dass die Pneumonien ausbleiben. Wesentliches Element ist hier, den Tubus möglichst früh zu entfernen, um Husten zu ermöglichen. Ggf. kann bei tracheotomierten Patienten mittels Platzhalter eine Zwischenlösung gefunden werden. Der beste Weg zur Verhinderung tubusassoziierter Pneumonien ist ohne Zweifel die Maskenbeatmung. Dieser Faktor wird in den Leitlinien häufig vergessen. Durch die **Maskenbeatmung** ist ein Rückgang der Pneumonie etwa um Faktor 10 zu beobachten, da die Patienten dadurch abhusten können.

M!

Der Ersatz einer Tubus- durch eine Maskenbeatmung ist zur Verhinderung und Behandlung der Pneumonie eine Größenordnung wirksamer als alle Antibiotikagaben (die natürlich als Basis immer erforderlich sind).

Die eigene Erfahrung der Autoren aus dem Weaning von Hunderten von Patienten pro Jahr zeigt ganz klar, dass die vielen mikrobiologischen Befunde einschließlich der Resistenzbestimmung kaum eine Hilfe darstellen, wenn die Physiotherapie zur Sekretentfernung nicht im Vordergrund steht.

Antibiotika

Im Vergleich zu den anderen Pneumonieformen hängt hier die Wahl des Antibiotikums noch stärker von der Begleiterkrankung ab. Bei der nosokomialen Pneumonie wird häufiger eine Erregerdiagnostik mit Resistenzbestimmung durchgeführt. Allerdings dürfen gerade hier die mikrobiologischen Befunde nicht überbewertet werden, da gerade bei der HAP der **Erregernachweis nicht automatisch gleichbedeutend mit Infektion** ist. Findet man z. B. einen MRSA im Bronchialsekret, bessert sich die Pneumonie durch eine zusätzliche MRSA-Behandlung fast nie. Der MRSA ist häufig nur ein wenig pathogener, kolonisierender Mischkeim.

Bezüglich der detaillierten **Antibiotikatherapie** wird auf die aktuelle Leitlinie verwiesen (unter www.pneumologie.de). Da in der Pneumologie häufig mit **Pseudomonas aeruginosa** zu rechnen ist, sollte auf jeden Fall ein Antibiotikum in der Kombination gewählt werden, das diesen Keim sicher trifft. Findet man in der Mikrobiologie massenhaft Pseudomonas aeruginosa, ist es von Vorteil, wenn anfangs 2 pseudomonaswirksame Antibiotika kombiniert werden (z. B. Ceftazidim und Levofloxacin). Liegt dann das Resistogramm vor, reicht es meist, eines der wirksamen Antibiotika weiterzugeben.

Erstaunlicherweise werden nach der Erfahrung der Autoren HAP in vielen, meist nichtpneumologischen Kliniken mit Ceftriaxon (Rocephin) behandelt, das bei Pseudomonaden und Legionellen nicht wirkt. Es sollte bei Pneumonien überhaupt vermieden werden.

M!

Bei den in der Pneumologie häufigen Pseudomonas-Infektionen sollten anfangs 2 pseudomonaswirksame Antibiotika kombiniert werden, bis ein Resistogramm vorliegt.

Bei **Mischinfektionen in der Lunge** sollte eine Antibiotika-Kombination gewählt werden, die auch Anaerobier berücksichtigt. Die Autoren bevorzugen hier als zusätzliches Präparat Clindamycin, da die Anaerobier bei pulmonalen und auch pleuralen Infektionen fast ausschließlich grampositiv sind. In diesen Fällen hilft Metronidazol nicht, da es nur auf gramnegative Anaerobier wirkt, wie sie bei Infektionen im Magendarmtrakt häufig sind. In Problemfällen muss man sehr breit abdecken. Clindamycin selbst wirkt nur auf ein schmales Spektrum grampositiver Erreger, erreicht aber ebenso wie die Fluorchinolone sehr hohe Gewebekonzentrationen (auch in schlecht durchbluteten Geweben), was insbesondere bei Staphylokokken wirksam helfen kann. Typische Kombinationen bei Aspirationspneumonien sind z. B. ein Zweit- oder Drittgenerationscephalosporin mit Clindamycin, Ampicillin/Combactam oder Sulbactam mit einem Fluorchinolon, Piperacillin/Combactam oder ein Carbapenem mit einem Fluorchinolon.

Die Empfehlung einer **Kombination mit Aminoglykosiden ist veraltet.** An ihre Stelle sind fast in allen Empfehlungen die **Fluorchinolone** getreten. Bei einer Behandlung von Staphylokokken sollte Dicloxacillin wegen seines schmalen Spektrums nur noch in Ausnahmefällen bei reiner Staphylokokkeninfektion verwendet werden. Aus diesem Grund wird es zur kalkulierten Antibiose bei Pneumonien nicht empfohlen, obwohl es klinisch wirksam ist. Seine Gewebespiegel sind auch viel geringer als z. B. die bei Clindamycin.

Nach Erfahrung der Autoren spielen auch bei immunkompetenten Patienten bei **Mischinfektionen Pilze** (Candida species, Aspergillus-Arten) eine nicht zu unterschätzende Rolle, obwohl in der Literatur hierzu fast keine Daten vorliegen. Die Erfahrung belegt, dass die zusätzliche Gabe von Antimykotika (meist Itraconazol) in Problemfällen auf der Intensivstation mitunter zu einer deutlichen Besserung führt. Bei beatmeten Patienten wird von den Autoren bei schweren Pneumonieformen neben der systemischen Gabe mitunter die intrabronchiale Instillation von Antibiotika angewendet (Kap. 12, Intensivmedizin).

Die Begleittherapie hängt von den Umständen ab; sie ist im Wesentlichen im Kapitel 12 Intensivmedizin beschrieben. Ansonsten wird auf die Sonderformen (s. u.) verwiesen.

5.5 Besonderheiten und einzelne Infektionen

5.5.1 Pneumokokkenpneumonie

Vieles zu dieser wesentlichsten Pneumonieform ist oben schon besprochen. Da es sich meist um ein akutes Krankheitsbild handelt, wird eine Erregerdiagnostik in der Regel nicht durchgeführt. Nach der Literatur gelingt dieser Nachweis durch nichtinvasive Methoden nur in höchstens 20 %. Pneumokokken kommen bei der Hälfte der Menschheit in der Nase vor. Allerdings wird eine Pneumonie in der Regel durch einen anderen Serotyp ausgelöst, erfolgt also durch Ansteckung.

Risikofaktoren

Risikofaktoren sind Alkoholabusus, Asthma und COPD, aber auch **Rauchen** erhöht das Risiko schon etwa um den Faktor 4. Selbst dauerhaft gegebene **geringe Steroiddosen** von 5–10 mg Prednisolon zur Therapie der rheumatoiden Arthritis steigern das Risiko für eine Pneumokokkenpneumonie. Vor allem unter einer **stärkeren Immunsuppression** nimmt das Risiko erheblich zu. HIV-Patienten haben ein > 50-fach höheres Risiko. Weiterhin begünstigen B-Zell-Defekte wie Plasmozytom und Lupus erythematodes sowie eine Transplantation die Vermehrung von Pneumokokken erheblich. Eine Impfung hilft hier wohl etwas, deckt allerdings nur die Serotypen ab, die im Impfstoff enthalten sind.

In der Milz werden von den Plasmazellen IgM-Antikörper produziert, die zur Phagozytose von Bakterien mit Polysaccharidkapseln erforderlich sind, wozu neben Pneumokokken auch Haemophilus influenzae (Typ B), Meningokokken, Gruppe-B-Streptokokken und Salmonella typhi gehören.

Fehlt die Milz nach einer Operation oder ist sie funktionslos wie beim Hypersplenismus, sind die Patienten besonders gefährdet, eine Pneumokokkenpneumonie zu entwickeln. Das Problem ist, dass hier die Pneumonien sehr rasch verlaufen und oft in eine Systemreaktion mit

Sepsis übergehen. Grundsätzlich ist die Mortalität bei systemischer Infektion bei funktionsloser Milz ungleich höher. Deswegen sollten diese Patienten konsequent alle 6 Jahre gegen **Pneumokokken geimpft** werden und zusätzlich ein pneumokokkenwirksames Antibiotikum wie Amoxicillin/Clavulansäure zu Hause haben, damit sie es im Falle von Fieber sofort einnehmen können. Bereits vor einer geplanten Splenektomie sollte unbedingt an die Impfung gedacht werden.

> M!
>
> Splenektomierte Patienten sollten zur Sicherheit zu Hause und auf Reisen immer ein pneumokokkenwirksames Antibiotikum zur Hand haben.

Klinik

Vieles spricht dafür, dass die Pneumokokkenpneumonie meist durch direkte Inhalation von nicht autochthonen Erregern bzw. **erregerhaltigen Aerosolen** entsteht. Die lokale Abwehrsituation spielt bei der Entstehung eine wichtige Rolle. Die klassischen, zuerst von Laennec beschriebenen 4 Phasen mit Anschoppung, roter und gelber Hepatisation sowie der Lyse sind heute in dieser Form kaum noch zu beobachten, was sicher mit der frühen Antibiotikagabe zusammenhängt.

Die Klinik zeigt, wie auch in ▶ Tab. 5.1 beschrieben, meist einen abrupten Beginn mit Fieber, Schüttelfrost, Husten, Thoraxschmerz auf der befallenen Seite, Tachypnoe und Tachykardie. Ca. 70–80 % der Patienten entwickeln meist erst im Verlauf Auswurf, der dann üblicherweise rostbraun ist. Patienten mit positiver Blutkultur sind meist jünger und haben mehr Fieber und Tachykardie. Es gibt untypische Verlaufsformen mit Verwirrtheit, insbesondere bei älteren Patienten, aber auch gastrointestinale Symptome bis zum Ikterus.

Diagnostik

Die **radiologischen Kriterien** sind im Wesentlichen oben beschrieben. Es gibt aber auch Fälle mit einem Bild wie bei Bronchopneumonie ohne ein positives Bronchoaerogramm. Die radiologische Erscheinungsform soll etwas von den Serotypen abhängen. Auch ein schwerer klinischer Verlauf mit vermuteten Komplikationen soll bei den Serotypen 3, 19A und 19F vorkommen. Da diese üblicherweise nicht bekannt sind, spielt das in der Praxis kaum eine Rolle.

> M!
>
> Nicht jede Pneumokokkenpneumonie sieht wie eine Lobärpneumonie aus.

Komplikationen

Durch die frühe Antibiotikatherapie sind Komplikationen heute selten geworden. Im Vordergrund stehen **parapneumonische Ergüsse**, die sich bis zum Empyem ausweiten können (ca. 5 % der Fälle). Nekrotisierende Bezirke in der Lunge mit Abszessen sind ebenfalls beschrieben. Hier kommen dann meistens Mischinfektionen hinzu. Frühere Komplikationen wie Endokarditis, septische Arthritis, Meningitis und Perikarditis sind durch die Antibiotikatherapie heute praktisch verschwunden.

Indirekte Komplikationen durch den Ausfall an Lungengewebe sind natürlich besonders bei vorgeschädigten Lungen und Herzerkrankungen möglich. Durch den erhöhten Sauerstoffverbrauch und die Hypoxämie können vorgeschädigte Organe, z. B. das Herz, an ihre Belastungsgrenze geraten, sodass sich z. B. eine Herzinsuffizienz (ggf. mit zusätzlichen Stauungsinfiltraten) oder eine hyperkapnische Insuffizienz aufpfropfen können. Da die Patienten immobilisiert sind, ist das Risiko einer Dekompensation allerdings gering, denn es entfällt der Anstieg des Sauerstoffverbrauchs durch eine Belastung (Kap. 12, Intensivmedizin).

Therapie

Die klassische Therapie bleiben weiterhin **Penicillinpräparate**, da in Deutschland kaum Resistenzen beschrieben sind. Bezüglich der Entwicklung der Resistenz wird auf die jeweils aktuelle Leitlinie verwiesen (unter www.pneumologie.de). Bei schwerem Verlauf sollten die Patienten die Antibiotika zur Sicherheit i. v. erhalten. Da die Diagnose nicht mikrobiologisch gestellt wird, werden üblicherweise sowieso breite Antibiotika-Kombinationen eingesetzt, die praktisch immer gegen Pneumokokken wirksam sind. Ausnahmen können aber durch resistente Erreger nach Auslandsreisen vorkommen.

Die **Therapiedauer** ist über die Jahre immer kürzer geworden und dauert heute üblicherweise 5–7 Tage. Theoretisch reicht die hoch dosierte Einmalgabe, wenn man sicher weiß, dass es sich um Pneumokokken handelt.

5.5.2 Lungenabszess

Lungenabszesse können ein akutes Krankheitsbild verursachen oder auch chronisch sein und sich über längere Zeit hinziehen.

Akuter Lungenabszess

Das akute Krankheitsbild wird bevorzugt bestimmt durch Eitererreger wie Staphylokokken, gefolgt von Klebsiella pneumoniae und anderen Enterobacteriaceae. Auch bei Pseudomonas aeruginosa sind meist kleinere Abszesse beschrieben. Im Gefolge kommt es dann meistens auch zu Mischinfektionen mit Anaerobiern.

Eine der wichtigsten und häufigsten Differenzialdiagnosen sind die **infizierten Emphysemblasen** bei Patienten mit COPD. Eine Sekretfüllung von Emphysemblasen kann ohne echte Infektion, z. B. in der Nähe oder auch nach einer Pneumonie, entstehen. Ist die Blase aber infiziert („Bullitis"), ist vorzugehen wie bei einem Abszess. Für die richtige Diagnose ist der Vergleich mit Voraufnahmen entscheidend (wenn vorhanden). Findet sich an gleicher Stelle in früheren Aufnahmen eine Emphysemblase, ist die Differenzialdiagnose zu einem Abszess meist klar.

Klinisch entwickeln die Patienten mit Abszessen das **Bild einer schweren Pneumonie**, vergleichbar der Pneumokokkenpneumonie. Ein Lungenabszess hat fast immer eine Luftsichel, was zeigt, dass er Anschluss an einen Bronchus hat. Damit kommt es auch zum Abhusten von Eiter. Hier ist es wichtig, den Geruch zu testen. Stinkt er faulig-kotig, sind meistens Anaerobier verantwortlich. Es können jedoch auch primär aerobe Keime (z. B. E. coli) sekundär auf anaeroben Stoffwechsel umschalten und dann zum üblen Geruch beitragen.

Mitunter brechen die Abszesse in die Pleurahöhle ein und machen dann ein **Pleuraempyem**.

Radiologisch sind Abszesse üblicherweise gut sichtbar, es sei denn, sie entwickeln keinen Anschluss ans Bronchialsystem. Dann können sie manchmal sogar einen Tumorbefund imitieren. Zur Ausdehnung und zur Frage, ob noch an anderer Stelle kleine Herde vorhanden sind, sollte immer ein CT durchgeführt werden. Liegen sie pleuranah, kann der Prozess mittels Ultraschall geortet werden. Alle diese Patienten benötigen immer eine **Bronchoskopie** zur Gewinnung von Material (inklusive Gramfärbung) sowie um Fremdkörper oder Tumoren als Ursache auszuschließen.

> **M!**
>
> Patienten mit Lungenabszess und anderen Komplikationen einer Pneumonie müssen immer bronchoskopiert werden.

Normalerweise haben diese Patienten schwere Begleiterkrankungen oder eine Immunsuppression. Es passiert aber auch gar nicht so selten, dass die Lungenabszesse aus völliger Gesundheit entstehen.

▸ **Therapie.** Die Therapie erfolgt hier wie üblich mit **Breitbandantibiotika**, wobei eine Anaerobierwirksamkeit vorhanden sein muss. Da gerade bei vorbestehender COPD Pseudomonaden häufiger in einer Mischinfektion enthalten sind, sollte dies bei der Wahl der Antibiotika berücksichtigt werden. Die Autoren geben üblicherweise eine Kombination aus Ceftazidim plus Clindamycin sowie ggf. Piperacillin/Tazobactam.

Vor allen Dingen bei Patienten ohne Begleiterkrankung kann sich der Abszess relativ rasch zurückbilden, manchmal so weit, dass im Thoraxübersichtsbild später davon nichts mehr zu sehen ist. Falls sich die Rückbildung verzögert, sollte der Abszess zügig drainiert werden. Eine **Drainagebehandlung** wird, wenn überhaupt, oft zu spät durchgeführt, was dann neben einem lebensbedrohlichen septischen Bild später ausgeprägte Verschwielungen verursachen kann.

Die Autoren verwenden zum Drainieren meistens einen kleinen Pigtail-Katheter, wie er z. B. zur Nierenbeckenpunktion oder zur Abszessdrainage in der Leber benutzt wird. Üblicherweise können diese Katheter in einer Sitzung mit der Nadel mit darüber liegendem Katheter eingeführt werden (Näheres im Kap. 13.5, Drainagemanagement). Die anschließende Spülung, meist nur mit Kochsalzlösung, ist sehr effektiv und führt meist zu einer dramatischen klinischen Besserung. Nur in Ausnahmefällen müssen solche Fälle chirurgisch angegangen werden.

> **M!**
>
> Lungenabszesse, die sich nicht rasch unter Antibiotikagabe bessern, sollten wie jeder andere Abszess via perkutanem Katheter gespült werden.

Chronischer Lungenabszess

Manchmal findet man Abszesshöhlen mit oft unregelmäßiger Wandverdickung, deren Dignität unklar ist. Häufig liegt ein maligner Tumor zugrunde. Sind es aber entzündliche Herde, kommen hier Aspergillus fumigatus, seltener auch Aktinomyzeten und Nokardien in Frage. Die Mykobakteriosen, typische wie atypische, die eine Höhle verursachen, kann man im weiteren Sinne auch zu den Lungenabszessen rechnen.

Eine Abszesshöhle mit **Aspergillom** gibt es gehäuft bei Immunsupprimierten, aber auch gelegentlich bei Patienten, die eine schwere COPD haben. Üblicherweise, aber nicht immer, wächst es in präformierten Höhlen wie in Tuberkulosekavernen (ca. 10 %), Silikoseknoten oder auch Tumoren.

Entwickelt sich ein Aspergillom mit einem frei in der Höhle beweglichen **Pilzball**, ist das CT recht typisch. Ansonsten wird man die Diagnose der Herde durch perkutane Punktion mit histologischer und bakteriologischer/mykologischer Untersuchung stellen. Die Punktion eines Aspergilloms hat eine gewisse Blutungsgefahr, darüber hinaus kann es zur Erregerverschleppung kommen. Daher ist die vorangehende Gabe eines Antimykotikums wie Itraconazol sinnvoll.

> **M!**
>
> Vor Punktion eines (möglichen) Aspergilloms sollte prophylaktisch Itraconazol gegeben werden.

► **Therapie.** Die Therapie hängt vom Einzelfall und der Begleiterkrankung ab. Da Aspergillome lebensbedrohlich bluten können, ist die **chirurgische Therapie** Mittel der Wahl. Viele Patienten sind aber nicht operabel, weswegen dann über einen längeren Zeitraum **antimykotisch** – meist mindestens 3–4 Monate – behandelt werden muss. Hier gibt es neben Itraconazol (das wegen der unsicheren Resorption in höherer Dosierung gegeben werden sollte und als Lösung wohl etwas besser aufgenommen wird) einige neue Antimykotika, die zumindest theoretisch eine bessere Wirksamkeit und gastrointestinale Resorption haben.

Der Effekt einer antimykotischen Therapie lässt sich bei einem Aspergillom schlecht voraussagen. Häufig wird man sich schon zufrieden geben müssen, wenn das Aspergillom nicht wächst und eine Streuung (die allerdings sehr selten vorkommt) bis hin zu einer invasiven Aspergillose verhindert werden kann. In Ausnahmefällen können auch Antimykotika (Amphotericin B) [4] oder Povidon-Jod (Betaisodona-Lösung) mittels **Katheter** endobronchial oder perkutan in die Aspergillomhöhle instilliert werden. Manchmal sieht man schon nach 1–2 Instillationen eine deutliche Rückbildung.

5.5.3 Mediastinitis

Eine Mediastinitis ist meist ein schweres, septisches Krankheitsbild. Ursächlich entsteht sie durch Einwanderung von Bakterien entweder aus Abszessen und Tumoren, die nahe dem Mediastinum gelegen sind (Pleura, Halsbereich und Zähne, Wirbelkörper) oder durch Verletzungen, traumatisch, postoperativ, durch aspirierte Fremdkörper, iatrogen (Bronchoskopie, Ösophagoskopie, Tracheostomie, perkutane Punktionen) sowie durch Rupturen bei Hustenattacken und massivem Erbrechen.

Klinisch kann der Verlauf sehr variieren, von perakutem Schmerz bei einer Perforation bis hin zu einem sich schleichend entwickelnden entzündlichen Bild. Mitunter zeigt sich ein Weichteilemphysem oberhalb des Jugulum sterni, manchmal auch generalisiert im Thorax- und Halsbereich.

Radiologisch findet sich fast immer **Luft** im Mediastinum, wobei es der Routinediagnostik im Übersichts- und Seitbild öfter entgehen kann. Im Thorax-CT ist der Befund ungleich deutlicher, wobei sich hier meist auch Hinweise auf die Ursache finden. In unklaren Fällen bei Verdacht auf ein Leck ist eine szintigrafische Diagnostik deutlich sensitiver als eine radiologische mit Kontrastmittel.

Differenzialdiagnostisch muss ein Mediastinalemphysem abgegrenzt werden, das sehr viel häufiger vorkommt als eine Mediastinitis. Es entsteht meist durch kleine, sich selbst wieder verschleißende Einrisse bei erhöhtem oder reduziertem intrathorakalem Druck wie bei Hustenattacken bzw. akuten Bronchialengen sowie mechanischer Beatmung mit höheren Spitzendrücken > 40 cmH_2O. Die **Therapie** hängt sehr vom Einzelfall ab. Sie entspricht etwa dem einer schweren nosokomialen Pneumonie.

5.5.4 MRSA-Pneumonie

Die Infektion und vor allen Dingen die Kolonisation mit MRSA (Methicillin-resistenter Staphylococcus aureus) ist zunehmend ein Problem, v. a. im intensivmedizinischen Bereich. Gerade in Weaningzentren werden häufiger MRSA-positive Patienten verlegt. Allerdings ist eine MRSA-Pneumonie nach der Erfahrung der Autoren ein recht seltenes Ereignis. In der Regel ist es eine Besiedlung bzw. ein Randkeim bei einer Mischinfektion. Klinisch relevant ist er in den Kliniken der Autoren nur etwa in 1–5 %.

Wegen der relativ hohen Dunkelziffer empfehlen die Autoren bei Verlegungen vorab einen MRSA-Abstrich zu verlangen. Ansonsten empfiehlt sich heute ein **PCR-Nachweis auf MRSA** bei Übernahme, der vergleichsweise einfach möglich ist. Ein negativer Befund schließt eine MRSA-Besiedlung praktisch aus. Ist der Befund positiv, muss eine mikrobiologische Untersuchung erfolgen, da öfters keine lebensfähigen Keime vorhanden sind und eine Isolation damit nicht erforderlich ist. Bis zur Klärung müssen die Patienten allerdings als potenziell infektiös betrachtet und isoliert werden. Durch diese MRSA-Untersuchung zeigt sich in ca. 10 % ein überraschender Befund in der Klinik, die den Patienten verlegen will.

> M!
>
> Wer nach MRSA sucht, wird überraschend häufig fündig.

► **Therapie.** Die **Isolation von MRSA-Patienten** ist v. a. zur Vermeidung der Verbreitung im Krankenhaus erforderlich. Das Pflegepersonal ist häufig nasal kontaminiert, erkrankt nicht und verteilt den Keim über die Hände von Patient zu Patient. Aus diesem Grund ist bei der Pflege von MRSA-Patienten das Tragen einer Maske sinnvoll, da man auch mit Handschuhen oft unbewusst an die eigene Nase fasst. Nicht selten kontaminiert sich das Pflegepersonal, ohne dass bemerkt wird. Da bei Gesunden in über 90 % der Keim nach 2–3 Tagen wieder verschwunden ist, findet man ihn auch nicht bei den routinemäßigen Abstrichskontrollen.

Auf **Hygienemaßnahmen** wird in diesem Buch nicht Bezug genommen. Hier sei nur angemerkt, dass unbewusste Verbreitungswege von Keimen, die eine Isolation erfordern (neben MRSA insbesondere auch Clostridium difficile), häufiger über Kugelschreiber oder auch Fernbedienungen von Fernsehgeräten entstehen, wobei letztere nicht zuverlässig gereinigt werden können. Die entscheidende Maßnahme zur Unterbindung der weiteren Keimausbreitung ist die konsequente Händedesinfektion des Personals.

Eine MRSA-Kolonisation bzw. auch eine Infektion sollte **entsprechend des Resistogramms** und nur in Problemfällen mit Linezolid sowie anderen neueren MRSA-wirksamen Antibiotika therapiert werden. Häufig ist der Keim auch empfindlich auf Cotrimoxazol, Doxycyclin und Clindamycin, was manchmal neben Vancomycin zusätzlich gegeben wird. Allerdings muss berücksichtigt werden, dass MRSA gerade bei Patienten mit schwerer COPD oft in ektatischen Bezirken im Bronchialsystem verbleiben und später wieder auftauchen. Deswegen sollte bei diesen Patienten auch nach Aufhebung der Isolation wenigstens eine Handschuhpflege mit Maskenschutz weiter durchgeführt werden. (Das ist im Übrigen auch bei negativen Befunden nach Clostridiendiarrhö zu empfehlen.)

> M!
>
> Bei schwerer COPD gilt oft für die Kolonisation im Bronchialsystem: „Einmal MRSA, immer MRSA", weswegen der Patient bei Neuaufnahme in die Klinik prophylaktisch isoliert werden sollte (der PCR-MRSA-Nachweis ist hier meist wertlos, da immer noch genug DNA vorhanden ist).

▸ **CA-MRSA.** Ganz anders ist die Situation beim CA-MRSA (CA = Community-acquired). Hier handelt es sich um einen quasi eigenständigen **relevanten pathogenen Keim**, der zwar selten auftritt, dann aber meist schwere Hautabszesse verursacht. Gelegentlich kann er auch zu schweren, oft nekrotisierenden Pneumonien führen, da der Erreger entsprechende Toxine produziert. CA-MRSA-Pneumonien können endemisch auftreten, besonders bei engem Kontakt (Sportler, Rekruten, Gefängnisinsassen usw.). Homosexuelle Männer haben ein erhöhtes Risiko. Auch eine stattgehabte Influenza-Infektion gilt als Risikofaktor. Die Patienten haben eine deutlich erhöhte Mortalität, besonders dann, wenn sie eine Leukopenie aufweisen. Mittel der Wahl sind Vancomycin und Linezolid, wobei Linezolid wahrscheinlich den Vorteil hat, dass die Toxinproduktion besser gebremst wird.

5.5.5 Aspirationspneumonie

Aspirationspneumonien sind eine der häufigsten Ursachen nosokomialer Pneumonien. Aspiration (zumeist Sputum) ist ein Phänomen, das auch bei Gesunden vorkommt. Normalerweise führt es aber nicht zu einer Pneumonie, wenn alle Abwehrmechanismen intakt sind. Allerdings können größere Aspirationsmengen auch bei vorher Gesunden eine Pneumonie auslösen. Das passiert beispielsweise, wenn Erbrochenes nach ausgedehntem Alkoholkonsum aspiriert wird.

Bei Patienten mit Vorerkrankungen stehen **neurologische Erkrankungen** mit Schluckstörungen wie Zustand nach Schlaganfall oder Morbus Parkinson im Vordergrund. Natürlich können auch direkt toxische Substanzen wie Öle, Säure, Laugen, Süß- oder Salzwasser sowie Bariumsulfat aspiriert werden. Die häufige Form der Aspiration von Magen- oder Gallensekret bzw. Nahrung führt zur Mischinfektion in den abhängigen Gebieten der Lunge, wo das Aspirat aufgrund der Schwerkraft meist hinläuft. Im Sitzen ist es oft der rechte Unterlappen. Bei Parkinsonpatienten wurde jetzt gezeigt, dass die Stärke und der Verlauf des Hustenstoßes mit der Wahrscheinlichkeit einer Aspirationspneumonie gekoppelt ist. Das gilt vermutlich auch für andere Patientengruppen und entspricht der klinischen Erfahrung.

> M!
>
> Ein schwacher Hustenstoß begünstigt das Risiko einer Aspirationspneumonie.

Wie im Kapitel 12 Intensivmedizin erwähnt, begünstigen **nasogastrale Sonden** oft eine Aspiration, auch wenn überhaupt nicht zusätzlich oral ernährt wird. Falls eine längere Liegedauer ansteht, sollte deswegen immer auf eine PEG-Sonde gewechselt werden.

Bei den **toxischen Aspirationen** hängt der Verlauf sehr von der Substanz ab, sodass man sich im Einzelfall immer informieren muss. Manche Substanzen können neben der Infektion zu schweren Vergiftungserscheinungen und zum Lungenödem führen.

Bei **Bewusstseinsstörungen** wird die Aspiration nicht immer adäquat wahrgenommen. Auch ein Hustenanfall kann fehlen. Ältere Personen zeigen oft nur einen oligosymptomatischen Verlauf, mit anfangs kaum Fieber oder nur geringen Entzündungszeichen im Labor.

> M!
>
> Aspirationspneumonien entwickeln sich oft schleichend.

Je nach Umfang der Aspiration ist eine radiologische Diagnostik bis zum CT erforderlich. Wurde die Aspiration beobachtet, sollte nicht zu viel Zeit verloren und parallel die Therapie eingeleitet werden.

▸ **Therapie.** Größere Aspirationen sollten unverzüglich bronchoskopiert werden. Dabei ist das Ziel, noch sichtbares Aspirat zu entfernen. Dies gelingt bei breiigen oder halbfesten Substanzen besonders gut mit der **Kryosonde**. Ansonsten helfen großlumige Absaugkatheter (Kap. 13.6, Interventionelle Bronchoskopie). Ein häufiger Fehler ist es, bei der Bronchoskopie mittels Kochsalzspülung die aspirierten Substanzen zu entfernen. Durch die Spülung wird die Ausbreitung des Aspirats in das distale Bronchialsystem begünstigt und die Infektion verstärkt. Deswegen sollte möglichst mit wenig Spülung abgesaugt werden. Falls der Kanal des Bronchoskops durch Sekret verschlossen wird, ist es besser, dieses herauszunehmen und wieder neu zu intubieren. Dabei kann ein Bronchoskopietubus sehr hilfreich sein.

> **M!**
> Die bronchoskopische Absaugung von Aspiraten sollte möglichst mit sehr wenig Spülung erfolgen, da diese die Infektion stark begünstigt.

Wegen der großen Gefahr der Pneumonie muss sofort breit antibiotisch mit Kombinationen wie bei nosokomialer Pneumonie behandelt werden. Hierbei ist auf Pseudomonas- und Anaerobier-Wirksamkeit zu achten. Eine Aspirationspneumonie muss wegen der schwereren Erreichbarkeit der Erreger im Aspirat länger behandelt werden (14 Tage), wenn Begleiterkrankungen wie eine COPD bestehen.

Vor allen Dingen bei Aspiration von **toxischen Materialien** sollte der Patient zur Sicherheit **intensivmedizinisch überwacht** werden, damit man ggf. intervenieren kann. Auch hier gilt, dass bei einer rein hypoxischen Insuffizienz möglichst nicht beatmet werden sollte (Kap. 12, Intensivmedizin).

5.5.6 Viruspneumonie

Das Problem der gar nicht seltenen Viruspneumonie ist die Diagnostik. Es gibt keine spezifischen radiologischen Zeichen. Meistens sind es mehrere flächige Infiltrate. Die Laborwerte sind nur wenig verändert, das CRP ist oft nur leicht erhöht, eine Leukozytose fehlt in der Regel. Mitunter liegt sogar eine Leukopenie vor.

▶ **Diagnostik, Therapie.** Da sich die Diagnose einer Viruspneumonie bestenfalls im Verlauf herausstellt, sind die Patienten vorher bereits immer breit antibiotisch behandelt worden. Nur wenn aufgrund einer möglichen Viruskontamination der Verdacht auf einen bestimmten Erreger wie Influenza A bzw. B oder SARS besteht, sollte die Diagnostik vorangetrieben werden. Virusantigene von Influenza A bzw. B lassen sich meist innerhalb von 30 min mittels Rachenabstrich diagnostizieren. Immer wieder gibt es Virenstämme, die entweder neu entdeckt werden oder sich neu bilden. Typisch dafür ist das 2012 entdeckte Coronarvirus MERS (aus dem Nahen Osten), das nahezu alle Zellen befällt und zu gefährlichen Bronchitiden, Pneumonien und zu Nierenversagen führen kann.

In Ausnahmefällen können dann **Virostatika** (Neuraminidaseinhibitoren) gegeben werden. Allerdings sollte in solchen Ausnahmefällen immer Kontakt zu einem Virologen gesucht werden. Die breite antibiotische Abdeckung, die vorab immer schon eingeleitet wurde, ist in jedem Fall günstig, da bei den früheren Influenza-Epidemien in der Vor-Antibiotika-Ära viele Patienten an der bakteriellen Superinfektion verstorben sind.

Vereinzelt können Viruspneumonien auch akute eosinophile Pneumonien antriggern. Sie verlaufen dann oft schwer und können sich zu **ARDS** entwickeln (s. Kap. Akute eosinophile Pneumonie). Steroide sollten bei schwerer Influenza-Pneumonie (ohne COPD) nicht gegeben werden, da es nachgewiesenerweise die Prognose verschlechtert.

> **M!**
> Viruspneumonien sind nicht selten, aber schwierig zu diagnostizieren. Sie werden oft bakteriell superinfiziert, weswegen Breitbandantibiotika gegeben werden sollten.

5.5.7 Pneumocystis-jirovecii-Pneumonie

Eine Pneumonie mit Pneumocystis jirovecii (vormals carinii), der heute den Pilzen zugeordnet wird, ist eine lebensbedrohliche Erkrankung. Sie kommt gehäuft bei HIV-infizierten Patienten vor. In der letzten Zeit werden aber auch milder verlaufende bronchitische Infekte und wohl auch Pneumonien **ohne Immunsuppression** durch Pneumocystis jirovecii beschrieben (gehäuft bei COPD). Unterernährte Patienten sind ebenfalls gefährdet, wie eine Nachanalyse von Pneumonien während des Zweiten Weltkriegs ergeben hat. HIV-Patienten erhalten typischerweise eine Prophylaxe, wenn sie eine entsprechend hohe Viruslast, CD4-Lymphozyten < 200/µl oder eine opportunistische Infektion hatten.

> **M!**
> Pneumocystis-Infektionen scheinen auch bei nicht immunsupprimierten Patienten vorzukommen, besonders wenn sie gleichzeitig eine schwere COPD haben und untergewichtig sind.

Bei Patienten ohne HIV-Infektion sind immunsuppressive Therapien aufgrund unterschiedlicher Erkrankungen, hämatologischer Erkrankungen und Organtransplantation deutliche Risikofaktoren für eine Infektion. Eine aus unterschiedlichen Gründen gegebene hoch dosierte Steroidtherapie über einen längeren Zeitraum erhöht ebenfalls das Risiko.

Klinisch zeigt sich die Pneumocystis-Pneumonie mit Fieber, trockenem Husten, Tachypnoe und mitunter einem raschen hypoxämischen Versagen. Anfangs kann das Thoraxübersichtsbild unauffällig sein. Später zeigen sich oft diffuse interstitielle Infiltrate bilateral, wobei aber auch multiple Rundherde vorkommen können. Der Pneumothorax ist eine typische Komplikation bei HIV-Infizierten. Im CT finden sich bereits in Anfangsstadien Milchglastrübungen; später auch zystische Herde.

Eine Besonderheit bei Pneumocystis-Infektion ist die **diffuse Alveolitis,** die recht früh, bereits bevor das Röntgen-Übersichtsbild positiv wird, zu einer **Reduktion der Diffusionskapazität** und entsprechender Hypoxämie führt. Die entsprechenden Werte sind deswegen auch zur Verlaufsbeobachtung unter Therapie geeignet.

> **M!**
>
> Eine unspezifische Infektklinik bei Immunsupprimierten ohne wesentliche Infiltrate im Röntgenbild, die zu einer starken Reduktion der Diffusionskapazität führt, sollte immer den Verdacht auf eine Pneumocystis-Pneumonie lenken.

Die Diagnose wird bei der Pneumonie üblicherweise mit der **bronchoalveolären Lavage** gestellt. Dabei können die Erreger oft auch mit der normalen Giemsa- oder Papanicolaou-Färbung gesehen werden, wenn danach gesucht wird. Verstärkt sichtbar werden sie mit Silberfärbungen, besonders nach Grocott. Inzwischen gibt es auch neuere, einfachere Verfahren, die ähnlich wie die Technik des „Dicken Tropfens" bei Malaria funktionieren. Mit den mikroskopischen Methoden gelingt in > 80 % ein Erregernachweis.

► **Therapie.** Wie bei allen unklaren Infiltraten mit erheblicher klinischer Symptomatik sollte man auch hier früh antibiotisch behandeln. Eine Pneumocystis-Pneumonie wird **hoch dosiert mit Cotrimoxazol** behandelt. Da die Dosis im Vergleich zur üblichen Therapie 8- bis 10-fach höher ist, gibt es häufiger Probleme mit Nebenwirkungen. Alternative Substanzen sind Kombinationen mit Dapson, wobei dann Cotrimoxazol niedriger dosiert werden kann, oder Primaquin mit Clindamycin sowie Pentamidin und Atovaquone. Die gleichzeitige Gabe von Glukokortikoiden unter Antibiotikaschutz begünstigt die Abheilung der Pneumonie, wenn gleichzeitig eine hypoxische Insuffizienz vorliegt. Jedenfalls ist das für HIV-Patienten gesichert. Bei schweren Verlaufsformen mit hypoxischer Insuffizienz gilt, wie im Kap. 12: Intensivmedizin beschrieben, dass möglichst lange nicht intubiert und beatmet werden sollte.

5.5.8 Mittellappensyndrom

Eine Atelektase des Mittellappens kommt bei entzündlichen Infiltraten relativ häufig vor, weswegen auch der Begriff Mittellappensyndrom benutzt wird. Es hängt einfach damit zusammen, dass der Mittellappen (weniger auch die Lingula) enge und lange Bronchien sowie wenig kollaterale Ventilation im Vergleich zu den anderen Lappen hat. Deswegen ist er besonders empfindlich auf Kompressionen von außen und es kommt gerade bei entzündlichen Erkrankungen mit Vergrößerung der Hiluslymphknoten wie bei Mykobakteriosen zur Atelektase. Im Gegensatz zur Atelektase der anderen Lappen ist das Mittellappensyndrom meistens gutartig, da endobronchiale Tumoren in diesem Bereich selten sind. Natürlich muss jedes Mittellappensyndrom immer bronchoskopiert werden.

> **M!**
>
> Ein Mittellappensyndrom ist fast immer gutartig.

5.5.9 Pilzpneumonien

Pilzpneumonien treten naturgemäß gehäuft, aber nicht nur bei immunsupprimierten Patienten auf. Insbesondere durch die Zunahme der Langzeitbeatmungspatienten sowie durch die heute mögliche bessere Betreuung von chronisch Schwerkranken kommt es immer häufiger nicht nur zur Kolonisation, sondern auch zu relevanten Infektionen mit Pilzen in bereits vorinfizierten Bereichen.

Die breite Antibiotikatherapie mag zudem die Selektion von Pilzen fördern. Zumeist sind auch deformierte Bereiche mit Clearance-Störungen wie Bronchiektasen oder Kavernen vorhanden, die eine Pilzinfektion begünstigen.

Vor allem infolge des transatlantischen Tourismus und der hiermit verbundenen Inlandsreisen in den USA trifft man auch auf Pilzinfektionen, die normalerweise hier nicht heimisch sind, wie Histoplasmose und Kokzidiomykose. Deshalb werden sie im Folgenden neben Candida- und Aspergilluspneumonien kurz besprochen. Es gibt noch mehr seltene Pilze, die bei Immunsupprimierten vereinzelt pulmonale Infektionen verursachen können, auf die hier wegen ihrer Rarität nicht eingegangen wird. Auch die Blastomykose wird nicht besprochen, da sie in Europa praktisch nicht vorkommt.

Grundsätzlich wird man differenzialdiagnostisch und bezüglich einer Therapie an eine Pilzpneumonie denken, wenn die Patienten immunsupprimiert sind, schwere chronische Vorerkrankungen bestehen, mehrere Antibiosen vorangingen und die Symptomatik bzw. die Radiomorphologie sich nicht adäquat bessert. Eine gute Zusammenfassung der Therapie findet sich in der frei zugänglichen Leitlinie der ATS [5].

Blutkulturen sind auch bei vermuteten Pilzinfektionen hilfreich (Ausnahme: Aspergillus). Das mikrobiologische Labor muss aber von der Fragestellung wissen. Aus den normalen Kulturflaschen wird dann eine Pilzplatte beimpft und mindestens 14 Tage bebrütet. Vorher darf sie nicht als negativ bezeichnet werden. Die Beurteilung von Resistenzprüfungen bei Pilzen erfordert mehr Erfahrung als die von Bakterien. Auch deshalb muss man mit einem hierin erfahrenen Labor zusammenarbeiten, wenn es um diese Probleme geht.

> **M!**
>
> Pilzinfektionen spielen bei langzeitbeatmeten Patienten, die meist lang dauernd breit antibiotisch abgedeckt sind, vermutlich eine größere Rolle als in der Literatur beschrieben.

Candida-Pneumonie

Candida-Pneumonien sind schwierig zu diagnostizieren, weil oft nicht zwischen einer **Kolonisation** und einer **Infektion** unterschieden werden kann. Neutropenische Patienten sind besonders gefährdet. Serologische Tests helfen hier nicht weiter. Am sichersten ist noch der histologische Nachweis einer Candida-Infektion im Gewebe. Selbst der Nachweis von Candidapilzen in der BAL unterscheidet nicht zwischen Kolonisation und Infektion. Als Erreger findet man meistens Candida albicans und C. glabrata, in der letzten Zeit auch C. krusei, sowie viele seltene weitere Arten.

▶ **Therapie.** Die Behandlung einer echten Candida-Infektion hängt etwas von dem Erreger ab. Alle Candida-Arten außer C. glabrata und C. krusei sprechen gut auf Fluconazol an, wobei es wegen der schlechten oralen Resorption hoch genug dosiert werden muss. Neuerdings gibt es eine Lösung mit etwas besserer Resorption.

Bei C. glabrata und C. krusei werden Caspofungin und Voriconazol empfohlen, weil die In-vitro-Daten eine bessere Wirksamkeit zeigen. Üblicherweise wird 2 Wochen behandelt, wobei das aber nach dem klinischen Verlauf auch öfters prolongiert werden muss. In Problemfällen muss auf Amphotericin B bzw. seine liposomale Form zurückgegriffen werden. Der Markt der Antimykotika entwickelt sich aber wegen der zunehmenden Bedeutung von Pilzinfektionen zurzeit dynamischer als noch vor einigen Jahren, sodass es inzwischen auch weitere neue gegen Candida wirksame Antimykotika gibt, wie Micafungin und Anidulafungin.

> M!
>
> Die Diagnose einer fraglichen relevanten Candida-Infektion in der Lunge erfolgt bisher fast nur ex juvantibus nach klinisch erfolgreicher antimykotischer Therapie. Einen sicheren Beweis stellt dies aber nicht dar.

Normalerweise wird die antimykotische Therapie in der Literatur sehr zurückhaltend empfohlen und soll auf nachgewiesene Candida-Infektionen beschränkt werden. Die klinische Erfahrung zeigt aber gerade bei beatmeten Patienten, dass sich klinisch mitunter noch eine deutliche Besserung einstellt, wenn dann bei pulmonalen Infiltraten neben der breiten Antibiotika-Therapie zusätzlich noch antimykotisch behandelt wird. Es ist zu vermuten, dass viele Zusammenhänge hier noch nicht ausreichend wissenschaftlich untersucht sind. Im Übrigen gibt es das interessante Phänomen, dass gerade eine Pseudomonas-Infektion das Wachstum von Candida-Pilzen deutlich zu hemmen scheint.

Kryptokokkose

Cryptococcus neoformans (sowie Varietäten) ist ein weltweit verbreiteter Hefepilz, der etwas kleiner ist als die Candida-Arten. Die Durchseuchungsrate ist sehr hoch. So hat man in New York bei über 70 % der Kinder serologisch Antikörper gefunden. Bei Immunkompetenten kommt es sehr selten zur Infektion und wenn, dann bevorzugt im ZNS-Bereich. Das hängt möglicherweise damit zusammen, dass der Pilz in der Lage ist, Phenylalaninderivate (Katecholamine wie Dopamin), wie sie im ZNS höher konzentriert vorkommen, als Substrat zu verstoffwechseln. Pulmonale Infektionen verlaufen oft asymptomatisch, ähnlich einem grippalen Infekt mit Husten, Brustschmerz, gelegentlich auch Fieber. Luftnot kommt typischerweise nicht vor. Die histologische Entzündungsform, insbesondere bei immunkompetenten Patienten, ist granulomatös, sodass auch hier Verwechslungen u. a. mit einer Sarkoidose möglich sind.

Die Infektion heilt üblicherweise folgenlos aus. Vereinzelt bleiben aber Rundherde übrig, die recht groß sein können und dann später als Zufallsbefund auffallen. Meistens sind es mehrere einzelne, nicht verkalkte Rundherde, gelegentlich auch Kavernen. Die Diagnose wird dann oft erst nach der histologischen Sicherung gestellt. Bei einer akuten Infektion kann man die Pilze in der Kultur anzüchten, der serologische Nachweis ist auch bei Immunkompetenten unsicher.

Anders ist die Situation bei Immunkompromittierten: Hier ist die Infektion häufiger. Bei AIDS ist es die vierthäufigste opportunistische Infektion weltweit. Auch nach Transplantationen, bei Krebs- und Immunerkrankungen, die mit hohen Steroiddosen oder weiteren Immunsuppressiva behandelt werden, kommt es häufiger zur klinisch relevanten Infektion. Dann ist der Lungenbefall meist fleckig bis diffus, ohne typisches Muster. Ein serologischer Nachweis ist in solchen Fällen oft identisch mit einer Infektion.

Empfindlich ist der Erreger auf Flucytosin, Fluconazol und Itraconazol. In schweren Fällen und vor allem bei ZNS-Beteiligung wird Amphotericin B eingesetzt.

Aspergillus-Pneumonie

Schimmelpilze vom Aspergillus-Typ zeigen ein breites Erregerspektrum. Sie sind ubiquitär vorhanden, besonders dort, wo organisches Material abgebaut wird. Inzwischen sind über 70 verschiedene Arten als potenziell infektiös (meist bei Immunsupprimierten) beschrieben, wobei aber nur wenige Arten gehäuft vorkommen. Am häufigsten findet man Aspergillus fumigatus (50 %), gefolgt von A. flavus (20 %), A. terreus (16 %) und A. niger (< 10 %). Normalerweise werden die Pilze durch Makrophagen phagozytiert und abgetötet. Wenn es sich um eine große Anzahl handelt oder eine Immunsuppression besteht, beginnen die Pilze zu wachsen und entwickeln Hyphen.

Risikofaktoren für eine Aspergillen-Pneumonie sind eine schwere Neutropenie, hoch dosierte Steroidtherapie, Organ- sowie Knochenmarktransplantationen, fortgeschrittenes AIDS, Tumorerkrankungen, schwere COPD und Leberzirrhose.

Das **klinische Bild** der Aspergillen-Infektion ist bunt, von flächigen Infiltraten über noduläre Veränderungen bis hin zum Aspergillom (näher beschrieben unter „Lungenabszess"). Vor allen Dingen bei Immunsupprimierten können Infiltrate im normalen Röntgenbild (nicht im CT) nahezu ganz fehlen, obwohl eine ausgeprägte Aspergillen-Invasion vorhanden ist. Relativ typisch sind kleine Kavitäten in den Infiltraten und den Rundherden (Schießscheibenphänomen). Dies liegt daran, dass Aspergillen zu einer Gefäßinvasion mit späterer Nekrose führen. Diese Radiomorphologie kommt zwar auch bei einer Reihe von Differenzialdiagnosen vor, hilft aber dennoch bei der Zuordnung von Pneumonien etwas weiter.

Die Diagnostik einer invasiven Aspergillose ist ähnlich schwierig wie bei allen anderen Pilzerkrankungen, da man zwischen Kolonisation und Infektion allein aufgrund des Erregernachweises nicht unterscheiden kann. Am sichersten ist der histologische Nachweis. Bei beatmeten Patienten sind auch nekrotisierende Tracheobronchitiden beschrieben, bei denen der histologische Nachweis von Aspergillushyphen die Diagnose sichert. Serologische Tests sind verfügbar, wobei sie meist das Galactomannan-Antigen von der Oberflächenstruktur des Pilzes aus der BAL-Flüssigkeit nachweisen. Aber auch hier ist der Nachweis nicht identisch mit einer Infektion, wenn auch eine aktuelle Metaanalyse hier eine hohe Spezifität und Sensitivität von über 90 % ergeben hat.

▸ **Therapie.** Die Behandlung der Aspergillen-Pneumonie wird heute primär mit Voriconazol und erst bei Versagen mit Caspofungin, Micafungin und mit Amphotericin B, meist in der liposomalen Form, durchgeführt. Bei Immunsupprimierten ist die Prognose trotz der heutigen Therapiemöglichkeiten nach wie vor schlecht.

Die Behandlung einer nekrotisierenden Tracheobronchitis kann auch durch Instillationen von Amphotericin B (Stammlösung pur oder zur Verbesserung der Verträglichkeit zunächst 1 : 10 verdünnt) behandelt werden. Verdünntes Amphotericin B kann man auch inhalieren. Einige Transplantationszentren empfehlen dies, um eine Aspergillus-Infektion im Bereich der Bronchialanastomosen zu verhindern.

> M!
>
> Pilzpneumonien bei Immunsupprimierten scheinen durch die neuen Antimykotika besser behandelbar zu sein.

Pulmonale Histoplasmose

Histoplasma capsulatum ist ein nur bis 4 µm groß werdender Hefepilz, der deswegen auch häufig intrazellulär in Makrophagen angetroffen wird. Er ist in den südlichen Ländern ubiquitär verbreitet, häufig in Nord-, Mittel- und Südamerika, aber auch Australien und Asien. In manchen Gegenden ist die Pilzdichte sehr hoch, sodass es zu kleinen Epidemien kommen kann.

▸ **Klinik, Verlauf, Diagnostik.** Die meisten Krankheitsfälle zeigen einen Verlauf wie ein grippaler Infekt mit manchmal auch höherem Fieber und Schüttelfrost sowie Allgemeinsymptomen. Vereinzelt wird auch ein Erythema nodosum angetroffen. Meist bilden sich die Beschwerden von allein zurück, ohne dass die Diagnose gestellt wird.

Liegen pulmonale Vorerkrankungen oder Immunsuppression vor, kann es zur chronischen Histoplasmose kommen, die **klinisch einer Tuberkulose-Infektion** entspricht und von ihr klinisch nicht unterschieden werden kann. Auch radiologisch finden sich Zeichen wie bei einer Sarkoidose oder Tuberkulose mit Lymphknotenvergrößerung und Kavernenbildung im Lungenparenchym.

Bei der chronischen Form stehen Granulombildungen im Vordergrund, die histologisch eine Sarkoidose imitieren können. Insofern stellt die Histoplasmose eine wichtige **Differenzialdiagnose der epitheloidzelligen Granulome** dar (Kap. 6.3.1). Dies ist ein eindrucksvolles Beispiel für unsere Empfehlung, bei interstitiellen oder kleinnodulären Lungenparenchymveränderungen keine transbronchiale Biopsie mehr durchzuführen, da die Ergebnisse im Sinne einer Sarkoidose falsch positiv sein können. Unter einer dann **kontraindizierten hoch dosierten Steroidtherapie** sind deletäre Verläufe beschrieben.

> M!
>
> Die Histoplasmose kann bis hin zum Erythema nodosum sehr der Sarkoidose ähneln.

Die Diagnose kann **mikrobiologisch** mittels Kultur und **serologisch** gestellt werden. Antigennachweis im Blut, Urin und bronchoalveolärer Lavage sind möglich, aber eben unspezifisch wegen des häufigen Vorkommens in den beschriebenen Regionen. Der Test ist z. B. in Amerika unspezifisch. In Deutschland, wo der Pilz primär nicht verbreitet ist, spricht ein positiver serologischer Befund viel stärker für eine Infektion. Allerdings gibt es neuere Daten, die zeigen, dass ein positiver Antigentest in der BAL recht sensitiv und auch spezifisch ist. Er dürfte aber in Europa nicht unmittelbar verfügbar sein.

Der histologische Nachweis in einem bioptischen Präparat gilt als schwierig, da der Befund denen von Candida glabrata, Cryptococcus neoformans und Pneumocystis jirovecii ähnelt. Zudem besteht in Deutschland wegen der Seltenheit wenig Erfahrung in der Interpretation.

▶ **Therapie.** Bei den akuten Formen ist der Erkrankungsverlauf selbstlimitierend, sodass nicht antimykotisch behandelt werden muss. Bei chronischen Verläufen oder unter Immunsuppression wirken Itraconazol, Fluconazol, Voriconazol sowie Amphotericin B (liposomale Form). Wegen der Nebenwirkungen sollte diese Behandlung schweren Fällen vorbehalten bleiben.

Kokzidiomykose

Kokzidio-Spezies bilden große, dickwandige, kugelförmige Gebilde von 30–80 µm Durchmesser, worin sich üblicherweise massenhaft Sporen befinden. Der Pilz hält sich normalerweise im Erdreich in trockenen, warmen Gegenden auf, vor allen Dingen im Süden der Vereinigten Staaten bis Mexiko. Das Verbreitungsgebiet unterscheidet sich meist von dem der Histoplasmose.

▶ **Klinik.** Über die Hälfte der Personen, die Kontakt mit dem Pilz haben, bleiben symptomfrei. Die anderen entwickeln ein grippeähnliches Krankheitsbild mit Fieber, Erythem und Gelenk- sowie Kopfschmerzen.

▶ **Diagnostik.** In ca. 95 % heilt die Kokzidiomykose nach 1–3 Wochen folgenlos aus. Ca. 5 % der Patienten entwickeln aber radiologische Veränderungen, die differenzialdiagnostische Probleme machen können. Im Gegensatz zur Histoplasmose können hier auch andere Organe, z. B. das Gehirn, befallen werden. Radiologisch gibt es im Wesentlichen 3 Erscheinungsformen:

- pulmonale Rundherde
- dünnwandige Kavernen
- diffuse retikonoduläre Infiltrate (insbesondere bei Immunsupprimierten)

Alle diese Veränderungen können über Jahre auch ohne jegliche Beschwerden persistieren.

> **M!**
> Die Kokzidiomykose kann viele Erkrankungen imitieren.

Es gibt Antikörper-Suchtests gegen die Erreger, die allerdings bei der nodulären Form in > 50 % negativ sein können. Aus diesem Grund ist eine endgültige Diagnose oft nur histologisch durch Punktion möglich. Dann finden sich histologisch die typischen zystischen Pilzstrukturen, verstärkt sichtbar mit Silberfärbungen. Mitunter findet man aber auch teilweise nekrotisierende Granulome, sodass auch hier die Fehldiagnose z. B. einer Sarkoidose möglich sein kann.

▶ **Therapie.** Die Therapie hängt von den Beschwerden bzw. vom Wachstum der Herde ab. Üblicherweise wird über mindestens 1 Jahr lang mit Fluconazol oder Itraconazol behandelt. Progredientere Verläufe, wie sie bei T-Zell-Defekten vorkommen, benötigen mitunter Amphotericin B in der liposomalen Form.

Nokardiose und Aktinomykose

Nokardien und Aktinomyzeten gehören zu den grampositiven Erregern, die eitrige Enzündungen verursachen. Früher wurden sie aufgrund des klinischen Verlaufs und des mikroskopischen Bildes zu den Pilzen gerechnet. Es handelt sich um langstreckige, filigrane Bakterien, deren Ausläufer Pilzhyphen ähneln können.

▶ **Pathogenese.** Beide Arten, jedoch mehr die Aktinomyzeten, bilden körnige, gelbliche Abszesse im Gewebe, die mitunter zu größeren Drusen konfluieren können. Sie gehören mit den **Mykobakterien zu einer Obergruppe.** Die meisten Arten sind **schwach säurefest.** Dadurch können sie bei der Mikroskopie leicht identifiziert werden, wenn gezielt danach gesucht wird. Nokardien wachsen üblicherweise unter aeroben Bedingungen, Aktinomyzeten nahezu immer obligat unter anaeroben, CO_2-reichen Bedingungen, wobei das bei den Unterarten aber unterschiedlich ist. Beide Spezies teilen sich sehr langsam. Aktinomyzeten gehören zur normalen Mundflora; Nokardien haben etwa den gleichen Verbreitungsraum wie atypische Mykobakterien.

> **M!**
> Nokardien und Aktinomyzeten sind mit den Mykobakterien verwandt und deswegen auch (schwach) säurefest.

Die **Aktinomykose („Strahlenpilzerkrankung“)** der Lunge ist sehr selten. Sie entsteht durch Aspiration von ausgedehnten, im Oropharynx lokalisierten Infektionsherden. Bei schlechtem Zahnstatus oder Parodontose kann er ins Gewebe infiltrieren und für eitrige, langsam wachsende, indurative Weichteilinfektionen im Bereich des Halses sorgen.

Eine **Nokardiose-Pneumonie** kommt selten isoliert vor. Zumeist stehen Hautinfektionen oder ein ZNS-Befall im Vordergrund.

Beide Erreger zeigen ein ähnliches klinisches Bild wie Pilzinfektionen oder Mykobakteriosen. Sie sind klinisch davon nicht zu unterscheiden, wobei komplizierend hinzukommt, dass insbesondere bei der Aktinomykose häufig Mischinfektionen mit anderen Bakterien vorliegen. Nokardiosen sind gehäuft bei Immunsupprimierten zu finden. Ca. 30 % der Pneumonien wurden bei immunkompetenten Patienten beobachtet.

Es gibt zahlreiche Unterarten, insbesondere bei den Nokardien, von denen bei > 30 pathogene Infektionen beschrieben sind. Die häufigsten Arten sind N. farcinica, N. nova, N. cyriacigeorgica sowie N. brasiliensis. Bei den Aktinomykosen steht Actinomyces israelii ganz im Vordergrund.

Die **Diagnose** wird üblicherweise aus dem mikroskopischen Präparat einer Biopsie gestellt, wenn die Verdachtsdiagnose besteht. Mit modifizierten Färbemethoden zum Nachweis von säurefesten Bakterien lassen sie sich gut erkennen. Eine Kultur ist möglich, wobei jedoch eine entsprechende Erfahrung des Labors nötig ist, um sie anzuzüchten und vor allen Dingen näher zu differenzieren. Für Kulturen braucht man bis zu 20 Tage. Flüssigmedien bieten einen schnelleren Nachweis, allerdings muss das Labor informiert sein, eine entsprechende Suche zu starten. Es gibt Nachweise durch PCR-Reaktionen, die jedoch nicht weit verbreitet sind.

► **Therapie.** Die Therapie beider Erreger kann recht variabel sein. Die meisten Nokardienarten sprechen gut auf Trimethoprim/Sulfamethoxazol-Kombination an. Auch Drittgenerations-Cephalosporine, Amikacin und Tetrazykline sind möglich. Üblicherweise wird 3 Monate, bei Immunsuppression auch länger behandelt. Auf Linezolid scheinen wohl alle Arten anzusprechen. Man benötigt in diesen Einzelfällen einen engen Kontakt zu einem mikrobiologischen Institut, das entsprechende Testungen durchführen kann.

Aktinomyzeten sprechen üblicherweise auf Penicillin G in hohen Dosen an, anfangs i. v., später oral, wobei 6 Monate behandelt werden muss, bei Immunsuppression noch länger. Alternativen sind Tetrazykline, Erythromycin sowie Chinolone. Da es sich in der Regel um Mischinfektionen handelt, muss die Therapie anfangs entsprechend kombiniert werden. Je nach Ausdehnung des Befundes ist mitunter auch eine Abszessdrainage mit Spülung bzw. eine operative Entfernung zu diskutieren.

5.5.10 Pneumonie unter Immunsuppression

Durch die Erfolge der Organtransplantationen, auch im hämatologischen Sektor und durch neue Immunsuppressiva sowie durch monoklonale Antikörper in der Therapie von Autoimmunerkrankungen hat sich das Spektrum und die Häufigkeit der pulmonalen Infiltrate bei immunsupprimierten Patienten deutlich erhöht. Viele davon werden in Spezialkliniken und -ambulanzen versorgt, z. B. Knochenmarktransplantierte, sodass sie außerhalb dieser Einrichtungen eher selten beim Pneumologen erscheinen. In jedem Fall sollte man dann immer Kontakt mit dem versorgenden Zentrum aufnehmen, da die Patienten bei bestimmten Erkrankungen und Therapien oft ihr eigenes Infektionsmuster entwickeln.

Im Folgenden wird nur auf das Erregerspektrum in Deutschland eingegangen. Falls die Patienten von Auslandsreisen zurückkommen, erweitert es sich erheblich. In solchen Fällen empfiehlt sich der Kontakt mit einem Tropeninstitut.

> M!
>
> Die Art der Immunsuppression selektiert oft bestimmte Erregertypen.

Grundsätzliche Unterschiede zwischen immunsupprimierten und nicht immunsupprimierten Patienten sind:

- Das gleichzeitige Vorkommen von verschiedenen Erregern ist häufig. Auch nichtinfektiöse Infiltrate, wie Tumoren oder medikamententoxische Reaktionen, können gleichzeitig auftreten.
- Auch kleinste Veränderungen im Röntgenbild sollten Anlass für ein CT sein, da die Gewebereaktion bei Immunsupprimierten meist milder ausfällt.
- Serologische Untersuchungen sind wenig diagnoseweisend, da die Antikörperbildung oft reduziert ist.
- Mikrobiologische Untersuchungsverfahren sollten Antigennachweise mittels molekularbiologischer Methoden enthalten.
- Bioptische Untersuchungsverfahren sind für die Diagnose und die zielgerichtete Therapie häufig erforderlich.
- Mögliche Infektionsquellen bzw. Kontaktpersonen mit akuten Infektionen müssen sorgfältig eruiert werden.

Neutropenie

Die häufigste Ursache für Infektionen ist eine Neutropenie, die bei dieser Patientengruppe meist durch eine direkte immunsuppressive Therapie oder indirekt (Zytostatikatherapie) ausgelöst wird. Sie kann aber auch Ursache von Virusinfektionen sein oder bei Leukämien vorkommen. Bei Neutropenie werden folgende Erreger als Ursache von Infiltraten bevorzugt gefunden:

- gramnegative Bakterien (alle Gruppen, nicht nur Enterobacteriaceae)
- Staphylokokken (Staph. aureus und koagulasenegative Staphylokokken)
- Streptokokken
- Pilze (Aspergillus, Candida species, selten auch Mucor)

T-Zell-Defekte

T-Zell-Defekte stehen im Vordergrund bei HIV-Infizierten, aber auch bei Lymphomen, Chemotherapien, malignen Tumoren sowie Transplantationen. Sogar normale grippale Infekte können einen passageren T-Zell-Defekt auslösen. Glukokortikoide reduzieren ebenfalls die Aktivität der T-Lymphozyten, jedoch nur in hohen Dosierungen.

Bei T-Lymphozytendefekten stehen folgende Mikroorganismen im Vordergrund:

- Viren sowie Aktivierung von latenten Viren (Herpes, CMV, EBV, RS-Virus)
- intrazelluläre Bakterien (Legionellen, Mykobakterien)
- Pilze (Candida, Aspergillus, Pneumocystis jirovecii, gelegentlich auch Kryptokokken)
- Parasiten (Toxoplasmose)

B-Zell-Defekte

Defekte an B-Lymphozyten sind bei akuten Leukosen, beim Plasmazytom und bei Immunsuppression (Azathioprin, Mycophenolat) häufiger. Auch hohe Dosen von Glukokortikoiden reduzieren die B-Zell-Aktivität. Hier kommt es gehäuft zu folgenden Erregern:

- Kapselbakterien (Pneumokokken, Meningokokken, Haemophilus influenzae)
- Salmonella species
- Lamblien, Campylobacter

> **M!**
> Die in der Pneumologie üblichen Steroiddosen von 20–30 mg Prednisolon machen keine relevante Immunsuppression bei kurzer Anwendungsdauer.

TNF-α-Hemmer

Durch die neuen monoklonalen Antikörper gegen Tumornekrosefaktor, die bei schwerer rheumatoider Arthritis, Morbus Crohn und jetzt auch bei Abstoßungsreaktion eingesetzt werden, entwickelt sich in einem gewissen Prozentsatz eine **Tuberkulose** bzw. eine alte Tuberkulose wird reaktiviert. Aber auch viele andere Infektionen mit Bakterien, Viren und Pilzen treten gehäuft auf bzw. werden im Verlauf verschlimmert.

Besonderheiten der Diagnostik

Ein zentrales Element in der Diagnostik der pulmonalen Infiltrate ist die BAL. Sie liefert neben der zytologischen Information oft den bzw. die verantwortlichen Erreger. Auch Antigennachweise mit immunometrischen Verfahren und Genomnachweis mittels PCR-Reaktion sind möglich, wobei diese meist nur in Speziallabors durchgeführt werden. Die nächste Stufe ist die histologische Entnahme, entweder mittels transbronchialer Biopsie oder perkutaner Punktion, wobei das Infiltrat gezielt angesteuert werden sollte. Manchmal ist auch eine Aspirationszytologie mit einer dünnen Nadel ausreichend, sodass praktisch kein erhöhtes Risiko für die schon vorgeschädigte Lunge entsteht (s. Kap. 2.16).

> **M!**
> Da bei Immunsupprimierten infektiöse und nichtinfektiöse Infiltrate nebeneinander auftreten können, ist eine Biopsie zur Klärung oft unvermeidlich.

AIDS

Bei HIV-Infizierten liegt eine bestimmte Häufung von Erregern vor, die pulmonale Infiltrate verursachen können. In den letzten 10 Jahren hat sich die Erregerhäufigkeit v. a. durch die antiretrovirale Therapie verschoben. Obwohl Pneumocystis immer noch der häufigste Erreger ist, hat er durch die antivirale Therapie abgenommen. Bei **diffusen Infiltraten** steht aber nach wie vor Pneumocystis im Vordergrund, gefolgt von Bakterien (insbesondere Haemophilus influenzae) und Viren (Influenza- und Zytomegalievirus). Mykobakterien können ebenfalls bei AIDS diffuse Infiltrationen machen. Je niedriger die T-Zell-Konzentration, desto wahrscheinlicher werden Infektionen mit Mykobakterien.

Noduläre Infiltrate können durch Bakterien, aber auch Pilze (zumeist Aspergillus) ausgelöst werden. Lymphknotenvergrößerungen sind am ehesten durch Tuberkulosebakterien verursacht. Zudem müssen immer die nichtinfektiösen Differenzialdiagnosen wie Lymphom, Kaposi-Sarkom, Morbus Castleman und Lungenkarzinom berücksichtigt werden.

Pleuraergüsse und Empyeme spiegeln oft das Bild in den Infiltraten wider. Pneumothoraces kommen gehäuft bei Pneumocystis-Infektionen vor.

Zytomegalie-Infektion (CMV)

CMV-Infektionen sind besonders häufig in den ersten 1–4 Monaten nach einer Transplantation und bei HIV, weswegen sie nochmals gesondert erwähnt werden. Es gibt kein spezifisches radiologisches Zeichen. Dabei kommen sie nicht selten gleichzeitig mit der Pneumocystis-Infektion vor. Die Diagnose wird meist aus der Lavage gestellt, wobei die zytotoxischen Eigenschaften des Zytomegalievirus im Labor genutzt werden.

CMV wird nur behandelt, wenn der Patient entsprechende Symptome einer Infektion aufweist. Dabei müssen immer die erwähnten Co-Infektionen berücksichtigt werden, die evtl. das klinische Bild bestimmen. Inzwischen gibt es eine Reihe von Virustatika, die bei CMV wirken. In jedem Fall wird man eine mögliche Therapie immer mit einer Fachambulanz für das jeweilige Erkrankungsbild absprechen.

5.6 Tuberkulose

Die Tuberkulose stellte früher einen zentralen Teil der Pneumologie dar. Sie hat in den letzten 30 Jahren einen deutlichen Gestaltwandel bezüglich des klinischen Erscheinungsbildes und der Häufigkeit erfahren. Der Hauptgrund für den Rückgang der Tuberkulose sind die besseren hygienischen Verhältnisse und Ernährungsbedingungen; Antibiotika sind erst an dritter Stelle zu nennen. Wegen der früheren Bedeutung unterliegt die Tuberkulose noch dem Infektionsschutzgesetz in besonderer Weise. Es ist die einzige infektiöse Erkrankung, bei der das Gesundheitsamt Zwangsmaßnahmen anordnen kann. Auch wird einzig bei der Tbc die Verdachtsmeldung üblicherweise zusätzlich bereits vom mikrobiologischen Labor vorgenommen.

Die Tuberkulose ist definiert durch eine Infektion mit Erregern des Mykobakterien-Tuberkulose-Komplexes, wozu das Mycobacterium tuberculosis, M. bovis, M. africanum und M. bovis BCG gehören. Relevant ist in Deutschland praktisch nur noch das M. tuberculosis. M. bovis kommt allerdings im Ausland, vor allen Dingen in südlichen Ländern, noch häufiger vor. Dieser Erreger ist praktisch nur über die Nahrungsaufnahme infektiös.

5.6.1 Häufigkeit

Weltweit ist die Tuberkulose immer noch die häufigste Infektionserkrankung. In Deutschland ist die Zahl konstant rückläufig. Durch die Öffnung der Ostgrenzen (Aussiedler) kam es zu einem kurzen Anstieg in den frühen 90er Jahren. Derzeit liegen die Fälle bei unter 5 000 Neuerkrankungen pro Jahr, was etwas mehr als 5 neue Fälle pro Jahr und 100 000 Einwohner bedeutet.

> M!
>
> Etwa ein Drittel der Menschheit hat eine Tuberkulose-Infektion durchgemacht.

5.6.2 Pathogenese

Wie bei allen Infektionserkrankungen scheinen bestimmte genetische Muster eine Tuberkulose zu begünstigen. Infolge der vielen Genpolymorphismen sind die Ergebnisse für die praktische Medizin nicht verwertbar. Immerhin weiß man, dass TNF-α bei der körpereigenen Tuberkuloseabwehr eine wichtige Rolle spielt, denn seine Hemmung mittels monoklonaler Antikörper führt bei latenter Tuberkulose bei einem Teil der Patienten zur Reaktivierung.

Aus früheren Untersuchungen und aus Daten aus den GUS-Staaten weiß man, dass eine **Tuberkulose-Infektion ohne Therapie** dort etwa in einem Drittel ausheilt, in einem Drittel chronisch wird und in einem Drittel zum Tode führt. Allerdings gilt das für Personen mit vergleichsweise schlechterem Ernährungszustand in ungünstigeren hygienischen Verhältnissen. Etwa die Hälfte der Erkrankten entwickelt einen Pleuraerguss, der aber oft nur vorübergehend ist.

M. tuberculosis muss als Aerosol bzw. **Tröpfchen inhaliert** werden, um ansteckend zu sein. Deswegen reicht es im Prinzip, wenn der Patient und das medizinische Personal eine Schutzmaske tragen. Üblicherweise sind die Hygienemaßnahmen bei Tuberkulose eher überzogen bzw. es wird auf die falschen Zielparameter geachtet. Abgehustete Tröpfchen verbleiben nur ca. 10 min in der Luft, wie Aerosolmessungen gezeigt haben. Ein einmal deponierter Aerosolpartikel kann nicht mehr in die Luft zurückfliegen, da dies zu viel Energie erfordern würde.

> M!
>
> Eine Schmierinfektion kommt bei M. tuberculosis nicht vor.

5.6.3 Risikofaktoren

Ein bedeutender Risikofaktor für die Entwicklung einer Tuberkulose ist die Immunsuppression (s. o.). Aber auch eine Silikose, eine COPD, Bronchiekasen, ein Diabetes mellitus, eine chronische Niereninsuffizienz sowie länger dauernde hoch dosierte Steroidtherapie können eine Tuberkulose begünstigen. Neue Daten zeigen auch, dass dosisabhängig inhalative Steroide gerade bei COPD einen erheblichen Risikofaktor darstellen [1].

5.6.4 Klinik

Durch die häufige Antibiotikatherapie bei Lungeninfiltraten, von denen manche der neueren Antibiotika auch mehr oder weniger ausgeprägt antituberkulotisch wirken (z. B. Chinolone), kommt es zu **komplexeren bzw. anders gelagerten Verläufen als früher.** Die typische Verlaufsform mit Primärkomplex, postprimärer Tuberkulose etc. ist kaum noch zu finden. Wenn die Patienten mit Verdacht auf Tuberkulose beim Pneumologen vorstellig werden, haben sie meistens eine länger dauernde Symptomatik durchlaufen. Zeigen sie typische radiologische Veränderungen, wird relativ rasch an eine Tuberkulose gedacht. Ansonsten werden sie öfter mit Verdacht auf Tumor oder mit unklaren diffusen Infiltraten vorgestellt.

Da sich M. tuberculosis 50- bis 100-mal langsamer teilt als die meisten anderen zur Pneumonie führenden Bakterien, ist der klinische Verlauf auch entsprechend langsam und die Therapie entsprechend langwierig. Die Patienten zeigen **unspezifische Allgemeinsymptome** wie Abgeschlagenheit, Nachtschweiß, subfebrile Temperaturen, zunehmenden Husten, manchmal Arthralgien und Pharyngitis. **Nachtschweiß** ist zwar sehr unspezifisch, aber umgekehrt kommt er bei Tuberkulose fast immer vor, sodass fehlender Nachtschweiß eher gegen eine Tuberkulose spricht. Die physikalische Untersuchung ist nicht diagnoseweisend.

> M!
>
> Vermutlich infolge des besseren Gesundheitszustandes und der Antibiotika mit manchmal zusätzlicher Wirksamkeit gegen Mykobakterien verläuft die Tuberkulose heute oft weniger typisch als früher.

Darüber hinaus gibt es Patienten, die eine frühere Infektion durchgemacht haben, sich subjektiv gesund fühlen, aber immer noch virulente Mykobakterien in der Lunge haben. Diese **latente Tuberkulose-Infektion** bricht häufiger im Alter aus, wenn Begleiterkrankungen hinzukommen. Intensive Sonnenbestrahlung in südlichen Ländern während einer Urlaubsreise scheint ebenfalls den Ausbruch zu fördern. Der Mechanismus dafür ist unklar; eine Beziehung zum **Vitamin-D-Stoffwechsel**, der früher angenommen wurde, scheint nicht offensichtlich zu sein. Eine aktuelle, kontrollierte Studie, in der zusätzlich zur Tuberkulosetherapie Vitamin D verabreicht wurde, hat keine relevanten Unterschiede zwischen beiden Gruppen ergeben.

Auch eine Steroid- und immunsuppressive Therapie (einschließlich TNF-α-Antikörper) führen zur Tuberkulose-Reaktivierung mit meist schleichendem Verlauf. Etwa die Hälfte bis zwei Drittel der Patienten entwickeln Husten, Gewichtsverlust sowie allgemeine Schwäche. Nachtschweiß ist von allen Symptomen am häufigsten und kommt in knapp zwei Drittel der Fälle vor. Je nachdem, wo der Herd sitzt, kann er die Pleura involvieren und in diesem Bereich zu entsprechenden, meist atemabhängigen Schmerzen führen. Geringe Blutbeimengungen im Sputum sind eher selten und kommen bei alten tuberkulösen Veränderungen auch ohne Reaktivierung vor.

Auch eine **Miliartuberkulose**, die hämatogene Streuung von M. tuberculosis, verläuft heute viel langsamer und oft über viele Wochen und nicht mehr so foudroyant wie früher (Ausnahme: Immunsuppression), sodass sie öfter übersehen wird. Sogar der Tuberkulin-Hauttest ist bei Miliartuberkulose gelegentlich negativ.

Häufig übersehen wird, dass **posttuberkulöse Veränderungen** praktisch immer lokale Bronchiektasen nach sich ziehen. Hier kommt es immer wieder zu Mischinfektionen mit Eitererregern, die die Symptome zumindest passager verstärken oder auch eine scheinbare Reaktivierung imitieren können. Nicht selten werden dann Allgemeinantibiotika eingesetzt, wie bei ambulant erworbener Pneumonie, die vorübergehend eine Besserung verursachen. Zeitverzögert entwickelt sich die Tuberkulose dann aber weiter, wenn eine echte Reaktivierung vorliegt. In solchen Fällen dauert es meistens länger, bis die relevante Diagnose gestellt wird.

5.6.5 Radiologie

Die CT-Bildgebung hat gezeigt, dass die Erstinfektion einer Tuberkulose in zwei Dritteln der Fälle vorwiegend in den **Hiluslymphknoten** stattfindet. Eine Vergrößerung der Lymphknoten im Bereich des Mittellappens führt durch Bronchuskompression mitunter zu einer Atelektase, die längere Zeit auch nach erfolgreicher Therapie weiter bestehen kann. Zumindest kleine Pleuraergüsse haben etwa ein Drittel der Patienten, wenn sie sich vorstellen. Meistens sind die Infiltrate im Lungenparenchym einseitig, nur in etwa 2–3 % ist auch die Gegenseite befallen.

Immer noch stehen die posterioren Oberlappenbereiche als primärer Ort der Parenchyminfiltration im Vordergrund. Allerdings sind in den letzten 20 Jahren auch die Unterlappen als Erstmanifestationsorte zunehmend betroffen (ca. 10 %). Dann sind die Infiltrationen eher flächig und damit weniger typisch.

Eine **Reaktivierung** radiologisch zu erkennen ist oft nur möglich, wenn Voraufnahmen vorliegen. Im CT finden sich mitunter weichere Herde in der Nähe der alten Veränderungen, die auf eine Reaktivierung hindeuten.

> M!
>
> Tuberkuloseherde schrumpfen unter der Therapie manchmal deutlich, sodass es infolge der Verdichtung im Thoraxübersichtsbild wie eine Zunahme der Infektion aussehen kann.

Bei **Miliartuberkulose** zeigen sich im Röntgenbild multiple kleine noduläre Verdichtungen, nicht immer Rundherde, die als interstitielle Lungenerkrankung oder Sarkoidose etc. missgedeutet werden können. Wird dann nicht die richtige Diagnose gestellt und fälschlicherweise ein Glukokortikoid gegeben, kommt es zwar auch bei der Tuberkulose zur kurzfristigen Besserung, jedoch ist dann der fatale Verlauf kaum noch aufzuhalten.

> M!
>
> Eine selten gewordene Miliartuberkulose wird wegen der heute langsamen Verläufe häufiger mit einer interstitiellen bzw. granulomatösen Lungenerkrankung verwechselt, was fatale Folgen haben kann, insbesondere wenn eine Steroidtherapie ohne Tuberkulostatika erfolgt.

5.6.6 Labor und sonstige Diagnostik

Einen spezifischen Bluttest, der eine aktive Tuberkulose nachweist, gibt es nicht. Die Testsituation hat sich aber insofern verbessert, dass man jetzt in der Lage ist, durch **γ-Interferon-Release-Tests** (IGRA) Informationen zum spezifischen T-Zell-Memory zu erhalten. Dabei geben die

Patientenlymphozyten in vitro γ-Interferon frei, wenn sie mit M.-tuberculosis-Antigen stimuliert werden. Im Prinzip ist es ein ähnlicher Reaktionsmechanismus wie beim Hauttest, wobei die Lymphozyten hierbei direkt in die Haut einwandern. Allerdings ist die Spezifität für M. tuberculosis ungleich höher, sodass die γ-Interferon-Release-Tests zur Abgrenzung gegenüber nichttuberkulösen Mykobakterien benutzt werden können.

Erstaunlicherweise gibt es eindeutig falsch negative Haut- wie IGRA-Tests. Immer wieder erlebt man floride, offene Tuberkulosen bei negativem Test. Möglicherweise liegt bei diesen Patienten eine angeborene Störung der Immunabwehr in diesem Segment vor.

Indes ist der IGRA deutlich teurer und es existiert weniger Erfahrung als mit dem Hauttest, insbesondere bei Kindern. Dieser ist heute nur noch als **Mendel-Mantoux-Test** zur intrakutanen Applikation verfügbar. Mittelfristig dürfte aber der IGRA den Hauttest ablösen. Beide Tests zeigen eigentlich nur eine durchgemachte Infektion an. Versuche, über die Stärke der Reaktion auf die Akuität oder das Ausmaß einer Tuberkulose zu schließen, sind zu unsicher. Natürlich zeigt eine Testkonversion eine frisch durchgemachte oder akute Infektion an.

Das Besondere an den γ-Interferon-Release-Tests ist, dass sie in gewissem Umfang auch bei immunsupprimierten Patienten auswertbare Resultate liefern können, da man die Immunreaktion durch zusätzliche Untersuchungen bei den Immunsupprimierten messen und dann als Bezugspunkt miteinander vergleichen kann.

> **M!**
>
> Intrakutane Hauttests mit Tuberkuloseantigen sind teilweise noch der Standard, um eine durchgemachte, latente oder infolge Konversion frische Tuberkulose-Infektion zu erkennen. Der IGRA wird aber wegen seiner höheren Spezifität die Intrakutanteste voraussichtlich ablösen.

In jeder pneumologischen Abteilung sollte immer eine sofortige **mikroskopische Untersuchung auf säurefeste Stäbchen** möglich sein, um den möglichen Ansteckungsgrad eines Patienten bestimmen zu können. Findet man bei entsprechenden radiologischen Veränderungen mikroskopisch säurefeste Stäbchen, sind die Patienten zu isolieren. Die Situation ändert sich, wenn der Patient behandelt wird. Üblicherweise reicht zur mikroskopischen Diagnostik Sputum, wenn der Patient zu dessen Produktion in der Lage ist (ggf. nach Inhalation von hypertoner Kochsalzlösung).

Das normale Vorgehen bei Tuberkuloseverdacht wird aber eine **bronchoskopische Diagnostik** sein; zum einen, um durch die Anspülung eine bessere Grundlage für Mikroskopie und Mikrobiologie zu haben, und zum anderen, um wichtige Differenzialdiagnosen wie zusätzliche Tumoren oder eine Bronchialschleimhauttuberkulose nicht zu übersehen. Diese kann gerade in frischen Formen manchmal wie ein Tumor imponieren. Erst die Biopsie klärt dann die Genese der Schleimhautveränderung.

Besteht der Verdacht auf eine Miliartuberkulose, ist die mikrobiologische Diagnose nur vereinzelt aus der **BAL** zu stellen. Allerdings stehen in der BAL-Zytologie bei der Tuberkulose im Gegensatz zu fast allen sonstigen Erregern nicht die neutrophilen Granulozyten, sondern die **Lymphozyten** im Vordergrund. Diese Lymphozytose trägt auch die Gefahr in sich, eher an nichtinfektiöse Infiltrate zu denken. Nach jeder Bronchoskopie sollte zusätzlich das direkt danach abgehustete Sputum zur mikroskopischen und mikrobiologischen Untersuchung genutzt werden, da es oft mehr Erreger enthält als die bronchoskopische Spülflüssigkeit.

> **M!**
>
> Postbronchoskopie-Sputum hat oft eine hohe diagnostische Aussagekraft.

Die **kulturelle Untersuchung** mit festen oder flüssigen Medien ist immer noch Standard und Grundlage für eine spätere Resistenztestung. Sie ist vergleichsweise preiswert, dauert aber lange. Es gibt inzwischen eine ganze Reihe von Methoden, die den Nachweis von M. tuberculosis beschleunigen. Seit längerem gibt es schon Flüssigmedien, die nach 8–14 Tagen einen kulturellen Befund liefern. Neuerdings gibt es auch **molekularbiologische Antigennachweise**, die sofortige Ergebnisse liefern, hochspezifisch sind, aber **nichts** über die **Vitalität der Erreger** aussagen, was dann zu vielen falsch positiven Resultaten führt. Zudem sind sie recht teuer und in der klinischen Routine nur in Spezialfällen erforderlich. Inzwischen gibt es auch zur **Resistenztestung** molekularbiologische Methoden, die raschere Ergebnisse liefern, insbesondere für Rifampicin.

Verfahren wie Kultur und Flüssigmedien sind weiterhin erforderlich, um die wichtige Frage zu klären, ob die mittels Mikroskop gefundenen säurefesten Stäbchen wirklich noch virulent sind. Selbst unter effektiver Therapie können die Patienten bei ausgedehnten Befunden noch Monate mikroskopisch positiv sein, ohne dass in der Kultur Erreger wachsen, weil sie avital sind (so genannte „Kulturversager"). Die Situation wird auch als **„open negativ"** bezeichnet.

> **M!**
>
> Sind Tuberkulose-Patienten unter korrekter und complianter Therapie über einige Wochen sowie klinischer Besserung immer noch mikroskopisch positiv, dann liegen meist avitale Erreger vor.

5.6.7 Verlauf und Therapie

Eine offene Tuberkulose wird im Prinzip wie eine Pneumonie behandelt, nur mit dem Unterschied, dass die Medikamente wegen der Resistenzentwicklung kombiniert und länger gegeben werden müssen. Die klassische Therapie besteht heute aus einer **4er-Therapie**, die in guten randomisierten und kontrollierten Studien untersucht ist. Typischerweise gibt man die 3 tuberkulozide Medikamente Isoniazid (INH), Rifampicin (RMB) und Pyrazinamid (PZA) sowie das vorwiegend bakteriostatische Ethambutol (EMB). Man startet mit einer 4er-Therapie über 2 Monate und schließt noch 4 Monate mit einer Kombinationstherapie aus INH und RMB an.

Kann die genannte typische Medikamentenkombination aus Unverträglichkeitsgründen oder wegen Resistenzen nicht gegeben werden, verlängert sich in jedem Fall die Therapiedauer. Vitamin B_6 sollte zur Prophylaxe der INH-Polyneuritis immer gegeben werden, wobei es meistens als Fixkombination angeboten wird. Es gibt verschiedene publizierte Schemata, die man am besten in der aktuellen Leitlinie (unter www.pneumologie.de) nachliest.

> M!
>
> Da eine reaktivierte oder frische Tuberkulose mit anderen Keimen mischinfiziert sein kann, sollte in Abhängigkeit von der Klinik und dem Röntgenbefund anfangs eine breite antibakterielle Therapie zusätzlich durchgeführt werden.

Heute ist die Tuberkulose mit den modernen Medikamenten vergleichsweise unkompliziert zu behandeln. Meist werden die Patienten kurz stationär an- und dann ambulant weiterbehandelt, wenn sie mikroskopisch negativ sind und bei guter Adhärenz ohne wesentliche Begleiterkrankungen über wenigstens 2–4 Wochen mit einer 4er-Kombination behandelt wurden.

Eine **geschlossene Tuberkulose** ist immer eine klinisch und radiologisch begründete Verdachtsdiagnose. Mitunter können die Hinweise im Röntgenbild (einschließlich CT) unter Einbeziehung von Voraufnahmen in Verbindung mit der Klinik so typisch sein, dass auf Verdacht behandelt werden muss. Normalerweise bessern sich die klinischen Zeichen deutlich schneller als das Röntgenbild, meist nach 2–3 Wochen. Bleibt diese Besserung aus, sollte nach anderen Ursachen, beispielsweise einer Tumorerkrankung, gesucht werden.

Patienten unter Tuberkulosetherapie müssen **engmaschig überwacht** werden, da alle diese Substanzen (besonders PZA, aber auch INH und RMB) eine **toxische Hepatitis** mit Transaminasenerhöhung verursachen können. Ein Absetzen bzw. Umstellen auf andere Antituberkulotika sollte erst überlegt werden, wenn die Leberwerte etwa das 5-Fache des Normwerts überschritten haben. Zudem können **Blutbildveränderungen** wie Thrombopenie auftreten. Hautveränderungen im Sinne einer **Akne** sind häufiger.

Wegen der Gefahr einer **Optikusneuritis** unter EMB sollte vor der Therapie eine Visuskontrolle mit Prüfung des Farbsehens erfolgen. Bei Dosen < 15 mg/kg KG ist diese Gefahr aber selten. Deswegen ist 15 mg/kg KG jetzt die Standardempfehlung. Bei höheren Dosen sollten Verlaufskontrollen durchgeführt werden. PZA führt zur **Photosensibilisierung**, weswegen Sonnenbestrahlung gemieden werden muss. RMB führt zu Rotfärbung von Körperflüssigkeiten wie Urin. Des Weiteren gibt es eine Reihe seltenerer Nebenwirkungen, die der Fachinformation zu entnehmen sind.

> M!
>
> Rotfärbung des Urins unter RMP kann zur Überprüfung der Adhärenz genutzt werden.

Manche Patienten vertragen die orale Therapie nicht, besonders wenn Begleiterkrankungen (AIDS) vorliegen. In diesen Fällen kann man den Einstieg in die Therapie durch eine **i. v. Induktionstherapie** erleichtern. Die 4 erwähnten Erstlinienmedikamente haben übrigens keine relevante fruchtschädigende Wirkung, weswegen sie auch in der Schwangerschaft eingesetzt werden können. Wenn möglich, sollte man aber auf PZA verzichten. Wird eine Tuberkulose im gebärfähigen Alter behandelt, sollte auf jeden Fall während der Therapie eine Antikonzeption durchgeführt werden.

5.6.8 Latente Tuberkulose-Infektion

Kommt es zur Konversion eines vorher negativen Suchtests für eine Tuberkulose-Infektion (Hauttest oder IGRA), ohne dass eine Tuberkulose-Infektion im CT sichtbar ist, wird eine INH-Monotherapie für 6–9 Monate empfohlen. Bei Unverträglichkeit ist auch die Gabe von RMP über einen kürzeren Zeitraum möglich. Die tatsächliche Behandlungsdauer sollte an den Einzelfall angepasst sein. Je nach möglicher Ursache der latenten Infektion und Immunstatus bzw. immunsuppressiver Begleittherapie kann die Therapie ggf. verkürzt oder muss ausgedehnt werden.

5.6.9 Komplikationen

Eine der häufigsten Komplikationen der Tuberkulose sind **Hämoptysen**. Normalerweise sind sie gering und nicht lebensbedrohlich. Vor der Antibiotika-Ära gab es relativ häufig den lebensbedrohlichen Blutsturz. Milde Hämoptysen gehen nicht immer mit einer Reaktivierung einher, wenn der Patient alte tuberkulöse Infiltrate hat.

Durch die erwähnten kleinen Bronchiektasen um die Tuberkuloseherde herum können Mischinfektionen ebenfalls die Blutung verursachen. Die Situation ist dann etwa vergleichbar mit den Bronchiektasen nichttuberkulöser

Genese (Kap. 4.5.1). Die Therapie ist deswegen auch zunächst antibakteriell. Erst im Verlauf wird man anhand der Mikrobiologie und des radiologischen Verlaufs entscheiden, ob eine echte Reaktivierung der Tuberkulose vorliegt.

Ausgedehnte Tuberkuloseveränderungen (posttuberkulöses Syndrom) mit Destruktion der Lunge sieht man heute nur noch bei älteren Patienten, die meistens eine Ölplombe oder Rippenresektionen bzw. eine Thorakoplastik zur Ruhigstellung der befallenen Lunge bekommen haben. Diese Patienten zeigen alle eine deutlich erhöhte Atemarbeit. Sie werden aber zunehmend seltener. Immerhin stellen sie noch ein gewisses Kontingent an hyperkapnischen Patienten dar, die heute sehr erfolgreich mit nichtinvasiver Beatmung über viele Jahre stabilisiert werden können. Ansonsten sieht man ausgedehnte Herde fast nur noch bei Migranten, die diese Veränderungen meist aus ihrem Heimatland mitbringen.

5.6.10 Multiresistente Tuberkulose

Ist die Tuberkulose gegen eines der Erstlinien-Medikamente (INH, RMB, PZA, EMB) resistent, spricht man von **Einfachresistenz**. Mehrfachresistenz oder **Multidrug-resistant Tuberculosis (MDR-Tb)** liegt bei gleichzeitiger Resistenz gegen INH und RMB vor. Der sehr problematische Fall einer **extensiven Medikamentenresistenz** (Extensive Drug-resistant Tuberculosis; XDR-Tb) besteht, wenn der Erreger gegen alle Erstlinien-Medikamente resistent ist sowie auch gegen Fluorchinolone und mindestens eines der injizierbaren Medikamente (Capreomycin, Kanamycin oder Amikacin). Inzwischen gibt es auch Hinweise, dass das früher schon gegen Tuberkulose eingesetzte Medikament Cotrimoxazol bei multiresistenter Tuberkulose Wirksamkeit zeigt. Auch für die Kombination aus Linezolid mit Meropenem/Clavulansäure sind jetzt positive Wirkungen beschrieben. Zudem sind neue Substanzen in der Pipeline (Delamanid).

Die Einfachresistenz und die MDR-Tb sind noch vergleichsweise einfach durch Reservemedikamente zu behandeln. Problematisch wird es mit der in Deutschland sehr seltenen XDR-Tb. Hier muss man versuchen, auf z. T. alte Reservemedikamente wie PAS oder moderne Medikamente wie Linezolid zurückzugreifen. Allerdings müssen die Patienten unter der Dauertherapie mit Linezolid wegen der Nebenwirkungen engmaschig überwacht werden. Eine weitere Alternative ist die chirurgische Entfernung des Tuberkuloseherdes.

> **M!**
>
> Bei mehrfachresistenten Tuberkulosen, Immunsuppression und schweren Unverträglichkeiten sollte immer Kontakt zu einem Tuberkulosezentrum gesucht werden (nationales Referenzzentrum in Borstel; www.fz-borstel.de/).

Eine multiresistente Tuberkulose entsteht meistens, wenn die Patienten schlecht vorbehandelt sind oder sie die Therapeutika unregelmäßig einnehmen. In solchen Fällen hilft, wenn möglich, die direkte Beobachtung der Einnahme (**DOT, Direct observed Therapy**). Für solche Patienten gibt es Schemata, bei denen nur 1- oder 2-mal in der Woche die Antituberkulotika genommen werden müssen, was die Anwendung vereinfacht. Hier hilft das jetzt zugelassene Rifapentin, das wie Rifampicin wirkt, aber eine deutlich längere Halbwertszeit hat. Die vereinfachten Anwendungsschemata sind in Entwicklungsländern erprobt und als effektiv getestet worden.

5.7 Nichttuberkulöse Mykobakterien (NTM)

5.7.1 Beschreibung und Häufigkeit

Eine Infektion mit nichttuberkulösen Mykobakterien ist heute meist eher ein **mikrobiologischer Zufallsbefund**. Abhängig vom klinischen und radiologischen Bild muss man entscheiden, ob es sich um eine Kolonisation oder um eine echte Infektion handelt. Insgesamt sind NTM-Infektionen nicht häufig, etwa 10- bis 20-mal seltener als eine Tuberkulose-Infektion. Allerdings werden die NTM inzwischen häufiger in der Kultur nachgewiesen als M. tuberculosis, wobei die meisten Fälle aber keine Infektion darstellen.

5.7.2 Pathogenese

NTM kommen ubiquitär vor und sind **primär nicht pathogen**. Daher findet man eine echte Infektion, die als Mykobakteriose bezeichnet wird, meist nur bei Immunsupprimierten oder Patienten mit vorbestehenden Destruktionen der Lunge, z. B. Bronchiektasen und Staublunge. Auch bei Patienten mit zystischer Fibrose (auch ohne Bronchiektasen) werden sie im Gegensatz zur Tuberkulose gehäuft nachgewiesen. Außerhalb der Lunge gibt es ebenfalls Manifestationen der NTM, z. B. das Schwimmbadgranulom.

Bei nicht Immunsupprimierten sind die häufigsten Erreger Mycobacterium-avium-Komplex und M. kansasii, seltener findet man M. xenopi, M. abscessus und M. fortuitum, wobei die beiden letzten zu den **schnell wachsenden Arten** gehören. Bei Immunsupprimierten kommen noch eine Menge weiterer, sonst apathogener NTM hinzu.

5.7.3 Diagnostik

Üblicherweise unterscheiden sich die NTM, abgesehen von einigen Ausnahmen, weder bzgl. der Klinik noch der Diagnostik von dem vergleichsweise bunt gewordenen Bild einer Tuberkulose-Erkrankung. Radiologisch sind insbesondere beim **M.-avium-Komplex zystische Verläu-**

fe in den Oberfeldern nicht selten. Dabei sind die Zysten zahlreicher und haben dünnere Wände als die Kavernen bei M. tuberculosis. Übergänge zwischen Zysten und Bronchiektasen kommen vor. Auch Rundherde, die infolge ihrer Größe sogar primär an einen Tumor denken lassen, kommen singulär oder multipel auch ohne begleitende flächige Infiltrate in der Lunge vor.

Nach der Definition der American Thoracic Society werden **Kriterien zur Diagnosesicherung** empfohlen. Demnach liegt der dringende Verdacht auf eine NTM vor, wenn die Lungenveränderungen weder durch einen Tumor noch durch eine Tuberkulose oder eine Pilzerkrankung verursacht sind und wenn einer der folgenden Punkte zutrifft:

- 2 positive Kulturen aus 2 unabhängig voneinander gewonnenen Sputen
- 1 positive Kultur von einer Lavage oder aus einem Bronchialspülwasser
- 1 positive Kultur aus einer transbronchialen Biopsie oder Sputum mit histologischen Zeichen einer Mykobakteriose
- 1 positive Kultur aus der Pleura

5.7.4 Therapie

> M!
>
> Behandelt wird nur, wenn ein radiologisches Korrelat besteht, nicht aber allein wegen des Nachweises von NTM.

Da die NTM üblicherweise **noch langsamer wachsen als M. tuberculosis**, muss meistens 2 Jahre, jedoch mindestens 12 Monate nach dem letzten positiven Sputumbefund behandelt werden. Ausnahme sind die schnell wachsenden Arten, die eher so lange wie eine Tuberkulose behandelt werden. Bei stark immunsupprimierten Patienten, wie bei AIDS, ist oft eine lebenslange Therapie erforderlich. Das Schema richtet sich nach dem kulturellen Befund bzw. später nach der Resistenzbestimmung. Praktisch immer resistent sind die NTM auf INH (Ausnahme M. kansasii). Meistens wird eine Kombination aus einem Makrolid, Rifampicin oder Rifabutin sowie Ethambutol gegeben. Neuere Daten zeigen auch, dass die Therapie häufig unterdosiert ist. Deswegen werden verstärkt Blutspiegelbestimmungen der Antiobiotika empfohlen. Die Resistenzlage zeigt aber eine große Vielfalt und ist weniger zuverlässig als bei M. tuberculosis. Manchmal sind sogar Aminoglykoside wie Gentamycin wirksam bei NTM.

> M!
>
> Bei NTM-Infektion sollte in der Regel Kontakt zu einem Tuberkulosereferenzzentrum gesucht werden.

5.8 Parasitosen

5.8.1 Allgemeines

Beschreibung und Häufigkeit

Parasitenerkrankungen der Lunge sind in Deutschland insgesamt selten bzw. viele davon verlaufen klinisch inapparent. Wie bei fast allen Erregern ist die Situation bei Immunsupprimierten anders, da bei ihnen auch apathogene Parasiten eine Rolle spielen können. Bei vielen Parasiten ist der Mensch ein falscher Wirt, d. h. es findet kein geschlossener Parasitenkreislauf mehr statt. Parasiten sind ungeheuer variantenreich, insbesondere die Fadenwürmer (Nematoden). Hier sind über 20 000 Arten beschrieben – von 1 mm Größe bis zu 8 m (in der Plazenta des Pottwals).

Besonders in den wärmeren Ländern ist die Zahl der infrage kommenden Erreger recht groß. In Deutschland werden nur wenige angetroffen. Allerdings können Patienten von Auslandsreisen auch seltene Arten mitbringen.

Diagnostik

An einen Parasit wird man, von Ausnahmen abgesehen, normalerweise bei Lungeninfiltraten nicht denken. Eine **starke Eosinophilie im Blut** und bei weiterer Diagnostik auch in der **Lavage** sollte aber Anlass sein, eine parasitologische Diagnostik durchzuführen. Manche Nematoden zeigen erst verzögert, nach 1–2 Wochen, eine Eosinophilie, z. B. Trichinen. Zur Standarddiagnostik gehören die **gezielte Suche nach Wurmeiern im Stuhl** sowie **serologische Tests**, die aber oft keine Aussage über die Akuität erlauben. Bei komplexen Bildern und stattgehabten Auslandsreisen sollte immer Kontakt zu einem Tropeninstitut gesucht werden. Das gilt in besonderem Maße dann auch für die spätere Therapie, wenn es sich nicht um Standarderreger handelt.

> M!
>
> Bei Lungeninfiltraten mit hoher Bluteosinophilie sollte immer an eine Parasitose gedacht werden.

In der **radiologischen Untersuchung** sind die Infiltrate meist flüchtig, wobei hier Fadenwürmer die häufigste Ursache darstellen. Rundliche Herde und Zysten sind in unseren Breiten am ehesten durch Echinokokkus verursacht. Von Auslandsreisen, vor allen Dingen aus Fernost, kann auch einmal ein Lungenegel (Paragonimus) mitgebracht werden. Pleuraergüsse kommen bei Paragonimus, Echinokokken und Trichinen vor.

Ein ausgedehnter Parasitenbefall mit Plasmodien (Malaria) sowie manchen Nematoden kann auch einmal ein Lungenödem verursachen. Bluthusten gibt es mitunter kurzzeitig bei Nematoden, wenn sie die Lunge passieren.

5.8.2 Malaria

Eine Malaria-Infektion ist üblicherweise ein schweres Krankheitsbild, das je nach Typ und Ausprägung mit rekurrierendem Fieber, hämolytischer Anämie, Thrombopenie sowie Erhöhung der Leber- und Nierenwerte einhergeht. Die Lungeninfiltrate sind bei Malaria eher diffus, vergleichbar einem Lungenödem. Die Patienten zeigen früh Luftnot und eine deutliche Hypoxämie.

Hier besteht der wichtigste Teil der Diagnostik darin, überhaupt an eine **Malaria zu denken**. Anschließend wird man in den Laborbefunden bzw. Blutausstrichen mit Giemsa-Färbung oft fündig. Der Nachweis der einzelnen Malaria-Erreger (inzwischen sind es 5) und die Therapie sind komplex und hängen auch vom Ursprungsort ab. Deswegen sollte man den Patienten in eine tropenmedizinische Abteilung verlegen oder in engem Kontakt mit einem Tropenmediziner betreuen.

M!

Besteht der Verdacht auf einen im Ausland erworbenen Parasitenbefall, sollte immer Kontakt zu einer tropenmedizinischen Abteilung aufgenommen werden.

5.8.3 Toxoplasmose

Die Durchseuchungsrate mit Toxoplasmose ist hoch. Nicht immunsupprimierte Patienten erkranken an der Lunge normalerweise nicht bzw. der Lungenbefall zeigt einen subklinischen Verlauf. Bei Immunsuppression gelingt der Nachweis manchmal in der BAL. Relativ sicher ist die transbronchiale Biopsie. Die Klinik und Radiologie einer Infektion der Lunge ist praktisch identisch mit der einer Pneumocystis-Infektion. Allerdings werden von den Toxoplasmen oft auch andere Organe befallen, z. B. das Gehirn.

Auch bei Immunsupprimierten lässt sich die Toxoplasmose mit Pyrimethamin ca. 1 Woche lang gut behandeln. Bei Unverträglichkeit gibt es Alternativen wie Sulfadiazin, Clindamycin, Chlortetrazyklin und Azitromycin.

5.8.4 Fadenwürmer

Die in Deutschland bekannteste Nematoden-Erkrankung ist der **Ascaris lumbricoides**. Die Wurmeier werden oral aufgenommen, woraus sich im Darm Larven entwickeln, die durch die Darmschleimhaut penetrieren und über die Venen das Lungenkapillarbett erreichen. Dort wandern sie über die Alveolen schließlich wieder in den Pharynx, wo sie verschluckt werden. Erst dann entwickelt sich der erwachsene Wurm, der bis zu 40 cm lang werden kann.

Während der Lungenpassage kann er flüchtige Infiltrate auslösen, die meistens gar nicht bemerkt werden. Seltener entwickeln sich Schmerzen sowie leicht erhöhte Temperaturen, gelegentlich auch ein makulöses Exanthem. Manchmal husten die Patienten etwas Blut, insbesondere bei massivem Befall. Im Blut findet sich eine ungewöhnlich hohe Eosinophilie, oft > 20 %. Eine Stuhluntersuchung zeigt **Wurmeier** erst deutlich **verzögert nach ca. 2 Monaten**. Eine serologische Untersuchung hilft manchmal durch den Titerverlauf.

Eine **Trichinose** (Trichinella spiralis) ist heute sehr selten geworden. Hier verbreitet sich der Parasit hämatogen, sodass oft auch der Muskel befallen wird.

Eine Therapie ist meistens nicht erforderlich, da der Lungenbefund selbst limitierend ist. Bei schwerem Befund helfen orale Glukokortikoide sofort. Dann sollte auch eine antihelminthische Therapie, üblicherweise mit Mebendazol, durchgeführt werden. Wenn im Stuhl später Eier nachgewiesen werden, muss nochmals behandelt werden.

5.8.5 Lungenegel (meist Paragonimus westermani)

Obwohl Lungenegel- bzw. Paragonimusarten in Deutschland nicht vorkommen, sind sie differenzialdiagnostisch zu bedenken, wenn junge, ansonsten gesunde Patienten von einer **Urlaubsreise aus Asien** zurückkommen und verzögert pulmonale Symptome entwickeln mit Husten, Brustschmerz, Abgeschlagenheit, gelegentlich auch Hämoptysen. Im Röntgenbild finden sich dann weiche Infiltrate, aber auch nicht selten ein Pleuraerguss.

Da die sonst typische **Eosinophilie hier oft fehlt**, ist die Diagnose schwieriger. Der Verlauf kann sich über Monate hinziehen. Die Diagnose wird meistens erst in der zweiten Phase gestellt, wenn Eier produziert werden, die dann im Stuhl nachgewiesen werden können. Ansonsten gelingt der mikroskopische Nachweis aus Biopsien, die aus den pulmonalen Infiltraten gewonnen werden. Serologische Tests sind ebenfalls verfügbar. Die Therapie ist mit Antihelminthika (Praziquantel) bereits nach 2 Tagen effektiv.

5.8.6 Echinokokkose

Bei den Erkrankungen durch Hundebandwürmer ist der Mensch eigentlich ein falscher Zwischenwirt. Die Entwicklungsphase geht im Menschen nicht weiter. Die oral aufgenommenen Larven wandern via Darm in die Leber und führen dort in der Regel zu zystischen Veränderungen. 15–30 % gelangen über den Pfortaderkreislauf in die Lunge. Diese weniger kritische Form ist der **Echinococcus granularis**, der mit Tochterzysten nach innen wächst. Das Wachstum kommt später zum Stillstand, sodass die Zyste oft asymptomatisch bleibt.

Anders ist es beim **Echinococcus multilocularis**, dem Fuchsbandwurm. Die Zysten wachsen nach außen und können das Gewebe fast tumorartig infiltrieren. Sie wachsen recht langsam und können dadurch in der Lunge über einen langen asymptomatischen Zeitraum ein erhebliches

Ausmaß erreichen. Die Diagnostik hat sich mit dem CT und noch mehr dem MRT deutlich verbessert, sodass der Verdacht oft radiologisch geäußert werden kann. Zumeist fallen isolierte Zysten wie ein Tumor auf, sodass die Diagnose mitunter erst durch Zufall nach einer Punktion gestellt wird. Für den Echinokokkus gibt es inzwischen eine ganze Reihe von neuen serologischen Tests, die recht spezifisch geworden sind. Kreuzreaktionen mit anderen Helminthen-Infektionen kommen aber vor. Falsch negative Testergebnisse gibt es auch, insbesondere dann, wenn die Zysten lange isoliert sind.

Vereinzelt entleeren sich die Zysten auch in die Pleura oder in den Bronchus mit wässrigem, eher salzigem Auswurf, der auch Zystenmembranen enthalten kann. Rupturierte Zysten in die Leber oder in die Lunge können als Komplikationen Embolien und Abszesse mit Mischinfektionen verursachen. In der Literatur wird von der Punktion solcher Zysten abgeraten, da schwere allergische Reaktionen auftreten können. Dies gilt eher für Spontanrupturen von Zysten, aber auch dort sind solche Reaktionen selten. Eine Punktion mit einer dünnen Nadel verursacht, nach der neueren Literatur und eigenen Erfahrungen der Autoren, keine Komplikationen.

M!

Allergische Reaktionen bei Punktionen von Echinokokkuszysten sind zwar überall beschrieben, kommen aber praktisch nicht vor.

Da die Echinokokkose eine ernste Erkrankung ist (besonders Echinococcus multilocularis), sollten, wenn möglich, die Herde **chirurgisch entfernt** werden. Ist eine chirurgische Entfernung infolge fehlender Operabilität oder Lokalisation nicht möglich, kann eine **antihelminthische Therapie** über 3–6 Monate hilfreich sein. Das neue Albendazol hat hier die Qualität der Therapie deutlich verbessert.

Literatur

[1] Andréjak C, Nielsen R, Thomsen VØ et al. Chronic respiratory disease, inhaled corticosteroids and risk of non-tuberculous mycobacteriosis. Thorax 2013; 68: 256–262

[2] Angus DC, Marrie TJ, Obrosky DS et al. Severe community-acquired pneumonia: use of intensive care services and evaluation of American and British Thoracic Society Diagnostic criteria. Am J Respir Crit Care Med 2002; 166: 717–723

[3] Höffken G, Lorenz J, Kern W, et al. Epidemiologie, Diagnostik, antimikrobielle Therapie und Management von erwachsenen Patienten mit ambulant erworbenen tiefen Atemwegsinfektionen (akute Bronchitis, akute Exazerbation einer chronischen Bronchitis, Influenza und andere respiratorische Virusinfektionen) sowie ambulant erworbener Pneumonie. Pneumologie 2005; 59: 612–664

[4] Kravitz JN, Berry MW, Schabel SI et al. A modern series of percutaneous intracavitary instillation of amphotericin B for the treatment of severe hemoptysis from pulmonary aspergilloma. Chest 2013; 143: 1414–1421

[5] Limper AH, Knox KS, Sarosi GA et al. An official American Thoracic Society statement: Treatment of fungal infections in adult pulmonary and critical care patients. Am J Respir Crit Care Med 2011; 183: 96–128

[6] Lisboa T, Diaz E, Sa-Borges M et al. The ventilator-associated pneumonia PIRO score: a tool for predicting ICU mortality and health-care resources use in ventilator-associated pneumonia. Chest 2008; 134: 1208–1216

[7] Lorenz J, Bodmann KF, Bauer TT et al. Nosokomiale Pneumonie: Prävention, Diagnostik und Therapie. Pneumologie 2003; 57: 532–545

[8] Schaberg T, Forssbohm M, Hauer B et al. DZK-Richtlinien zur medikamentösen Behandlung der Tuberkulose im Erwachsenen- und Kindesalter. Pneumologie 2001; 55: 494–511

6 Interstitielle und infiltrative Lungenparenchymerkrankungen

6.1 Allgemeine Vorbemerkungen

6.1.1 Systematik

Im Folgenden wird eine große und inhomogene Gruppe von Erkrankungen besprochen. In der Literatur und insbesondere in Lehrbüchern findet man eine sehr unterschiedliche Systematik der Einteilung. Überwiegend werden die hier zu besprechenden Erkrankungen als diffuse Lungenparenchymerkrankungen (DPLD) bezeichnet. Konsequenterweise müsste man dann aber in diesem Kapitel auch z. B. das Lungenemphysem aufführen (▶ Abb. 6.1).

Alle Erkrankungen, die in diesem Kapitel besprochen werden, gehen mit Veränderungen im Lungeninterstitium sowie mit mehr oder minder ausgeprägten infiltrativen Veränderungen einher. Für die Systematik erscheint es uns vernünftig, zwischen **folgenden Formen** zu unterscheiden:

- idiopathische interstitielle Pneumonien
- primär mit einer granulomatösen Reaktion einhergehende Erkrankungen (wie Sarkoidose und exogen allergische Alveolitis)
- Lungenbeteiligungen bei Systemerkrankungen, wie Kollagenosen und Vaskulitiden

Die Vaskulitiden mit pulmonaler Beteiligung werden entsprechend der üblichen Systematik nach dem Befall großer, mittlerer oder kleinerer Arterien eingeteilt. Erkrankungen, die mit einem primär nichtinfektiösen Lungeninfiltrat einhergehen (eosinophile Infiltrate, Reaktionen auf Medikamente und inhalative Noxen etc.), werden in einem eigenen Kapitel behandelt, ebenso wie spezielle und seltene Entitäten (Lymphangioleiomyomatose, Langerhans-Zell-Histiozytose, bronchopulmonale Amyloidose, Alveolarproteinose).

Natürlich gibt es zahlreiche Überschneidungen der histologischen Befunde oder der dominierenden Röntgenbefunde. Die hier gewählte Systematik erscheint uns gerade deshalb praktikabel und alltagsnah. In der klinischen Praxis ist es ja nicht nur bedeutsam, von bronchopulmonalen Symptomen oder primär radiologisch auffälligen Veränderungen auf die zugrunde liegende Erkrankung zu schließen, sondern auch umgekehrt bei bekannter Kollagenose oder Vaskulitis Lungenbeteiligungen frühzeitig zu erkennen und den Patienten adäquat pneumologisch mitzubetreuen.

> M!
>
> Bei den Systemerkrankungen ergibt sich praktisch immer die Notwendigkeit einer intensiven interdisziplinären Zusammenarbeit.

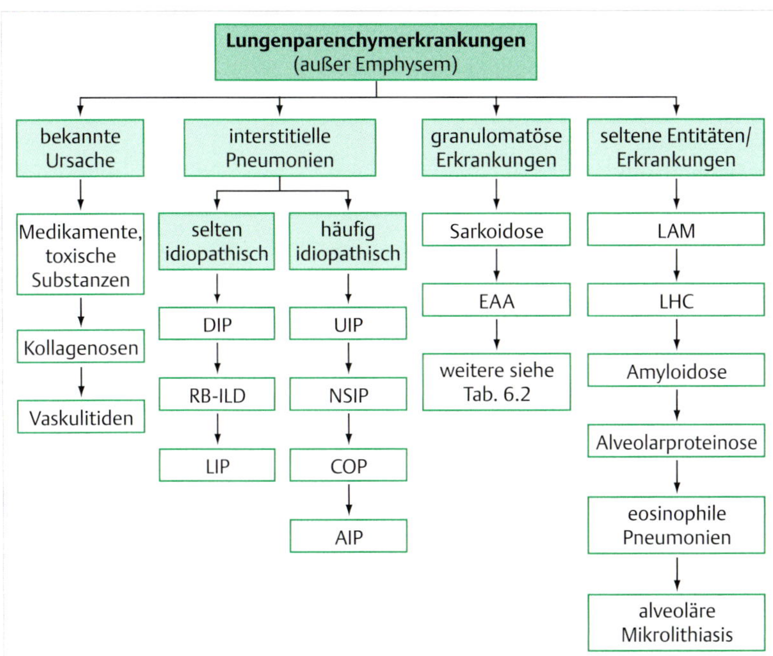

Abb. 6.1 Systematik der interstitiellen und infiltrativen Lungenparenchymerkrankungen (primär nicht infektiös).
DIP: desquamative interstitielle Pneumonitis; RB-ILD: respiratorische Bronchiolitis mit interstitieller Lungenerkrankung; LIP: lymphozytäre interstitielle Pneumonie; UIP: gewöhnliche („usual") interstitielle Pneumonie; NSIP: nicht spezifische interstitielle Pneumonie; COP: kryptogene organisierende Pneumonie; AIP: akute interstitielle Pneumonie; EAA: exogen allergische Alveolitis; LAM: Lymphangioleiomyomatose; LHC: Langerhans-Zell-Histiozytose

6.1.2 Diagnostik

Das Interesse an den interstitiellen und infiltrativen Lungenerkrankungen hat in den letzten Jahren erheblich zugenommen. Dies liegt v. a. an zahlreichen neuen Erkenntnissen zur Pathogenese, besonders aber auch an einer deutlich verbesserten Bildgebung durch die Multi-Slice-CT. Diese erlaubt eine weitaus bessere Feinanalyse der involvierten Strukturen und der sekundären Veränderungen.

M!

Die CT hat heute einen größeren Stellenwert als die Histologie.

Tab. 6.1 Assoziation zwischen Lungenparenchymerkrankungen und Rauchverhalten.

Auftreten	Krankheitsbild
fast nur bei Inhalationsrauchern	• desquamative interstitielle Pneumonie (DIP) • respiratorische Bronchiolitis mit interstitieller Lungenerkrankung (RB-ILD)
gehäuft bei Inhalationsrauchern	• idiopathische pulmonale Fibrose (IPF) • Langerhans-Zell-Histiozytose • Alveolarproteinose
seltener bei Inhalationsrauchern	• Sarkoidose • exogen allergische Bronchiolitis • Strahlenpneumonie

6

Die **Differenzialdiagnostik** der interstitiellen und infiltrativen Lungenerkrankungen ist eine besondere intellektuelle Herausforderung und setzt viel Erfahrung voraus, v. a. auch in der Radiologie. Eine zügige und korrekte Diagnostik dieser Erkrankungen ist schon allein deshalb zwingend erforderlich, da die meisten hier zu besprechenden Erkrankungen progredient, z. T. sogar rasch oder foudroyant progredient sind. Auch wenn die medikamentösen Behandlungsmöglichkeiten, z. B. bei der idiopathischen Lungenfibrose (IPF/UIP) schlecht sind, so ergeben sich aus der definitiven Diagnostik innerhalb dieser Gruppe von Erkrankungen praktisch immer unmittelbare Konsequenzen, z. B. eine Expositionsunterbrechung bei einer exogen allergischen Alveolitis, eine sofortige immunsuppressive Behandlung bei Vaskulitiden oder die frühzeitige Listung zur Transplantation bei IPF/UIP.

Anamnese

Bei der Anamnese muss insbesondere nach dem Beginn der Erkrankung und dem weiteren Verlauf gefragt werden. Häufig berichten die Patienten über einen Infekt, von dem sie sich „nicht wieder erholt" haben. Man muss sich auch immer den weiteren Verlauf der Symptomatik genau schildern lassen, da dies bereits einen Hinweis auf die Progredienz der Erkrankung gibt. Selbstverständlich sollte auch nach bereits vordiagnostizierten Erkrankungen, z. B. aus dem rheumatischen Formenkreis, einer Vaskulitis, Nierenerkrankungen, neurologischen und dermatologischen Erkrankungen gefragt werden.

M!

Familien-, Eigen-, Arbeits-, Hobby-, Haustier- und Medikamentenanamnese können diagnostisch wegweisend sein.

Zur Anamnese gehört auch die Frage nach der Einnahme von Medikamenten (auch in den zurückliegenden Jahren), v. a. auch nach Chemotherapien und Bestrahlungen und natürlich nach dem Rauchverhalten (▸ Tab. 6.1). Darüber hinaus muss eine sorgfältige Arbeitsanamnese erhoben werden und ggf. bei unklaren Expositionen der technische Aufsichtsdienst befragt werden. Auch die Familienanamnese ist wichtig, da es sowohl Familien mit dem gehäuften Auftreten einer idiopathischen Lungenfibrose als auch mit einer Sarkoidose gibt.

Klinik

Das häufigste unspezifische Symptom ist anhaltender, trockener Husten, gefolgt von Belastungsluftnot. In frühen Krankheitsstadien – v. a. bei isolierter Alveolitis ohne erkennbare Fibrosezeichen – ist der Auskultationsbefund trotz Luftnot (isolierte Diffusionsstörung) oft unauffällig. Der typische Auskultationsbefund bei fortgeschrittenen Lungenfibrosen ist die Sklerosiphonie (**„Fibroseknistern"**). Gelegentlich auskultiert man bei gröberem fibrotischem Umbau auch ein Quietschen oder Knarren.

M!

Eine isolierte Alveolitis macht meistens keinen pathologischen Auskultationsbefund.

Die Sklerosiphonie ist mitunter schwer von dem inspiratorischen Knistern bei einer pulmonalvenösen Stauung zu unterscheiden. Schon deshalb wird man bei diesen Patienten auch eine Doppler-Echokardiografie durchführen.

M!

Eine Sklerosiphonie ist für den fibrotischen Parenchymumbau typisch und sensitiv.

Bei pulmonaler Beteiligung von Systemerkrankungen kommen natürlich extrapulmonale Symptome hinzu. Aber auch Patienten mit einer primär pulmonalen Manifestation noch ohne erkennbare systemische Beteiligung klagen gelegentlich über Müdigkeit, Abgeschlagenheit, seltener auch über subfebrile Temperaturen.

Bei primär fibrotischen Erkrankungen kann eine Atemwegsobstruktion vorkommen. Sie ist dann natürlich nicht Folge des Parenchymumbaus, sondern entsteht durch ein gleichzeitig vorliegendes Asthma oder eine COPD. In fortgeschrittenen Stadien entwickeln diese Patienten nicht selten eine massive Hypoxämie und auch eine Zyanose. Vor allem bei den Patienten mit idiopathischen interstitiellen Pneumonien sieht man gehäuft Uhrglasnägel und Trommelschlägelfinger. Natürlich muss man auch auf Zeichen der Rechtsherzbelastung bzw. Rechtsherzdekompensation achten. Da man grundsätzlich auch bei primär pulmonalen Symptomen nach einer Systemerkrankung fahnden muss, ist eine sorgfältige Ganzkörperuntersuchung erforderlich.

> M!
>
> Eine sorgfältige Ganzkörperuntersuchung ist bei vermuteter Systemerkrankung unerlässlich.

Anhand der klinischen Symptomatik können die Erkrankungen nicht unterschieden werden. Über trockenen Husten wird von den Patienten bei fast allen Erkrankungen geklagt, ebenso über eine Belastungsdyspnoe, die natürlich bei Progredienz der Erkrankung zunimmt.

Funktionsuntersuchungen

Eine Einschränkung der Diffusionskapazität findet sich fast immer bereits vor dem Nachweis einer restriktiven Ventilationsstörung. Aus diesem Grunde sind auch Belastungsuntersuchungen mit einer Blutgasanalyse zur Aufdeckung einer belastungsinduzierten Hypoxämie wichtig. Die normalerweise entbehrliche Spiroergometrie zeigt eine verminderte Belastbarkeit im Verhältnis zum Soll, eine reduzierte Sauerstoffaufnahme, einen erhöhten alveoloarteriellen Sauerstoffgradienten ($AaDO_2$), eine reduzierte Atemreserve und Tachypnoe.

> M!
>
> Die CO-Diffusionskapazität ist die sensitivste Methode zur Erfassung von Funktionseinschränkungen.

Labor

Serologische Untersuchungen sind bei diesen Erkrankungen so wichtig wie in keinem anderen Bereich der Pneumologie. Dies gilt insbesondere zur Diagnosesicherung von Kollagenosen und Vaskulitiden. Allerdings finden sich auch unspezifische, meist niedrig-titrige Erhöhungen der antinukleären Antikörper (ANA) und auch des Rheumafaktors, z. B. bei den idiopathischen interstitiellen Pneumonien. Diese Befunde sind als unspezifisch einzuordnen, zeigen aber doch die Komplexibilität der immunologischen Reaktion.

Zelluläre oder humorale Entzündungszeichen (Differenzialblutbild, CRP etc.) finden sich je nach Erkrankung in unterschiedlichem Ausmaß, sie sind aber immer unspezifisch und auch keine geeigneten Parameter für die Akuität der Erkrankung oder zur Verlaufsbeurteilung.

Radiologie

Nach Anamneseerhebung, klinischer Untersuchung und Lungenfunktionsprüfung wird man in der Regel ein **konventionelles Röntgen-Thoraxbild** zur Verfügung haben. Bei fortgeschrittenen Erkrankungen kann dieses bereits Hinweise auf die zugrunde liegende Erkrankung geben und es lassen sich zu diesem Zeitpunkt bereits aufgrund der vorliegenden Daten verschiedene andere Erkrankungen ausschließen, die eine gleiche oder ähnliche Symptomatik aufweisen.

Als nächstes wird man sich dann zu einer hochauflösenden **Computertomografie** (empfohlene Schichtdicke 1–1,5 mm, 1–2 cm Schichtabstand) entschließen. Bei ausreichender Erfahrung des Pneumologen und des Radiologen wird sich dann die Diagnose mit angemessener Sicherheit in vielen Fällen klären lassen, da für fast alle in dieser Systematik beschriebenen Erkrankungen sehr detaillierte Beschreibungen typischer Veränderungen vorliegen.

> M!
>
> Man sollte sich eine Systematik für die Beurteilung der CT-Aufnahmen antrainieren.

Für die **radiologische Beurteilung** ist es hilfreich, zunächst die Region zu bestimmen, in der die pathologischen Veränderungen dominant sind (Ober-, Mittel-, Unterfeld, zentral oder peripher/subpleural; ▸ Tab. 6.2). Die Suche nach gröberen strukturellen Veränderungen wie dem Honigwabenmuster (Honey Combing), alveolären Konsolidierungen, Einschmelzungen, zystischen Veränderungen und Milchglastrübungen sollte folgen. Bronchiektasen können sowohl in Form von Traktionsbronchiektasen, also in der Umgebung eines deutlich schrumpfenden Parenchyms, aber auch außerhalb solcher Parenchymveränderungen vorkommen.

Im Weiteren ist es wichtig, das **Grundmuster** als überwiegend retikulär (intralobulär interstitiell), nodulär oder retikulo-nodulär zu erkennen. Dann kommt man zur Beurteilung des vorherrschenden **Ausbreitungsmusters:** bronchiolozentrisch, angiozentrisch, perilymphatisch, entlang der bronchovaskulären Bündel, diffus oder septal. Als grundsätzlich reversibel gelten Milchglasinfiltrate, Knötchen und verdickte Septallinien (z. B. Kerley-B-Linien). Nicht reversibel sind Zysten, Honey Combing und retikuläre Veränderungen.

6

Tab. 6.2 Verteilungsmuster der Lungenparenchymerkrankungen im CT.

	Oberfeld	Mittelfeld	Unterfeld
peripher	CEP LCH RB-ILD***	COP LCH	UIP NSIP COP AEP DIP
zentral	Sarkoidose EAA* RB-ILD*** LCH	Sarkoidose EAA LCH	AEP
diffus		AIP** LIP LAM	

* Im Akutstadium eher im Mittel- und Unterfeld betont
** Im Verlauf dominierend in abhängigen Partien (basal, dorsal)
*** Von apikal nach basal abnehmende Veränderungen
(CEP: chronische Eosinophilenpneumonie; LCH: Langerhans-Zell-Histiozytose; RB-ILD: respiratorische Bronchiolitis mit interstitieller Lungenerkrankung; EAA: exogen allergische Alveolitis; COP: kryptogene organisierende Pneumonie; AIP: akute interstitielle Pneumonie; LIP: lymphozytäre interstitielle Pneumonie; LAM: Lymphangioleiomyomatose; UIP: usual interstitial Pneumonia; NSIP: nicht spezifische interstitielle Pneumonie; DIP: desquamative interstitielle Pneumonie; AEP: akute Eosinophilenpneumonie)

Da die **Lymphangiosis carcinomatosa** nicht ganz leicht von interstitiellen Lungenerkrankungen abzugrenzen ist und diese im weiteren Verlauf nicht erwähnt wird, beschreiben wir sie an dieser Stelle kurz. Relativ typisch für die Lymphangiosis sind noduläre, perlschnurartige Verdickungen entlang der bronchovaskulären Bündel und der interlobulären Septen, polygonale Linien und eine erhaltene Lungenarchitektur. Allerdings gibt es mitunter große Variationen im Erscheinungsbild der Lymphangiosis carcinomatosa.

Bronchoalveoläre Lavage

In den meisten Fällen wird eine Bronchoskopie mit bronchoalveolärer Lavage (BAL) durchgeführt. Eine Alveolarproteinose (milchig-trüb) und eine alveoläre Hämorrhagie (rötlich, bräunlich) können schon makroskopisch in der Recovery erkannt werden. Das differenzialzytologische Muster der BAL ist nur bei wenigen Erkrankungen und nur in besonderen Stadien in Zusammenschau mit allen anderen Befunden beweisend (z. B. fast immer bei der exogen allergischen Alveolitis und meistens auch bei der Sarkoidose). In allen anderen Fällen stellt das Ergebnis der BAL allenfalls einen Mosaikbaustein für die Diagnostik dar. Ganz allgemein gilt, dass je gröber die parenchymatösen Veränderungen sind, d. h. je fortgeschrittener die Erkrankung, desto geringer ist der diagnostische Wert der BAL. Lassen sich aber milchglasartige Trübungen oder Infiltrate erkennen, so sollte man immer eine BAL in der entsprechenden Region durchführen. Milchglastrübungen sind in der Regel Zeichen einer Alveolitis.

> **M!**
> Milchglastrübungen im CT sind ein Alveolitis-Korrelat und immer eine Indikation zur BAL.

Die BAL ist v. a. zum **Ausschluss anderer Differenzialdiagnosen**, wie eosinophile oder infektiöse Infiltrate (Kap. 5), wertvoll. Insgesamt erfordert die Auswertung einer bronchoalveolären Lavage eine große Erfahrung, da es nicht nur um die Bestimmung der Zellverteilung geht, sondern auch um die Erkennung z. B. schaumig veränderter Makrophagen, fettspeichernder Makrophagen bei rezidivierenden Aspirationen, die Beurteilung von speziellen Einschlusskörperchen in den Makrophagen oder z. B. das Auffinden von Pneumocystis jirovecii. Daher ist es wichtig, mit einem erfahrenen Labor zusammenzuarbeiten und dafür Sorge zu tragen, dass die Zellen noch vital sind, wenn sie bei einer anstehenden Markerbestimmung das Labor erreichen, und in adäquatem Umfang klinische Hintergrundinformationen zur Verfügung zu stellen.

> **M!**
> Für die Auswertung einer BAL ist ein erfahrenes Laborteam nötig.

Findet sich in der BAL eine Lymphozytose, so besteht bezüglich einer immunsuppressiven Behandlung in der Regel eher eine gute Therapieoption.

Bei der Bronchoskopie muss die sorgfältige Inspektion mit der **Nasenpassage** beginnen. Schon im oberen Atemtrakt können gelegentlich richtungsweisende makroskopische Veränderungen (z. B. beim Morbus Wegener) vorkommen. Die Sarkoidose, um ein anderes Beispiel zu nennen, verursacht häufig schon makroskopisch erkennbare Granulome in der Bronchialschleimhaut.

Histologie

Normalerweise befindet sich im Interstitium nur eine geringe Zahl von Makrophagen, Fibroblasten und Myofibroblasten. Darüber hinaus besteht das Interstitium aus Matrixproteinen, die wiederum aus kollagenähnlichen Makromolekülen und den nichtkollagenen Proteinen Fibronektin und Laminin bestehen. Die oberbegriffliche Bezeichnung „interstitielle Lungenerkrankungen" leitet sich von den pathologischen Veränderungen dieser anatomisch definierten Region ab. Involviert sind praktisch immer auch die Epithel- und Endothelzellen. Je nach Erkrankung kommt es zu Granulombildungen, Bildung von Fibroblastennestern (typisch für die Usual interstitial Pneumonia, UIP), einer mehr oder minder ausgeprägten

Alveolitis und einem zunehmenden Umbau des gesamten Lungenparenchyms in Lungenregionen, die z. T. bezüglich der makrotopografischen Veränderungen typisch für die jeweilige Erkrankung sind.

Primär sieht der Kliniker nicht den mikroskopischen bzw. histologischen Befund. Als Kliniker gibt man sich gern der Hoffnung hin, dass der Pathologe praktisch immer eine sichere Diagnose stellt. Dies stimmt gerade bei den hier zu besprechenden Erkrankungen nicht und die **histologische Sicherung** ist in den **allermeisten Fällen entbehrlich.**

> **M!**
> Eine genaue histologische Zuordnung ist bei den idiopathischen interstitiellen Pneumonien außerordentlich schwierig bzw. oft gar nicht sicher möglich.

Jede Form der Gewebeentnahme (auch bereits eine transbronchiale Biopsie) und sogar gelegentlich eine BAL kann bei einer idiopathischen pulmonalen Fibrose einen **akuten Schub** (heute auch als Exazerbation bezeichnet) auslösen. Besteht bereits eine bedeutsame Restriktion, so ist das Risiko eines Pleuralecks hoch, die Behandlung eines persistierenden Pneumothorax ist nicht selten außerordentlich langwierig und das Risiko von Sekundärkomplikationen steigt mit der Dauer einer Pleuradrainage. Dieses Risiko ist besonders hoch, wenn bei invasiv beatmeten Patienten eine Lungenbiopsie durchgeführt wird.

> **M!**
> Eine Parenchymgewebeprobe (auch transbronchiale Biopsie) geht mit einem hohen Risiko einher. Bei einer IPF/UIP kann sie akute Schübe auslösen.

Darüber hinaus ist – wie erwähnt – die histologische Beurteilung schwierig, was im Wesentlichen an der Komplexität der Erkrankungen liegt. Legt man verschiedenen Pathologen die gleichen Gewebeproben vor, so ist die so genannte **Interobserver-Übereinstimmung gering.** Aber auch wenn beim gleichen Patienten aus unterschiedlichen Lungenregionen Proben genommen werden, finden sich gehäuft in der einen Probe Hinweise auf eine idiopathische Lungenfibrose im Sinne einer IPF/UIP und in anderen Proben Hinweise auf eine nichtspezifische interstitielle Pneumonie (NSIP). Darüber hinaus kann z. B. gelegentlich eine exogen allergische Alveolitis oder aber eine Kollagenose das typische Bild einer UIP zeigen.

> **M!**
> Vor allem die Muster einer UIP und einer NSIP kommen im histologischen Präparat häufig beim gleichen Patienten nebeneinander vor.

Die Indikation zur histologischen Sicherung muss also außerordentlich streng und in Abhängigkeit von den Komorbiditäten, dem Alter des Patienten, dem Stadium der Erkrankung und insbesondere natürlich in Abhängigkeit von den – fast immer fehlenden – therapeutischen Konsequenzen gestellt werden.

> **M!**
> Aus einer Gewebeprobe ergeben sich bei den idiopathischen interstitiellen Pneumonien nur ganz selten therapeutische Konsequenzen.

Für eine histologische Abklärung ist eine transbronchiale Biopsie aufgrund der geringen Größe der Proben völlig unzureichend. Infrage kommt nur eine offene Lungenbiopsie, heute meist als **minimal-invasive videoassistierte Operation** (**VATS**) durchgeführt. Bei einem solchen Eingriff sollte aus mindestens 3 unterschiedlichen Regionen eine Probe von ca. 2 cm Kantenlänge entnommen werden. Dies sollte immer durch einen sehr erfahrenen Thoraxchirurgen erfolgen und das entnommene Material muss zu einem in der Lungenpathologie erfahrenen Kollegen geschickt werden.

Selbst wenn sich der Pathologe sicher ist, bleibt der histologische Befund oft nur ein Mosaikbaustein für die endgültige Diagnose. In fortgeschrittenen Stadien wird die Zuordnung des histologischen Befundes zu einer Krankheitsentität immer schwieriger. Manche Erkrankungen wie die Lymphangioleiomyomatose oder die Langerhans-Zell-Histiozytose machen gehäuft Pneumothoraces. In solchen Fällen kann dann vergleichsweise einfach eine Histologie entnommen werden.

6.1.3 Therapie

Grundsätzliches zur Therapie

Die therapeutischen Optionen sind sehr unterschiedlich. Bei einer exogen allergischen Alveolitis wird sich allein durch eine strikte Karenz gegenüber dem Antigen eine Besserung einstellen. Bei einer Sarkoidose in frühen Stadien gibt es eine hohe Spontanremissionsrate und die Indikation zur Therapie soll besonders streng gestellt werden. Bei Erkrankungen wie der Langerhans-Zell-Histiozytose, der desquamativen interstitiellen Pneumonie (DIP) und der respiratorischen Bronchiolitis mit interstitieller Lungenerkrankung (RB-ILD) ist die konsequente Beendigung des Inhalationsrauchens der wichtigste Schritt.

Kollagenosen und Vaskulitiden sprechen in der Regel auf eine immunsuppressive Therapie (meist als Kombinationstherapie durchgeführt) gut an. Am schlechtesten sind die Behandlungsmöglichkeiten bei einer idiopathischen Lungenfibrose (IPF/UIP). Daher sollen solche Patienten auch möglichst in kontrollierte Studien zur Erpro-

6

bung neuer Behandlungsoptionen eingebracht und frühzeitig für eine Lungentransplantation gelistet werden.

Bei **symptomatischen Patienten** sollte man grundsätzlich einen Behandlungsversuch machen, der anfangs immer aus **Glukokortikoiden** besteht. In der Regel geschieht dies auch im klinischen Alltag, es wird jedoch häufig keine wirklich konsequente Therapie nach einem festen Schema und mit festen Kontrolluntersuchungen durchgeführt. In solchen Fällen erkennt man den Erfolg der Therapie und den Verlauf der Erkrankung nicht. Daher ist es uns wichtig, an dieser Stelle auf einige allgemeine Aspekte der Therapie besonders hinzuweisen.

> M!
>
> Bei medikamentösen Therapien und den Kontrolluntersuchungen sollte ein festes Schema eingehalten werden.

Grundsätzlich wird zwischen einer **Remissionsinduktionsdosis** und einer **Remissionserhaltungsdosis** unterschieden. Die Therapie bei einem Rezidiv (z. B. bei einer kryptogen organisierenden Pneumonie, COP) unterscheidet sich nicht grundsätzlich von der initialen Therapie. Häufig aber (je nachdem, wie ausgeprägt das Rezidiv ist und zu welchem Zeitpunkt es auftritt) kann die remissionsinduzierende Dosis etwas niedriger und die Dosisdeeskalation etwas rascher erfolgen als bei der Ersttherapie. Die Erhaltungsdosis muss dann natürlich über derjenigen liegen, bei der das Rezidiv auftrat.

Bei einer gewichtsbezogenen Dosisangabe sollte die so genannte fettfreie Körpermasse Grundlage der Berechnung sein. Ansonsten sind die Dosen der oralen Glukokortikoide häufig viel zu hoch und verursachen Nebenwirkungen, die dem Patienten unnötigen Schaden zuführen.

> M!
>
> Zur Berechnung der Dosis wird bei Immunsuppressiva die fettfreie Masse und nicht das gesamte Körpergewicht berücksichtigt.

Auch bei Dosisangaben von z. B. 1 mg/kg KG sollte eine Absolutdosis von 50 mg/Tag Prednisolonäquivalent in der Regel nicht überschritten werden. Es gibt nur wenige Situationen, in denen höhere Absolutdosen erforderlich sind, dann auch meist nur für wenige Tage im Sinne einer intensivierten Induktionstherapie.

> M!
>
> Nur selten braucht man über 50 mg Prednisolon pro Tag.

Alle Dosisschemata bei interstitiellen und infiltrativen Lungenerkrankungen sind mehr oder weniger empirisch. Es gibt kaum kontrollierte randomisierte Studien. Auch international empfohlene Therapieschemata basieren in der Regel lediglich auf untersuchten Fallserien und der Meinung von Experten.

Das wichtigste Immunsuppressivum ist auch bei den Parenchymerkrankungen das Prednisolon. Alternativ- oder Kombinationstherapien mit anderen Immunsuppressiva wie Azathioprin und Cyclophosphamid bedürfen immer einer speziellen Indikationsstellung. Bei einer **kombinierten Immunsuppression** muss man grundsätzlich zwischen **2 Indikationen für die Kombination** unterscheiden:

- Zum einen werden neben Prednisolon andere Immunsuppressiva eingesetzt, um Glukokortikoide zu sparen, v. a. dann, wenn die zur Remissionserhaltung erforderliche Prednisolondosis inakzeptabel hoch ist.
- Zum anderen gibt es eine Indikation für die kombinierte Immunsuppression, wenn eine Monotherapie mit Prednisolon allein nicht ausreichend wirksam ist, z. B. bei den Vaskulitiden.

Zu beachten ist, dass manche Immunsuppressiva in der Plasmaeiweißbindung mit anderen Medikamenten konkurrieren, was dann zu erhöhten Blutspiegeln führt. In Einzelfällen kann eine Dosisbestimmung hilfreich sein. Generelle Bestimmungen der Metabolisierungsrate wegen der großen interindividuellen Varianzen (z. B. Thiopurin-Methyltransferase [TPMT]-Bestimmung bei Azathioprin) führen die Autoren aber nicht durch, sondern entscheiden die Dosierung nach dem individuellen Verlauf.

> M!
>
> Cave: Azathioprin muss in der Dosis geviertelt werden, wenn zusätzlich Allopurinol gegeben wird.

Bei langfristiger Therapie mit Glukokortikoiden wird immer (auch bei Sarkoidose) eine Osteoporoseprophylaxe mit Vitamin D und Kalzium während der Dauer der Therapie empfohlen. Für diese Anwendung haben Bisphosphonate zwar keine Zulassung, wir empfehlen aber dennoch ihre Anwendung bei längerer Steroidtherapie und v. a. bei postmenopausalen Patientinnen.

Schaut man die Literatur bezüglich der **Therapieempfehlungen** durch, so fällt auf, dass sich nicht nur die empfohlenen Anfangsdosen erheblich unterscheiden, sondern insbesondere auch die Therapiedauer und das Vorgehen bei der Deeskalation.

Wichtig ist, wie schon erwähnt, dass man ein festes Schema einhält. Wir empfehlen als **Basisschema** (wenn nicht ausdrücklich auf ein anderes Vorgehen hingewiesen wird) eine Prednisolondosis von 0,5–1 mg/kg KG/Tag, wobei eine Gesamtdosis von 50 mg/Tag absolut nicht überschritten werden sollte. Beträgt die errechnete initiale Gesamtdosis 50 mg/Tag, so kann man oft schon nach 14

Tagen auf 40 mg/Tag reduzieren, diese Dosis wird 4 Wochen beibehalten und danach wird monatlich um 10 mg bis zu einer Erhaltungsdosis zwischen 5 und 15 mg/Tag reduziert.

> **M!**
> Ein festes Schema ist nicht nur bequemer, sondern auch sicherer bezüglich der Effektbeurteilung.

Verlaufsparameter und Therapieplanung

Wichtig ist, sich bereits zu Beginn der Therapie über die Parameter klar zu werden, die über das Fortführen oder aber über einen Abbruch der Therapie entscheiden. Neben der Symptomatik sind die Lungenfunktionsparameter VC, TLC und TLCO, aber auch die Sauerstoffsättigung entscheidend. Diese Parameter können von jedem Pneumologen erhoben werden. Kommt es innerhalb von 3 Monaten zu einem Abfall der VC und der TLC von > 10 % des Ausgangswerts und/oder zu einem Abfall der TLCO um > 15 % und/oder der Sauerstoffsättigung von ca. 4 %, so ist die Therapie nicht effektiv und sollte zumindest als Kombinationationstherapie wegen der potenziellen Nebenwirkungen beendet werden.

Es kann aber durchaus sinnvoll sein, die Therapie allein mit Prednisolon in niedriger Dosis (5–10 mg/Tag) fortzuführen und den weiteren Verlauf noch zu beobachten. Man kann nie sicher sein, wie sich die Erkrankung gänzlich ohne Therapie entwickeln würde. Insofern muss man grundsätzlich eine Nutzen-Risiko-Abwägung vornehmen. Sind die Verhältnisse stabil, so sollte immer ein Absetzversuch gemacht werden. Manche Patienten sprechen gut auf **niedrig dosierte Steroide** gegen den **quälenden Husten** an. In der Regel weren aber zu viele Steroide dauerhaft gegeben.

> **M!**
> Die wichtigsten Funktionsparameter sind TLC, VC, CO-Diffusionskapazität, und SaO_2; Krankheits- und Therapieverlauf werden mit diesen Parametern beurteilt.

Bei den interstitiellen Lungenerkrankungen entwickelt sich mitunter nicht erst im schweren hypoxischen Endstadium eine pulmonalarterielle Hypertonie. Diese kann sich infolge der progredienten Hypoxämie oder aber durch eine direkte Beteiligung der großen und/oder kleinen pulmonalarteriellen Gefäße im Rahmen der Grunderkrankung (v. a. bei der progressiven systemischen Sklerose, PSS) früher entwickeln. Meist ist diese auch behandelbar (Kap. 8.2). Die Symptomatik wird sich aber unter einer solchen Therapie nur dann klinisch bedeutsam bessern, wenn nicht die Restriktion bzw. die Diffusionsstörung im Krankheitsverlauf dominiert.

6.2 Idiopathische interstitielle Pneumonien

6.2.1 Allgemeines

Zu der Gruppe der idiopathischen interstitiellen Pneumonien gehören 7 als Entitäten beschriebene Erkrankungen:

- idiopathische pulmonale Fibrose (IPF) mit dem histologischen Bilder der Usual interstitial Pneumonia (UIP)
- nichtspezifische interstitielle Pneumonie (NSIP)
- desquamative interstitielle Pneumonie (DIP)
- respiratorische Bronchiolitis mit interstitieller Lungenerkrankung (RB-ILD)
- akute interstitielle Pneumonie (AIP)
- lymphozytäre interstitielle Pneumonie (LIP)
- kryptogene organisierende Pneumonie (COP)

Die Einteilung beruht im Wesentlichen auf der bereits 1969 von Liebow aufgrund histologischer Kriterien vorgenommenen Einteilung. Die heute gültige Klassifikation berücksichtigt die neueren Erkenntnisse sowohl bezüglich der histologischen Veränderungen, des klinischen Verlaufs als auch spezieller radiologischer, insbesondere computertomografischer Kriterien.

Ob es sich bei den beschriebenen Erkrankungen **tatsächlich um Entitäten** handelt, darf durchaus angezweifelt werden. Zumindest gibt es zahlreiche Überschneidungen bezüglich der histologischen und auch der CT-morphologischen Muster. Darüber hinaus sind v. a. die DIP und die RB-ILD eigentlich immer Folge von starkem Inhalationsrauchen und daher nicht idiopathisch. Auch die NSIP und etwas seltener die UIP sind nicht immer idiopathisch, sondern kommen gelegentlich bei Grunderkrankungen vor (▶ Abb. 6.1). Infolge der Komplexität und von Überlappungen wird **jede Revision** auch in Zukunft eine **grobe Vereinfachung** bleiben.

> **M!**
> Der neue Goldstandard der interstitiellen Pneumonien ist die von Pneumologen und Radiologen gemeinsam erstellte Diagnose.

Pathogenese

Pathogenetisch stehen bei allen Erkrankungen eine Aktivierung der Fibroblasten und eine Vermehrung der Bindegewebsmatrix im Vordergrund, insbesondere bei der IPF und der NSIP. Die Alveolitis ist bei den einzelnen Erkrankungen unterschiedlich ausgeprägt und nicht, wie früher angenommen, die primär bei allen Erkrankungen zu findende Veränderung.

6

M!

Die Alveolitis wird heute nicht mehr als die primäre Entzündung bei allen interstitiellen Erkrankungen, sondern als ein Begleitphänomen gesehen.

Bezüglich der Ätiologie der idiopathischen Formen geht man heute davon aus, dass primär durch eine meist nicht klar zu erkennende Noxe ein chronischer Epithelschaden entsteht. Dieser Epithelschaden zieht eine **irreguläre Reparation** nach sich, die letztlich zu den typischen histologischen Befunden führt.

6.2.2 Idiopathische pulmonale Fibrose (IPF)

Beschreibung und Häufigkeit

Die idiopathische interstitielle Fibrose ist eine Erkrankung ohne bekannte Ursache mit dem histologischen und radiologischen Muster der Usual interstitial Pneumonia (UIP). Mitunter wird sie auch als kryptogen fibronisierende Alveoltitis (CFA) bezeichnet.

Die idiopathische pulmonale Fibrose (IPF/UIP) nimmt unter allen interstitiellen Lungenerkrankungen eine Sonderstellung ein, da sie eine besonders schlechte Prognose hat und derzeit keine durchgreifende Therapie bekannt ist. Daher ist eine exakte Abgrenzung von den übrigen idiopathischen interstitiellen Pneumonien und solchen Erkrankungen, bei denen nur das Muster einer UIP gefunden wird, bedeutsam.

M!

Die IPF entspricht histologisch immer der UIP. Der UIP-Nachweis spricht aber nicht automatisch für IPF.

Die Tatsache, dass die IPF als eine distinkte **Entität** beschrieben wird, darf nicht darüber hinwegtäuschen, dass man ein gleiches histologisches und auch CT-morphologisches **Muster** bei fortgeschrittenen Stadien einer Asbestose, einer exogen allergischen Alveolitis, einer Sarkoidose, einer rheumatoiden Arthritis mit pulmonaler Beteiligung, einer systemischen Sklerose und auch bei einer pulmonalen Reaktion auf bestimmte Medikamente wie Bleomycin oder Amiodaron finden kann. In diesen Fällen ist die Prognose besser als bei der idiopathischen Form. Eine extrem seltene Form mit Pleurabeteiligung wird jetzt davon abgegrenzt (idiopathische pleuroparenchymale Fibroelastose. Diese Form ist jetzt auch als Spätfolge nach Chemotherapie, meist mit alkylierenden Substanzen gesehen worden.).

Im strengen Sinne ist es natürlich in solchen Fällen nicht richtig, von einer IPF zu sprechen, sondern besser den Ausdruck **„UIP-Muster“** zu verwenden. Dies ist auch bezüglich der Terminologie konsequent, da ja die anderen Erkrankungen in dieser Gruppe (DIP, LIP, AIP etc.) ebenfalls nach dem Muster bzw. entsprechend der Liebow- bzw. der Katzenstein-Klassifikation bezeichnet werden [9].

Die Prävalenz der Erkrankung beträgt etwa 20/100 000, die Inzidenz zwischen 7–11/100 000, sie nimmt mit dem Alter zu. Aus einigen Ländern wird über eine wachsende Inzidenz berichtet, was aber auch mit der verbesserten Diagnostik zusammenhängen kann. Die meisten Patienten sind zwischen 50 und 70 Jahre alt, der überwiegende Teil aber > 60 Jahre. Männer sind etwas häufiger betroffen als Frauen. Eine Prädilektion für eine bestimmte Rasse gibt es nicht. Die **mittlere Überlebenszeit** liegt zwischen 3 und 6 Jahren, im Median bei etwa 2,5 Jahren. Besonders schlecht ist die Prognose bei alten Menschen. Die Mortalität ist wohl bei männlichen Kaukasiern am höchsten. Exazerbationen kommen mit einer Häufigkeit von etwa 5 % pro Jahr vor, ihre Mortalität ist besonders bei fortgeschrittenen Stadien hoch und liegt dann bei rund 80 %.

Ätiologie und Pathogenese

Die Bezeichnung idiopathisch lässt bereits erkennen, dass die Ätiologie nicht bekannt ist. Es werden eine genetisch fixierte Suszeptibilität und verschiedene Stimuli diskutiert. Hierzu gehören auch virale Infektionen, das Inhalationsrauchen, Holz- und Metallstäube und rezidivierende Mikroaspirationen. Etwa 10 % der Fälle treten mit einer familiären Häufung auf. Bei diesen Patienten wurde eine Störung des Surfactantproteins C und eine Aktivitätsstörung der Telomerase festgestellt, was zu einer Störung der Zellteilung führt. Die betroffenen Patienten sind jünger als bei der sporadischen Form. Neuerdings zeigt sich, dass möglicherweise **Statine** eine Lungenfibrose begünstigen. Dieser Verdacht konnte tierexperimentell gestützt werden [18]. Wie bei vielen der seltenen Erkrankungen gibt es auch bei der IPF vereinzelt Hinweise auf familiäre Häufung, wobei jetzt auch passende Daten zu Genpolymorphismen publiziert sind.

Die **gängige Hypothese** geht in allen Fällen der Entwicklung einer IPF davon aus, dass es zu einer Apoptose der Typ-II-Pneumozyten unter der Einwirkung exogener Noxen und im Folgenden zu einer irregulären Reparationsstörung mit Aktivierung der Fibroblasten und Transformation zu Myofibroblasten kommt. Dem Transforming Growth Factor (TGF)-β aus den Epithelzellen kommt bei dem strukurellen Umbau eine Schlüsselrolle zu, da er die Transformation und Aktivierung der Myofibroblasten stimuliert.

Häufiger wird auch von der Assoziation der IPF mit Lungenkrebs gesprochen. Eine neue epidemiologische Analyse widerlegt diese Hypothese, wenn das Rauchverhalten mitberücksichtigt wird.

M!

Die gängige Vorstellung zur Pathogenese ist das Modell eines Schadens an den Typ-II-Pneumozyten mit irregulärer und weitreichender Reparatur.

Klinik

Die meisten Patienten klagen über nichtproduktiven Husten und eine progrediente Belastungsdyspnoe. Oftmals bestehen die Symptome schon Monate, bevor es zu einer fachärztlichen Vorstellung kommt. Einige Patienten berichten, dass die Symptomatik mit einem grippeähnlichen Infekt begonnen habe. Dies kann die Diagnostik ebenso auf einen falschen Weg leiten wie die gelegentlich berichteten Symptome Gewichtsverlust, Müdigkeit, Gelenk- und Muskelschmerz oder subfebrile Temperaturen.

Praktisch immer lässt sich eine beidseitige Sklerosiphonie auskultieren. Dies ist auch bereits bei CT-morphologisch nur gering ausgeprägten Veränderungen der Fall. In fortgeschrittenen Stadien kommt es zu einer zunehmenden Hypoxämie mit ihren sekundären Zeichen sowie einer zunehmenden Rechtsherzbelastung, wie oben beschrieben. Etwa die Hälfte der Patienten hat Uhrglasnägel und Trommelschlägelfinger.

Der symptomatische Verlauf ist sehr unterschiedlich. Es gibt vereinzelt Patienten, bei denen die Situation über Jahre relativ stabil bleibt und der erste akute Schub einer Verschlechterung terminal ist. Andere Patienten lassen einen langsamen progredienten Verlauf und wieder andere einen Verlauf mit mehreren akuten Schüben erkennen. Die akuten Schübe werden jetzt auch analog zu den obstruktiven Atemwegserkrankungen als Exazerbationen bezeichnet.

M!

Der Verlauf ist unterschiedlich. Es kommen mitunter langsame Progredienz, lange stabile Phasen und Schübe mit unklarem Ergebnis vor.

Die **Auslöser für die Exazerbationen** lassen sich klinisch nicht immer erkennen. Häufig allerdings kommt es im Rahmen von Infekten, möglicherweise auch nach Impfungen (v. a. Grippeschutzimpfungen) zu einer akuten Aktivierung der Erkrankung. Wie oben erwähnt, führen diagnostische Maßnahmen (transbronchiale Biopsie, offene Lungenbiopsie) öfter zu einer akuten Exazerbation.

In der letzten Zeit rücken auch **Mikroaspirationen** als Exazerbationsursache in den Vordergrund. Sie sind oft okkult und nicht alle Patienten haben Refluxbeschwerden [10]. Mitunter wird bei diesen Patienten auch Pepsin in der BAL nachgewiesen, was die Hypothese unterstützt. Eine Antirefluxtherapie ist bei der IPF in Fallkontrollstudien mit einer verlängerten Lebenserwartung korreliert.

Diagnostik

Anamnese und klinischer Untersuchungsbefund lenken bereits den Verdacht auf eine Fibrose. In der **Ganzkörperplethysmografie** kann in frühen Stadien der Nachweis einer restriktiven Ventilationsstörung noch fehlen, v. a. wenn zuvor hochnormale Werte vorlagen. Bei weiter fortgeschrittenen Erkrankungen findet sich regelmäßig eine Restriktion mit Erniedrigung der totalen Lungenkapazität und der inspiratorischen Vitalkapazität. Deutlich sensitiver als die statischen Volumina ist die **Messung der CO-Diffusionskapazität**. Hier findet sich regelhaft bereits eine deutliche Einschränkung, auch wenn noch keine Restriktion nachweisbar ist.

M!

Die Diffusionsstörung geht der Restriktion voraus.

Mit zunehmender Diffusionsstörung versuchen die Patienten, die daraus resultierende Hypoxämie durch Hyperventilation (Hypokapnie) zu kompensieren. Die Belastungs-Blutgasanalyse zeigt dann die für Sauerstoff relevante Diffusionsstörung und lässt auch die Einschränkung der körperlichen Belastbarkeit erkennen. Eine Spiroergometrie ist nur bei komplexen differenzialdiagnostischen Problemen erforderlich.

Das **konventionelle Röntgen-Thoraxbild** kann in frühen Fällen noch nahezu unauffällig sein. Bei fortgeschrittenen Verläufen zeigt sich bereits das typische Bild der basal betonten und pleuranahen retikulären Veränderungen. (Die IPF geht von der Pleura aus.) Eine Computertomografie in hochauflösendem Modus ist in jedem Falle zwingend erforderlich, gleich ob das konventionelle Röntgen-Thoraxbild bereits Veränderungen erkennen lässt oder nicht.

Die **CT** hat heute aufgrund ihrer hohen Auflösung und der gut beschriebenen typischen Veränderungen praktisch die Histologie ersetzt. Computertomografisch ist der Befund einer retikulären Zeichnung mit einem mehr oder minder ausgeprägten Honey Combing in den basalen und mittleren Lungenabschnitten sowie einer eindeutigen subpleuralen Betonung richtungsweisend. Noduläre Veränderungen fehlen ebenso wie Konsolidierungen.

Die sekundären emphysematischen Veränderungen können abhängig vom Umbau erheblich sein. Durch Traktion entstehen Bronchiektasen und Bronchiolektasen. **Milchglastrübungen** sind bei der IPF **nicht typisch**, sondern außerordentlich selten und höchstens gering ausgeprägt. Bei deutlicheren Zeichen einer Alveolitis sind andere Differenzialdiagnosen zu erwägen. Die mediastinalen Lymphknoten sind häufig leicht vergrößert, in der Regel jedoch nicht > 2 cm.

M!

Typisch sind beidseits basale, subpleurale Veränderungen mit Honigwabenmuster und allenfalls geringen Milchglasveränderungen. Fehlende Pleuraveränderungen schließen eine IPF aus.

Die **BAL** ist nicht spezifisch oder richtungsweisend. Es findet sich in der Regel eine erhöhte Zahl von neutrophilen Granulozyten, aber auch eine leichte Vermehrung der Eosinophilen und der Lymphozyten. Es besteht eine geringe Korrelation zwischen erhöhter Neutrophilenzahl in der BAL und einer schlechten Prognose.

Beträgt die Zahl der Eosinophilen > 15 % oder die Zahl der Lymphozyten > 30 %, sollten **Differenzialdiagnosen** erwogen werden. Meist handelt es sich dann nicht um eine IPF, sondern um ein UIP-Muster bei einer anderen Erkrankung. Wenn Milchglastrübungen im CT nachweisbar sind, ist es sinnvoll, genau diese Regionen mittels BAL anzuspülen. Bei deutlicheren milchglasartigen Trübungen sollte man differenzialdiagnostisch v. a. an eine RB-ILD, eine DIP, eine EAA und eine COP oder auch an eine NSIP denken.

Bei jüngeren Patienten ohne bedeutsame Komorbiditäten und wenn sich die Diagnose nicht eindeutig aus dem bereits vorhandenen Befunden ableiten lässt, kann eine **chirurgische Biopsie** durch einen erfahrenen Thoraxchirurgen nach Abwägung der Schaden-Nutzen-Relation erwogen werden.

Das **typische histologische Bild** wird bestimmt durch eine heterogen ausgeprägte Fibrose mit dem Nachweis typischer Fibroblastennester. Gerade letztere sind sehr typisch für die UIP und finden sich so nicht bei den anderen idiopathischen interstitiellen Pneumonien. Die begleitende Inflammation, erkennbar an einer Vermehrung von Histiozyten, Plasmazellen, Lymphozyten und einer Typ-II-Pneumozytenhyperplasie, ist meist gering ausgeprägt. Auch mikroskopisch lässt sich eine Honigwabenbildung erkennen. Bei rascher Progredienz und im akuten Schub findet sich auch das typische Bild eines diffusen alveolären Schadens (Diffuse alveolar Damage, DAD).

Die Diagnose einer IPF kann als gesichert angesehen werden, wenn folgende Kriterien erfüllt sind:

- **Hauptkriterien** (4 von 4 müssen erfüllt sein):
  - Ausschluss anderer bekannter Ursachen
  - restriktive Ventilationsstörung, eingeschränkter Gasaustausch
  - beidseits basales retikuläres Zeichnungsmuster mit allenfalls geringgradigen Milchglastrübungen im CT
  - kein Hinweis auf mögliche andere Ursachen
- **Nebenkriterien** (3 von 4 müssen erfüllt sein):
  - Alter > 50 Jahre
  - langsam voranschreitende, anderweitig nicht erklärbare Belastungsdyspnoe
  - Dauer der Erkrankung > 3 Monate
  - beidseits basal betonte Sklerosiphonie

Therapie

Zurzeit gibt es keine Therapie, die die Überlebenszeit sicher verlängert. Die wichtigste Maßnahme ist daher die frühzeitige, eindeutige Erkennung der Erkrankung und die **Listung zur Lungentransplantation** spätestens dann, wenn sich die Erkrankung als eindeutig klinisch und lungenfunktionsanalytisch progredient erweist [12].

Allerdings scheint eine **Antirefluxtherapie** mit Protonenpumpenblockern mit einem Überlebensvorteil verbunden zu sein, vermutlich wegen der öfters vorhandenen Aspirationen.

Wichtig ist immer eine suffiziente Therapie von Exazerbationen, deren Ursache genau erforscht werden muss (z. B. auch nichtinfektiöse Ursachen wie Lungenembolie, kardiale Stauung). Neben Antibiotika, die bei dem leisesten Hinweis auf einen bakteriellen Infekt breit gegeben werden sollten, wird von manchen Gruppen ein initialer Steroidstoß (ca. 500–1000 mg für 3–5 Tage) empfohlen.

Interessant ist eine aktuelle RCT-Studie mit einer Dauertherapie mit **Co-Trimoxazol** [12], für das früher immer wieder positive Effekte beschrieben wurden. Es zeigte sich ein Überlebensvorteil der Gruppe, die die Medikamentengabe nicht abbrachen (ITT-Analyse). Die Lungenfunktion änderte sich aber nicht. Die Ergebnisse sprechen für die Effizienz einer Antibiotikatherapie bei nicht immer klinisch eindeutig sichtbaren Infektionen.

M!

Ein Progress liegt vor, wenn innerhalb von 3 Monaten die Vitalkapazität und die totale Lungenkapazität um > 10 % sinken, die TLCO um > 15 % abfällt und die Sauerstoffsättigung um > 4 % abnimmt.

Die früher üblichen Kombinationstherapien aus Prednisolon mit Azathioprin oder Cyclophosphamid haben keine eindeutige Wirkung gezeigt. Bei der **Dreifachkombination von Prednisolon mit Azathioprin** und 3 × 600 mg Acetylcystein (ACC) hatte die IFIGENIA-Studie eine etwas langsamere Verschlechterung für die Parameter VC und TLCO ergeben [4]. Allerdings kann nach den Ergebnissen der PANTHER-Studie die Kombination aus Steroiden und Azathioprin **nicht mehr empfohlen** werden, da in diesem Arm die Mortalität gegenüber Placebo erhöht war. Auch ACC war wirkungslos, wie die 2014 publizierten Ergebnisse ergaben [8]. ACC kann heute auch **nicht mehr empfohlen** werden.

Ein Therapieversuch mit **Prednisolon** mit der für interstitielle Pneumoniern üblichen Dosierung, kann bei der IPF durchgeführt werden, wobei Verbesserungen – wenn sie auftreten – meist nach 2–3 Wochen sichtbar sind. Dann wird individuell über das weitere Vorgehen entschieden. Mitunter verbessern sich manche Patienten anfangs unter Steroiden deutlich. Leider bleibt dieser Effekt nicht erhalten, sodass der klassische Krankheitsverlauf nur parallel verschoben wird („Honeymoon"). Ändert sich nichts, sollten man die Steroide ganz absetzen, um Nebenwirkungen zu vermeiden. Manche Patienten brauchen aber eine geringe Dauertherapie (5–7,5 mg Prednisolon), wenn sie einen sehr quälenden Fibrosehusten haben und es dagegen hilft.

Nintedanib, ein Hemmer verscheidener Tyrisinkinasen (der auch in der Onkologie eingesetzt wird), hat aktuell einen VC-verlust **bei IPF deutlich hemmen können** [14]. Hier könnte sich ein neues Therapieprinzip anbahnen, zumal die Nebenwirkungsrate geringer scheint als bei Pirfanidon. Die Markteinführung ist für 2015 geplant.

Pirfenidon hat sicher eine antifibrotische Wirkung und könnte evtl. auch bei anderen Organfibrosen wirken. In Deutschland ist es derzeit nur zur Behandlung der **IPF zugelassen** (nicht für NSIP) und als „Orphan Drug" vom Gemeinsamen Bundesausschuss gelistet, wobei bestimmte Kosten pro Jahr nicht überschritten werden dürfen, da die Substanz sehr teuer ist. In 2 randomisierten Studien hat Pirfenidon bei IPF mäßigen Schweregrades mit einer Vitalkapazität (VC) von noch über 50 % und TLCO über 35 % des Sollwertes eine Verlangsamung der VC-Abnahme gezeigt. Die Mortalität wurde nicht signifikant reduziert, wobei der Trend jedoch einen offensichtlichen Rückgang zeigte. Die Studien waren bezüglich der Fallzahl zu klein, um die Zielgröße der Mortalitätreduktion sicher abzuschätzen. Es ist nicht auszuschließen, dass der Erfolg größer sein könnte, wenn Pirfenidon früher eingesetzt würde. In der Zukunft dürfte es noch zu Indikationsänderungen kommen.

Abgesehen von Pirfenidon (s. u.) und neuen **Tyrosinkinasehemmern** mit breiter Hemmwirkung [12] hat keines der zahlreichen inzwischen getesteten Medikamente (Interferon-β, Interferon-γ, Bosentan, Etanercept, Cyclosporin A u. a.) bisher eine auch nur halbwegs befriedigende Wirksamkeit zeigen können. Auch eine Antikoagulanzientherapie wird bei fehlenden Risikofaktoren nicht mehr empfohlen.

Versuche, die IPF mit Endothelinrezeptorantagonisten zu behandeln, sind gescheitert. Eine Studie mit **Ambrisentan** musste wegen einer darunter deutlich erhöhten Hospitalisierungsrate frühzeitig abgebrochen werden.

Bei Hypoxämie sollte **Sauerstoff** nur bis zu der Dosis gegeben werden, die **wirklich die Luftnot bessert**, da es zunehmend Hinweise dafür gibt, dass eine zu hohe Sauerstoffgabe über die Radikalbildung die **Entwicklung** einer **Lungenfibrose beschleunigt.** Praktisch heißt das, dass Sauerstoff meist nur unter Belastung gegeben werden muss (Kap. 13.1 Sauerstofftherapie). Eine prognostische Verbesserung durch eine Sauerstoff-Langzeittherapie wird nicht erreicht.

Bei schwerer Ruhedyspnoe müssen gerade im Endstadium häufig auch zur symptomatischen Behandlung Morphine in höheren Dosen eingesetzt werden (Kap. 13.10, Palliativmedizin).

> **M!**
>
> Wegen der schlechten Prognose und der nicht gesicherten therapeutischen Möglichkeiten sollten die Patienten einfühlend, aber rechtzeitig und vollständig über ihre Erkrankung aufgeklärt werden.

Spontan tritt eine **Hyperkapnie** bei Fibrosepatienten im Krankheitsverlauf sehr viel später auf als bei einer COPD. Sie kann aber früher auftreten, wenn bereits eine COPD vorher bestanden hat, was gar nicht so selten vorkommt. Bevor man eine **Beatmung** beginnt, sollte man sich immer bezüglich des weiteren Vorgehens klar werden, v. a. bezüglich der Prognose. Bei einer gesicherten IPF ist eine Beatmung eigentlich nur mitunter zur Palliation und als Bridging-Maßnahme bis zu einer möglichen Transplantation sinnvoll. Auf jeden Fall sollte die Form der **nicht invasiven Beatmung** gewählt werden.

Bei einer invasiven Beatmung muss wegen der Steifigkeit und Volumenminderung der Lunge mit hoher Frequenz und besonders niedrigen Volumina beatmet werden, angepasst an das Spontanatemmuster der Patienten. Wenn irgend möglich, sollte bei nachgewiesener IPF auf eine invasive Beatmung verzichtet werden, da diese nur im Ausnahmefall überlebt wird, z. B. bei einer infektbedingten Exazerbation bei sonst frühem Stadium.

6.2.3 Nicht spezifische interstitielle Pneumonie (NSIP)

Beschreibung und Häufigkeit

Auch die NSIP wird heute formal als eine Krankheitsentität gesehen. Inzwischen werden **2 Subgruppen** unterschieden:

- Cellular NSIP (cNSIP): Bei dieser Form dominiert eine interstitielle zellreiche Entzündung mit ausgeprägteren milchglasartigen Trübungen im CT und einer ausgeprägteren Alveolitis.
- Fibrotic NSIP (fNSIP): Hier dominiert die Fibrosierung. Diese Form ähnelt wiederum eher der IPF mit dem histologischen Muster einer UIP mit langsamer Verlaufsform.

> **M!**
>
> Es wird zwischen einer zellreichen Form und einer fibrotischen Form unterschieden. Die zellreiche Form hat die bessere Prognose.

Häufig findet man in verschiedenen Biopsien eines Patienten Regionen mit dem typischen Bild einer NSIP neben Veränderungen, die einer UIP entsprechen. Insofern ist fraglich, ob es sich tatsächlich um Entitäten handelt. Es wird auch weiter diskutiert, ob die NSIP in eine IPF/UIP übergehen kann. Bei einigen Patienten wird eine solche Wandlung beobachtet. Wahrscheinlich handelt es sich um Patienten mit einer fNSIP. Bei anderen dominiert auch im Verlauf einfach der Anteil der UIP. Das Bild einer NSIP findet man bei einer pulmonalen Beteiligung im Rahmen von anderen Erkrankungen häufiger als das Bild einer UIP. Lässt sich keine Grunderkrankung oder auslösende Noxe feststellen, so spricht man am besten von einer idiopathischen NSIP.

Betroffen sind Patienten, die im Schnitt etwas jünger sind als die mit einer IPF. Das durchschnittliche Alter liegt zwischen 40 und 50 Jahren, eine Geschlechterbevorzugung findet sich nicht. Die **mittlere Überlebenszeit** ist mit etwa 10 Jahren deutlich **besser als bei der IPF**. Nach einer neuen Untersuchung liegt die 10-Jahres-Überlebensrate bei etwa 70 %. Die Prognose wird vom Subtyp bestimmt.

Ätiologie und Pathogenese

Auch hier ist die Ätiologie eigentlich unbekannt. Das Bild einer NSIP findet sich aber auch im Rahmen von Kollagenosen wie der systemischen Sklerose, der rheumatoiden Arthritis, der exogen allergischen Alveolitis sowie auch bei medikamentös verursachten Lungenschäden, z. B. durch Amiodaron, Nitrofurantoin, Metothrexat, Vincristin und auch nach Radiotherapie. Im Gegensatz zur UIP sind Raucher nicht häufiger betroffen.

> M!
>
> Die NSIP findet sich auch häufiger bei einer systemischen Grunderkrankung.

Klinik

Wie bei der IPF klagen die Patienten v. a. über trockenen Hustenreiz und eine zunehmende Belastungsdyspnoe. Etwas häufiger als bei der IPF kommen Störungen des Allgemeinbefindens wie Müdigkeit, Gewichtsabnahme und subfebrile Temperaturen vor. Der Verlauf ist in der Regel ähnlich wie bei der IPF schleichend, es kommen jedoch auch akutere Verläufe vor, die den Patienten dann früher zum Arzt führen.

Uhrglasnägel und Trommelschlägelfinger kommen viel seltener vor als bei der IPF. Der Auskultationsbefund kann erheblich variieren. Bei einem kleinen Teil der Patienten lässt sich **keine Sklerosiphonie** auskultieren. Dies ist wohl auch abhängig vom vorherrschenden Subtyp.

Diagnostik

Im Wesentlichen gilt hier das Gleiche wie bei der IPF, wobei hier im Labor nach Autoimmunerkrankungen gesucht werden muss. Mitunter werden diese Erkrankungen erst im Verlauf sichtbar. Eine aktuelle Analyse fand in über 50 % der NSIP-Fälle Autoimmunerkrankungen [15]. Oft sind die restriktiven Ventilationsstörungen und auch die Diffusionsstörungen nicht so ausgeprägt wie bei einer IPF.

Das **konventionelle Röntgen-Thoraxbild** ist oft unspezifisch und lediglich der Anlass für weitere Diagnostik. Hier steht wiederum die hochauflösende **Computertomografie** ganz im Vordergrund. Typischerweise zeigen sich auch bei dieser Erkrankung basal und subpleural bzw. peribronchovaskulär betonte Veränderungen. Vor allem typisch sind aber **subpleurale Regionen**, die von den Veränderungen ausgespart sind. Im Gegensatz zur IPF finden sich v. a. bei der zellulären Variante praktisch immer Milchglasveränderungen, die sowohl peribronchovaskulär als auch diffus in der axialen Ebene zu sehen sind. Häufig gehen die Milchglastrübungen mit einem retikulären Muster einher, sodass der Eindruck eines **„Crazy Paving"** (Mosaikpflaster) entsteht und dem Bild einer Alveolarproteinose ähnelt. Für die NSIP ist eine deutliche Unterlappenschrumpfung ein wichtiges Abgrenzungskriterium von der IPF. Traktionsbronchiektasen finden sich daher nahezu regelhaft (in > 80 % der Fälle). Ein Honey Combing ist im Vergleich zur IPF außerordentlich selten und wird bei nur etwa 5 % gefunden. Echte alveoläre Konsolidierungen sind ebenfalls selten (etwa 10 %).

> M!
>
> CT-morphologisch typisch sind basale retikuläre Zeichnung mit mehr Milchglasveränderungen als bei IPF, subpleurale Aussparungen, Traktionsbronchiektasen und deutlicher Volumenverlust des Unterlappens.

Für die Lungenbiopsie gilt im Wesentlichen das Gleiche wie bei der IPF, obgleich zahlreiche Autoren gerade beim Vorhandensein von Milchglastrübungen die Indikation für eine Biopsie sehen. Inzwischen sind aber die CT-morphologischen Kriterien für eine NSIP sehr viel besser erarbeitet, sodass wir in diesen Fällen ebenfalls keine Indikation für eine Biopsie mehr sehen.

Die **BAL** kann bei der Diagnostik hilfreich sein; sie muss aber in den **Regionen durchgeführt** werden, in denen das **CT Milchglastrübungen** zeigt. Im Vordergrund steht dann eine neutrophile oder auch geringe lymphozytäre Alveolitis. Auch in diesen Fällen ist die BAL hilfreich zum Ausschluss einer infektiösen Genese der infiltrativen Veränderungen, seltener auch zum Ausschluss anderer Differenzialdiagnosen wie dem bronchoalveolären Karzinom.

Histopathologisch sind die Veränderungen abhängig von der vorherrschenden Form, also mehr zellulär oder mehr fibrotisch. Allerdings finden sich auch bei der fNSIP praktisch niemals Fibroblastenzellnester, wie es für die IPF im Sinne der UIP typisch ist. Bei der zellulären Form zeigen sich vermehrt interstitielle entzündliche Infiltrate, dominiert von Lymphozyten und Plasmazellen. Nicht selten wird auch das Bild einer kryptogen organisierenden Pneumonie (COP) beschrieben (Kap. 6.2.8).

> M!
>
> Histologisch finden sich bei der NSIP niemals Fibroblastenzellnester.

Therapie

Bei Patienten mit NSIP ist ein **Therapieversuch** immer gerechtfertigt. Je ausgeprägter die Milchglasveränderungen sind, umso höher ist die Wahrscheinlichkeit, dass sich ein Therapieeffekt zeigt. Manche Patienten können sich deutlich bessern und oft über Jahre relativ stabil bleiben. Dominieren die fibrotischen Veränderungen, so wird der Effekt ähnlich einzuschätzen sein wie bei der IPF. Komplettremissionen unter der Therapie sind aber beschrieben.

Das therapeutische Vorgehen entspricht dem bei der IPF. Wir bevorzugen allerdings in diesen Fällen zunächst eine Monotherapie mit Prednisolon. Azathioprin fügen wir nur noch in einzelnen Fällen zur Toxizitätsminderung der Glukokortikoide hinzu. Das weitere Vorgehen entspricht dem bei IPF.

Falls die Steroide nicht greifen, so sollte bei allen interstitiellen Pneumonien bzw. insbesondere bei der NSIP noch ein Therapieversuch mit **Rituximab** durchgeführt werden, denn es gibt hier doch zunehmend Fallberichte mit z. T. erstaunlicher Besserung auch über längere Zeiträume.

6.2.4 Desquamative interstitielle Pneumonie (DIP)

Beschreibung und Häufigkeit

Die Beschreibung „desquamativ" geht auf A. A. Liebow zurück, der ursprünglich davon ausging, dass es bei dieser Erkrankung zur Abschilferung von Alveolarepithel kommt. Bei der DIP findet man eine deutliche Akkumulation von Zellen in den Alveolen und kleinsten Bronchien. Heute ist klar, dass es sich dabei um Makrophagen handelt. Diese Makrophagen enthalten typischerweise kleine pigmentierte Einschlüsse.

Die Erkrankung ist selten (< 5 % der interstitiellen Pneumonien). Sie betrifft zu > 90 % starke Raucher und tritt einige Jahre nach Beginn des **exzessiven Inhalationsrauchens** auf. Mit hoher Wahrscheinlichkeit stellt die DIP die gleiche Erkrankung mit nur unterschiedlicher histologischer und CT-morphologischer Verlaufsform wie die RB-ILD dar (Kap. 6.2.5). Die Erkrankung findet sich überwiegend bei Patienten zwischen dem 30. und 40. Lebensjahr; Männer sind etwa doppelt so häufig betroffen wie Frauen.

> M!
>
> Die Erkrankung betrifft nur Raucher, überwiegend junge Männer.

Die Prognose ist bei der DIP etwas schlechter als bei der RB-ILD. Nach Aufgabe des Inhalationsrauchens kommt es zu Spontanremissionen, je nach Ausprägung der Erkrankung ist auch eine Glukokortikoidtherapie erforderlich. Späte Rezidive kommen vor und es wird sogar über ein Wiederauftreten der Erkrankung nach Lungentransplantation berichtet. Dies liegt wahrscheinlich daran, dass diese transplantierten Patienten das Rauchen wieder begonnen haben.

Ätiologie und Pathogenese

Die Erkrankung ist eindeutig durch das Inhalationsrauchen bedingt, eine genetische Prädisposition muss jedoch vorliegen, da natürlich nur ein kleiner Teil der Exzessivraucher eine DIP entwickelt. Darüber hinaus lässt sich nicht vorhersagen, wer auf das Inhalationsrauchen eine DIP oder das Bild einer RB-ILD oder primär ein Lungenemphysem bzw. eine COPD entwickelt. Histopathologisch steht eine Ansammlung von **Rauchermakrophagen** im Alveolarraum und in den Ductus alveolares im Vordergrund. Die begleitende interstitielle Entzündung ist meist gering ausgeprägt, ebenso die fibrotische Reaktion.

> M!
>
> Die DIP wird auch zutreffend Raucher- bzw. Kondensatpneumopathie genannt.

Klinik

Die Symptomatik beginnt schleichend, im Vordergrund stehen wiederum Husten und eine progrediente Dyspnoe. Da es sich fast ausschließlich um Raucher handelt, ist der Husten natürlich oftmals nicht wie bei den anderen interstitiellen Pneumonien trocken, sondern häufig durch die begleitende Bronchitis auch produktiv. Insofern ist klinisch zunächst die wichtigste Differenzialdiagnose die COPD bzw. das Lungenemphysem. Es bedarf daher einer besonderen klinischen Erfahrung und einer sorgfältigen Anamnese, um zu erkennen, dass sich die vielleicht schon lange aufgrund des Inhalationsrauchens bestehenden Symptome in der Art geändert haben. Letztlich wird erst ein Röntgen-Thoraxbild den Verdacht auf eine DIP lenken und eine weitere Diagnostik implizieren.

Auskultatorisch finden sich nur etwa bei einem Viertel der Patienten Geräusche wie bei einer Fibrose, also ein inspiratorisches oder spät-inspiratorisches Entfaltungsknistern. Etwa die Hälfte der Patienten hat Trommelschlägelfinger.

Diagnostik

Bei der **Lungenfunktionsprüfung** steht die Diffusionsstörung ganz im Vordergrund, es kann sich aber auch eine meist eher leichte restriktive Ventilationsstörung einstellen. Findet sich bei einem Raucher primär eine Restriktion, so muss dies natürlich immer eine weitere radiologische Diagnostik veranlassen. Wird lediglich eine Diffusionsstörung beobachtet, so wird die weitere Diagnostik oft verzögert, da die Diffusionsstörung bei einem Raucher primär an ein Lungenemphysem denken lässt.

Im **konventionellen Röntgen-Thoraxbild** ist die DIP bei etwa 20 % der Patienten nicht erkennbar, bei den übrigen finden sich infiltrative Veränderungen von geringer Dichte. Zur eindeutigen Diagnostik ist ein **CT** erforderlich. In 80 % der Fälle findet sich hier eine Milchglastrübung mit Betonung in den basalen und peripheren Abschnitten. Bei einem Viertel der Patienten ist die Verteilung dieser Veränderungen aber auch diffus und betrifft auch die mittleren und oberen Abschnitte. Eine retikuläre Zeichnungsvermehrung mit irregulären Linien und ein mildes Honey Combing kommen ebenfalls vor. Darüber hinaus zeigen sich gelegentlich kleine (< 2 cm) und dünnwandige runde zystische Strukturen.

6

> M!
>
> Typisch sind im CT deutliche Milchglastrübungen.

Die **BAL** ist in diesen Fällen durchaus hilfreich. Oft ist die Lavageflüssigkeit gelblich-bräunlich und trüb. Die Anzahl der Makrophagen ist absolut und relativ vermehrt; in ihnen findet sich ein bräunliches Pigment, die so genannten Smoker Inclusions (Rauchermakrophagen). Entzündungszellen wie neutrophile oder eosinophile Granulozyten und auch Lymphozyten sind meist nur leicht und unspezifisch vermehrt. Auch in diesem Falle dient die BAL zum Ausschluss einer infektiösen Genese und einer Tumorerkrankung.

> M!
>
> Die BAL ist schon makroskopisch auffällig, meist schmutzig-braun, wie die Fingerenden eines starken Rauchers.

Therapie

Die wichtigste Maßnahme ist eine strikte und **sofortige Beendigung des Inhalationsrauchens.** Hierunter kommen Spontanremissionen vor. Lässt sich eine Remission der Erkrankung trotz Rauchstopp nicht erkennen oder ist die Symptomatik initial sehr ausgeprägt, so ist eine Therapie mit **Glukokortikoiden** hilfreich. In der Regel kommt es hierunter zu kompletten Remissionen. Einen Übergang von einer DIP in eine IPF hat man früher vermutet, kommt aber nicht vor.

Für die Erkrankung wird innerhalb von 10 Jahren nach Diagnosestellung eine Mortalität von bis zu 30 % angegeben. Ob dies tatsächlich auf die DIP oder aber auf andere Erkrankungen zurückzuführen ist, die mit dem Inhalationsrauchen verbunden sind, ist dabei nicht sicher zu differenzieren. Nach eigenen Erfahrungen dürfte die Mortalität eher niedriger sein.

6.2.5 Respiratorische Bronchiolitis mit interstitieller Lungenerkrankung (RB-ILD)

Beschreibung

Die RB-ILD weist viele Ähnlichkeiten mit der DIP auf. Es handelt sich wahrscheinlich um 2 unterschiedliche Ausprägungsformen der gleichen Erkrankung. Hierfür sprechen die gemeinsame Noxe des Inhalationsrauchens sowie auch das histopathologische Muster der Akkumulation von Rauchermakrophagen im Alveolarraum. Bei der RB-ILD dominiert die Zellakkumulation mehr in den kleinen Atemwegen. Während die DIP im Wesentlichen der früher bei uns als Kondensat- oder Raucherpneumopathie bezeichneten Erkrankung entspricht, handelt es sich bei der RB-ILD v. a. um eine respiratorische Bronchiolitis.

> M!
>
> Die RB-ILD ist wahrscheinlich eine DIP mit mehr Bronchiolitis.

Diagnostik

Im **CT** erkennt man eine diffuse bronchiale Wandverdickung, zentrilobuläre Knötchen, unterschiedlich ausgeprägte Milchglastrübungen, Aspekte eines Lungenemphysems in den Oberfeldern und v. a. in den Unterfeldern Zeichen eines Air-Trapping mit hypodensen Zonen (Überblähung und reduzierte Perfusion) neben Regionen normaler oder sogar erhöhter Dichte. Die Milchglastrübungen sind oft fleckenförmig verteilt und vermehrt in der Peripherie zu finden.

Funktionsanalytisch steht bei einer dominierenden respiratorischen Bronchiolitis eine Lungenüberblähung (RV/TLC erhöht) im Vordergrund, die zunächst bei fehlender oder nur ganz gering ausgeprägter Atemwegsobstruktion ungewöhnlich erscheint. Eine bedeutsame Restriktion entwickelt sich nur selten und ist meist gering ausgeprägt. Die Diffusionskapazität ist in unterschiedlichem Ausmaß eingeschränkt. Bei der Bewertung der funktionsanalytischen Daten muss immer an die Überschneidung mit einer chronisch obstruktiven Bronchitis und/oder einem Lungenemphysem gedacht werden. Das therapeutische Vorgehen entspricht dem bei der DIP.

> M!
>
> Typisch für die Bronchiolitis ist eine starke Überblähung bei relativ geringer Obstruktion.

6.2.6 Akute interstitielle Pneumonie (AIP)

Beschreibung und Häufigkeit

Die akute interstitielle Pneumonie wird auch als **Hamman-Rich-Syndrom** bezeichnet. Es handelt sich um eine foudroyant verlaufende Entzündung der gesamten Lunge. Betroffen sind Patienten in nahezu jedem Alter, im Mittel sind die Patienten 50 Jahre alt. Sehr selten tritt das Krankheitsbild auch bei Kindern auf. Männer und Frauen sind in gleicher Weise betroffen.

Ätiologie und Pathogenese

Über die Ätiologie ist nichts bekannt. Häufig sind primär Gesunde betroffen. Die Erkrankung entwickelt sich innerhalb von wenigen Tagen bis Wochen und ähnelt sehr dem ARDS.

> M!
>
> Die AIP ist dem ARDS in jeder Hinsicht sehr ähnlich.

Sowohl radiologisch als auch histopathologisch lassen sich **3 Stadien** verfolgen:

1. akute exsudative Phase
2. proliferative Phase
3. fibrotische Umbauphase

Histopathologisch entspricht die erste Phase einem alveolären Ödem und einer alveolären Hämorrhagie mit einer Nekrose der Pneumozyten Typ I. Im weiteren Verlauf kommt es zur Ausbildung von hyalinen Membranen, zu einer Proliferation der Pneumozyten Typ II und zu einer vermehrten Aktivierung von Myofibroblasten und Kollagenbildung. In der letzten Phase erfolgt, sofern die Patienten diese Phase überhaupt erleben, der typische fibrotische Umbau.

Klinik

Die Erkrankung beginnt **schlagartig** und ist extrem rasch progredient. Die Patienten klagen über Kurzatmigkeit und trockenen Husten. Es entwickelt sich rasch ein respiratorisches Versagen und in der Regel werden die Patienten unter dem Bild eines ARDS auf der Intensivstation betreut. Etwa 50 % der Patienten berichten zudem über unspezifische Symptome wie bei einem Virusinfekt, also auch über Myalgien und Arthralgien.

Erstaunlicherweise ist der Auskultationsbefund oft blande, eine Sklerosiphonie fehlt zumindest initial, vermutlich, weil das Fibrosestadium nicht erreicht wird. Klinisch im Vordergrund stehen die Symptome einer sich rasch entwickelnden respiratorischen Insuffizienz.

Diagnostik

Die Diagnostik muss geleitet werden von dem klinischen Bild einer sich rasch entwickelnden und schweren Luftnot. Für eine Lungenfunktionsanalyse bleibt meistens keine Zeit. Die Durchführung einer Blutgasanalyse sowie die pulsoximetrische Überwachung auf der Intensivstation sind obligat.

Das **konventionelle Röntgen-Thoraxbild** zeigt eine diffuse beidseitige und weitgehend symmetrische Verschattung mit rascher Progredienz. Da auch beidseitige Pleuraergüsse vorkommen, ist eine der wichtigsten Differenzialdiagnosen das kardiale Lungenödem. Zu den weiteren Differenzialdiagnosen gehören natürlich das ARDS, die diffuse alveoläre Hämorrhagie, eine Alveolarproteinose, aber auch eine Pneumocystis-jirovecii-Pneumonie und ein bronchoalveoläres Karzinom, was sich aber meist deutlich langsamer entwickelt.

> M!
>
> Ein konsequenter Ausschluss aller relevanten Differenzialdiagnosen ist essenziell.

Die Sonografie hilft zur genaueren Detektion und Größenbestimmung der Pleuraergüsse. Eine Doppler-Echokardiografie zum Ausschluss einer **Linksherzinsuffizienz** ist obligat. Ebenso unverzichtbar ist das **CT**. Initial finden sich hier ausgeprägte beidseitige Milchglastrübungen, bevorzugt in den abhängigen Lungenpartien, also basal und bei liegenden Patienten überwiegend dorsal. Die Milchglastrübungen können im Verlauf an Dichte deutlich zunehmen und in der Proliferationsphase kommt es zu einer zunehmenden Ausbildung von Traktionsbronchiektasen und im Vergleich zum ARDS auch häufiger zu einem Honey Combing.

Eine **BAL** hilft insbesondere zum Ausschluss einer infektiösen Genese. Nicht selten findet man Hinweise auf eine alveoläre Hämorrhagie, was natürlich bezüglich der Differenzialdiagnose eines kardialen Lungenödems nicht weiterhilft.

Therapie

Patienten mit einer AIP sollten primär auf der Intensivstation versorgt werden. Oft werden die Patienten noch zu einem Zeitpunkt, an dem die Diagnose unklar ist, **invasiv beatmet**, was in Verbindung mit hohen Beatmungsdrücken und hoher inspiratorischer Sauerstoffkonzentration die Erkrankung vermutlich **noch beschleunigt**. Es sollte daher immer **primär eine nicht invasive Beatmung** versucht werden (Kap. 12, Intensivmedizin).

Eine gesicherte medikamentöse Therapie gibt es nicht. Nach Ausschluss der wichtigsten Differenzialdiagnosen sollte man einen Behandlungsversuch mit hoch dosierten Steroiden durchführen (5 Tage 2 × 500 mg Prednisolon, für weitere 3 Tage 1 × 500 mg/Tag, dann nochmals für 3 Tage 250 mg täglich). Über das weitere Vorgehen entscheidet dann der Verlauf.

Wir empfehlen zur Sicherheit unter dieser massiven Immunsuppression zumindest ein Medikament mit Wirksamkeit gegen Hefepilze (z. B. Fluconazol) zu geben und führen immer begleitend auch eine Antibiose durch. Obwohl es hierfür noch keine gesicherten Daten gibt, nehmen wir als Kombinationspartner bei der Antibiose (primär ein Zweitgenerations-Cephalosporin oder Ampicillin/Combactam) ein Makrolid hinzu, um zusätzlich die unspezifische antientzündliche Wirkung dieses Medikaments auszunutzen.

Trotz Intensivtherapie versterben > 60 % der Patienten. Bei den Überlebenden findet sich häufig ein ausgeprägter, nicht mehr reversibler fibrotischer Parenchymumbau, der sich dann wiederum nur schwierig von dem Bild einer IPF unterscheiden lässt.

6.2.7 Lymphozytäre interstitielle Pneumonie (LIP)

Beschreibung und Häufigkeit

Die LIP ist eine außerordentlich seltene Erkrankung und muss von den primär malignen pulmonalen Lymphomen abgegrenzt werden. Ganz überwiegend sind Frauen zwischen dem 40. und 70. Lebensjahr betroffen. Bei der LIP handelt es sich um eine reaktive Veränderung, sodass meistens eine Systemerkrankung gefunden wird. Hierzu gehören v. a. die Hypogammaglobulinämie und die monoklonale Gammopathie, aber auch Autoimmunerkrankungen wie das Sjögren-Syndrom, die chronisch aktive Hepatitis und die primär biliäre Zirrhose, die Myasthenia gravis, die Hashimoto-Thyreoiditis, die perniziöse Anämie, die autoimmunhämolytische Anämie und der systemische Lupus erythematodes.

> **M!**
>
> Die LIP kann bei vielen extrapulmonalen Erkrankungen auftreten.

Die LIP kommt aber auch nach allogener Knochenmarktransplantation und bei AIDS vor. Einige Kasuistiken berichten über das Auftreten bei einer Zöliakie, nach einer Tuberkulose, nach einer Legionelleninfektion, aber auch nach Infektionen, z. B. mit dem Epstein-Barr-Virus.

Ätiologie und Pathogenese

Die Ätiologie ist unklar. Man muss immer nach einer der oben beschriebenen Grunderkrankungen oder Vorerkrankungen suchen. Histopathologisch wird das Bild bestimmt von einer ausgeprägten lymphozytären Infiltration in den Alveolarsepten, peribronchiolar sowie im perivaskulären Interstitium. Die Unterscheidung von den Veränderungen bei einem pulmonalen Lymphom ist schwierig. Je nach Grunderkrankung finden sich weitere unterschiedlich ausgeprägte Veränderungen im Alveolarraum und im Interstitium.

Klinik

Husten und progrediente Dyspnoe sind auch bei dieser Erkrankung unspezifische Symptome. Wegweisend können die Beschwerden der Grunderkrankung sein. Bei der klinischen Untersuchung stehen ebenfalls meist die Befunde einer Grunderkrankung im Vordergrund. Der pulmonale Auskultationsbefund kann unauffällig sein, gelegentlich findet sich aber auch eine Sklerosiphonie. Nur bei fortgeschrittener Erkrankung zeigt sich eine Hypoxämie und Zyanose und auch bei dieser Erkrankung häufig das Phänomen der Trommelschlägelfinger.

Diagnostik

Das **konventionelle Röntgen-Thoraxbild** leitet zunächst den Weg. Es finden sich diffuse interstitielle Verdickungen v. a. basal sowie auch herdförmige Verdichtungen mit positivem Bronchopneumogramm. Andererseits sieht man nicht selten auch Pneumonie-ähnliche Veränderungen mit Ergüssen und dichte Herde, die sich von einem Tumor nicht unterscheiden lassen. Im Verlauf bewegen sich die Veränderungen in Richtung der Lungenperipherie. Die Verdichtungen können uni- oder bilateral auftreten.

> **M!**
>
> Bilder, die einem Tumor ähnlich sind, kommen bei der LIP vor.

Wichtigste diagnostische Maßnahme ist wiederum die **Computertomografie** in hochauflösender Technik. Das wichtigste diagnostische Zeichen sind in diesem Fall dünnwandige, sehr unterschiedlich große und irreguläre Zysten sowie zentrilobuläre Knötchen. Daneben kommen bei fast 100 % der Patienten Milchglastrübungen oder alveoläre Konsolidierungen vor, ebenso in fast allen Fällen kleine, bis 4 mm große, zentrilobuläre und subpleurale Knötchen sowie septale Verdickungen. Unter Therapie sind bis auf die Zysten praktisch alle Veränderungen vollständig reversibel. Aus den alveolären Konsolidierungen können sich unter Therapie Zysten entwickeln.

> **M!**
>
> Bei einer LIP besteht im Gegensatz zu den anderen idiopathischen Pneumonien häufig die Indikation zur histologischen Klärung, v. a. zum Ausschluss eines Malignoms.

Therapie

Klare Therapieempfehlungen gibt es wegen der Seltenheit der Erkrankung nicht. Im Wesentlichen richtet sich die Therapie nach der Grunderkrankung. Darüber hinaus sollte ein Behandlungsversuch mit Glukokortikoiden nach dem für alle interstitiellen Lungenerkrankungen beschriebenen Schema gemacht werden. Gleiches gilt für die Kontrolluntersuchungen. Die Mehrheit der Patienten spricht auf eine immunsuppressive Therapie gut an, es kommen jedoch auch Fälle einer Therapieresistenz mit Progression und Tod in Folge einer zunehmenden Fibrose mit respiratorischer Insuffizienz vor.

Bei der LIP kommt es häufiger zu Sekundärinfektionen, v. a. bei den Dysproteinämien und AIDS. Eine prophylaktische Antibiose ist nicht erforderlich, es muss aber akribisch auf die Zeichen einer möglichen Infektion geachtet werden.

6.2.8 Kryptogene organisierende Pneumonie (COP)

Beschreibung und Häufigkeit

„Kryptogene organisierende Pneumonie" ist die heute empfohlene Bezeichnung dieser Erkrankung, die früher als „Bronchiolitis obliterans mit organisierender Pneumonie" (BOOP) bezeichnet wurde. Die Kenntnis dieses Krankheitsbildes ist außerordentlich wichtig, da es zahlreiche Differenzialdiagnosen gibt, die von einer akuten Pneumonie bis zu einer Tumorerkrankung reichen. Darüber hinaus ist die COP ein vergleichsweise häufig zu sehendes Krankheitsbild und einer Therapie gut zugänglich. Die COP betrifft Männer und Frauen in gleicher Weise und kommt zwischen dem 20. und 80. Lebensjahr vor.

> **M!**
>
> Erstaunlicherweise sind Nichtraucher und Exraucher häufiger betroffen als Raucher und immunkompetente Menschen häufiger als immunkompromittierte.

Die kryptogen organisierende Pneumonie kommt im eigentlichen Sinne als idiopathische Erkrankung, besonders häufig aber als Sekundärphänomen bei oder nach anderen Erkrankungen vor.

> **M!**
>
> Häufiger als die idiopathische ist die sekundäre Form der COP.

Im klinischen Alltag sieht man häufig auch einseitige pneumonische Infiltrate, die sich unter der antibiotischen Therapie auch nach Wochen nicht komplett auflösen. Historisch werden solche Infiltrationen auch als **„karnifizierende Pneumonie"** bezeichnet. Heute müsste nach der allgemein gültigen Klassifikation eine solche persistierende Infiltration ebenfalls als COP bezeichnet werden. Dies ist aber von der Systematik nicht logisch, da beide Phänomene sich doch erheblich unterscheiden. Eine COP kann zwar auch einseitig auftreten, typisch sind aber das **Wandern der Infiltrate** und das Auftreten primär beidseits und peripher. Darüber hinaus kommt es bei der COP in > 50 % der Fälle nach Beendigung der Therapie zu Rezidiven. Bei der „karnifizierenden Pneumonie" aber handelt es sich immer um ein radiologisch nachweisbares Residuum einer Pneumonie im Sinne einer infektiös bedingten Infiltration, die in jedem Teil der Lunge auftreten kann, nicht typischerweise rezidiviert und nicht wandert.

Ätiologie und Pathogenese

Bei der im eigentlichen Sinne idiopathischen Form ist die Ätiologie unklar. Die meisten Fälle treten als ein Sekundärphänomen nach oder bei anderen Erkrankungen auf. Hierzu gehören besonders virale, dann auch bakterielle, parasitäre und fungale Infektionen, die Einnahme von Medikamenten wie Amiodaron, Bleomycin, Busulfan, Gold, Sulfasalazin oder auch Drogen wie Kokain etc. Besonders häufig findet man eine COP im Rahmen von Systemerkrankungen wie rheumatoide Arthritis, Sjögren-Syndrom, Polymyalgia rheumatica, bei einem Morbus Crohn oder einer Colitis ulcerosa, nach Bestrahlung, aber auch nach Aspirationen. Auch hämatologische Erkrankungen wie eine Leukämie oder das myelodysplastische Syndrom gehen gelegentlich mit einer COP einher.

Histopathologisch ist die Erkrankung gut beschrieben. Es findet sich eine intraluminal organisierende Fibrose, die sich primär im Alveolarraum ausbreitet und sekundär in die Ductus alveolares ausbreitet. Die alveoläre Ausbreitung erfolgt durch die Kohn-Poren der Alveolen. Die begleitende interstitielle entzündliche Infiltration ist eher gering ausgeprägt.

Klinik

Viele Patienten können den Beginn der Erkrankung relativ genau benennen. Zu den ersten Symptomen gehören oft unspezifische Beschwerden wie Husten, Abgeschlagenheit, Inappetenz, Gewichtsverlust, unspezifische Gelenk- und Muskelschmerzen, Nachtschweiß und eine oft eher nur gering ausgeprägte Dyspnoe. Erfahrungsgemäß stellen sich Patienten mit einer COP früher bei einem Facharzt vor als Patienten mit einer IPF.

Bei der klinischen Untersuchung kann natürlich eine der vielen Grunderkrankungen im Vordergrund stehen. Der pulmonale Untersuchungsbefund ist unserer Erfahrung nach oft blande. Bei den meisten Patienten mit einer COP haben wir keine Sklerosiphonie auskultieren können. Insgesamt ist insbesondere in den frühen Stadien die pulmonale Symptomatik gering ausgeprägt und die meisten Patienten stellen sich eher wegen der unspezifischen Symptome, allerdings auch gelegentlich schon mit Luftnot beim Arzt vor.

Diagnostik

Eine sorgfältige **Anamnese**, insbesondere bezüglich vorangehender und bekannter Erkrankungen, Medikamenten- und Drogeneinnahme etc., ist bei einer COP von besonderer Bedeutung.

Zur weiteren Eingrenzung sind einige **Laborparameter** hilfreich. Hierzu gehört ein Differenzialblutbild und die Bestimmung des CRP, aber auch eine Bestimmung des ANA-Titers, bei Erhöhung desselben die weitere Differenzierung durch die Bestimmung der extrahierbaren nukleären Antikörper und die Bestimmung des Rheumafaktors. Zur erweiterten Diagnostik gehören die antineutrophilen zytoplasmatischen Antikörper (ANCA).

Die **Lungenfunktionsprüfung** ist obligat, obgleich sich hier ein breites Spektrum von Befunden bietet. Wir haben zahlreiche Patienten mit ausgedehnten beidseitigen Infiltraten gesehen, bei denen keine restriktive Ventilationsstörung nachweisbar war. Stärker war die **Einschränkung der CO-Diffusionskapazität**, insbesondere im Vergleich zu der Ausdehnung der radiologischen Veränderungen. Ebenso verhält es sich mit einem Abfall des paO_2 unter Belastung und einer Einschränkung der körperlichen Belastbarkeit. Eine anfangs nur geringe Ruhe-Hypoxämie ist häufig zu sehen. Ursache dürfte die immer vorhandene generalisierte Alveolitis sein.

Schon das **konventionelle Röntgen-Thoraxbild** lässt in der Regel die Veränderungen erkennen. Typisch sind beidseitige Infiltrate, die mehr oder minder dicht sind. Sofern man Vergleichsaufnahmen heranziehen kann, fällt oft eine Wanderung der Infiltrate auf.

> M!
>
> Schon das konventionelle Röntgenbild ist meist typisch. Häufig sind wandernde periphere Verdichtungen.

Unabdingbar für die Erstdiagnose ist auch in diesem Fall ein **CT**. Der typische Befund zeigt beidseits subpleurale Konsolidierungen und/oder Milchglastrübungen. Das Verteilungsmuster kann fleckförmig sein. Seltener finden sich einseitige Veränderungen (10–20 %). Sehr selten kommt es auch zu einem begleitenden Pleuraerguss. Bevorzugt befallen sind die mittleren und unteren Lungenzonen. In manchen Fällen findet man auch kleine Knötchen und auch ein retikuläres Muster, seltener Bronchialwandverdickungen und Bronchiektasen oder ein leichtes Honey Combing.

> M!
>
> Ganz überwiegend findet man beidseitige, periphere, dichte Infiltrate unterschiedlicher Größe.

Die Differenzialdiagnose ist sehr breit. Im Vordergrund stehen infektiöse Infiltrate (Kap. 5) und das bronchoalveoläre Karzinom, einer Variante des Adenokarzinoms (Kap. 10.2). Eine **bioptische Sicherung** ist in der **Regel nicht erforderlich.** Stattdessen kann man primär einen Therapieversuch machen und sich eine Biopsie für den Fall eines fehlenden therapeutischen Ansprechens vorbehalten. Andererseits ist eine offene Lungenbiopsie bei einer COP mit einer deutlich geringeren Komplikationsrate verbunden als bei einer IPF.

Eine **BAL** ist bei einer COP hilfreich, u. a. zum zytologischen **Ausschluss** eines Karzinoms, v. a. eines bronchoalveolären Karzinoms, und zum Ausschluss einer infektiösen Genese der Infiltrate. Typischerweise ist die BAL „bunt“, man sieht überwiegend eine Vermehrung der Lymphozyten zwischen 20 und 40 %, eine leichte neutrophile Granulozytose bis 15 % und eine Eosinophilie bis 7 %. Die Makrophagen sind oft schaumig verändert und es finden sich in der Hälfte aller Fälle Plasmazellen und Mastzellen. Der CD4/CD8-Quotient ist meistens erniedrigt.

> M!
>
> Bei einem Verdacht auf COP hilft die BAL besonders bei der Differenzialdiagnose.

Therapie

Die COP spricht gut auf eine **Therapie mit oralen Glukokortikoiden** an. In der Regel kommt es zu einer vollständigen Remission. Allerdings treten in mehr als 50 % der Fälle Rezidive auf, v. a. nach inadäquater, v. a. zu kurzer Therapie. Empfohlen wird eine primäre Steroidtherapie mit 0,5–0,75 mg/kg KG/Tag Prednisolonäquivalent. Eine Gesamtdosis von > 40 mg/Tag ist aber selten erforderlich. Es kann das gleiche Behandlungsschema angewandt werden wie bei den übrigen idiopathischen interstitiellen Pneumonien. Nur selten präsentieren sich COP-Patienten mit einer bedrohlichen Symptomatik. In solchen Fällen kann für wenige Tage eine hoch dosierte Steroidbehandlung wie bei der AIP erforderlich sein. Die Erhaltungsdosis sollte 5–7,5 mg/Tag betragen. Es wird eine Behandlungsdauer von 6–12 Monaten empfohlen, dies richtet sich nach dem primären Ansprechen, aber auch nach möglichen Komorbiditäten und dem Alter, da man bei einer langfristigen Therapie mit Glukokortikoiden immer eine Nutzen/Risiko-Abwägung vornehmen muss.

Tab. 6.3 Differenzialdiagnose granulomatöser Erkrankungen.

Ursache	Erkrankung
Bakterien	Tuberkulose, nichttuberkulöse Mykobakterien, Brucellose, Bartonella henselae (Katzenkrankheit), Chlamydien (Lymphogranuloma venereum), Lepra, Salmonellose, Syphilis
Pilze	Blastomykose, Kokzidiomykose, Histoplasmose, Aspergillose, Kryptokokkose
Viren	Masern
Helminthen	Filariasis, Schistosomiasis, Trichinosis
Metalle	Aluminium, Beryllium, Titanium, Zirconium
chemische Substanzen	Talkum, Mineralöl, Silikate, Methotrexat, Interferon α und β
Bioaerosole	exogen allergische Alveolitis
Vaskulitiden/Kollagenosen und Autoimmunerkrankungen	Morbus Wegener, Churg-Strauss-Syndrom, Polyarteriitis nodosa, Langerhans-Zell-Histiozytose, Sarkoidose, nekrotisierende Sarkoid-Granulomatose, bronchozentrische Granulomatose, primär biliäre Zirrhose, rheumatoide Arthritis, systemischer Lupus erythematodes
andere	Morbus Crohn, Morbus Whipple, Blau-Syndrom

M!

Die COP muss über mindestens 6, oft über 12 Monate behandelt werden.

Kommt es zu einem **Rezidiv** noch unter der Therapie, so reichen meist 30 mg/Tag Prednisolon als Einstieg. Die Deeskalation wird nach dem vorangehenden Schema vorgenommen. Die Erhaltungsdosis muss natürlich über der Dosis liegen, unter der das Rezidiv auftrat. Dies lässt sich im Alltag meist deutlich herausarbeiten. Für die Verlaufsbeurteilung reichen meist die klinische Symptomatik, die Lungenfunktionsanalyse (VC, TLCO) und ein konventionelles Röntgen-Thoraxbild. Insbesondere bei Rezidiven (wir haben Patienten mit bis zu 7 Rezidiven betreut) sollte eine kombinierte Immunsuppression erwogen werden. Hier bietet sich insbesondere Azathioprin als Kombinationspartner für das Prednisolon an.

6.3 Granulomatöse Erkrankungen

In diesem Kapitel werden alle granulomatösen Erkrankungen besprochen, die nicht primär infektiös und nicht als Berufserkrankung aufgeführt sind. Die Sarkoidose und auch die exogen allergische Alveolitis (EAA) werden häufig im Kapitel der diffusen Lungenparenchymerkrankungen oder der interstitiellen Erkrankungen erwähnt. Das primäre Erscheinungsbild der Sarkoidose und der EAA sind jedoch granulomatöse Veränderungen. Da in vielen Fällen zunächst ein histologischer Befund – aus welchem Organ auch immer – vorliegt, leitet der Granulomnachweis die weitere Diagnostik. Insofern ergibt sich dann v. a. die Differenzialdiagnose innerhalb der Gruppe von Erkrankungen mit granulomatösen Veränderungen.

M!

Beim Nachweis von Granulomen müssen viele Differenzialdiagnosen berücksichtigt werden.

Die ► Tab. 6.3 gibt eine Übersicht über diese sehr inhomogene Gruppe. Abgesehen von der Tuberkulose, die typischerweise (aber nicht immer!) mit **verkäsenden epitheloidzelligen Granulomen** einhergeht, bleibt also ein weites differenzialdiagnostisches Spektrum übrig, sodass die hier besprochenen Erkrankungen praktisch nie allein durch die Histologie zu unterscheiden sind und es immer weiterer Befunde bedarf.

Letztlich ist eben die Granulombildung nur eine der monomorphen Abwehrantworten des Organismus, und damit auch der Lunge, auf eine bekannte oder unbekannte Ursache. Selbst die zentrale Nekrose/Verkäsung ist kein sicheres Unterscheidungsmerkmal. Es kommen sowohl bei der Tuberkulose nicht verkäsende Granulome als auch bei der Sarkoidose gelegentlich verkäsende Granulome vor (v. a. nekrotisierende Sarkoid-Granulomatose).

6.3.1 Sarkoidose

Beschreibung und Häufigkeit

Die Sarkoidose (Morbus Boeck) ist eine in jeder Hinsicht varianten- und symptomreiche Erkrankung. Es kommt praktisch jede Form einer Organbeteiligung und jedes Symptom vor. Daher muss man bei einer gesicherten **Sarkoidose** mit **fast allem rechnen**, was in der **internistischen Medizin** beschrieben ist. Andererseits sollte man grundsätzlich beim histologischen Nachweis von Granulomen, gleich aus welchem Organ, auch an eine Sarkoidose denken. Sie ist im klassischen Sinne eine Systemerkrankung. Die Unterscheidung in eine akute und chronische Form ist üblich und hilfreich. Die akute Sarkoidose ist bezüglich ihrer Symptomatik nicht so variantenreich wie die chronische Form. Eine Einteilung entsprechend

Tab. 6.4 Einteilung der Sarkoidose nach konventionellem Röntgenbefund, Häufigkeit der einzelnen Typen und Häufigkeit der Spontanremissionen.

Einteilung	radiologische Befund	Häufigkeit der Erstdiagnose	Spontanremission
Typ 0	Normalbefund; nur histologischer Nachweis oder nur extrapulmonaler Befall	5 %	
Typ I	bihiläre Lymphadenopathie	30 %	55–90 %
Typ II	bihiläre Lymphadenopathie **und** Parenchymbefall	50 %	40–70 %
Typ III	Parenchymbefall **ohne** Lymphadenopathie	10 %	10–20 %
Typ IV	Lungenfibrose	5 %	0 %

Beachte: Die akute Sarkoidose (Löfgren-Syndrom) hat eine Spontanremissionsrate von > 80 %.

den radiologischen Veränderungen ist seit langer Zeit üblich. Hilfreich ist diese Klassifikation nur, da es eine Korrelation zur Häufigkeit der Spontanremissionen gibt (▶ Tab. 6.4).

Für die Prävalenz der Sarkoidose zeigt sich in Europa ein Nord-Süd-Gefälle. Im Mittelmeerraum ist sie deutlich seltener als in Skandinavien. In Deutschland beträgt die Prävalenz etwa 50 pro 100 000 Einwohner. In Nordamerika fand man bei Afroamerikanern eine höhere Inzidenz und einen komplizierteren Verlauf als bei Kaukasiern. Letztlich kommt die Sarkoidose weltweit, bei beiden Geschlechtern mit gleicher Häufigkeit und bei allen Rassen sowie in allen Altersgruppen vor. Familiäre Häufungen sind beschrieben. Die Erstdiagnose wird vor allem zwischen dem 20. und 40. Lebensjahr und häufig rein zufällig anhand des konventionellen Röntgen-Thoraxbildes gestellt.

Ätiologie und Pathogenese

Die Ätiologie der Erkrankung ist immer noch unklar. Es gibt Hinweise auf eine Kopplung an die Ethnizität, auf eine genetische Prädisposition, die möglicherweise an das Chromosom 6 geknüpft ist, und dass eine vermehrte Exposition zu organischen Stäuben ein erhöhtes Risiko darstellt. Eine Auslösung durch Bakterien, z. B. Propionibakterien oder nicht tuberkulöse Mykobakterien bei suszeptiblen Menschen wird seit Jahren vermutet und auch aktuell noch diskutiert.

Histopathologisch dominieren nicht verkäsende epitheloidzellige Granulome, die letztlich durch eine verstärkte Aktivität der T-Helferzell-Lymphozyten (TH_1-Zellen bzw. $CD4^+$-T-Helferzellen) und Zellen entstehen, die sich von den mononukleären Phagozyten ableiten. Das aus den $CD4^+$-T-Lymphozyten stammende Interleukin 2 und Interferon γ wirkt chemotaktisch auf weitere Lymphozyten und der Tumornekrosefaktor α aus den Makrophagen promoviert die Granulomformation. Eine von **Lymphozyten dominierte Alveolitis** ist für die Sarkoidose sehr typisch. Die Aktivität nimmt vom akuten zum chronischen Stadium ab, aber selbst bei weit fortgeschrittenem Parenchymumbau findet man oft noch eine Lymphozytose. Trotzdem ist die Alveolitis – im Gegensatz zur exogen allergischen Alveolitis – **funktionell nahezu bedeutungslos**, denn eine Gasaustauschstörung gibt es erst bei ausgedehntem Befall.

Klinik

Das **Löfgren-Syndrom** ist die hochakute Form der Sarkoidose. Es besteht typischerweise aus einem akut auftretenden Erythema nodosum (rötlich-livide, schmerzhafte Knoten, v. a. an beiden Unterschenkeln), einer Polyarthritis, einer bihilären Lymphadenopathie und mehr oder minder ausgeprägten unspezifischen Allgemeinsymptomen wie Fieber, Müdigkeit und Abgeschlagenheit. Gelegentlich kommt es auch zu einer Uveitis. Die Prognose beim primären Auftreten der Sarkoidose in Form eines Löfgren-Syndroms ist besonders gut.

> M!
>
> Als Faustregel gilt: Je heftiger die initialen Symptome sind, desto besser ist die Prognose bzw. desto höher die Rate der Spontanremissionen.

Die **chronische Verlaufsform** ist außerordentlich variantenreich. Am häufigsten wird die Erstdiagnose wohl zufällig anhand eines konventionellen Röntgen-Thoraxbildes gestellt. Da die Erkrankung in > 90 % der Fälle die Lunge befällt, stellen sich natürlich auch Patienten mit primär pulmonalen Symptomen vor. Diese sind aber unspezifisch. Hierzu gehören Husten und eher geringe Belastungsdyspnoe ebenso wie unklare Thoraxschmerzen, aber auch unspezifische Gelenk- und Muskelschmerzen, Gewichtsverlust oder subfebrile Temperaturen. Ein besonders großer Teil der Patienten leidet unter einem Fatigue-Syndrom mit Müdigkeit, Abgeschlagenheit und deutlicher Antriebsminderung.

> M!
>
> Das Fatigue-Syndrom gehört zu den häufigsten Symptomen der chronischen Sarkoidose.

Häufig werden die Patienten auch primär bei einem Augenarzt vorstellig, wenn als erstes Symptom eine Uveitis auftritt. Granulome können in allen Augenabschnitten vorkommen, was aber viel seltener ist als die Uveitis. Das **Heerfordt-Syndrom** besteht aus einer Schwellung der Speicheldrüsen und einer Facialisparese. Solche Patienten werden häufig zunächst vom HNO-Arzt oder dem Neurologen gesehen.

Beim eher seltenen so genannten **Morbus Jüngling** findet sich ein Knochenbefall im Bereich der Endphalangen. Diese Patienten werden nicht selten zuerst von einem Rheumatologen untersucht. Ebenso ist es bei ausgeprägten Muskel- oder diffusen Knochenschmerzen. Zu einer primär neurologischen Vorstellung führen oft Symptome einer Polyneuropathie oder auch eine Muskelschwäche mit verminderter Belastbarkeit oder zentralnervöse Symptome bei einer Neurosarkoidose (Befall der Hirnnerven oder des Hirnstamms).

Der Befall der Haut, insbesondere im Bereich des Gesichts, wird als **Lupus pernio** bezeichnet. Solche Patienten werden in der Regel primär von einem Dermatologen gesehen.

Beim **Befall der Leber** kann es zur Erhöhung der Transaminasen, aber auch zu einem Ikterus kommen. Patienten mit **Hyperkalziurie** oder Hyperkalzämie infolge einer erhöhten Vitamin-D_3-Produktion in den Granulomen werden nicht selten primär von einem Nephrologen gesehen. Kommt es zu **Herzrhythmusstörungen** (Extrasystolie, ventrikuläre Tachykardien und Blockbilder stehen im Vordergrund), verbleiben die Patienten meist bei einem Kardiologen.

> **M!**
>
> Ein Befall des Herzens ist viel häufiger als man vermutet und wird meist nicht diagnostiziert.

Kardiologen denken unserer Erfahrung nach zu selten an eine Sarkoidose; es gibt jedoch zahlreiche Studien zum kardialen Befall. Die Sarkoidose ist keine seltene Ursache des plötzlichen Herztodes bei Jüngeren. Untersucht man genau, findet man bei Patienten mit Sarkoidose in 30–50 % der Fälle einen kardialen Befall.

Bei der körperlichen Untersuchung steht in der Regel der Befund eines extrapulmonalen Organbefalls im Vordergrund. Die **Auskultation der Lunge** ist erwartungsgemäß in den radiologischen Stadien I (nur Lymphknotenbefall) und II (wie Stadium I, zusätzlich sichtbare Parenchymveränderungen) meist gänzlich unauffällig, im Stadium III (nur Parenchymbefall) kann man gelegentlich einen pathologischen Auskultationsbefund im Sinne eines Entfaltungsknisterns erheben, typisch ist er aber nur im Stadium IV (Fibrosestadium) bei einem zunehmenden fibrotischen Umbau. Selbst bei Patienten in diesem Stadium ist aber der Auskultationsbefund oft nicht eindrucksvoll.

Vielmehr spricht ein eindrucksvoll verändertes **Röntgen-Thoraxbild** bei einem beschwerdefreien Patienten am ehesten für eine Sarkoidose.

> **M!**
>
> Es gibt keine Korrelation zwischen der klinischen Symptomatik und dem radiologischen Stadium.

Gelegentlich ist der **Hustenreiz** nicht primär durch den Parenchymbefall bedingt, sondern durch eine eher geringgradige, unspezifische, eher milde bronchiale Hyperreaktivität. Diese findet sich bei etwa 30 % der Patienten mit einer Sarkoidose. Sie kann in jedem radiologischen Stadium der Sarkoidose auftreten. Eine typische Asthma-Symptomatik entwickeln nur sehr wenige Patienten.

> **M!**
>
> Ausgeprägte radiologische Veränderungen bei beschwerdefreien Patienten müssen als Erstes an eine Sarkoidose denken lassen.

6

Diagnostik

Die meisten Patienten werden nach Erstdiagnose beunruhigt oder gar ängstlich sein. Deshalb ist es hilfreich, sie darauf hinzuweisen, dass der Verlauf in der Regel gutartig ist. Bei etwa einem Drittel der Patienten kommt es spontan zu einer Restitutio ad integrum, bei einem weiteren Drittel im Verlauf zu einer Teilremission und nur bei jedem Dritten kommt es im Verlauf zu Problemen und einer Therapieindikation.

Wegweisend ist in der Regel das **konventionelle Röntgen-Thoraxbild**. Dies dient auch als Grundlage für die klassische radiologische Stadieneinteilung. Da aber viele Sarkoidosepatienten mit extrapulmonalen Organmanifestationen nicht von einem Pneumologen gesehen werden, hängt das weitere Vorgehen in hohem Maße von den Kenntnissen der nichtpneumologischen Kollegen ab.

> **M!**
>
> Wie ein Patient mit Sarkoidose betreut wird, hängt v. a. von der Facharztrichtung des betreuenden Arztes ab.

Ein **Tuberkulinhauttest** ist in den meisten Fällen anzulegen.

Dem konventionellen Röntgenbild folgt in der Regel immer ein **CT**. Bei bis zu 50 % der Patienten mit einem primär unauffälligen konventionellen Röntgenbild sind im CT doch Parenchymveränderungen zu entdecken. In diesem Stadium, wie auch im Stadium I, lassen sich trotz eines unauffälligen Parenchymbefundes im CT noch in etwa 50 % histologisch Veränderungen nachweisen, wenn systematisch danach gesucht wird, z. B. im Rahmen einer Autopsie bei Unfallopfern. Wegweisend ist CT-morphologisch in der Regel der Befund einer **hilären und mediastinalen Lymphadenopathie** mit oder ohne pulmonale Veränderungen. Bei chronischen Verlaufsformen können die Lymphknoten verkalken und auch den Aspekt von Eierschalenhili haben. Für die parenchymatösen Veränderungen sind Mikronoduli (1–5 mm) typisch. Die Ausbreitung folgt den **bronchovaskulären Bündeln**, findet sich also auch zentrilobulär, interlobulär, in den Lappenspalten und subpleural. Das Verteilungsmuster zeigt eine Betonung zentral und oberfeldbetont. Retikuläre Veränderungen sind selten, Milchglastrübungen als Korrelat einer Alveolitis hingegen häufig.

Im chronischen Stadium mit zunehmendem fibrotischen Umbau kommen Bronchialwandverdickungen, Zysten, größere Bullae und Wabenbildung vor. Pleuraergüsse sind selten. Das retikuläre Muster zeigt den Beginn eines fibrotischen Umbaus an.

Eine besondere Variante sind einzelne größere Herde (bis zu einigen Zentimetern Durchmesser), die sogar einschmelzen können. Diese Variante wird gelegentlich auch als **nummuläre Form** bezeichnet. Wahrscheinlich entspricht sie der **nekrotisierenden Sarkoid-Granulomatose** als Sonderform. Gelegentlich sieht man bronchoskopisch bereits eine unregelmäßige Schleimhaut, oder sogar eindeutig Schleimhautgranulome (histologisch in 50 % der Fälle), seltener sogar Stenosen. In solchen Fällen sollte man immer eine Schleimhautbiopsie nehmen.

In der immer duchzuführenden **BAL** findet sich typischerweise und v. a. im akuten Stadium eine **lymphozytäre Alveolitis** (30–60 % Lymphozytenanteil) mit **erhöhtem CD4/CD8-Quotienten** (bei > 5 ist die Spezifität 98 %). Die Zahl der HLA-DR-positiven Zellen ist erhöht, die Zahl der NK-Zellen (CD57 positiv) im Gegensatz zur EAA nicht erhöht. Wird ein solcher Befund erhoben und ist mit den übrigen Befunden stimmig, so kann die Diagnose bei fehlenden Hinweisen auf andere Erkrankungen als gesichert gelten. Leider ist die BAL aber nicht immer richtungsweisend. Vor allem bei den chronischen Formen findet sich zwar oft noch eine Lymphozytose (schwächer als bei der akuten Form), aber der CD4/CD8-Quotient ist jetzt häufig normal oder in 5 % sogar erniedrigt, sodass der Befund unspezifisch ist.

> M!
>
> Die BAL ist bei der Diagnostik der Sarkoidose sehr hilfreich.

Der Nachweis einer erhöhten Zahl an neutrophilen oder eosinophilen Granulozyten in der BAL ist möglicherweise prognostisch ungünstig. Diese Patienten entwickeln häufiger einen fibrotischen Umbau. Das Bronchialspülwasser sollte immer auch auf Mykobakterien untersucht werden. Nicht selten lassen sich nichttuberkulöse Mykobakterien als Kolonisationskeime bei einer Sarkoidose nachweisen. Eine Therapieindikation ergibt sich hieraus nicht, sofern die Diagnose nicht letztlich doch auf eine Mykobakteriose hinausläuft.

> M!
>
> Aus der BAL muss immer auch eine Probe zur mikrobiologischen Untersuchung gelangen. Die Untersuchung auf Tbc ist bei den chronischen Formen obligat.

Zur **Verlaufsbeobachtung wird die BAL nicht mehr empfohlen.** Dennoch kann sie im jahrelangen Verlauf erneut hilfreich sein, wenn sich z. B. neu aufgetretene Infiltrate zeigen. Die Abklärung von infiltrativen Prozessen ist die eigentliche Domäne der BAL. In den meisten Lehrbüchern wird neben der BAL die Durchführung einer transbronchialen Biopsie empfohlen. Wir raten von diesem Vorgehen aus den oben erwähnten Gründen ab. Wie bereits eingangs ausgeführt, ist der Nachweis von epitheloidzelligen Granulomen keinesfalls beweisend für die Sarkoidose (▶ Tab. 6.3).

Von einer **transbronchialen Biopsie raten** wir auch deswegen bei Sarkoidose **ab,** da gerade hier ein Graulomnachweis, der bei vielen anderen Erkrankungen ebenfalls vorkommt, gefährlich in die Irre führen kann (z. B. Pilzerkrankungen, Malignom).

Letztlich ist die **Indikation zur histologischen Klärung** meist nicht durch den Parenchymbefall, sondern durch die **vergrößerten Lymphknoten** gegeben. Hier ist es von überragender Bedeutung, eine anderweitige Erkrankung mit Lympknotenbefall auszuschließen, insbesondere natürlich maligne Erkrankungen und hier wiederum besonders den Morbus Hodgkin. Insofern empfehlen wir bei Lymphknotenvergrößerungen aber gleich eine Mediastinoskopie bzw. operative Lymphknotenentfernung, die bei Lymphomverdacht immer durchgeführt werden sollte. Eine EBUS-gesteuerte Feinnadelpunktion der Lymphknoten kann hilfreich sein, wenn sie eine eindeutige Diagnose ergibt (z. B. Tumornachweis).

> M!
>
> Maligne Lymphogranulomatosen sind die wichtigste Differenzialdiagnose bei vergrößerten Lymphknoten.

Bei **tastbaren Lymphomen** (5–30 %) (nuchal, axillär oder inguinal) empfehlen wir die Entfernung eines gut erreichbaren Lymphknotens. Extrathorakale Lymphome kommen zwar bei der Sarkoidose vor, sind aber selten, sodass bei einem solchen Befall die Wahrscheinlichkeit einer malignen Erkrankung steigt. Bei einem **Leberbefall** kann auch eine ultraschallgesteuerte Leberpunktion sinnvoll sein. Bei gesicherter Diagnose, allein zum Nachweis eines hepatischen Befalls, sehen wir keine Indikation, es sei

Tab. 6.5 Mögliche Ursachen eines Erythema nodosum.

Ätiologie
Sarkoidose
Tuberkulose
Colitis ulcerosa
Morbus Crohn
Ornithose
Katzenkratzkrankheit
Morbus Behçet
Lymphogranuloma inguinale (Chlamydien)
tiefe Mykosen
Schwangerschaft
Kontrazeptiva
virale und bakterielle Infekte: • Streptokokken (am häufigsten) • Meningokokken • Mykobakterien • Yersinien
Arzneimittel • Penicilline • Sulfonamide u. a.

denn, es wird dringend eine andere Erkrankung, z. B. eine aktive Hepatitis oder Zirrhose, vermutet. Bei Verdacht auf eine **Neurosarkoidose** sollte ein MRT des Schädels durchgeführt werden.

Biopsien aus der Haut sind außerordentlich schwer zu beurteilen, dies gilt auch für Proben aus einem **Erythema nodosum**. Hieraus lässt sich meist keine eindeutige Diagnose erstellen, da ein Erythema nodosum auch bei anderen Erkrankungen (Darmerkrankungen, Infektionen, Autoimmunerkrankungen) vorkommt (▶ Tab. 6.5).

Zu den Basisuntersuchungen gehören **Laborparameter** wie ein Differenzialblutbild, die Transaminasen, die harnpflichtigen Substanzen, die Serumelektrolyte (insbesondere Kalzium) und die Messung der Kalziumausscheidung im Urin. Bei der akuten Form finden sich erhöhte Entzündungsparameter. Eine Hypergammaglobulinämie kommt bei der chronischen Sarkoidose in ca. 50 % vor.

Die so genannten serologischen Aktivitätsparameter haben wesentlich an Bedeutung verloren. Insbesondere ist es klinisch wenig hilfreich, das angiotensinkonvertierende Enzym (**ACE**) zu bestimmen. Es wird als ein Maß für die so genannte **Granulomlast** gesehen, da es von den epitheloidzelligen Granulomen gebildet wird. Ein erhöhter ACE-Wert ist weder spezifisch (kommt auch bei anderen entzündlichen und granulomatösen Erkrankungen vor), noch ist er prognostisch oder für die Therapiesteuerung besonders bedeutsam.

M!

Der ACE-Titer ist weder diagnostisch hilfreich noch für die Therapieindikation oder die Verlaufsbeurteilung besonders nützlich.

Der **lösliche Interleukin-2-Rezeptor** (sIL-2-R) wird von aktivierten T-Lymphozyten abgeschilfert und ist ebenfalls bei anderen chronisch entzündlichen Erkrankungen oft erhöht. Ihm wird zumindest ein gewisser prognostischer Aussagewert beigemessen, da Patienten mit einem erhöhten sIL-2-R-Serumspiegel in der nachfolgenden Zeit gelegentlich akute Schübe der Sarkoidose entwickeln.

Das von den Makrophagen sezernierte Neopterin reflektiert nur die Aktivität dieser Zellen und ist ebenfalls nicht hilfreich für die Therapiesteuerung oder die prognostische Einschätzung.

Eine **komplette Lungenfunktionsprüfung** ist obligat. Die CO-Diffusionsmessung ist wie bei anderen Parenchymerkrankungen sensibler als die statischen Volumina. Oft findet sich schon in den frühen radiologischen Stadien eine geringe Diffusionsstörung bzw. eine geringe Hypoxämie bei stärkerer Belastung. Im Vergleich zur COP ist die Einschränkung aber viel geringer.

M!

Die CO-Diffusionsmessung ist die wichtigste und sensitivste Funktionsuntersuchung bei der Sarkoidose.

Eine restriktive Ventilationsstörung entwickelt sich in der Regel erst im Stadium IV. Insgesamt ist man immer wieder erstaunt, wie **gering die funktionellen Einschränkungen** bei doch gelegentlich massiv veränderten Röntgenbildern sind. Die Parameter der Bodyplethysmografie und der CO-Diffusionsmessung sind Standard für die Verlaufsbeurteilung.

Zumindest bei der **Erstdiagnose** halten wir bei den chronischen Formen die Durchführung einer Doppler-Echokardiografie, eines Langzeit- und Belastungs-EKGs für obligat. Je nach Symptomatik und Ergebnis des Belastungs-EKGs kann es sogar Indikationen für eine Koronarangiografie geben. Koronarstenosen durch Granulome sind beschrieben. Das MRT hat heute das Gallium-Szintigramm zum Nachweis einer Herzsarkoidose abgelöst.

M!

Bei Verdacht auf einen kardialen Befall sollte ein Kardio-MRT durchgeführt werden.

Therapie

Bei der **akuten Verlaufsform des Löfgren-Syndroms** ist die kurzfristige Gabe von Glukokortikoiden segensreich und den Erfahrungen der Autoren nach viel wirksamer und nebenwirkungsärmer als die üblicherweise empfohlenen Antirheumatika. Unter 20–30 mg Prednisolon verschwinden die Beschwerden schon nach wenigen Tagen. Meist muss nur 1–2 Wochen behandelt werden.

Es gibt Hinweise, dass nach Therapie die **Rezidivrate** erhöht ist. Deswegen sollte die Sarkoidose nur bei relevanten Funktionsausfällen bzw. Beschwerden behandelt werden. **Absolute Indikationen** für eine Therapie mit Steroiden ergeben sich bei einem Myokard-, Nieren- oder ZNS-Befall. Bei einem ausgeprägten Leberbefall mit deutlicher Enzymerhöhung wird ebenfalls eine Therapieindikation gesehen. Hier sind zumeist höhere Steroiddosen erforderlich. Eine Notfallsituation stellen auch die Hyperkalzämie oder Hyperkalziurie sowie ein Ikterus dar. Auch ein Lupus pernio wird als Therapieindikation betrachtet, ist aber nicht selten therapierefraktär.

Bezüglich der pulmonalen Symptomatik sollte sich die Therapieindikation nach den Funktionseinschränkungen richten. Ohne Nachweis von Funktionseinschränkungen besteht keine Indikation, allenfalls bei eindeutig und massiv progredienten radiologischen Veränderungen, bei denen man in naher Zeit das Eintreten einer Funktionseinschränkung vermuten muss.

6

Zur Therapie werden primär Glukokortikoide empfohlen. Die Dosis beträgt 0,5–0,75 mg/kg KG/Tag Prednisolon, die Gesamtdosis sollte 50 mg nicht überschreiten. Errechnen sich 50 mg Prednisolon/Tag, so reduzieren wir diese Dosis in der Regel schon nach 14 Tagen, behalten dann 40 mg für 4 Wochen bei und reduzieren im weiteren Verlauf monatlich um 10 mg. Die Therapiedauer sollte 1 Jahr betragen, die Erhaltungsdosis liegt zwischen 5 und 10 mg/Tag. Eine kürzere Behandlungsdauer geht vermutlich mit einer erhöhten Rezidivrate einher.

Bei ungenügendem Ansprechen oder wenn höhere Erhaltungsdosen erforderlich sind, empfiehlt sich die **kombinierte Immunsuppression**. Hierfür kann Azathioprin oder Methotrexat verwendet werden. Wir bevorzugen das Azathioprin, da es unter Methotrexat als Nebenwirkung zu pulmonalen Veränderungen kommen kann. Eine geringere Wirkung hat die Kombination mit dem TNF-α-Hemmer Pentoxifyllin. Bei einem Hautbefall haben sich Thalidomid und Resorchin bewährt; auch Infliximab als Antikörper gegen TNF-α war bei manchen schweren Formen wirksam, insbesondere, wenn ein hoher Uptake an ^{18}FDG im PET-CT vorlag. Ciclosporin und Cyclophosphamid sind für diese Indikation Medikamente der zweiten Wahl. Manche Patienten sind refraktär gegenüber jeder immunsuppresiven Therapie und entsprechen in ihrem Verlauf einer IPF.

> **M!**
>
> Die Sarkoidose ist keine Kontraindikation für eine Osteoporoseprophylaxe oder -therapie; die beste Osteoporosetherapie bleibt aber körperliche Aktivität.

Kontrolluntersuchungen

Für den bronchopulmonalen Befall sind regelmäßige Lungenfunktionsprüfungen, insbesondere unter Einschluss der CO-Diffusionskapazitätsmessung, erforderlich. Kontrolluntersuchungen sollten anfangs und bei primär nachgewiesenen Funktionseinschränkungen vierteljährlich, bei stabilem Verlauf halbjährlich und bei unverändertem Befund jährlich durchgeführt werden. Radiologische Kontrolluntersuchungen sind meistens entbehrlich; wenn doch indiziert, kann man sich nach der Erstdiagnose auf konventionelle Röntgenbilder beschränken. Eine augenärztliche Untersuchung sollte nur bei Beschwerden, dann aber umgehend erfolgen.

Weitere Kontrolluntersuchungen richten sich je nach Art des extrapulmonalen Befalls. Müdigkeit, Antriebsarmut und depressive Stimmungen werden oft von den Patienten als außerordentlich quälend empfunden. Häufig sind sie begleitet von unspezifischen Allgemeinsymptomen wie Muskel- und Gelenkschmerzen. Der Umgang mit dieser Symptomatik ist eine ärztliche Herausforderung. Unter einer Glukokortikoidtherapie bessern sich die Beschwerden rasch. Das **rasche Ansprechen** kann in Problemfällen sogar **differenzialdiagnostisch** genutzt werden. Meist reichen hier niedrige Erhaltungsdosen. Vor allem aber muss man die Patienten zu einer regelmäßigen sportlichen Betätigung motivieren.

6.3.2 Exogen allergische Alveolitis (EAA)

Beschreibung und Häufigkeit

Bei der exogen allergischen Alveolitis (auch als Hypersensitivitätspneumonitis bezeichnet) handelt sich um eine komplexe **immunologische Reaktion**, die offensichtlich nur bei **suszeptiblen Personen** auftritt und bei Nichtrauchern häufiger nachgewiesen wird als bei Rauchern. Es werden ein akutes, ein subakutes und ein chronisches Stadium unterschieden. Diese Einteilung richtet sich v. a. nach der klinischen Symptomatik, den radiologischen Veränderungen, dem histologischen Befund und dem Grad der Reversibilität aller Parameter.

> **M!**
>
> Akutes, subakutes und chronisches Stadium der EAA sind in jeder Hinsicht sehr unterschiedlich.

Die akute Form der EAA ist vollständig reversibel, die subakute in der Regel auch. Die chronische EAA ist durch einen fortgeschrittenen fibrotischen Umbau gekennzeichnet und daher im Wesentlichen nicht mehr reversibel. Der Verlauf wird ganz überwiegend von der Fortsetzung oder Unterbrechung der Exposition mit den auslösenden Antigenen bestimmt.

Konkrete und einheitliche Angaben zur Häufigkeit gibt es nicht. Dies liegt v. a. an den verschiedenen Differenzialdiagnosen in den unterschiedlichen Stadien, aber auch an der Häufigkeit der Spontanremission bei unterbrochener Exposition. Die geschätzte Prävalenz liegt bei 1–20/100 000 und ist stark davon abhängig, welche Populationen untersucht werden.

Als besonders typische Erkrankungen sind die **Farmer- und Vogelhalterlunge** bekannt. Inzwischen ist aber eine nahezu unübersehbare Zahl weiterer Quellen für die Auslösung einer EAA beschrieben worden. Bei Verdacht auf eine berufliche Exposition hat eine Berufskrankheitsanzeige zu erfolgen.

Eine der wichtigsten Differenzialdiagnosen der akuten und auch subakuten EAA ist das **Organic Dust Toxic Syndrome (ODTS)**. Bei dieser Erkrankung kommt es ebenfalls nach inhalativer Exposition zu Luftnot und unspezifischen Allgemeinsymptomen (Kap. 9.1, Kap. 9.4).

> M!
>
> Das Organic Dust Toxic Syndrome (ODTS) ist klinisch eine wichtige Differenzialdiagnose zur EAA.

Eine Reihe von Medikamenten können ebenfalls als seltene Nebenwirkung das typische Bild einer (akuten) exogen allergischen Alveolitis auslösen. Die möglichen pulmonalen Nebenwirkungen von Medikamenten werden weiter unten besprochen.

Ätiologie und Pathogenese

Die häufigsten Auslöser der Erkrankung sind **Antigene biologischen Ursprungs**, wie Bakterien, Pilze und tierische Proteine. Auch an atypische Mykobakterien, insbesondere in über längere Zeit stehendem Wasser, muss gedacht werden. Seltener wird die Erkrankung durch kleine organische Moleküle wie die Isocyanate ausgelöst. Weitere chemische Substanzen sind offensichtlich selten und werden nur kasuistisch beschrieben (Pestizide).

Typische **Quellen** sind feuchtes Heu, schimmeliges Getreide, Klimaanlagen und Luftbefeuchter, Zimmerspringbrunnen, Rückstände bei der Zuckerrohrherstellung, Federnstaub, Vogelexkremente, Serumproteine, Kork- und Perlmuttstaub. Unter den vielen Auslösern nehmen das gesamte Spektrum der Schimmelpilze und die thermophilen Aktinomyzeten eine besondere Stellung ein, darüber hinaus tierische Proteine. Berücksichtigt man die Quellen, so sind bestimmte Berufsgruppen wie Landwirte und Chemiearbeiter (Isocyanate bei der Polyurethanherstellung), aber eben auch Menschen mit bestimmten Hobbys (Vogelhaltung) besonders betroffen.

> M!
>
> Die Zahl der Auslöser und möglichen Antigenquellen ist inzwischen unübersehbar.

Bei der andauerenden immunologischen Reaktion auf die inhalierten Antigene steht eine ganz **ausgeprägte lymphozytäre Alveolitis** mit einem oft, aber nicht obligat niedrigen CD4/CD8-Quotienten im Vordergrund. Bei wiederholter Exposition mit langen Intervallen kann es immer wieder zu akuten Schüben kommen. Bei fortgesetzter Exposition entwickelt sich zunehmend eine komplexe immunologische Reaktion, die geprägt ist von der Ausbildung nicht verkäsender epitheloidzelliger Granulome mit Langerhans-Riesenzellen. Daneben entwickelt sich eine Bronchiolitis obliterans. In frühen Stadien sind die peribronchiolären und interstitiellen entzündlichen Infiltrate aus Lymphozyten, Makrophagen und Epitheloidzellen gering ausgeprägt, im Weiteren entwickelt sich hieraus das Bild einer typischen Lungenfibrose.

> M!
>
> Eine starke, absolute Erhöhung der Lymphozytenzahl in der BAL ist besonders charakteristisch für eine aktive EAA.

Granulome werden nur bei maximal 50–60 % aller Patienten mit EAA nachgewiesen. Im chronischen Stadium ist der Nachweis von Granulomen eher die Ausnahme. In diesem Stadium kann auch die histologische Unterscheidung von einer NSIP (Kap. 6.2.3) außerordentlich schwierig sein. Deswegen gibt es sicher auch **falsch klassifizierte Fälle**, bei denen von vornherein eine NSIP bestanden hat. In fortgeschrittenen Stadien einer EAA findet man histologisch auch das Bild einer IPF/UIP mit der typischen Heterogenität bezüglich Verteilung und Alter der Umbauvorgänge sowie die UIP-typischen Fibroblastennester (Kap. 6.2.2).

Klinik

Die Anamnese steht bei dieser Erkrankung ganz im Vordergrund und ist insbesondere in der akuten Phase durch das zeitliche Intervall von 4–8 h zwischen einer speziellen Exposition und dem Auftreten von Symptomen typisch. Bei beruflicher Exposition ist auch ein symptomfreies Intervall am Wochenende oder im Urlaub richtungsweisend. Selbst in fortgeschrittenen Stadien der EAA lassen sich in der Regel anamnestisch noch Hinweise finden, wenn man nach dem Beginn der Erkrankung vor einigen Jahren fragt.

Bei der **akuten Form** lässt sich praktisch regelhaft eine zeitliche und örtliche Beziehung der Symptome zur Exposition erkennen. Es kommt 4–8 h nach einer entsprechenden Exposition zu einer Reihe von unspezifischen, grippeähnlichen Symptomen, wie Kopfschmerzen, Muskel- und Gliederschmerzen, subfebrilen Temperaturen, Husten und Luftnot. In diesem Stadium sind gelegentlich, aber nicht immer, feinblasige RG zu auskultieren.

M!

Zeitlicher und örtlicher Bezug zu den 4–8 h später auftretenden Symptomen ist für die Diagnose wegweisend.

Für die **subakute Form** ist eine Korrelation zwischen Exposition und Symptomen oft bereits schwierig nachzuvollziehen. Die Beschwerden wie Luftnot und Husten werden kaum noch durch beschwerdefreie Intervalle abgelöst, hinzu kommen oft chronische Symptome wie Abgeschlagenheit, Müdigkeit, Appetitlosigkeit und gelegentlich auch Gewichtsverlust. Da sich die Beschwerden der akuten Form in der Regel innerhalb von 24–48 h spontan zurückbilden, entwickelt sich die subakute Form bei Exposition in kürzeren Abständen. Bei der klinischen Untersuchung lassen sich die Stadien akut und subakut nicht voneinander unterscheiden.

Patienten mit einer **chronischen Verlaufsform** berichten in aller Regel über langsam progrediente Symptome, die jetzt aber nicht mehr von beschwerdefreien Phasen unterbrochen sind. Bei zunehmendem fibrotischem Umbau tritt auskultatorisch die typische Sklerosiphonie in den Vordergrund, daneben die progrediente Belastungsdyspnoe bis hin zur Ruhedyspnoe mit den Zeichen der respiratorischen Insuffizienz.

Der Auskultationsbefund ist nicht richtungsweisend. In den frühen Stadien ist er trotz einer Alveolitis oft unauffällig und im fibrotischen Stadium nicht von anderen Erkrankungen mit einer Fibrose zu unterscheiden.

Bei **Reexposition,** v. a. nach längerer Karenz (auch im Rahmen der Diagnostik), kann es zu schweren Krankheitsbildern (teilweise ausgeprägter als bei der akuten Exposition) mit ausgeprägter Dyspnoe, respiratorischer Insuffizienz, Schüttelfrost, Gliederschmerzen, Fieber, Anstieg der Leukozyten und des CRP kommen. In solchen Situationen auskultiert man häufig ein ausgeprägtes inspiratorisches Knistern und/oder Rasseln.

M!

Die ausgeprägtesten Beschwerden treten bei Reexposition nach vorübergehender Karenz auf.

Diagnostik

Die **Lungenfunktionsprüfung,** insbesondere die Messung der CO-Diffusionskapazität, ist obligat und hilft in den frühen Stadien auch differenzialdiagnostisch. Aufgrund der ausgeprägten generalisierten Alveolitis im akuten und teilweise auch subakuten Stadium steht eine **Diffusionsstörung** ganz im Vordergrund, d. h. die TLCO als sensitivster Parameter ist immer schwer eingeschränkt. Entsprechend findet sich auch eine belastungsinduzierte Hypoxämie bei der Ergometrie bzw. ein erhöhter alveoloarterieller Sauerstoffgradient. In dieser Phase lässt sich noch keine restriktive Ventilationsstörung feststellen. Insbesondere die schon initial ausgeprägte Diffusionsstörung ist ein sehr relevantes Unterscheidungsmerkmal zur Sarkoidose.

M!

Eine normale TLCO schließt eine aktive EAA praktisch aus.

Bei der EAA ist das Röntgenbild initial oft unauffällig und es findet sich dennoch eine erhebliche Einschränkung der CO-Diffusion. Bei der Sarkoidose ist es eher umgekehrt. Schreitet die EAA fort, so entwickelt sich eine zunehmende restriktive Ventilationsstörung, die Diffusionsstörung bleibt natürlich erhalten. Die initial ausgeprägte Allgemeinsymptomatik tritt dann häufig in den Hintergrund.

M!

Bei der akuten EAA ist das Röntgenbild oft unauffällig, die Diffusionsstörung aber deutlich eingeschränkt – umgekehrt wie bei der Sarkoidose.

Die **radiomorphologischen Veränderungen** sind ebenfalls stadienabhängig. Das konventionelle Röntgen-Thoraxbild ist während der Akutphase bei einem großen Teil der Patienten (ca. 50 %) unauffällig. In anderen Fällen dominiert die durch die Alveolitis bedingte Milchglastrübung, die meist beidseits auftritt und v. a. in den Mittel- und Unterfeldern zu finden ist. Wegen der in der Regel gleichzeitig bestehenden Allgemeinsymptome kommen Verwechslungen mit infektiösen Pneumonien häufiger vor.

M!

Milchglastrübungen kommen v. a. in Mittel- und Unterfeldern vor.

Bei fortschreitender Erkrankung erkennt man auch im konventionellen Röntgenbild bereits mikronoduläre Veränderungen und im chronischen Stadium den fibrotischen Umbau. Dieser dominiert dann eher in den Ober- und Mittelfeldern.

M!

Die chronischen Veränderungen finden sich zentral betont eher im Oberfeld, oft sind die subpleurale und insbesondere die kostophrenische Region völlig ausgespart.

Selbst bei einem unauffälligen Röntgenbild mit entsprechendem Nachweis schwerer Funktionseinschränkungen ist eine **CT** indiziert. Hier lassen sich die Milchglastrübungen viel besser erkennen. Typisch ist ein fleckförmiges oder **mosaikähnliches Muster**. Dieses entsteht durch ein Nebeneinander von überblähten, minderperfundierten Bezirken (infolge der Bronchiolitis) und verdichteten Bezirken. Dieses Phänomen wird auch als „Head-Cheese"(Presskopf)-Phänomen bezeichnet. Zum Teil finden sich auch stärker konsolidierte alveoläre Infiltrate. Typisch sind zentrilobuläre, diffus verteilte Knötchen und durchaus auch schon im subakuten Stadium nachweisbare zystische Strukturen. Da die EAA von den Alveolen ausgeht, ist die **Pleura praktisch nie befallen.** Dies unterscheidet die EAA praktisch von allen interstitiellen Lungenerkrankungen.

Im chronischen Stadium kommt es zu retikulären Verdichtungen, dem typischen Bild des Honey Combing und zum Nachweis von Traktionsbronchiektasen. Bei ca. 40 % findet man sogar das typische Muster einer UIP. Es lassen sich aber auch in fortgeschrittenen Stadien nicht selten weiterhin Milchglastrübungen finden.

> M!
>
> Sehr typisch ist in der CT ein Mosaikmuster aus einem Nebeneinander von Hypo- und Hyperdensitäten. Die Pleura ist nie befallen.

Ausgesprochen hilfreich bei der Diagnostik ist die **BAL**. In der perakuten Phase, wenige Stunden nach Exposition, steht eine neutrophile Granulozytose im Vordergrund. Nach 1–2 Tagen und später dominiert eine ausgeprägte **absolute** und relative **Lymphozytose** (die höchste von allen Erkrankungen mit Alveolitis, oft > 60 %) mit einem mehr oder weniger ausgeprägt erniedrigten CD4/CD8-Quotienten und dem Nachweis von Plasmazellen sowie Natürlichen Killerzellen (NK-Zellen, CD57-positiv). Eine erhöhte Zahl von neutrophilen oder eosinophilen Granulozyten deutet auf eine ungünstige Prognose durch einen zunehmenden fibrotischen Umbau, kann aber auch gegen eine EAA und für eine NSIP sprechen. Auf jeden Fall sollte hier die Diagnostik nochmals evaluiert werden.

> M!
>
> Die BAL zeigt die stärkste Lymphozytose, häufiger auch einen niedrigen CD4/CD8-Quotienten, Plasmazellen und NK-Zellen.

Nach **Karenz und Reexposition** lassen sich unmittelbar danach wieder typischerweise in der BAL erhöhte Zahlen von neutrophilen Granulozyten nachweisen. Diese werden aber bereits nach 2–4 Tagen wieder durch die Lymphozyten verdrängt.

Von **transbronchialen Biopsien** raten wir auch bei diesem Krankheitsbild ab. Zum einen werden häufig dabei keine Granulome erfasst und zum anderen ist der Nachweis von epitheloidzelligen Granulomen nicht spezifisch. Um alle bedeutsamen histopathologischen Veränderungen wie epitheloidzellige Granulome mit Langerhans-Zellen und auch das typische Bild einer Bronchiolitis obliterans zu erfassen, bedarf es größerer Gewebestücke, die man in der Regel nur durch eine offene Lungenbiopsie gewinnen kann. In der akuten und subakuten Phase der EAA aber ist eine histologische Sicherung fast nie erforderlich, da die übrigen Befunde wegweisend sind. Bei der chronischen EAA hingegen findet sich gehäuft ausschließlich das histologische Bild einer NSIP. Ein Granulomnachweis ist in dieser Situation eher selten. Allerdings muss nochmals betont werden, dass eine NSIP mit positivem Antigennachweiss oft als chronische EAA bezeichnet wird. Übersehen wird dabei, dass Antigennachweise unspezifisch sind. Bei Taubenzüchtern sind diese in ca. 40 % positiv, ohne dass Anzeichen für eine EAA existieren.

> M!
>
> Bei der chronischen EAA findet sich CT-morphologisch und histologisch häufig das Bild einer NSIP – wenn es überhaupt eine EAA war.

Die EAA im Stadium des **fortgeschrittenen fibrotischen Umbaus** ist auch mittels CT häufig kaum von einer NSIP, IPF, RB-ILD oder auch von einer fortgeschrittenen Sarkoidose zu unterscheiden.

Spezifische Laborparameter für die EAA gibt es nicht. Zelluläre und humorale Entzündungsparameter sind unspezifisch, in der akuten Phase oft und v. a. nach Reexposition erhöht. Fast immer findet sich eine Hypergammaglobulinämie (Produktion von Antikörpern).

Der Nachweis von so genannten **präzipitierenden Antikörpern** (Typ IgG) ist leider auch nicht spezifisch. Lassen sich IgG-Antikörper gegen ein Antigen nachweisen, das auch anamnestisch und klinisch als Ursache für die Auslösung der Erkrankung infrage kommt, so muss dies als ein wichtiger Mosaikbaustein bei der Diagnostik betrachtet werden. Da, wie schon eingangs ausgeführt, die Zahl der möglichen Antigene praktisch unübersehbar ist, können auch nicht alle Möglichkeiten getestet werden und es stehen auch nicht alle Antigene für die Testung zur Verfügung. Je nach Antigen lassen sich bei bis zu 50 % der Exponierten IgG-Antikörper nachweisen, ohne dass die Patienten pulmonal erkrankt sind. Trotz der serologischen Problematik findet man bei der EAA jedoch in den meisten Fällen die krankheitsrelevanten Antigene. ▸ Tab. 6.6 fasst nochmals die diagnostischen Kriterien zusammen.

6

Tab. 6.6 Diagnosekriterien der EAA.

Diagnosekriterien
1. Antigenexposition
2. expositions- und/oder zeitabhängige Symptome
3. spezifische IgG-Antikörper im Serum
4. Sklerosiphonie (Knisterrasseln)
5. Röntgenzeichen der EAA, ggf. im CT
6. pO_2 in Ruhe und/oder Belastung erniedrigt oder TLCO eingeschränkt
Sind alle 6 Kriterien erfüllt, so liegt eine EAA vor. Fehlt eines der Kriterien 1–6, so kann es durch eines der folgenden ersetzt werden: • Lymphozytose in der BAL • mit EAA zu vereinbarender histopathologischer Befund der Lunge • positiver Karenztest • positive inhalative Expositions- oder Provokationstestung
Sind insgesamt 6 Kriterien erfüllt, liegt mit hoher Wahrscheinlichkeit eine EAA vor.

6

M!

Der Nachweis von Präzipitinen (IgG-Ak) ist weder besonders sensitiv noch spezifisch.

Therapie

Die **konsequente Expositionsmeidung** ist die wichtigste Form der Behandlung in allen Stadien. Deshalb ist auch die sichere Abgrenzung von den differenzialdiagnostisch erwähnten Erkrankungen wie Sarkoidose, IPF, NSIP und RB-ILD so bedeutsam. Allerdings ist das schwer, wenn sich kein Allergen ausfindig machen lässt. Hilfreich ist dann ein Ferien- oder Kuraufenthalt an einem anderen Ort; schon 2–3 Wochen können reichen, um die Symptomatik und die Funktionswerte deutlich zu bessern.

M!

Die korrekte Diagnose und die Allergenzkarenz sind bezüglich der Therapie die wichtigsten Maßnahmen.

Im akuten und subakuten Stadium kommt es bei Expositionsvermeidung in der Regel zu einer vollständigen Restitution. Die vollständige Karenz ist im Alltag oft mit Hindernissen verbunden oder sogar unmöglich. Hobby-Vogelhalter schaffen die Tiere oft auch nach eingehender Aufklärung nicht ab, sondern reduzieren nur ihren Bestand oder suchen die Voliere nur noch gelegentlich auf. Unter diesen Umständen kommt die Erkrankung natürlich nicht zur Ruhe. Bei beruflicher Exposition bedeutet eine vollständige Karenz oft eine existenzielle Bedrohung. Daher werden bei Landwirten technische Hilfsmittel wie Helme mit Filterung der Atemluft etc. eingesetzt. Die Karenz bleibt aber auch unter diesen Bedingen oft unvollständig.

M!

Meist ist die Allergenkarenz unvollständig und Grund für eine Progression.

Bei der akuten und subakuten EAA können die pulmonalen Symptome bereits so ausgeprägt sein, dass vorübergehend orale Glukokortikoide eingesetzt werden müssen. Die Immunsuppression beschleunigt den Rückgang der Beschwerden, der normalerweise bei konsequenter Karenz ohnehin eintreten würde. Bei der chronischen EAA sollte immer ein Behandlungsversuch unternommen werden. Dieser wird umso erfolgreicher sein, je ausgeprägter neben der Fibrose noch die begleitende Alveolitis ist.

M!

Beim Vorliegen einer Alveolitis ist das Ansprechen auf eine Therapie mit Steroiden gut.

Bei der **akuten und subakuten Form** therapieren wir – wenn überhaupt nötig – über 8 Wochen mit initial 0,5–1 mg/kg KG/Tag absolut, aber nicht > 40 mg Prednisolon. Die Reduktion erfolgt zunächst monatlich um 10 mg bis zur Erhaltungsdosis von 10 mg/Tag Prednisolon. Der Verlauf wird aber bei der akuten Form nicht durch die Therapie, sondern durch die Allergenkarenz bestimmt. Die Therapie führt zu einer schnelleren symptomatischen Besserung.

Bei der **chronischen Form** therapieren wir mit der gleichen Dosis und in der gleichen Form der Deeskalation, die Behandlungsdauer beträgt jedoch 6 Monate.

6.4 Lungenbeteiligung bei Systemerkrankungen

Nicht nur aus formal-systematischen Gründen, sondern v. a. auch deshalb, weil es die Diagnostik erleichtert und für die differenzialdiagnostischen Überlegungen wegweisend ist, werden in diesem Kapitel solche Erkrankungen besprochen, die zahlreiche Organe gleichzeitig oder konsekutiv befallen und daher als Systemerkrankungen bezeichnet werden. Auch wenn es durchaus Überschneidungen zwischen den primären Bindegewebserkrankungen und den Vaskulitiden gibt, so ist es ebenfalls aus didaktischen und diagnostischen Gründen sinnvoll, zwischen primären Kollagenosen und Vaskulitiden zu unterscheiden. Die Lunge ist bei **bindegewebigen und vaskulären Erkrankungen** häufig betroffen.

Die korrekte Diagnostik ist eine besondere Herausforderung und stellt eine typische Schnittstelle mit anderen internistischen Disziplinen wie der Rheumatologie und auch der Nephrologie dar. Bei einigen Erkrankungen kann die pulmonale Manifestation den übrigen Organveränderungen vorausgehen, sodass die Differenzierung von primär pulmonalen Erkrankungen schwierig sein kann. Eine weitere Herausforderung stellt die Abgrenzung von pulmonalen Nebenwirkungen durch Medikamente dar. Häufig ist bereits eine Kollagenose oder Vaskulitis bekannt und wird schon immunsuppressiv therapiert. Daher ist die Abgrenzung von pulmonalen Nebenwirkungen, wie sie v. a. bei Methotrexat, Sulfasalazin und Cyclophosphamid vorkommen, von besonderer Bedeutung.

Die pulmonale Reaktionsform ist außerordentlich variantenreich und reicht von dem Bild einer exogen allergischen Alveolitis über eosinophile Infiltrate bis hin zur COP. Auch pleurale medikamentös induzierte Veränderungen und alveoläre Hämorrhagien infolge einer Vaskulitis kommen vor (Kap. 7).

> **M!**
>
> Bei Patienten mit Systemerkrankungen ist eine Abgrenzung zwischen pulmonaler Manifestation und Nebenwirkungen durch die verabreichten Medikamente wichtig, aber oft schwierig.

6.4.1 Kollagenosen

Außer der desquamativen interstitiellen Pneumonitis (DIP) und der respiratorischen Bronchiolitis mit interstitieller Lungenerkrankung (RB-ILD) können praktisch alle Formen der interstitiellen Pneumonien bei den Kollagenosen gefunden werden. Am häufigsten findet sich sowohl CT-morphologisch als auch histologisch das Bild einer nichtspezifischen interstitiellen Pneumonie (NSIP), aber auch das Bild einer idiopathischen interstitiellen Pneumonie (IPF) im Sinne einer UIP (Usual interstitial Pneumonia). Eine COP findet sich häufiger und selbst die sonst eher seltene lymphozytäre interstitielle Pneumonie (LIP) ist gehäuft mit dem Sjögren-Syndrom verbunden.

> **M!**
>
> CT-morphologisch und histologisch kommen Bilder einer NSIP, IPF/UIP, COP und LIP bei Kollagenosen vor.

Für die primäre Diagnosestellung müssen die **Kriterien der rheumatologischen Fachgesellschaften** abgeprüft werden (www.dgrh.de). Die genaue Beurteilung der CT-morphologischen Veränderungen macht eine Lungenbiopsie praktisch immer überflüssig. Eine Ausnahme kann die Abklärung von einzelnen Rundherden und/oder Knötchen bei der rheumatoiden Arthritis zur Abgrenzung von Malignomen darstellen.

Die **BAL** hingegen ist auch bei diesen Erkrankungen hilfreich, insbesondere zur differenzialdiagnostischen Abgrenzung von infektiösen Infiltraten, von einem bronchoalveolären Karzinom und medikamentös induzierten Parenchymveränderungen.

Eine **Einschränkung der CO-Diffusionskapazität** ist auch für eine pulmonale Beteiligung bei Kollagenosen der sensitivste Marker. Die CO-Diffusionskapazität bzw. die Belastungsblutgasuntersuchung kann bereits eingeschränkt sein, wenn pulmonale Veränderungen radiologisch noch nicht sichtbar sind.

> **M!**
>
> Patienten mit einer Kollagenose sollten beim Auftreten pulmonaler Symptome immer einem Pneumologen vorgestellt werden.

Bei den Kollagenosen, insbesondere bei der systemischen Sklerodermie, dem CREST-Syndrom, der Mixed Connective Tissue Disease (Sharp-Syndrom) und beim Lupus erythematodes, kommt es gehäuft zu einer **pulmonalarteriellen Hypertonie**. Als Ursache müssen hier grundsätzlich **2 verschiedene Mechanismen** unterschieden werden:

1. Bei einem schweren pulmonalen Befall im Sinne einer interstitiellen Pneumonie kann es zu einer progredienten Hypoxämie mit sekundärer Vasokonstriktion und Entwicklung einer pulmonalen Hypertonie kommen.
2. Direkte Beteiligung der pulmonalen Gefäße im Sinne einer Arteriitis.

Beide Manifestationen können getrennt oder kombiniert auftreten. Darüber hinaus kommt es mit hoher Wahrscheinlichkeit zu einem gehäuften Auftreten von Thromboembolien infolge zunehmender Immobilisation und einer generalisierten Inflammation.

Progressive systemische Sklerose/Sklerodermie

▶ **Beschreibung und Häufigkeit.** Die Sklerodermie oder progressive systemische Sklerose (PSS) ist die Kollagenose, bei der am häufigsten Lungenparenchymveränderungen (ca. 80 %) und eine pulmonalarterielle Hypertonie gesehen werden. Von der diffusen muss auch eine limitierte, akrale Verlaufsform, das so genannte **CREST-Syndrom** (Calcinosis cutis, Raynaud-Syndrom, Ösophagusbeteiligung, Sklerodaktylie, Teleangiektasien) abgegrenzt werden. Dies ist nicht nur klinisch, sondern auch anhand des Antikörpermusters möglich (s. u.).

Die Unterscheidung der beiden Verlaufsformen ist bedeutsam, da es beim CREST-Syndrom in etwa 10 % der Fälle auch ohne parenchymale Veränderungen zu einer pulmonalarteriellen Hypertonie kommen kann. Bei einer weiteren Verlaufsform, der **limitierten kutanen Sklero-**

6

dermie, bei der praktisch nur die distalen Extremitäten und das Gesicht befallen sind, findet sich eine besondere Häufigkeit der pulmonalarteriellen Hypertonie (Kap. 8).

> **M!**
>
> Eine pulmonalarterielle Hypertonie kommt bei der Sklerodermie häufig, bei der limitierten Form noch häufiger vor, auch ohne sichtbare Parenchymveränderungen.

Die Lungenbeteiligung ist bei der progressiven systemischen Sklerose der wichtigste Prognosefaktor. Ca. 30 % der Patienten versterben an pulmonalen Ursachen. Infolge der Ösophagusmotilitätsstörung kommt es bei der PSS gehäuft zu Aspirationen. Diese können das klinische und radiologische Bild der Erkrankung mitbestimmen.

▸ **Klinik und Diagnose.** Die diagnostische Sicherung der Erkrankung erfolgt anhand der **klinischen Diagnosekriterien** und mithilfe des **Antikörpermusters.** Die antinukleären Antikörper (ANA) sind bei 90 % der Patienten erhöht. Eine Erhöhung des Anti-ScL 70 (gegen DNA-Topoisomerase 1) findet sich bei 30–70 % der Patienten und ist v. a. assoziiert mit der diffusen Verlaufsform und einer Lungenparenchymbeteiligung. Die Häufigkeit variiert offensichtlich erheblich rasseabhängig.

Der Nachweis von antizentromeren Antikörpern (gegen Zentromerproteine) spricht v. a. für die limitierte kutane Verlaufsform oder ein CREST-Syndrom. Dieser Antikörper findet sich bei 20–40 % aller PSS-Patienten, aber bei 70 % der Patienten mit den speziellen Verlaufsformen CREST-Syndrom und limitierte kutane Sklerodermie.

> **M!**
>
> Die Bestimmung der ANA, des Anti-ScL 70 und der Anti-Zentromer-Ak ist obligat.

Im **CT** findet man besonders häufig das typische Bild einer NSIP (überwiegend cNSIP) und gelegentlich das Bild einer IPF/UIP. Das Bild einer COP hingegen findet sich außerordentlich selten. Als typische Konstellation können basale interstitielle Verdickungen in Kombination mit einem dilatierten und meist luftgefüllten Ösophagus gelten. Daneben kommen eine Lymphadenopathie, pleurale Verdickungen und mikronoduläre subpleurale Herde vor. Auch kleinere, dünnwandige subpleurale Zysten sind nicht ungewöhnlich.

> **M!**
>
> Wichtigste CT-Kriterien sind basale interstitielle Verdickungen und ein dilatierter Ösophagus.

Eine **Einschränkung der CO-Diffusionskapazität** kann bereits vor dem Auftreten radiologischer Veränderungen messbar sein. Im weiteren Verlauf entwickelt sich eine restriktive Ventilationsstörung.

Die **BAL** ist von einem bunten Bild, bestehend aus Lymphozyten, Neutrophilen und Eosinophilen, bestimmt. Bei zunehmendem fibrotischem Umbau dominieren eher die neutrophilen und eosinophilen Granulozyten. Die Alveolitis in der BAL kann ebenso wie die Einschränkung der CO-Diffusionskapazität bereits vor den radiologisch erkennbaren Veränderungen auffällig sein.

▸ **Therapie.** Die Indikation richtete sich bisher v. a. nach der pulmonalen Beschwerdesymptomatik und den Einschränkungen bei der Lungenfunktionsprüfung. Inzwischen gibt es Hinweise darauf, dass eine **frühe immunsuppressive Therapie** die Prognose etwas verbessert. In der Regel werden niedrig dosierte Glukokortikoide in Kombination mit Cyclophosphamid eingesetzt. Die empfohlene Prednisolondosis beträgt in der Regel 10 mg/Tag, die für Cyclophosphamid 1–2 mg/kg KG/Tag, aber maximal 150 mg/Tag. Alternativ kann eine i. v. Bolustherapie mit Cyclophosphamid durchgeführt werden, die Dosis beträgt 750–1000 mg/m^2 alle 4 Wochen. Die Toxizität ist bei der oralen Langzeittherapie wegen der Akkumulation größer als bei der Bolustherapie, weswegen wir diese bevorzugen.

> **M!**
>
> Cyclophosphamid ist bei der Sklerodermie der bevorzugte Kombinationspartner für Prednisolon bei der Immunsuppression.

Die **Therapiedauer** sollte wegen der erhöhten Neoplasierate für Cyclophosphamid insgesamt auf 12 Monate beschränkt werden. Regelmäßige Kontrollen des Blutbildes, der Transaminasen sowie auch des Urinstatus (Cyclophosphamid verursacht v. a. bei Dauertherapie eine sehr unangenehme hämorrhagische Zystitis, die nicht immer mit Mesna zu verhindern ist) sind unbedingt erforderlich. Kontrolliert wird der Verlauf anhand der Lungenfunktionsparameter, insbesondere anhand der CO-Diffusionskapazität. Die Kontrolluntersuchungen sollten alle 3 Monate stattfinden.

Wird initial ausschließlich eine Einschränkung der Diffusionskapazität ohne CT-morphologische Veränderungen festgestellt, so besteht noch keine Therapieindikation und es sollten zunächst in 3-monatigen Abständen Kontrolluntersuchungen durchgeführt werden.

Bezüglich der Therapie einer pulmonalarteriellen Hypertonie wird auf Kap. 8 verwiesen. Langzeitstudien zeigen hier einen positiven Effekt von Bosentan, insbesondere auf die kardiovaskulären Parameter, wobei die Prognose aber schlecht bleibt (50 % Mortalität in 2–3 Jahren).

Polymyositis und Dermatomyositis

► **Beschreibung und Häufigkeit.** Die Erkrankung ist selten, Frauen sind häufiger betroffen als Männer. Ca. 30 % entwickeln eine Lungenparenchymbeteiligung. Hierzu gehören auch eine akute Pneumonitis mit diffusem alveolärem Schaden (Diffuse alveolar Damage, DAD) und eine pulmonale Vaskulitis mit alveolärer Hämorrhagie. Darüber hinaus kommt es zu pneumologischen Komplikationen durch rezidivierende Aspirationen und eine generalisierte Muskelschwäche. Es besteht keine Korrelation zwischen den Muskel- und Hautsymptomen und der pulmonalen Manifestation. In ca. 30 % der Fälle soll die pulmonale Erkrankung sogar den typischen generalisierten Krankheitssymptomen vorausgehen. Dermatomyositis und auch Polymyositis sind u. a. paraneoplastische Syndrome, sodass auch ein Malignom ausgeschlossen werden muss.

► **Klinik und Diagnose.** Der Nachweis von Jo-1-Antikörpern (gegen Histidyl-tRNA-Synthetase) findet sich bei > 50 % der Patienten mit einer pulmonalen Manifestation. Er ist nicht nur mit einer häufigeren Lungenbeteiligung, sondern auch mit einem schwereren Krankheitsverlauf verbunden.

Funktionelle Einschränkungen, insbesondere eine **Einschränkung der CO-Diffusionskapazität,** sind für die pulmonale Beteiligung typisch und gehen den sichtbaren Parenchymveränderungen häufig voraus, sind allerdings oft auch mit unspezifischen Allgemeinsymptomen verbunden. **CT-morphologisch** überwiegt das Bild einer NSIP, daneben kommen aber auch Veränderungen wie bei einer COP und IPF/UIP vor.

> **M!**
> CT-morphologisch dominieren die Bilder einer NSIP, seltener COP und IPF/UIP.

Infolge einer Muskelschwäche kommt es nicht nur gehäuft zu Aspirationen und Pneumonien, sondern auch zu Atelektasebildungen und gelegentlich auch zur raschen Entwicklung einer ventilatorischen Insuffizienz. Die **BAL** dient v. a. zur Differenzialdiagnose von Infektionen und pulmonalen Medikamentennebenwirkungen.

► **Therapie.** Zeigt sich das Bild einer COP, so ist nach Gabe von oralen Glukokortikoiden mit einem guten Ansprechen zu rechnen. Liegt eine pulmonale Vaskulitis oder ein diffuser alveolärer Schaden vor, so wird man Prednisolon in Kombination mit Cyclophosphamid oder Azathioprin einsetzen. Darüber hinaus sind Behandlungserfolge unter dem Einsatz von Methotrexat und auch i. v. Immunglobulinen beschrieben worden. Zum Teil zeigt sich die pulmonale Manifestation therapieresistent, auch wenn sich die Symptome der Myositis unter Behandlung bessern.

Systemischer Lupus erythematodes (SLE)

► **Beschreibung und Häufigkeit.** Der Lupus erythematodes ist primär eine Systemerkrankung von Haut und Gefäßbindegewebe, die praktisch immer auch mit einer **Vaskulitis und Perivaskulitis** der kleinen Arterien einhergeht und mit einer Immunkomplexbildung verbunden ist. Die Erkrankung selbst hat etwa eine Prävalenz von 50/100 000, Afroamerikaner sind häufiger als Kaukasier und Frauen etwa 10-mal häufiger als Männer betroffen. Selten tritt der Lupus erythematodes nach dem 55. Lebensjahr auf. Eine Lungenbeteiligung findet sich bei dieser Erkrankung häufig, je nach Studienuntersuchungsart bei bis zu 70 % aller Patienten, wobei die exsudative Pleuritis, z. T. auch mit Perikarderguss, also das Bild einer **Polyserositis,** gegenüber den Parenchymveränderungen stark überwiegt.

► **Klinik und Diagnose.** Eine Pleuritis, meistens beidseits, ist die häufigste pulmonale Manifestation und ist oft überhaupt das erste Krankheitssymptom, v. a. weil schon zuvor auftretende Muskel- oder Gelenkschmerzen oft bagatellisiert werden. Infolge der generalisierten Immunkomplexvaskulitis kann der SLE ein sehr buntes klinisches Bild bieten. Bei dem **Pleuraerguss** handelt es sich um ein Exsudat, meist mit deutlicher neutrophiler Granulozyose und erniedrigter Glukose sowie dem Nachweis von LE-Zellen und ANA.

> **M!**
> Bei einem exsudativen Pleuraerguss bei jüngeren Frauen muss man an einen SLE denken.

Die Häufigkeitsangaben zur interstitiellen Pneumonie sind unterschiedlich, insgesamt aber tritt eine solche Veränderung wohl nur sehr selten auf. Wenn, dann kommt es zur so genannten **akuten Lupuspneumonie,** die einem diffusen alveolären Schaden entspricht und auch mit einer diffusen alveolären Hämorrhagie einhergehen kann. Die akute Lupuspneumonitis kommt mit einer Häufigkeit von etwa 2 % vor, endet aber bei etwa 50 % der Patienten infolge respiratorischen Versagens letal. Die akute Pneumonitis kann leicht mit einer kryptogenen organisierenden Pneumonie (COP) bei SLE verwechselt werden, zumal auch die COP gelegentlich vorkommt. Manche Medikamente, insbesondere solche, die einen SLE induzieren können, wie sulfonamidhaltige Antibiotika oder Penicillin, sollten vermieden werden, da sie vermutlich auch einen Pneumonitisschub auslösen können.

> **M!**
> Die so genannte Lupus-Pneumonie verläuft dramatisch und ist eine bedeutsame, aber schwierige Differenzialdiagnose.

Eine pulmonale Hypertonie ist selten, kann sich beim SLE aber auch ohne erkennbare Veränderungen im Lungenparenchym entwickeln. Wie bei allen Kollagenosen kann sie Folge einer direkten krankheitsassoziierten Vaskulitis, aber auch Folge einer Hyopoxämie sein.

In besonderer Weise muss man beim SLE an das so genannte **Lupus-Antikoagulans-Phänomen** mit venösen und arteriellen Thrombosen in allen Gefäßabschnitten (Hirn, Lunge, Extremitäten) und Lungenembolien infolge des Antiphospholipid-Syndroms (Antikörper gegen Phospholipide in Gerinnungsfaktoren oder Rezeptoren auf Thrombozyten) denken. Insbesondere bei der anamnestischen Angabe von Fehlgeburten sollte an ein Antiphospholipid-Syndrom gedacht werden. Hinweise geben eine spontan verlängerte partielle Thromboplastinzeit (PTT) und der Nachweis von Anti-Kardiolipin-Antikörpern. Typisch sind darüber hinaus Coombs-positive hämolytische Anämien, Leukopenien, Lymphozytopenien und Thrombozytopenien.

M!

Bei jungen Frauen mit Aborten und allen Patienten mit venösen und/oder arteriellen Thrombosen muss man an ein Antiphospholipid-Syndrom denken, das mit dem SLE assoziiert ist.

Antinukleäre Antikörper (ANA) finden sich in 90–95 % der Fälle. Typisch sind Antikörper gegen Doppelstrang-DNA (dsDNA), sie sind v. a. assoziiert mit der Lupusnephritis. Der Nachweis von Anti-Histon-Antikörpern ist in 90 % der Fälle verbunden mit einem medikamentös induzierten SLE und findet sich nur in 20–30 % beim primären SLE. Die BAL hilft, v. a. opportunistische Infektionen auszuschließen, da beim SLE von einer generalisierten Abwehrschwäche ausgegangen werden muss.

Einschränkungen der Lungenfunktion können auch hier den radiologisch sichtbaren Veränderungen vorausgehen, dies gilt v. a. für die **Einschränkung der CO-Diffusionskapazität**. Im Fall einer Lupuspneumonitis kommt es zur dramatischen Entwicklung einer respiratorischen Insuffizienz. Differenzialdiagnostisch muss bei plötzlich auftretender Dyspnoe und respiratorischer Insuffizienz an eine **Lungenembolie** infolge eines Antiphospholipid-Syndroms gedacht werden. Eine restriktive Ventilationsstörung kann sich sowohl infolge der eingeschränkten Zwerchfelltätigkeit durch die Myopathie als auch infolge einer interstitiellen Pneumonie entwickeln.

► **Therapie.** Die Therapie des SLE erfolgt primär immunsuppressiv mit Glukokortikoiden bzw. im Verlauf zur Steroideinsparung mit anderen Immunsuppressiva und NSAR. Zahlreiche Kombinationen sind beschrieben worden. In Problemfällen wirken neben Mycophenolat auch neue monoklonale Antikörper, insbesondere Anti-CD-20-Antikörper (Rituximab). Ständig werden neue Alternativen bei Steroidversagern beschrieben, bis hin zur autologen Stammzelltransplantation. In solchen Fällen sollte man immer Kontakt zu einer SLE-Spezialambulanz suchen.

Die Pleuraergüsse reagieren relativ rasch und gut auf orale Steroide in Normaldosierung von 0,5–1 mg/kg KG/Tag. Gleiches gilt für die Manifestation einer COP. Problematisch ist die Therapie der akuten Lupuspneumonitis und der diffusen alveolären Hämorrhagie. Hier wird ein Therapieversuch mit 1 g Prednisolon über 3–5 Tage empfohlen, am besten primär in Kombination mit oralem oder i. v. Cyclophosphamid.

Bei einem Antiphospholipid-Syndrom muss ein Gerinnungsspezialist hinzugezogen werden.

Rheumatoide Arthritis (RA)

► **Beschreibung und Häufigkeit.** Die rheumatoide Arthritis betrifft etwa 1 % der erwachsenen Bevölkerung und ist damit eine häufige chronisch entzündliche Systemerkrankung mit einem Gipfel im 4. Lebensjahrzehnt. Sie tritt etwa 3- bis 4-mal häufiger bei Frauen als bei Männern auf und zeigt eine familiäre Häufung. Ein Befall des respiratorischen Systems ist relativ häufig und vielgestaltig. Hierzu gehören der seltene Befall des Kehlkopfknorpels, die Pleuritis, verschiedene Formen der interstitiellen Erkrankungen, die pulmonale Vaskulitis und die Rheumaknoten.

Für einen im CT erkennbaren Lungenbefall wird eine Häufigkeit ca. 20 %, für einen histologisch nachgewiesenen Parenchymbefall aber 60 % angegeben. Klinisch bedeutsam sind die Veränderungen aber wohl viel seltener.

► **Klinik und Diagnose.** Alle pulmonalen Manifestationen können den typischen Gelenkbeschwerden vorausgehen, wobei es bei der seronegativen RA vermutlich keine Lungenbeteiligung gibt. Eine **Pleuritis** ist die häufigste thorakale Manifestationsform der rheumatoiden Arthritis. Daher sieht man wesentlich häufiger Symptome einer Pleuritis sicca als einen Pleuraerguss. Der Pleuraerguss ist charakterisiert durch ein Exsudat mit sehr niedrigen Glukosewerten (< 25 mg/dl), niedrigem pH-Wert (< 7,2) und teilweise hohen LDH-Werten (Kap. 7). Ferner ist der Nachweis von Cholesterinkristallen relativ typisch. Zytologisch werden neutrophile Granulozyten und Lymphozyten nachgewiesen. Wie bei vielen Pleuraergüssen dominieren die Lymphozyten, je länger der Erguss besteht.

M!

Der rheumatische Pleuraerguss ist eher leicht zu identifizieren.

Ein Pneumothorax kann selten durch Perforation eines subpleuralen so genannten Rheumaknotens entstehen. Kommt es zu einer interstitiellen Lungenerkrankung, so dominieren die Bilder einer IPF/UIP oder NSIP vom fibrotischen Typ. Erstaunlicherweise ist die Prognose selbst beim CT-morphologischen Bild einer IPF/UIP besser als bei der idiopathischen Form. Ebenso wie bei den idiopathischen Formen kommen auch akute Exazerbationen mit dann ungünstigerer Prognose vor. Eine COP gehört zu den häufigsten pulmonalen Manifestationsformen.

> **M!** CT-morphologisch und histologisch dominieren Bilder einer IPF/UIP und COP. Die Prognose ist aber besser als bei den idiopathischen Formen.

Rheumaknoten (histologisch aus Histiozyten, Fibroblasten und Monozyten in palisadenförmiger Anordnung bestehend, typischerweise mit fibrinoider zentraler Nekrose) sind nicht so häufig wie allgemein angenommen. Sie kommen in sehr unterschiedlicher Größe (von wenigen Millimetern bis zu einigen Zentimetern) vor und können auch radiologisch sichtbar einschmelzen. Gehäuft finden sie sich subpleural und interlobulär.

Eine **Besonderheit** bei der rheumatoiden Arthritis ist der **Befall der großen und kleinen Bronchien**. Es kommt sowohl gehäuft zum Bild einer chronischen Bronchitis mit Bronchiektasen als auch zu einer Bronchiolitis obliterans. Diese ist gekennzeichnet durch eine rasch zunehmende Dyspnoe. Funktionsanalytisch erkennt man diese Erkrankung an einer meist massiven Lungenüberblähung (cave: Lungenüberblähung ist nicht gleichbedeutend mit Lungenemphysem). Eine Diffusionsstörung kann zusätzlich nachgewiesen werden. Die Entwicklung einer pulmonalarteriellen Hypertonie ist bei rheumatoider Arthritis selten.

> **M!** Der Knorpelbefall kann auch das Laryngo-Tracheo-Bronchialsystem betreffen.

Seit Jahrzehnten wird in der Literatur das so genannte **Caplan-Syndrom** als Kombination einer Silikose mit einer rheumatoiden Arthritis beschrieben. Mit hoher Wahrscheinlichkeit existiert dieses Krankheitsbild als Entität nicht. Es handelt sich lediglich um das Nebeneinander von 2 Erkrankungen (Kap. 9.4).

► **Therapie.** Pleuraergüsse, COP, Bronchiolitis obliterans und Rheumaknoten sprechen gut auf orale Glukokortikoide an. Für IPF und NSIP gelten die oben genannten Diagnose- und Therapiekriterien. Pleuraergüsse, chronische Bronchitis und Bronchiektasen werden wie sonst behandelt (s. entsprechende Kapitel).

Sjögren-Syndrom

► **Beschreibung und Häufigkeit.** Das Sjögren-Syndrom kommt sowohl als primäre Erkrankung vor als auch sekundär in Begleitung anderer Kollagenosen. Die Erkrankung ist durch lymphozytäre Infiltrate, v. a. in Speichel- und Tränendrüsen sowie auch in den schleimbildenden Drüsen des Mundraums gekennzeichnet. Klinisch steht eine Sicca-Symptomatik im Vordergrund. Ein großer Teil der Patienten mit Sjögren-Syndrom leidet zusätzlich unter Husten und Luftnot. Im CT werden bei etwa 20 % der Patienten Lungenparenchymveränderungen gesehen.

> **M!** Typisch ist eine generalisierte Sicca-Symptomatik, die auch Husten verursacht.

► **Klinik und Diagnose.** Bei 40–50 % der Patienten lassen sich **Antikörper gegen RNA** nachweisen und werden als Ro(SS-A) und La (SS-B) (beide gegen RNA-Transkriptionsfaktoren gerichtet) bezeichnet. Diese Antikörper kommen in geringer Häufigkeit auch bei anderen Erkrankungen vor, v. a. beim systemischen Lupus erythematodes.

Die **CT-morphologischen Veränderungen** entsprechen v. a. dem Bild einer NSIP oder COP. Seltener wird das Muster einer IPF/UIP gefunden. Eine besondere Assoziation besteht offensichtlich zwischen dem Sjögren-Syndrom und der lymphozytären interstitiellen Pneumonie (LIP). Häufiger werden auch Pseudolymphome in Form größerer Knoten gefunden. Umgekehrt entwickelt sich häufig ein Sjögren-Syndrom bei vorbekannten malignen Lymphomen.

> **M!** Beim Sjögren-Syndrom muss immer nach einer Grunderkrankung gesucht werden, besonders nach Lymphomen.

Infolge der Störung der Mukussekretion kommt es zu einer trockenen Tracheitis sowie zu einer chronischen Bronchitis. Die **Bronchoskopie** zeigt oftmals eine akut gerötete Bronchialschleimhaut. Dies ist möglicherweise auch die Ursache für die gehäuft objektivierbare bronchiale Hyperreagibilität (40–60 % der Patienten). Auch eine Bronchiolitis (RV/TLC erhöht ohne relevante Obstruktion) kommt vor.

In der **BAL** wird in bis zu 50 % der Fälle eine lymphozytäre Alveolitis nachgewiesen. Ihre Bedeutung ist letztlich unklar, sie geht jedoch häufiger mit einer Störung der Diffusion einher.

Funktionsanalytisch steht beim Sjögren-Syndrom eher das Bild einer chronischen Bronchitis mit Atemwegsobstruktion im Vordergrund.

Bei dem Bild einer lymphozytären interstitiellen Pneumonie besteht zur weiteren Abgrenzung von malignen Erkrankungen gelegentlich die Indikation zur **offenen Lungenbiopsie**. Dies gilt insbesondere bei nodulären Veränderungen. Hier müssen maligne Lymphome sicher ausgeschlossen werden, da sie natürlich eine spezielle Therapie implizieren.

► **Therapie.** Eine Hyperreagibilität bzw. die Obstruktion wird mit inhalativen Steroiden und β_2-Mimetika behandelt. Zur Behandlung des trockenen Hustenreizes können zusätzliche Feuchtinhalationen über einen Druckluftvernebler mit physiologischer Kochsalzlösung oder Emser-Salz-Lösung hilfreich sein. Eine Bronchiolitis und eine COP sprechen gut auf orale Glukokortikoide an. Die Therapie einer IPF/UIP und NSIP erfolgt wie oben beschrieben, wobei neuerdings hier in schweren Fällen auch monoklonale Antikörper gegen CD20 (Rituximab) und CD22 (Epratuzumab) exprimierende B-Zellen versucht werden.

Mixed Connective Tissue Disease (Sharp-Syndrom)

► **Beschreibung und Häufigkeit.** Beim Sharp-Syndrom handelt es sich um ein Krankheitsbild mit einer Überlappungssymptomatik aus Lupus erythematodes, Sklerodermie, Polymyositis und rheumatoider Arthritis. Der Verlauf ist insgesamt relativ gutartig, eher selten kommt es zur Beteiligungen von inneren Organen. Frauen sind 9-mal häufiger betroffen als Männer.

► **Klinik und Diagnose.** Beim Sharp-Syndrom finden sich **Antikörper gegen kleine nukleäre Proteine,** die als U1-RNP- oder U2-RNP-Antikörper bezeichnet werden. Typisch für die Erkrankung ist, dass sich keine weiteren Antikörper nachweisen lassen. Pulmonale Veränderungen sind häufiger als pleurale. Oft werden Milchglastrübungen und auch subpleurale kleine Knötchen im CT gesehen. Spezielle Manifestationen von interstitiellen Pneumonien sind in der Literatur nicht beschrieben. Über eine pulmonale Hypertonie mit rasch progredientem Verlauf wird in der Literatur berichtet.

► **Therapie.** Pleurale Beschwerden können mit nichtsteroidalen Antiphlogistika und mit oralen Glukokortikoiden behandelt werden. Letztere sind bei Ergussbildung zu bevorzugen. Milchglasveränderungen als Alveolitiskorrelat sprechen in der Regel ebenfalls gut auf Glukokortikoide an. Es gibt Hinweise, dass sich eine pulmonalarterielle Hypertonie unter einer kombinierten Immunsuppression (Prednisolon plus Cyclophosphamid) bessert. Ansonsten folgt die Behandlung der pulmonalen Hypertonie den üblichen Empfehlungen.

Spondylitis ankylosans (Morbus Bechterew)

► **Beschreibung und Häufigkeit.** Der Morbus Bechterew ist eine HLA-B27-assoziierte Erkrankung mit einer Prävalenz von etwa 1 %. Männer sind etwa 3-mal häufiger befallen als Frauen, eine familiäre Häufung kommt vor. Das Manifestationsalter liegt etwa zwischen dem 20. und 40. Lebensjahr.

Ein spezielles Antikörpermuster gibt es nicht, es handelt sich um eine so genannte **seronegative Spondylarthritis**. Eine Uveitis und eine Aortenklappeninsuffizienz kommen häufiger vor als eine interstitielle Lungenerkrankung.

► **Klinik und Diagnose.** Typische **radiologische Veränderungen** finden sich in den Oberlappen und Lungenspitzen. Im CT sieht man bei 50 % der Patienten meist gering ausgeprägte fibrosierende Veränderungen. Ganz typisch ist die so genannte fibrozystische Degeneration. Sie tritt aber nur bei 2 % der Patienten auf.

> M!
>
> Das Bild fibrozystischer Veränderungen in den Lungenspitzen ist relativ typisch für einen Morbus Bechterew.

Gehäuft werden Bronchiektasen und ein paraseptales Emphysem nachgewiesen. Die interstitiellen Veränderungen sind unspezifisch im Sinne von Verdickungen der interlobulären Septen. Auch pleurale Verdickungen kommen vor. Kommt es zu Kavitationen in den apikalen Lungenabschnitten, so wird gehäuft eine Besiedlung mit nichttuberkulösen Mykobakterien und Aspergillus fumigatus nachgewiesen. Auch Aspergillome kommen vor. Diese wiederum können Hämoptysen verursachen.

In der **BAL** findet sich häufig eine lymphozytäre Alveolitis. **Lungenfunktionsanalytisch** wird man beim Morbus Bechterew gehäuft eine extrapulmonal bedingte restriktive Ventilationsstörung nachweisen. Ansonsten sind Funktionseinschränkungen eher selten.

► **Therapie.** Eine Behandlungsindikation für die typischen fibrozystischen Veränderungen besteht nicht. Komplikationen wie Bronchiektasen werden wie üblich behandelt.

6.4.2 Vaskulitiden

Allgemeine Vorbemerkungen

Insgesamt sind Vaskulitiden eine Gruppe von relativ seltenen Erkrankungen, die allerdings in den letzten Jahren aufgrund einer verbesserten Diagnostik häufiger erkannt werden. Die gängige **Einteilung** folgt der so genannten **Chapel-Hill-Konferenz** von 1992 und basiert auf der **Grö-**

ße der beteiligten Gefäße. Sie berücksichtigt nicht die Vaskulitiden, die im Rahmen von Kollagenosen wie dem systemischen Lupus erythematodes entstehen und auch nicht die primär pulmonalen Vaskulitiden, die ohne systemische Beiteiligung auftreten (isolierte pulmonale Kapillaritis, idiopathische Lungenhämosiderose [Morbus Ceelen], nekrotisierende Sarkoid-Granulomatose).

> M!
>
> Es wird zwischen primär systemischen, isolierten primär pulmonalen und solchen Vaskulitiden unterschieden, die im Rahmen anderer Erkrankungen als Begleitphänomen auftreten.

Die Einteilung entsprechend der Art der beteiligten Gefäße ist auch für die Diagnostik hilfreich, da die klinischen Symptome hierdurch wesentlich mitbestimmt werden.

Bei den Vaskulitiden kleiner Gefäße wird darüber hinaus zwischen den **ANCA-assoziierten und den nicht-ANCA-assoziierten Vaskulitiden** unterschieden. Dies ist für die Diagnostik hilfreich, da der Morbus Wegener, das Churg-Strauss-Syndrom und die mikroskopische Polyarteriitis (z. T. auch als Panarteriitis bezeichnet) praktisch immer ANCA-assoziiert sind.

Durch den diagnostischen Nachweis von ANCA-Subtypen sind darüber hinaus eine weitere Zuordnung sowie die Verlaufsbeobachtung anhand der Titer möglich.

Eine dritte, durchaus klinisch hilfreiche Unterscheidung berücksichtigt die **Granulombildung**. Die Riesenzellarteriitis, die Takaysu-Arteriitis, der Morbus Wegener und das Churg-Strauss-Syndrom gehen mit einer Granulombildung einher. Häufig wird der Begriff der nekrotisierenden Vaskulitis benutzt. Dies weist auf eine Destruktion der Gefäßwand selbst hin.

> M!
>
> Bei einigen Vaskulitiden kommt es zu einer eindrucksvollen Granulombildung.

Genaue Zahlen zur **Prävalenz** sind nicht bekannt. Vaskulitiden können in jedem Alter auftreten, wobei der **Morbus Schoenlein-Henoch** (anaphylaktische Purpura) ganz überwiegend bei Kindern gesehen wird und die granulomatösen Vaskulitiden in erster Linie zwischen dem 40. und 60. Lebensjahr. Der Morbus Wegener, das Churg-Strauss-Syndrom und die nekrotisierende sarkoidoseähnliche Granulomatose werden häufiger bei Männern gesehen. Die Kollagenose-assoziierten Vaskulitiden hingegen treten häufiger bei Frauen auf.

Über **Pathogenese und Ätiologie** der Vaskulitiden wird seit langer Zeit diskutiert. Es gibt zahlreiche Hinweise auf eine Auslösung durch bakterielle Antigene. Insbesondere für den Morbus Wegener (granulomatöser Polyangiitis) ist eine Assoziation zu einer Staphylococcus-aureus-Besiedlung der Nase wiederholt beschrieben.

Bei den meisten **Vaskulitiden** lagern sich **Immunkomplexe** in der Gefäßwand ab und führen dort zu einer Entzündungsreaktion, die wiederum zu einer Zerstörung der Gefäßwand und zu einer Entzündung um die Blutgefäße herum führt. Bei den ANCA-assoziierten Vaskulitiden allerdings findet man kaum Immunkomplexablagerungen, weshalb sie als Pauci-Immunvaskulitiden bezeichnet werden.

Bei den **ANCA** handelt es sich um antineutrophile zytoplasmatische Antikörper. Damit sich Antikörper gegen die entsprechenden primär zytoplasmatisch gelegenen Antigene richten können, müssen diese zunächst auf der Oberfläche von neutrophilen Granulozyten und Monozyten exprimiert werden. Dies wird möglicherweise ebenfalls durch bestimmte Infektionen getriggert. Die für den Morbus Wegener typischen c-ANCA richten sich gegen die Proteinase 3 (PR3) und die für die mikroskopische Polyarteriitis typischen p-ANCA gegen die Myeloperoxydase (MPO).

Bei allen Vaskulitiden kommen **unspezifische Symptome** in unterschiedlicher Ausprägung vor: allgemeines Krankheitsgefühl, Fieber, Arthralgien, Myalgien, Hautveränderungen und v. a. beim Befall der kleinen Gefäße auch Hämoptysen. Husten und Dyspnoe treten in erster Linie. bei den granulomatösen Vaskulitiden auf.

Bei einer alveolären Hämorrhagie infolge einer Vaskulitis gibt es eine **lungenfunktionsanalytische Besonderheit**: Durch die alveoläre Blutansammlung steigt die CO-Bindung bei der Messung auf Werte > 100 % (meist > 130 % SW), was in einer klaren Diskrepanz zu der gleichzeitig oft messbaren Hypoxämie und Dyspnoe steht.

> M!
>
> Eine TLCO > 100 % SW ist typisch für eine alveoläre (frische) Blutung und steht häufig in Diskrepanz zu einer Hypoxämie.

Handelt es sich nicht um eine chronische oder rasch rezidivierende Blutung, so fällt der Transferfaktor nach etwa 24 h langsam wieder ab, da das Hämoglobin etwa in diesem Zeitraum abgebaut wird. Im weiteren Verlauf und v. a. nach wiederholten Ereignissen kommt es dann langsam zu einer progredienten, dauerhaften Einschränkung der CO-Diffusionskapazität infolge der intraalveolären Ablagerungen, die bei lang dauernden, rezidivierenden Blutungen bis zur Fibrose führen können.

Zur eindeutigen Diagnosestellung sind bei den Vaskulitiden oft **bioptische Sicherungen** erforderlich. Von transbronchialen Biopsien wird abgeraten, da die Proben zu klein sind für eine sichere Beurteilung und sich oft nur unspezifische Reaktionen nachweisen lassen. In einigen Fällen, wie beim Churg-Strauss-Syndrom, der leukozytoklastischen Vaskulitis und der Polyarteriitis nodosa, bieten sich oft Hautbiopsien an. Beim Morbus Wegener sind häufig (tiefe) Biopsien der oberen Atemwege (Nase oder zentrales Bronchialsystem) naheliegend. Bei allen granulomatösen Vaskulitiden ist die Biopsie an der Lunge gegenüber der Nierenbiopsie zu favorisieren, da sich in der Niere selten Granulome nachweisen lassen.

> M!
>
> Bei unklaren Vaskulitiden muss eine bioptische Sicherung gefordert werden.

Die **Behandlung der Vaskulitiden** richtet sich nach Akuität und Schweregrad. Dementsprechend wird zwischen Induktions- und Erhaltungstherapie unterschieden. In der Regel wird eine kombinierte immunsuppressive Behandlung, bestehend aus Prednisolon und einem Kombinationspartner, durchgeführt. Cyclophosphamid wird für die kombinierte Therapie bevorzugt. Auf Besonderheiten wird bei den einzelnen Erkrankungen eingegangen.

Einteilung

▶ **Befall der kleinen Gefäße.** Die für den Pneumologen wichtigsten Vaskulitiden der kleinen Gefäße sind die Wegener-Granulomatose (Morbus Wegener, granulomatöse Polyangiitis), das Churg-Strauss-Syndrom, die mikroskopische Polyarteriitis und der Morbus Behçet.

▶ **Befall der mittelgroßen Gefäße.** Zu dieser Gruppe gehört die Polyarteriitis nodosa (auch als klassische Panarteriitis bezeichnet) und der Morbus Kawasaki.

▶ **Befall der großen Gefäße.** In diese Gruppe gehören die Riesenzellarteriitis und die Takayasu-Arteriitis. Bei beiden Erkrankungen ist ein pulmonaler Befall selten.

▶ **Primär pulmonale Vaskulitiden.** In diese Gruppe gehören Erkrankungen ohne erkennbaren extrapulmonalen Befall. Hierzu zählen neben der nekrotisierenden Sarkoid-Granulomatose und der veno-okklusiven Erkrankung auch die isolierte pulmonale Kapillaritis und die idiopathische Lungenhämosiderose (Morbus Ceelen). Sie werden aber nicht hier, sondern bei den pulmonalen Hämorrhagiesyndromen besprochen (Kap. 6.5.5), da die Hämorrhagie im Alveolarbereich symptomatisch ist und bei den bildgebenden Verfahren im Vordergrund steht.

Morbus Wegener (granulomatöse Polyangiitis)

▶ **Beschreibung und Klinik.** Die Wegener-Granulomatose verläuft oft in 2 Stadien. Das Initialstadium ist durch eine granulomatöse Erkrankung v. a. des oberen Respirationstrakts geprägt. Typisch ist eine schon lange bestehende Entzündung im Bereich der Nase und der Nasennebenhöhlen. Zum Teil kommt es beim Vollbild zu einer Chondritis im Bereich der Nase mit Ausbildung einer Sattelnase und Septumperforationen. In ca. drei Viertel der Fälle kommt es dann später zu einem generalisierten Befall, dem 2. Stadium.

▶ **Diagnostik. Bronchoskopisch** sieht man mitunter ulzerierende und granulomatöse Veränderungen im Bereich der Trachea und der großen Bronchien. Ganz typisch sind in diesen Fällen eine subglottische Stenose und gelegentlich auch weiter distal gelegene Einengungen der Bronchien.

> M!
>
> Granulomatöse Veränderungen (auch mit Stenosen) in den oberen Atemwegen sind recht typisch.

Im **Röntgenbild** finden sich unterschiedliche, z. T. bis 10 cm große Rundherde, häufig mit zentraler Nekrose und unterschiedlich dicken Wänden. Daneben kommen flächige Infiltrate v. a. bei alveolärer Hämorrhagie vor. In diesem granulomatösen Stadium ist der c-ANCA-Titer nur in 50–70 % der Fälle positiv. Die Diagnose lässt sich fast immer aus Schleimhautbiopsien stellen. Oft bietet sich eine große Biopsie aus dem Bereich der Nase an.

> M!
>
> Charakteristisch bei pumonaler Manifestation sind unterschiedlich große, teils sehr große, einschmelzende Rundherde.

Im Generalisationsstadium zeigt sich das typische Bild einer **systemischen Vaskulitis** mit Beteiligung von Herz, Niere, ZNS und peripheren Nerven. Beschrieben sind auch eine Konjunktivitis, Skleritis und Proptosis. Es kommen zwar auch vorbeschriebene Lungenherde vor, typisch ist aber daneben das Bild einer diffusen Pneumonitis und einer diffusen alveolären Hämorrhagie infolge der Kapillaritis. In dieser Situation lassen sich in der Regel unspezifische Entzündungszeichen wie BSG-Beschleunigung, CRP-Erhöhung, Leukozytose und Thrombozytose, v. a. aber bei der generalisierten Erkrankung in 90 % der Fälle c-ANCA nachweisen.

Die Diagnose gilt gesichert, wenn 2 der nachfolgenden 4 Kriterien erfüllt sind:

1. entzündliche Veränderungen im Bereich des Nasopharynx
2. Nachweis von Rundherden oder (trotz Antibiose) persistierende Lungeninfiltraten
3. nephritisches Urinsediment
4. histologischer Nachweis einer nekrotisierenden granulomatösen Vaskulitis.

> M!
>
> Cave: Gelegentlich kommt es bereits bei Erstmanifestation zu einer foudroyanten alveolären Hämorrhagie mit rasch progredienter respiratorischer Insuffizienz.

► **Therapie.** Im Stadium der limitierten Erkrankung ist in der Regel eine Therapie mit **Prednisolon** ausreichend, bei Bedarf in **Kombination mit Cotrimoxazol.** Die Therapie wird über 6–12 Monate fortgeführt. Bei der generalisierten Erkrankung wird Cyclophosphamid mit höher dosiertem Prednisolon kombiniert. Das so genannte **Fauci-Schema** sieht eine Cyclophosphamiddosis von 2–4 mg/kg KG/Tag oral in Kombination mit 3 × 50 mg Prednisolon für 7 Tage und eine Weiterführung mit 50 mg 1 × täglich für 3 Monate vor. Danach wird die Prednisolontherapie bis auf eine Erhaltungsdosis von 5–7,5 mg/Tag reduziert und während der gesamten Dauer der Cyclophosphamidtherapie beibehalten. Die Therapie mit Cyclophosphamid wird über 6 Monate (gelegentlich reichen auch 3 Monate) fortgeführt. Danach ist die Induktionsphase beendet. Unter der Therapie mit Cyclophosphamid ist ein Leukozytenabfall bis 3 000/µl (Neutrophile bis 1500/µl) gewünscht. Eine orale Dauertherapie mit Cyclophosphamid sollte zur Prophylaxe der sehr unangenehmen Zystitis immer mit Mesna kombiniert werden. Um die Einwirkungszeit gering zu halten, ist es sinnvoll, die volle Dosis morgens zu geben.

Aufgrund der hohen kumulativen Dosis kommt es unter der oralen Therapie zu einer intensiveren Immunsuppression als unter der Stoßtherapie. Die **Stoßtherapie (Austin-Schema)** sieht die i. v. Gabe von 15 mg/kg KG i. v. alle 4 Wochen vor. Dieses Therapieschema führt nicht zu einer schnelleren Initialwirkung, ist aber verträglicher. Bei hoher Krankheitsaktivität und fulminantem Verlauf werden 500 mg Prednisolon an 3 aufeinander folgenden Tagen begleitet von der oben genannten Cyclophosphamidtherapie gegeben. Allerdings werden heute bei Therapieversagern oder Unverträglichkeit des Fauci-Schemas andere Immunsuppressiva wie Rituximab, Mycophenolat, Etenercept und Ciclosporin zunehmend bevorzugt. Greifen auch diese nicht, kann insbesondere bei akutem Nierenversagen oder bedrohlicher Hämoptoe eine Plasmapherese erwogen werden.

Die **remissionserhaltene Therapie** wird wegen der erhöhten Neoplasie- und Nebenwirkungsrate unter Cyclophosphamid möglichst mit anderen Präparaten durchgeführt. Hierfür bietet sich Methotrexat in einer Dosis von 7,5–15 mg 1 × wöchentlich (i. m. oder i. v., wegen der unsicheren oralen Resorption) oder Azathioprin in einer Dosis von 2 mg/kg KG/Tag an. Bei der reinen Granulomkrankheit kann die remissionserhaltende Therapie auch mit Cotrimoxazol durchgeführt werden, wobei der Hintergrund unklar ist. Möglicherweise werden damit nur die gehäuft vorkommenden Infekte mit Pneumocystis verhindert, die gerade unter immunsuppressiver Therapie beim Morbus Wegener gehäuft auftreten. Die Erhaltungstherapie wird über 1,5–2 Jahre durchgeführt. Zur Verlaufsbeurteilung werden klinische Parameter und der c-ANCA-Titer herangezogen.

> M!
>
> Cave: Keine Kombination von Methotrexat mit Cotrimoxazol wegen Verstärkung der Methotrexat-Nebenwirkungen.

Churg-Strauss-Vaskulitis

► **Beschreibung, Klinik.** Das Churg-Strauss-Syndrom ist eine weitere außerordentlich **variantenreiche ANCA-assoziierte Vaskulitis** der kleinen Gefäße. Die Erkrankung verläuft in Stadien. In der **ersten Phase** (Prodromalphase) stehen meist eine Sinusitis, Polyposis nasi, aber v. a. ein Asthma bronchiale im Vordergrund. In dieser Phase wird die Erkrankung meistens nicht als Vaskulitis diagnostiziert, zumal sich auch fast immer eine Atopie nachweisen lässt.

In der **zweiten Phase** kommt es zu eosinophilen Lungeninfiltraten, die mit einer Bluteosinophilie einhergehen. Eine eosinophile Infiltration findet sich in dieser Phase auch in anderen Organen, wie im Magen-Darm-Trakt, und es kommt auch zu einer Erhöhung des Gesamt-IgE. Das gemeinsame Auftreten von Eosinophilie und hohem Gesamt-IgE lenkt den Verdacht verständlicherweise in dieser Phase immer noch nicht auf eine Vaskulitis, da die Befunde auch mit einem allergischen Asthma vereinbar sind.

> M!
>
> Oft wird die Erkrankung übersehen (v. a. im Stadium 1 und 2), da sie sich vom Asthma bronchiale klinisch nicht unterscheidet.

Die **dritte Phase** ist dann durch die Vaskulitis geprägt. Radiologisch lassen sich wandernde pulmonale Infiltrate und nicht einschmelzende Rundherde (DD: Morbus Wegener mit einschmelzenden Rundherden) nachweisen. Hinzu kommen unspezifische Allgemeinsymptome wie Fieber und Gewichtsabnahme.

> M!
>
> Typisch für eine Churg-Strauss-Vaskulitis sind wandernde Infiltrate und nicht einschmelzende Rundherde.

Häufiger kommt es in der Lunge zu einer Mukusverlegung und auch zu kleinen ulzerierenden Schleimhautgranulomen. Besonders gefürchtet ist der **kardiale Befall** mit Myokarditis und auch einer Koronariitis. Gravierend ist auch eine Beteiligung des Erregungsleitungssystems des Herzens mit lebensbedrohlichen Herzrhythmusstörungen. Darüber hinaus kann es zu einer interstitiellen Nephritis, unterschiedlichen Arten der Augenbeteiligung und zu einer Mononeuropathie oder **Mononeuropathia multiplex** kommen.

► **Diagnostik.** Diagnostisch bedeutsam sind also Symptome der Polyneuropathie und wechselnde pulmonale Infiltrate bei Patienten, die ansonsten typische Asthma-Symptome zeigen. Das Vorhandensein einer Bluteosinophilie, einer Sinusitis und einer Atopie diskriminiert natürlich nicht zwischen einem Asthma bronchiale und einem Churg-Strauss-Syndrom. Der histologische Nachweis extravaskulärer Infiltrate mit eosinophilen Granulozyten ist charakteristisch für die Erkrankung. Es werden sowohl c-ANCA als auch p-ANCA bei bis zu 70 % der Patienten nachgewiesen; überwiegend findet sich aber ein erhöhter p-ANCA-Titer.

► **Therapie.** Das Churg-Strauss-Syndrom spricht gut auf systemische Glukokortikoide an. Diese können bei leichteren Erkrankungen v. a. in der Dauertherapie mit Azathioprin kombiniert werden. Bei schweren Krankheitsverläufen bietet sich das Fauci-Protokoll an. Im Anschluss an das Fauci-Protokoll wird Cyclophosphamid zur Remissionserhaltung durch Azathioprin oder Methotrexat ersetzt.

Mikroskopische Polyarteriitis

Bei der mikroskopischen Polyarteriitis dominiert meist der Nierenbefall im Sinne einer Glomerulonephritis. Im Gegensatz zum Morbus Wegener kommt es zu keiner Granulombildung und damit auch nicht zum Befall des Tracheobronchialsystems oder der oberen Atemwege.

> M!
>
> Ein Befall der Atemwege kommt bei der mikroskopischen Polyarteriitis nicht vor.

Häufiger kommt es zu einem Befall der Haut und der Muskulatur sowie auch der peripheren Nerven. Daneben kommen gastrointestinale Symptome aller Art vor. Patienten mit entsprechenden Symptomen bleiben oft jahrelang undiagnostiziert. Wichtig ist es daher, bei entsprechenden Symptomen auch überhaupt an eine Vaskulitis zu denken und aus dem betroffenen Bereich Gewebeproben zu entnehmen. Allerdings finden sich fibrotische Veränderungen nur selten. Der pulmonale Befall folgt in der Regel dem Nierenbefall. Typisch ist das **Bild einer Pneumonitis oder diffusen pulmonalen Hämorrhagie**. Beides geht mit wechselnden Infiltraten einher. Bei 50 % der Patienten finden sich p-ANCA-Titer, assoziiert mit der Myeloperoxidase (MPO). Das therapeutische Vorgehen entspricht dem bei einem Morbus Wegener.

Morbus Behçet

Der Morbus Behçet wird gelegentlich auch zu den Vaskulitiden gezählt, die mittelgroße und große Gefäße befallen. Primär handelt es sich aber um eine Erkrankung der kleinen Gefäße und damit eben auch um einen Befall der **Vasa vasorum**. Ihr Befall wiederum führt zu den Veränderungen an den großen Gefäßen. Die Erkrankung findet sich bevorzugt bei Patienten türkischer Abstammung. Männer sind etwa doppelt so häufig betroffen wie Frauen.

Durch die Vaskulitis kommt es typischerweise zu aphthösen/ulzerösen Schleimhautveränderungen im Bereich des Oropharynx und des Genitale. Typisch sind auch Augenbeteiligungen, z. T. mit Progression bis zur Blindheit. Daneben kommen Hautveränderungen wie Erythema nodosum, Follikulitis und papulopustolöse Veränderungen vor. Auch ein Befall des Darms, der dem klinischen Verlauf einer Colitis ulcerosa ähnelt, wird beschrieben. Darüber hinaus kommt es gelegentlich zu einem kardialen und einem renalen Befall.

> M!
>
> Beim Morbus Behçet sind ulzeröse und aphthöse Veränderungen im Mund- und Genitalbereich typisch.

Ulzerationen im Bronchialsystem sind selten. Ein typischer Befund ist die **Aneurysmabildung** im Bereich der Pulmonalarterien. Hierdurch kommt es zu rezidivierenden, teilweise aber auch zu primär letalen Blutungen. Erstaunlicherweise sind Rückbildungen der Aneurysmata unter Therapie mit Prednisolon und Cyclophosphamid beschrieben. Die Aneurysmen können im gesamten Verlauf des Pulmonalarteriensystems auftreten und imponieren gelegentlich wie Rundherde. Auch entzündliche pulmonale Infiltrate kommen vor.

Große Aneurysmata sollten reseziert werden. Die Erkrankung spricht gut auf eine kombinierte Immunsuppression mit Prednisolon und Cyclophosphamid oder Azathioprin an.

> M!
>
> Aneurysmen in der pulmonalen Zirkulation sind typisch. Sie sind radiologisch kaum von Rundherden zu unterscheiden.

Purpura Schoenlein-Henoch

Bei dieser Erkrankung ist eine Lungenbeteiligung außerordentlich selten. Nur gelegentlich kommt es zu einer diffusen alveolären Hämorrhagie. Die Erkrankung ist charakterisiert durch Petechien und tastbare Purpura, besonders an den Streckseiten der unteren Extremität und am Gesäß, mit schmerzhaften Schwellungen der Gelenke, kolikartigen Bauchschmerzen, teilweise verbunden mit blutigen Durchfällen, einer Nephritis und zentralnervösen Symptomen. Meistens sind Kinder im Vorschulalter betroffen, ein Auftreten im Erwachsenenalter ist außerordentlich selten.

Eine gesicherte Therapie gibt es bisher nicht. Es wird primär symptomatisch behandelt. Glukokortikoide können versucht werden; sie helfen gelegentlich. Bei schweren Verläufen werden Immunglobuline eingesetzt.

Kryoglobulinämie

Bei dieser Erkrankung kommt es zu einer Antikörperbildung vom IgM-Typ, die sich gegen IgG richtet (wie bei rheumatoider Arthritis). Aktiviert wird der Mechanismus durch Kälteexposition und es kommt durch die Immunkomplexe zu einer Entzündung in den kleinen Gefäßen. Typisch sind akralbetonte Purpura, Arthralgien und eine Glomerulonephritis. Die Erkrankung ist gehäuft assoziiert mit Hepatitis-C-Infektionen. Bei einem pulmonalen Befall zeigt sich das Bild einer alveolären Hämorrhagie infolge einer Kapillaritis. Typische Symptome sind dann Husten und Dyspnoe, Hämoptysen und ein initial erhöhter Transferfaktor, der im Verlauf unter den Normalwert abfällt.

Eine gesicherte Therapie gibt es nicht, wenn man von einer Hepatitis-C-Therapie absieht. Plasmapherese und eine massive immunsuppressive Therapie sollen in schweren Fällen helfen.

Kawasaki-Syndrom

Das Kawasaki-Syndrom entspricht einem mukokutanen Lymphknoten-Syndrom und ist die häufigste Vaskulitis bei Kleinkindern. Sie wird hier nicht weiter besprochen, da sie für die Pneumologie unbedeutend ist.

Polyarteriitis nodosa

Die Polyarteriitis nodosa ist eine Erkrankung, die in ca. 30 % mit einer Hepatitis-B-Infektion assoziiert ist. Am häufigsten kommen Muskel- und Gelenkschmerzen, aber auch kolikartige Bauchschmerzen mit Darminfarkten und sogar in 80 % eine Beteiligung der Koronararterien mit Herzinfarkten auch bei jüngeren Patienten vor. Darüber hinaus finden sich auch schon bei jungen Patienten apoplektische Insulte und Symptome einer Polyneuropathie. Eine pulmonale Beteiligung ist insgesamt selten, jedoch für die Differenzialdiagnose von **Mikroaneurysmen** bedeutsam.

Riesenzellarteriitis

Die Riesenzellarteriitis ist als primäre, aber auch durch teilweise kombiniert vorkommende Manifestationen charakterisiert. Die **Arteriitis temporalis** (Morbus Horton) geht mit schläfenbetonten Kopfschmerzen, die teilweise vom Kauen abhängig sind, und mit Augenschmerzen sowie Sehstörungen einher. Es kann zu einem Zentralarterienverschluss mit Erblindung kommen.

Die andere Manifestationsform ist die **Polymyalgia rheumatica** mit symmetrischen und heftigen Schmerzen der Schulter und/oder des Beckengürtels und einer typischen ausgeprägten Morgensteifigkeit. Diese Patienten klagen nicht selten über einen hartnäckigen Hustenreiz, für den sich keinerlei Korrelat findet. Allerdings ist nicht untersucht, ob bei diesen Patienten eine Hyperreagibilität besteht. Führt man zur weiteren Abklärung des Hustenreizes eine Bronchoskopie mit BAL durch, findet man gelegentlich eine lymphozytäre Alveolitis. Das Krankheitsbild spricht gut auf Glukokortikoide an.

> M!
>
> Bereits bei Verdacht auf Riesenzellarteriitis müssen sofort Glukokortikoide gegeben werden, um einer Erblindung vorzubeugen.

Takayasu-Arteriitis

Es handelt sich um eine Riesenzellarteriitis mit einer Entzündung des Aortenbogens und der abgehenden großen Arterien. Die Entzündung kann zum Verschluss dieser Arterien führen. Am häufigsten ist die A. subclavia befallen. Auch ein Befall der Koronararterien kommt vor. Betroffen sind überwiegend jüngere Frauen. Bei einem pulmonalen Befall kann es ähnlich wie bei den Arterien des Aortenbogens zu entzündlich bedingten Stenosen der Pulmonalarterien kommen, sodass die Differenzialdiagnose zu einer Lungenembolie schwierig ist. In einem solchen Fall hilft ein Angio-CT eher weiter als ein Perfusionsszintigramm.

Die Erkrankung spricht auf hohe Dosen von Glukokortikoiden gut an. Zur Remissionserhaltung wird Prednisolon mit Azathioprin kombiniert.

Nekrotisierende Sarkoid-Granulomatose (NSG)

Ein Synonym dieser Erkrankung ist „sarkoide Granulomatose". Ob es sich um eine eigenständige Erkrankung handelt, ist umstritten, möglicherweise handelt es sich um eine spezielle Variante der Sarkoidose. Die Besonderheit jedoch ist das Nebeneinander von **epitheloidzelligen Granulomen** und einer **nekrotisierenden Vaskulitis.** Im Gegensatz zur bekannten Form der Sarkoidose ist der extrapulmonale Befall die Ausnahme.

Wir haben bei der Sarkoidose schon eine Form mit Auftreten großer pulmonaler Knoten beschrieben, die auch zentrale Einschmelzungen aufweisen können (Kap. 6.3.1). Möglicherweise ist diese Form der Sarkoidose identisch mit der nekrotisierenden Sarkoid-Granulomatose.

Im Gegensatz zur Sarkoidose kommt es gehäuft zu Hämoptysen auch stärkerer Ausprägung. Die Therapie entspricht der einer Sarkoidose.

Venookklusive Erkrankung (PVOD)

Diese sehr seltene Erkrankung betrifft überwiegend Kinder und Jugendliche. Im Vordergrund steht das Bild einer **pulmonalen Hypertonie** mit den typischen Symptomen wie Dyspnoe, Synkopen, aber auch Hämoptysen. Zugrunde liegt ein fibrosierender Verschluss der kleinen Venen. Daher findet sich bei einer Rechtsherzkatheteruntersuchung nicht nur ein erhöhter pulmonalarterieller Druck, sondern auch ein erhöhter Wedge-Druck (Kap. 8). Eine Linksherzinsuffizienz muss dann natürlich mittels Doppler-Echokardiografie als Ursache für diese Druckverhältnisse ausgeschlossen werden. Im Röntgen-Thoraxbild finden sich eher diskrete Zeichen einer pulmonalvenösen Stauung und die Zeichen einer pulmonalen Hypertonie.

Gesichert werden kann die Diagnose nur durch eine offene Lungenbiopsie. Die Erkrankung tritt gehäuft nach Knochenmarktransplantationen und Chemotherapie mit Bleomycin und Carmustin auf. Therapeutisch stehen eine Antikoagulation und die Therapie der pulmonalen Hypertonie im Vordergrund. Deutliche Besserungen sind in Einzelfällen auf die Gabe von Glukokortikoiden und Azathioprin beschrieben.

6.4.3 Spezielle Entitäten und seltene Erkrankungen

In diesem Kapitel werden die Lymphangioleiomyomatose (LAM), die Langerhans-Zell-Histiozytose, die bronchopulmonale Amyloidose und die Alveolarproteinose besprochen, da sie primär zu diffusen parenchymatösen Veränderungen führen. Gelegentlich wird auch eine andere Systematik, z. B. nach Vererblichkeit vorgenommen. Grundsätzlich sind diese Erkrankungen außerordentlich selten, weshalb sie häufig auch in einem gesonderten Abschnitt als „Orphan Diseases" aufgeführt werden.

Lymphangioleiomyomatose (LAM)

▸ **Beschreibung und Häufigkeit.** Die Lymphangioleiomyomatose ist mit einer Prävalenz von etwa 1/100 000 eine sehr seltene Erkrankung, die ausschließlich Frauen in gebärfähigem Alter vor der Menopause betrifft. Häufig verschlechtert sich die Erkrankung während der Schwangerschaft, da eine klare Hormonabhängigkeit besteht. Diagnostiziert wird die Erkrankung oft erst nach der Menopause.

Pathogenetisch steht eine ungehinderte Proliferation von Muskelzellen im Vordergrund, die Hormonrezeptoren tragen. Die typischen LAM-Zellen sind klein und rundlich, ähneln Epitheloidzellen und bilden Proteasen, durch die v. a. die Alveolarwände zerstört werden, sodass sich zystische Strukturen ausbilden. Durch die Zellproliferation kommt es zu Obstruktionen in den kleinen Atemwegen und in Blut- und Lymphgefäßen. So kommt es typischerweise zu einem **Chylothorax** sowie dem Bild einer veno-okklusiven Erkrankung. Der Befunn der Lungenfunktion ähnelt dem einer Broncholitis obliterans, ist also geprägt von Zeichen der Lungenüberblähung (Erhöhung des Residualvolumens in % der TLC) und einer mehr oder minder ausgeprägt messbaren Atemwegsobstruktion. Die fast wandlos wirkenden Zysten können rupturieren. Dann kommt es zu Pneumothoraces oder gelegentlich auch einmal zu einem Hämatothorax.

Vieles spricht dafür, dass die LAM nur eine Sonderform der **Tuberösen Sklerose** ist (entspricht dem „neurokutanen Syndrom", Morbus Bourneville-Pringle). Diese Erkrankung wird autosomal dominant vererbt und hat eine Prävalenz von etwa 10/100 000. Es sind Mutationen in einem Tuberöse-Sklerose-Gen beschrieben, die mitverantwortlich für die Regulation des Zellwachstums sind. Diese aktivieren **mTOR (Mammalian Target of Rapamycin)**, was zur ungehinderten Proliferation der LAM führt. Typisch für diese Erkrankung sind das obligate Auftreten von Angiomyolipomen der Nieren und Hamartome, die sich in praktisch sämtlichen Organen und in der Haut finden. Wird primär die tuberöse Sklerose diagnostiziert, so findet sich etwa in 30 % auch das Bild einer LAM, die meist asymptomatisch bleibt. Diagnostiziert man primär eine LAM, so werden die für die Tuberöse Sklerose obligaten Angiomyolipome der Niere in etwa 50 % der Fälle beobachtet, daneben auch Veränderungen im lymphatischen System. Wird primär ein Nierentumor diagnostiziert und handelt es sich histologisch um ein Angiomyolipom, so muss nach weiteren Hinweisen auf eine LAM oder eine tuberöse Sklerose gesucht werden. Gleiches gilt beim Auftreten multipler Hamartome.

> M!
>
> Die sporadische Form einer LAM ist möglicherweise die oligosymptomatische pulmonale Form der Tuberösen Sklerose.

▸ **Klinik und Diagnose.** Wegweisend ist oft das Auftreten eines Chylothorax oder eines rezidivierenden Pneumothorax bei Frauen im gebärfähigen Alter. Gelegentlich fallen primär auch die äußerst dünnwandigen Zysten schon im konventionellen Röntgenbild auf. Wegweisend kann auch die Symptomatik einer schweren Dyspnoe bei verhältnismäßig jungen Frauen sein. Wir selbst haben 2-mal während einer Gravidität die Diagnose über einen Chylothorax als primär auftretendes Symptom gestellt.

M!

Ein Chylothorax bei jungen Frauen ist typisch für eine LAM, ebenso rezidivierende Pneumothoraces.

Ausgeprägte Belastungsdyspnoe und Pneumothorax sind die häufigsten Symptome, gefolgt von Husten, Thoraxschmerzen, Chylothorax und Hämoptysen.

Funktionsanalytisch kann sich isoliert das Bild einer schweren Lungenüberblähung mit und ohne Zeichen einer peripheren Atemwegsobstruktion oder aber eine kombinierte obstruktive und restriktive Ventilationsstörung zeigen. Eine rein restriktive Ventilationsstörung ist eher selten. Wie bei allen primären Parenchymerkrankungen ist typischerweise der Transferfaktor erniedrigt und besitzt eine besondere Sensitivität.

Computertomografisch eindrucksvoll sind die äußerst dünnwandigen, gleichmäßig über alle Lungenabschnitte verteilten und sehr unterschiedlich großen (0,5–5 cm im Durchmesser) Zysten, begleitet gelegentlich von eher diskreten Milchglasverdichtungen. Mediastinale Lymphknotenvergrößerungen kommen vor.

M!

CT-morphologisch zeigen sich nahezu pathognomonische dünnwandige Zysten, die unterschiedlich groß und über die ganze Lunge verteilt sind.

Die **BAL** ist nicht spezifisch. Gelegentlich werden hier Zeichen einer milden alveolären Hämorrhagie gesehen. Von einer transbronchialen Biopsie raten wir auch bei dieser Erkrankung ab. Bei Bedarf muss eine offene Lungenbiopsie durchgeführt werden. Diese zeigt dann ein typisches Bild mit knotiger Ansammlung der morphologisch ungewöhnlichen Muskelzellen, die sich typischerweise mit dem Antikörper HMB45 anfärben lassen.

► **Therapie.** Eine obstruktive Ventilationsstörung wird in typischer Weise behandelt. Gleiches gilt beim Auftreten eines Spontanpneumothorax. Bei einem Chylothorax kann eine Pleurodese versucht werden, ist jedoch häufig erfolglos. Dann wird eine Ligatur des Ductus thoracicus durchgeführt. Die allgemein empfohlene Therapie mit Medroxyprogesteron ist nicht wirklich gesichert, obwohl die Erkrankung bezüglich des Hormonstatus ähnliche Rezeptoren wie das Mamma- und Prostatakarzinom aufweist. Gleiches gilt für die früher empfohlene Ovarektomie. Die Erkenntnis der Mutation eines Rapamycin-sensiblen Rezeptors bei der LAM hat zu einer partiell erfolgreichen Therapie mit Sirolismus, einem Immunsuppressivum mit Mikrolidstruktur, geführt [11].

M!

Wegen der Hormonabhängigkeit der Erkrankung muss den Patientinnen immer von einer Schwangerschaft abgeraten werden.

Die mittlere Überlebenszeit liegt nicht über 10 Jahre. Daher muss rechtszeitig auch die Möglichkeit einer Lungentransplantation erwogen werden. Es gibt aber Berichte, dass die Erkrankung im Transplantat wieder auftreten kann.

Langerhans-Zell-Histiozytose

► **Beschreibung und Häufigkeit.** Diese Erkrankung wurde früher als Histiozytosis X bezeichnet. Dies ist jedoch ein **Oberbegriff für 3 klinisch unterschiedliche Erscheinungsformen:**

- eosinophiles Granulom
- Hand-Schüller-Christian-Erkrankung
- Abt-Letterer-Siwe-Erkrankung

Die Abt-Letterer-Siwe-Erkrankung kommt praktisch nur bei Kindern vor und ist eine progressive, disseminierte Variante. Die Hand-Schüller-Christian-Erkrankung ist ebenfalls eine chronisch disseminierte Form, die überwiegend im Jugendalter auftritt. Nur das eosinophile Granulom mit pulmonalem Befall ist typisch für Erwachsene und stark mit dem **Inhalationsrauchen** assoziiert. Die Langerhans-Zell-Histiozytose ist außerordentlich selten, genaue Zahlen sind nicht bekannt. Sie kommt bei Männern und Frauen mit gleicher Häufigkeit vor und wird meist zwischen dem 30. und 50. Lebensjahr diagnostiziert.

M!

Typischerweise betrifft die Erkrankung rauchende junge Menschen.

Die Langerhans-Zelle ähnelt den dendritischen Zellen und ist eine weitere Differenzierung aus der Reihe der Monozyten-Makrophagen. Langerhans-Zellen gehören zum normalen Gewebeaufbau in der Haut, in der Lunge und in der Pleura. Unter dem Einfluss des Inhalationsrauchens kommt es zu einer Proliferation und infiltrativen Ausbreitung der Zellen, jedoch auch zu einer vermehrten Umwandlung von Makrophagen in Langerhans-Zellen.

► **Klinik und Diagnose.** Typische Symptome sind Husten und progrediente Belastungsdyspnoe. Auffällig werden die Patienten aber meist erst durch rezidivierende Pneumothoraces. Die Erkrankung kann mit unspezifischen Symptomen wie Abgeschlagenheit, subfebrilen Temperaturen und Gewichtsverlust verbunden sein.

Funktionsanalytisch besteht v. a. im fortgeschrittenen Stadium eine Diffusionsstörung im Vordergrund. Darüber hinaus finden sich meist deutliche Zeichen der Lungenüberblähung (RV/TLC) und eine peripher dominierende Atemwegsobstruktion.

> M!
>
> Rezidivierende Pneumothoraces bei jungen rauchenden Männern und Frauen sind typisch, lenken aber dennoch wegen der in dieser Gruppe ohnehin häufig vorkommenden Pneumothoraces den Verdacht nicht auf die Grunderkrankung.

Meistens ist schon das **konventionelle Röntgen-Thoraxbild** auffällig und zeigt noduläre (frühes Stadium) bis retikulo-noduläre (spätes Stadium) symmetrische Veränderungen in beiden Ober- und Mittelfeldern. Typisch ist die Aussparung der kostophrenischen Winkel.

Spezifischer sind die Veränderungen im **CT**. Hier finden sich unterschiedlich große, dünnwandige Zysten (bis 2 cm im Durchmesser), die aber im Gegensatz zur LAM von zentrinodulären Verdichtungen begleitet werden. Bei weiterem Umbau kommt es zu gröberen fibrotischen Destruktionen.

> M!
>
> CT-morphologisch finden sich neben den dünnwandigen Zysten im Gegensatz zur LAM zentrinoduläre Verdichtungen. Ausgespart sind die basal-peripheren Abschnitte.

Die **BAL** zeigt gelegentlich eine Vermehrung der eosinophilen und neutrophilen Granulozyten mit Nachweis von **OKT 6-positiven** Langerhans-Zellen. Liegt die Zahl > 5 %, beweisen sie eine Langerhans-Zell-Histiozytose, wenn der CT-Befund dazu passt.

> M!
>
> Typisch und praktisch beweisend für die Erkrankung ist der Nachweis von OKT 6 (CD1a)-positiven Zellen.

Bei typischer Konstellation und v. a. typischem CT-Befund ist eine Lungenbiopsie praktisch immer entbehrlich. Ein **Pneumothorax** stellt jedoch eine **ideale Gelegenheit für die Entnahme einer Gewebeprobe** dar. Immunhistochemisch lassen sich dann wiederum die Langerhans-Zellen mit dem Antikörper gegen CD1a (OKT 6) nachweisen. Typisch ist darüber hinaus der Nachweis des intrazytoplasmatischen S-100-Proteins. Elektronenmikroskopisch finden sich typischerweise so genannte **Bierbeck-Granula** (tennisschlägerartig angeordnete Granula). Die nestartige Anordnung von Langerhans-Zellen ist meist umgeben von Eosinophilen, Lymphozyten, Plasmazellen und Fibroblasten.

▶ **Therapie.** Unter striktem Rauchstopp ist die Erkrankung oft selbstlimitierend. Bei progredienter Erkrankung werden orale Glukokortikoide in einer initialen Dosis von 1 mg/kg KG/Tag, aber absolut nicht > 50 mg/Tag eingesetzt. Die Dosis wird monatlich um 10 mg bis zu einer Erhaltungsdosis von etwa 10 mg/Tag reduziert. Die Therapiedauer sollte 6 Monate betragen. Bei ungenügendem Ansprechen wird eine Kombinationstherapie mit Cyclophosphamid in der Dosis 2 mg/kg KG/Tag empfohlen. Die Lungentransplantation ist eine Option in terminalen Stadien. Rezidive im Transplantat sind beschrieben worden.

Bronchopulmonale Amyloidose

▶ **Beschreibung, Häufigkeit und Diagnostik.** Die Amyloidose ist gekennzeichnet durch extrazelluläre Proteinablagerungen. Durch Jod färbt sich dieses Material blau und in der **Kongo-Rot-Färbung grün.** Es ist doppelbrechend im polarisierten Licht. Die Ablagerungen können lokalisiert, aber auch systemisch vorkommen. Typisch ist die Entwicklung einer Amyloidose bei chronisch entzündlichen Erkrankungen und im Rahmen eines Plasmozytoms. Davon abgegrenzt wird eine familiäre Amyloidose mit autosomal dominantem Erbgang. Inzwischen sind zahlreiche Varianten des Amyloidproteins beschrieben, die unterschiedliche, zumeist nichtpneumologische Krankheitsbilder verursachen. Deswegen sollte man auch wegen der Seltenheit des Krankheitsbildes den Kontakt zu einem Amyloidoseschwerpunkt suchen (über www.amyloid.de bzw. www.klinikum.uni-heidelberg.de/Startseite-Amyloidose-Zentrum.117 180.0.html).

Durch die verbesserte Diagnostik und Therapie chronisch entzündlicher Erkrankungen ist die Amyloidose deutlich seltener geworden als früher. Daher ist ein Befall des Respirationstrakts heute im Rahmen einer sekundären Amyloidose ausgesprochen selten. Werden Veränderungen im Bereich des Respirationstrakts gefunden, so handelt es sich in der Regel um eine primär systemische Amyloidose. Im Lungenparenchym können sowohl knotige Veränderungen mit einem Durchmesser von 2–4 cm auftreten (solitär oder multipel) als auch diffuse parenchymale, infiltrative Veränderungen. Nicht selten findet man eine zentral betonte, retikuläre Zeichnungsvermehrung, begleitet von Lymphknotenvergrößerungen. Eine Pleurabeteiligung mit Ausbildung von Schwielen kommt vor. Es gibt aber auch eine **primäre Bronchialschleimhaut-Amyloidose**, die nur in den Atemwegen vorkommt.

> M!
>
> Die Diagnose einer Amyloidose kann nur durch eine Biopsie gestellt werden.

▸ **Therapie.** Eine gesicherte Therapie gibt es nicht. Es kann eine immunsuppressive Behandlung mit Dexamethason in Kombination mit Melphalan, Bortezomib und/oder Lenalidomid versucht werden. Bei progredienter alveolarseptaler Lungenamyloidose muss die Lungentransplantation erwogen werden, bei gleichzeitigem kardialem Befall evtl. als Herz-Lungen-Transplantation.

Alveoläre Mikrolithiasis

Das Krankheitsbild ist außerordentlich selten. In 50 % wird ein familiäres Auftreten beobachtet. Gehäuft betroffen sind Mittelmeeranrainer und Japaner. Das Krankheitsbild ist durch die Ablagerung von Hydroxylapatitkristallen (Kalzium und Phosphor) geprägt, ohne dass eine grundsätzliche Störung im Kalziumstoffwechsel zu finden ist.

> **M!**
>
> Gelegentlich ergeben sich Hinweise auf die Erkrankung durch eine diffuse pulmonale Anreicherung bei einer Knochenszintigrafie.

Durch eine begleitende Fibrosierung kommt es nach langer Verlaufszeit zu einer Gasaustauschstörung und einer restriktiven Ventilationsstörung. Meist handelt es sich um einen radiologischen Zufallsbefund, wenn wegen unspezifischer Symptome wie Husten und Luftnot ein Röntgenbild angefertigt wird. Radiologisch fallen dann kleine, kalkdichte, oft dicht beieinander liegende Infiltrate mit Betonung der Unterfelder auf („Sandsturm"-ähnliches Bild). Der Verlauf ist meist gutartig. Eine spezifische Therapie ist nicht bekannt.

Alveolarproteinose

▸ **Beschreibung und Häufigkeit.** Zugrunde liegt eine **Abbaustörung des Surfactant** mit einer entsprechenden Akkumulation im Alveolarbereich. Gelegentlich wird die Erkrankung im Rahmen von Tumorerkrankungen oder Pneumokoniosen (Einzelfälle nach Indium-Zinnoxid-Inhalation beschrieben) gesehen. Die überwiegende Zahl der Erkrankungen wird aber durch eine Makrophagenfunktionsstörung verursacht. Ursächlich liegt hier eine mangelnde Stimulation der Phagozyten durch den Granulozyten- und Makrophagen-stimulierenden Faktor (GM-CSF) vor. Dieser wiederum wird in ca. 90 % der Fälle durch Autoantikörper gehemmt.

Die Erkrankung ist sehr selten. Männer sind deutlich häufiger betroffen als Frauen. In der Regel manifestiert sich die Erkrankung zwischen dem 30. und 50. Lebensjahr. Wir selbst haben sie ausschließlich bei Inhalationsrauchern gesehen.

▸ **Klinik und Diagnose.** Die Patienten klagen v. a. über trockenen Hustenreiz und eine progrediente Belastungsdyspnoe. Gelegentlich kommen unspezifische Symptome wie Abgeschlagenheit und Gewichtsverlust vor. Gehäuft entwickeln sich Infektionen, auch mit Pilzen. Ursache hierfür ist wahrscheinlich die primäre Funktionsstörung der phagozytierenden Zellen, möglicherweise auch eine Funktionsstörung der Granulozyten.

Funktionsanalytisch dominiert eine ausgeprägte Diffusionsstörung mit Einschränkung des Transferfaktors, Belastungshypoxämie und später Ruhehypoxämie. Im weiteren Verlauf entwickelt sich eine restriktive Ventilationsstörung. Gleichzeitig kann aber auch eine Atemwegsobstruktion wie bei einer COPD vorliegen.

Im **konventionellen Röntgenbild** fallen meist symmetrische, eher weiche Infiltrate, aber daneben auch retikuläre Veränderungen auf. Die CT-Morphologie ist beinah pathognomonisch. Auf den ersten Blick fällt eine polygonale Felderung auf, die als Mosaikpflaster oder **„Crazy Paving"** bezeichnet wird und einer inter- und intralobulären septalen Verdickung entspricht. Daneben kommen aber unterschiedlich ausgeprägte milchglasartige Trübungen vor. Auch alveoläre dichte Konsolidierungen sind durchaus typisch.

> **M!**
>
> Die Alveolarproteinose kann durch ein charakteristisches CT-Bild und die BAL sicher und einfach diagnostiziert werden.

Ebenso typisch ist der **BAL-Befund**. Eine BAL ist wie bei allen alveolären Veränderungen indiziert. Typisch ist die Rückgewinnung einer milchig-trüben Flüssigkeit. Mikroskopisch erkennt man extrazellulär und in den Makrophagen ein PAS-positives Material, das dem nicht abgebauten Surfactant entspricht. Die Zahl der Makrophagen ist vermehrt, die Zellen zeigen ein schaumig verändertes Zytoplasma.

▸ **Therapie.** Die Erkrankung kann primär progredient, rezidivierend oder spontan remittierend verlaufen. Die Therapie richtet sich nach dem Schweregrad der primären Symptomatik bzw. nach dem Verlauf.

Die wahrscheinlich beste Therapie ist die **Inhalation von GM-CSF**. Die Inhalation hat gegenüber der subkutanen Gabe den Vorteil einer besseren Wirksamkeit und einer wohl fehlenden Boosterung der Antikörperbildung gegen GM-CSF. Sowohl die systemische als auch die inhalative Gabe von GM-CSF sind jedoch noch experimentell. Die Kosten werden daher von den Krankenkassen in der Regel trotz ausführlicher Begründung nicht übernommen. Eine aktuelle Studie hat mit der Inhalationstherapie von GM-CSF in mehr als 50 % eine Remission erreichen können [17]. Infektionen sollten frühzeitig und konsequent therapiert werden. Inzwischen gibt es auch Fallberichte mit einer sehr erolgreichen Therapie mit Rituximab.

M!

Bei ausgeprägter Symptomatik ist eine Ganzlungenlavage indiziert.

Standardtherapie ist eine **Ganzlungenlavage**. Sie wird unter Vollnarkose und mit einem Doppellumentubus durchgeführt. In einer Sitzung wird eine Lungenseite mit 10–30 l angewärmter physiologischer Kochsalzlösung gespült. Wegen der großen Oberfläche der Lunge ist eine **Anwärmung der Spülflüssigkeit** auf Körpertemperatur unbedingt erforderlich. Wir selbst führen darüber hinaus auch eine aktive Wärmebehandlung des Patienten mit Heizdecke durch, da die Prozedur in der Regel einige Stunden dauert. Gespült wird so lange, bis die zurückgewonnene Flüssigkeit klar ist.

Mit der Spülung der zweiten Lungenseite sollte in der Regel mindestens 1 Woche gewartet werden. Wir haben Patienten betreut, die über Monate mehrere Spülungen benötigen, bevor es zu einer bleibenden Besserung kam.

Bei geringeren pulmonalen Veränderungen und herzkranken Patienten kann alternativ eine mehrfach wiederholte segmentale **kleinere Lavage mit dem Fiberbronchoskop** durchgeführt werden. Erstaunlicherweise kommt es nach der Lungenspülung nur bei einem Teil der Patienten nach Monaten zu einem Rezidiv.

6

6.5 Primär nicht infektiöse Lungeninfiltrate

6.5.1 Eosinophile Lungenparenchymerkrankungen

Weil die eosinophilen Granulozyten zu dem phylogenetisch älteren Teil des Immunsystems gehören, ist ihre Reaktionsweise **sehr unspezifisch**. Häufig gibt es bei eosinophilen Infiltraten klinische Allgemeinsymptome, die einer typischen wie atypischen Pneumonie ähneln können. Deswegen wird üblicherweise die Diagnose eines eosinophilen Infiltrats erst gestellt, wenn sich unter Antibiotikagabe die klinischen Befunde nicht bessern bzw. das Infiltrat eher noch zunimmt. Wie in Kap. 5 empfohlen, soll in diesen Fällen praktisch immer eine bronchoalveoläre Lavage durchgeführt werden (s. ▸ Abb. 5.2). Erst die dann entdeckte Eosinophilie lenkt zur Diagnose.

Mitunter kann die Verdachtsdiagnose früher gestellt werden, wenn sich zusätzlich im Blut eine deutliche Eosinophilie findet. Diese muss jedoch nicht immer mit eosinophilen Lungeninfiltraten einhergehen. Mitunter fehlt sie ganz bzw. ist nur in den frühen Stadien nachweisbar (z. B. bei manchen Parasiten wie Paragonimusarten). Eine Eosinophilie findet sich selbstverständlich nicht nur in der Lavage, sondern auch in der Histologie, falls aus anderen Gründen eine Probe entnommen wird.

Tab. 6.7 Ursachen eosinophiler Lungeninfiltrate.

Ursachen	Beispiele
akute eosinophile Pneumonie	
chronische eosinophile Pneumonie	
Churg-Strauss-Syndrom	
Parasiteninfektion	
allergische bronchopulmonale Aspergillose (ABPA)	
Medikamente	ACE-Hemmer, Amiodaron, L-Tryptophan, Antiepileptika, Antibiotika (v. a. schwefelhaltige), Hydrochlorothiazid, NSAD, Amiodaron, Methotrexat, Bleomycin etc.
Toxine	Toxic Oil Syndrome, Sulfitinhalation, Kokain- und Heroininhalation
andere	infektiöse Lungenerkrankungen (außer Parasiten) Lungenfibrosen idiopathische Hypereosinophilie-Syndrome Tumoren

M!

Nicht alle eosinophilen Lungeninfiltrate gehen mit einer Bluteosinophilie einher.

In ▸ Tab. 6.7 sind die häufigsten Gruppen von eosinophilen Parenchymerkrankungen zusammengefasst. Davon wird das Churg-Strauss-Syndrom als vorwiegend eosinophile Angiitis an anderer Stelle in Kap. 6.4 behandelt (S. 215). Die allergische bronchopulmonale Aspergillose (ABPA) wird ebenfalls getrennt beschrieben (Kap. 6.5.3), da dort die Eosinophilie eher ein Randphänomen darstellt.

Akute eosinophile Pneumonie

▸ **Beschreibung.** Dieses üblicherweise schwere Krankheitsbild tritt bei primär **gesunden Patienten** auf. Die Ursache der Erkrankung ist unklar. Erstaunlicherweise findet man es gehäuft bei Jugendlichen, die ihre **ersten Zigaretten rauchen**. Vermutlich wird durch bestimmte Substanzen im Zigarettenrauch eine besondere, überschießende Immunantwort angestoßen.

▸ **Klinik und Diagnostik.** Es zeigen sich die klassischen Zeichen einer akuten Pneumonie, **ähnlich** wie bei einer **Lobärpneumonie**. Radiologisch kann das Bild sehr variabel sein. Üblicherweise sind bihiläre Infiltrate mit positivem Bronchoaerogramm, teilweise auch milchglasartige und noduläre sowie retikuläre Verdichtungen oft zunächst in den Unterfeldern zu sehen. Vereinzelt kommen

Pleuraergüsse vor. Die Eosinophilie der BAL ist in der Regel deutlich > 20 %.

Die Patienten entwickeln immer eine schwere Hypoxämie, weswegen sie meist auf die Intensivstation aufgenommen werden müssen. Hier ist die rasche Diagnosefindung wichtig, denn ohne Steroidtherapie kann sich mitunter rasch ein ARDS entwickeln. Gerade hier fehlt häufig zu Beginn eine Eosinophilie im Differenzialblutbild, sodass die Diagnose dadurch zusätzlich maskiert wird.

> M!
>
> Eine akute eosinophile Pneumonie ist ein seltenes, schweres Krankheitsbild, das anfangs praktisch immer als Pneumonie missdeutet wird.

► **Therapie.** Wie nahezu alle eosinophilen Infiltrate spricht auch die akute eosinophile Pneumonie hervorragend auf Glukokortikoide an, üblicherweise Prednisolon 1–2 mg/kg KG/Tag. Rezidive kommen in der Regel nicht vor.

Chronische eosinophile Pneumonie

► **Beschreibung und Klinik.** Diese Erkrankung zeigt im Gegensatz zur akuten eosinophilen Pneumonie einen subchronischen oder chronischen Verlauf mit milder Klinik, **vergleichbar einer atypischen Pneumonie** oder sogar Mykobakteriose, mit subfebrilen Temperaturen, Gewichtsverlust, Nachtschweiß und mitunter auch asthmatischen Symptomen. Ein vorbestehendes Asthma, bzw. eine vorbestehende atopische Diathese scheint diese Erkrankung zu begünstigen und ein Teil der Patienten entwickelt auch nach einer behandelten chronischen eosinophilen Pneumonie ein Asthma. Die Erkrankung kommt gehäuft bei nicht rauchenden Frauen vor.

► **Diagnostik. Radiologisch** finden sich periphere bilaterale Infiltrate, die quasi das **Negativbild eines Lungenödems** darstellen („inverse Stauung"). Liegt dieses Bild vor, ist es fast pathognomonisch für die Erkrankung. Allerdings gibt es relativ häufig auch nicht symmetrische Infiltrate anderer Lokalisation wie in den Oberfeldern. Auch milchglasartige Trübungen kommen im CT vor.

Falls neben der Lavage eine **Histologie** gewonnen wird, findet man im Interstitium neben den eosinophilen Granulozyten auch Histiozyten und mehrkernige Riesenzellen sowie die histologischen Zeichen einer kryptogenen organisierenden Pneumonie (COP). In der **BAL** zeigt sich eine ganz vorherrschende Eosinophilie bis zu 80 %. Im Gegensatz zur akuten eosinophilen Pneumonie haben diese Patienten meistens auch eine ausgeprägte Eosinophilie im Differenzialblutbild. Allerdings kann diese im Einzelfall auch fehlen. Organbefall außerhalb der Lunge wird vereinzelt beschrieben (v. a. gastrointestinal).

► **Therapie.** Auch die chronische eosinophile Pneumonie spricht sehr gut auf Glukokortikoide an mit der üblichen Dosierung 1 mg/kg KG/Tag Prednisolon, mit einer Obergrenze von meist 50 mg. Allerdings müssen die Glukokortikoide länger gegeben werden (meist über 6 Monate), da im Gegensatz zur akuten eosinophilen Pneumonie die Erkrankung rezidiviert. Bei der Reduktion der Steroide sollte die Überwachung intensiviert werden, um ein Rezidiv frühzeitig zu erkennen.

> M!
>
> Eine chronische eosinophile Pneumonie wird wegen des rezidivierenden Verlaufs wie eine COP langfristig mit Steroiden behandelt.

Parasiteninduzierte Eosinophilie

Die klassischen eosinophilen Infiltrate sind zuerst bei Parasiteninfektionen beschrieben worden. Das bekannteste ist das flüchtige Löffler-Infiltrat bei der Lungenpassage von Nematoden. Eine direkte Therapie der parasitenbedingten eosinophilen Lungeninfiltrate ist üblicherweise nicht erforderlich. Hier steht die Behandlung der Parasiten im Vordergrund (Details s. Kap. 5.8).

Medikamenteninduzierte eosinophile Infiltrate

► **Ätiologie und Klinik.** Zahlreiche Medikamente können eosinophile Infiltrate verursachen. Diese können klinisch asymptomatisch bleiben. Zumeist besteht nur chronischer Husten, manchmal mit Luftnot. Vereinzelt sind es auch akute Krankheitsbilder wie bei der akuten eosinophilen Pneumonie. Einige Beispiele der am häufigsten infrage kommenden Medikamente sind in ► Tab. 6.7 angegeben. Allerdings gibt es bei zahlreichen anderen Medikamenten ebenfalls Einzelbeschreibungen von eosinophilen Lungeninfiltraten. Eine ausführliche Liste mit Literaturangaben ist auf der ausgezeichneten Webseite einer französischen Arbeitsgruppe aus Pneumologen und Pharmakologen veröffentlicht (**www.pneumotox.com**).

> M!
>
> Bei fast allen Medikamentengruppen sind eosinophile Infiltrate als Nebenwirkung beschrieben.

► **Therapie.** Die Therapie besteht in der Regel im Absetzen der Medikamente. Ggf. kann die Auflösung der Infiltrate durch Glukokortikoide beschleunigt werden.

6

Toxininduzierte eosinophile Infiltrate

Die Inhalation, aber auch die orale Aufnahme von Toxinen kann eosinophile Infiltrate verursachen. Die Inhalation von Sulfiden, die als Insektizide (insbesondere im Weinbau) Anwendung finden, kann bei Fehlen ausreichender Arbeitsschutzmaßnahmen zu solchen Lungeninfiltraten führen. Die orale Aufnahme von Toxinen ist vergleichbar der von Medikamenten. Bekanntestes Beispiel ist hier das Toxic Oil Syndrome, an dem 1981 > 20 000 Patienten in Spanien erkrankten. Ursache waren wohl Anilinderivate, mit denen Rapsöl versetzt worden war.

Eine weitere epidemieartige Verbreitung von eosinophilen Infiltraten entstand 1989 als **Eosinophilie-/Myalgie-Syndrom** nach der Neueinführung von **L-Tryptophan**. Im Vordergrund standen zwar neuromuskuläre Symptome, aber > 50 % der Betroffenen hatten zusätzlich Husten und Luftnot; bei knapp der Hälfte dieser Patienten waren auch Lungeninfiltrate nachweisbar. Die Ursache hängt vermutlich mit einer angeborenen Variation der Tryptophanmetabolisierung oder des Histaminstoffwechsels zusammen.

6

> M!
>
> L-Tryptophan ruft vergleichsweise häufig eosinophile Infitrate hervor.

Uncharakteristische Eosinophilie

Vereinzelt findet man bei Infektionserkrankungen eine unspezifische Eosinophilie in der bronchoalveolären Lavage. Üblicherweise ist diese geringgradig. Eine Ausnahme hiervon ist die Kokzidiomykose, die manchmal mit einer erheblichen Eosinophilie einhergehen kann. Vereinzelt sind eosinophile Infiltrate auch bei Tuberkulose beschrieben.

Bei den meisten Lungenfibrosen kommt mitunter in der Lavage eine gewisse Eosinophilie vor. Ursprünglich hielt man dies für einen prognosebestimmenden Faktor. In Langzeituntersuchungen hat sich das aber nicht bestätigt. Am häufigsten findet man Eosinophilie bei der idiopathischen Lungenfibrose, vereinzelt auch bei der Sarkoidose und der exogen allergischen Alveolitis. Manche Kollagenosen zeigen ebenfalls bisweilen eine milde Eosinophilie in der Lavage.

Eine heterogene Gruppe von Krankheitsbildern sind die **Hypereosinophiliesyndrome**. Die Ursachen sind unklar. Die Lunge steht hier nicht im Vordergrund, zumeist sind andere parenchymatöse Organe befallen. Auffälligstes Zeichen ist eine ausgeprägte Eosinophilie im peripheren Blutbild > 1500/µl. Die Diagnose kann erst nach Ausschluss anderer Ursachen gestellt werden. Mitunter gibt es eine ausgedehnte Hypereosinophilie im Blut auch ohne klinische Symptomatik. Die Behandlung richtet sich nach dem Einzelfall. Man sollte bei solchen Patienten immer Kontakt mit einem hämatologischen Zentrum suchen, da bisweilen auch eosinophile Leukosen ein solches Bild verursachen können.

Bei den **primären Lungenkarzinomen und bei Metastasen** anderer Malignome findet sich manchmal als Begleitreaktion ein eosinophiles Lungeninfiltrat ohne Bezug zum Tumor. Es scheint sich um eine immunologische Reaktion auf die Krebserkrankung zu handeln.

6.5.2 Strahleninduzierte Pneumonitis und Fibrose

Beschreibung und Häufigkeit

Die Veränderung des Lungenparenchyms durch eine Strahlentherapie stellt quasi den modellhaften Einfluss einer externen Noxe auf die Entstehung interstitieller Pneumonien dar. Die radioaktive Strahlung verursacht, ausgehend von einer Radikalbildung, zahlreiche Zellveränderungen. Viele davon führen zur Apoptose von gesunden wie kranken Zellen. Dadurch werden verschiedene Reparaturmechanismen induziert. Vermutlich in Abhängigkeit von der genetischen Disposition entstehen dann unterschiedliche Schäden im Lungenparenchym.

Es besteht eine klare **Dosiswirkungsbeziehung** zwischen **Strahlendosis und Lungenschädigung.** Gut untersucht ist der Einfluss des Strahlenschadens auf das Lungenvolumen, mit einer Dosis über 20 Gy. Werden < 22 % des gesamten Lungenvolumens mit 20 Gy bestrahlt, entsteht nahezu keine Pneumonitis, bei Bestrahlung von 22–31 % des Volumens findet man in 8 % und bei Bestrahlung von > 35 % in 35 % der Fälle einen Strahlenschaden im Lungenparenchym. Eine akzelerierte Strahlentherapie bei gleicher Gesamtdosis beschleunigt die Entwicklung einer Pneumonitis.

> M!
>
> Werden über ein Drittel des Lungenvolumens mit Dosen > 20 Gy bestrahlt, entwickelt sich in einem Drittel eine Strahlenpneumonitis.

Quasi modellhaft kann auch der Einfluss zusätzlicher Noxen auf die interstitielle Pneumonie gesehen werden. Eine **gleichzeitige Chemotherapie** erhöht die Toxizität deutlich, wobei hier Anthrazykline, Taxane, Dactinomycin, Cyclophosphamid, Bleomycin, Vincaalkaloide und Mitomycin im Vordergrund stehen. Aber auch für rekombinantes Interferon-α ist es beschrieben. Eine zeitversetzte Chemotherapie reduziert das Risiko, wobei der Einfluss aber immer noch sichtbar ist.

Weitere Faktoren für die Entwicklung eines Strahlenschadens im Lungenparenchym sind Rauchen, niedriger Karnofsky-Index und vorbestehende Lungenerkrankung wie COPD. Eine Reduktion oder das Absetzen von Glukokortikoiden während einer Strahlentherapie erhöhen ebenfalls die Pneumonitisrate.

Pathophysiologie

Es gibt **3 Hauptphasen** der Strahlenreaktion:

1. Zu Beginn der Bestrahlung entwickelt sich eine exsudative Phase mit Leukozyten-Infiltration und vermehrter Kapillarpermeabilität. In dieser Phase sind das Thorax-Röntgenbild und das CT noch normal.
2. Es folgt eine latente Phase mit Zerstörung der Zilienfunktion und zunehmender Synthese von Becherzellen, die dann klinisch meist mit vermehrter Schleimbildung einhergeht.
3. Eine dritte, exsudative Phase Wochen bis Monate später zeigt sich dann radiologisch als Pneumonitis mit einer Kapillaritis, mikrovaskulären Thromben und hyaliner Membranbildung als Folge der Pneumozytenzerstörung.

Danach können sich Befunde dieser Pneumonitis bis auf eine leichte Membranverdickung bei manchen Patienten zurückbilden. Bei einer anderen Patientengruppe geht der Prozess jedoch in eine Fibrose über, die eigengesetzlich weiterläuft, vergleichbar einer NSIP. Beschrieben sind auch COP-ähnliche Bilder außerhalb des Bestrahlungsfeldes, vermutlich als eine indirekte Reaktion auf die radiogene Entzündung.

> M!
>
> Bei einer Radiatio treten mitunter auch COP-ähnliche Infitrate auf, die außerhalb des Bestrahlungsfeldes liegen.

Besonders häufig sind Strahlenschäden im Lungenparenchym bei **Mammakarzinom**, da hier das Lungenparenchym direkt im Strahlenfeld liegt. Lungengesunde Patienten entwickeln eine Pneumonitis in 5–10 %, solche mit Lungenvorschäden deutlich häufiger. Beim Mediastinal-Lymphom entwickelt sich erstaunlicherweise eine Pneumonitis praktisch nie.

Klinik und Diagnostik

Die Symptome der Patienten sind unspezifisch. Typischerweise fängt es mit nichtproduktivem Husten an. Fieber kommt kaum vor; Luftnot entwickelt sich meist nur bei Belastung. Häufiger sind auch pleuritische Beschwerden.

Der klinische Untersuchungsbefund ist nicht wegweisend. Erst im Stadium der Fibrose findet man die typischen Auskultationsgeräusche. Pleuraergüsse sind vereinzelt beschrieben und meistens selbstlimitierend.

Das **Röntgen-Thoraxbild** zeigt Infiltrate oft erst einige Wochen nach der Bestrahlung. Das **CT** detektiert deutlich früher fleckige Infiltrate (bei spontaner Rückbildung können die Infiltrationen im Verlauf schrumpfen und mitunter Restverdichtungen verursachen, die wie eine alte oder reaktivierte Oberlappentuberkulose erscheinen). Die **Laboruntersuchungen** sind unspezifisch und weisen auf eine milde Entzündung hin. In der **Lungenfunktion** findet sich wie bei all diesen Veränderungen zuerst eine Reduktion der CO-Diffusionskapazität, später auch ein leichtes restriktives Bild.

> M!
>
> Manche Strahlenreaktionen sehen später im Oberfeld aus wie eine alte Tuberkulose.

In der **bronchoalveolären Lavage**, soweit sie durchgeführt wird, dominieren die $CD4^+$-Lymphozyten, die allerdings auch in dem Teil der Lunge erhöht sind, der nicht bestrahlt wurde. Zudem findet man etwas vermehrte neutrophile und eosinophile Granulozyten. Die Gesamtzellzahl ist als Zeichen der Entzündungsreaktion ebenfalls erhöht.

Therapie

Die Standardbehandlung sind Steroide, etwa 0,5–1 mg/kg KG/Tag **Prednisolon** über 3–4 Wochen mit anschließender Dosisreduktion. Darunter bilden sich die Infiltrate rasch zurück, wenn es sich um die steroidsensitive Form handelt. Die Dauer der Behandlung hängt etwas vom Verlauf ab. Üblicherweise kann nach 2–3 Monaten die Steroidtherapie beendet werden. Manche Autoren empfehlen auch bei größeren Strahlenfeldern bereits parallel zur Radiatio **Glukokortikoide prophylaktisch** einzusetzen. Es gibt Tierversuche, die diese Hypothese stützen. Auch inhalative Steroide scheinen prophylaktisch wie therapeutisch wirksam zu sein, allerdings ist dies nur durch Fallberichte belegt. Die fibrotische Verlaufsform wird behandelt wie eine NSIP.

> M!
>
> Eine Strahlenpneumonitis spricht meist gut auf Steroide an.

Pentoxifyllin wird gelegentlich aufgrund seiner hemmenden Wirkung auf den Tumornekrosefaktor und Interleukin 1 als Therapeutikum eingesetzt. Dabei wurde es in einigen Studien auch prophylaktisch gegeben. Eine tägliche Dosis von 3 × 400 mg war mit einem besseren Outcome bzw. mit einer höheren CO-Diffusionskapazität nach Beendigung der Strahlenbehandlung verbunden.

Amifostin, eine zytoprotektive Substanz mit Radikalfängerfunktion, die auch in Deutschland zugelassen ist, wurde ebenfalls zur Behandlung und Prophylaxe der Pneumonitis eingesetzt. Die früheren Studien haben positive Ergebnisse gezeigt, die in den randomisierten Folgestudien allerdings leider nicht bestätigt werden konnten.

6.5.3 Allergische bronchopulmonale Aspergillose (ABPA)

Beschreibung und Häufigkeit

Die ABPA ist eine komplexe allergische Reaktion mit IgE- und IgG-Antikörpern auf Aspergillus-Spezies (insbesondere Aspergillus fumigatus), die praktisch nur bei Asthmatikern mit schwergradigem Verlauf (ca. 1–2 %) bzw. bei **Mukoviszidose mit Asthma** (etwa 10-mal häufiger) auftritt.

Ursache ist eine inhalativ erworbene Besiedlung mit Aspergillussporen, die eine Immunreaktion auslöst. Dabei können die Pilze im Mukus wachsen und Hyphen bilden, aber nicht im Gewebe. Es scheint eine genetische Disposition zu geben, denn die ABPA tritt gehäuft bei HLA DR2 oder HLA DA5 auf. Besonders angeregt werden TH_2-Lymphozyten ($CD4^+$), die Zytokine freisetzen, welche wiederum eine Eosinophilie im Blut und im Lungenparenchym induzieren.

> **M!**
> Bei der ABPA wachsen die Schimmelpilze im Mukus, jedoch nicht im Gewebe.

Klinik und Diagnostik

Die ABPA verursacht eine spezielle Klinik durch eine ausgeprägte Vermehrung an besonders **zähem Mukus**, der die Bronchien okkludiert und nicht oder nur schlecht abgehustet werden kann. Durch den Verschluss der Bronchien kommt es distal davon zu Atelektasen. Häufig bilden sich zentrale, manchmal ausgedehnte zylindrische Bronchiektasen aus, die auch schon im **Thorax-Übersichtsbild** zu sehen sind.

Allerdings haben nicht alle Patienten mit ABPA ausgedehnte Bronchiektasen. In einer systematischen Untersuchung waren es nur knapp 50 %. Zusätzlich findet man im **CT** Infiltrate und Milchglasbezirke. Infolge eines Verschlusses der peripheren Bronchien kommt es häufiger zu regionalen Überblähungsbezirken, die im CT die typischen Mosaikmuster erzeugen.

In der **Lungenfunktionsprüfung** findet sich infolge des zusätzlichen Asthmas praktisch immer eine Obstruktion, je nach Ausdehnung der Infiltrate und Atelektasen auch eine Restriktion. Die Diffusionskapazität ist nur bei einem Teil der Patienten eingeschränkt. Insofern besteht keine gleichzeitige diffuse exogen allergische Alveolitis trotz der IgG-Antikörper.

In den **Laboruntersuchungen** findet sich regelhaft fast immer eine IgE-Erhöhung > 1000 ng/ml und auch eine Eosinophilie (vor Therapie). Üblicherweise sind es > 600/µl Blut, was bei der normalen Zellzahl im Differenzialblutbild einen Anteil von > 5 % bedeutet. Mitunter sind die Eosinophilen auch stark erhöht. Die Aspergillus-IgG- und -IgE-Antikörper sind üblicherweise mehr als 2-fach erhöht. Besonders wichtig ist ein Intrakutantest auf Aspergillus, der immer positiv ist. Ein negativer Intrakutantest schließt eine ABPA aus.

> **M!**
> Ein negativer Intrakutantest auf Schimmelpilze schließt eine ABPA aus.

Die Diagnose der ABPA muss aus den verschiedenen Bausteinen zusammengesetzt werden. Schwere Asthmatiker, insbesondere dann, wenn sie auch auf Schimmelpilze allergisch sind, zeigen überlappende Befunde. Eine ABPA ist dann hochwahrscheinlich, wenn folgende Kriterien zusammenkommen:

- Asthmaerkrankung
- Sofortreaktion auf Aspergillus (meist Aspergillus fumigatus) im Hauttest
- deutlich erhöhtes Gesamt-IgE im Serum
- zentrale Bronchiektasen
- erhöhtes spezifisches IgE und IgG gegen Aspergillus-Spezies (meist Aspergillus fumigatus)

Patienten mit Verdacht auf ABPA sollten immer **bronchoskopiert** werden. Man findet in Teilen der Bronchien häufig eine ausgeprägte Mukus-Impaktion, die sich dadurch auszeichnet, dass sich der Mukus infolge der Festigkeit nicht ohne Weiteres und oft gar nicht mit dem Bronchoskop absaugen lässt. In der **BAL** – sofern sie durchgeführt wird – findet sich eine Eosinophilie.

Therapie

Die klassische Therapie der APBA besteht in der Gabe von Steroiden, 0,5–1 mg/kg KG/Tag Prednisolon für 2–3 Wochen mit anschließender Dosisreduktion je nach klinischem Verlauf. Üblicherweise werden 3–6 Monate behandelt. Inzwischen wird es zunehmend zum Therapiestandard, dass zusätzlich die Aspergillus-Kolonisation durch Itraconazol gebremst wird. Dadurch scheinen sich nicht nur die Infiltrate und der klinische Zustand schneller zu bessern, sondern auch die Rezidivquote zu vermindern. Itraconazol soll, wie auch im Abschnitt Lungenabszeß (Kap. 5.5.2) beschrieben, heute bevorzugt als Flüssigkeit eingenommen werden, da damit die Resorption deutlich verbessert ist. Mitunter gibt es besonders bei Atelektasen poststenotische Mischinfektionen; die dann mit Breitbandantibiotika behandelt werden müssen.

> **M!**
> Neben Steroiden scheint bei ABPA auch die antimykotische Therapie die Abheilung zu beschleunigen und die Rezidivrate zu senken.

Vereinzelt sprechen Patienten auf diese Kombinationsbehandlung nicht an, wenn gleichzeitig eine Mukoviszidose besteht. Es erscheinen jetzt zunehmend Fallberichte, die dann einen positiven Effekt von **Omalizumab** (rekombinanter Anti-IgE-Antikörper) zeigen. Wahrscheinlich ist hier der monoklonale Antikörper gegen IgE besonders effektiv.

Bei ABPA ist häufig eine **therapeutische Bronchoskopie** zur Mukusentfernung erforderlich. Die Absaugkraft auf den Mukus wird im Wesentlichen durch den inneren Durchmesser des Bronchoskopiekanals bzw. des Absaugkatheters bestimmt. Die Größe des Vakuums der Absaugpumpe hat kaum einen Effekt. Unter Berücksichtigung des Luftdrucks hat z. B. ein Bronchoskopiekanal von 3 mm Durchmesser eine Absaugkraft von 70 g auf eine Mukusplaque (Kraft = atmosphärischer Druck/Querschnittsfläche). Damit gelingt es oft nicht, den zähen Mukuspfropf zu entfernen. Verwendet man hingegen einen dickeren Absaugkatheter, der über einen Bronchoskopie-Tubus oder auch neben dem Bronchoskop nasal eingeführt wird, steigt die Absaugkraft quadratisch zum inneren Durchmesser des Katheters (z. B. bei einem inneren Durchmesser von 5 mm auf etwa 200 g). Damit gelingt es nahezu immer, den Mukuspfropf zu entfernen. Ein weiterer Weg ist die Enfernung der Mukusplaques mit der Kryosonde. Mit der Entfernung der Mukusplaques bessert sich der Zustand der Patienten oft dramatisch (Kap. 13.6, Interventionelle Bronchoskopie).

> **M!**
>
> Die effektive Absaugung der Mukuspfröpfe steht immer am Anfang der Therapie der ABPA.

6.5.4 Lungeninfiltrate durch Medikamente

Wie oben erwähnt, können Medikamente ganz unterschiedliche Lungeninfiltrate auslösen, von denen viele einen eosinophilen Charakter haben. In den einzelnen Abschnitten wird in der Differenzialdiagnose darauf hingewiesen. Gerade auch Immunsuppressiva, die zur Behandlung von interstitiellen Lungenerkrankungen eingesetzt werden, können ihrerseits selber Infiltrate mit unterschiedlichen Mustern verursachen, so z. B. auch das vermehrt in Problemfällen eingesetzte Rituximab. Wie oben bereits erwähnt, findet sich für alle medikamententoxischen pulmonalen Reaktionen eine gute Zusammenfassung der aktuellen Literatur mit Beispielen unter **www.pneumotox.com**.

Bei manchen Medikamenten einschließlich der Gabe von Bluttransfusionen kommen Infiltrate häufiger vor, weswegen darüber mehr Erfahrungen vorliegen. Infolge der besonderen klinischen Relevanz werden in diesem Kapitel nur medikamententoxische Reaktionen durch Bleomycin, Methrotrexat, Amiodaron und Blutprodukte beschrieben.

Bleomycin

Bleomycin ist in der Therapie mancher Tumoren ein recht erfolgreiches Zytostatikum, insbesondere bei Plattenepithelkarzinomen im Halsbereich und Ösophagus sowie Keimzelltumoren, Hodgkin- und Non-Hodgkin-Lymphomen. Von allen Medikamenten führt Bleomycin am häufigsten zu einer Lungenfibrose, die etwa einer IPF/UIP entspricht. Zusätzlich kommen Formen vor, die einer EAA, teilweise auch einer COP entsprechen. Immerhin entwickeln 10–15 % der Behandelten Lungeninfiltrate und etwa 4 % der Patienten sterben nicht am Tumor, sondern vorher an der durch Bleomycin induzierten Lungenfibrose.

> **M!**
>
> Ca. 4 % der mit Bleomycin therapierten Malignompatienten sterben an der dadurch ausgelösten Lungenfibrose.

Die Pathogenese scheint mit dem Abbau des Bleomycins zusammenzuhängen. Die Bleomycinhydrolase-Aktivität ist in der Lunge besonders niedrig, weswegen die Substanz dort kumuliert. Tierversuche deuten darauf auf eine genetische Prädisposition hin.

Mehrere **Risikofaktoren** begünstigen die Toxizität. Es besteht eine Dosiswirkungsbeziehung. Ältere Patienten entwickeln deutlich häufiger Lungeninfiltrate unter Bleomycin. Ungünstig ist eine zusätzliche Niereninsuffizienz, vermutlich deswegen, weil damit die Bleomycinspiegel in der Lunge höher sind. Die **gleichzeitige Gabe von GM-CSF** begünstigt deutlich die Entwicklung einer Lungenfibrose. Deswegen wird bei Bleomycingabe diese Therapie nicht empfohlen. Eine Strahlentherapie vor, während oder nach der Bleomycingabe erhöht ebenfalls das Risiko.

Eine besondere Rolle spielt die **Sauerstoffgabe**. In Tiermodellen wie auch bei Patienten begünstigt sie die Entwicklung der Lungenfibrose deutlich und beschleunigt ihren Verlauf. Das scheint auch noch der Fall zu sein, wenn die Bleomycin-Therapie beendet ist. Dieser Mechanismus hat vermutlich für viele interstitielle Pneumonien Beispielcharakter. Auch bei diesen gibt es indirekte Hinweise für eine Beschleunigung der Fibrosierungsprozesse durch die (oft unnötige) Sauerstoffgabe, die meist nur zur Korrektur eines niedrigen paO_2 gegeben wird, ohne dass der Patient einen Benefit davon verspürt.

> **M!**
>
> Gerade bei der Bleomycinlunge beschleunigt eine Sauerstofftherapie den Fibroseprozess deutlich.

Klinisch unterscheidet sich das Bild von anderen Lungenfibrosen. Erstes klinisches Zeichen ist ein unproduktiver Husten. Dieser geht radiologischen Veränderungen voraus. Im Röntgenbild zeigt sich später das typische **UIP-Muster** mit subpleuralem Beginn der fibroproliferativen Reaktion. Mitunter können die Veränderungen auch rundherdartig beginnen, sodass sie **Tumormetastasen imitieren** können. Die BAL ist unspezifisch und hilft nur in der Differenzialdiagnose zu infektiösen Erkrankungen.

Wegen der erheblichen Lungentoxizität von Bleomycin ist es hilfreich, Frühformen zu erkennen. Versuche, die TLCO als Screening zu benutzen, waren nur in Einzelfällen erfolgreich. Wenn sich allerdings ein EAA-ähnliches Bild entwickelt, ist sie früh eingeschränkt. In einer neueren Publikation reagiert die Diffusionskapazität bezogen auf das alveoläre Volumen (KCO = TLCO/VA) empfindlicher als die totale Diffusionskapazität. Diese Messung scheint erfolgversprechender für die Erkennung eines frühen Lungenschadens zu sein.

Trotz der unterschiedlichen Ergebnisse empfehlen die Autoren dringend, parallel Lungenfunktionsmessungen, insbesondere die KCO, im Verlauf durchzuführen. Aufgrund der Vorbefunde erkennt man zudem Veränderungen schneller, wenn der Patient trockenen Husten entwickelt. Dann sollte auch rasch ein CT durchgeführt werden.

Die **Therapie** der durch Bleomycin induzierten Lungenfibrose ist frustran. Nur das Absetzen verlangsamt den Verlauf. Häufig ist aber damit auch der Übergang in eine lebenslimitierende Fibrose nicht aufzuhalten. Ausnahmen stellen die EAA/COP-ähnlichen Bilder dar, die sehr gut auf Glukokortikoide ansprechen.

Versuche mit **Pentoxifyllin** haben in Tierversuchen positive Effekte ergeben. Das Gleiche gilt für den neuen Fibroblastenhemmer **Pirfenidon** und für inhalierte lecitinierte Superoxid-Dismutase. Klinische Ergebnisse liegen aber bezüglich dieser Fibroseform noch nicht vor.

Methotrexat

Nach Bleomycin verursacht Methotrexat am häufigsten medikamenteninduzierte pulmonale Infiltrate. Dies ist von allen Methotrexat-Nebenwirkungen die häufigste, gefolgt von Knochenmarks- und Leberschäden.

Das **pulmonale Muster ist sehr vielgestaltig** und reicht von den opportunistischen Infektionen infolge der Immunsuppression über EAA- und COP-ähnliche Bilder, pulmonaler Fibrose bis zum akuten Lungenversagen. Vereinzelt werden auch Pleuraergüsse und eine bronchiale Hyperreagibilität beobachtet. Die Veränderungen können schon nach einigen Wochen, aber auch noch nach Jahren unter der Therapie auftreten. Die Häufigkeit nimmt dann ab. Die Manifestation kann klinisch schleichend, aber auch dramatisch schnell und rasch progredient sein.

> **M!**
>
> Die pulmonaltoxische Reaktion auf Methotrexat ist radiologisch vielgestaltig.

Am häufigsten sind die Nebenwirkungen bei der **rheumatoiden Arthritis,** was vermutlich auch damit zusammenhängt, dass Methotrexat hier sehr häufig eingesetzt wird. Das Dilemma dabei ist, dass die Lungenveränderungen bei der rheumatoiden Arthritis eine **Methotrexat-Toxizität imitieren** können. Die Häufigkeit der pulmonalen Toxizität ist nicht sicher bekannt. Meist wird sie mit 1–8 % beziffert, von manchen Autoren höher, doch auch niedrigere Zahlen sind publiziert: manche Autoren sehen bei der rheumatoiden Arthritis toxische Lungeneffekte nur bei 0,4 %. Erfahrene Rheumatologen meinen, die **Gefahr** werde **eher überschätzt**.

Eine Reihe von **Risikofaktoren** beeinflusst die Toxizität. Höheres Alter (> 60 Jahre), eine Lungenbeteiligung bei rheumatoider Arthritis und Vorbehandlung mit anderen immunsuppressiven Substanzen erhöht das Risiko etwa um den Faktor 5. Eine Hypalbuminämie vor der Therapie und ein Diabetes haben eine noch größere Bedeutung. Sie erhöhen das Risiko 20- bis 30-fach.

> **M!**
>
> Diabetes mellitus erhöht die pulmonale Methotrexat-Toxizität etwa um das 30-Fache.

Bei den meisten Pneumonitisformen gibt es eine Dosisabhängigkeit, manchmal treten aber auch schwere Bilder bei niedrigen Dosen auf. Die tägliche Gabe ist ungünstiger als die wöchentliche. Eine Niereninsuffizienz sowie Substanzen, die im Blut um die Eiweißbindung konkurrieren – wie nichtsteroidale Antirheumatika, Aspirin, sulfathaltige Antibiotika und Penicillin – erhöhen ebenfalls die Toxizität. Der Mechanismus der Lungentoxizität scheint nicht mit dem Folsäure-Antagonismus zusammenzuhängen, da eine prophylaktische Gabe keinen positiven Effekt gezeigt hat.

Das **klinische Bild** ist sehr variabel und hängt sehr davon ab, welche Form der Lungenschädigung sich entwickelt. Zumeist entwickelten sich progressive Zeichen der Funktionseinschränkung mit Luftnot, Brustschmerzen, manchmal auch Fieber. Wie bei allen toxischen Reaktionen zeigen die Patienten schon früh und über Wochen anhaltenden Husten. Ausgedehntere Fibrosen gehen häufiger mit einer deutlichen Bluteosinophilie einher. Die Lungenfunktionsveränderungen sind entsprechend. Bei diffuser Alveolitis wie bei EAA und COP kommt es zu starker Luftnot und frühen Einschränkungen der Diffusionskapazität mit Hypoxämie.

Die **BAL** zeigt meist eine starke Lymphozytose. Der CD4/CD8-Quotient ist meist erniedrigt, manchmal aber auch erhöht. Die Angaben in der Literatur sind unterschiedlich. Eine neutrophile Granulozytose in der BAL ist eher mit einer schlechten Prognose verbunden. Die BAL-Veränderungen kommen aber per se bei der rheumatoiden Arthritis und bei anderen Erkrankungen vor, weswegen sie nicht sicher der Methotrexat-Toxizität zugeordnet werden können. Die BAL ist jedoch sehr hilfreich zur Differenzialdiagnose von opportunistischen Infektionen und hilft natürlich, wenn Vorbefunde vor der Methotrexateinnahme bekannt waren.

Eine Lungenbiopsie ist wegen der bunten Bilder nur in Ausnahmefällen erforderlich. Die transbronchiale Biopsie ist hier viel zu unspezifisch, weswegen wir auch in diesem Fall davon abraten.

Die **Behandlung** besteht bei EAA/COP-ähnlichen Bildern in Glukokortikoiden wie oben beschrieben. Auf jeden Fall muss Methotrexat sofort abgesetzt werden. Im Gegensatz zu Bleomycin kommt es hier dann meist zu einer deutlichen Besserung. Bei einigen Patienten schreitet die Fibrose dennoch fort, sodass die pulmonale Toxizität von Methotrexat insgesamt zu einer Mortalität von ca. 1 % führt.

Amiodaron

Amiodaron wird immer noch breit eingesetzt zur Behandlung von tachykarden ventrikulären und supraventrikulären Rhythmusstörungen wie intermittierendes Vorhofflimmern. Es hat eine **breite Nebenwirkungspalette**, die von der Fotosensitivität und Grauverfärbung der Haut über die Störung der Schilddrüsenfunktion, Hornhautablagerungen und Knochenmarksuppression bis zum Leberschaden reicht. Die **gefährlichste Form** ist die **pulmonale Toxizität**, die bei 3–5 % der Patienten auftritt.

Amiodaron wird mit einer Halbwertszeit von ca. 20 Tagen sehr langsam abgebaut und kumuliert auch in der Lunge. Es findet sich in den Makrophagen eine recht typische Akkumulation von Phospholipiden, die den Zellen ein schaumartiges Muster verleihen.

> M!
>
> Amiodaron verändert die Lungenmakrophagen zu typischen Schaumzellen.

Die pulmonale Toxizität zeigt ein NSIP- und ein COP-ähnliches Muster. Vereinzelte Fälle von perakuten Verläufen mit ARDS kommen auch vor. Rundherde sind ebenfalls beschrieben, die den Verdacht auf ein Malignom aufkommen lassen.

Das Risiko steigt mit zunehmender Gesamtdosis an, verstärkt nach einer Behandlungsdauer von 2 Monaten. Die **Toxizität korreliert** ähnlich wie beim Bleomycin und Methotrexat mit einer **Sauerstoffgabe**. Insbesondere postoperativ sind nach hoch dosierter Sauerstoffgabe ARDS-artige Krankheitsbilder beschrieben. Röntgen-Kontrastmittel scheinen ebenfalls das Risiko für ein ARDS zu erhöhen. Die Wirkung von Lungenvorerkrankungen wird unterschiedlich gesehen. Möglicherweise zeigen sie nur die schnellere Entwicklung einer pulmonalen Toxizität an.

Bei der **klinischen Untersuchung** muss berücksichtigt werden, dass viele Patienten mit Amiodaron eine **Herzinsuffizienz** haben, was sich auskultatorisch und auch bezüglich der Restriktion in der Lungenfunktion mit dem Bild einer Lungenfibrose überschneiden kann. Serienmessungen der Lungenfunktion mit Bestimmung der TLCO haben keinen wesentlichen prädiktiven Wert ergeben. Wenn sich ein COP-ähnliches Krankheitsbild herausbildet, dann zeigt sich ein rascher Abfall. Allerdings wurde in den Studien nicht differenziert zwischen TLCO und KCO (S. 228).

> M!
>
> Wegen der bei einer Amiodarontherapie häufig gleichzeitig bestehenden Herzinsuffizienz ist die Früherkennung einer fibrotischen Reaktion erschwert.

Die **Laborwerte** sind unspezifisch. Es gibt Hinweise dafür, dass KL-6, ein Glykoprotein, das von den Pneumozyten Typ II sezerniert wird, als Blutmarker für die Toxizität dienen kann. Allerdings sind die Ergebnisse inkonstant. In der BAL finden sich je nach Typ (NSIP oder COP) Lymphozyten (meist CD8-Zellen) oder Granulozyten. Auch Fälle mit ausgedehnter Eosinophilie sind beschrieben.

Die **Therapie** besteht im sofortigen Absetzen von Amiodaron. Wegen der langen Halbwertszeit dauert es länger, bis sich eine mögliche Besserung zeigt. Glukokortikoide werden in der bei NSIP beschriebenen Dosis empfohlen, ihre Wirkung ist jedoch unsicher. Erwartungsgemäß wirken sie gut beim COP-ähnlichen Verlauf. Insgesamt ist die **Prognose nach Absetzen des Medikaments relativ gut**, da die meisten Veränderungen sich zurückbilden. Bei den Patienten mit pulmonaler Reaktion auf Amiodaron sind Todesfälle durch eine fortschreitende Fibrose beschrieben. Die meisten Todesfälle ereignen sich nach einem anfangs erfolgreich therapierten ARDS.

Transfusionsbedingtes akutes Lungenversagen (Transfusion-related acute Lung Injury, TRALI)

Alle Blutprodukte – von Blutplasma über Thrombozytenbis zu Erythrozytenkonzentraten – können ein TRALI verursachen. Durch die bessere Qualität der Blutprodukte speziell in Deutschland ist die **Häufigkeit jedoch drastisch zurückgegangen** (unter 1 : 100 000). Nach den Ergebnissen von Antikörpermessungen und Tierversuchen wird die Reaktion ganz überwiegend durch granulozytäre Antikörper des Spenders bestimmt, die in der Regel im Plasma oder in sehr geringen Resten in den Erythrozytenkonzentraten enthalten sind. Die umgekehrte Reaktion von Antikörpern des Empfängers gegen die Granulozyten im Blutplasma kommt auch vor, spielt aber eine noch viel geringere Rolle.

Die Wahrscheinlichkeit für granulozytäre Antikörper im Spenderblut steigt mit mehrfachen Geburten an, da durch den mütterlichen Kontakt mit dem genetisch differenten Embryo verschiedene Antikörper gebildet werden.

> M!
>
> Bei Erythrozytenkonzentraten kommt ein TRALI praktisch nicht mehr vor.

Hauptrisikofaktor für die Entwicklung eines TRALI sind gleichzeitige Endotoxinausschüttungen im Blut wie bei einer Sepsis. Frisch-Plasma zeigt ein geringeres Risiko im Vergleich zu gefrorenen Plasma-Produkten. Eine gleichzeitige Thrombozytopenie begünstigt das Risiko ebenfalls. Die Zahl der Transfusionen scheint nur locker mit dem Risiko zu korrelieren. Zur Feststellung der Häufigkeit können Daten aus den meisten Ländern, insbesondere USA, nicht für Deutschland herangenommen werden, da hier die Qualität der Blutprodukte viel schlechter ist.

Das **klinische Bild** wird bestimmt durch ein innerhalb von 1–2 h (selten in Minuten!) auftretendes akutes Krankheitsbild mit Dyspnoe, Hypoxämie und Lungeninfiltraten, die etwa wie ein Lungenödem aussehen, jedoch bei unauffälliger Herzkontur.

Die erste Differenzialdiagnose ist deswegen eine Volumenüberlastung durch (zu rasche) Bluttransfusionen, die manchmal zu einem Lungenödem mit ähnlichem Krankheitsbild führen kann, auch **TACO** (Transfusion-associated Volume/Circulatory Overload) genannt. Die Gabe von Diuretika wirkt beim TRALI im Gegensatz zum TACO aber nicht verbessernd.

> M!
>
> Eine wichtige Differenzialdiagnose beim TRALI ist das akute Lungenödem durch eine Volumenüberladung infolge der Bluttransfusion (TACO), das ungleich häufiger ist.

Das TRALI ist normalerweise **selbstlimitierend** und verschwindet nach 2–3 Tagen. Je nach Studie werden > 50 % der Patienten mit einem Regime beatmet, das der Beatmung des ARDS entspricht. Die Mortalität wird in älteren Studien etwa mit 5 % angegeben. Diese Mortalität dürfte teilweise auch durch die übliche ARDS-Therapie mit ihren hohen Beatmungsdrücken und hoher Sauerstoffgabe bedingt sein (Kap. 12, Intensivmedizin).

Die Gabe von Glukokortikoiden wird von vielen Autoren empfohlen, obwohl keine systematischen Studien existieren. Erstaunlicherweise entwickeln die Patienten üblicherweise kein weiteres TRALI, wenn sie später erneut Blutprodukte bekommen.

Die **eigene Erfahrung bei Weaning-Patienten** zeigt das inzwischen in Deutschland beobachtete Bild. Da üblicherweise die verlegten Patienten zur Beatmungsentwöhnung eine Anämie haben, werden zur Entlastung der Atempumpe nahezu immer Erythrozytenkonzentrate transfundiert (Kap. 12, Intensivmedizin). Die Autoren überblicken bei den Weaning-Patienten über die letzten Jahre deutlich > 6 000 Transfusionen (nie Vollblut) und haben **bisher kein TRALI gesehen.** Das mag mit 2 Punkten zusammenhängen, die sich aus der Pathophysiologie gut erklären lassen:

- Zum einen bekommen die Patienten im Rahmen des Weaning-Prozesses aufgrund der häufig zugrunde liegenden COPD und der meist ausgedehnten tubusassoziierten Bronchitis fast immer schon Glukokortikoide in der Größenordnung zwischen 20 und 30 mg Prednisolon, bevor sie transfundiert werden, was möglicherweise einen gewissen präventiven Effekt hat.
- Zum anderen sind die Patienten stabil, d. h. es liegt kein septisches Krankheitsbild vor. Zudem werden immer nur Erythrozytenkonzentrate gegeben, die schon primär praktisch kein TRALI mehr verursachen.

6.5.5 Diffuse alveoläre Hämorrhagie (DAH)

Üblicherweise ist die DAH bedingt durch eine **Kapillaritis,** vereinzelt auch durch eine Entzündung der Arteriolen und Venolen, mit Störung der alveolokapillären Membran und Blutaustritt in die Alveolen. Histologisch findet man praktisch immer eine Infiltration mit Granulozyten und regionale Nekrosen, die dann die Leckage verursachen.

Die **Klinik** kann ganz mild sein, sodass es die Patienten gar nicht bemerken. Husten besteht allerdings immer. Liegen Blutbeimengungen vor, kommt auch Belastungsluftnot hinzu. Ansonsten stehen häufiger die Symptome der Grunderkrankung im Vordergrund. Auf der anderen Seite gibt es lebensbedrohliche Verläufe mit schwerer, diffuser Infiltration (meistens beidseitig) und entsprechend schwerer Störung des Gasaustauschs. Das Vorgehen ist dann vergleichbar wie bei der Hämoptoe anderer Ursache, wie im dortigen Kapitel beschrieben (Kap. 3.4.2).

Bei der **Lungenfunktionsprüfung** fällt bestenfalls eine milde Restriktion auf. Oft ist sie normal. In der **BAL** finden sich eisenspeichernde Makrophagen in der Berliner-Blau-Färbung, die auch auf rezidivierende kleinere Hämorrhagien hinweisen können, wenn im Moment der Bronchoskopie kein Blut sichtbar ist. Auffällig ist eine schwere Hypoxämie. Die **CO-Diffusionskapazität** ist jedoch nicht wie sonst erniedrigt, sondern normal bzw. meist sogar (vorübergehend) erhöht, da die intraalveolären Erythrozyten das CO direkt aufnehmen.

Tab. 6.8 Ursachen einer diffusen pulmonalen Hämorrhagie.

Ursachen	Krankheitsbilder
Kollagenosen	• Goodpasture-Syndrom • Lupus erythematodes • rheumatoide Arthritis • Antiphospholipid-Antikörper-Syndrom • Sklerodermie/CREST-Syndrom • Polymyositis • idiopathische Lungenfibrosen
Vaskulitis	• Morbus Wegener • IgA-Nephritis • Purpura Schoenlein-Henoch • Kryoglobulinämie • isolierte pulmonale Kapillaritis • idiopathische pulmonale Hämosiderose • Morbus Behçet • Leptospirose • infektiöse Endokarditis • Lungentransplantatabstoßung
Medikamente	• Antikoagulanzientherapie/Thrombozyten-hemmer • Amiodaron • Kokaininhalation (Crack) • lungentoxische Zytostatika, Sirolimus
Verschiedenes	• ARDS • Lungeninfarkt • Tuberöse Sklerose • Hämangiome der Pulmonalkapillaren

M!

Die Trias erhöhte CO-Diffusonskapazität, schwere Hypoxämie und diffuse Lungeninfiltrationen sind beweisend für eine DAH.

Die Ursachen einer DAH können sehr vielgestaltig sein. ▸ Tab. 6.8 gibt die meisten Gründe an. Die einzelnen Krankheitsbilder und ihre Therapie werden, soweit sie die Lunge betreffen, in diesem Abschnitt (Goodpasture-Syndrom, Morbus Ceelen und isolierte pulmonale Kapillaritis) oder in anderen Kapiteln beschrieben.

Goodpasture-Syndrom

Die Erkrankung wird verursacht durch Antibasalmembran-Antikörper, die auch meist im Blut zirkulieren und sich damit einfach nachweisen lassen. Sehr häufig steht der Nierenbefall mit Glomerulonephritis im Vordergrund. In Nierenbiopsien finden sich hier typische Ablagerungen an der Basalmembran. Häufig ist wegen der Niereninsuffizienz eine Dialysetherapie erforderlich.

Zu einem DAH kommt es bei 60–70 % der Patienten mit Nierenbefall. Mitunter steht auch nur das Lungenbluten im Vordergrund, ohne dass sich ein Nierenbefall findet (knapp 10 %). Bei diesen Patienten ist die Diagnostik besonders schwierig, da dann meistens auch keine zirkulierenden Antibasalmembran-Antikörper im Blut zu finden sind. Die Diagnose kann allein aus dem Nachweis der Antibasalmembran-Antikörper mittels Immunfluoreszenz an der alveolaren Basalmembran durch **Lungenbiopsie** gestellt werden. Hier besteht ausnahmsweise einmal die Indikation zur transbronchialen Biopsie.

M!

In ca. 10 % kommt eine DAH bei Goodpasture-Syndrom ohne Nierenbeteiligung vor. Ohne Histologie ist die sichere Diagnose dann meist nicht zu stellen.

Überwiegend sind Männer zwischen dem 20. und 40. Lebensjahr betroffen. Die Erkrankung ist insgesamt selten. Inhalationsraucher sind häufiger betroffen als Nichtraucher. Voraus gehen meist unspezifische grippeähnliche Symptome. Die akute Erkrankung geht mit einem **schweren Krankheitsgefühl,** Husten und Dyspnoe einher. Das radiologische Bild wird von wechselnd ausgeprägten, unscharf begrenzten Infiltraten geprägt, die sich später zurückbilden. Gelegentlich verbleibt als Residuum ein retikuläres Muster.

Das Goodpasture-Syndrom ist eine ernste Erkrankung. Früher starben > 90 % der Patienten. Die Erkrankung ist an sich selbstlimitierend; Rezidive kommen nur in < 2 % vor. Deswegen ist es besonders wichtig, die Patienten über die kritische Phase zu bringen.

Die **Basistherapie** ist genau wie bei allen ähnlichen Erkrankungen stark immunsuppressiv mit einer Kombination aus hoch dosierten Glukokortikoiden und Cyclophosphamid, meist als Stoßtherapie. Zusätzlich ist in jedem Falle die **Plasmapherese** anzustreben. Hier gibt es eine randomisiert kontrollierte Studie mit allerdings nur 17 Patienten, die einen leichten Vorteil zugunsten der Plasmapherese ergeben hat. Die heute breite Anwendung zeigt aber einen deutlichen Erfolg im Vergleich zu historischen Kollektiven. Die kritische Phase der Erkrankung dauert in der Regel einige Monate.

M!

Die Plasmapherese zur Entfernung der zirkulierenden Antikörper hat die Prognose des Goodpasture-Syndroms deutlich verbessert.

Idiopathische pulmonale Hämosiderose (Morbus Ceelen)

Diese sehr seltene Erkrankung zeigt ebenfalls eine diffuse Lungenblutung, aber ohne dass man Antikörper oder Immunkomplexe an der Basalmembran findet. Sie tritt in 80 % bei jüngeren Patienten unter 30 Jahre auf und ist eine typische Ausschlusserkrankung. Vor allem findet man außerhalb der Lunge keine Zeichen der Vaskulitis. Eine Assoziation zur Zöliakie und erhöhten IgA-Spiegeln findet man in der Hälfte der Patienten. Die Diagnose kann nach Gewinnung einer Lungenhistologie durch Ausschluss anderer Erkrankungen gestellt werden. Auch hier wird eine immunsuppressive Therapie empfohlen. Gelegentlich schreitet die Erkrankung fort, sodass nur eine Lungentransplantation eine therapeutische Option darstellt. Es sind aber Fälle eines Wiederauftretens der Erkrankung nach Transplantation beschrieben worden.

Isolierte pulmonale Kapillaritis

Bei dieser Form handelt es sich um eine sehr seltene DAH infolge einer ausschließlich pulmonalen Kapillaritis unklarer Ätiologie. Weder klinisch noch radiologisch oder serologisch finden sich Hinweise auf eine zugrunde liegende Systemerkrankung – insofern ist diese Erkrankung bis auf die Kapillaritis vergleichbar dem Morbus Ceelen.

Literatur

[1] American Thoracic Society. International Consensus Statement: Idiopathic pulmonary fibrosis: diagnosis and treatment. Am J Respir Crit Care Med 2000; 161: 646–664

[2] American Thoracic Society/European Thoracic Society. International multidisciplinary consensus classification of the idiopathic interstitial pneumonias. Am J Respir Crit Care Med 2002; 165: 277–304

[3] Behr J, Thannickal VJ. Update in diffuse parenchymal lung disease. Am J Respir Crit Care Med 2009; 179: 439–444

[4] Demedts M, Behr J, Buhl R et al. High-dose acetylcysteine in idiopathic pulmonary fibrosis. N Engl J Med 2005; 353: 2229–2242

[5] Flaherty KR, Travis WD, Colby TV et al. Histopathologic variability in usual and non-specific interstitial pneumonias. Am J Respir Crit Care Med 2001; 164: 1722–1727

[6] Gottlieb JE, Israel HL, Steiner RM et al. Outcome in sarcoidosis. The relationship of relapse to corticosteroid therapy. Chest 1997; 111: 623–631

[7] Hunninhake GW, Zimmerman MB, Schwartz DA et al. Utility of a lung biopsy for the diagnosis of idiopathic pulmonary fibrosis. Am J Respir Crit Care Med 2001; 164: 193–196

[8] Idiopathic Pulmonary Fibrosis Clinical Research Network, Martinez FJ, de Anrdrade JA, Anstrom KJ, King TE Jr, Raghu G. Randomized trial of acetylcysteine in idiopathic pulmonary fibrosis. N. Engl J Med. 2014; 370: 2093-101

[9] Katzenstein AL, Myers JL. Idiopathic pulmonary fibrosis. Clinical relevance of pathologic classification. Am J Respir Crit Care Med 1998; 157: 1301–1315

[10] Lee JS, Ryu JH, Elicker BM et al. Gastroesophageal reflux therapy is associated with longer survival in patients with idiopathic pulmonary fibrosis. Am J Respir Crit Care Med 2011; 184: 1390–1394

[11] McCormack FX, Inoue Y, Moss J et al. Efficacy and safety of sirolimus in lymphangioleiomyomatosis. N Engl J Med 2011; 364: 1595–1606

[12] Raghu G, Collard HR, Egan JJ et al. An official ATS/ERS/JRS/ALAT statement: idiopathic pulmonary fibrosis: evidence-based guidelines for diagnosis and management. Am J Respir Crit Care Med 2011; 183: 788–824

[13] Richeldi L, Costabel U, Selman M et al. Efficacy of a tyrosine kinase inhibitor in idiopathic pulmonary fibrosis. N Engl J Med 2011; 365: 1079–87

[14] Richeldi L, du Bois RM, Raghu G, et al. INPULSIS Trial Investigators. Efficacy and safety of nintedanib in idiopathic pulmonary fibrosis. N Engl J Med. 2014; 370: 2017-82

[15] Romagnoli M, Nannini C, Piciucchi S et al. Idiopathic nonspecific interstitial pneumonia: an interstitial lung disease associated with autoimmune disorders? Eur Respir J 2011; 38: 384–91

[16] Shulgina L, Cahn AP, Chilvers ER et al. Treating idiopathic pulmonary fibrosis with the addition of co-trimoxazole: a randomised controlled trial. Thorax 2013; 68: 155–62

[17] Tazawa R, Inoue Y, Arai T et al. Duration of benefit in patients with autoimmune pulmonary alveolar proteinosis after inhaled granulocyte-macrophage colony-stimulating factor therapy. Chest. 2014; 145: 729–737. doi: 10.1378/chest.13-0603. PubMed PMID: 24 158 247

[18] Xu JF, Washko GR, Nakahira K et al. COPDGene Investigators. Statins and pulmonary fibrosis: the potential role of NLRP3 inflammasome activation. Am J Respir Crit Care Med 2012; 185: 547–556

7 Pleuraerkrankungen

7.1 Pleuritis sicca

Die Pleuritis sicca reflektiert eine akute Entzündung des Pleuramesothels. Da im Normalfall nur die Pleura parietalis einen direkten Zugang zu Blutgefäßen und der nervalen Versorgung hat, ist dieses Pleurablatt zuerst betroffen. Infolge der starken sensiblen Innervation der Pleura parietalis verursacht die **akute Pleuritis erhebliche Schmerzen.** Häufig geht dieser Zustand durch Exsudation in eine feuchte Pleuritis bzw. einen Pleuraerguss über, was die Schmerzen dann sofort verschwinden lässt.

Die Ursachen der akuten Pleuritis sind fast so vielgestaltig wie die des exsudativen Pleuraergusses. Sie werden deswegen dort besprochen. Es gibt aber eine klinisch wichtige Ausnahme, und zwar sind das die **akuten Pleuritiden bei grippalen Infekten,** die nicht selten mit Brustschmerzen einhergehen. Bevor die Phase der Exsudation erreicht ist, kommt es meistens schon wieder zur Ausheilung, sodass kein Pleuraerguss entsteht (Kap. 3.5).

M!

Eine passagere, meist trockene Pleuritis ist bei schweren grippalen Infekten nicht selten.

7.2 Pleuraerguss

7.2.1 Beschreibung

Der Pleuraerguss ist definiert durch eine pathologische Flüssigkeitsansammlung zwischen den Pleurablättern. Diese kann primär durch Entzündung der Pleura sowie sekundär durch Störung des Flüssigkeitstransports entstehen.

7.2.2 Häufigkeit

Der Pleuraerguss ist eine der häufigsten Erkrankungen der klinischen Medizin. Überträgt man die Zahlen aus den USA, beträgt die Inzidenz in etwa eine halbe Million Pleuraergüsse pro Jahr. Wenn auch nicht alle davon in die Klinik kommen, kann man annehmen, dass bei etwa 400 000 Krankenhausbetten in Deutschland in jedem Bett einmal im Jahr ein Patient mit einem Pleuraerguss liegt. Da mit der Altersentwicklung in Deutschland Malignome häufiger werden, nimmt die Inzidenz der malignen Pleuraergüsse ebenfalls zu. Dabei sind die selbstlimitierenden und oft nur kurz vorhandenen Pleuraergüsse bei grippalen Infekten noch nicht erfasst.

Im Vordergrund steht als Ursache die **kongestive Herzinsuffizienz,** gefolgt von der Pneumonie [2]. ▸ Tab. 7.1 zeigt die aus regionalen Registern hochgerechneten Zahlen aus den USA bezogen auf Deutschland.

Tab. 7.1 Ermittelte Häufigkeit der verschiedenen Ursachen eines Pleuraergusses in Deutschland, umgerechnet aus regionalen Registern aus den USA [2].

Ursache des Pleuraergusses	Inzidenz (Neuerkrankungen/Jahr)
Herzinsuffizienz	170 000
bakterielle Pneumonie	100 000
Lungenembolie	50 000
virale Pneumonie	50 000
Lungenkarzinom	20 000
andere Tumoren	17 000
Mammakarzinom	17 000
Leberzirrhose	17 000
Lymphom	12 000
gastrointestinale Erkrankungen	8 000
Kollagenosen	3 000
Tuberkulose	1000
Asbestexposition	1000

7.2.3 Pathophysiologie und Ätiologie

Physiologischerweise beträgt der Pleuradruck im gesamten Pleuraraum etwa –5 cm H_2O. Bei maximaler Inspiration vergrößert sich der Pleuradruck auf –30 cm H_2O. Dieser wird im Wesentlichen bestimmt durch die elastische Retraktionskraft der Lunge. Ansonsten gelten etwa die gleichen Druckverhältnisse wie im Interstitium, die hauptsächlich durch die arteriovenöse Druckdifferenz und den onkotischen Druck bestimmt werden. Im Interstitium wie in der Pleura ist der Eiweißgehalt niedrig. Kommt es zum Ungleichgewicht, wird die Flüssigkeit **durch lymphatische Gefäße drainiert**, die nur in der **parietalen Pleura** vorkommen, bevorzugt kaudal, im Bereich des Zwerchfells und unteren Mediastinums. Die im kaudalen Bereich größte Clearance-Fähigkeit bestätigt den klinischen Eindruck, dass z. B. kardiale Ergüsse bei sitzenden oder halbsitzenden Patienten rascher resorbiert werden als im Liegen.

Die **lymphatischen Öffnungen** sind hier relativ groß, wodurch auch ganze Zellen (z. B. Erythrozyten) transportiert werden können. Damit die Pleuraflüssigkeit klein bleibt (physiologischerweise insgesamt 5–15 ml), haben die lymphatischen Abflusssysteme Klappen, sodass der Transport nur in eine Richtung erfolgen kann. Durch diesen effizienten Abfluss ist die Pleura in der Lage, relativ große Flüssigkeitsmengen zu absorbieren, bevor ein Erguss entsteht (vermutlich etwa 0,5 l/24 h pro Hemithorax). Erst wenn die Produktion zu hoch ist (z. B. durch entzündliche Erkrankungen) oder der Abfluss behindert wird (z. B. durch Okklusion der Lymphgefäße durch Tumorzellen), kommt es zur Akkumulation von Flüssigkeit und zum klinisch sichtbaren Erguss.

> M!
>
> Der Abtransport der Pleuraflüssigkeit findet in den kaudalen Abschnitten statt. Deswegen ist eine flache Lagerung eher ungünstig für die Ergussresorption.

Beim **Transsudat** ist die Situation etwas anders. Normalerweise ist die Pleura visceralis durch eine darunter liegende Bindegewebsschicht dicht. Bei Stauung durch eine linksventrikuläre Insuffizienz mit interstitiellem Ödem kommt es hier wohl zur Leckage, sodass die Flüssigkeit direkt in den Pleuraraum abgepresst wird. Die Rechtsherzinsuffizienz alleine verursacht keinen Pleuraerguss. In Verbindung mit einer Linksherzinsuffizienz kann sie aber einen Pleuraerguss begünstigen, da die kardiale Stauung den lymphatischen Abfluss in das venöse System hemmt.

Die **Ursachen eines Pleuraergusses** sind außerordentlich vielgestaltig. Entzündliche Erkrankungen können allein die Pleura betreffen, aber auch alle serösen Häute in mehr oder weniger gleichem Ausmaß. Abgesehen vom Transsudat bei Herzinsuffizienz sind Entzündungen die häufigste Ursache. Andere Ursachen können die Störung des onkotischen Drucks betreffen, wobei es sich meistens um einen Eiweißmangel wie bei nephrotischem Syndrom handelt. Mitunter sammelt sich in der Pleura Exsudat bzw. Transsudat, das von anderen Organen stammt, z. B. bei einer Leberzirrhose mit Anastomosen zwischen Leber und Pleura. Ein ähnlicher Mechanismus spielt wohl auch beim Übertritt von Flüssigkeit im Rahmen der peritonealen Dialyse eine Rolle. Seltene angeborene Erkrankungen wie das Yellow-Nail-Syndrom (Kap. 4.6.6) betreffen Störungen im Umsatz, wobei insbesondere der Abtransport gehemmt ist. Nicht bei allen Erkrankungen ist die genaue Ursache näher bekannt, wie z. B. bei dem häufigen Phänomen des kleinen Pleuraergusses bei Lungenembolie, der auch auftritt, wenn es nicht zu einer Infarktpneumonie kommt.

> M!
>
> Der exsudative Pleuraerguss geht fast immer von der Pleura parietalis aus, der transsudative wandert aus dem Interstitium durch die Pleura visceralis.

7.2.4 Klinik und körperliche Untersuchung

Häufig steht bei der klinischen Untersuchung die Grunderkrankung im Vordergrund. Der Pleuraerguss findet sich dann eher zufällig. Größere Pleuraergüsse vermutet man bereits durch die Perkussion.

Typisches Symptom ist bei der akuten, trockenen Pleuritis der **ausgeprägte atemabhängige Schmerz**. Manchmal hört man das klassische Lederknarren, das aber meist fehlt. Bei größeren Ergüssen steht die **Luftnot**, besonders bei körperlicher Belastung, im Vordergrund.

Die Luftnot beim Pleuraerguss ist oft stärker als es die restriktive Lungenfunktionsstörung erwarten lässt. Das hängt damit zusammen, dass der Organismus durch Tiefertreten des Zwerchfells den Erguss teilweise funktionell kompensiert. Nicht nur durch den Erguss selber, sondern auch durch das Abflachen des Zwerchfells steigt die **Atemarbeit** deutlich an, was die Luftnot gut erklärt.

7.2.5 Diagnostik

Radiologie

Im Röntgenbild fällt häufig eine Verschattung auf, die sich erst bei näherer Untersuchung als Pleuraerguss beweisen lässt. Die früher übliche seitliche Lage, um den Erguss durch Auslaufen zu objektivieren, ist heute durch die Ultraschalluntersuchung abgelöst worden. Das Röntgenbild dient meistens dazu, andere Differenzialdiagnosen abzuklären. Für den Verlauf ist es aber recht gut geeignet, um das Ausmaß der Rückbildung zu objektivieren. Kleinere und manchmal mittlere Pleuraergüsse bis zu 1 l können besonders bei adipösen Patienten im Röntgenbild maskiert sein. Das gilt auch für **subpulmonale Ergüsse**, die ein Bild wie bei einem Zwerchfellhochstand entstehen lassen. Beidseitig gering ausgeprägte Pleuraergüsse werden im konventionellen Röntgen-Thorax wegen der Symmetrie und der scheinbar erhaltenen Zwerchfellkontur mitunter übersehen, obwohl ein verstrichener Randsinus Hinweise darauf geben kann.

Ergüsse in den Lappenspalten, so genannte **interlobäre Ergüsse**, die meist bei Herzinsuffizienz vorkommen, imitieren manchmal durch ihre Form einen Tumor, der z. B. nach diuretischer Behandlung rasch verschwindet (**Vanishing Tumor**). Eine zitronenartige Form mit spitzem Auslaufen an beiden Enden und die eindeutige Lage im Interlobium können Hinweise auf einen solchen Erguss und zur Differenzierung von einem Tumor geben. Problematische Verhältnisse klärt heute das CT zuverlässig. Durch die Dichtemessung kann man abschätzen, ob es sich um einfache Ergussflüssigkeit, Eiter, Blut oder einen Tumor handelt.

> M!
>
> Interlobärergüsse werden gelegentlich als Tumor missdeutet.

Ultraschall

Die Domäne des Pleuraergusses ist heute die Ultraschalluntersuchung. Damit können das Ausmaß, die Dynamik, die Verschieblichkeit bei Lageänderung, das Vorhandensein von Fibrinsepten und andere Eigenschaften beurteilt werden. Manchmal sieht man auch Kompressionsatelektasen im benachbarten Lungenparenchym. Im angelsächsischen Schrifttum wird sogar immer noch die Probepunktion ohne Ultraschall empfohlen, weil hier vorwiegend andere Fachgebiete (Kardiologen, Radiologen) die Ultraschalluntersuchung der Lunge durchführen. Wegen der Häufigkeit und Einfachheit der Untersuchung ist dies heute eindeutig als obsolet zu bezeichnen. Jeder Punktion oder Katheteranlage muss eine Ultraschalluntersuchung vorausgehen.

Endoskopie

Eine **Bronchoskopie** ist bei Pleuraerguss oft zur Differenzialdiagnose erforderlich, z. B. um ein Lungenkarzinom nicht zu übersehen.

Gelingt die Differenzialdiagnose des Pleuraergusses nicht mit den üblichen klinischen Untersuchungen (einschließlich der weiter unten aufgeführten Maßnahmen), ist die **Thorakoskopie** der nächste Schritt. Pleurablindbiopsien sind wegen der geringen Trefferquote und der vergleichsweise hohen Komplikationsrate obsolet. Die Thorakoskopie ist mit den heutigen, auch flexiblen Systemen eine sehr komplikationsarme Untersuchung mit hoher Ausbeute. Durch die Inspektion des Pleuraraums können verdächtige Herde gezielt biopsiert werden, aus denen meistens die Diagnose histologisch wie mikrobiologisch gestellt werden kann. Gleichzeitig ist eine komplette Ergussentfernung möglich, da unter Sicht abgesaugt werden kann. Eine Therapie, z. B. beim malignen Pleuraerguss, kann mittels Talkumpoudrage gleich mit angeschlossen werden (Kap. 13.5, Drainagemanagement bzw. Thorakoskopie).

> **M!**
>
> Die Thorakoskopie sollte bei unklarem Pleuraerguss zügig durchgeführt werden.

Funktionsuntersuchung

Das typische Bild des Pleuraergusses ist die Restriktion in der Lungenfunktionsanalyse. Hierbei entspricht das Ausmaß des restriktiven Bildes (besonders die Reduktion der Vitalkapazität) etwa einem Drittel bis einem Fünftel der Menge des Pleuraergusses. Deswegen führt umgekehrt z. B. eine Ergussdrainage von 1 l nur zu einer Funktionsverbesserung von etwa 200–300 ml in der Vitalkapazität. Zur Beurteilung des Verlaufs bzw. der Effizienz der Therapie ist aber die Vitalkapazität ein guter Parameter, da sie recht genau zu messen ist und das Abschätzen eines Therapieerfolgs besser ermöglicht als die radiologischen Veränderungen.

> **M!**
>
> Durch Tiefertreten des Zwerchfells beim Pleuraerguss wird dessen Ausmaß anhand der Änderung der Lungenvolumina deutlich unterschätzt.

Ein Pleuraerguss führt normalerweise nicht zur Ventilations-/Perfusionsinhomogenität, sodass die Blutgase nur bei großen Ergüssen pathologisch werden. Anders ist die Situation bei einer Ergussdrainage, wenn diese über ein Wasserschloss oder ein Ventil durchgeführt wird. Damit entsteht ein Unterdruck, der relativ rasch ein interstitielles Ödem (**Reexpansionsödem**) mit deutlicher Hypoxämie erzeugt. Deswegen sollte anfangs nicht gesaugt werden, sondern ein passiver Druckausgleich zwischen Auffangbeutel und Pleuraraum erfolgen (Kap. 13.5, Drainagemanagement).

Labor

Bevor man den Pleuraerguss laborchemisch oder zytologisch untersucht, sollte man **Farbe, Konsistenz und Geruch** feststellen. Riecht er faulig, spricht das stark für eine Anaerobierinfektion. Auch der – sicher nur selten vorkommende – Uringeruch bei einem Urinom offenbart sofort die Genese. Manchmal riecht der Erguss nach Mageninhalt, was den Verdacht auf eine Ösophagusperforation lenkt (Boerhaave-Syndrom). Ein schwarzer Erguss, den man extrem selten sieht, spricht für eine Aspergillusinfektion oder ein Melanom. Gelb-grüne Ergüsse deuten eher auf eine rheumatologische Erkrankung und ein grüner auf Galleflüssigkeit. Ein milchiger Erguss kommt nur bei einem Chylothorax oder einem Pseudochylothorax (Polyserositis, Tuberkulose) vor.

In blutigen Ergüssen sollte sofort der Hämatokrit bestimmt werden. Ist der Hämatokrit im Erguss höher als die Hälfte des Bluthämatokrits, spricht man von einem Hämatothorax. Kleine Blutbeimengungen führen schon zu einer starken Verfärbung, sodass der Hämatokrit auch hilft, das Ausmaß eines möglichen Blutverlusts zu erkennen (z. B. durch die Punktion). Manchmal ist der Überstand rötlich, was für einen älteren Erguss mit Hämolyse spricht.

Nimmt man einen Tropfen Pleuraerguss zwischen die Finger des Kunststoffhandschuhs und dieser fühlt sich rasch klebrig an, spricht das eher für ein Exsudat als für ein Transsudat. Ein grober, aber schneller Test.

Das wichtigste Unterscheidungsmerkmal beim Erguss ist die Frage, ob es sich um ein **Transsudat oder Exsudat** handelt. Am meisten etabliert sind die **Light-Kriterien,** die ursprünglich das Verhältnis verschiedener Parameter zwischen Erguss und Blutserum für die Unterscheidung nutzten. Inzwischen hat sich herausgestellt, dass die absoluten Werte für praktische Zwecke ausreichend sind. Das spezifische Gewicht sollte wegen der Unzuverlässigkeit nicht mehr benutzt werden.

Heute etabliert sind **2 wesentliche Parameter**, die für ein **Exsudat** sprechen:

- Proteingehalt > 3 g/dl
- LDH > 0,5–0,6 des oberen LDH-Sollwerts

Da letzterer üblicherweise bei 260 U/l liegt, spricht ein Wert von > 130–155 U/l für ein Exsudat. In Grenzfällen

Tab. 7.2 Laborbefunde im Pleuraerguss und mögliche Krankheitsgruppen.

Befund	mögliche Erkrankung
Protein > 4 g/dl Protein > 7 g/dl	tuberkulöse Ergüsse multiples Myelom mit Makroglobulinämie
LDH > 1000 IU/l	Empyem, rheumatoide Arthritis, Parasitosen (Lungenegel), gelegentlich Malignome
Glukose Erguss/Serum < 0,5	Malignom, Empyem, rheumatoide Arthritis, Tuberkulose, Lupus erythematodes, Ösophagusperforation
Glukose sehr niedrig bis nicht messbar	rheumatoide Arthritis, parapneumonischer Erguss oder Empyem
pH < 7,2	parapneumonischer Erguss, Malignom, rheumatoide Arhritis
pH < 7,0	Pleuraempyem, sehr niedrig bei Ösophagusperforation
Pleuraamylase > Serumamylase	akute Pankreatitis, chronische Pankreatitis, Ösophagusperforation, Malignom
Triglyzeride > 100 mg/dl	bei (sub-)normalem Cholesterin ist ein Chylothorax wahrscheinlich
Tumormarker einschließlich Mesothelin	je nach Tumor häufig spezifisch, aber wenig sensitiv
NT-proBNP	> 2300 pg/ml im Transsudat hat eine hohe Spezifität für kardiale Genese

kann zusätzlich das Cholesterin hinzugezogen werden, das beim Exsudat > 45 mg/dl ist.

Allerdings darf man nicht vergessen, dass vor allen Dingen im Grenzbereich der Messwerte die **Zuordnung falsch sein kann**. So kann z. B. durch Eindickung des Blutes infolge Diuretikatherapie bei Herzinsuffizienz ein Transsudat zum (Schein-)Exsudat werden (allerdings ist hier das Serumeiweiß auch erhöht). Umgekehrt überschreitet der Erguss bei Patienten mit Entzündung und Überwässerung manchmal die Grenze zum Transsudat.

M!

Durch forcierte Therapie mit Diuretika oder Flüssigkeitssubstitution können die Grenzen zwischen Exsudat und Transsudat verwischt werden.

Es gibt zahlreiche **Modifikationen der Light-Kriterien**. Die beschriebenen Parameter erlauben aber eine zuverlässige klinische Einordnung. Für die Grenzfälle hilft es sowieso nicht, die Unterscheidung zu weit zu treiben, da die verursachende Erkrankung gesucht werden muss. Das gelingt dann fast immer mithilfe der Thorakoskopie bzw. durch rasche Änderung unter Therapie, z. B. bei Behandlung der Herzinsuffizienz.

Neben der Unterscheidung zwischen Transsudat und Exsudat ist die Information wichtig, ob eine **bakterielle Besiedlung** vorhanden ist. Die Bestimmung des **pH-Wertes** gehört obligat zur Untersuchung eines Exsudates. Dabei ist zu berücksichtigen, dass dieser am besten mit einer Blutgaskapillare gemessen wird, da sich das darin enthaltene CO_2 sonst rasch verflüchtigt und damit falsch erhöhte pH-Werte gemessen werden. pH-Werte zwischen 7 und 7,2 haben eine breite Differenzialdiagnose, können aber auch schon für eine bakterielle Besiedlung sprechen. Liegt er < 7,0 und sind die Leukozyten vermehrt, ist ein Pleuraempyem hochwahrscheinlich. Die Erniedrigung des pH-Wertes wird im Wesentlichen durch Laktat verursacht. Seine Erhöhung spricht für den Abbau von Glukose, vermutlich durch die Bakterien.

Zahlreiche andere Labortests sind mit dem Pleuraerguss möglich. So kann bei einem Grenzbefund zwischen Transsudat und Exsudat bei Verdacht auf kardiale Genese das NT-proBNP helfen, was sehr spezifisch für eine Herzerkrankung ist. Seine Konzentration im Erguss entspricht dem des Serums. Allerdings gelingt es meist auch mit den einfachen Kriterien, die Genese zu klären. Diagnostische Hinweise aus einfachen Untersuchungen gibt ▶ Tab. 7.2. Allgemein steht fast die gleiche Palette wie bei den Blutuntersuchungen zur Verfügung, wobei die Werte im **Pleuraerguss** oft **etwas höher sind als im Serum.** Routinemäßig sind diese Bestimmungen allerdings nur erforderlich, wenn die übrige Diagnostik weiter unklar bleibt.

Mikrobiologie

Die mikrobiologische Untersuchung ist obligat bei Verdacht auf entzündlichen Pleuraerguss oder bei Pleuraempyem. Erstaunlicherweise ist sie oft negativ, obwohl sich später eine bakterielle Infektion zweifelsfrei herausstellt. Das hängt damit zusammen, dass insbesondere bei nicht immunsupprimierten Patienten die **Hemmstoffe im Pleuraerguss** so stark sind, dass sie ein Wachstum der Bakterien im mikrobiologischen Labor mitunter völlig hemmen können.

M!

Eine negative Mikrobiologie im Pleuraerguss schließt infolge der starken antibakteriellen Hemmwirkung eine Infektion nicht aus.

Zytologie

Die Ergusszytologie ist ein zentrales Element der Diagnostik. Bei unklaren Ergüssen lohnt es sich immer, sofort einen Ausstrich anzufertigen, um eine Information über die Zellpopulation zu haben. Es hilft zu wissen, ob der Erguss lymphozytär oder granulozytär (eosinophil/neutrophil) ist bzw. ob offensichtlich maligne Zellen vorhanden

Tab. 7.3 Zytologische Befunde im Pleuraerguss und mögliche Krankheitsgruppen.

Befunde	Krankheitsbilder
neutrophile Granulozyten:	
• < 5 000/µl	• chronische Exsudate, Tuberkulose, Malignome
• 10 000–50 000/µl	• unkomplizierte parapneumonische Ergüsse, akute Pankreatitis, Lupus erythematodes
• > 50 000/µl	• komplizierte parapneumonische Ergüsse bis Empyem
Lymphozytose:	
• 50–70 %	• Malignome (ca. 50 % der Fälle)
• > 85 %	• Tuberkulose, rheumatoide Arthritis, Lymphom, Yellow-Nail-Syndrom, Chylothorax
Eosinophilie > 10 %	relativ uncharakteristischer Befund, Vorkommen bei Pneumothorax, Hämatothorax, Lungeninfarkt, Asbestpleuritis, Parasitosen, Medikamente, wiederholte Punktionen und Malignome; spricht eher gegen TBC
Mesothelzellen:	
• < 5 %	• unspezifisch
• > 5 %	• Tuberkulose wahrscheinlich

Tab. 7.4 Wichtige Ursachen eines Pleuratranssudats mit diagnostischen Besonderheiten.

Krankheitsbild	Besonderheiten
kongestive Herzinsuffizienz	beidseitig, wobei eine Seite oft bevorzugt ist (re > li) unter Diurese Pseudoexsudat möglich
Atelektase	meist kleiner Begleiterguss
nephrotisches Syndrom	üblicherweise beidseitig und eher subpulmonal
Hypoalbuminämie	Ergüsse beidseitig, meist auch Ergüsse in anderen Hohlräumen
Leberzirrhose	meist mit Aszites, bei direktem Transport über das Zwerchfell manchmal auch nur isolierter großer rechter Pleuraerguss
Peritonealdialyse	entwickelt sich meist innerhalb von 2 Tagen nach Dialyse
Urinom	ipsilaterale Ureterobstruktion
V.-cava-Syndrom	meist verursacht durch akuten venösen Rückstau oder Blockade des Lymphabflusses
Lungenembolie	üblicherweise Exsudat, aber bei Atelektase auch Transsudat möglich
Sarkoidose	insgesamt sehr selten, meist Exsudat, gelegentlich auch Transsudat

sind. Zudem ist bei Granulozytose eine Gramfärbung sehr sinnvoll, da sie hilft, das richtige Antibiotikum früh auszuwählen. Einzelheiten zeigt ▶ Tab. 7.3.

M!

Eine Zytologie mit zusätzlicher Gramfärbung ist eine schnelle und wirksame Hilfe bei der Abklärung von Pleuraergüssen.

Die Ergusszytologie bezüglich maligner Zellen erfordert viel Erfahrung, da gereizte Mesothelzellen die Morphologie von Tumorzellen imitieren können. Immerhin erhöhen sie die Vortestwahrscheinlichkeit für die sich anschließenden Untersuchungen. Eine Thorakoskopie klärt die Differenzialdiagnose dann meistens rasch. Es sollte immer die maximal mögliche Menge an Erguss zur zytologischen Untersuchung gelangen. Sie wird zentrifugiert, das Sediment wieder in kleiner Menge resuspendiert und dies zur Begutachtung gegeben.

7.2.6 Pleuratranssudat

Die häufigsten Ursachen eines Transsudats zeigt ▶ Tab. 7.4. Die Therapie richtet sich nach der Grunderkrankung. Ist diese effektiv behandelbar, verschwindet meist auch der Pleuraerguss. Bei hydropischer Linksherzinsuffizienz und ausgedehntem Erguss beschleunigt eine **einmalige Drainagebehandlung** fast immer die **kardiale Rekompensation**. Das hängt damit zusammen, dass nicht nur der Gasaustausch durch das größere Lungenvolumen besser wird, sondern auch die Atemarbeit deutlich reduziert wird.

Es ist kaum bekannt, dass sich die **Atemarbeit** gerade bei kongestiver Herzinsuffizienz schnell mehr als verfünffacht. Damit wird ein relevanter Teil des Blutvolumens für das Zwerchfell benötigt – eine Arbeit, die das Herz zusätzlich leisten muss. Reduziert man die Atemarbeit durch die Drainage, sinkt nicht nur der Sauerstoffverbrauch des Organismus, sondern das gewonnene Blutvolumen steht auch dem Herzen zur Verfügung, was seine Rekompensation wiederum begünstigt.

M!

Eine Herzinsuffizienz rekompensiert deutlich rascher, wenn ein größeres Transsudat drainiert wird.

7.2.7 Pleuraexsudat

Durch die rasche Anwendung der Thorakoskopie bei unklaren Pleuraergüssen lässt sich die Diagnose meist zuverlässig stellen. Hierbei ist nicht nur die histologische Diagnose entscheidend, sondern vor allen Dingen bei Verdacht auf infektiöse Genese die steril entnommenen Biopsien zur Mikrobiologie, besonders bei Tuberkuloseverdacht.

Die Ursachen von Pleuraexsudaten, eingeteilt nach ihrer Genese, zeigt ▶ Tab. 7.5. Es gibt gewisse Besonderheiten bezüglich der Pleuraergüsse bei bestimmten Erkrankungen, von denen die wichtigsten im Folgenden kurz besprochen werden.

Tab. 7.5 Wichtige Ursachen eines Pleuraexsudats mit möglichen Krankheitsgruppen.

Ursachen	Krankheiten
infektiöse Ursachen	bakterielle Pneumonie, Tuberkulose (mit und ohne Lungeninfiltrat), Viruserkrankung (virale Pneumonie), Parasitosen, Pilzerkrankungen, benachbarte Abszesse (subphrenisch, hepatisch, Milz), Hepatitis, Ösophagusperforation
Malignome	Karzinom, Mesotheliom, Lymphom, Leukosen (einschließlich Multiples Myelom)
nichtmikrobielle Entzündungen	Pankreatitis (akut wie chronisch), Asbestexposition (benigne), Lungenembolie, Strahlentherapie, urämische Polyserositis, Postkardiotomiesyndrom, Sarkoidose, ARDS, Meigs-Syndrom, Amyloidose
Kollagenosen/Vaskulitiden	Lupus erythematodes, rheumatoide Arthritis, Mixed Connective Tissue Disease (Sharp-Syndrom), Churg-Strauss-Syndrom, Wegener-Granulomatose, Polymyositis, Panarteriitis nodosa, Sjögren-Syndrom
endokrinologische Erkrankungen	Hypothyreose und externe Gonadotropingabe
lymphatische Systemerkrankungen	Yellow-Nail-Syndrom, Lymphangioleiomyomatosis, Lymphangioektasie, Verletzung oder tumoröse Obstruktion des Ductus thoracicus (Chylothorax)
iatrogen	Medikamente, Sklerotherapie von Ösophagusvarizen, Ösophagusperforation, Fehlpunktionen zentraler Venenkatheter mit Infusion in den Pleuraraum

7.2.8 Besonderheiten bei Pleuraergüssen im Rahmen bestimmter Krankheiten

Maligne Pleuraergüsse

Bei malignen Pleuraergüssen ohne wesentliche Beeinträchtigung kann im Einzelfall auf die Drainage des Pleuraergusses verzichtet und der Effekt der Chemotherapie abgewartet werden. Bei Therapierespondern nimmt der Erguss meist allmählich, manchmal jedoch auch rasch ab. Besonders eindrucksvoll ist das beim Mammakarzinom zu sehen, wenn die Patienten ihre erste Zytostatikatherapie bekommen. Ansonsten ist die Behandlung maligner Ergüsse im Kap. 13.5: Drainagemanagement zu finden.

Tuberkulöse Pleuritis

Früher wurde die tuberkulöse Pleuritis bei fehlenden Infiltraten im Röntgenbild als selbstlimitierend bezeichnet. So etwas sieht man heute recht selten, auch deswegen, weil durch das CT meist doch kleine tuberkulöse Herde im Lungenparenchym oder in den Lymphknoten entdeckt werden. Typischerweise tritt die Pleuritis 3–6 Monate nach Erstinfektion auf. Im tuberkulösen Pleuraerguss sind Bakterien fast nie nachzuweisen. Meist findet man sie nur in der Mikrobiologie der thorakoskopisch gewonnenen Pleurabiopsie. Mit Nachweis eines akuten spezifischen Pleuraergusses steht die Indikation zur antituberkulotischen Therapie. Nicht alle Fälle sind selbstlimitierend und müssen anfangs einmal drainiert werden. Um einer Schwartenbildung vorzubeugen, empfehlen wir, den Pleuraerguss initial zu drainieren, was aber meistens bereits im Rahmen der Thorakoskopie erfolgt ist. Mit der Behandlung der Mykobakterien verschwindet der Erguss.

Als hilfreich beschrieben ist auch die Bestimmung der **Adenosindesaminase** im Pleuraerguss. Die Sensitivität für eine tuberkulöse Infektion beträgt um 95 % bei guter Spezifität von ca. 90 %, wenn die Werte über 45–60 U/l liegen. Allerdings gibt es auch bei der rheumatoiden Arthritis, Empyem, Malignomen und parapneumonischen Ergüssen mitunter hohe Werte.

Atypische Mykobakterien können manchmal hartnäckige Pleuraergüsse verursachen, wobei die Diagnose oft erst nach mehreren Anläufen gelingt. Wird der Erreger entsprechend der Kultur bzw. des Resistogramms behandelt, bildet sich der Erguss in der Regel zurück.

M!

Bei hartnäckigen Pleuraergüssen ohne fassbare Diagnose sollte an atypische Mykobakterien gedacht werden.

Virale Pleuritis

Grippale Infektionen rufen häufig begleitend Pleuritiden hervor, die meistens gar nicht bemerkt werden, da kein Röntgenbild oder Sonogramm gemacht wird. Manchmal können sie aber erheblich sein, sodass auch nach Ausheilen des Infekts ein großer Pleuraerguss übrig bleibt. Hier bilden sich relativ rasch Fibrinsegel. Eine entsprechende Therapie mit Auflösung der Fibrinsepten (Kap. 13.5, Drainagemanagement) und komplettem Ablassen des Ergusses reduziert die **spätere Schwartenbildung** deutlich. Rezidive treten nicht auf bzw. falls doch, war meist die erste Diagnose falsch.

AIDS

Infolge der Immunsuppression gibt es hier eine breite Differenzialdiagnose bei Pleuraergüssen. Im Vordergrund steht eine Infektion mit Pneumocystis jirovecii, aber auch bei Zytomegalie- und Coxsackie- sowie Herpesviren sind Pleuraergüsse beschrieben.

Parasitosen

Insgesamt sind die Ergüsse selten, können aber ausgelöst werden durch Amöben, Echinokokken und Lungenegel (Paragonimusarten). Durch die vermehrte internationale

Reisetätigkeit sieht man immer wieder einmal Patienten mit Lungeninfiltraten oder Pleuraergüssen, die eine hohe Eosinophilie im Erguss haben. Besteht der Verdacht auf eine Tropenerkrankung bzw. Parasitose, sollte immer eine tropenmedizinische Abteilung kontaktiert werden, da die Diagnostik und Therapie häufig komplex ist und sich mitunter auch rasch ändert.

> M!
>
> Eosinophile Pleuraergüsse kommen zwar bei Parasitosen häufiger vor, haben aber eine breite Differenzialdiagnose.

Autoimmunerkrankungen

Größere Pleuraergüsse bei Kollagenosen, von Lupus erythematodes und rheumatoider Arthritis abgesehen, sind eher selten bzw. klein und deswegen meist klinisch nicht relevant, da die Grunderkrankung im Vordergrund steht. Beim **Lupus erythematodes** ist es nicht selten das erste Symptom der Erkrankung. Das Vorgehen hängt vom Einzelfall ab. Bei suffizienter immunsuppressiver Therapie bildet sich der Erguss in der Regel zurück.

Leberzirrhose

Bei Patienten mit portaler Hypertonie kann in Einzelfällen durch Leckage über das Zwerchfell ein hartnäckiger therapieresistenter einseitiger Pleuraerguss mit niedrigem Eiweißgehalt auftreten (hepatischer Hydrothorax). Meist besteht gleichzeitig ein Aszites.

Die wirksamste Therapie ist die Senkung der portalen Hypertonie durch einen **Shunt (TIPS)**. Damit verschwindet der Erguss schlagartig. Nur wenn das nicht möglich ist, sollte eine Verödungsbehandlung versucht werden. Allerdings gelingt hier eine Reduktion des Ergusses in weniger als der Hälfte der Fälle. Operative Verfahren mit Pleurektomie haben ein bedeutsames Operationsrisiko bei diesen Patienten und sind meistens wirkungslos.

Ösophagusperforation (Boerhaave-Syndrom)

Kommt es zur Perforation des Ösophagus, treten Luft und Magensaft in den Pleura-, Mediastinal- oder Retroperitonealraum. Ursache sind meist schwere Brechattacken bei oft durch Ulkus, Ösophagitis (Alkoholismus) oder Tumor vorgeschädigter Schleimhaut. Die Diagnostik erfolgt über ein CT, ggf. mit Kontrastmitteldarstellung. Ein meist bräunlicher, trüber, nach Magensekret riechender Erguss mit oft stark saurem PH und massiver Amylaseerhöhung beweist die Diagnose. Häufig kommt es hier zur Mediastinitis und Sepsis mit schlechter Prognose. Die Therapie besteht aus sofortiger breiter antibiotischer Abdeckung, parenteraler Ernährung, Protonenpumpenhemmern und, wenn möglich, rascher chirurgischer Intervention.

Lungenembolien

Lungenembolien (s. a. Kap. 8.5) gehen recht häufig mit kleinen Pleuraergüssen einher, die oft übersehen werden. Sie liegen meistens zwischen Transsudat und Exsudat. Die Ursache ist unklar; möglicherweise kommt es zur Permeabilitätserhöhung im Emboliebereich. Da im Kapillarbett bzw. in den Vasa publica eine arterielle Versorgung nicht vorhanden ist, können gerade bei Vorerkrankungen der Lunge kleine Nekrosen entstehen, die möglicherweise für den Erguss auch verantwortlich sind. Mit einer akuten Rechtsherzbelastung durch die Embolie hat der Erguss nichts zu tun.

Chylothorax

Ein Chylothorax wird anhand der weißen Farbe (die aber auch fehlen kann) diagnostiziert und anhand der hohen Triglyzeride bei Cholesterinwerten < 200 mg/dl. Spezifisch ist der Nachweis von triglyzeridreichen Lipoproteinen bzw. Chylomikronen. Seine Ursache ist vielgestaltig und kann bei nicht offensichtlicher Genese für eine Tuberkulose oder eine Lymphangioleiomyomatosis sprechen. Am häufigsten kommt er bei malignen Erkrankungen, posttraumatisch oder postoperativ als Komplikation vor. Mitunter limitieren sich die Ergüsse selbst; auch gelegentlich nach häufigerer Drainage.

Fettarme Kost reduziert die Ergussproduktion, ebenso natürlich die komplette parenterale Ernährung. Bei deutlicher Dyspnoe und häufigem Nachlaufen kann ein Verödungsversuch gemacht werden (Kap. 13.5, Drainagemanagement). In seltenen Fällen ist auch mal eine Pleurektomie zu erwägen. Die Ligatur des Ductus thoracicus ist bei Persistenz des Ergusses und Erfolglosigkeit anderer Maßnahmen Mittel der Wahl.

Asbestpleuritis

Praktisch nur bei beruflicher Asbestexposition kann auch nach einer langen Latenz eine Asbestpleuritis (so genannte **benigne Asbestpleuritis**) entstehen. Die Symptomatik ist gering und der Pleuraerguss wird oft nur zufällig gefunden. Zusätzliche Veränderungen, die man bei einer Asbestose sonst sieht, wie Pleuraplaques oder streifige Verdichtungen im Lungenparenchym, fehlen gelegentlich. Noch am häufigsten werden Pleuraplaques gefunden. Der Erguss kann rezidivieren und legt dann den Verdacht auf ein Pleuramesotheliom nahe.

Die Thorakoskopie klärt die Differenzialdiagnose in Grenzfällen. Hilfreich kann in dieser Situation der Nachweis von Hyaluronsäure sein, was für das Mesotheliom spricht. Wir haben Einzelfälle mit chronischem Pleuraerguss und zunächst nicht wegweisender Thorakoskopie beobachtet, bei denen sich das Mesotheliom Jahre später manifestierte. Ob die Asbestpleuritis Risikofaktor für ein Mesotheliom ist, bleibt offen. Aufgrund der klinischen Erfahrung würden die Autoren hier mindestens eine jährliche Überwachung mittels CT und/oder Ultraschall empfehlen.

> M!
>
> Eine (seltene) Asbestpleuritis sollte immer zu einer dauerhaften Überwachung über Jahre führen.

Medikamente

Eine unterschätzte Ursache für vor allen Dingen **eosinophile Pleuraergüsse** sind Medikamente. Hier stehen heute seltener gegebene Substanzen wie Nitrofurantoin und Dantrolene (Muskelrelaxans) im Vordergrund, aber auch häufiger applizierte wie Amiodaron, Fluoxetin, Warfarin, Bromocriptin sowie seltener ACE-Hemmer und β-Blocker. Bei vielen Medikamenten gibt es vereinzelte Fallberichte, wie bei Antiepileptika, Zytostatika und Sulfonylharnstoffen. Man darf aber nicht vergessen, dass ein lange persistierender Erguss auch eine zunehmende Eosinophilie bedingen kann.

Platzhaltererguss

Manchmal lässt sich ein Pleuraerguss nicht drainieren bzw. verursacht bei aktiver Saugung erhebliche Schmerzen und Luftnot. Dann wird oft an dem Drainageschlauch vorbei Luft angesaugt, sodass eine Luftblase über dem Erguss entsteht. Dann handelt es sich fast immer um einen Platzhaltererguss bei gefesselter Lunge, die so vorher meist nicht vermutet wurde. Ursache kann z. B. eine alte Pleurosis tuberculosa oder ein chronischer Pneumothorax bei Pleurakarzinose sein. In diesen Fällen muss der Erguss belassen werden bzw. darf nur bei Überdruck infolge vermehrter Produktion bis zum Druckausgleich abgelassen werden. Am häufigsten finden sich heute wohl Platzhalterergüsse nach lungenresezierenden Operationen. Sie bedürfen in der Regel keiner Therapie, da sie sich spontan zurückbilden.

> M!
>
> Platzhalterergüsse sind nicht selten. Sie entstehen durch mangelnde Lungenausdehnung, weshalb sie in der Regel nicht drainiert werden sollen. Passiert das trotzdem, ist mit Schmerzen und Komplikationen wie Pneumothorax zu rechnen.

Pleuraempyem

Pleuraempyeme gehen häufig nicht mit der eindrucksvollen Symptomatik einher, die man angesichts einer großen Eiteransammlung vermuten würde. Oft sind die Entzündungsparameter nur mäßig erhöht und persistieren über einen längeren Zeitraum. Dies hängt mit ihrer oft schleichenden Entwicklung zusammen. Eine bakterielle Besiedlung eines Pleuraergusses, ohne dass Eiter bzw. eine massive neutrophile Granulozytose vorherrscht, kann mit Antibiotika behandelt werden. Da diese Ergüsse fast immer **parapneumonisch** vorkommen, wird das durch die Therapie der Pneumonie mitbehandelt. Das Antibiotikum richtet sich nach dem Erregerspektrum, welches man entweder im Pleuraerguss findet oder das vorher im Lungeninfiltrat gefunden wurde. Wenn sich der Erguss darunter nicht rasch zurückbildet bzw. der pH-Wert < 7 fällt, wird empfohlen, frühzeitig auf die Pleuraspülung mit Lysetherapie (meist Streptokinase) umzusteigen (Kap. 13.5, Drainagemanagement). Eine konsequente vollständige und rasche Drainage von komplizierten Pleuraergüssen (pH < 7,2) kann neben der Antibiose der Empyementwicklung vorbeugen.

Bei septierten Pleuraergüssen mit fehlendem Erfolg einer Lyse und gutem funktionellem Zustand der Patienten kann auch frühzeitig eine Thorakoskopie zum Débridement (Entfernung der Septen) durchgeführt werden. Schließlich steht mit der videoassistierten Dekortikation eine effektive Therapie des Pleuraempyems zur Verfügung, mit deren Hilfe sich manchmal lange stationäre Aufenthalte verhindern lassen. Auch nach einer chirurgischen Intervention ist oft eine Spülung bzw. Instillation von Streptokinase hilfreich, um erneute Kammerbildungen zu verhindern.

> M!
>
> Pleuraempyeme entwickeln sich oft schleichend und werden relativ oft übersehen.

Liegt bereits ein **chronisches Pleuraempyem** vor und es hat sich eine dicke Pleuraschwarte gebildet, wird die Operation immer schwieriger. Gelingt die konservative Therapie nach den beschriebenen Mechanismen (Kap. 13.5, Drainagemanagement), dann bildet sich die Schwarte im Zeitverlauf von einigen Monaten oft noch sehr gut zurück. Eine späte Dekortikation wird wegen des oft schlechten funktionellen Ergebnisses postoperativ heute routinemäßig nicht mehr empfohlen.

Bei einer **Bronchusstumpfinsuffizienz** entsteht in etwa 5 % ein Empyem. Dies kann sich sehr langsam und schleichend entwickeln, sodass es anfangs häufiger übersehen wird. Die Therapie ist komplex und muss für den Einzelfall entschieden werden. Ganz sicher muss der Patient antibiotisch behandelt werden. Je nach Befund im CT ist eine Spülbehandlung hilfreich. Auf jeden Fall empfiehlt sie sich vor einer Revision des Bronchusstumpfs. Im Einzelfall lässt sich die Bronchusstumpfinsuffizienz auch im Rahmen der starren Bronchoskopie mittels Fibrinkleber, Knochenspänen oder technischen Hilfsmitteln, die eigentlich in der interventionellen Kardiologie zum Verschluss von Vorhofseptumdefekten eingesetzt werden (Amplatzer Vascular Plugs), effektiv wieder verschließen, insbesondere dann, wenn keine Pneumektomie durchgeführt wurde.

Die Stumpfinsuffizienz ist nicht immer leicht zu diagnostizieren, da man endoskopisch das Loch nur bei ausgedehnten Formen sieht. Ein postoperativ nur langsam ansteigender Sekretspiegel bzw. neu aufgetretene Lufthauben im Erguss sprechen für eine Infektion. Die sicherste Methode zur Detektion eines Lecks ist die Instillation von ^{99m}Tc-Albumin (wie es zur Lungenperfusionsszintigrafie benutzt wird) auf den Bronchusstumpf. Dann können im Szintigramm später kleinste Mengen in der Operationshöhle detektiert werden. Röntgenkontrastmittel eignet sich nur hier nur bei größeren Defekten.

Hämatothorax

Ein Hämatothorax liegt vor, wenn der Hämatokrit im Erguss mehr als 50 % des Bluthämatokrits beträgt. Er entsteht meist postoperativ oder bei Verletzungen (v. a. mit Rippenfrakturen), seltener auch mal bei Pleurametastasen oder Malignomen, wie bei einem Hämangioperizytom. Die Diagnose ist mittels Ultraschall und Punktion meist einfach zu stellen, wobei der Pleuraerguss zur Quantifizierung der Blutmenge stets zentrifugiert werden sollte. Da Blutungen in die Pleurahöhle meist rasch organisieren und **größere Verschwartungen** verursachen können, sollte rasch drainiert und ggf. chirurgisch ausgeräumt werden (Kap. 13.5, Drainagemanagement).

7.3 Pneumothorax

7.3.1 Beschreibung

Pneumothorax wird definiert als Luftansammlung zwischen den Pleurablättern. Hierbei gibt es manchmal Übergänge zum Pleuraerguss mit Lufteinschlüssen. Des Weiteren wird unterschieden zwischen dem primären Pneumothorax, der Lungengesunde betrifft, und dem sekundären Pneumothorax bei verschiedenen Lungenerkrankungen. Manchmal wird neben dem sekundärem Pneumothorax noch zusätzlich der traumatische und iatrogene Pneumothorax als eigene Kategorie aufgeführt.

Beim so genannten primären Pneumothorax muss man aber korrekterweise bedenken, dass sich meist intraoperativ oder im CT-Thorax doch eindeutig subpleurale, meist apikale blasige Veränderungen (so genannte Blebs) finden.

7.3.2 Häufigkeit

Der primäre Pneumothorax betrifft vorwiegend junge Männer (6-mal häufiger als Frauen) mit einer Gesamtinzidenz von etwa 9/100 000. Sekundäre Formen sind deutlich (etwa 5-fach) häufiger.

7.3.3 Ätiologie und Pathophysiologie

Für den plötzlichen **Spontanpneumothorax** sind oft kleine Emphysemblasen verantwortlich, die meist apikal und direkt unter der Pleura gelegen sind. Durch den hydrostatischen Zug nach unten sind deswegen schlanke, große Menschen bevorzugt betroffen. Ein vermehrtes Auftreten bei körperlicher Arbeit, wie es immer wieder beschrieben wird, hat sich in größeren Studien nicht bestätigt. Möglicherweise wird dabei durch das Auffüllen der Gefäße in den Oberfeldern (Recruitment) die Lunge in diesen Bereichen sogar entlastet. Auch bei vermindertem Umgebungsdruck im Flugzeug (ca. 2500 m Höhe) kommt es nicht vermehrt zum Pneumothorax, vermutlich weil sich die Druckänderungen langsam entwickeln, sodass ein Volumenausgleich stattfinden kann.

M!

Weder körperliche Arbeit noch Flugreisen begünstigen die Entstehung eine Pneumothorax, Rauchen allerdings deutlich.

Raucher sind eindeutig bevorzugt. Das Risiko steigt über das 10-Fache an; anders ausgedrückt: 90 % der Patienten mit Spontanpneumothorax sind Raucher. Vermutlich sind frühe Formen der Erkrankung der kleinen Atemwege hier mitverantwortlich. Für den sekundären Pneumothorax gibt es eine ganze Reihe von Gründen in Abhängigkeit von den Krankheitsbildern.

Ein **iatrogener Pneumothorax** ist relativ häufig und wird im Rahmen mancher Maßnahmen in Kauf genommen, z. B. nach perkutanen Punktionen oder nach transbronchialen Biopsien. Nicht selten entsteht er aber auch bei schlanken Patienten infolge paravertebraler (etwas zu tiefer) Quaddelung oder durch Akupunkturnadeln. Dann wird er häufig zunächst übersehen, da der Patient sich ja schon primär wegen Schmerzen vorgestellt hat und ein Pneumothorax bei sonst Lungengesunden keine bedeutsame Luftnot, sondern eher leichte (ziehende) Schmerzen verursacht.

7.3.4 Klinik und körperliche Untersuchung

Der Pneumothorax fällt beim Lungengesunden sofort durch das praktisch **fehlende Atemgeräusch** auf. Der immer wieder beschriebene perkutorische hypersonore Klopfschall ist ein unsicheres Zeichen. Bei einem Mantelpneumothorax kann das Atemgeräusch normal oder nur marginal abgeschwächt sein. Beim sekundären Pneumothorax, insbesondere beim Emphysem, ist er klinisch oft gar nicht auszumachen. Nicht selten haben die Patienten aufgrund der regionalen Inhomogenitäten einseitig ein Emphysem, was zu unterschiedlichem Atemgeräusch beider Lungenhälften führt.

Bei vorbestehenden bronchopulmonalen Erkrankungen ist der Pneumothorax häufiger ein akutes Ereignis mit plötzlich einsetzender Luftnot, die manchmal bis zum Vernichtungsgefühl gehen kann. Wie oben ausgeführt, klagen insbesondere junge und lungengesunde Menschen nur über geringe Schmerzen und allenfalls eine Belastungsluftnot. Auch der Erfahrene wundert sich immer wieder, wenn er, nachdem er den Patienten zuvor untersucht hat, hinterher das Röntgenbild sieht.

M!

Die Lungenperkussion ist beim Pneumothorax unsicher.

Ein selten auftretendes, aber besonders dramatisches Krankheitsbild ist ein **Spannungspneumothorax**. Er kann sich bei allen Formen entwickeln, tritt aber gehäuft beim traumatischen und beim sekundären Pneumothorax auf. Es kommt innerhalb weniger Minuten bis zu einer Stunde (seltener auch über Stunden) zu starker, zunehmender Luftnot. Sichtbar entwickelt sich dann im Verlauf das Zeichen der oberen Einflussstauung. Wie im Kapitel Drainagemanagement (Kap. 13.5) erwähnt, sollte man hier rasch eine Diagnostik mittels Röntgenbild, evtl. auch Ultraschall durchführen, um sicher zu sein. Bei akut bedrohlichen Zuständen und wenn beide genannten Untersuchungsmethoden nicht unmittelbar zur Verfügung stehen, muss man sich auf die Symptomatik verlassen bzw. die Umstände eines Traumas und vorbestehende Erkrankungen berücksichtigen und sofort eine Entlastungspunktion vornehmen.

Differenzialdiagnostisch können klinisch ähnliche Bilder z. B. auch durch eine Lungenembolie oder einen Herzinfarkt verursacht sein. Das einseitig abgeschwächte Atemgeräusch hilft bei der Diagnose, ist jedoch gerade beim Emphysem unzuverlässig.

7.3.5 Diagnostik

Das **Röntgenbild**, das im Stehen oder zumindest in aufrechter Körperposition angefertigt werden sollte, liefert häufig die Diagnose, jedoch nicht immer. Manchmal, vor allem bei den sekundären Formen, liegen die Pneumothoraces durch Verklebung der Pleurablätter in Teilbereichen noch ventral oder dorsal an, sodass sie sich kaum von der Wand abheben. Die oft sehr kleinen und zart bewandeten (meist angeborenen) subpleuralen Bläschen in den Lungenspitzen sind wie schon beschrieben die häufigste Ursache des primären Pneumothorax bei jungen Menschen. Sie werden im CT nicht immer oder nicht im ganzen Ausmaß erkannt. Intraoperativ aber stellen sie sich bei der kollabierten Lunge meist sogar eindrucksvoll dar, wie erfahrene Chirurgen berichten. Mitunter kann ein Spontanpneumothorax das erste Zeichen einer **Histiozytosis X** bzw. einer Langerhans-Zell-Histiozytose sein. Üblicherweise gibt das CT dann Hinweise. In jedem Fall sollte man bei unklarer Ursache eines Pneumothorax auch an diese Lungenparenchymerkrankungen denken und das CT auch unter diesem Gesichtspunkt sehr sorgfältig beurteilen. Für uns ist dies auch ein Grund, immer ein CT bei einem Pneumothorax anzufertigen. Ist das CT-Muster nicht eindeutig, kann man eine **BAL** durchführen, die dann bei der Langerhans-Zell-Histiozytose meist eine Lymphozytose mit erhöhtem $CD1^+$ Langerhanszellen (> 4 %) zeigt; ggf. ist eine histologische Sicherung per VATS sinnvoll. Findet man eine Grunderkrankung des Parenchyms, liegt nach der Definition ein sekundärer Pneumothorax vor.

Wenn sich die Lunge von der Oberfläche ablöst, lässt sich das oft schon im **Ultraschall** nachweisen, da die physiologischerweise vorhandene atemabhängige Gegenbewegung der beiden Pleurablätter entfällt. Deswegen ist die Diagnostik sehr zuverlässig, z. B. bei traumatischem Pneumothorax oder iatrogenem Pneumothorax nach Punktion. Allerdings ist das Ausmaß nicht abzuschätzen. Beim sekundären Pneumothorax bei COPD ist die Methode unzuverlässig, da die Komplexität der Erkrankung durch das Röntgenbild viel besser sichtbar wird.

7.3.6 Funktionsuntersuchungen

Typischerweise haben Patienten mit akutem Pneumothorax ein restriktives Bild, da die Hälfte der Lunge wegfällt. Gleichzeitig kommt es zu einer mehr oder weniger ausgeprägten Hypoxämie. Im Zeitverlauf kann diese jedoch durch den von-Euler-Liljestrand-Reflex völlig kompensiert sein.

M!

Durch den starken Rückgang der Perfusion in der kollabierten Lunge haben Pneumothoraxpatienten, wenn sie die Klinik erreichen, oft keine Hypoxämie. Durch den Verlust an Gasaustauschfläche finden sich dann eher Zeichen der kompensatorischen Hyperventilation.

Selten wird eine **Ganzkörperplethysmografie** durchgeführt. Hier erwartet man eine offene Resistanceschleife mit Phasenverschiebung im Nulldurchgang. Allerdings kompensieren die heutigen Systeme das meistens elektronisch, scheinbar als Messwertdrift, sodass die Information verloren geht. Ist die offene Schleife sichtbar, kann damit aber sogar die Rückbildung gemessen werden.

7.3.7 Therapie

Primärer Pneumothorax

Die therapeutische Vorgehensweise hängt von der Ausdehnung und Symptomatik des Pneumothorax ab. Im Einzelfall kann auf eine Intervention verzichtet und der weitere Verlauf abgewartet werden. Jeder Erfahrene kennt Patienten, deren gering- bis mittelgradig ausgedehnter Pneumothorax spontan komplett reversibel war. Bei jeder Intervention sollte der Handelnde mögliche iatrogene Verletzungen der Lunge bei der Punktion bzw. der Drainageeinlage abwägen (Kap. 13.5).

Beim **ersten Pneumothorax** bei primär gesunder Lunge genügt meistens ein **kleiner Drainagekatheter**. Dazu saugt man unter Röntgenkontrolle ab und sieht, ob bzw. wie rasch sich die Lunge ausdehnt (Details s. Kap. 13.5). Grundsätzlich kommen sehr unterschiedliche Szenarien nach Drainageanlage vor. Meist entfaltet sich die Lunge unter Sog rasch, dehnt sich vollständig aus und bleibt angelegt. Gelegentlich lässt sich die Lunge aber auch nicht spontan ansaugen bzw. entfaltet sich nur partiell. In anderen Fällen kann sie rasch unter Sog herangezogen werden, ein persistierendes Leck aber lässt sie bei fehlendem Sog sofort wieder kollabieren. Daher ist ein genau festgelegtes klinisches Management zur Behandlung des Pneumothorax sinnvoll.

Legt sich die Lunge rasch unter Sog an (**vollständige Entfaltung**), belässt man für 2–3 Tage mit Sog oder ohne Sog die Drainage nur mit Heimlich-Ventil. In ca. 80 % der Fälle ist die Behandlung damit abgeschlossen. Natürlich muss man sich vor Entfernung der Drainage davon überzeugen, dass die Lunge auch ohne Sog entfaltet bleibt. Hierzu wird drei Stunden nach Abschalten des Sogs eine Röntgenaufnahme in Exspiration angefertigt. Entfaltet sich die Lunge nicht primär bei Anlegen eines Sogs, kann man noch 3–4 Tage unter Sog zuwarten. Der Austausch gegen einen großen Katheter (mehr Entzündungsreiz zum Verkleben der Leckage) ist zu erwägen, insbesondere bevor der Patient der Chirurgie zur VATS zugeführt wird. Gelegentlich entfaltet sich die Lunge unter Sog gut und rasch; bei Abschalten des Sogs aber kommt es zu einem **erneuten Kollaps**. In solchen Fällen liegt natürlich ein persistierendes Leck vor, so dass wir die Sog-Behandlung maximal über 7 Tage fortsetzen. Kommt es zu keinem Erfolg, muss der Patient operiert werden.

Das Anlegen der Lunge kann man über die Auskultation objektivieren, wenn keine stärkere COPD bzw. kein Emphysem vorliegt. In unklaren Fällen muss geröntgt werden. Um zu sehen, ob die Leckage dann verschlossen ist, gibt es einen einfachen Trick: Man schließt einen **geschlossenen Beutel an das Drainagesystem an** (z. B. Urinbeutel) und schaut nach, ob er sich in den nächsten Minuten bis Stunden mit Luft füllt. Das passiert, wenn die Leckage noch offen ist. Bleibt es geschlossen, kann nach Röntgenkontrolle zur Absicherung, dass die Lunge an der Thoraxwand sicher anliegt, der Katheter gezogen werden. Nach Ziehen einer Drainage sollte in jedem Fall, auch zu Dokumentationszwecken, noch ein Röntgenbild erfolgen. Häufig findet sich dann noch Restluft an Stellen, die der Katheter nicht absaugen konnte, da er sich oft mit Ausdehnung der Lunge selbst okkludiert. Er kann aber auch mit Fibrin verstopft sein. Deswegen sollte der Katheter täglich mit ca. 10 ml Kochsalzlösung gespült werden. Die restliche Luft resorbiert sich meist rasch, sodass der Patient zur Sauerstoffgabe (s. u.) nicht stationär bleiben muss. Allerdings sollte immer ein CT durchgeführt werden, wie oben beschrieben, um ggf. weitere Blasen erkennen zu können.

M!

Bei der Pneumothoraxbehandlung bleiben durch Okklusion des Katheters durch die sich entfaltende Lunge oft kleine Pneumothoraxbezirke übrig, die sich später resorbieren, wenn die Leckage verschlossen ist.

Tritt auf der gleichen Seite im Zeitverlauf ein zweiter Pneumothorax auf, sollte der Patient in der Regel dem Chirurgen zugeführt werden, damit man die verursachenden Emphysemblasen entfernen bzw. ggf. partiell pleurektomieren kann, um damit die Lunge sicher anzuheften. Tritt ein zweiter Pneumothorax auf der Gegenseite auf, muss man im Einzelfall entscheiden, ob man auf der Seite einen Drainageversuch macht oder den Patienten gleich operieren lässt. Eine **Verödungsbehandlung** halten wir für **nicht indiziert**, da die operative Methode viel sicherer und heute videoassistiert ein vergleichsweise kleiner Eingriff ist. Wenn es in bestimmten Fällen erforderlich sein sollte, kann der Chirurg die Verödungstherapie videoassistiert unter Sicht durchführen. In Einzelfällen mit strukturellen Lungenerkrankungen (z. B. Lymphangioleiomyomatose) kommt auch nach chirurgischer Intervention gehäuft ein Rezidivpneumothorax vor.

Sekundärer Pneumothorax

Beim sekundären Pneumothorax hängt die Therapie von den individuellen Gegebenheiten ab. Besonders schwierig zu behandeln sind große Löcher, wie sie insbesondere beim ARDS durch die hohen Beatmungsdrücke entstehen. Dabei kommt es zu Lungeneinrissen, sodass neben der Pleura zystenartige Gebilde intrapulmonal entstehen, die quasi einem „inneren Pneumothorax“ entsprechen. Häufiger kommt es auch bei AIDS-Patienten mit Pneumocystis-jirovecii-Infektion zu Pneumothoraces. Beide sind meistens schwierig zu behandeln. Große Defekte in der Pleura kann man meist nur durch chirurgische Deckung verschließen. Auch bei der endoskopischen Volumenreduktion mittels Ventilen kommt es in 5-10 % zu Pneumothoraces. Hier ist dann die Therapie wegen der Vorerkrankungen oft schwierig.

Beim **Spannungspneumothorax** muss rasch gehandelt werden. Dauert ein Röntgenbild zu lange, macht man praktisch nichts falsch, wenn man mit einer langen, gelben 1er-Nadel (20 G) ohne aufgesetzte Spritze in den Thorax sticht (meist 2 ICR ventral). Schlimmstenfalls würde man die Pleura viszeralis durchstechen und einen kleinen Pneumothorax setzen, der aber infolge des kleinen Lochs meist nur mantelförmig auftritt und nur selten drainagebedürftig ist. Die Kanüle reicht zur Entlastung aus, auch wenn die Luftmenge scheinbar gering ist: 50–100 ml/min gehen doch hinaus, was völlig ausreichend ist, um die Mediastinalorgane zu dekomprimieren. Im Gegenteil kann eine zu schnelle Entlastung mit großem Katheter zu einem Reperfusionsödem in der Lunge führen, das gelegentlich sogar zum Tod führen kann.

Durch die venöse Einflussstauung blutet es mitunter beim Einstechen in die Thoraxwand ungewöhnlich stark aus der Nadel, was irritieren kann. Man muss dann die Nadel mutig weiter vorschieben, bis der Thoraxraum erreicht wird und die Luft herausströmt.

7

M!

Bei Verdacht auf Spannungspneumothorax muss rasch gehandelt werden. Eine Nichtbehandlung ist schlimmer als eine Falschbehandlung, z. B. mit einem dann iatrogenen Pneumothorax.

Iatrogen entstehen mitunter ausgedehnte Pneumothoraces bei transbronchialen Biopsien, da hier die Pleuraoberfläche großflächig einreißen kann. Bei der perkutanen Nadelpunktion kommt es hingegen zu einem kleinen definierten Loch (wie erwähnt), also einem meist nicht drainagebedürftigen Mantelpneumothorax.

Besonders **problematisch** sind Punktionsversuche bei Patienten mit **Lungenfibrose**. Infolge der erhöhten Steifheit lässt sich beim Pneumothorax die Lunge dann nicht mehr ausdehnen. Selten kommt es hier vermutlich nur bei vorgeschädigter Lunge zu Spontaneinrissen mit Pneumothorax. Auf jeden Fall sind transbronchiale Biopsien bei mittlerer oder fortgeschrittener Lungenfibrose immer kontraindiziert, da sich bei Verursachung eines Pneumothorax das Pleuraloch meistens nicht mehr schließt.

Beschleunigt wird die Resorption beim Restpneumothorax durch die **Gabe von Sauerstoff**. Bei 100 % Sauerstoff wird die Resorption etwa um den Faktor 6 beschleunigt, da das Stickstoffkissen ausgewaschen wird. Die Summe der Partialdrücke sinkt dann von 700 auf etwa 500 mmHg, was den Diffusionsgradienten gegenüber der eingeschlossenen Luft erhöht. Allerdings ist 100 % Sauerstoff über einen längeren Zeitraum viel zu toxisch, sodass eine Anreicherung mittels Nasensonde mit etwa 4–6 l/min realistisch ist. Damit halbiert sich die Resorptionszeit in etwa.

Bei persistierendem sekundären Pneumothorax und schlechtem Funktionszustand des Patienten kann alternativ zur VATS eine Pleurodese erwogen werden. Damit diese effektiv ist, muss ein entsprechend großer Zugang gewählt werden, damit die Lunge sich auch ausdehnt bzw. die Pleurablätter sich anlegen können. Ggf. muss an 2 Stellen ein Katheter gelegt werden. Nur beim dauerhaften und vollständigen Anliegen kommt es zur Verklebung (Kap. 13.5). Eine Pleurodese beim primären Pneumothorax, wie sie in der Literatur öfter empfohlen wird, halten wir für nicht gerechtfertigt, da die endoskopischen und chirurgischen Methoden heute sehr ausgefeilt sind und man zudem die Situation für einen späteren chirurgischen Eingriff deutlich erschwert. Auch nach einer chirurgischen Pleurektomie bzw. pleuralen Abrasio (mit Entfernung ggf. vorhandener Emphysemblasen) können in 1–5 % Rezidive vorkommen. Darauf sollten die Patienten hingewiesen werden.

Literatur

[1] Frank W. Diagnostisches Vorgehen beim Pleuraerguss. Pneumologie 2004; 58: 777–790

[2] Light RW. Clinical practice. Pleural effusion. N Engl J Med 2002; 346: 1971–1977

8 Pulmonale Hypertonie

8.1 Grundsätzliche Überlegungen und Klassifikation

Der Begriff „pulmonale Hypertonie“ (PH) hat in den letzten 15 Jahren eine Neubewertung erfahren. Das hängt insbesondere mit der **idiopathischen pulmonalarteriellen Hypertonie** (IPAH) (früher **primäre pulmonale Hypertonie**) zusammen, bei der durch neue Substanzgruppen ein entscheidender Fortschritt in der Behandlung erzielt werden konnte [1]. Allerdings ist die betroffene Zielgruppe weiterhin recht klein.

In letzter Zeit wurde immer wieder versucht, die Indikation zur Therapie mit den neuen Substanzen sowohl von Seiten der Pharmaindustrie als auch von Seiten mancher wissenschaftlicher Arbeitsgruppen auszuweiten. Das zeigt sich in veröffentlichten Therapiealgorithmen, in denen unabhängig von der Genese der Druckerhöhung im kleinen Kreislauf bereits zu Beginn eine Rechtsherzkatheteruntersuchung mit Vasoreagibilitätstestung vorgeschlagen wird. Dieses Vorgehen **ignoriert** jedoch in weiten Teilen die **Pathophysiologie** der unterschiedlichen Formen der pulmonalen Hypertonie bzw. der pulmonalen Gefäßwiderstandserhöhung. Inzwischen verlangen die internationalen bzw. europäischen Leitlinien (unter www.pneumologie.de) aber nur noch eine Vasoreagibilitätstestung bei den primären Formen.

Die Folge ist ein wachsender, **unkritischer Einsatz** der üblicherweise sehr teuren Substanzen. So erleben die Autoren in den letzten Jahren zunehmend Patienten mit hypoxisch bedingter Vasokonstriktion oder mit ausgeprägter Linksherzinsuffizienz, die mit **Endothelinrezeptorantagonisten, Guanylatzyklasestimulatoren** oder **Phosphodiesterasehemmern** unreflektiert eingestellt sind und sich unter dieser Therapie (erwartungsgemäß) verschlechtern. Inzwischen haben auch relativ viele Patienten, die zur Respiratorentwöhnung verlegt werden, diese Therapie, obwohl überhaupt keine Indikation dafür besteht.

Begründet werden von Protagonisten Therapieversuche bei allen Formen der pulmonalen Hypertonie damit, dass in Einzelfällen auch **außerhalb der PAH** ein **therapeutischer Effekt** gesehen worden sei. Dies wäre für Patienten mit Linksherzinsuffizienz und hypoxischer Vasokonstriktion, meist infolge einer COPD, besonders erfolgversprechend. Hierbei wird übersehen, dass beides häufige Krankheiten sind, deren Prävalenz im Prozentbereich liegt. Es ist deswegen etwa in der gleichen Häufigkeit bei Patienten mit PAH zu erwarten, dass zusätzlich eine dieser beiden Erkrankungen vorhanden ist. Wenn z. B. 8 % der Bevölkerung eine COPD haben, dann dürften auch etwa 8 % der Patienten mit PAH eine COPD haben. Diese offensichtliche Tatsache, die ein **epidemiologisches Grundgesetz** darstellt, wird in der Literatur erstaunlicherweise nicht erwähnt bzw. diskutiert. Das Phänomen wird deskriptiv als „Out-of-Proportion PH“ bezeichnet.

Die pulmonale Hypertonie ist derzeit **definiert** als ein erhöhter mittlerer pulmonalarterieller Druck > 25 mmHg, der mittels Rechtsherzkatheter in Ruhe gemessen wird. Ein Grenzwert für die Belastung war umstritten und wurde inzwischen ganz abgeschafft. Eine frühere Definition benutzte den systolischen pulmonalarteriellen Druck, objektiviert mittels Dopplerechokardiografie über die Geschwindigkeit des Rückstroms durch die Trikuspidalklappe. Hierbei soll bei > 45 mmHg Spitzendruck eine pulmonale Hypertonie vorliegen, bis 35 mmHg gilt als noch normal und Werte von 35–45 mmHg sollten überprüft werden. Bei der isolierten präkapillaren Form muss der pulmonal-kapillare Verschlussdruck (pulmonary capillary wedge pressure, PCWP) unter 15 mmHg, bei den postkapillären Formen darüber liegen. Zusätzlich wird für die isolierte PH gefordert, dass der pulmonalarterielle Mitteldruck (PAPm) ≥ 25 mmHg und der diastolische Druckgradient (DPG) zwischen Pumonalarterie und PCWP < 7 mmHg ist. Bei einer nicht selten vorkommenden kombinierten prä- und postkapillären PH gelten für PAPm und PCWP die gleichen Kriterien, für den DPG wird aber ein Wert von ≥ 7 mmHg gefordert.

Zur Definition der primären (idiopathisch oder hereditär) Form der pulmonalen Hypertonie der PAH gehört zusätzlich das Fehlen von sekundären Ursachen. In der Praxis gibt es allerdings mitunter Überschneidungen, insbesondere dann, wenn beides nebeneinander besteht.

Die neueren **Klassifikationen der pulmonalen Hypertonie** berücksichtigen im Gegensatz zu früheren Klassifikationen stärker den pathophysiologischen Hintergrund. Dabei werden 5 Gruppen unterschieden, die in ▶ Tab. 8.1 zusammengefasst sind. In der letzten Zeit gibt es immer wieder kleine Änderungen (z. B. Nizza 2013), die jedoch keine praktische Relevanz haben.

> **M!**
>
> Obwohl die Klassifikation der pulmonalen Hypertonie inzwischen pathophysiologisch orientiert ist, haben sich diese Erkenntnisse in der Breite immer noch nicht ausreichend durchgesetzt.

Bei der **Gruppe 1** handelt es sich um eine direkte Erkrankung der pulmonalen Arterien bzw. Arteriolen aus unterschiedlichen Ursachen, die teilweise gut auf Medikamente anspricht.

Bei der **Gruppe 2** liegt nur eine indirekte pulmonale Hypertonie vor, denn die Druckdifferenz zwischen A. pulmonalis und linkem Vorhof ist hier nicht erhöht. Entspre-

8

Tab. 8.1 Klassifikation der pulmonalen Hypertonie (Dana-Point 2008).

Gruppe	Krankheitsbilder
Gruppe 1: pulmonalarterielle Hypertonie (PAH) „primäre Formen“	1.1 idiopathische pulmonalarterielle Hypertonie (IPAH)
	1.2 familiäre pulmonalarterielle Hypertonie (FPAH) (verschiedene Genmutationen bekannt)
	1.3 Medikamenten- oder toxininduziert oder Toxine (v. a. Appetitzügler, Amphetamine)
	1.4 assoziierte Formen (APAH) bei: • Kollagenosen (v. a. systemische Sklerodermie, Lupus erythematodes) • AIDS • portaler Hypertonie • angeborenen systemischen pulmonalen Shunts (Herzfehlern) • Schistosomiasis/Bilharziose • chronisch hämolytischer Anämie
	1.5 persistierende pulmonale Hypertonie des Neugeborenen
	1‘ Pulmonal Veno-occlusive Disease (PVOD) und/oder pulmonalkapilläre Hämangiomatose (PCH)
Gruppe 2: pulmonale Hypertonie infolge Linksherzerkrankungen	2.1 systolische Dysfunktion
	2.2 diastolische Dysfunktion 2.3 Herzklappenerkrankungen (linkes Herz)
Gruppe3: pulmonale Hypertonie infolge Lungenerkrankungen und/oder Hypoxämie	3.1 COPD
	3.2 interstitielle Lungenerkrankungen
	3.3 andere Lungenerkrankungen mit gemischtem restriktiv-obstruktivem Muster
	3.4 schlafbezogene Atmungsstörungen (?)
	3.5 alveoläre Hypoventilationssyndrome
	3.6 permanenter Aufenthalt in großer Höhe
	3.7 anlagebedingte Fehlbildungen
Gruppe 4: chronisch thromboembolische pulmonale Hypertonie (CTEPH)	
Gruppe 5: pulmonale Hypertonie mit unklarem multifaktoriellem Mechanismus	5.1 hämatologische Erkrankungen: myoproliferative Erkrankungen, Splenektomie
	5.2 systemische Erkrankungen: Sarkoidose, pulmonale Langerhans-Zell-Histiozytose, Lymphangioleiomyomatose, Neurofibromatose, Vaskulitiden
	5.3 metabolische Störungen: Glykogenspeicherkrankheiten, Morbus Gaucher, Schilddrüsenerkrankungen
	5.4 andere: Tumorobstruktion, fibrosierende Mediastinitis, chronisches Nierenversagen mit Hämodialyse

chend ist auch der Lungengefäßwiderstand nicht erhöht. Es ist einfach ein Linksherzversagen unterschiedlicher Ursache, das sich in den rechten Kreislauf fortsetzt; also eine völlig andere Erkrankung.

Die **Gruppe 3** hat eine fundamental andere Genese. Hier ist die Lungengefäßwiderstandserhöhung fast immer reaktiv, bedingt durch eine Lungenerkrankung, die zu einer (schweren) Hypoxämie führt. Durch den von-Euler-Liljestrand-Reflex kommt es zur Vasokonstriktion in den schlechter belüfteten Bezirken. Dieser sinnvolle Mechanismus sichert die Oxygenierung bzw. reduziert das Shuntvolumen. Es kommt zur reaktiven Anpassung des rechten Herzens durch Hypertrophie an den erhöhten Lungengefäßwiderstand, was auch als Cor pulmonale bezeichnet wird. Hierbei handelt es sich um einen teleologisch sinnvollen Mechanismus, ohne den die Belastbarkeit und die Lebenserwartung reduziert wären.

Mitunter ist auch die Zahl der Lungengefäße bzw. der Gesamtquerschnitt durch eine schwere Lungenerkrankung so stark reduziert (z. B. bei einem **schweren Emphysem)**, dass der Gefäßwiderstand ansteigt. Daraus resultiert eine PH, weil die Gefäße fehlen.

Die **Gruppe 4** zeigt einen mechanischen Verschluss durch embolisches Material (meist Thromben), entweder der proximalen Lungengefäße oder der Peripherie bzw. des Kapillarbetts. Das hat unterschiedliche prognostische und therapeutische Auswirkungen, auf die in der Literatur selten eingegangen wird.

Die **Gruppe 5** sammelt unterschiedlichste Entitäten, die wahrscheinlich bei besserer Kenntnis teilweise einer der jeweils anderen Gruppe zugeordnet werden könnten.

Die **Einschränkung der Leistungsfähigkeit** der PH wird inzwischen in 4 Klassen eingeteilt. Sie entspricht recht gut der bekannten NYHA-Klassifikation.

8.2 Pulmonalarterielle Hypertonie (PAH)

8.2.1 Epidemiologie

Die Gruppe I der PAH ist eine **seltene Erkrankung**. Die genaue Epidemiologie ist nicht genau bekannt. Aus Hochrechnungen indirekter Zahlen und Sektionen (z. B. haben gut 10% der Patienten mit systemischer Sklerose eine pulmonale Hypertonie) dürfte die Prävalenz bei 4–20/Mio liegen, was dann in Deutschland maximal 1600 Fälle bedeuten würde. Durch die abnehmende Mortalität nimmt die Prävalenz etwas zu. Man wundert sich bei diesen publizierten Prävalenzen, woher die vielen Patienten für die diversen Pharmastudien kommen. Auch wenn zahlreiche Studien multizentrisch und multinational sind, so bleiben doch viele Fälle unbekannt bzw. werden aus unterschiedlichsten Gründen nicht rekrutiert. Sicher haben auch nach eigenen Erfahrungen relativ viele Patienten nur eine leichtere Verlaufsform (NYHA I–II), sodass keine Behandlungsindikation besteht.

M!

Die Zahl der Patienten mit PAH ist wahrscheinlich größer als angenommen, wenn die milden, nicht behandlungsbedürftigen Formen dazugenommen werden.

8.2.2 Beschreibung und Pathophysiologie

Die Ursachen und wahrscheinlich auch die einzelnen Krankheitsbilder, die zur Veränderung der pulmonalen Arteriolen führen, sind recht unterschiedlich. Gemeinsam ist ihnen die Einengung der Lungenstrombahn, sodass ein **erhöhter Gefäßwiderstand** resultiert. Normalerweise hat die Lungenstrombahn ein großes Recruitment, weswegen es relativ lange dauert, bis eine Druckerhöhung im kleinen Kreislauf entsteht. Im Gefolge kommt es erst dann zu Anpassungsmechanismen des rechten Herzens mit Hypertrophie, vergleichbar der Linksherzhypertrophie bei der systemischen arteriellen Hypertonie.

Die unterschiedlichen pathogenetischen Mechanismen spiegeln sich auch in dem unterschiedlichen Ansprechen auf eine Therapie wider, die bei den einzelnen Patienten mitunter recht verschieden sein kann. Manche Patienten sprechen auf gar keine pharmakologische Therapie an.

Frauen sind bei der Erkrankung häufiger betroffen. Erstaunlicherweise bessert in Tierversuchen eine Ovarektomie, aber auch eine Östrogengabe (Östradiol, E2) die pulmonale Hypertonie. Dieses auch als **Östrogen-Paradox** bezeichnete Phänomen eröffnet möglicherweise neue Therapiewege.

Von den PAH-Fällen sind wahrscheinlich knapp 10% **familiär bedingt**. Bei einem Teil sind Gendefekte (BMPR-2-, ALK-1-, Endoglin, SMAD9, Caveolin-1, KCNK3-Mutationen) beschrieben. Allerdings ist die klinische Ausprägung inkonstant. Manche Patienten mit dem Gendefekt zeigen eine pulmonale Hypertonie nur unter Belastung. Wahrscheinlich spielen auch hier wie bei vielen anderen ähnlich beschriebenen Erkrankungsmustern unbekannte Kompensationsmechansimen und Genmodifier eine zusätzliche Rolle.

Eine relativ große Gruppe stellen die Patienten mit **Kollagenosen**, insbesondere systemischer Sklerose bzw. CREST-Syndrom. Manche Patienten zeigen sogar die pulmonale Hypertonie als primäre Ausprägung der Erkrankung, sodass sie manchmal von den Rheumatologen erst spät entdeckt wird. Wie bei anderen Erkrankungen mit einer Fibrosierung der Lunge muss man bedenken, dass es allein durch die ggf. schwere Hypoxämie infolge der Diffusionsstörung zu einer Erhöhung des Pulmonaldrucks kommen kann. Ein direkter Befall der pulmonalarteriellen Gefäße durch den Krankheitsprozess kommt gerade bei der systemischen Sklerose hinzu, kann aber wie vorangehend erwähnt sogar im Vordergrund stehen bzw. dem Parenchymbefall vorausgehen. Auch beim Lupus erythematodes entsteht in einigen Prozent der Fälle eine PAH.

Nicht mehr auf dem Markt befindliche **Appetitzügler** verursachten eine Gefäßveränderung, die zu einer schweren pulmonalen Hypertonie führte. Die neueren Generationen dieser Substanzgruppe machen das deutlich seltener. Da Appetitzügler eng mit Amphetaminen bzw. Serotoninwiederaufnahmehemmern verwandt sind, zeigen auch diese Pharmaka als seltene Nebenwirkung ein ähnliches Bild.

Patienten mit **lang dauerndem Links-rechts-Shunt**, vor allen Dingen, wenn er angeboren ist, entwickeln wahrscheinlich infolge einer veränderten Gefäßreagibilität im Laufe der Zeit eine pulmonale Hypertonie (Eisenmenger-Komplex).

Eine sehr seltene Erkrankung ist ein **Verschluss der Lungenvenen** (Pulmonary veno-occlusive Disease, PVOD). Wahrscheinlich gibt es in Deutschland nur 10–20 Patienten. Hier ist die Erkrankung vorwiegend in den pulmonalen Kapillaren und in den Venen lokalisiert. Die Arteriolen können auch befallen sein. Man findet vermehrt Kollagenfasern, die die Gefäße verschließen. Typisch für diese Erkrankung ist das Bild einer pulmonalvenösen Stauung im Röntgenbild bei aber normalem dopplerechokardiografischem Befund für die Linksherzabschnitte. Eine verwandte Erkrankung ist die Erkrankung der Lebervenen, die gehäuft durch Chemotherapie (besonders Bleomycin, Mitomycin und Carmustin) ausgelöst wird. Möglicherweise kommt es in der Lunge auch unter Chemotherapie vor. Eine sichere Diagnose lässt sich nur histologisch stellen. Manche Patienten scheinen auf hohe Steroiddosen anzusprechen.

> M!
>
> Selbst die vergleichsweise kleine Gruppe mit dem Phänotypus PAH umfasst eine Reihe unterschiedlicher Entitäten.

Bei **HIV-Infizierten** kommt es bei ca. 0,5 % zu einer bisher unklaren pulmonalen Druckerhöhung, die die Prognose verschlechtert. Diese scheint aber auf antivirale Therapie anzusprechen.

Bei **portaler Hypertonie** führt möglicherweise die fehlende Entgiftungsfunktion der Leber zur vermehrten Gefäßproliferation, auch in den Pulmonalgefäßen, sodass ein hepatopulmonales Syndrom mit erhöhtem Shuntvolumen resultiert. Diese Patienten haben oft im Liegen eine deutlich bessere Sauerstoffsättigung bzw. paO_2-Werte als im Stehen (**Orthodeoxie**). Dies bildet sich nach Lebertransplantation wieder zurück.

8.2.3 Klinik

Die Symptome der PAH sind uncharakteristisch, wie Dyspnoe unter Belastung, Schwäche und Abgeschlagenheit. Vereinzelt treten auch Synkopen auf.

8

8.2.4 Diagnostik

Die **klinische Untersuchung** ist häufig unauffällig. Bei genauer Auskultation findet sich ein betonter bzw. gespaltener zweiter Herzton als Zeichen der Rechtsherzhypertrophie. Die Befunde sind aber alle recht unspezifisch. Besonders hydropische Zeichen einer Rechtsherzdekompensation infolge ausgeprägter pulmonaler Hypertonie können komplett fehlen.

> M!
>
> Manche Patienten haben selbst bei schwerer pulmonaler Hypertonie keine klinisch fassbaren Symptome der Rechtsherzinsuffizienz, z. B. Ödeme.

Für den Pneumologen ist die Diagnostik der pulmonalen Hypertonie tägliches Brot. In früheren Zeiten wurden zur Abklärung der pulmonalen Hypertonie bei hypoxischen Formen und mitunter vor Sauerstoff-Langzeittherapie viele Rechtsherzkatheteruntersuchungen durchgeführt. Heute ist dies fast nur noch bei der PAH, der chronischen Lungenembolie bzw. bei unklaren Formen von Dyspnoe der Fall. Mit der **Echokardiografie** wird heute der Verdacht einer reaktiven Anpassung des rechten Herzens schnell gestellt und ggf. die Diagnose mittels Rechtsherzkatheter gesichert. Dieser ist dann sowieso zur Therapiesteuerung erforderlich. Das EKG hat heute in der Primärdiagnostik keinen Stellenwert mehr.

Gerade bei der PAH ist eine **sorgfältige Funktionsuntersuchung** vor allem als Ausgangswert vor einer Therapie erforderlich. Die Lungenfunktion bzw. die statischen oder dynamischen Lungenvolumina sind fast immer normal. Die **CO-Diffusionskapazität** ist bei einer **Untergruppe deutlich eingeschränkt**. Diese Patienten haben vor allem auch unter Belastung dann mitunter eine mehr oder weniger ausgeprägte Hypoxämie. Die Ursache dafür ist unklar. Wahrscheinlich liegt hier eine Kombination zugrunde aus reduziertem intrapulmonalem Blutvolumen infolge des geringeren Gefäßvolumens und einer Verdickung der Gefäßwand, die ebenfalls ein Diffusionshemmnis darstellt.

Der Erfolg der Therapie wird richtigerweise heute an einer **Zunahme der Belastungsfähigkeit** festgemacht, da es eine lebensnahe Situation widerspiegelt. Wie im Kap. 2.8 dargestellt, gibt es aber hier häufig methodische Fehler. Der **6-Minuten-Gehtest** ist robust, international etabliert, hat aber eine große Streubreite. Bei Studien zeigt sich oft eine Zunahme von 40–50 m (was unter Berücksichtigung des Ausgangswerts meistens 10–15 % darstellt). Besonders in unkontrollierten Studien ohne Trainingsphase kann der Unterschied der Messergebnisse allein schon durch die Wiederholung des Gehtests bedingt sein.

Wesentlich **genauer** ist eine **Endurance-Belastung** auf dem Ergometer bei zwei Drittel der individuellen Maximalwattzahl. Damit kann man Unterschiede sorgfältiger detektieren und der Test reagiert auch nicht so anfällig auf einen Übungseffekt (Kap. 2.8).

Labor

Sinnvolle Laboruntersuchungen hängen sehr von der Ausgangserkrankung ab. Bei einer Kollagenose wird man vorwiegend nach ANA und Rheumafaktoren sowie den extrahierbaren nukleären Antikörpern, gegen Zentromere, Scl70 und RNP schauen. Ist die Kollagenose näher eingegrenzt, gibt es heute eine Fülle von zusätzlichen Laborparametern, die eine nähere Differenzierung erlauben. Zur Beurteilung der kardialen Belastung sollten BNP/NT-proBNP nachverfolgt werden; ebenso sollten Antikörper gegen Hepatitis B und C und TSH bestimmt werden.

Radiologische/nuklearmedizinische Untersuchungen

Das Thoraxübersichtsbild zeigt mitunter eine Rechtsherzvergrößerung mit prominentem Hilus. Im CT ist die Diagnose der Dilatation bzw. Wandverdickung in der Regel offensichtlich. Die Radiologie dient dabei im Wesentlichen dem Ausschluss anderer Erkrankungen.

Ein **Lungenventilations-/Perfusionsszintigramm** ist in jedem Falle sinnvoll bei diesen Patienten, da thromboembolische Verschlüsse nicht so selten sind und die klinische Situation dadurch überlagert sein kann (Kap. 8.5). Als

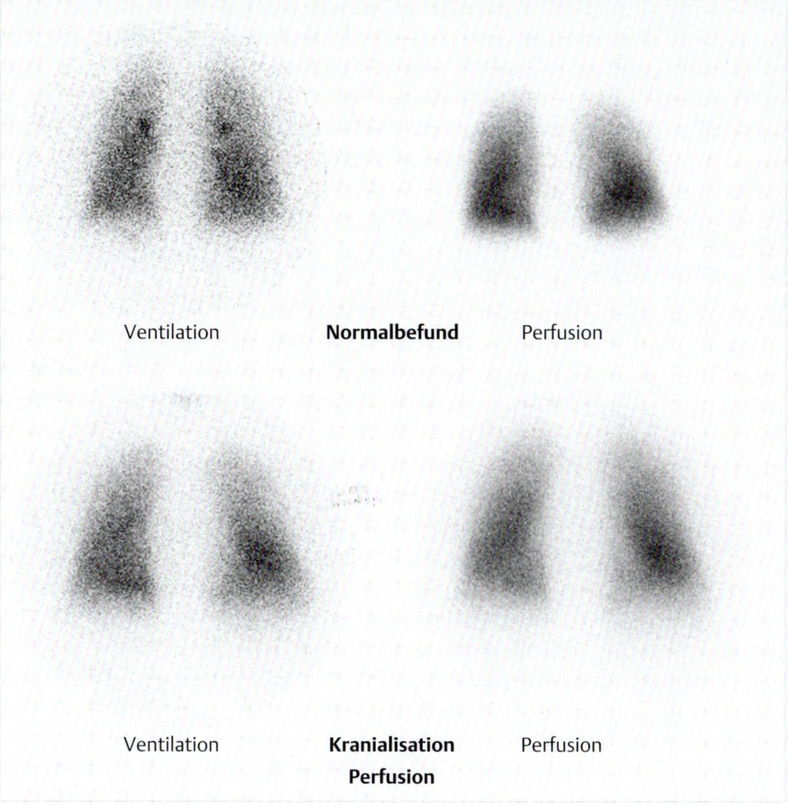

Abb. 8.1 Dorsale Aufnahme eines Ventilations- und Perfusionsszintigramm im Sitzen als Normalbefund (oben) und bei beginnender pulmonaler Hypertonie (unten) mit noch normalem Pulmonalismitteldruck in der Rechtsherzkatheteruntersuchung.

Screeningtest ist ein Lungenventilations-/Perfusionsszintigramm für frühe Formen hilfreich, da vor einer pulmonalen Druckerhöhung die Oberfelder als Frühzeichen relativ stärker durchblutet werden (**kranialisierte Perfusion;** ▶ Abb. 8.1). Bei höheren Schweregraden mit (inhomogener) Vaskulitis der Pulmonalgefäße zeigt sich ein inhomogenes Bild im Perfusionsszintigramm bei normaler Ventilation, ähnlich wie bei einer Lungenembolie.

M!

Beim Ventilations-/Perfusionsszintigramm schließt eine (physiologischerweise) geringere Perfusion in den Oberfeldern (Aufnahme im Sitzen) auch Frühformen der PH aus.

8.2.5 Therapie

Behandelt werden bisher nur symptomatische Patienten ab NYHA-Stadium III, was eher die kleinere Gruppe der Patienten darstellt. In der Patientenklientel findet man eine vergleichsweise größere Gruppe mit PAH und wenig Beeinträchtigung entsprechend einem NYHA-Stadium I–II, die oft über Jahre keine Progression zeigen und keine Therapie benötigen. Es handelt sich bevorzugt um ältere Frauen. Aus der Zeit, bevor die spezifischen Vasodilatanzien des pulmonalen Gefäßbetts zur Verfügung standen, ist durch Studien bekannt, dass die **Antikoagulanzientherapie** wahrscheinlich einen Benefit bringt. Diese Patienten reagieren aufgrund der pulmonalen Gefäßerkrankung sehr viel empfindlicher auf kleine rezidivierende Lungenembolien, weswegen eine Phenprocoumontherapie wahrscheinlich zusätzliche Vorteile hat. Dabei reicht die Niedrigdosistherapie aus, mit dem Ziel, den INR auf 1,5–2 einzustellen. Die **Rechtsherzinsuffizienz** wird wie üblich behandelt. Hier steht die Regulation des Wasserhaushaltes durch Diuretika im Vordergrund, sodass kein Ödem, aber auch kein reduziertes Blutvolumen vorhanden ist, da gerade das rechte Herz eine adäquate Volumenfüllung benötigt, um auf dem optimalen Punkt der Dehnungskurve arbeiten zu können.

Versuche, die Prognose der PAH mit Statinen zu bessern, sind gescheitert, wie eine 2012 publizierte Studie mit Atorvastatin gezeigt hat (APATH-Studie) [12].

Bei praktisch allen Herz- und Lungenerkrankungen, die mit Leistungseinbußen einhergehen, gilt, dass körperliches Training die Leistung und die Lebensqualität, manchmal auch das Überleben verbessert. Für die PAH wurde das auch gezeigt, wobei zumindest anfangs das Training wegen möglicher Synkopen überwacht werden muss [5]. Typischerwesie sind auch hier die Trainingseffekte (z. B. objektiviert im 6-Minuten-Gehtest) größer als die Wirkung der spezifischen Medikamente.

M!

Es gibt eine größere Gruppe von PAH-Patienten (vorwiegend ältere Frauen), die mit wenigen Beschwerden und ohne Therapie über viele Jahre stabil bleiben.

Das Grundprinzip der Behandlung liegt im Nachweis einer Reduktion des pulmonalen Gefäßwiderstandes durch verschiedene Pharmaka bei der Rechtsherzkatheteruntersuchung. Dabei ist der **Gefäßwiderstand** im Vergleich zum Pulmonalisdruck der **bessere Parameter**, da beim Abfall des Gefäßwiderstandes oft das rechte Herz durch vermehrtes Schlagvolumen diesen Vorteil ausnutzen kann. Im Gefolge sinkt dadurch der Pulmonalisdruck weniger, als es der wahre Therapieeffekt widerspiegelt.

In den Leitlinien wird immer noch bei der PAH eine Drucksenkung mit **Kalziumantagonisten** vorgeschlagen (meist Amlodipin). Diese sind unspezifisch und betreffen den systemischen Kreislauf etwa in gleicher Weise. Nach den eigenen klinischen Erfahrungen wirken sie schlecht bzw. die Patienten entwickeln eher periphere Ödeme und die Belastungsfähigkeit nimmt eher ab als zu. Es gibt aber Responder, die effektiv damit behandelt werden können.

M!

Kalziumantagonisten in der Therapie der PAH haben oft mehr Nebenwirkungen als Vorteile. Es gibt aber Einzelfälle, in denen die Patienten gut darauf ansprechen.

Es gibt verschiedene Empfehlungen bzw. Leitlinien zur Therapie (unter www.pneumologie.de). Die Autoren lassen üblicherweise das **Prostazyklin-Analogon** Iloprost inhalieren, um die Reagibilität zu prüfen. Ursprünglich wurde auch Iloprost ca. 6–9 × am Tage als Dauertherapie inhaliert, da es das erste topisch wirksame Medikament war. Inzwischen gibt es auch das länger wirksame Treprostinil, wobei hier die Daten für eine inhalative Dauertherapie wenig überzeugend sind, sodass eine Zulassung in Europa unwahrscheinlich erscheint.

Die oralen **Endothelinrezeptorantagonisten** und die Phosphodiesterase-5-Hemmer sind deutlich effizienter. Für den neuen Endothelinrezeptorantagonisten Macitentan ist jetzt auch eine Senkung der Mortalität nachgewiesen [9], die für die ganze Substanzklasse gelten dürfte. Weitere Substanzen wie Stimulatoren der löslichen **Guanylatzyklase** (Riociguat) sind jetzt auch zugelassen. Das Riociguat ist damit das erste Medikament, das neben der Indikation PAH auch zur Behandlung der CTEPH zugelassen wurde. Auch für **Imatinib**, einem Tyrosinkinaseinhibitor, sind Responder beschrieben, insbesondere auch dann, wenn die anderen Wirkprinzipien versagt haben.

Erstaunlicherweise spricht auch ein Teil der Patienten gut auf **Sauerstoff** an, obwohl im Blut keine wesentliche Hypoxämie besteht. Es scheint so zu sein, dass die leichte Erhöhung der alveolären Sauerstoffkonzentration den Widerstand über die sauerstoffabhängigen Rezeptoren beeinflusst. Manche Patienten kann man allein mit Sauerstoff sehr gut einstellen. Allerdings gibt es hier kaum Daten in der Literatur, da es bisher nicht systematisch untersucht wurde.

M!

Es ist erstaunlich, dass im Vasoreagibilitätstest eine kleinere Gruppe eine deutliche Senkung des pulmonalen Gefäßwiderstandes durch eine Sauerstoffgabe von ca. 2 l/min zeigt, obwohl keine oder nur eine geringe Hypoxämie vorhanden ist.

Sprechen die Patienten auf inhalative Prostacyclin-Analoga an, wird eine orale Therapie mit **Endothelinrezeptorantagonisten** (Bosentan, Sitaxentan, Ambrisentan, Macitentan [9]) oder **Phosphordiesterase-5-Inhibitoren** (Sildenafil, Tadalafil) versucht. Dabei dienen Symptome und die Wegstrecke bzw. die Endurance-Belastung als Maß für den Erfolg der Therapie. Wichtig sind bei den Endothelinrezeptorantagonisten Kontrollen der Leberenzyme (insbesondere Bosentan).

Anfangs kommt es unter diesen Wirkstoffen nur zu einer mäßigen Verbesserung der Ausdauerleistung im Bereich um 10–20 %. Nutzen die Patienten ihren Verbesserungsbereich und belasten sich dann wieder mehr, zeigt eine Kontrolle nach 2–3 Monaten eine nochmalige Steigerung. Das hängt einfach damit zusammen, dass die an den Zustand der verminderten kardiopulmonalen Reserve angepasste Muskulatur sich auf ein neues, höheres Level einstellen konnte.

Bei **entzündlichen Systemerkrankungen** wie den Kollagenosen oder der PVOD sollte immer auch eine immunsuppressive Behandlung versucht werden, obwohl sie oft erfolglos ist. Es gibt aber immer wieder Einzelfälle, die gut darauf ansprechen. Deswegen lohnt ein Therapieversuch, beispielsweise mit Prednisolon 1–2 mg/kg Körpergewicht für 3–4 Wochen, um diese Responder zu erkennen. Patienten mit Kollagenosen werden allerdings zumeist schon primär mir Immunsuppressiva behandelt. Vereinzelt werden immer wieder Patienten beschrieben, bei denen eine PAH durch eine Chemotherpie (gegeben wegen Malignom) gebessert wurde oder sogar komplett verschwand. Therapieresistente Patienten mit schweren Einschränkungen sollten zur **Lungentransplantation** vorgestellt werden.

M!

Eine Antikoagulanzientherapie wird bei pulmonaler Hypertonie empfohlen.

8.3 Pulmonale Hypertonie in Verbindung mit Linksherzerkrankung

8.3.1 Beschreibung und Pathogenese

Ein Großteil der Patienten mit einem erhöhten Pulmonalisdruck infolge einer Linksherzinsuffizienz hat keinen erhöhten pulmonalen Gefäßwiderstand. Insofern ist es eine pseudopulmonale Hypertonie, denn die Druckdifferenz zwischen A. pulmonalis und dem linken Vorhof ist normal. Definitionsgemäß liegt bei der hier beschriebenen isolierten postkapillären PH der mittlere **pulmonal-kapilläre Verschlussdruck** (PCWP = Pulmonary Capillary Wedge Pressure) über 15 mmHg (invasiv gemessen). Die Druckdifferenz zwischen dem mittleren Pulmonalisdruck (PAPm) und dem Wedgedruck (PCWP) wird auch TPG, transpulmonaler Gradient, genannt. Er liegt bei normalen Lungenkapillaren < = 12 mmHg und wird dann auch als „passiv" bezeichnet.

Da der **TPG** vom Schlagvolumen abhängt, ist es besser, den diastolischen Pulmonalisdruck zu nehmen und den mittleren PCWG davon zu subtrahieren. Der dann erhaltene diastolische Druckgradient (DPG = Diastolic Pulmonary Gradient) differenziert die postkapilläre PH besser. Bei reiner postkapillärer PH ist er < 7 mmHg. Liegt eine kombinierte prä- und postkapilläre PH vor, so steigt er über 7 mmHg an.

Besteht lange eine Linksherzinsuffizienz, wie nach einer unbehandelten Mitralklappenstenose, kann es zu reaktiven Gefäßumbauprozessen kommen, sodass doch der Lungengefäßwiderstand ansteigt. Vereinzelt demaskiert sich das bei Patienten, wenn die Mitralstenose operiert wird. Es zeigt sich dann eine fixierte, meist nicht mehr reversible pulmonale Druckerhöhung. In diesen Fällen liegt der **TPG über 12 mmHg** und wird dann als „reaktiv" bezeichnet.

Wie bei der häufigen COPD gibt es auch bei der relativ häufigen Linksherzinsuffizienz Patienten, die zusätzlich eine pulmonalarterielle Hypertonie, also beide Erkrankungen haben. Diese kleine Untergruppe spricht dann natürlich auch auf eine Therapie wie bei PAH an.

> M!
>
> Patienten mit pulmonaler Hypertonie infolge Linksherzinsuffizienz haben in der Regel keinen erhöhten pulmonalen Gefäßwiderstand bzw. keine erhöhte Druckdifferenz. Insofern ist es eine unechte pulmonale Hypertonie.

8.3.2 Therapie

Normalerweise besteht die Therapie bei dieser Patientengruppe in der Behandlung der Linksherzinsuffizienz. Es hat Pilotstudien gegeben, die Prostazyklin-Analoga bzw. **Endothelinantagonisten** bei dieser Gruppe eingesetzt haben, obwohl die pathophysiologische Grundlage dafür fehlt. Die Ergebnisse zeigten **keinen Benefit,** sondern sogar eine grenzwertig erhöhte Mortalität, weswegen auf jeden Fall davon abgeraten wird. **Ausnahmen** mögen Patienten sein, die tatsächlich einen erhöhten Gefäßwiderstand infolge Remodeling aufweisen, verursacht durch eine lang andauernde Linksherzinsuffizienz (Eisenmenger-Komplex) oder zusätzlich einer anderen Untergruppe angehören.

8.4 Pulmonale Hypertonie bei Lungenerkrankung mit Hypoxämie

8.4.1 Beschreibung und Pathogenese

Diese Krankheitsgruppe ist mit deutlichem Abstand **die größte.** Grob kann man sagen, dass auf einen PAH-Patienten mindestens 100 aus dieser Klassifikationsgruppe kommen. Erstaunlicherweise wurde auch die **Schlafapnoe** in diese Gruppe mit aufgenommen, obwohl sie **nie zur PH** führt. Gemeint sind vermutlich Patienten mit chronischer Hypoxämie infolge Hypoventilation, die zusätzlich eine Schlafapnoe haben, z. B. das Obesitas-Hypoventilationssyndrom (Kap. 11.6).

> M!
>
> Die Gruppe 3 der pulmonalen Hypertonie umfasst neben der Linksherzinsuffizienz die meisten Patienten.

Bei der hypoxämiebedingten Vasokonstriktion mit Erhöhung des Lungengefäßwiderstandes handelt es sich um einen sinnvollen Kompensationsmechanismus, der die Sauerstoffversorgung des Organismus verbessert. Der Blutfluss konzentriert sich dabei auf die besser belüfteten Alveolen, wodurch das Shuntvolumen reduziert wird. Um den erhöhten Gesamtgefäßwiderstand in der Lunge zu kompensieren bzw. um genug Blutvolumen für den großen Kreislauf zur Verfügung zu stellen, hypertrophiert das rechte Herz, damit es einen entsprechenden Druck aufbauen kann. Bei länger bestehender Hypoxämie kommt es damit zum **Cor pulmonale**.

> **M!** Die hypoxische Vasokonstriktion ist ein sinnvoller, lebensverlängernder Anpassungsmechanismus an eine Lungenerkrankung mit chronischer Hypoxie.

Das individuelle Ansprechen auf eine hypoxische Vasokonstriktion ist unterschiedlich. Zum Teil sind genetische Marker bekannt, die eine Erhöhung des pulmonalen Gefäßwiderstandes schon bei niedrigeren Sauerstoffpartialdruckwerten um 50 mmHg verursachen. Diese Patienten reagieren auch besonders empfindlich auf Höhe und entwickeln schon früh ein Höhenlungenödem. Normalerweise kommt es erst zur Vasokonstriktion, wenn der Sauerstoffpartialdruck < 50 mmHg in den Alveolen bzw. in den Kapillaren absinkt. Die pulmonale Hypertonie ist in dieser Gruppe eher mild.

Die **Ursache der Hypoxie in den Lungenkapillaren** kann in 2 große Gruppen eingeteilt werden:

- Zum einen besteht eine direkte Hypoxämie in den Lungenkapillaren wie bei Lungenfibrose oder Höhenaufenthalt. Hier ist die längere Diffusion des Sauerstoffs durch die fibrosierende Alveolitis bzw. der Sauerstoffmangel in der Atmosphäre die Ursache (**hypoxämische Insuffizienz**).
- Zum anderen besteht eine Hypoventilation, die sekundär zu einer alveolären Hypoxie führt. Sie ist immer mit einer Hyperkapnie gekoppelt (**hyperkapnische Insuffizienz**).

Die häufigste Ursache der Hypoventilation ist ein (sinnvoller) **Kompensationsmechanismus** infolge einer überlasteten Atempumpe. Ursachen sind v. a. COPD sowie thorakorestriktive oder neuromuskuläre Erkrankungen (Kap. 4.3, Kap. 13.2). Das Cor pulmonale ist damit eigentlich sogar ein tertiärer Kompensationsmechanismus auf die Hypoxämie infolge Hypoventilation, die wiederum durch die überlastete Atempumpe verursacht wird.

> **M!** Beim Cor pulmonale stirbt man nie am „Cor", sondern immer am „pulmonale".

Damit eine pulmonale Hypertonie bzw. ein Cor pulmonale entsteht, muss die **Hypoxämie** in den Lungenkapillaren mehr oder weniger **permanent** bestehen. Passagere Hypoxämien, z. B. nur im Schlaf oder unter körperlicher Belastung wie beim Emphysem, reichen hierzu nicht aus.

Ein **ähnliches Phänomen** ist auch in der **Sportmedizin** bekannt. Versuche, nachts mit Hypoxie zu schlafen, um entsprechende Kompensationsmechanismen wie Zunahme der Erythropoetinproduktion zu induzieren, zeigten keine wesentliche Leistungssteigerung. Das Gleiche passiert, wenn nur unter Hypoxie trainiert wird. Erst längerer Aufenthalt in der Höhe führt dann über die hypoxische Vasokonstriktion zu einer pulmonalen Hypertonie. Bei Bergsteigern in Höhen > 6 000 m können hier ganz erhebliche Drücke entstehen, die bis an die systemischen Drücke im arteriellen Kreislauf heranreichen. Ausnahmen hiervon sind die einheimischen Himalayabewohner (Sherpas), die infolge ihrer jahrhundertelangen Adaptation andere Enzymmuster, insbesondere auch in der Atmungskette exprimieren, sodass hier kein ATP-Mangel im Gewebe auftritt. Die Sherpas haben auch niedrigere pulmonale Druckwerte als Bergsteiger aus dem europäischen Raum.

8.4.2 Therapie

> **M!** Eine medikamentöse Drucksenkung bei hypoxisch bedingter pulmonaler Hypertonie ist kontraindiziert.

Die Therapie ist hier die Behandlung der **Grunderkrankung** bzw. die Gabe von Sauerstoff. In schwereren Fällen einer Hypoventilation ist eine NIV indiziert, wie in den entsprechenden Kapiteln beschrieben. Lässt sich die Hypoxie bessern, bildet sich die pulmonale Hypertonie wieder zurück. Die Autoren haben das in einer Studie zeigen können, in der durch die Therapie mit NIV bei hyperkapnischer Insuffizienz sich der Pulmonalisdruck nach einem Jahr wieder nahezu normalisierte [10].

Bei der Hypoxämie infolge von Lungenfibrosen mit Verdickung der interstitiellen Strecke zwischen Alveole und Blut ist bei einer pulmonalen Hypertonie therapeutisch meistens nur wenig zu erreichen. Die Korrektur mit Sauerstoff gelingt nur passager bzw. wird durch das Fortschreiten der Grunderkrankung überholt. Auch hier gibt es Hinweise, dass eine zu hohe Sauerstoffgabe möglicherweise die fibrotische Grunderkrankung durch die oxidative Belastung beschleunigt, wie in Kap. 6.2 beschrieben. Als einzige Therapieoption bleibt dann die Transplantation.

Das Einsetzen **pulmonaler Drucksenker** ist bei dieser Klassifikationsgruppe **kontraindiziert** und hat in den wenigen Studien, die zu diesem Thema durchgeführt worden sind, das Outcome verschlechtert [1]. Das ist pathophysiologisch auch gut nachvollziehbar, da durch die Drucksenkung das Shuntvolumen und die Hypoxämie wieder zunehmen, was dann zu entsprechender Zunahme der Gegenregulation führt.

8.5 Lungenembolie

8.5.1 Allgemeine Diagnostik

Die akute und die chronisch rezidivierende Lungenembolie ist immer noch ein häufiges, oft nicht diagnostiziertes Krankheitsbild, wenn es auch infolge des prophylaktischen Einsatzes von Heparinen deutlich zurückgegangen ist. Ursache sind fast immer Thromboembolien. Allerdings gibt es auch andere Materialien, die in die Lungenstrombahn embolisieren können, wie Fruchtwasser, Fett nach Unfällen mit Knochenbrüchen, Tumoren, Luft und Parasiten, aber auch Bestandteile von Knochenzement und Implantaten. Die Injektion von aufgelösten Tabletten bei Süchtigen kann ebenfalls eine akute Lungenembolie verursachen.

Liest man Veröffentlichungen zur akuten Lungenembolie über viele Jahre, stellt man unterschiedliche Schulen fest, die durch die Art der Primärdiagnostik bestimmt werden. Einer der Autoren beschäftigt sich seit > 25 Jahren wissenschaftlich mit der akuten Lungenembolie und hat auch entsprechende Befragungen über das Procedere in der europäischen Pneumologengesellschaft durchgeführt. Die **Art der Primärdiagnostik hat zu unterschiedlichen Einschätzungen des Krankheitsbildes** geführt, die bis heute andauern und sich durch zusätzliche Methoden eher verstärkt haben. Dieses führt in der Praxis nicht selten zur falschen Beurteilung des Einzelfalls.

Der Hintergrund ist, dass versucht wird, mit **einer** diagnostischen Methode das Krankheitsbild der Lungenembolie komplett zu beschreiben, obwohl es unterschiedliche Ausprägungen und Verläufe zeigt. Das Dilemma ist in ▶ Abb. 8.2 dargestellt. Es muss berücksichtigt werden, wie durch einen Embolus das nachgeschaltete Lungengefäßbett ausgefallen ist. Zentrale, nicht komplett okkludierende Thromben erhöhen im Gegensatz zu den peripheren Verschlüssen den Lungengefäßwiderstand erheblich mehr.

Das **Szintigramm spiegelt,** wenn ein Mismatch zwischen erhaltener Ventilation und aufgehobener Perfusion besteht, das echte pulmonale Kapillarbett und damit auch die Störung des Gasaustauschs wider. Ob ausgedehnte zusätzliche zentrale Thromben ohne funktionelle Auswirkungen durch eine Gefäßobstruktion noch vorhanden sind, sagt die Methode nicht. Umgekehrt erlaubt das Thorax-CT mit Kontrastmittel heute durch die Mehrzeilentechnik den direkten Thrombennachweis in den proximalen Gefäßen (etwa bis zu den Segmentarterien), sagt jedoch nicht aus, ob und wie weit die Peripherie ausgefallen ist.

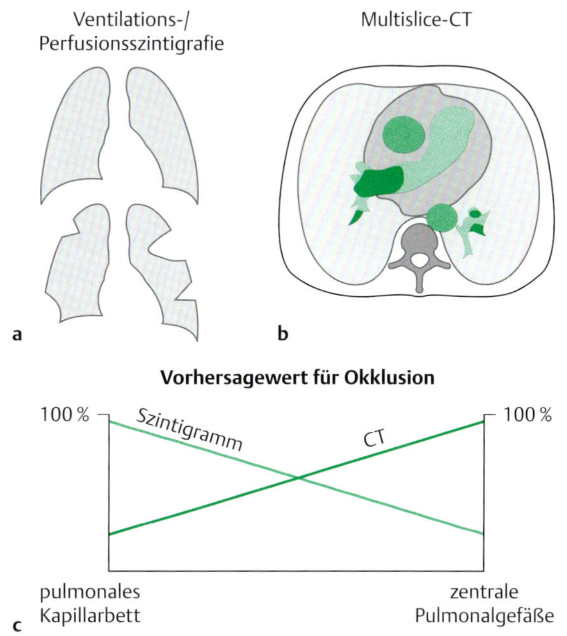

Abb. 8.2 Positiver Vorhersagewert von Ventilations-/Perfusionsszintigrafie (a) und Multislice-CT (b) zur Diagnostik der Lungenembolie. Für die Okklusion von Teilen des Kapillarbetts hat das Ventilations-/Perfusionsszintigramm einen Vorhersagewert von nahe 100 %. Für zentrale Thromben ist der Vorhersagewert des CTs (oder der Angiografie) nahe 100 % (c). Über die jeweils anderen Kompartimente können die Untersuchungen nur indirekte Aussagen machen.

M!

Die Ventilations-/Perfusionsszintigrafie zeigt die Reduktion der Gasaustauschfläche und sagt nichts zu Thromben in den zentralen Gefäßen, die nicht zur totalen Gefäßobstruktion führen. Bei der Multislice-CT-Untersuchung mit Kontrastmittel ist es umgekehrt: die funktionellen Auswirkungen zentraler Thromben sind nur indirekt ablesbar.

Ein weiteres Dilemma in der Diagnostik der Lungenembolie ist der so genannte **Goldstandard.** Hier wird noch die **Pulmonalisangiografie** bzw. zunehmend auch das Angio-CT genommen. Die technisch nicht immer einfach durchzuführende und manchmal risikoreiche Pulmonalisangiografie zeigt aber ebenso wie das Angio-CT nur die Thromben im zentralen Gefäßsystem und erlaubt wie erwähnt keine Aussage über das Kapillarbett. Diese offensichtliche pathophysiologische Diskrepanz der unterschiedlichen Lokalisationen der Embolie mit unterschiedlichen funktionellen Konsequenzen ist aber in den großen multizentrischen Studien zur Lungenembolie praktisch immer ignoriert worden. Intensiv diskutiert werden bzgl. des Angio-CT der Lunge zwei weitere Fragen. Zum einen wird die Validität der Befunde jenseits der Segmentarterien auch von Radiologen angezweifelt. Häufig handelt sich hier wohl um Strömungsphänomene und nicht immer um echte Perfusionsstörungen im Sinne von LE. Auf der anderen Seite wird die klinische Bedeutung von kleinen LE im Subsegmentbereich hinterfragt, insbesondere, wenn sich kein Quellgebiet nachweisen lässt. Dies ist besonders im Hinblick auf die Konsequenz einer längeren Antikoagulation ein bedeutsamer Punkt.

> M!
>
> Einen Goldstandard zur Diagnostik der Lungenembolie gibt es nicht. Zur Beschreibung des individuellen Krankheitsbildes sind mehrere Methoden erforderlich.

Die beiden Schlüsselstudien hierzu (**PIOPED I** und später II) haben das **Dilemma** noch vergrößert. Da in den Ergebnissen die Diskrepanz zwischen Pulmonalisangiografie und Ventilations-/Perfusionsszintigramm aufgefallen ist, hat man dort eine Analyse nach dem Bayes-Theorem durchgeführt und eine entsprechende Wahrscheinlichkeitsgraduierung für eine Lungenembolie in den diagnostischen Algorithmus eingebaut, um die Aussagen der Perfusionsszintigrafie bezüglich der Ausfallgröße zu wichten. Hinzu kommt, dass damals zur Lungenventilationsszintigrafie das Edelgas ^{133}Xenon verwendet wurde, was praktisch nur den Lungenmantel darstellt. Der eigentliche Fehler dieser Schlüsselstudie (und auch nachfolgender Studien) war aber der Versuch, das Krankheitsbild „Lungenembolie" – gemessen an dem Goldstandard der Pulmonalisangiografie – mit anderen Methoden möglichst genau zu beschreiben. Dies ist aber aus methodologischen Gründen wegen der unterschiedlichen funktionellen Ausfallsmuster einer Thromboembolie nicht möglich. Es gibt also den eigentlichen Goldstandard für die Untersuchungsmethode nicht, sondern jede Methode beschreibt einen Teil des Krankheitsbildes mit hoher Genauigkeit.

Ein weiteres Problem kommt hinzu: Die **Akuität einer Lungenembolie** konnte früher nur anhand klinischer und anamnestischer Kriterien festgemacht werden. Weder im Szintigramm noch im Angiogramm, im CT oder auch im MRT kann über das Alter des Thrombus bei einer einmaligen Aufnahme eine sichere Aussage getroffen werden. Anders ist es, wenn man im Abstand von beispielsweise 1–2 Wochen die Untersuchung wiederholt.

Die Situation hat sich aber in den letzten 10 Jahren grundlegend verbessert. Zum einen ist es durch die Ultraschalluntersuchung heute möglich, die Emboliequelle mittels Duplex- und Kompressionssonografie sehr viel einfacher aufzudecken als früher mit der viel aufwendigeren Phlebografie. Zum anderen erlaubt der Nachweis eines erhöhten **D-Dimers** im Blut in Verbindung mit den anderen diagnostischen Methoden (D-Dimer ist auch bei zahlreichen anderen Erkrankungen wie Entzündungen, Tumoren, Vorhofflimmern, Schwangerschaft, postoperativ usw. oft erhöht), eine akute Phlebothrombose zu diagnostizieren. Das D-Dimer hat etwa eine Halbwertszeit von 1–2 Tagen. Allerdings wird so lange produziert, bis der Thrombus aufgelöst oder organisiert ist. Bei behandelten Beinvenenthrombosen normalisiert es sich üblicherweise erst nach einem Monat. Persistierend erhöhte Werte für die D-Dimere sprechen für **rezidivende Lungenembolien**. Insofern hat die Bestimmung im Zeitverlauf auch Bedeutung für die Dauer der Antikoagulantienztherapie.

> M!
>
> Durch Kombination der Methoden (CT, Szintigramm, Ultraschall, D-Dimer) können Schweregrad, Lokalisation sowie akute und chronische Verläufe der Lungenembolie viel genauer beschrieben werden.

8.5.2 Akute Lungenembolie

Häufigkeit

Die akute Lungenembolie ist immer noch sehr häufig und wird vermutlich ebenso häufig übersehen. Wahrscheinlich bleibt fast die Hälfte unentdeckt. Man geht immer noch davon aus, dass etwa 1,5–2 % der Todesfälle durch eine akute Lungenembolie verursacht werden. Allerdings bestehen meist zusätzlich andere Erkrankungen, sodass die Lungenembolie oft nur eine zum Tode führende Komplikation darstellt.

Die schweren akuten Lungenembolien sind häufiger in den chirurgischen Abteilungen in Verbindung mit Operationen, insbesondere nach Gelenkoperationen an den unteren Extremitäten, zu sehen. Bei den internistischen Krankheitsbildern sind es eher die chronisch rezidivierenden Fälle, die im Vordergrund stehen.

Pathophysiologie

Infolge des großen **Recruitments der Lungenkapillaren** können auch relativ große Lungenembolien gelegentlich ohne große Beschwerden einhergehen, v. a. wenn sonst keine Lungenerkrankung besteht. Aus Einschwemmkatheteruntersuchungen mit Ballonokklusion vor anstehenden Lungenkrebsoperationen weiß man, dass die eine Hälfte des Pulmonalishauptstamms und eine weitere Astarterie auf der Gegenseite komplett okkludiert werden können, ohne dass eine wesentliche pulmonale Druckerhöhung auftritt. Erst wenn etwa zwei Drittel der Lungenstrombahn okkludiert sind, kommt es zur pulmonalen Hypertonie.

Trotzdem sieht man mitunter in der Klinik auch bei kleineren Thromben Zeichen der akuten Druckerhöhung im kleinen Kreislauf. Aus Tierexperimenten mit gezüchteten und mit Kathetern in den Pulmonalishauptstamm gebrachten Thromben weiß man, dass diese **Mediatoren** ausschütten, die eine **akute, generalisierte Vasokonstriktion** verursachen können. Das erklärt manche klinische Verläufe mit perakuten Bildern, die sich mitunter erstaunlich rasch bessern können. Hier greift vermutlich auch das Heparin an, das ein Antagonist vieler Mediatoren ist, insbesondere des Bradykinins.

> M!
>
> Wegen der Blockade vieler vasokonstrikorischer Mediatoren sollte Heparin bei Verdacht auf eine Lungenembolie immer sofort i. v. gespritzt werden.

Diese Pathophysiologie wird durch die Ultraschalldiagnostik gestützt. Einer der Autoren hat eine Videodokumentation eines Beinvenenthrombus veröffentlicht, der sich während der Ultraschalluntersuchung gelöst hat und bis zur V. cava verfolgt werden konnte [11]. Die anschließende durch eine Perfusionsszintigrafie nachgewiesene Embolisation einer Segmentarterie blieb klinisch asymptomatisch.

Völlig **anders ist die Situation**, wenn die **großen Thromben im Hauptstamm der A. pulmonalis** hängen bleiben und dort eine deutliche Querschnittsverengung verursachen. Die großen Gefäße können nicht wie die peripheren Lungengefäße durch Dilatation reagieren, was dann zu einer Druckerhöhung mit akutem und später chronischem Cor pulmonale führt (▶ Abb. 8.3). Diese wesentlichen Unterschiede sind pathophysiologisch kaum beschrieben, obwohl sie sowohl für die akuten als auch die chronischen Formen eine wichtige therapeutische Konsequenz haben (s. u.).

> M!
>
> Infolge des großen Recruitments der peripheren Lungengefäße führen auch größere Thromben, wenn sie in die Peripherie gesplittet werden, meist nur zu einer geringen Druckerhöhung.
> Zentrale, teilweise okkludierende Thromben erhöhen den Pulmonalisdruck viel stärker, da sich die zentralen Pulmonalgefäße nicht weiten können.

Größere Thromben entstehen auch ohne Vorerkrankung bei entsprechender **venöser Stase**, z. B. Flugreise, längerem Sitzen im Bus oder durch längeres Sitzen auf einer Bank im Rahmen von Feiern mit Abklemmung der Beinvenen.

Deutlich häufiger führen verschiedene Vorerkrankungen und Operationen mit **Ruhigstellung der Extremitäten** zur Begünstigung von Lungenembolien. Aber auch viele Erkrankungen, die mit längerer Bettlägerigkeit einhergehen, gehören dazu. Manche Infektionskrankheiten erzeugen passager eine Hyperkoagulabilität, sodass dann vermehrt Thromboemolien beobachtet werden können. Ein besonderes Problem sind Thromboembolien bei malignen Erkrankungen und bei Chemotherapien. Hier liegt wohl eine Hyperkaogulabilität vor. Die prophylaktische Gabe von Heparin scheint gegenüber Phenrocumon in diesen Situationen Vorteile zu haben.

In ca. 5–10 % der akuten Lungenembolien tritt ein **Lungeninfarkt** auf, der durch eine Einblutung aus den Bronchialarterien (Vasa privata) entsteht. Wann ein Lungeninfarkt entsteht, ist nicht sicher geklärt. Er tritt praktisch nur bei Vorerkrankungen der Lunge auf; gelegentlich können aber auch Lungengesunde einen Infarkt erleiden. Möglicherweise reicht dann die Diffusionsstrecke nicht mehr aus, um den embolisierten Bezirk mit Sauerstoff zu versorgen, was zu einer Nekrose mit sekundärer Einblutung führt.

> M!
>
> Lungeninfarkte treten meist bei vorgeschädigten Lungen auf.

Unser **Gerinnungssystem** hat eine hochkomplexe Struktur, da nicht nur Verletzungen repariert, sondern auch die Reparaturen – sozusagen das Baugerüst –wieder sachgerecht entsorgt werden müssen. Das System hat ein labiles Gleichgewicht, sodass es zwischen Thrombose und Thrombolyse mehr oder weniger immer hin und her oszilliert, was mit den ständig wechselnden Herausforderungen zusammenhängt. Deswegen kommt es auch bei **Gesunden** immer wieder zu **kleinen Thromben**, die sich manchmal ablösen und in der Lungenstrombahn embolisieren. Gerade die kleinen, peripheren Thromben können mitunter ein akutes pleurales Schmerzereignis auslösen, das nach wenigen Sekunden bis Minuten wieder verschwindet. Diese Thromben werden rasch aufgelöst, ohne dass ein Defektzustand verbleibt.

Eine der häufigsten Ursachen für Thromboembolien sind **angeborene Störungen des Gerinnungssystems** mit vermehrter Neigung zu venösen Thromben. Hierzu sind in den letzten 20 Jahren zunehmend genetische Störungen beschrieben worden. Am häufigsten ist die Resistenz des aktivierten Proteins C, das normalerweise für die Fibrinolyse erforderlich ist. **Aktiviertes Protein C** (APC) spaltet den aktivierten Faktor Va. Eine fehlende Inaktivierung geht mit vermehrter Thrombosenbildung einher. Faktor-V-Leiden ist die bekannteste genetische Störung, die zu APC-Resistenz führt. Etwa 5 % der kaukasischen Bevölkerung ist heterozygot für eine Faktor-V-Leiden-Störung, die wiederum für etwa 90 % der APC-Resistenz ursächlich ist. Auch hier gibt es aber zusätzliche Kofaktoren bzw. Genmodifier, die für den klinischen Phänotyp verantwortlich sind. So bekommen viele dieser Patienten keine Thrombose. Homozygote Formen, die etwa 1 % der Faktor-V-Leiden-Störung ausmachen, haben naturgemäß ein vielfach erhöhtes Thromboserisiko.

Heute ist es Standard geworden, Patienten mit Lungenembolie bezüglich **Protein-S- und Protein-C-Mangel** sowie Faktor-V-Störungen zu untersuchen. Interessanterweise gibt es auch erworbene APC-Resistenzen. Antiphospolipid-Antikörper, die bei zahlreichen immunologischen Erkrankungen und bei jungen Frauen mit Aborten in der Vorgeschichte vorkommen, gehen ebenfalls mit erhöhter Thromboseneigung im venösen und arteriellen System einher. Zudem gibt es noch eine Reihe seltener anderer, teilweise genetisch definierter Defizienzen des Gerinnungssystems, die ebenfalls mit einer Thromboseneigung einhergehen. Wenn ein entsprechender Verdacht besteht, muss man ein Speziallabor kontaktieren.

Medikamente können ebenfalls das Gerinnungssystem in Richtung Thrombose verschieben. Das bekannteste Beispiel sind orale Kontrazeptiva. Insbesondere Kontrazeptiva der dritten Generation erhöhen das relative Risiko um den Faktor 2–4. Liegt zusätzlich eine heterozygote Faktor-V-Leiden-Störung vor, bleibt der Faktor 2- bis 4-fach erhöht, wenn auch auf höherem Niveau, da die Patienten von Hause aus schon zur Thrombose neigen.

Hier darf allerdings nicht vergessen werden, dass das **absolute Risiko** immer noch **sehr gering** ist. Die Häufigkeit der Beinvenenthrombose bei jungen Frauen liegt etwa bei 1 : 12 000, was einem absoluten Risiko von 0,00 008 entspricht. Werden zusätzlich Kontrazeptiva eingenommen, steigt zwar das relative Risiko um den Faktor 2–4, bleibt aber absolut mit ca. 0,0003 immer noch sehr niedrig. Dieses Beispiel zeigt noch einmal eindrucksvoll den Unterschied zwischen dem absoluten und relativen Risiko bei seltenen Ereignissen.

Die Thromboseneigung im venösen System geht nicht automatisch mit einer vermehrten Thromboseneigung in den arteriellen Gefäßen einher. Das Blutgerinnungssystem ist hier so komplex, dass es wohl zwischen den einzelnen Gefäßstrukturen unterscheidet, was wegen der unterschiedlichen Druckverhältnisse auch sinnvoll ist.

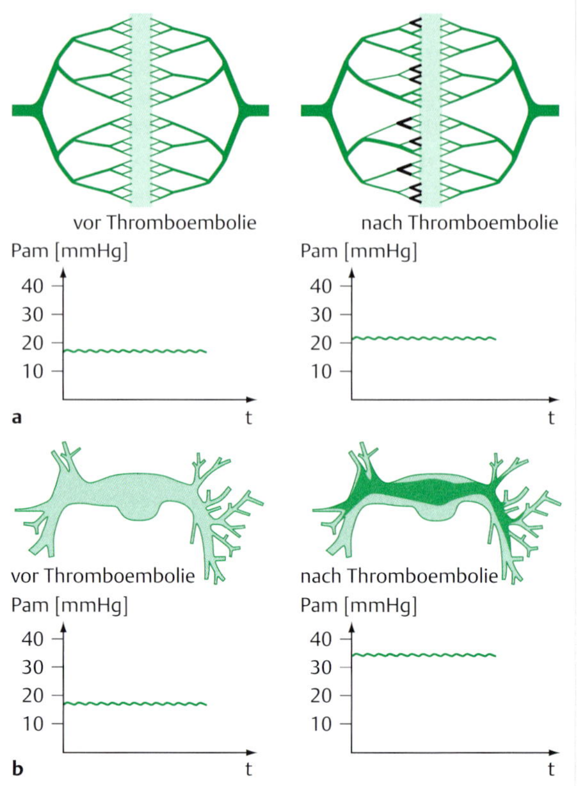

Abb. 8.3 Verhalten des pulmonalen Mitteldrucks (Pam) bei einer akuten Thromboembolie mit Aufsplitterung der Thromben in die Peripherie (a) und bei fehlender Aufsplitterung mit größerer Okklusion der Pulmonalarterie (b).

Klinik und Diagnostik

Die Klinik der Lungenembolie kann mild und unspezifisch, aber auch dramatisch und sogar lebensbedrohlich sein. Kleine periphere Lungenembolien verursachen eher pleuritische Beschwerden. Schwere Lungenembolien mit erheblicher Okklusion der Lungenstrombahn führen zum kardiogenen Schock (Low-Output-Failure), wie in ▸ Abb. 8.3 dargestellt.

Es gibt verschiedene **Stadieneinteilungen des Schweregrades**. Die bekannteste ist die nach Grosser bzw. die modifizierte mit den zusätzlichen Befunden der Echokardiografie. Klinisch helfen die Stadien nur bedingt, da sich die Kriterien überlappen können. Entscheidend für die diagnostische und therapeutische Stratifizierung ist die Schwere des akuten Krankheitsbildes. Es kommt hinzu, dass die Diagnose einer Lungenembolie oft erst am Ende der diagnostischen Maßnahmen feststeht, sodass zwischenzeitlich schon gehandelt werden musste. Das akute klinische Bild einer Lungenembolie hat eine breite Differenzialdiagnose, vom Herzinfarkt über den Pneumothorax bis zum rupturierten Aortenaneurysma.

> **M!** Da die akute Lungenembolie eine sehr breite Differenzialdiagnose hat, ist die wichtigste diagnostische Maßnahme: an sie zu denken.

Das Wichtigste bei der Anamnese und der Untersuchung ist, eine Lungenembolie überhaupt in Betracht zu ziehen. Die dann durchgeführte Diagnostik führt in der Regel zu einer Klärung. Besteht der Verdacht auf eine Lungenembolie, sollte sofort **Heparin i. v.** gespritzt werden, damit die vasokonstrikorischen Mediatoren blockiert werden und schon ein gewisser Schutz vor weiterer Thrombenbildung besteht.

> **M!**
>
> Im Einzelfall lässt sich die Reaktion auf einen Thrombus schwer vorhersagen.

Die körperliche Untersuchung hilft hier nur wenig weiter. In schweren Fällen wird man Zeichen der akuten Rechtsherzbelastung auskultieren können. Die klinischen Zeichen der tiefen Beinvenenthrombose sind sehr unsicher. Dies hat man eindrucksvoll gelernt, als die Duplex- und Kompressionssonografie eingeführt wurden. Hier finden sich **oft Thromben, die der klinischen Untersuchung völlig entgehen**. Ein einseitig geschwollenes Bein deutet auf eine Thrombose hin, beweist sie aber nicht.

> **M!**
>
> Seit der Ultraschalldiagnostik der tiefen Beinvenenthrombose stellt man erstaunt fest, wie viele davon klinisch völlig symptomlos bleiben.

Es gibt ältere Arbeiten, die die **klinischen Beschwerden** und Befunde bei Lungenembolie quantifiziert haben. Das hängt allerdings sehr davon ab, welches Kollektiv genommen wurde. Da – wie oben erwähnt – die Lungenembolie zumeist angiografisch gesichert wurde, waren es üblicherweise nur die schweren Fälle mit Teilverschluss der zentralen Pulmonalgefäße, die zur Auswertung kamen. Insofern können die Zahlen nur bedingt generalisiert werden. Im Vordergrund steht die **Dyspnoe**, gefolgt von der **Tachypnoe**. Eine kleine Gruppe hat auch **Hustenattacken**, was besonders für periphere Lungenembolien mit pleuritischer Reizung gilt. **Hämoptysen** kommen in einigen Prozent vor. Dies allerdings praktisch nur, wenn Vorerkrankungen der Lunge bestehen, wie meist COPD oder eine Linksherzinsuffizienz. Vereinzelt kommen auch kurze **Synkopen** vor, was klinisch wenig bekannt ist.

In den **Blutgasen** findet sich fast immer, zumindest in der Akutphase, eine meist deutliche Hypoxämie in Verbindung mit Zeichen der Hypokapnie als Ausdruck der Tachypnoe. Da die Hyperventilation die primäre Hypoxämie kompensiert, sollte man vor allem auf die Hypokapnie achten und sich nicht von einem normalen PaO_2 täuschen lassen. Bei Zeichen einer Hyperventilation muss man immer nach einer pathophysiologischen Erklärung suchen.

EKG-Veränderungen sind hilfreich, wenn Vor-EKGs bekannt sind. Es findet sich dann z. B. ein neu aufgetretener Rechtsschenkelblock, ein S_1/Q_3-Typ oder eine rechtspräkordiale T-Negativierung. Fehlen frühere EKGs, so hilft das aktuelle gerade in der Pneumologie wenig, weil viele Patienten schon Veränderungen wie bei Rechtsherzbelastung zeigen.

Bei der Echokardiografie bzw. auch der orientierenden Ultraschalluntersuchung des Herzens wird man eine **akute Rechtsherzvergrößerung** sehen, die bei den schweren Fällen bis zur **Ballonierung der rechten Kammer** gehen kann. Die pulmonale Druckerhöhung ist anfangs nur mäßig (bis ca. PAPm 35 mmHg), da das rechte Herz noch keinen hohen Druck aufbringen kann. Erst bei chronischer Belastung kommt es durch die Rechtsherzhypertrophie zu höheren Pulmonalisdrücken. Oft aber ist die Rechtsherzdilatation nur sehr kurzfristig nachzuweisen, da sich der Druck in der Pulmonalisstrombahn rasch wieder senken kann (Thrombolyse und Recruitment der Gefäße) und der muskelschwache rechte Ventrikel zwar sehr schnell dilatiert, sich aber auch rasch wieder erholt. Die Dynamik ist grundsätzlich beim rechten Ventrikel viel größer als beim muskelstärkeren linken Ventrikel.

> **M!**
>
> Das Ausmaß der akuten Dilatation des rechten Ventrikels in der Ultraschalluntersuchung hilft bei der Stratifizierung der therapeutischen Maßnahmen.

Wohl die wichtigste Untersuchung bei Verdacht auf eine Lungenembolie ist die **Beinvenensonografie**. Der Nachweis von Thromben in den Bein- und Beckenvenen hat den höchsten Vorhersagewert. Ist das **D-Dimer erhöht** und passt die Klinik zu einer Lungenembolie, so ist die Diagnose schon sehr sicher. Verschiedene Scoring-Systeme versuchen, die Wahrscheinlichkeit für eine Lungenembolie vorherzusagen (insbesondere **Wells Score**), sie bewerten alle klinischen Zeichen wie Tachykardie, anamnestische Hinweise wie Immobilisation und frühere Lungenembolien sowie Begleiterkrankungen wie Neoplasie. Vereinzelt kommen Thromben auch aus den oberen Extremitäten, was dann deutlich schwieriger zu diagnostizieren ist. Meistens wird man hier auf phlebografische Methoden zurückgreifen müssen.

Im **Röntgen-Thoraxbild** kann jeder pathologische Befund fehlen. Manchmal findet man einen Zwerchfellhochstand. Eine Aufhellung der Lungengefäßstrombahn wird zwar immer wieder beschrieben (Westermark-Zeichen), dennoch gibt es sie wohl nicht, da die Gefäße ja weiterhin über die Kapillaren blutgefüllt sind. Die Dynamik des Blutflusses kann im Röntgen-Thoraxbild nicht erkannt werden. In 10–20 % findet man einen kleinen Pleuraerguss, der im Ultraschall leicht zu erkennen ist. Im Einzelfall lassen sich zudem mittels Ultraschall umschriebene echoarme Areale thoraxwandnah als Korrelat des minderperfundierten Parenchyms nachweisen.

Das mit Kontrastmittel durchgeführte **Thorax-Angio-CT** sichert die Diagnose von Thromben in den proximalen Lungengefäßen. Wie erwähnt, schließt ein negatives Thorax-CT eine Lungenembolie nicht aus, da die Thromben ganz in die Peripherie gesplittet sein können, wo sie im CT dann nicht mehr sichtbar sind (s. ▶ Abb. 8.2). Im **MRT** sind die zentralen Thromben ebenfalls zu sehen, doch wegen des Aufwandes und der geringen akuten Verfügbarkeit ist es kein Standardverfahren zur Diagnostik der Lungenembolie.

Das **Ventilations-/Perfusionsszintigramm** zeigt einen sicheren Ausfall in der Perfusion bei erhaltener Ventilation, wenn die Thromben peripher angesiedelt sind und damit den Blutfluss im Kapillarbett bremsen. Besteht eine normale Lungenfunktion, kann ein Perfusionsszintigramm ausreichend sein. Bei COPD ist die Ventilation unerlässlich. Sie ist heute mit radioaktiven Partikeln relativ einfach durchführbar. Radioaktive Edelgase sind hier nicht mehr erforderlich. Gerade COPD-Patienten haben oft durch das fokal unterschiedlich ausgeprägte Emphysem irreguläre Perfusionsdefekte, die eine **Lungenembolie imitieren** können. In der Ventilation sind die Defekte aber identisch (gematcht), sodass damit eine Lungenembolie in der Peripherie sicher ausgeschlossen werden kann.

Die Laboruntersuchung ist insofern wichtig geworden, weil das **D-Dimer** die Akuität der Thrombose bzw. der Lungenembolie anzeigt. Es ist aber immer zusätzlich ein radiologischer oder nuklearmedizinischer Nachweis der Thromboembolie erforderlich, da eine Erhöhung des D-Dimers sehr unspezifisch ist. Bei allen frischen Thrombosen ist es erhöht. Aber auch bei Tumoren, postoperativ, bei Schwangerschaft und bei allen Entzündungen finden sich in unterschiedlichem Ausmaß D-Dimer-Erhöhungen. Deswegen kann eine gleichzeitige Erhöhung von D-Dimer und CRP nicht als Hinweis auf eine Thrombose oder Embolie verwertet werden. Sind solche Zustände schon vorbekannt, sollte man sich die Bestimmung der D-Dimere sparen. Radiologische Untersuchungsmethoden sagen nur wenig aus über das Alter des Thrombus. Bestenfalls im Zeitverlauf kann hier eine gewisse Aussage getroffen werden. Die Sonografie erlaubt über das Ausmaß der Kompressibilität des Thrombus eine gewisse Altersbestimmung.

M!

Ein hohes D-Dimer beweist in Verbindung mit dem CT- bzw. dem Szintigrafiebefund die Akuität einer Lungenembolie.

Selbstverständlich sollten Patienten unter 60 Jahren mit nachgewiesener Lungenembolie ohne erkennbare Ursache einer hämostaseologischen Untersuchung zugeführt werden, wie im Abschnitt Pathophysiologie beschrieben (S. 254). Ein angeborener Gerinnungsdefekt wäre bei den älteren Patienten schon früher aufgefallen.

Therapie

In der internistisch-pneumologischen Abteilung gehen die meisten akuten Lungenembolien mit einer milden klinischen Symptomatik einher, weswegen man für die Therapie meist Zeit hat. Heparinisierung, heute mit **niedermolekularem Heparin**, ist oberstes Gebot, um das Wachsen und die Neubildung weiterer Thrombosen und Lungenembolien zu verhindern. Die thrombolytische Wirkung des Heparins ist dabei aber so gering, dass sie praktisch keine Rolle spielt. Deswegen sollten die Patienten frühzeitig antikoaguliert werden.

Hier gibt es jetzt mehr Alternativen als früher, als nur Viamin-K-Antagonisten (meist **Phenprocoumon**) zur Verfügung standen. Die neuen **Thrombinantagonisten** (Dabigatran) und **Faktor-Xa-Hemmer** (Rivaroxaban, Apixaban, Fondaparinux) sind noch nicht alle zur Behandlung der Lungenembolie zugelassen; dies dürfte aber nur eine Frage der Zeit sein. Sie haben alle den Vorteil, vergleichbar gut zu wirken wie Phenprocoumon, bei etwas geringerem Blutungsrisiko. Zudem benötigen sie keine Überwachung der Gerinnungsaktivität wie bei den Vitamin-K-Antagonisten (z. B. Quick-Test) und ihre Wirkung wird durch die Nahrungsaufnahme praktisch nicht beeinflusst. Auch die Interaktion mit anderen Medikamenten ist deulich geringer. Sie haben aber den Nachteil, dass es derzeit noch keine Antagonisten gibt, die bei akuten Blutungen gegeben werden können.

Das wichtigste Problem der Dauertherapie ist aber, dass die **Wirkung innerhalb eines Tages verschwindet**, wenn keine Tablette mehr genommen wird. Dann steigt das Thromboserisiko vermutlich passager sogar kurzfristig über den Ausgangswert. In den Studien wurde natürlich auf erhöhte Adhärenz geachtet, die im realen Leben oft nicht gegeben ist. Phenprocoumon ist hier durch die längere Halbwertszeit und auch durch die regelmäßigen Laborkontrollen therapiesicherer. Deswegen sollte außer bei schlechter Einstellqualität und problematischen Interaktionen weiterhin Phenprocoumon bevorzugt werden. Zudem ist es preiswerter. Dabei ist es wichtig, die Patienten schärfer einzustellen als bei der sonst üblichen Phenprocoumontherapie, z. B. bei rezidivierendem Vorhofflimmern. Der INR-Wert sollte zwischen 2,5 und 3,5 liegen, damit die gute thrombolytische Wirkung der Vitamin-K-Antagonisten voll ausgenutzt wird. Das löst die Thromben in der Lungenstrombahn schneller und vermutlich auch vollständiger auf.

Haben die Patienten schon eine Lungenembolie oder Thrombose in der Anamnese gehabt, wird man meistens lebenslang antikoagulieren. Ist hingegen ein bestimmtes, zur Thrombose führendes Ereignis festzumachen (z. B. Flugreise oder Operationen), sollte man je nach Ausdehnung der Lungenembolie zwischen 3 und 12 Monaten antikoagulieren. Es gibt Untersuchungen, die zeigen, dass die **Auflösung der Lungenemboliebezirke** im Szintigramm von der Ausgangsgröße abhängt, was auch plausibel ist. Ausgedehnte Bezirke benötigen deswegen eine längere Antikoagulation. Ein szintigrafischer Verlauf, z. B. nach 6 Monaten, zeigt relativ häufig eine völlige Restitutio ad integrum. Mitunter bleiben aber auch Defekte, was insbesondere bei rezidivierenden Lungenembolien der Fall ist (s. u.). Aus diesem Grunde sollte auch nach einem

Jahr nochmals eine Dopplerechokardiografie durchgeführt werden, auch um eine sich langsam entwickelnde pulmonale Hypertonie nicht zu übersehen.

Wenn eine tiefe Beinvenenthrombose die Emboliequelle dargestellt hat, sollte der Lokalbefund mit der Duplex- bzw. Kompressionssonografie ebenfalls im Verlauf kontrolliert werden.

> **M!**
> Unter einer Hochdosis-Antikoagulation können sich auch ausgedehnte Lungenembolien nach einigen Monaten noch komplett auflösen.

Geht die Lungenembolie mit einer schweren Hypotonie bzw. Hypoxämie infolge eines Low-Output-Failure des linken Ventrikels einher (Stadium IV nach Grosser), liegt ein **intensivpflichtiges Krankheitsbild** vor, das eine hohe Mortalität hat. Hier ist der Verschluss so ausgedehnt, dass dem linken Herz kein ausreichendes Blutvolumen mehr zur Verfügung steht. Diese Patienten brauchen auf jeden Fall Flüssigkeit, etwa 1–1,5 l, um die Füllung zu verbessern. Eine größere Infusionsmenge hat in Studien keinen Vorteil ergeben, was auch plausibel ist, denn dann werden die Sauerstoffträger (Erythrozyten) verdünnt, was den Sauerstoffgehalt wieder reduziert und die Diffusionsstrecke zwischen Kapillare und Zelle verlängert.

Üblicherweise rät man in diesen **schweren Fällen**, die Patienten zu beatmen, was sehr sinnvoll ist. Dann folgt aber die Empfehlung, Katecholamine zu verabreichen, um den Blutdruck anzuheben. Wie in Kap. 12 ausführlich beschrieben, erhöhen sie jedoch nur den Sauerstoffverbrauch. Daher überrascht es nicht, dass die **Katecholamingabe** mit einer außerordentlich **hohen Mortalität** gekoppelt ist. Das liegt nach Erfahrung der Autoren nicht nur an der Schwere des Krankheitsbildes, sondern wird auch durch die Therapie mit verursacht.

Das viel erfolgreichere Therapieprinzip auf der Intensivstation ist ein anderes, nämlich den **Sauerstoffverbrauch** soweit als möglich **zu senken**. Deswegen müssen die Patienten auch **intubiert** werden, damit die Atemmuskulatur als wesentlicher Sauerstoffverbraucher wegfällt. Zum zweiten benötigen die Patienten eine **tiefe Sedierung**, was den Sauerstoffverbrauch nochmals senkt. Dann können ein niedriger Blutdruck und eine Hypoxämie in der Peripherie viel besser toleriert werden. Eine Hypothermie wäre wünschenswert, ist jedoch üblicherweise nicht verfügbar bzw. wird nicht durchgeführt.

Eine passagere Oligurie durch die reduzierte Nierendurchblutung infolge der Hypotonie kann in Kauf genommen werden. Ein Anstieg der harnpflichtigen Substanzen für einige Tage bedeutet langfristig meist kein größeres Problem.

> **M!**
> Das Behandlungsprinzip der schweren Lungenembolie mit Volumenmangelschock ist die Reduktion des Sauerstoffverbrauchs, gekoppelt mit systemischer Lyse. Katecholamine erzeugen das Gegenteil und verschlechtern damit die Prognose.

Parallel soll in diesen Fällen eine **systemische Lyse mit rtPA** oder verwandten Substanzen durchgeführt werden. In der Regel kommt es durch Lyse oder Splittung der Thromben in die Peripherie wieder zum Rückgang des Gefäßwiderstandes, sodass nach 1–2 Tagen wieder ausreichend Blutvolumen durchfließen kann. Diese Zeit muss überbrückt werden. Erstaunlicherweise kommt es durch die Auflösung oder auch durch die mechanische Zersplitterung des Embolus nicht zu einer so starken Aktivierung des Kinin-Systems und damit zu der eigentlich zu erwartenden Verschlechterung der Situation wie oben beschrieben. Dies liegt wohl daran, dass die Patienten in dieser Situation schon Heparin haben – was nochmals zeigt, wie wirksam diese Substanz bezüglich der Hemmung dieses Systems ist.

Bei den **schweren Formen** ist auch immer wieder die Katheterlyse versucht worden. Zum einen hat man die Lysesubstanz über den Katheter appliziert, um höhere Konzentrationen zu erreichen, und zum anderen wurde versucht, gleichzeitig mit dem Katheter den Embolus zu splitten. Nach der Literatur scheint das Verfahren das Outcome nicht zu verbessern. Das **Absaugen der Thromben**, wie man es aus den Beinvenen kennt, ist in Einzelfällen mit positivem Ergebnis beschrieben. Systematische Untersuchungen gibt es nicht. Das Risiko eines höheren Blutverlusts muss dabei einkalkuliert werden. Wenn jemand sehr viel Erfahrung mit diesen Methoden hat, ist es in Einzelfällen sicher sinnvoll, es bei schwersten Lungenembolien anzuwenden.

Mit den erwähnten Intensivmaßnahmen gelingt es am ehesten, die Patienten zu retten. Eine **chirurgische Thrombektomie** in diesen Fällen ist mit einer sehr hohen Mortalität gekoppelt. Üblicherweise fehlt auch die Infrastruktur dazu. Die erwähnten Maßnahmen mit Reduzierung des Sauerstoffverbrauchs helfen oft viel besser, den kritischen Zustand zu überwinden.

Bei Lungenembolien sollte man die kardiopulmonale Reanimation länger durchführen als sonst üblich, da es unter der Druckmassage zu einer Zerkleinerung des Thrombus kommen kann, was das rechte Herz sofort entlastet.

Die **Indikation zu einem Cava-Schirm** gibt es heute eigentlich nur noch, wenn aufgrund einer angeborenen oder erworbenen Thromboseneigung eine dauerhafte Antikoagulation nicht möglich ist. Der Cava-Schirm führt zur kompletten Thrombose der V. cava, sodass sich ein ausgeprägter Umgehungskreislauf bildet. Manchmal kann das gut kompensiert werden, aber öfter entwickeln die Patienten auch monströse Ödeme in den distalen Bezirken des Schirms.

8.5.3 Chronische zentrale Thromboembolie (CTEPH)

Beschreibung und Pathogenese

Etwa 1 % der Patienten mit schwerer Lungenembolie behalten quasi den Thrombus in den zentralen Gefäßen, der dann wandadhärent wird und einen Großteil des Lumens verschließt. Diese Erkrankung ist ein Teil der **Chronic thromboembolic pulmonary Hypertension** (CTEPH, Gruppe 4 der PH-Einteilung) bezeichnet. Die Hemmung des Blutflusses ist dabei so stark, dass eine pulmonale Hypertonie resultiert. Warum Patienten mit dieser Form reagieren, bleibt offen. Auch unter Phenprocoumontherapie bessern sich die Patienten nur wenig. Es gibt Hinweise dafür, dass eine gewisse Form der Hyperkoagulabilität vorliegt; 40 % der Patienten haben einen erhöhten Faktor VIII und ca. 20 % Antiphospholipidantikörper. Diese Erhöhung bleibt auch nach einer chirurgischen Thrombarteriektomie bestehen. Sonstige Defekte des Gerinnungssystems wie APC-Resistenz, Protein-S-Mangel etc. wurden nicht vermehrt gefunden. Nach einer neuen Veröffentlichung scheinen infizierte Schrittmacherkabel, andere chronische Entzündungen und eine Splenektomie das Risiko vor allem für eine CTEPH deutlich zu steigern. Genetische Faktoren spielen wie häufig auch hier eine Rolle. Ein Hinweis dafür ist die Häufung der Blutgruppen A, B und AB.

M!

Bei ca. 1 % der Lungenemboliepatienten ohne Aufsplittung des (großen) Thrombus in die Lungenperipherie wird dieser wandadhärent und nicht lysiert, sodass infolge Querschnittsreduktion und Hypertrophie des rechten Herzens eine permanente pulmonale Hypertonie resultiert.

Diagnostik

Die Diagnose ist heute im **Angio-CT** einfach zu stellen. Erstaunlicherweise zeigen diese Patienten im Perfusionsszintigramm oft weniger Ausfälle als man vermutet; mitunter können sie sogar ganz fehlen, wenn noch genug Blut um den zentralen Thrombus herumfließt (► Abb. 8.2). Hier ist das Hauptproblem die pulmonale Hypertonie bzw. der reduzierte Blutfluss mit Hypoxämie im großen Kreislauf, besonders unter Belastung.

Therapie

Mittel der Wahl ist die **chirurgische Thrombarteriektomie**. Diese Operation war früher mit einer erheblichen Mortalität um 20 % gekoppelt. Das hing im Wesentlichen mit den postoperativen Komplikationen, mit dem Reperfusionsödem und dem pulmonalarteriellen Steel-Phänomen zusammen. Das Problem dabei ist, dass durch den Druckabfall in den Pulmonalarterien nach den Thromben das Endothel im Laufe der Zeit infolge des geringeren Drucks dünner wird. Nach der Reperfusion durch Entfernung der Thromben kommt es zur Leckage und zum interstitiellen Ödem sowie zum Steel-Phänomen von den vorher gut perfundierten Segmenten in die jetzt neu geöffneten Gefäße. Insbesondere durch einen hohen PEEP bzw. Inverse Ratio Ventilation ist es gelungen, diese kritische Phase, die üblicherweise einige Tage andauert, besser zu überstehen. Dies hat zur Reduktion der Mortalität < 5 % geführt. Nach erfolgter Operation müssen die Patienten lebenslang antikoaguliert werden. Neuerdings gibt es auch die Möglichkeit der **Ballondilatation** an den Engstellen bei inoperablen Patienten, teilweise mit guten Ergebnissen [3]. Natürlich bleibt in therapierefraktären Fällen immer die Transplantation.

Medikamentöse Drucksenkungsversuche mit Prostazyklin-Analoga, Endothelinantagonisten oder Phospodiesterasehemmer-5 zeigten vereinzelt eine leichte Zunahme der Wegstrecke um ca. 15 %, insbesondere für Riocguat [4]. Grundsätzlich gilt auch hier, dass körperliches Training die Belastbarkeit und die Lebensqualität deutlich verbessert. [7].

8.5.4 Chronische, rezidivierende periphere Lungenembolie

Beschreibung

Diese Patientengruppe ist wenig untersucht und auch wenig bekannt, obwohl sie formal auch zur CTEPH gehört. Auf der anderen Seite ist es ein **vergleichsweise häufiges Krankheitsbild** in der Pneumologie. Bei diesen Patienten ist die Lungenembolie eher ein Syndrom. Die Patienten haben gehäuft Thrombosen, meist in den unteren Extremitäten oder im Beckenbereich, aus denen immer wieder kleine Lungenembolien hervorgehen. Dieses Syndrom, das auch als **rezidivierende Mikroembolien** bezeichnet wird, führt dann zu einer zunehmenden Verschlechterung des Gasaustauschs, weil immer mehr Teile des Lungengefäßbetts zerstört werden.

Diagnostik und Therapie

Die Diagnose gelingt mit der Ventilations-/Perfusionsszintigrafie deutlich besser als mit dem Angio-CT.

M!

Rezidivierende periphere Lungenembolien, obwohl bei pneumologischer Grunderkrankung relativ häufig, werden oft übersehen.

Bei gesunder Lunge werden kleine Lungenembolien nahezu immer komplett lysiert, sodass kein Folgezustand verbleibt. Bei diesen Patienten ist aber der **Zuwachs an Lungenembolien** größer als die spontane Lyse. Begünstigt wird das zumeist durch eine chronische Lungenerkrankung wie eine COPD oder eine Lungenfibrose. Infolge gestörter Blutversorgung der embolisierten Bezirke durch die Vasa privata (Bronchialarterien) kommt es hier öfter zu kleinen Einblutungen, die dann im Röntgenbild bzw. CT als kleine Infiltrate sichtbar sind. Das Vollbild eines Lungeninfarkts mit dreiecksförmiger Form ist eher selten.

Immerhin haben die Autoren in einer eigenen prospektiven Untersuchung bei 200 COPD-Patienten mit einem $FEV_1 < 1$ l, die wegen einer schwergradigen Exazerbation der COPD auf die Intensivstation aufgenommen wurden, mittels Ultraschall in 10 % asymptomatische Beinvenenthrombosen nachgewiesen. Immer wieder stellt sich klinisch die Frage, warum sich COPD-Patienten plötzlich verschlechtern, ohne dass offensichtliche Infektzeichen vorhanden sind. Solche kleinen Lungenembolien können auch Grundlage einer Exazerbation der COPD sein bzw. mit einer akuten Exazerbation verwechselt werden. Wenn man nicht danach sucht, übersieht man sie regelmäßig (Kap. 4.3). Natürlich ist die diagnostische Sicherung von Lungenembolien mittels Perfusionsszintigramm bei Patienten mit einer starken emphysematischen Zerstörung des Lungenparenchyms auch nicht einfach, wenn nicht unmöglich. Hier kommt es ja primär wegen des Emphysems zu zahlreichen Perfusionsausfällen. Man muss also immer parallel auch ein **Ventilationsszintigramm** zum Vergleich haben. Selbst dann ist es oft nicht einfach, die sekundäre Aufhebung der Perfusion infolge eines Emphysems von der primären Zirkulationsstörung durch LE zu unterscheiden. Leider bieten viele Abteilungen, die zwar noch Perfusionsszintigramm anbieten, heute keine Ventilationsstudien mehr an.

Bei Lungengesunden kommt es mitunter auch zu diesem Krankheitsbild, wenn eine **Hyperkoagulabilität** vorhanden oder sie medikamentös induziert ist. Bei Sportlerinnen, die in den Wettkampfphasen oft mehrere Monate mit der Dreimonatsspritze die Menstruation unterdrücken, sind vereinzelt solche Fälle beschrieben, die sich auch mit eigenen Erfahrungen der Autoren decken.

Die Patienten sind aufgrund der vorbestehenden Lungenerkrankung schwierig zu diagnostizieren. Eine pulmonale Hypertonie entwickelt sich infolge des Recruitments der Lungenvenen bzw. -kapillaren anfangs nicht. Wenn im Verlauf das **Recruitment aufgebraucht** ist (wozu die Grunderkrankung der Lunge noch beiträgt), kann es relativ schnell zu einer ausgeprägten pulmonalen Hypertonie kommen. Dann liegt auch fast immer ein deutlicher Shunt vor. Diese Diagnose kann nur durch eine kombinierte Ventilations-/Perfusionsszintigrafie anhand des Mismatches zwischen Ventilation und Perfusion gestellt werden.

> **M!**
>
> Rezidivierende kleinere Thromboembolien sind im Thorax-CT nicht sichtbar und führen anfangs zu keiner wesentlichen pulmonalen Druckerhöhung. Ist das Kapillarbett dann überwiegend verschlossen, entwickelt sich relativ plötzlich eine pulmonale Hypertonie.

Die Patienten profitieren in jedem Fall von einer lebenslangen Antikoagulanzientherapie, wobei es hier um die Thromboseprophylaxe geht, sodass eine Niedrigdosistherapie ausreichend ist.

Literatur

[1] Boeck L, Tamm M, Grendelmeier P et al. Acute effects of aerosolized iloprost in COPD related pulmonary hypertension - a randomized controlled crossover trial. PLoS One 2012; 7: e52 248

[2] Farber HW, Loscalzo J. Pulmonary arterial hypertension. N Engl J Med 2004; 351: 1655–1665

[3] Fukui S, Ogo T, Morita Y, Tsuji A, Tateishi E et al. Right ventricular reverse remodelling after balloon pulmonary angioplasty. Eur Respir J. 2014 May; 43(5): 1394-402

[4] Ghofrani HA, D'Armini AM, Grimminger F, Hoeper MM, et al. CHEST-1 Study Group. Riociguat for the treatment of chronic thromboembolic pulmonary hypertension. N Engl J Med. 2013 Jul 25; 369(4): 319-29

[5] Ghofrani HA, Galiè N, Grimminger F et al. Riociguat for the treatment of pulmonary arterial hypertension. N Engl J Med 2013; 369: 330–340

[6] Grünig E, Lichtblau M, Ehlken N et al. Safety and efficacy of exercise training in various forms of pulmonary hypertension. Eur Respir J 2012; 40: 84–92

[7] Nagel C, Prange F, Guth S et al. Exercise training improves exercise capacity and quality of life in patients with inoperable or residual chronic thromboembolic pulmonary hypertension. PLoS One. 2012; 7

[8] Olschewski H, Hoeper MM, Borst MM et al. Diagnose und Therapie der chronischen pulmonalen Hypertonie. Pneumologie 2006; 60: 749–771

[9] Pulido T, Adzerikho I, Channick RN et al. Macitentan and morbidity and mortality in pulmonary arterial hypertension. N Engl J Med 2013; 369: 809–818

[10] Schönhofer B, Barchfeld T, Wenzel M et al. Long term effects of non-invasive mechanical ventilation on pulmonary haemodynamics in patients with chronic respiratory failure. Thorax 2001; 56: 524–528

[11] Schönhofer B, Bechthold H, Renner R et al. Sonographische Befunde bei Varikophlebitis der Vena saphena magna. DMW 1992; 117: 51–55

[12] Zeng WJ, Xiong CM, Zhao L et al. Atorvastatin in Pulmonary Arterial Hypertension (APATH) Study Group. Atorvastatin in pulmonary arterial hypertension (APATH) study. Eur Respir J. 2012; 40: 67-74

9 Allergien, Umwelt- und Berufserkrankungen

9.1 Pneumologische Allergologie

Die Allergologie ist ein Fach von großer Breite. In diesem Kapitel wird nur auf die für den Pneumologen wichtigen Grundprinzipien eingegangen. Für weitere Bereiche wird auf die Leitlinien der Deutschen Gesellschaft für Allergologie und klinische Immunologie verwiesen (www.dgaki.de).

Mit dem Begriff der Allergie verbindet sich meist spontan das Bild einer IgE-vermittelten allergischen Sofortreaktion vom Typ I, wie bei einer Rhinokonjunktivitis oder einem allergischen Asthma bronchiale. Gerade aber der Pneumologe muss sich auch mit Erkrankungen beschäftigen, die durch andere immunologische Reaktionen hervorgerufen werden, z. B. die exogen allergische Alveolitis als eine Typ-III/IV-Reaktion und auch die nicht durch Antikörper vermittelten Intoleranzen.

> M!
>
> Ein guter Pneumologe kennt sich auch mit wichtigen Aspekten der Allergologie und Immunologie aus.

Eine Allergie ist ganz allgemein eine über das Normale hinausgehende Reaktion des Immunsystems auf körperfremde Antigene. Die Antigene sind in der Regel Proteine, Proteoglykane oder Haptene. Letztere können allein keine immunologische Reaktion auslösen, erst nach Bindung an ein Trägerprotein erhalten sie ihre Immunogenität. Typische Beispiele hierfür sind die Typ-IV-Reaktionen auf Nickel oder Chromat. Das **Spektrum möglicher Antigene** ist unübersehbar, da das Immunsystem praktisch auf alles überschießend reagieren kann. Das **Immunogen** von dem **Allergen** zu trennen, bzw. das klinisch relevante Allergen zu identifizieren, stellt die wichtigste Herausforderung an einen allergologisch tätigen Arzt dar. Er muss von den Grundprinzipien der immunologischen Reaktionsformen ausgehend sein Wissen bezüglich auch neuer Antigene ständig aktualisieren und im täglichen Alltag zur Identifizierung der Auslöser allergologischer Reaktionen detektivisch vorgehen.

Hierfür ist es häufig auch erforderlich, sich Kenntnisse über die genaue Zusammensetzung von Werkstoffen, Lebensmitteln und Medikamenten etc. zu verschaffen. Unübersichtlich und im Alltag schwierig wird es auch durch versteckte Allergene in „Convenience Products“ wie einem Fruchtjoghurt oder Fertiggerichten oder bei bestimmten Produktionstechnologien unter Einsatz potenzieller Allergene wie Schimmelpilzenzymen. Hinzu kommen noch die Kontaktmöglichkeiten mit hierzulande nicht vorkommenden Pflanzen und Tieren. Die globalisierte Welt und die enorm erhöhte Mobilität der Menschen hat die Suche nach den auslösenden Faktoren wesentlich komplexer gemacht.

9.1.1 Pseudoallergien

Zur Abgrenzung von einer echten Allergie ist auch die Kenntnis um so genannte pseudoallergische Reaktionen wichtig. Hier sei z. B. die **direkte Histaminliberation** aus Mastzellen und basophilen Granulozyten durch Medikamente wie Muskelrelaxanzien, Opiate, Lokalanästhetika, Plasmaexpander, Konservierungsmittel, nichtsteroidale Antiphlogistika und Kontrastmittel genannt. Darüber hinaus gibt es Nahrungsmittel, die selbst sehr viele biogene Amine (meist Histamin aus bakterieller Zersetzung von Proteinen) enthalten, wie Alkoholika (Rotwein, Sekt usw.), Fischkonserven, Hartwurst und Sauerkraut. Besonders Patienten mit einer angeborenen Störung von histaminabbauenden Enzymen (meist Diaminooxidase, ca. 1 % der Bevölkerung) zeigen bereits auf geringe Mengen ausgeprägte Symptome einer Histaminliberation. Die Bestimmung der Diaminooxidase ist aber im Alltag nicht hilfreich, die Werte sind nicht prädiktiv. Von dieser durch Mediatoren vermittelten allergischen Reaktion müssen weitere Erkrankungen abgegrenzt werden, die nur scheinbar allergischer Natur sind. Sie werden hier und nicht im Kapitel Diagnostik erwähnt.

Bei Symptomen des **Magendarmtrakts** muss differenzialdiagnostisch auch an einen Laktasemangel, eine Fruktosemalabsorption und eine Sprue gedacht werden, darüber hinaus natürlich auch an Nahrungsmittelintoleranzen und zahlreiche organische Erkrankungen. Ferner können so genannte Lightprodukte mit Zuckerersatzstoffen und der reichliche Genuss von Fruktose, z. B. in Obst oder Fruchtsäften, Beschwerden am Magendarmtrakt hervorrufen. Funktionelle Beschwerden am Respirationstrakt (z. B. Hyperventilationen) und am Magendarmtrakt müssen darüber hinaus abgegrenzt werden. Allerdings ist z. B. das **irritable Kolon** ein Sammelbegriff unterschiedlichster Diagnosen, wo nicht selten Nahrungsmittelallergien eine Rolle spielen.

Auf andere dem Asthma ähnliche Erkrankungen wird weiter unten eingegangen. Bei vielen Beschwerden werden heute primär Allergien vermutet und befürchtet – es gibt kaum in einem medizinischen Fachgebiet so viele selbst ernannte diagnostische und therapeutische „Gurus“ und „Wunderheiler“ wie in der Allergologie.

> M!
>
> Nicht alles, was aussieht wie eine Allergie, ist auch eine.

9.1.2 Epidemiologie

Die Daten zur **Verbreitung** von Allergien sind nicht sehr belastbar und **variieren erheblich.** Dies liegt v. a. am Aufbau der entsprechenden Untersuchungen. Häufig wird der Nachweis einer Sensibilisierung mit einer Allergie gleichgesetzt. Dies ist natürlich nicht der Fall. Oft werden auch Intoleranzen mit Allergien verwechselt. Der Nachweis einer positiven Hautreaktion oder spezifischer IgE-Antikörper im Blut ist nicht gleichzusetzen mit einer klinisch manifesten Allergie. Dennoch weisen alle Daten auf eine weltweite Zunahme allergischer Erkrankungen hin. Die regionalen und ländertypischen Unterschiede sind aber erheblich.

In **Deutschland** stammen die belastbarsten Daten wohl aus Untersuchungen bei Kindern. Etwa 30–40 % aller Kinder im schulpflichtigen Alter zeigen Sensibilisierungen v. a. gegen Aeroallergene. In einigen Studien wird die Zahl der tatsächlich an einer allergischen Rhinokonjunktivitis erkrankten Kinder mit 30 % angegeben, wobei diese Zahl wahrscheinlich zu hoch angesetzt ist. Etwa 20-50 % aller Rhinitis-Patienten leiden auch an einem Asthma. Umgekehrt hat man mit allergischer Rhinitis ein 3-fach höheres Risiko, ein Asthma zu entwickeln, wobei das Risiko mit Erweiterung des Allergenspektrums steigt. Nimmt man die Zahl der Kinder mit Asthma und geht davon aus, dass es bei dieser Altersgruppe fast immer allergisch bedingt ist, dann liegt die Zahl der tatsächlichen Allergien bei ca. 12 %. Nahrungsmittelallergien manifestieren sich in der Regel schon in der Kindheit, sie sind im Erwachsenenalter mit etwa 1–4 % der Erwachsenenbevölkerung wesentlich seltener. Wird im Haushalt geraucht, steigt bei Neugeborenen das Allergierisiko.

Ob die **Pollen** heute „aggressiver" sind und ihre Allergenität durch Umweltfaktoren beeinflusst wird, kann noch nicht abschließend beurteilt werden. Hierzu gibt es zahlreiche Hypothesen, ebenso zur zeitlichen Vorverlegung des Beginns einer Pollenallergie in das jüngere Alter. Auch eine Vorverlegung der Aeroallergene durch die Klimaerwärmung bzw. deren Spektrum spielt eine Rolle. Erle und Haselnuss blühen in manchen Jahren schon im Dezember.

> M!
>
> Durch die so genannte Feinstaubbelastung entstehen vermutlich nicht mehr Allergien.

9.1.3 Allergenquellen

Die Kenntnis typischer Allergenquellen ist essenziell für die Diagnostik und die Therapie. Es ist hilfreich, sie zu systematisieren, wann immer es geht. Da es aber durch Allergenverschleppung natürlich keine absolute Abgrenzung z. B. zwischen Innen- und Außenraum, Beruf und Hobby gibt, ist die Einteilung nur eine Hilfestellung und schließt sozusagen keine Möglichkeit aus.

Außenraumallergene

In der Routine sind für den Pneumologen die **Pollenallergien** am bedeutendsten. Vom **deutschen Pollendienst** werden seit vielen Jahren Hasel, Erle, Birke, Gräser, Roggen, Beifuß und seit 2006 auch Ambrosia gemessen. In den letzten 10 Jahren haben Baumpollen an Menge etwas zu- und Gräserpollen leicht abgenommen. Die Menge an Beifußpollen ist stark schwankend und Roggenpollen sind inzwischen fast bedeutungslos. Allerdings sind auch die gemessenen Pollenkonzentrationen regional extrem unterschiedlich. Die größte Gesamtpollenkonzentration wird in der Regel im März und im April gemessen. Zur Orientierung bei der Frage, wann blüht denn was, helfen ein Pollenkalender bzw. die aktuellen Meldungen des deutschen Pollendienstes.

Für die Alltagsarbeit ist es hilfreich zu wissen, dass es **Frühblüher** (Hasel, Erle, Birke, Buche, Eiche und Esche), **Mittelblüher** (Gräser und Alternaria als saisonaler Schimmelpilz) sowie **Spätblüher** (Spitzwegerich, Beifuß, Ambrosia) gibt. Unter Vorbehalt jährlicher Schwankungen und Einflüsse der globalen Klimaveränderungen kann man die Hauptpollenzeit für die Frühblüher mit Januar bis April/Anfang Mai, für die Mittelblüher im Juni und Juli und die Spätblüher mit Juli, August und Anfang September angeben.

Insgesamt hat sich die Pollenzeit deutlich verlängert, v. a. ist es in den letzten Jahren zu einer zeitlichen Vorverlegung der Blütezeit der Bäume und Sträucher gekommen. Auch dies ist natürlich stark von den jahreszeitlichen klimatischen Schwankungen abhängig. So muss man schon mit einer relevanten Belastung durch Frühblüher im Dezember rechnen.

> M!
>
> Für die Allergologie braucht man einen Pollenkalender, muss den Wetterbericht kennen und sollte die Messungen der Pollenfallen in seiner Nähe abfragen.

Neue in Europa bzw. Deutschland eingeschleppte Pflanzen wie **Ambrosia** (Traubenkraut) erlangen darüber hinaus eine zunehmende, wenn auch vermutlich **überschätzte Bedeutung**, da sie mitunter sehr aggressive Allergene abgeben. Auch im Freien gibt es eine bedeutende Belastung durch verschiedene Pilzarten, nicht nur durch Schimmelpilze, an die man v. a. auch bei Gartenarbeit denken muss.

Innenraumallergene

Unter den Innenraum-Allergenen stehen **Hausstaubmilben**, genauer der Kot der Milben, aber auch zunehmend die Vorratsmilben im Vordergrund (oberbegrifflich als Domestic Mites bezeichnet). Letztere werden noch häufig bei der Diagnostik vergessen und sind gelegentlich der

Grund für den unzureichenden Erfolg einer spezifischen Immuntherapie gegen die klassische Hausstaubmilbe. Zunehmend bedeutsamer werden auch Reaktionen auf Schaben und Kakerlaken. In Hochhäusern scheint es unmöglich zu sein, diese definitiv zu vernichten bzw. zu verdrängen.

Die Hausstaubmilben-Allergie ist ein sehr typisches Beispiel für die **molekulare Charakteristik** der Allergene und damit für die bedeutsamen Fortschritte in der allergologischen Diagnostik und Therapie. Inzwischen scheint es klar, dass das Haupt-Antigen bei der Hausstaubmilbe Dermatophagoides pteronyssinus ein proteolytisch aktives Verdauungsenzym ist (**Cysteinprotease**; Molekulargewicht 25 kD; Vorkommen im Fäzes).

IgE-vermittelte Reaktionen auf Schimmelpilze im häuslichen Milieu sind nicht so häufig wie gemeinhin angenommen. Aspergillen können aber auch andere Immunreaktionen hervorrufen, sodass die Frage nach der Beschaffenheit der Innenräume bei der Anamnese niemals fehlen darf.

Tierische Allergene

Bei den Allergenen tierischen Ursprungs muss v.a. die **Katze** genannt werden. Bei den Tierhaarallergenen handelt es sich in der Regel nicht um die Haare selbst, sondern um Speichelbestandteile im Haarkleid. Das Majorallergen von Katzen hält sich sehr hartnäckig auch in der Kleidung und in den Wohnungen. Ähnlich ist es auch beim Pferdehaar. Dies ist in der Praxis bedeutsam, da es zu allergischen Reaktionen kommen kann, auch wenn man eine Wohnung betritt, in der schon seit längerer Zeit keine Katze mehr gehalten wurde. Durch Verschleppung mit der Kleidung kann es auch in tierfreien Wohnungen bei stark Sensibilisierten zu Symptomen kommen.

Nahrungsallergene

Reine Nahrungsmittelallergien sollen hier nicht detaillierter besprochen werden. Es hilft aber zu wissen, dass für die meisten allergischen Reaktionen vom Soforttyp nur relativ wenige Hauptallergene aus der sonst unübersehbaren Vielfalt bedeutsam sind. Hierzu gehören: Kuhmilch, Hühnerei, Fische, Krustentiere, Erdnuss, Baumnüsse bzw. deren Kerne, Weizen und Soja. Sie werden auch als die **„big eight"** bezeichnet. Die Typ-I-Reaktion auf Nüsse, v.a. auf Erdnuss, nimmt hier aber eine Ausnahmestellung ein. Die **Erdnuss** ist im botanischen Sinne keine Nuss, sondern eine **Hülsenfrucht**. Daher muss bei einer Erdnussallergie auch immer nach **Kreuzreaktionen** mit anderen Hülsenfrüchten gefragt werden, z.B. Soja, Erbsen, Bohnen, Linsen etc.

Die Erdnussallergie ist im Alltag deshalb bedeutsam, da schon geringste Spuren zu schweren Reaktionen führen können, so z.B. bei winzigen Nussbestandteilen in einer Schokolade. Daher gibt es jetzt die Deklarationspflicht „kann Spuren von … enthalten", wenn eine eigentlich nussfreie Schokolade an der gleichen Maschine produziert wird wie eine Nussschokolade. Bei Knabbergebäck wie den Erdnussflips ist die Situation ähnlich. Erdnussbestandteile können sogar als Aeroallergene auftreten und systemische Reaktionen hervorrufen. Die Aufnahme von Nussbestandteilen führt bei Allergikern zu Beschwerden am Magendarmtrakt oder zu Symptomen am Respirationstrakt, selten jedoch zu beiden.

> **M!**
>
> Reine Nahrungmittelallergien sind bei Erwachsenen selten und manifestieren sich selten am Respirationstrakt.

Häufiger als die reinen IgE-vermittelten Nahrungsmittelallergien ist das **orale Allergiesyndrom**. Dabei handelt es sich um eine pollenassoziierte Nahrungsmittelallergie durch Kreuzallergie. Ausgelöst wird die Lokalreaktion der Mundschleimhaut durch den Genuss von rohem Obst und Gemüse, das allergene Verwandschaft mit unterschiedlichen Pollen hat.

In den letzten Jahren hat ein früher nicht so bekanntes Krankheitsbild, die **nahrungsabhängige anstrengungsinduzierte Anaphylaxie** (FDEIA = food-dependent exercise-induced anaphylaxis) mehr Aufmerksamkeit erlangt. Bei diesem Krankheitsbild kommt es nur im zeitlichen Zusammenhang zwischen Nahrungsaufnahme und körperlicher Belastung zu Allergiesymptomen, vornehmlich zu Anaphylaxiesymptomen, Wärmegefühl, Pruritus, Urtikaria, Angioödem. Viele dieser Patienten haben in der Anamnese Hinweise auf eine allergische Rhinitis und ein Asthma. Diese Patienten reagieren dann auch gelegentlich mit Asthmasymptomen. Die Beschwerden treten aber nie allein nach dem Essen ohne anschließende körperliche Belastung auf. Dies ist für die Differenzialdiagnose zum Belastungsasthma bedeutsam. Das häufigste Allergen bei der FDEIA ist Weizenmehl.

Hymenopterengiftallergie (Hautflügler)

Die Reaktionen auf das Gift von **Biene und Wespe** (Hymenopteren) sollen hier ebenfalls gesondert erwähnt werden, auch wenn es nur selten zu isolierten Reaktionen am respiratorischen System kommt. Die Aggressivität bzw. Verteidigungsbereitschaft ist sehr unterschiedlich und bei Bienen und **Hummeln** gering ausgeprägt. Ein **Hornissen**-Stich ist entgegen landläufiger Meinung nicht gefährlicher als ein Stich von Biene oder Wespe. Bienen und Hummeln gehören zur gleichen Überfamilie, ebenso Wespen und Hornissen. Das Gift von Bienen und Hummeln zeigt eine bedeutsame allergologische Kreuzreaktivität. Diese ist zwischen Wespen- und Hornissengift viel geringer ausgeprägt.

Etwa 1–5 % der Bevölkerung reagiert systemisch auf die Gifte dieser Insekten. Viel seltener sind Reaktionen auf Hummeln, Hornissen und Ameisen. Interessanterweise aber findet man positive Hautreaktionen und/oder ein spezifisches IgE bei Kindern in ca. 50 %. Dennoch geht eine schwere Reaktion auf Hymenopterengifte nicht mit einer allgemeinen atopischen Diathese einher. Mehr als die Hälfte der Insektengiftallergiker hat keine weiteren Allergien. Vielmehr handelt es sich wohl gerade bei den Patienten, die mit respiratorischen und kardiovaskulären Beschwerden besonders stark reagieren, um eine Gruppe von Menschen mit der ansonsten seltenen Mastozytose bzw. einer Mastzellerkrankung. Deshalb sollte die Bestimmung der Tryptasekonzentration im Serum als Marker einer Mastozytose zur vollständigen Untersuchung gehören.

Gelegentlich ist auch die überstarke, **systemische Reaktion** auf Hymenopterengifte rein toxisch und dann natürlich mengenabhängig. Die lokale Reaktion ist immer toxischer Natur. Die Reaktion auf Bienen- und Wespengift kann neben überschießenden Lokalreaktionen zu sehr rasch einsetzenden anaphylaktischen Zuständen führen. Mitunter kann es auch zu einer dualen Reaktion kommen, ca. 2–6 Stunden nach der ersten. Besonders gefährdet sind ältere Patienten mit kardiovaskulären Komorbiditäten und Patienten, die Medikamente wie ACE-Hemmer und β-Blocker einnehmen. Diese Pharmaka können zur Entwicklung einer lebensbedrohlichen Anaphylaxie beitragen. Es können Todesfälle vorkommen, wenn der Arzt nicht frühzeitig eintrifft oder ein Krankenhaus nicht rasch erreicht werden kann. Daher muss nach dem Auftreten jeder allergischen Allgemeinsymptomatik infolge eines Stichs eine eingehende Diagnostik erfolgen und die Patienten müssen mit einer Notfallmedikation (s. u.) ausgestattet werden. Darüber hinaus ist die **Hymenopterengiftallergie** eine der besten Indikationen für eine **spezifische Immuntherapie** (SIT).

M!

Eine sorgfältige Diagnostik ist bei Verdacht auf eine Hymenopterenallergie von vitaler Bedeutung.

9.1.4 Kreuzreaktionen

Kreuzreaktionen gibt es zahlreiche – letztlich immer dann, wenn die Allergene verwandt sind.

Das Allergenspektrum typischer Reaktionen am Respirationstrakt unterscheidet sich zwar primär stark von den Auslösern z. B. von Nahrungsmittelallergien. Es kommt aber häufig bei primär respiratorischen Reaktionen auch zu **pollenassoziierten Nahrungsmittelreaktionen** im Sinne von Kreuzreaktionen. Ein typisches Beispiel ist die Reaktion bei Frühblüherallergie (Birke, Erle, Hasel) auf den Genuss von Kernobst (Birnen, Äpfel etc.) und Karotten, Soja und Sellerie sowie Baumnüssen (Haselnuss, Walnuss, Paranuss, Mandel). Besonders bekannt ist auch die Kreuzreaktion, die als **„Beifuß-Sellerie-Syndrom"** bezeichnet wird. Die Allergie auf Beifuß (Spätblüher) führt zu einem oralen Allergiesyndrom bei Verzehr von Gewürzen wie Anis, Dill, Petersilie, Pfeffer, Paprika, Kümmel und eben Sellerie. Hierbei kommt es nicht selten zu lokal auf den oberen Gastrointestinaltrakt begrenzten Symptomen, wie Schluckbeschwerden oder ösophageale Krämpfe. In der Regel werden allerdings diese Obst- und Gemüsesorten nach dem Kochen gut vertragen. Auch gibt es Unterschiede zwischen einzelnen Sorten, insbesondere bei Äpfeln.

Ein anderes, auch für den ärztlichen Berufsalltag wichtiges Beispiel für ein Aeroallergen mit wichtigen Kreuzreaktionen ist die **Latex-Allergie**. Allerdings sind heute praktisch nur noch allergenarme oder allergenfreie Handschuhe in den Kliniken im Einsatz. Das Hauptantigen wird durch den Puder in den Handschuhen in die Luft getragen. Es besteht eine Kreuzreaktivität mit Banane, Avocado, Papaya, Kiwi, Mango, Melone sowie den weit verbreiteten Zimmerpflanzen der Gruppe Ficus (Birkenfeige).

M!

Die Kenntnis von Kreuzreaktionen ist in der praktischen Allergologie sehr wichtig.

9.1.5 Symptomatik

Für den Pneumologen stehen die Reaktionen auf Aeroallergene mit den Symptomen einer allergischen Rhinokonjunktivitis und eines allergischen Asthma bronchiale im Vordergrund. Gelegentlich aber treten bei diesen Patienten, wie schon oben ausgeführt, auch Symptome am Gastrointestinaltrakt oder an der Haut auf (z. B. Urtikaria oder Exanthem). In solchen Fällen muss der Pneumologe dann selbst entsprechend seiner persönlichen Expertise entscheiden, ob er die Diagnostik durchführen kann oder den Patienten ggf. bei einem erfahrenen Allergologen vorstellt.

Häufig wird vergessen, dass die am häufigsten vorkommenden allergischen Symptome auf Aeroallergene auch mit **Allgemeinsymptomen außerhalb des Atemtrakts** einhergehen. Die Patienten mit einer ausgeprägten allergischen Rhinokonjunktivitis sind oft in ihrer Leistungsfähigkeit stark eingeschränkt, sie klagen über Müdigkeit, gestörten Schlaf, Stimmungsschwankungen bis hin zur Antriebsarmut und depressiven Verstimmung und berichten nicht selten über vegetative Symptome wie Heißhunger, Inappetenz, Schweißausbrüche etc. Allerdings muss man zumeist nach diesen Beschwerden gezielt fragen, da sie oft nicht in Zusammenhang mit allergischen Reaktionen gesehen werden.

M!

Allergien der Atemwege gehen oft mit ausgeprägten Allgemeinsymptomen einher. Deswegen werden sie im Englischen auch „Heufieber“ genannt.

Rhinokonjunktivitis

Die Rhinitis kann sowohl mit Niesattacken oder dauerndem Fließschnupfen als auch mit einer Okklusion der Nase einhergehen. Meist ist sie von einer Konjunktivitis und oft auch einem Schleimhautjucken im Oropharynx begleitet. Die Symptome können relativ kurzfristig wechseln, sowohl was die Intensität als auch was den Hauptmanifestationsort angeht. Abzugrenzen von der allergischen sind die hyperreflektorische Rhinopathie und natürlich alle infektiösen Formen.

Eine Austrocknung der Schleimhäute kann die grundsätzliche Reagibilität der Schleimhaut steigern. Gelegentlich kommt es auch zu Superinfektionen, z. B. mit Staphylokokken, die das Krankheitsbild dann noch weiter beeinflussen bzw. die allergische Reaktion sogar triggern können. Hierfür sind die **Staphylokokken-Superantigene** verantwortlich. Diese können auch die Verlaufsform eines Asthma bronchiale beeinflussen. Daher ist auch ein schnell durchgeführter (und kostengünstiger) Nasenabstrich manchmal sehr aufschlussreich und hilfreich. Durch die allergische Reaktion selbst, aber auch durch Superinfektion, kann es zu einer **Sinusitis** kommen. Eine Polyposis nasi und/oder polypöse Sinusitis kommt bei der allergischen Rhinitis vor, man sollte aber in solchen Fällen auch an eine primär nichtallergische Verursachung denken (Analgetika-Intoleranz-Syndrom).

M!

Eine schlecht behandelte Rhinitis führt meist auch zu einer Verschlechterung der Asthma-Symptomatik.

Asthma bronchiale

Ein Asthma bronchiale macht v. a. im Kindesalter immer eine allergologische Diagnostik erforderlich. Ein nicht allergisches Asthma kommt bei Kindern nur höchst selten vor. Bis zum dritten Lebensjahr ist es oft schwierig zu entscheiden, ob ein Asthma bronchiale vorliegt und somit eine allergologische Diagnostik erforderlich ist. Bis dahin steht meist eine obstruktive Bronchitis (Wheezing Child) wegen der kleinen Atemwege im Vordergrund. Im Erwachsenenalter lässt sich ein allergisches Asthma meist relativ leicht von einem nichtallergischen Asthma unterscheiden. Oft reicht hier allein die Anamnese. Allerdings kommen natürlich auch Mischformen vor (Kap. 4.2).

Einige Allergologen sind der Meinung, dass es ein intrinsisches bzw. infektgetriggertes Asthma gar nicht gibt und man in solchen Fällen einfach die Allergene noch nicht gefunden hat. Die klinische Erfahrung spricht hier allerdings dagegen, denn auch symptomatisch sind das offensichtlich zwei Entitäten.

Während der **Pollensaison** nimmt die unspezifische bronchiale Hyperreaktivität zu, während sie am Ende der Saison wieder abnimmt. Ebenso verhält sich das Gesamt-IgE. Bei der Betreuung von allergischen Asthmatikern ist es bedeutsam zu wissen, dass auf die akute allergische Reaktion mit Auslösung bzw. Verstärkung der asthmatischen Beschwerden auch eine Spätreaktion etwa nach 4–6 h auftreten kann. Diese entsteht durch den sekundären Influx von weiteren Entzündungszellen.

M!

Auch IgE-vermittelte Allergien können Spätreaktionen bzw. einen dualen Verlauf aufweisen.

9.1.6 Verlaufsformen

Häufig wird vom so genannten **Etagenwechsel** gesprochen. Dieser Ausdruck ist falsch, da es sich bei der Entwicklung von einer primär isolierten Rhinokonjunktivitis zu einem allergischen Asthma bronchiale nicht um einen Wechsel der Etage, sondern um eine **Ausweitung des Krankheitsbildes** in eine weitere Etage handelt. Die genaueren immunologischen Mechanismen für diese Ausweitung der Organmanifestationen einer Allergie sind noch nicht bekannt, obgleich es natürlich wegen der grundsätzlich gleichen Beschaffenheit der Schleimhaut und der fast identischen immunologischen Reaktionen naheliegend erscheint. Bei genauer Anamnese finden sich schon deutlich früher Symptome der anderen Etage, die der Facharzt auf seiner „Fachetage“ leicht übersieht.

M!

Grundsätzlich muss man damit rechnen, dass sich im Krankheitsverlauf sowohl das Spektrum der relevanten Allergene als auch die Symptomatik ausweitet.

Es gibt auch bei der allergischen Rhinokonjunktivitis und dem allergischen Asthma bronchiale **spontane Besserungen** im Sinne von partiellen oder klinisch scheinbar vollständigen Rückbildungen der Symptomatik, ebenso wie Patienten mit gleich bleibender Intensität der Symptome und Beschränkung der Symptomatik auf einzelne Organe. Die klinische Erfahrung zeigt aber, dass bei den meisten Allergikern die Symptomatik von Jahr zu Jahr außerordentlich variiert, was v. a. natürlich mit dem unterschiedlichen Pollenflug bzw. der individuellen Allergenbelastung zusammenhängt.

Ein **kindliches allergisches Asthma bronchiale** wird in seiner Ausprägung gelegentlich bis zum Erwachsenenalter in seiner Intensität geringer oder verschwindet scheinbar. Dies ist v. a. bei solchen Kindern der Fall, bei denen die allergischen Reaktionen nicht stark ausgeprägt sind und das Allergenspektrum nicht so breit ist. Meist aber **manifestiert sich das Asthma** dann im Laufe des **Erwachsenenalters erneut**. Daher darf man nicht regelhaft davon ausgehen, dass sich eine Allergie oder sogar das Asthma bronchiale als Erkrankung mit der Pubertät „auswächst". Aus diesem Grund ist es bei der Anamneseerhebung auch unbedingt erforderlich, nach allergischen Symptomen in der Kindheit zu fragen.

M!

Erwachsene Allergiker muss man nach allergischen Symptomen in der Kindheit fragen.

9.1.7 Wichtige Differenzialdiagnosen

Handelt es sich nicht um eine IgE-vermittelte Reaktion, so treten die klinischen Symptome typischerweise nicht innerhalb der ersten 30 min bzw. nicht als unmittelbare Reaktion auf den Kontakt mit einem Allergen auf. Ein Beispiel hierfür ist die exogen allergische Alveolitis in der akuten Form, bei der es erst 6–8 h nach der Antigenexposition zu klinischen Symptomen kommt. Dies ist eben nicht typisch für eine Typ-I-Reaktion und lenkt daher sofort den Verdacht auf einen anderen immunologischen Mechanismus und damit auf eine andere Krankheitsgruppe. Besonders anspruchsvoll werden die Diagnostik und die Differenzialdiagnostik, wenn das gleiche Allergen zu verschiedenen immunologischen Reaktionen führen kann, was allerdings nur selten vorkommt.

Allergene mit unterschiedlichen Immunreaktionen

Besondere Bedeutung für den Pneumologen haben Allergene, die zu unterschiedlichen Reaktionen am bronchopulmonalen System führen können. Hier seien besonders die **Isozyanate und die Aspergillen** erwähnt. Isozyanate können sowohl ein allergisches Asthma bronchiale im Sinne einer Typ-I-Allergie hervorrufen als auch irritativ-toxisch wirken. Darüber hinaus können Isozyanate auch zur exogen allergischen Alveolitis führen.

Das reine exogen allergische Asthma bronchiale auf Aspergillen ist wohl eher selten. Häufiger ist sicher die allergische bronchopulmonale Aspergillose (ABPA), die aber mehr als eine einfache Typ-I-Reaktion darstellt. Die immunologische Reaktion erfolgt auf unterschiedliche Antigene der Aspergillen, bei der ABPA auf die rekombinanten Antigene Asp f_4 und f_6. So können die Erkrankungen auch serologisch näher differenziert werden. Ein ähnliches immunologisches Bild zeigt sich häufig auch bei der in Deutschland wenig bekannten allergischen **Schimmelpilzsinusitis** (Allergic fungal Sinusitis, AFS). Darüber hinaus kann es durch die Schimmelpilze natürlich primär zu einer invasiven und nekrotisierenden Schleimhautmykose und zu einer lebensbedrohlichen invasiven Aspergilluspneumonie und zur Ausbildung von Aspergillomen kommen, die in andern Kapiteln beschrieben werden (Kap. 5.5.2, Kap. 5.5.9).

M!

Das gleiche Allergen kann mitunter sehr unterschiedliche immunologische Reaktionen und Erkrankungen auslösen.

Analgetika-Intoleranz-Syndrom

Besonders soll darauf hingewiesen werden, dass die Symptomtrias Rhinitis mit Polyposis nasi, Anosmie und Asthma nahezu immer einer nichtallergischen Erkrankung entspricht und mit Unverträglichkeit von NSAR einhergeht (Analgetika-Intoleranz-Syndrom).

Die **Genese unterscheidet sich grundlegend** von den allergischen Typ-I-Reaktionen. Meistens berichten die Patienten primär über eine Unverträglichkeit von nichtsteroidalen Analgetika vom Aspirintyp. Allerdings gibt es auch patientenindividuelle Unterschiede zwischen den verschiedenen nichtsteroidalen Analgetika. Diese müssen natürlich gemieden werden, da sie schwere und bedrohliche generalisierte Reaktionen hervorrufen können. Bei allergischer Rhinitis oder Asthma hingegen sind NSAR nicht grundsätzlich kontraindiziert.

Bezüglich einer ASS-Gewöhnungsbehandlung, allgemein als **adaptive Desaktivierung** bezeichnet, wird auf die Spezialliteratur verwiesen. Bei erfolgreicher Behandlung wird nicht nur abschließend Aspirin vertragen, sondern es bessern sich auch die Symptome der Polyposis und der damit verbundenen Anosmie. Auch ein Asthma kann sich bessern.

Organic Dust Toxic Syndrom

Eine wichtige Differenzialdiagnose zum Asthma und die wichtigste zur exogen allergischen Alveolitis ist das Organic Dust Toxic Syndrome (ODTS). Ausgelöst wird das Krankheitsbild durch **endotoxinhaltige Stäube**, die von Bakterien stammen, wie sie v. a. in Schweineställen, aber auch bei Drescharbeiten vorkommen. Auch bei der Verarbeitung von Rohbaumwolle kommt es zu ähnlichen Symptomen; die entsprechende Erkrankung wurde früher als Byssinose bezeichnet (durch Änderung der Verarbeitungstechnik ist diese Erkrankung heute verschwunden). Bei diesen Reaktionen handelt es sich ebenso wie bei Reaktionen auf Metallrauche, Gase und Dämpfe nicht um allergische, sondern um akut irritative oder direkte toxische Symptome mit dem Bild einer Tracheitis,

Bronchitis oder sogar eines Lungenödems. Das funktionelle Bild sowie das CT können einer akuten EAA sehr ähnlich sein. Die Anamnese, der Verlauf und die Serologie klären die Diagnose meist rasch.

Reactive Airways Dysfunction Syndrome (RADS)

Als Reactive Airways Dysfunction Syndrome bezeichnet man eine akute Reaktion der Atemwege auf Exposition gegenüber besonders hohen Konzentrationen von inhalativen Reizstoffen, z. B. Chlorgas oder Säuredämpfen. Danach resultiert dann oft eine **dauerhafte Hyperreaktivität**. Wir haben mehrere Patienten betreut, bei denen eine akute Chlorgasinhalation zu schwerem, therapierefraktärem Asthma und Berufsunfähigkeit geführt haben.

> M!
> Toxische Reaktionen lassen sich nicht immer sofort von allergischen Reaktionen unterscheiden.

Massiv erhöhtes Gesamt-IgE

Die Höhe des Gesamt-IgE im Serum ist für die Beurteilung der atopischen Veranlagung bzw. Reaktionsbereitschaft hilfreich. Sie variiert mit der Intensität der Allergenexposition, typischerweise steigt die Konzentration bei Pollenallergien saisonal. Das Gesamt-IgE ist jedoch auch bei anderen Erkrankungen z. T. exzessiv (> 1000 U/l) erhöht. Hierzu gehören die allergische bronchopulmonale Aspergillose, das Churg-Strauss-Syndrom sowie andere Vaskulitiden und die Parasitosen, v. a. Wurmerkrankungen.

Bei der Neurodermitis als Manifestation der Atopie kann es ebenfalls zu sehr hohen IgE-Spiegeln kommen, die auch durch mikrobielle Super-Antigene v. a. von Staphylokokken getriggert werden.

Das so genannte **Hyper-IgE-Syndrom** oder Hiob-Syndrom (eigenständige, bisher wenig verstandene Erkrankung) geht mit rezidivierenden Infekten an der Haut, aber auch an den inneren Organen einher. Eine monoklonale IgE-Gammopathie ist außerordentlich selten. Bei malignen Tumoren und beim Non-Hodgkin-Syndrom sind die IgE-Serumspiegel gelegentlich erhöht, bei weitem aber nicht so hoch wie bei den vorgenannten Erkrankungen.

> M!
> Hohe Gesamt-IgE-Spiegel kommen nicht nur bei Allergien vor.

Die Autoren empfehlen daher bei hohen IgE-Spiegeln außerhalb der typischen Pollensaison auch eine Untersuchung auf Würmer und Wurmeier im Stuhl und ggf. eine entsprechende antihelminthische Therapie. Erklärt sich ein besonders hoher IgE-Spiegel von > 1000 E/l nicht allein durch die akute Allergenexposition während der Pollensaison mit mehreren relevanten Antigenen, so muss nach weiteren Ursachen für einen hohen IgE-Spiegel gefahndet werden.

Eosinophilie

Eine Eosinophilie im Differenzialblutbild wird oft spontan mit einer allergischen Disposition in Verbindung gebracht. Sie ist zwar typisch für allergische Erkrankungen, aber **nicht spezifisch**. Auch hier sind Erkrankungen wie Parasitosen, chronische Hauterkrankungen, Vaskulitiden wie das Churg-Strauss-Syndrom und die Hypersensitivitätsvaskulitis, ein Morbus Addison, Neoplasien wie v. a. der Morbus Hodgkin und die myeloproliferativen Erkrankungen zu bedenken. Darüber hinaus kommt es in der Abheilungsphase vieler akuter Entzündungen zur „eosinophilen Morgenröte", die aber meist gar nicht bemerkt wird.

> M!
> Eosinophilie ist nicht spezifisch für Allergien.

9.1.8 Diagnostik

Die korrekte Diagnostik ist in der Allergologie viel schwieriger als die Therapie. Für eine erfolgreiche Diagnostik ist es sehr hilfreich, sich zunächst an ein festes Schema zu halten. Zur allgemeinen Diagnostik gehören:

- Differenzialblutbild
- CRP-Bestimmung
- Röntgenbild von Thorax
- ggf. CT der NNH
- Lungenfunktionsprüfung mit akutem Bronchospasmolysetest
- Bestimmung der bronchialen Hyperreaktivität
- evtl. Rhinomanometrie
- orale und nasale Inspektion

Auf die klinische Diagnostik einer Rhinitis, Sinusitis und eines Asthma bronchiale wird hier nicht eingegangen; sie ist in Kap. 4 dargestellt.

Das allergologische Verständnis und die spezielle allergologische Diagnostik haben sich durch molekulare Untersuchungen mit der Identifikation und Isolierung von Hauptallergenen (**Major-Allergenen**) und Nebenallergenen ganz entscheidend verbessert. So erklären sich inzwischen auch die oben beschriebenen Kreuzreaktionen durch gemeinsame Haupt- und Nebenallergene und die häufig zu beobachtende Ausweitung des individuellen Allergenspektrums. Als ein wichtiges Beispiel sei hier das **Bet v 1** (eigentlich eine Familie von Allergenen) genannt, das Major-Allergen in den Birkenpollen ist und ebenso in Gewürzen, Haselnüssen, Gemüsen und Früchten vorkommt. Etwa 95 % der Birkenpollenallergiker sind gegen das Hauptallergen Bet v 1 sensibilisiert und mehr als 60 % der Birkenpollenallergiker haben ausschließlich IgE-Antikörper gegen Bet v 1.

Die **Profiline** hingegen sind Proteine, die in praktisch allen Pflanzen vorkommen, da sie Bestandteil nahezu aller eukaryoten Zellen sind. Wegen des hohen Verwandschaftsgrades aller Pflanzen sind pflanzliche Profiline in hohem Maße kreuzreaktiv und können Allergien gegen fast jede Pollenart und nahezu alle pflanzlichen Lebensmittel auslösen. Erfreulicherweise führen die Erkenntnisse der molekularen Allergologie nun auch dazu, dass immer bessere, reinere Extrakte (bzw. rekombinant hergestellte Allergene) zur Diagnostik und Therapie zur Verfügung stehen. Andererseits mangelt es immer noch an einer internationalen Standardisierung von Qualität und Quantität bei Allergenextrakten.

Anamnese

Ganz im Vordergrund steht hier die detaillierte Anamnese. Sie beginnt mit der Familienanamnese, da das Risiko, eine allergische Erkrankung zu entwickeln, bereits steigt, wenn nur ein Elternteil ebenfalls Allergiker ist. Den größten Raum nimmt natürlich die Eigenanamnese ein. Hierfür ist es empfehlenswert, Fragebögen zu verwenden, die der Patient allein (am besten in Ruhe zu Hause) ausfüllt.

Bereits **wenige Fragen helfen** aber schon, das Krankheitsbild und die infrage kommenden **Allergene deutlich einzugrenzen.** Ausgehend von der aktuellen Symptomatik kommt wie bei praktisch allen Erkrankungen der Frage eine besondere Bedeutung zu, wann und wo bzw. in welchen Situationen es zu Symptomen kommt. Allein die Unterscheidung zwischen saisonaler und perennialer, innerhäuslicher und außerhäuslicher Manifestation der Symptome hilft bereits entscheidend weiter. Bedeutsam ist auch die Frage nach dem beruflichen Umfeld und nach Hobbys. Bleiben Fragen offen, so hilft auch das Führen eines Tagebuchs, in dem das Auftreten der Symptome ebenso wie die zu diesem Zeitpunkt aktuellen Aufenthaltsorte, Tätigkeiten, Nahrungsaufnahmen etc. vermerkt werden. Das Tagebuch kann mit einem Peak-Flow-Protokoll kombiniert werden.

> M!
>
> Die 3 wichtigsten Säulen in der allergologischen Diagnostik sind Anamnese, Anamnese und Anamnese.

Hauttestungen

Die Anamnese gibt die weiteren erforderlichen Untersuchungen vor. Als nächstes wird man in aller Regel eine Hauttestung im Sinne eines Prick- oder Intrakutantests durchführen. Insbesondere bei Verdacht auf eine Schimmelpilzreaktion bevorzugen wir den Intrakutantest. Etwas häufiger als der Prick-Test führt er bei sehr starker Sensibilisierung mitunter zu systemischen Reaktionen. Haare, Stoffe etc. kann man mit dem Reibtest auf der Haut testen. Dieser wie auch der Prick-to-Prick-Test (erst ein Stich mit der Lanzette in das Allergen, dann direkt in die Haut) kann bei nativen Nahrungsmitteln wie Früchten eingesetzt werden. Gerade hier sind die kommerziell erhältlichen Testextrakte in ihrer Qualität häufig nicht brauchbar.

Die Aussagekraft jeder Testung hängt von der **Qualität der Testallergene** ab. Sie ist sehr unterschiedlich und es stehen auch längst nicht für alle infrage kommenden Allergene Testkits zur Verfügung. Daher ist ein Reibtest mit z. B. den Haaren des eigenen Hundes oder ein Prick-to-Prick-Test von einer Frucht zur Haut eine gute und individuelle Möglichkeit der Testung. Bei der Testung mit Tierhaaren oder Ähnlichem besteht auch die Möglichkeit, die Haut zunächst mit einer Pricknadel zu scratchen und die Haare mit einem Pflasterstreifen auf die Haut zu kleben. Die Sensitivität dieser Vorgehensweise ist größer als beim Reibtest. Beim Scratch-Test gibt es allerdings auch unspezifische Reaktionen.

> M!
>
> Steht keine Testlösung zur Verfügung, so kann man auf Reib- oder Prick-to-Prick-Tests mit dem angeschuldigten Allergen zurückgreifen.

Vor einer **Hauttestung** müssen Antihistaminika 7 Tage und Anti-IgE-Antikörper (Omalizumab) 3 Monate **abgesetzt** werden. Eine niedrig dosierte orale Therapie mit Kortikoiden bis 5 mg pro Tag hat ebenso wie die Leukotrienantagonisten keinen bedeutsamen Einfluss auf die Reaktion durch kutane Provokation. Einige andere Medikamente, u. a. auch Antidepressiva, können die Reaktion etwas abbremsen. Letztlich erkennt man eine insgesamt abgeschwächte Hautreaktion auch am Verhältnis der Positiv- (Histamin) zur **Negativkontrolle.** Da ein Dermografismus zu falsch positiven Hautreaktionen führen kann, ist auch die Negativkontrolle bedeutsam.

In-vitro-Untersuchungen

Die Bestimmung spezifischer IgE-Antikörper aus dem Serum mittels RAST bzw. ELISA wird insgesamt sicher zu häufig durchgeführt. Indiziert ist diese Untersuchung v. a. dann, wenn

- eine Hauttestung aufgrund von ausgeprägten Hauterkrankungen nicht möglich ist,
- Medikamente die Reaktivität der Haut einschränken und nicht vorübergehend abgesetzt werden können,
- eine Diskrepanz zwischen Anamnese und Ergebnis des Hauttests besteht oder
- die direkte Testung an der Haut wegen vorangehender schwerster allergischer Reaktionen zu riskant erscheint.

Nicht alle Antigene eignen sich gleich gut für die Detektion spezifischer IgE-Antikörper in vitro. Erfahrene Labors schaffen es aber häufig, nicht kommerziell erhältliche Antigene in einen ELISA einzubauen. Ist dies nicht möglich, muss man sich auf Anamnese, Hauttestungen, Reexpositionen bzw. Provokationen beschränken.

Tryptasekonzentration

Bei Hymenopteren-Allergien und der Urtikaria- sowie auch der Quinke-Ödem-Diagnostik wird die Bestimmung der Serum-Tryptasekonzentration empfohlen. Die Protease wird nahezu ausschließlich in den Mastzellen gebildet und ist bei der Mastozytose erhöht. Letztere wird aber an der Haut oft nicht erkannt und stellt einen bedeutsamen Risikofaktor für eine schwere systemische Reaktion zum Beispiel auf Bienen- und Wespengift dar. Für andere allergische Erkrankungen ist dieser Zusammenhang bisher nicht so offensichtlich.

Provokationstestung mit Allergenen

Hauttestung und Nachweis von spezifischen IgE-Antikörpern weisen eine Sensibilisierung nach. Beide Testverfahren korrelieren je nach Antigen und Patient unterschiedlich miteinander. Diskrepanzen kommen vor. Erst wenn es eine klare Übereinstimmung zwischen der Anamnese und den Ergebnissen des Hauttests bzw. der In-vitro-Untersuchungen gibt, darf man von einer Allergie sprechen. In solchen Fällen braucht man dann nur noch gelegentlich den Nachweis der **Aktualität des Allergens** am Manifestationsorgan durch eine Provokationstestung nasal oder inhalativ. Dies ist z. B. der Fall, wenn eine spezifische Immuntherapie durchgeführt werden soll und aus einem eher breiten Allergenspektrum einzelne Allergene für eine spezifische Immuntherapie ausgewählt werden müssen.

Bei der Pollinose führen natürlich in erster Linie die Beschwerden in Bezug zum Pollenflug zu einer Therapieindikation. Eine zeitliche Diskriminierung ist aber bezüglich verschiedener Pollen oft nicht möglich, sodass z. B. bei der Frage einer häufig verkannten Eschenpollenallergie (Pollen fliegen gleichzeitig mit Birkenpollen, sind aber nicht verwandt) eine **nasale Provokation** erforderlich sein wird.

Eine weitere Indikation ist die Abgrenzung einer **„Sonnenallergie“** (Photodermatose) von einer echten Soforttypallergie gegen Pollen von Gräsern, Kräutern und Alternaria. Zur speziellen Diagnostik gehören Reexpositionsversuche in Kombination mit Tagebüchern bzw. Peak-Flow-Protokollen sowie die spezifischen Provokationen an Nase und Bronchien.

9.1.9 Therapie

Primäre und sekundäre Prävention

In den letzten Jahren hat sich das Konzept einer **primären Prävention**, also Vermeidung der Entstehung allergischer Erkrankungen, immer wieder gewandelt. Geblieben sind die Hinweise, dass zum einen die Entstehung von Allergenen einer polygenetischen Regulation unterliegt und zum anderen die Hygienestandards, unter denen wir aufwachsen, einen erheblichen Einfluss haben. Eine vermehrte Endotoxinbelastung (z. B. über rohe Milch oder in der Umgebungsluft) scheint eher einen günstigen Einfluss auf die Verhinderung von Allergien zu haben. Hieraus lässt sich natürlich im praktischen Leben keine wirkliche Empfehlung ableiten, wenn man davon absieht, nichts in der Wohnung mit Desinfektionslösungen zu reinigen und übertriebene Hygiene zu unterlassen.

Anders ist dies beim Stillverhalten. Vieles spricht dafür, dass die natürliche Ernährung mittels Stillen (4 Monate) das Allergierisiko senkt. Tabakrauch erhöht das Risiko, eine Allergie zu entwickeln. Alle weiteren Maßnahmen sind weit weniger gut belegt. Hierzu gehört auch der Versuch, die Milbenkonzentration im häuslichen Umfeld zu senken.

Gefragt ist der Pneumologe gelegentlich auch bei der **Berufswahl**. Besteht bereits eine manifeste Allergie im Bereich des Respirationstrakts infolge z. B. einer Pollenallergie, so kommen Berufe wie Bäcker, Müller, Gärtner, Florist etc. nicht infrage.

> **M!** Der allergologisch tätige Pneumologe muss auch ein Berufsberater sein.

Die wichtigste Empfehlung zur sekundären Prävention ist die **Allergenkarenz**. Bei bestimmten Allergenquellen ist dies natürlich unproblematisch, z. B. bei Haustieren oder bei einer sehr speziellen beruflichen Exposition. Bei ubiquitären Allergenen ist dies unmöglich und gelegentlich sogar im häuslichen Milieu schwierig. Eine Reduktion der Hausstaubmilbenkonzentration ist bei konsequenter Vorgehensweise aufwendig und zeigt nur bei Kindern eindeutige Effekte. Bezüglich der Maßnahmen zur Reduktion der Hausstaubmilbenbelastung wird auf die entsprechende Literatur verwiesen.

Bei **Pollenallergie** hilft es, nicht während des aktiven Pollenflugs zu lüften und abends bzw. nach Aufenthalt im Freien die Haare zu waschen, um die Pollen dort zu entfernen. Auch Pollenschutznetze in den Fenstern können helfen. Bei Schimmelpilzallergien sollten keine Topfpflanzen im Haus gehalten werden und stark belastete Tätigkeiten, wie das Umschichten am Komposthaufen, sollte jemand anderes übernehmen.

Hilfreich sind bei Rhinitis auch **Nasenspülungen** bzw. Nasenduschen mit preiswerten Behältern aus der Apotheke mit 0,9 % NaCl-Lösung (1 gehäufter Teelöffel Kochsalz auf 1 l Wasser) oder Emser Sole, um die Pollen herauszuwaschen. Dies wird von vielen Allergikern als besonders angenehm empfunden und trägt möglicherweise auch zur rascheren Erholung der oft ausgetrockneten und in dieser Phase chronisch entzündeten Schleimhäute bei.

Spezifische Immuntherapie (SIT)

Neben der Allergenkarenz wird jetzt die spezifische Immuntherapie (früher Desensibilisierung bzw. **Hyposensibilisierung**) als primäre Maßnahme auch von der WHO akzeptiert. Eine solche Therapie sollte nur von erfahrenen Allergologen indiziert und durchgeführt werden. Grundsätzlich sollte man sie erwägen, wenn eine Allergenkarenz nur schwer oder nicht möglich ist, die Aktualität des Allergens am Manifestationsorgan eindeutig nachgewiesen ist und natürlich ein qualitativ hochwertiger Allergenstandard zur Verfügung steht.

Eine **gute und auch häufige Indikation** ist die **allergische Rhinokonjunktivitis**, bei der sich erstmalig auch Symptome eines allergischen Asthma bronchiale zeigen. In diesen Situationen kann die spezifische Immuntherapie die Entwicklung bzw. Verschlechterung eines Asthma bronchiale verhindern und auch eine Ausweitung des Sensibilisierungsspektrums hemmen.

Eine besondere Indikation ergibt sich aus den Hymenopteren-Allergien, wenn es bereits einmal zu einer anaphylaktischen Reaktion gekommen ist.

> **M!**
>
> Ein fortgeschrittenes Asthma bronchiale ist keine Indikation für eine SIT.

Als **Kontraindikation** für eine SIT gelten: teil- oder unkontrolliertes mittel- bis schweres Asthma, schwere kardiovaskuläre Erkrankungen mit einem erhöhten Risiko von Nebenwirkungen bei Notfall-Adrenalingabe, jedwede Form von Betablockertherapie (selbst Augentropfen), Einnahme von ACE-Hemmern, schwere Autoimmunerkrankungen, Immundefekte und medikamentöse Immunsuppression sowie maligne Erkrankungen mit Aktualität (also nicht überstandene Erkrankungen). Die **Betablockertherapie** als Kontraindikation für eine SIT halten wir für relativ. Hier sollte ggf. mit dem Kardiologen Rücksprache über die Dringlichkeit der Therapie genommen werden. Betablocker können lebenswichtige Medikamente sein, eine SIT gegenüber Hymenopteren aber ebenso. Bei einer Pollenallergie ist das anders. Unter einer Behandlung mit **ACE-Hemmern** führen wir keine SIT durch. Während einer Schwangerschaft kann die SIT fortgeführt werden, wenn sie vor Eintritt der Schwangerschaft begonnen wurde.

Eine vollständige **Reanimationsausrüstung inkl. Defibrillator** muss bei der Durchführung einer SIT immer in unmittelbarer Nähe verfügbar sein und der Arzt muss über Erfahrungen in der Behandlung lebensbedrohlicher Zustände verfügen. Nach jeder Injektion muss der Patient für eine Stunde unter Beobachtung bleiben.

Bei der **Auswahl der Allergene** für eine SIT braucht man viel Erfahrung. In der Regel liegt ja eine Allergie gegenüber mehreren Allergenen vor. Man muss sich aber immer auf einige „Pilot-Allergene", also die wichtigsten beschränken. Zu großer Ehrgeiz bezüglich des Spektrums gefährdet hier den Erfolg. Grundsätzlich wird die SIT mit Einzelallergenen bevorzugt, also auch bei Gräsern möglichst nur eines. Unterschiedliche Allergengruppen oder reinsaisonale bzw. perenniale Allergene sollen nicht gemischt werden.

Die **SIT gegen Hymenopteren** erfolgt immer in der subkutanen Form. Liegt eine Hummelgiftallergie vor, nimmt man Bienengift zur SIT. Liegt eine Hornissengiftallergie vor, verwendet man Wespengift. Gelegentlich kann aufgrund von Anamnese, Haut- und In-vitro-Testung nicht entschieden werden, welches Insekt zur Reaktion geführt hat. In solchen Fällen und bei Doppelallergie gegen Biene und Wespe nimmt man für die SIT beide Gifte. Die Einleitung erfolgt dann zeitversetzt. Bei primär guter Verträglichkeit können die Erhaltungsinjektionen dann am gleichen Tag mit einem Abstand von 30–60 Minuten erfolgen. Natürlich kann man auch bei der Erhaltung einen größeren Zeitversatz beibehalten.

Für die Durchführung einer **Rush-Desensibilisierung** wie sie bei Hymenopteren-Allergie unter stationären Bedingungen üblich ist, gibt es inzwischen sehr unterschiedliche Schemata von 2 Wochen bis zur Ultra-Rush von 2 Tagen. Wir führen die Therapie in der Regel über eine Woche durch, legen immer einen i. v. Zugang, halten im Stationszimmer ein Notfallset, bestehend aus 100 mg Solu-Decortin, 1 mg Adrenalin und 1 Amp. Fenistil und 1 Amp. Ranitidin, bereit. Wird die Lokareaktion bei steigender Dosis stärker, geben wir oral Antihistaminika, da sie den Erfolg der Therapie nicht stören. Darüber hinaus erhalten die Patienten ein Kühlpack, um den Oberarm an der Injektionsstelle zu kühlen. Natürlich wird wechselseitig in den rechten und linken Oberarm injiziert. Bezüglich der genauen Durchführung und der Dosen wird auf die Spezialliteratur verwiesen. Die Therapie wird als Erhaltungstherapie über 3–5 Jahre durchgeführt. Eine Stichprovokation führen wir vor geplanter Beendigung der Therapie nicht durch. Wir bestimmen die Reaktivität im Verlauf (sinnvoll erst nach 3 Jahren) mittels Hauttest und Bestimmung der spezifischen IgE-AK.

Gesicherte Daten gibt es nur für die subkutane SIT. Die orale bzw. sublinguale (SLIT) Therapieform kann noch nicht abschließend beurteilt werden. Sie scheint aber inzwischen v. a. bei Kindern (etwas schwächer evident auch bei Erwachsenen) mit Pollenallergien eine bedenkenswerte Alternative zu sein. Wegen des dennoch bleibenden **Restrisikos** einer anaphylaktischen Reaktion wird die SIT nur von erfahrenen Ärzten und unter strenger Beobachtung durchgeführt.

Die **Erfolge der spezifischen Immuntherapie** hängen nicht nur von der klinischen Symptomatik, sondern auch von der Breite des Sensibilisierungsspektrums, dem Zeitpunkt der Intervention im Verhältnis zur Laufzeit der Erkrankung und ganz besonders von der Qualität der Allergenextrakte ab. Nachdem für viele Allergene die so genannten Major-Antigene beschrieben wurden und diese nun auch in hoch reinen Extrakten für die SIT zur Verfügung stehen, sind auch ungewollte Sensibilisierungen im Rahmen der Therapie seltener geworden. Auch bei einem breiten Spektrum klinisch relevanter Allergene wird man sich für die SIT auf einige wenige Hauptantigene beschränken.

Neben der deutlichen Verbesserung der Therapielösungen haben auch neue Protokolle mit z. T. sehr schneller Aufsättigung (z. B. Clustertherapie) bei erstaunlich guter Verträglichkeit und schnell einsetzender Wirksamkeit den Stellenwert der SIT gefestigt.

Die Erfolge der SIT sind unterschiedlich. Für Pollenallergien werden Erfolgsquoten von 60–80 % angegeben, für die SIT bei Hymenopterengift-Allergien > 90 %. Insbesondere für die SIT bei Aeroallergenen schwanken die Angaben, da die Definition des Erfolgs in den Studien unterschiedlich ist. Als Erfolg bei Pollenallergie gelten die gebesserte Symptomatik einer Rhinokonjunktivitis, eine Reduktion der Zahl neuer Allergien, die verhinderte Entwicklung eines permanenten Asthmas und eine bessere Symptomkontrolle des Asthmas, falls vorhanden.

M!

Die Erfolge einer SIT variieren individuell stark und sind abhängig vom Sensibilisierungsspektrum, der Dauer und der Art der Erkrankung und den zur SIT benutzten Antigen-Lösungen.

Medikamentöse Therapie

Die meisten Patienten werden medikamentös behandelt. Die leichteste Therapieform ist sicher die Applikation von **topischen Antihistaminika** bei Konjunktivitis und Rhinitis. Deutlich wirksamer aber sind die **topischen Steroide für die Nase**, die auch über längere Zeit bedenkenlos angewendet werden können. Inzwischen gibt es nicht nur praktisch alle Glukokortikoide, die man inhalieren kann, auch als Nasenspray, sondern auch in Kombination mit einem Antihistaminikum (z. B. Fluticason und Azelastin). Sicher werden noch weitere Kombinationen folgen. Durch eine gute Therapie der Rhinitis bessert sich meist auch die Konjunktivitis und, wie schon mehrfach erwähnt, das Asthma.

Topische Steroide an der Nase werden **oft falsch appliziert**. Hier ist es wichtig, nach lateral zu sprühen und danach den Schleim nicht hochzuziehen. Am einfachsten geht es, mit der rechten Hand ins linke Nasenloch zu sprühen und umgekehrt. Diese Handhabung steht immer im Beipackzettel, wird aber fast nie befolgt.

Zur Behandlung des Asthma bronchiale sind **topische, inhalierbare Steroide** unverzichtbar (Kap. 4.2). Oft reicht aber eine rein kosaisonale Therapie. Ideal ist es, schon etwa 2 Wochen vor Beginn des Pollenflugs mit der Inhalation zu starten. Allerdings ist der Beginn des Pollenflugs starken Schwankungen unterworfen. Die Therapie sollte auch noch 2–4 Wochen über das Ende des Pollenflugs hinaus fortgeführt werden.

Bei einem Analgetika-Intoleranz-Syndrom wirkt die lang andauernde, ggf. höher dosierte Behandlung mit topischen Steroiden oft Wunder bzgl. der Polyposis nasi. Die immer noch zu häufig durchgeführten Operationen zur Entfernung helfen wenig, denn die Polypen kommen meist rasch wieder.

Unbedingt muss man bei einer Therapie, die primär kosaisonal erfolgt, immer wieder auch nach Beschwerden außerhalb des Pollenflugs fragen. Nicht selten entwickelt sich aus einem ursprünglich rein saisonalen Asthma bronchiale eine ganzjährige Erkrankung. In der Pollensaison steigt nicht nur das Gesamt-IgE im Serum an, sondern auch der Grad der unspezifischen bronchialen Hyperreaktivität. Diese ist offensichtlich auch an den Schweregrad der Rhinitis gekoppelt. Die Behandlung der Rhinitis ist auch für eine erfolgreiche Behandlung des Asthma bronchiale wesentlich.

Reichen topische Medikamente nicht aus, so gibt man **systemisch wirksame Antihistaminika**. Dies ist bei den meisten Allergikern erforderlich. Insgesamt machen sie etwas weniger müde als ihre Vorläufer, die individuelle Reaktion ist jedoch außerordentlich variantenreich. Darüber hinaus gilt es, zahlreiche Medikamenteninteraktionen zu beachten. Auf die Qualität der Asthmakontrolle haben systemisch wirksame Antihistaminika keinen Einfluss.

Leukotrienantagonisten scheinen bei einem allergischen Asthma und bei Kindern häufiger zu wirken als bei Erwachsenen. Bei einigen Patienten meint man auch eine Besserung der allergischen Rhinitis wahrzunehmen. Eine besondere Therapieindikation ist das primär nichtallergische Asthma bei einem Analagetika-Intoleranz-Syndrom. In diesen Fällen sieht man oft deutliche Besserungen, oft aber leider nur vorübergehend oder nur partiell. Viele dieser Patienten benötigen topische, einige auch dauerhaft orale Glukokortikoide, wenn sie wieder riechen und schmecken wollen.

Systemisch wirksame Glukokortikoide wird man nur in besonders schweren Fällen von allergischer Rhinokonjunktivitis und Asthma bronchiale und nur kurzzeitig geben. Die intramuskuläre Injektion von **Kortikoidkristallsuspensionen** gilt allgemein als obsolet, ist aber nach klinischer Erfahrung wohl eine der einfachsten und effektivsten Therapieformen bei einer schweren allergischen Rhinokonjunktivitis.

Eine Therapie mit **monoklonalen Anti-IgE-Antikörpern** ist bisher nur für spezielle Formen des schweren allergischen Asthma bronchiale zugelassen, ist aber auch wirksam z. B. bei einer allergischen Rhinokonjunktivitis. Zugelassen ist das Medikament hierfür nicht und außerdem sehr teuer, besonders bei übergewichtigen Patienten, da es körpergewichtsbezogen appliziert wird.

Notfallausrüstung

Alle Patienten, die bereits einmal auf ein Allergen anaphylaktisch reagiert haben, müssen mit einem Notfallpaket ausgestattet werden. Auch nach einer erfolgreichen spezifischen Immuntherapie einer Hymenopterengiftallergie muss das Notfallpaket weiter mitgeführt werden.

Für die Sofortbehandlung von Asthmaanfällen müssen die Patienten immer ein kurz wirksames β_2-Mimetikum in einem treibgasbetriebenen Dosieraerosol mit sich führen. Die eigentliche Notfallausstattung besteht aber aus einem Glukokortikoid und einem Antihistaminikum. Beides ist auch als Liquidum auf dem Markt und im Notfall einfacher zu schlucken als z. B. Tabletten (oder gar die Einführung eines Zäpfchens). Der dritte Bestandteil der Notfallausstattung ist eine **Automatikspritze mit Adrenalin** (z. B. Anapen oder Fastjekt).

Bei dem hereditären Angioödem gib es jetzt einen Bradykininantagonisten Icatibant als Fertigspritze. Er kann eingesetzt werden, wenn Szteroide und Antihistaminika nicht ausreichend wirken. Icatibant und hered.

M!

Nach einer Anaphylaxie muss der Patient ein Notfallset ständig bei sich führen.

Tab. 9.1 Notfallset nach Anaphylaxie*.

• Dimetinden (Fenistil® 20 ml)** im Bedarfsfall Hälfte austrinken
• Betamethason (Celestamine N 0,5 liquidum® 30 ml)** im Bedarfsfall ganz austrinken
• Adrenalin (Anapen® oder Fastjekt 300 Autoinjektor®) im Bedarfsfall in seitlichen vorderen Oberschenkel injizieren

* Gebrauch ersetzt nicht sofortige ärztliche Konsultation
** Tropfer am besten direkt bei Einrichtung des Notfallsets von der Flasche entfernen

9.2 Umwelterkrankungen

9.2.1 Schadstoffaerosole

Eigentlich sind die meisten pneumologischen Erkrankungen „Umwelterkrankungen", ausgelöst durch Aerosole, wenn man das Inhalationsrauchen, die inhalativen Allergene und die inhalierten Mikroorganismen dazurechnet. Sie werden wegen der üblichen Einteilung aber in eigenen Abschnitten besprochen.

Erkrankungen durch unvermeidbare **Umweltschadstoffe** (Luftverschmutzung) spielten früher noch eine bedeutende Rolle. Die Menge an Schadstoffen wie Rußpartikel, NO_X, SO_2 und Ozon ist in den letzten 30 Jahren in Deutschland so stark zurückgegangen, dass **kein** bedeutsamer **Einfluss** mehr vorhanden ist. In der früheren DDR gab es noch vermehrt chronische Bronchitiden durch die hohen SO_2-Emissionen infolge der Braunkohleverbrennung. Das ist heute vorbei. Passager hohe Partikelbelastungen wie ein Vulkanausbruch können vereinzelt akute respiratorische Probleme verursachen; chronische Folgen sind jedoch z. B. nach dem Ausbruch des Eyjafjallajökull 2010 auf Island nicht beschrieben. Ähnliches gilt auch für die gut untersuchten Folgen des Terroranschlages auf das World Trade Center 2001.

Vermutlich ist die **Indoor-Belastung** mit luftgetragenen Partikeln heute insgesamt größer als die Outdoor-Belastung. Dies gilt ganz sicher in Haushalten, in denen geraucht wird.

In **anderen Ländern** ist die Outdoor-Partikelbelastung aber noch **erheblich** und eine bedeutsame Ursache für die Entstehung einer COPD. Ursache ist hier die Aerosolentstehung durch die Industrie und den Verkehr, aber auch durch Hausbrand bzw. offene Feuerstellen im Hause. Dies muss pathogenetisch berücksichtigt werden, wenn Patienten aus Entwicklungsländern kommen und entsprechende Erkrankungen mitbringen. Allerdings muss auch betont werden, dass in diesen Ländern die Raucherquote üblicherweise sehr hoch ist.

M!

Umweltbelastungen durch Outdoor-Schadstoffaerosole kommen in Deutschland praktisch nicht mehr vor. In vielen Entwicklungsländern sind sie aber eine häufige Ursache der COPD.

► **Studien zur Feinstaubbelastung.** Die Feinstaubbelastung mit Aerosolpartikeln < 2,5 µm ($PM_{2,5}$ = Particulate Matter, gemessen mit Partikelabscheidern, die mindestens 50 % der 2,5-µm-Partikel erfassen; in Deutschland wird aber meist nur PM_{10} gemessen) wird öffentlich als relevante Belastung diskutiert und hat zu entsprechenden gesetzlichen Maßnahmen in der EU mit Überführung in nationales Recht geführt (Feinstaubverordnung).

9

Es gibt zahlreiche Studien in verschiedenen Städten, die gezeigt haben, dass eine **leichte Übersterblichkeit** an respiratorischen und kardiologischen Erkrankungen mit einem relativen Risiko von im Mittel 1,015 in Regionen herrscht, die stärker staubbelastet sind, insbesondere wenn es sich dabei um kleinere Partikel handelt. Dabei wurde das Rauchverhalten erfragt und die epidemiologischen Daten danach adjustiert. Es ist aber mit hoher Wahrscheinlichkeit anzunehmen, dass nicht die Staubbelastung, sondern eine geringe Änderung in der Angabe des Rauchverhaltens die Ursache der Übersterblichkeit darstellt. Personen, die in stärker staubbelasteten Gegenden wie verkehrsreichen Straßen wohnen, haben sicher andere Lebensgewohnheiten und Sozialstrukturen als solche, die in verkehrsberuhigten Zonen leben. Hinzu kommt, dass es in den Studien, die in über 50 Städten weltweit durchgeführt wurden, **keine Dosisabhängigkeit** gab. Städte mit ganz geringer Partikelbelastung hatten etwa die gleiche Übersterblichkeit wie solche mit sehr hoher. So etwas deutet immer auf eine nicht erfasste Störgröße (Confounder) hin.

Zu den grundsätzlichen Kritikpunkten an vielen epidemiologischen Studien bzgl. der Effekte der Feinstaubbelastung gehört, dass nicht die Partikelanzahl, sondern die Masse bestimmt wird, was die biologische Wirkung von vielen kleinen Partikeln der von wenigen großen gleichsetzt. Darüber hinaus gibt es bisher kaum Untersuchungen zu der stofflichen Zusammensetzung der Partikel und möglichen Anlagerungen auf der Oberfläche der Teilchen. Ebenfalls nicht berücksichtigt wird der Einfluss der Meteorologie bei punktuellen Messungen. Lokale Maßnahmen zur Reduktion der Partikelbelastung in der Luft sind auch deshalb sehr fragwürdig, da sich die punktuell gemessenen Konzentrationen aus den Emissionen direkt am Ort der Messung (z. B. Straßenverkehr), aus einem engeren Umfeld (z. B. Stadtkern) und einem großräumigen Hintergrund (z. B. städtisches Umland) zusammensetzen. Durch meteorologische Einflüsse in einem Umkreis von mehreren 100 Kilometern verändert sich die Belastung in der Regel viel stärker als durch die vorgenannten Parameter. Aktuelle Untersuchungen zeigen auch, dass die Umweltzonen an der Feinstaubkonzentration innerstädtisch nichts geändert haben [3].

Wie oben schon erwähnt, berücksichtigen v. a. ältere Studien die zahlreichen **Confounder** nicht bzw. können sie nicht in der Präzision erfassen wie sie erforderlich wäre, um den geringen Effekt des Feinstaubs zu objektivieren. Wie bei fast allen Erkrankungen, sind aber arme und weniger gebildete Menschen häufiger betroffen (Effektnachweis). Dies kann man aus solchen Studien erkennen, die sich mit den Confoundern stärker beschäftigen [5].

Um klar zu machen, wie gering das Risiko ist, sind die zusammenfassenden Ergebnisse der Studien zur Feinstaubbelastung in ▶ Abb. 9.1**b, c** zusätzlich mit vergrößerter Y-Achse dargestellt, um in den Risikobereich zu kommen, wo gesicherte Daten über Einflussfaktoren auf die Mortalität vorliegen. Erst im Bereich der relativen Risikoerhöhung um den Faktor 4–10 kommt man in die Größenordnung, wo das Rauchen oder eine Hypertonie die Ursache der Lebensverkürzung ist. Das **Feinstaubrisiko** ist dann durch die Vergrößerung der Achse in den Bereich des Grundrauschens gerutscht. Mit anderen Worten, das Feinstaubrisiko ist etwa **1000-fach niedriger als das des Rauchens** und immer noch etwa 100-mal niedriger als das des Passivrauchens. Bereits geringste Änderungen der Angabe des Rauchverhaltens von nur 1‰ würden den Effekt zunichte machen. Es ist auch pathophysiologisch nicht plausibel, dass der Staub in dieser Form quantitativ eine solch große Rolle spielt.

Auch einige seriöse wissenschaftliche Institute haben von vielen zigtausend Toten in Deutschland in Zusammenhang mit diesen Ergebnissen zur Feinstaubbelastung gesprochen – nach Ansicht der Autoren allerdings ist dies in keiner Weise mit den Daten zu begründen. Würden diese Hochrechnungen zwischen Anstieg der Partikelbelastung und Mortalität stimmen, so würde vereinfacht umgerechnet die **Lebenserwartung von Rauchern** nur **wenige Wochen** betragen.

Meist sind die Größenordnungen der Aerosolkonzentration im Schadstoffbereich auch nicht bekannt. Beim Feinstaub liegen sie unter 100 µg/m³. Berufliche Belastungen mit eindeutigen Krankheitsfolgen wie Silikose liegen ca. 50-fach höher (1–5 mg/m³). Raucher erreichen im Hauptstrom nochmal 10 000-mal mehr. Die Aerosoldichte steigt dann bis auf 500 g/m³ (sic!). Deswegen muss der Hauptstromrauch auch durch die Atemluft deutlich verdünnt werden.

▶ **Umweltbedingte Erkrankungen und somatoforme Störungen.** Immer wieder gibt es Patienten, die vermuten, unter umweltbedingter (nicht beruflicher) Schadstoffbelastung zu leiden. Solche Situationen treten in Deutschland nur in extremen Ausnahmefällen auf, wie bei bestimmten Hobbytätigkeiten zu Hause oder bei Häusern, die stark mit Schimmelpilz befallen sind. In solchen Fällen werden die entsprechenden Untersuchungen in Richtung Asthma oder exogen allergische Alveolitis die Erkrankung bestätigen und eine Therapie wird wahrscheinlich anschlagen. Gibt es keine alarmierende Ausnahmesituation und bleiben die Untersuchungen auf Asthma oder Alveolitis negativ, müssen andere Ursachen in Betracht gezogen werden. Ohne vorschnelles Urteil muss man jedoch bei sehr vielen Fällen von unklaren Erkrankungen durch (nicht beruflich) inhalierte Substanzen an somatoforme Störungen oder deutliche **Konversionsneurosen** bzw. **isolierte Wahnstörungen** denken, bei denen sich der Wahninhalt auf Umweltbelastungen oder Umweltgifte konzentriert.

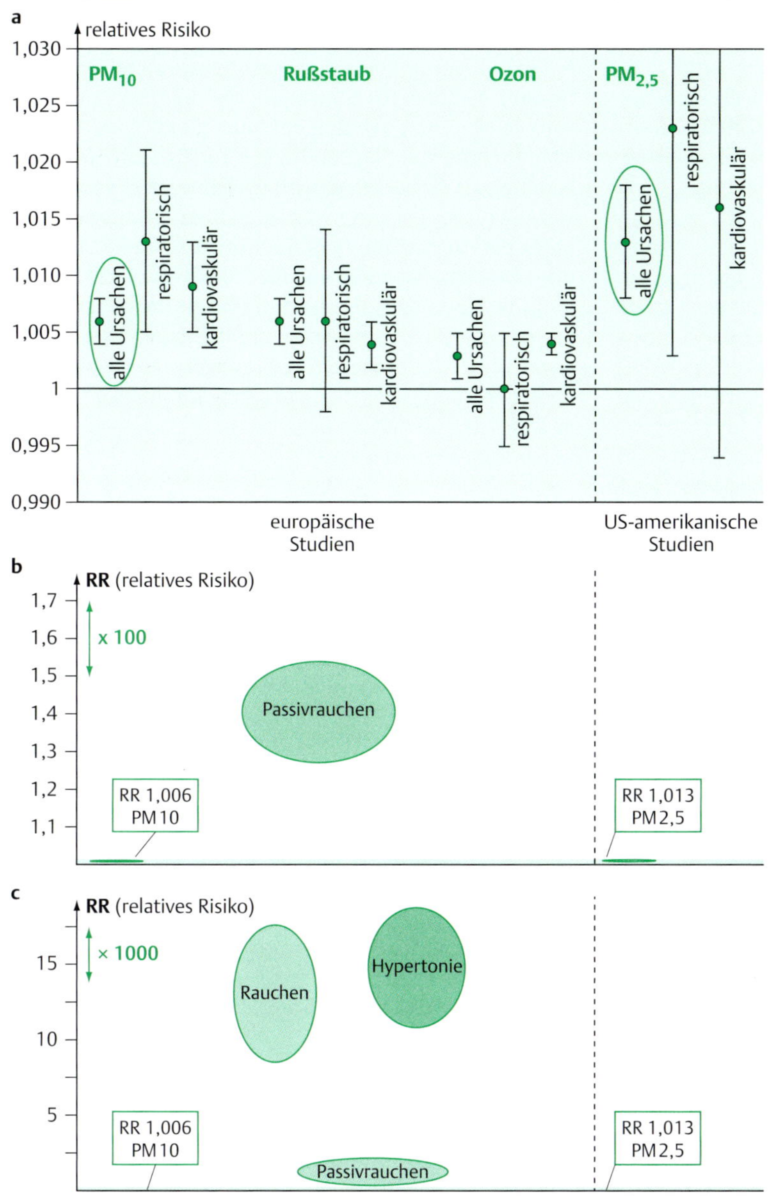

Abb. 9.1 Relatives Sterberisiko durch Staubbelastung.

a Metaanalyse der weltweiten Studien zum relativen Risiko einer Staubbelastung auf verschiedene Todesursachen für Partikelmassen < 10 µm (PM_{10}) und < 2,5 µm ($PM_{2,5}$) (www.euro.who.int/document/E83080.pdf).

b Vergrößerung der Y-Achse um Faktor 100.

c Nochmalige Vergrößerung der Y-Achse um Faktor 10. Erst dann wird das hohe relative Risiko des Rauchens oder der Hypertonie auf die Mortalität sichtbar.

9

Die Kunst besteht in der korrekten Diagnose, keinesfalls darf man die Patienten leichtfertig als „psychiatrischen Fall" abtun. Allerdings: Paranoide Störungen sind recht häufig, je nach Definition dürften ca. 3–5 % der Bevölkerung im Laufe ihres Lebens eine meist passagere isolierte Wahnstörung entwickeln. Die klassischen, früher beschriebenen Formen mit hysterischer Blindheit, Lähmung, Taubheit und Ähnlichem gibt es heute praktisch nicht mehr, was mit den modernen neurophysiologischen Untersuchungsmethoden zusammenhängt, die eine tatsächliche von einer wahnhaft empfundenen Organerkrankung fast immer gut trennen können. Da die psychiatrischen Störungen aber deswegen nicht aus der Welt sind, sondern quantitativ etwa gleich häufig bleiben, haben sich die **Symptomkomplexe** in Bereiche **verlagert**, die weniger gut objektivierbar sind, wie LWS-Syndrom, Unterbauchschmerzen, Kopfschmerzen, aber eben auch Missempfindungen wie Brennen beim Atmen, Atembehinderung, Luftnot und Ähnliches. In allergologischen Schwerpunktambulanzen sind solche Patienten häufiger zu finden.

> M!
>
> So genannte Umwelterkrankungen durch inhalierte Substanzen sind heute extrem selten. Meistens verbergen sich somatoforme oder isolierte Wahnstörungen hinter den Beschwerden. Die Kunst besteht darin, die wenigen pneumologischen Erkrankungen nicht zu verkennen.

Es darf nicht übersehen werden, dass die **Patienten** unter diesen Beschwerden ganz **erheblich leiden**, ja, dass die vermeintliche Erkrankung oft lebensbestimmend ist. Eine Therapie gestaltet sich schwierig, auch wenn die Patienten in fachpsychiatrischer Behandlung sind. Dabei ist es meistens vorab kaum möglich, sie zu einer psychiatrischen Konsiliaruntersuchung zu bewegen. Insofern ist auch der **Pneumologe** mitunter **gefordert**, **Antipsychotika** einzusetzen, um die Symptome zu mildern. In der Folge sind die Patienten darunter einer weiteren psychiatrischen Diagnostik und ggf. Therapie eher zugänglich.

9.3 Begutachtung

9.3.1 Allgemeine Vorbemerkungen

Im Sozialgesetzbuch (SGB) VII ist definiert, was eine Berufskrankheit ist, und es wird dort eine Berufskrankheitenverordnung gefordert. Ebenso definiert das SGB das **duale Arbeitsschutzsystem**, bestehend aus Berufsgenossenschaften/Unfallversicherungsträger und Gewerbeaufsicht. Auch der Grundsatz **„Rehabilitation vor Rente"** ist dort sowie im SGB VI niedergelegt.

Der Umgang mit den Berufskrankheiten ist in der **Berufskrankheitenverordnung** geregelt, dort finden sich auch die entsprechenden Definitionen. „Berufskrankheit (BK)" ist ein juristischer Begriff und muss von arbeitsbedingten Erkrankungen, die aber eben nicht die BK-Definition erfüllen bzw. nicht in der BK-Liste aufgeführt sind, abgegrenzt werden. Formal handelt es sich um Krankheiten, die die Bundesregierung durch Rechtsverordnung als Berufskrankheit bezeichnet und die ein Versicherter infolge einer **schädigenden Einwirkung bei einer den Versicherungsschutz begründenden Tätigkeit** erleidet. Voraussetzung für die Aufnahme einer Erkrankung in die Liste der Berufskrankheiten ist, dass die Erkrankung nach Erkenntnissen der medizinischen Wissenschaft durch besondere Einwirkungen verursacht wird, denen bestimmte Personengruppen durch ihre versicherte Tätigkeit in erheblich höherem Grade als die übrige Bevölkerung ausgesetzt sind.

> M!
>
> Es gibt mehr berufsbezogene Erkrankungen als in der BK-Liste aufgeführt sind.

Voraussetzung für die Anerkennung einer BK ist bei einigen Erkrankungen die Unterlassung aller Tätigkeiten, die für die Entstehung, die Verschlimmerung oder das Wiederaufleben der Erkrankung ursächlich waren oder sein können. Für die versicherte Tätigkeit, die schädigende Einwirkung und die Erkrankung selbst wird der **Vollbeweis** gefordert. Im juristischen Sinne liegt ein Vollbeweis vor, wenn „kein vernünftiger, die Lebensverhältnisse überschauender Mensch noch Zweifel hat" bzw. „ein Grad an Gewissheit erreicht ist, der den Zweifeln Schweigen gebietet, ohne sie völlig auszuschließen", also eine Wahrscheinlichkeit von 99,9 % besteht.

Im Einzelfall kann eine Erkrankung „wie eine Berufserkrankung" anerkannt werden, als so genannte **Quasi-BK**. Voraussetzung entsprechend dieser **Öffnungsklausel** nach Paragraf 9 (2) des SGB VII ist,

- dass eine besondere Einwirkung vorliegt oder vorlag, die grundsätzlich (generell) geeignet ist, die festgestellte Erkrankung hervorzurufen,
- dass es sich dabei um eine medizinisch-wissenschaftlich neue Erkenntnis handelt und
- dass für die Verursachung der Erkrankung durch die schädigende Einwirkung bzw. die Tätigkeit eine hinreichende Wahrscheinlichkeit besteht.

Der Pneumologe wird in den häufigsten Fällen als Gutachter hinzugezogen, wenn es um die Kausalität einer beruflichen Noxe (**Versicherungsfall**) bzw. deren Einfluss auf eine funktionelle Störung (**Leistungsfall**) geht. Lässt sich z. B. eine Silikose durch Staubbelastung unter Tage nachweisen, ohne dass sie zu wesentlichen Funktionsausfällen geführt hat, liegt ein Versicherungsfall, jedoch kein Leistungsfall vor. Ist jedoch eine Obstruktion oder ein Emphysem entstanden, so liegt bei dem Versicherten eine Reduktion bezüglich seiner Vermittelbarkeit am freien Arbeitsmarkt vor, und es resultiert üblicherweise eine Entschädigungspflicht im Sinne einer Minderung der Erwerbstätigkeit (MdE).

M!

Kausalitätsnachweise bei (Erst-)Gutachten erfordern mitunter eine große Erfahrung in dem Fachgebiet.

Weitere Begutachtungen mit der Frage der Kausalität eines Körperschadens gibt es im **sozialen Entschädigungsrecht** und im **privaten Unfallrecht**. Gutachten für die gesetzliche Kranken- oder Pflegeversicherung sowie für das Renten- oder Schwerbehindertenrecht betreffen dann den Schaden selber bzw. bestimmte Problembereiche daraus, z. B. Hilfsmittel. Die Kausalität spielt hier keine Rolle.

Ein Gutachten stellt immer nur einen **Vorschlag** für eine andere entscheidende **Institution**, z. B. die Unfallversicherung oder ein Gericht, dar. Die Institution muss dem Gutachtenvorschlag nicht folgen, wird sich aber in den meisten Fällen daran halten. Zur Transparenz ist es auch ganz wichtig, das **Gutachten in einer allgemeinverständlichen Sprache** zu verfassen, damit keine Unklarheiten auftauchen oder vermeidbare Rückfragen entstehen. Ein Gutachten muss immer nach bestem Wissen und Gewissen erstellt werden. Der Arzt ist frei und darf in keinem Fall Vorgaben oder persönlichen Sympathien folgen.

Bei manchen Begutachtungssituationen lohnt es sich, den zuständigen **Sachbearbeiter** anzurufen, der meistens recht gut über den Sachverhalt informiert ist. Man erhält dann deutlich schneller die relevanten Informationen.

Bei vielen Gutachten ist der begutachtende Arzt der einzige, der mit dem Patienten spricht. Deswegen ist es wichtig, sich hier nicht nur auf die Fragestellung des Gutachtens zu beschränken, sondern ein Gesamtbild zu erhalten und dem Patienten ggf. entsprechende Hintergründe für die Begutachtung zu vermitteln. Hier liegt eine **Quelle vieler Missverständnisse**, da häufig die Patienten die Rahmenbedingungen nicht kennen. Beispielsweise gibt es auch bei einem offensichtlich berufsbedingten Körperschaden mitunter keine Entschädigung, wenn gesetzliche Rahmenbedingungen das verhindern, wie die Rückwirkungsklausel, die erst ab einem bestimmten Datum eine Entschädigungszahlung erlaubt, oder die Schädigung im Ausland erworben wurde und es mit dem betreffenden Staat keine Regelung für eine BK gibt. Auch ist es sinnvoll, dem Patienten die Verhältnismäßigkeit seines Schadens im Vergleich zu anderen Erkrankungen bzw. die Vorgaben für die Begutachtung mitzuteilen. Nach eigener Erfahrung spart das häufig langwierige und überflüssige Sozialgerichtsprozesse.

M!

Ein ehrliches Gespräch zwischen Begutachtetem und Gutachter erspart oft unnötige Sozialgerichtsprozesse.

9.3.2 Durchführung des Gutachtens

Beim Gutachten sollte man sich unbedingt auf die **Fragestellung beschränken**. Nicht selten werden Untersuchungen ohne deutlichen Bezug zur Fragestellung durchgeführt. Für den Fall, dass man während des Gutachtens feststellt, dass über die Fragestellung hinaus weitere Untersuchungen für die Beurteilung relevant sind, ist es in der Regel leicht möglich, durch Rückfragen beim Auftraggeber eine Kostenzusage für die Ausweitung der Diagnostik genehmigt zu bekommen.

Im Vordergrund steht bei der Begutachtung die **Arbeitsanamnese**. Auch für den Fall, dass in den Gutachtenunterlagen bereits ausführliche Voruntersuchungen enthalten und Arbeitsanalysen bzw. Berechnungen des technischen Aufsichtsdiensts durchgeführt sind, sollten diese immer auf Plausibilität geprüft werden.

Die einzelnen Krankheitsbilder sind nachstehend erwähnt. Für viele häufigere Berufserkrankungen wie Silikose, asbestassoziierte Erkrankungen, obstruktive Atemwegserkrankung usw. gibt es **Merkblätter der Unfallversicherung**, die in der Website der Fachgesellschaft (www.dgaum.de) oder der Unfallversicherung (www.dguv.de) abrufbar sind. Neuerdings gibt es für wesentliche pneumologische Berufserkrankungen (Silikose, asbestassoziierte Erkrankungen) auch Leitlinien nach AWMF (unter www.pneumologie.de).

In der Silikose-Leitlinie wurde eine MdE-Empfehlung erstellt, die für alle Berufserkrankungen mit Obstruktion, Restriktion oder Emphysem geeignet ist, den **Funktionsschaden** zu quantifizieren. ▸ Abb. 9.2 zeigt diese Empfehlung, die nach Anamnese, Klinik, Lungenfunktion, Belastungsuntersuchung mit Spiroergometrie sowie nach der aktuellen Therapie das Ausmaß der Funktionseinschränkung bestimmt. Die wesentlichen Inhalte der Abbildung sind in den einzelnen Kapiteln des Buchs ausführlicher beschrieben, sodass darauf verwiesen werden kann.

Häufiger findet sich eine Diskrepanz zwischen den Ergebnissen der Funktionsuntersuchungen und den Beschwerden. Ein objektiver Maßstab ist sicher das Ausmaß der Belastung in **Prozent der Sollbelastung**, sofern die Mitarbeit ausreichend ist. In Grenzfällen hilft die Spiroergometrie mit Messung der Sauerstoffaufnahme. Die Prozentangabe der erbrachten Sollwattleistung ist ein gutes Maß für die Funktionseinschränkung, die die tragende Säule der MdE-Empfehlung darstellt.

MdE %	Anamnese	Klinik	Lungenfunktion: Spirometrie, Bodyplethysmografie	Lungenfunktion: $D_{L,co}$	Belastungsuntersuchung mit Blutgasbestimmung	Spiroergometrie	Therapie, indiziert nach aktuellen Leitlinien	MdE %
10§	Geringe Beschwerden, unter Therapie keine Beschwerden	Normalbefund	Grenzbereich	Grenzbereich	Normaler Sauerstoffpartialdruck	Insuffizienzkriterien# bei hoher Belastung ($\dot{V}O_{2max}$ 80–65 % des $\dot{V}O_2$-Solls)	Keine oder gelegentlich Bronchodilatatoren	10
20	Keine völlige Beschwerdefreiheit oder unter Therapie, geringgradige Belastungsdyspnoe	Giemen oder Knistern unterschiedlichen Grades	Geringgradige Veränderungen überwiegen	Geringgradige Verminderung	Normaler oder verminderter* Sauerstoffpartialdruck bei sehr hoher Belastung**		Täglich Bronchodilatatoren, evtl. inhalative Kortikoide	20
30					Normaler oder verminderter* Sauerstoffpartialdruck bei hoher Belastung*			30
40			Mittelgradige Veränderungen überwiegen	Mittelgradige Verminderung		Insuffizienzkriterien# bei mittlerer Belastung ($\dot{V}O_{2max}$ <65–50 % des $\dot{V}O_2$-Solls)		40
50	Mittelgradige Belastungsdyspnoe (Pause nach 2–3 Stockwerken). Tägliche Atembeschwerden	Cor pulmonale ohne Rechtsinsuffizienzzeichen			Verminderter* Sauerstoffpartialdruck bei mittlerer Belastung		1 oder 2 lang wirkende Bronchodilatatoren/orale Kortikoide, sonstige Medikation notwendig	50
60								60
70	Hochgradige Belastungsdyspnoe (z. B. Pause nach 1 Stockwerk). Regelmäßig Atemnotzustände	Cor pulmonale mit reversibler Rechtsherzinsuffizienz	Hochgradige Veränderungen überwiegen	Hochgradige Verminderung	Verminderter* Sauerstoffpartialdruck bei leichter Belastung	Insuffizienzkriterien# bei leichter Belastung ($\dot{V}O_{2max}$ <50 % des $\dot{V}O_2$-Solls)	zusätzlich O_2-Therapie erforderlich	70
80								80
90	Gehstrecke ohne Pause < 100 m oder < 8 Stufen	Cor pulmonale mit irreversibler Rechtsherzinsuffizienz			Verminderter Sauerstoffpartialdruck in Ruhe bei Normokapnie			90
100	Ruhedyspnoe (Hilfe beim Essen und/oder Kleiden nötig). Wiederholt lebensbedrohliche Luftnotzustände		Forcierte Atemmanöver wegen der Schwere der Erkrankung nicht möglich	Bestimmung wegen Schwere der Erkrankung nicht möglich	Verminderter Sauerstoffpartialdruck und Hyperkapnie in Ruhe	Belastungsuntersuchung wegen Schwere der Erkrankung nicht möglich	Trotz optimaler Therapie nicht beherrschbare COPD	100

§ ggf. als Stütz-MdE von Bedeutung; * vorrangig bei COPD/Emphysem zu erwarten; in Grenzfällen ist der standardisierte $P_{a,O2}$ zu verwenden; ** sehr hohe Belastung: 100 % des Sollwertes werden erreicht; hohe Belastung: 80 % des Sollwertes werden erreicht; # Abweichung von Normwerten, v. a. von $\dot{V}O_{2max}$ (maximale Sauerstoffaufnahme), $\dot{V}_{O2AT}$ (Sauerstoffaufnahme an der anaeroben Schwelle), $P_{(A-a), O2}$ (alveoloarterielle Sauerstoffpartialdruckdifferenz), $\dot{V}_E$ (exspiratorisches Atemminutenvolumen), ventilatorische Reserve, Atemäquivalente

Abb. 9.2 Anhaltspunkte für die MdE-Empfehlung bei Erkrankungen des bronchopulmonalen Systems (obstruktive, restriktive Ventilationsstörungen sowie Diffusionsstörungen) (nach [96]).

9.4 Berufserkrankungen

Im folgenden Kapitel werden die wichtigsten pneumologisch bedeutsamen Berufserkrankungen besprochen. Bezüglich der Details wird auf die arbeitsmedizinische Literatur verwiesen. Die Arbeitsmedizin behandelt komplexe berufliche Einflüsse mit breiten Belastungssituationen und entsprechend bunten Krankheitsbildern. Viele Ärzte, die keine Gelegenheit hatten, zumindest passager im Handwerk oder in der Industrie tätig zu sein, können sich die gesundheitsgefährdenden Arbeitsbedingungen oft gar nicht vorstellen, die mitunter vor Ort herrschen. Man sollte deswegen in Problemfällen immer Kontakt mit erfahrenen Arbeitsmedizinern suchen.

Auf der anderen Seite sind Arbeitsmediziner nicht selten mit pneumologischen Spezialfällen überfordert, da sie infolge der Breite ihres Fachs nicht die Erfahrungen in der Diagnostik und der Leistungsbeurteilung sammeln konnten wie ein Pneumologe. Deswegen werden Pneumologen mit relativ vielen Fachgutachten aus dem Bereich der Arbeitsmedizin beauftragt.

Allgemein gilt, dass jeder Arzt und Zahnarzt bei Verdacht auf eine Berufserkrankung zur **Meldung verpflichtet** ist. Allerdings gibt es Grauzonen, die man im Einzelfalle ausnutzen sollte. Mit der Meldung einer Berufserkrankung wird manchmal ein Prozess in Gang gesetzt, der nicht immer für die Situation des Patienten im Einzelfall das beste Ergebnis bringt. Vielen Pneumologen ist nicht bekannt, dass bei manchen Berufserkrankungen ein **Anspruch auf Entschädigung** erst besteht, wenn die **berufliche Tätigkeit aufgegeben** wird. Beispielsweise kann für einen selbstständigen Bäcker, der einige Jahre vor der Pensionierung steht und bei dem der Verdacht auf ein Bäckerasthma besteht, die Anmeldung einer Berufserkrankung den finanziellen Ruin bedeuten. Mit einer entsprechenden antiasthmatischen Therapie kann er häufig beschwerdefrei eingestellt werden, sodass dies ein Grund wäre, von einer Meldung erst einmal in Absprache mit dem Patienten abzusehen. Der Versicherte kann dem **werthöheren Persönlichkeitsrecht** jederzeit weitere Ermittlungen bezüglich einer Berufserkrankung ablehnen.

> **M!**
>
> Die Verdachtsmeldung auf eine Berufserkrankung stellt oft entscheidende Weichen für das weitere Leben der Betroffenen.

Auf der anderen Seite gibt es eher häufiger die umgekehrte Situation, dass Patienten relativ offensichtlich durch die berufliche Exposition krank geworden sind (bzw. sich deren bereits vorher vorhandene Erkrankung dadurch deutlich verschlimmert hat) und es für diesen Fall keine gesetzliche Berufserkrankung gibt. Auch in solchen Fällen sollte eine Anzeige erfolgen, denn es gibt immer die Möglichkeit, im Einzelfall über eine entsprechende **Öffnungsklausel** doch eine Anerkennung zu erreichen und ggf. den erlittenen Gesundheitsschaden zu entschädigen. Gerade in solchen Problemfällen sollte man sich den Rat eines erfahrenen Arbeitsmediziners holen.

9.4.1 Akute Berufserkrankungen

Akute Berufserkrankungen in der Pneumologie entstehen fast immer durch Inhalation toxischer Stoffe. Hierbei muss unterschieden werden, ob die toxische Substanz als **Aerosol oder als Gas** inhaliert wird. Wenn es sich um die Inhalation eines Gases handelt, ist es bedeutsam zu wissen, ob dieses wasserlöslich oder nicht wasserlöslich ist, da diese Faktoren die Ablagerung in den Atemwegen und damit das Krankheitsbild bestimmen.

Aerosole dringen abhängig von der Partikelgröße bis in die Alveolen vor. Beispielsweise sind Schweißrauchpartikel oder Metalldämpfe, die durch Kondensation entstehen, oft klein, sodass sie weit in die Lungenperipherie gelangen. **Gase** hingegen haben im Vergleich zu Aerosolpartikel eine mehr als 100-fache Diffusionsgeschwindigkeit (ca. 1 mm/s) und bekommen durch Turbulenzen schon in den oberen Atemwegen Wandkontakt, was dann zur Absorption führt, wenn sie gut wasserlöslich sind. Beispielsweise wird SO_2 bei Inhalation durch die Nase bereits zu 99 % in der Nasenschleimhaut absorbiert, weswegen es gar nicht die Bronchien erreicht. Bei Mundatmung kommt es nicht tiefer als bis zu den mittleren Bronchien. Sind die Gase wenig wasserlöslich, werden sie von der Bronchialwand schlechter absorbiert (z. B. Kohlenmonoxid oder Nitrosegase), sodass sie dann bis in die Alveolen gelangen und dort entsprechend Vergiftungsbilder auslösen können.

> **M!**
>
> Toxische wasserlösliche Gase erreichen – im Gegensatz zu Aerosolen – infolge der hohen Diffusion und Absorption an der Bronchialwand die Alveolen nicht.

Üblicherweise hat man mit solchen Fällen nur selten zu tun. Je nach Art und Dosis des inhalierten Toxins kann es bis zum Lungenödem kommen (Brandaerosole von chlorhaltigen Kunststoffen). Normalerweise kommt es bei **Metallrauch** zu Fieber, Schüttelfrost und Husten (bevorzugt Zink, seltener Cadmium und Kupferoxid). Das Bild sieht eher aus wie eine akute exogen allergische Alveolitis. Wird eine bronchoalveoläre Lavage durchgeführt, findet man wie bei der akuten Phase einer exogen allergischen Alveolitis eine ausgeprägte neutrophile Granulozytose. Mitunter verursachen oder begünstigen Metalldämpfe auch Pneumonien, wobei diese dann mit erhöhter Mortalität einhergehen können.

Eine rezidivierende akute Exposition mit **Brandaerosolen**, wie sie bei der Feuerwehr vorkommt, führt im Mittel zu einer Beschleunigung der Lungenfunktionsabnahme über das normale Maß von ca. 20–40 ml/Jahr (bei Nichtrauchern) hinaus. Viele zeigen später auch die Zeichen einer chronischen Bronchitis bzw. COPD. Die Situation ist damit vergleichbar mit einer vermehrten beruflichen Staubbelastung, wie sie in vielen Industrien vorkommt.

Bei Exposition gegenüber zu hohen Konzentrationen von organischen Stäuben, die Endotoxin enthalten, entwickelt sich ein **Organic Dust Toxic Syndrome (ODTS)**. So etwas kommt in der Landwirtschaft vor, z. B. bei Drescharbeiten, wenn das Getreide durch Feuchtigkeit bakteriell kontaminiert ist. Aber auch durch Aufenthalt im Schweine- und Geflügelstall kann es entstehen. Es gibt dazu noch eine eigene Berufserkrankung, die **Byssinose** infolge Kontakts mit roher Baumwolle. Durch das Waschen der Baumwolle vor der Verarbeitung sind die Endotoxine heute verschwunden, sodass diese Erkrankung nicht mehr vorkommt (Kap. 9.1).

Vergessen werden darf nicht, dass bei Patienten mit einer mehr oder weniger dauerhaften Belastung mit **Endotoxinen** in niedriger Dosis eine **chronische Bronchitis** ausgelöst werden kann. Wie bei einer chronischen Bronchitis anderer Ursache entsteht auch hier in 20–30 % eine Obstruktion. Das Bild entspricht dann einer COPD. Gerade bei Landwirten wird diese berufliche Belastung öfter übersehen, denn Menschen dieser Berufsgruppe (meist Selbstständige) gehen oft erst beim Auftreten schwerer Symptome zum Arzt.

Die **Therapie solcher akut irritativen oder toxischen Krankheitsbilder** durch Metalldämpfe oder Endotoxine ist uniform. Es werden immer hoch dosiert Glukokortikoide gegeben, systemisch wie inhalativ. Wichtig ist, die Patienten mindestens 2 Tage zu überwachen, da sich ein 2-zeitiger Verlauf entwickeln kann. In der Regel heilen die einmaligen, akuten Erkrankungen völlig aus.

> M!
>
> Manche Berufgruppen wie Landwirte ignorieren berufsbedingte pulmonale Beschwerden eher als andere.

9.4.2 Chronische Berufserkrankungen

Die Mehrzahl der Berufserkrankungen entsteht durch chronische Einwirkungen von Noxen. Die Berufskrankheitenverordnung passt sich der aktuellen Entwicklung an, sodass immer neue Berufskrankheiten hinzukommen. Es gibt **6 Klassen von Berufserkrankungen**:

- chemische Einwirkungen
- physikalische Einwirkungen
- Infektionserreger oder Parasiten
- Erkrankung der Atemwege, der Lunge und des Rippen- und Bauchfells
- Hautkrankheiten
- sonstige Ursachen

▸ Tab. 9.2 gibt einen Überblick über die wichtigsten pneumologischen Berufskrankheiten. Die erste Ziffer der BK-Nummer gibt die auslösende Art der Noxen oder das betroffene Manifestationsorgan an.

Die Inhalation von **anorganischen Stäuben** führt in Abhängigkeit von der Art der Zusammensetzung und der Partikelgröße zu mehr oder weniger ausgedehnten fibrotischen Lungenveränderungen (meist mit Granulombildung) oder/und zur chronischen Bronchitis. Bestimmte Substanzen können auch Karzinome verursachen. Lagern sich die Partikel eher im Bronchialsystem ab und haben eine dauerhaft hohe Konzentration (Overload-Problematik, Makrophagenüberladung), können auch inerte Partikel eine chronische Bronchitis verursachen. Wie alle chronischen Bronchitiden kann diese teilweise in eine Obstruktion und/oder ein Emphysem übergehen. Vereinzelt können anorganische Aerosole auch ein Asthma verursachen; bekanntestes Beispiel sind hier Platinverbindungen.

Organische Partikel führen am ehesten zu einem berufsbedingten allergischen Asthma bronchiale. Sie können aber ebenfalls eine chronische Bronchitis begünstigen oder auslösen. Mitunter kommt es auch zu Typ-III/IV-Reaktionen in Form einer allergischen Alveolitis.

BK 1110 (Beryllium)

Eine Berylliose ist heute eine seltene Berufserkrankung geworden. Allerdings gibt es wahrscheinlich eine größere Dunkelziffer, da Beryllium in der Aluminiumherstellung in breitem Einsatz ist. Es führt zu granulomatösen Veränderungen und unterscheidet sich weder klinisch noch histologisch oder radiologisch von einer Sarkoidose. Es gibt Lymphozyten-Stimulationstests, die bei der Differenzierung helfen. Hier muss man sich an Speziallabors wenden (Universitätsklinik Freiburg, Abteilung Pneumologie).

> M!
>
> Möglicherweise haben einige Prozent der Sarkoidosepatienten unerkannterweise eine Berylliose.

BK 1201 (Kohlenmonoxid, CO)

Akute Kohlenmonoxidvergiftungen sind nicht einfach zu diagnostizieren, da die Patienten klinisch rosig aussehen und trotzdem eine Hypoxie bzw. ein ATP-Mangel im Gewebe existiert. CO bindet zwar langsamer am Hämoglobin als Sauerstoff, hat aber dafür danach eine viel festere Bindung. Zudem hemmt es die **Cytochromoxidasen** in der **Atmungskette.** Was vermutlich klinisch wichtiger ist, ist die Blockade des Hämoglobins für Sauerstoff. Klinisch sind die Symptome variabel und entsprechen mitunter eher einem akuten Virusinfekt mit zentralnervösen Symptomen. Wenn der Verdacht geäußert wird, helfen entsprechende Blutgasuntersuchungen, allerdings nur,

Tab. 9.2 Pneumologisch relevante Berufserkrankungen.

BK-Nummer	Krankheiten
1110	Erkrankungen durch Beryllium oder seine Verbindungen
1201	Erkrankungen durch Kohlenmonoxid
1315	Erkrankungen durch Isozyanate, die zur Unterlassung aller Tätigkeiten gezwungen haben, die für die Entstehung, Verschlimmerung oder das Wiederaufleben der Krankheit ursächlich waren oder sein können
4101	Quarzstaublungenerkrankung (Silikose)
4102	Quarzstaublungenerkrankung in Verbindung mit aktiver Lungentuberkulose (Silikotuberkulose)
4103	Asbeststaublungenerkrankung (Asbestose) oder durch Asbeststaub verursachte Erkrankungen der Pleura
4104	Lungenkrebs oder Kehlkopfkrebs in Verbindung mit Asbeststaublungenerkrankung (Asbestose), in Verbindung mit durch Asbeststaub verursachter Erkrankung der Pleura oder bei Nachweis der Einwirkung einer kumulativen Asbestfaserstaubdosis am Arbeitsplatz von mindestens 25 Faserjahren (25×10^6 Fasern/$m^3 \times$ Jahre)
4105	durch Asbest verursachtes Mesotheliom des Rippenfells, des Bauchfells oder des Perikards
4106	Erkrankungen der tieferen Atemwege und der Lungen durch Aluminium oder seine Verbindungen
4107	Erkrankungen an Lungenfibrose durch Metallstäube bei der Herstellung oder Verarbeitung von Hartmetallen
(4108)	Erkrankungen der tieferen Atemwege und der Lungen durch Thomasmehl (Thomasphosphat)
4109	bösartige Neubildungen der Atemwege und der Lungen durch Nickel und seine Verbindungen
4110	bösartige Neubildungen der Atemwege und der Lungen durch Kokereirohgase
4111	chronisch obstruktive Bronchitis oder Emphysem von Bergleuten unter Tage im Steinkohlebergbau bei Nachweis der Einwirkung einer kumulativen Dosis von in der Regel 100 Feinstaubjahren (mg/$m^3 \times$ Jahre)
4112	Lungenkrebs durch die Einwirkung von kristallinem Siliziumdioxid (SiO_2) bei nachgewiesener Quarzstaublungenerkrankung (Silikose oder Silikotuberkulose)
4113	Lungenkrebs durch polyzyklische aromatische Kohlenwasserstoffe bei Nachweis der Einwirkung einer kumulativen Dosis von mindestens 100 Benzo[a]pyren-Jahren (µg/$m^3 \times$ Jahre)
4114	Lungenkrebs durch das Zusammenwirken von Asbestfaserstaub und polyzyklischen aromatischen Kohlenwasserstoffen bei Nachweis der Einwirkung einer kumulativen Dosis, die einer Verursachungswahrscheinlichkeit von mindestens 50 % nach der Anlage 2 entspricht
4115	Lungenfibrose durch extreme und langjährige Einwirkung von Schweißrauchen und Schweißgasen (Siderofibrose)
4201	exogen allergische Alveolitis
4202	Erkrankungen der tieferen Atemwege und der Lungen durch Rohbaumwoll-, Rohflachs- oder Rohhanfstaub (Byssinose)
4203	Adenokarzinome der Nasenhaupt- und Nasennebenhöhlen durch Stäube von Eichen- und Buchenholz
4301	durch allergisierende Stoffe verursachte obstruktive Atemwegserkrankungen (einschließlich Rhinopathie), die zur Unterlassung aller Tätigkeiten gezwungen haben, die für die Entstehung, Verschlimmerung oder das Wiederaufleben der Krankheit ursächlich waren oder sein können
4302	durch chemisch-irritativ oder toxisch wirkende Stoffe verursachte obstruktive Atemwegserkrankungen, die zur Unterlassung aller Tätigkeiten gezwungen haben, die für die Entstehung, Verschlimmerung oder das Wiederaufleben der Krankheit ursächlich waren oder sein können

wenn die Geräte das CO-Hb auch erfassen. Inzwischen gibt es sogar Pulsoximeter, die das CO-Hb direkt messen können. Ansonsten zeigen die üblichen Geräte bei CO-Vergiftung die Sauerstoffsättigung und den Sauerstoffpartialdruck im Normbereich falsch positiv an.

M!

Vermutlich gibt es hier viel mehr CO-Vergiftungen, als vermutet werden. In den USA sind es immerhin ca. 5 000 Tote/Jahr.

Die akute Behandlung besteht in einer möglichst **hyperbaren Sauerstofftherapie**, um auch die physikalische Löslichkeit von Sauerstoff im Plasma auszunutzen. Dies ist erforderlich, da CO teilweise auch den Elektronentransfer der Atmungskette blockiert, sodass versucht werden muss, durch den erhöhten Sauerstoffpartialdruck das CO kompetitiv zu verdrängen. Besteht kein Zugang zu einer hyperbaren Kammer, so besteht in schweren Fällen auch die Möglichkeit, die Patienten zu intubieren und über den Ventilator mit 100 % Sauerstoff zu hyperventilieren. Zudem sollte durch Sedation der gesamte Sauerstoffverbrauch des Organismus gesenkt werden.

BK 1315 (Isozyanate)

Isozyanate kommen im Wesentlichen in den Härtern oder Schaumauslösern von 2-Komponenten-Systemen vor (Polyurethanchemie). Obwohl es ein vergleichsweise einfacher chemischer Stoff ist, kann er unterschiedliche pneumologische Krankheitsbilder verursachen:

- Asthma bronchiale als immunologisch/allergische Reaktion (nach Expositionsprophylaxe kommt es oft – aber nicht immer – zur deutlichen Besserung)
- chronische Bronchitis, verursacht durch die irritative bzw. toxische Wirkung
- exogen allergische Alveolitis

Zumeist ergibt sich durch die genaue Arbeitsanamnese der Verdacht, der durch Untersuchungen des technischen Aufsichtsdiensts in der Regel bestätigt wird. Mitunter ist eine Provokationstestung erforderlich, die aber nur von arbeitsmedizinischen Instituten durchgeführt werden sollte, die über entsprechende Erfahrung verfügen.

BK 4 101 (Silikose)

Insbesondere durch Inhalation von Quarzstaub (kristallines Siliziumdioxid) entsteht eine vorwiegend granulomatöse Lungenveränderung, die typischerweise knoten- oder knötchenförmig verläuft. Eine Fibrosierung entsteht hier sekundär. Über Jahre können die Veränderungen verkalken. Zudem verursachen Quarzstäube auch eine chronische Bronchitis und erhöhen die Wahrscheinlichkeit für Lungenkrebs. Viele Patienten reagieren mit kleinsten Silikoseknoten, die zu einer Retraktion des Lungengewebes in der Umgebung führen, was dort ein Emphysem verursacht. Hierbei können die Knötchen teilweise so klein sein, dass sie sich gerade der Auflösung der Röntgenaufnahmen des Thorax entziehen. Man spricht dann auch von einer **„Schwarze-Löcher-Lunge“**.

9

Durch diese sehr unterschiedlichen Reaktionsweisen entstehen entsprechend **vielgestaltige Röntgenbilder**. Die p.–a. Thoraxaufnahmen werden nach der ILO (International Labour Organization) eingeteilt. Durch die neue Rechtsprechung gepaart mit der neuen Leitlinie (www.pneumologie.de; [2]) ist die Bedeutung der ILO-Klassifikation für die Begutachtung zugunsten der Funktionsbewertung zurückgegangen.

Der mit dieser Berufserkrankung unerfahrene Arzt ist überrascht, wenn er Silikosebilder erstmalig sieht. Er vermutet oft einen tumorösen oder schwerkranken Patienten dahinter. Ohne Kenntnis der Berufsanamnese und Vorbilder kann im Einzelfall die Diagnose nicht gesichert werden. Ein **Thorax-CT** hilft allerdings und der Erfahrene erkennt meist typische Veränderungen. Das Wissen um die Exposition ist natürlich für die Röntgenbefundung immer von zentraler Bedeutung. CT-Untersuchungen zeigen, dass vor allem bei gering gestreuten Silikosen (ILO 1/1) in einem Drittel der Fälle eine Fehleinschätzung vorlag. Entweder es waren keine Silikosen oder der Streuungsgrad wurde über- bzw. unterschätzt.

> M!
>
> Ohne Vorbefunde sind Röntgenbilder bei Silikose infolge der großen Varianz praktisch nicht diagnoseweisend zu befunden.

Die fibrotischen Veränderungen entstehen umso schneller, je **mehr Quarz** in den inhalierten Stäuben enthalten ist. Steinbrucharbeiter, die stark quarzhaltige Steine abbauen, können innerhalb weniger Jahre schon eine schwere Silikose entwickeln. Auf der anderen Seite können Bergleute, die viele Jahre unter Tage meist vor Kohle gearbeitet und damit relativ wenig Quarzstaub inhaliert haben, sogar unauffällige Röntgenbilder zeigen. Obwohl wir bei der Erkrankung der deutschen Bergleute und auch in der Berufskrankheitenverordnung von einer Silikose sprechen, handelt es sich eigentlich immer um eine Mischstaubpneumokoniose, in diesem Fall um eine **Anthrakosilikose**.

Neuerkrankungen an Silikose kommen heute bei uns nur noch selten vor. Es gibt aber noch viele Altfälle, sodass es auch in den nächsten Jahren, vor allen Dingen in Gegenden mit Kohlebergbau, noch viele Silikosepatienten geben wird.

Die Erkrankung zeigt gelegentlich **Komplikationen**, vermutlich durch ein anfangs entzündliches Einschmelzen von größeren Silikoseherden, die dann als Kolliquationsnekrose zerfallen und abgehustet werden. Die Patienten husten schwarzes Sputum ab (Phthisis atra). Heute sieht man allerdings eher die Folgen in Form von Kavernen. Diese können sich mitunter mit Flüssigkeit füllen, ohne dass der Patient klinisch oder laborchemisch Zeichen einer Entzündung hat.

Natürlich gibt es auch aufgepfropfte Entzündungen. Häufig handelt es sich aber nur um einen Zufallsbefund im Röntgenbild. Die zerfallenen Schwielen können sich mit der Zeit auch durch die fortgesetzte **Granulomaktivität** wieder „füllen“. Ohnehin ist es wichtig zu wissen, dass es bei dieser Erkrankung mitunter zu einem ständigen Formenwandel der Röntgenmorphologie kommen kann, da auch nach Beendigung der Exposition die Granulome ständig mehr oder minder aktiv bleiben. Manche Patienten zeigen aber über viele Jahre ein fast identisches Röntgenbild. Dies erschwert die Abgrenzung von anderen Erkrankungen wie einem Tumorleiden.

Funktionell steht bei der Silikose die **Obstruktion** im Vordergrund, aber auch fast gleich häufig das **Emphysem**. In einer eigenen Untersuchung war etwa bei 20 % der Silikosepatienten der Grund für die Belastungsluftnot die durch das Emphysem verursachte Hypoxämie unter Belastung. Gerade bei Staublungenerkrankten ist daher die Messung der CO-Diffusionskapazität und der Belastungsblutgase unerlässlich. Die Obstruktion kann mitunter völlig fehlen. Bei ausgedehnteren fibrotischen Veränderungen sind zusätzlich restriktive Veränderungen vorhanden.

> M!
>
> Silikosepatienten sind funktionell durch das Emphysem oft am stärksten eingeschränkt.

Als Besonderheit wird das **Caplan-Syndrom** erwähnt, die Kombination aus Silikose und rheumatoider Arthritis. Nachanalysen haben gezeigt, dass es sich eher nur um das zufällige Zusammentreffen zweier Krankheitsbilder handelt. Die Verteilung der rheumatoiden Arthritis ist bei Silikosepatienten nach eigenen Erfahrungen eher niedriger als in der Normalbevölkerung, was allerdings nicht überrascht, da Bergleute, die eine rheumatoide Arthritis entwickeln, früh aus dem staubgefährdenden Bereich herausgenommen werden (Healthy Worker Effect).

Liegt eine Obstruktion vor, ist die **Therapie** identisch mit der einer COPD. Das Gleiche gilt für das Emphysem. Hierbei darf auch nicht vergessen werden, dass viele der Silikosepatienten **über Jahre geraucht** haben, sodass dann immer eine Kombination aus berufsbedingter und privater Staubbelastung die Erkrankung verursacht hat.

BK 4 102 (Silikotuberkulose)

Die Silikose begünstigt das Angehen einer Tuberkulose vermutlich durch die präformierten Veränderungen. Allerdings ist die Zahl der Silikotuberkulosen stark zurückgegangen. Es sind nur noch wenige Fälle, die im Jahr zur Anerkennung kommen. Eigentlich sind es nur reaktivierte Tuberkulosen; neue Erkrankungen kommen praktisch nicht mehr vor.

Hier ist das **Röntgenbild** auch bei vorliegenden Voraufnahmen nicht immer hilfreich, da durch die oft ausgedehnten silikotischen Veränderungen eine reaktivierte Tuberkulose maskiert werden kann. Entscheidend ist hier die **Klinik.** Wenn die Patienten einen Leistungsknick zeigen mit Nachtschweiß, manchmal vermehrtem Auswurf und diskreten Entzündungszeichen im Blut, sollte man immer den Verdacht auf eine reaktivierte Tuberkulose im Rahmen der Berufserkrankung haben. Auch wenn sich im Sputum bzw. Bronchialspülwasser und Magensaft keine Tuberkulosebakterien nachweisen lassen, kann ein **Ex-juvantibus-Therapieversuch** mit Antituberkulotika gerechtfertigt sein. Allerdings muss man mittels positivem Tuberkulinhauttest oder IGRA die vorbestehende latente Tbc nachweisen. Man sieht immer wieder Patienten, die sich darunter klinisch deutlich bessern (Rückgang von Nachtschweiß), meist schon nach 2 Wochen. Im Nachhinein sind dann die Tuberkuloseherde im Thorax-CT durch den Vergleich detektierbar.

> M!
>
> Die Behandlung einer Silikotuberkulose muss gelegentlich auch nur nach klinischen Kriterien erfolgen.

BK 4 103 (Asbeststaublungenerkrankung)

Die Besonderheit des Minerals Asbest sind seine lange, **faserige Struktur** sowie seine chemische und thermische Beständigkeit. Durch die faserige Struktur lässt es sich gut verarbeiten. Bereits vor 3 000 Jahren sind Asbestdecken gewebt worden. Asbestfasern sind lang und dünn, sodass sie im Lichtmikroskop nur zu erkennen sind, wenn sich Hüllproteine gebildet haben (**Asbestkörperchen**). Die Länge der Faser (üblicherweise 10–20 µm bei einem Durchmesser von 0,1–0,5 µm) erklärt auch gleichzeitig ihre Gefährlichkeit. Um in Gänze phagozytiert zu werden, ist sie zu lang. Infolgedessen kommt es bei dem Versuch der Phagozytose zur vermehrten Makrophagenzerstörung mit Mediatorenausschüttung, was die Besonderheit dieses Krankheitsbildes bzw. die Krebsentstehung erklärt.

Hinzu kommt, dass **Blauasbest** (**Krokydolith**) chemisch so resistent ist, dass er praktisch nicht abgebaut werden kann. Er lässt sich auch Jahrzehnte nach einer Asbestexposition noch nachweisen. Allerdings ist in der Industrie früher in über 90 % Spritzasbest (**Weißasbest, Chrysotyl**) eingesetzt worden. Bei Weißasbest bauen sich die Fasern im Bereich von Monaten bis wenigen Jahren ab, sodass man sie trotz Asbestose auch im Gewebe mikroskopisch bzw. mittels Veraschungstechnik (Asbestfasern sind äußerst hitzebeständig, bleiben bei Veraschung des Gewebes zurück) nicht mehr nachweisen kann (sogenanntes **„Fahrerfluchtphänomen"**).

Die Asbeststaublungenerkrankung ist eine **nichtgranulömatose Pleura- und Lungenfibrose.** Diese wird pathogenetisch heute als Folge einer gestörten Wundheilung verstanden. Im Wesentlichen entspricht die Fibrose bei einer Asbestose dem histologischen Typ der Usual Interstitial Pneumonia (UIP, Kap. 6.2). Die Abgrenzung von einer idiopathischen Lungenfibrose (IPF) ist auch mittels CT nicht möglich und gelingt nur bei weiteren Hinweisen auf eine Asbestexposition wie den typischen pleuralen Veränderungen (hyaline Pleuraplaques **„Tafelberge"**). Die pleuralen Veränderungen bei einer Asbestose betreffen immer die Pleura parietalis. Dies ist für die Differenzialdiagnostik von pleuralen Veränderungen durch andere Erkrankungen (z. B. Tbc) bedeutsam. Die Unterscheidung erfordert aber viel Erfahrung. Rundatelektasen und die sogenannten kurvilinearen Verdichtungen wie die „Krähenfüße" sind zwar recht typisch für die Asbestose, letztlich aber nicht beweisend. Da Asbestfibrosen eine günstigere Prognose haben als eine IPF, hilft die Verlaufsbeobachtung ebenfalls bei der Differenzialdiagnose.

Es gibt auch bei idiopathischen Fibrosen Hinweise, dass eine nicht berufliche **Staubbelastung** wie Holz- oder Metallstaub diese **Fibrose anstoßen** kann. Bei früherer starker Asbestbelastung (z. B. im Schiffsbau) liegt die Zahl der Asbestfibrosen im Prozentbereich und damit etwa 50- bis 100-mal höher als die des spontanen Auftretens der nicht staubbedingten, idiopathischen Fibrosen.

9

Die asbeststaubbedingte Lungenfibrose ist nur in Verbindung mit der Anamnese sowie meist zusätzlichen pleuralen, kalzifizierten Veränderungen im CT (**Brückenbefunde**) zu diagnostizieren. Die funktionellen Ausfälle entsprechen denen einer Fibrose, es kommen aber auch obstruktive Ventilationsstörungen vor. Das Auskultationsphänomen einer Sklerosiphonie ist auch für die asbestbedingte Fibrose sehr typisch und nicht selten endinspiratorisch schon zu hören, wenn die radiomorphologischen Veränderungen noch sehr diskret sind.

Eine **Minimalasbestose** ist definiert, wenn in der Histologie:

- lichtmikroskopisch eine beginnende Fibrosierung zu erkennen ist,
- nach Veraschung > 1000 Asbestkörperchen pro cm^3 Lungengewebe nachgewiesen werden und
- das Röntgenbild unauffällig ist.

Asbestfasern und Asbestkörperchen können auch in der bronchoalveolären Lavage nach Filtration nachgewiesen werden, wozu man aber entsprechende Erfahrung benötigt. Eine Asbestfaser in der Lavage entspricht mindestens 1000 Fasern im Gewebe pro cm^3, allerdings mit großer Streubreite.

Inzwischen ist die **Begutachtung** einfacher geworden, da sie üblicherweise **ohne den Nachweis von Asbestfasern auskommt**. Dies wird nur noch relevant, wenn aus anderen Gründen Gewebe entnommen wurde, das dann analysiert werden kann. Eine transbronchiale Biopsie zum Nachweis von Asbestkörperchen ist keine duldungspflichtige Untersuchung und zur Sicherung einer Berufserkrankung oder Lungenfibrose auch nicht indiziert.

Pleuraplaques alleine stellen keine Präkanzerose dar. Ihr Vorkommen zeigt keine Korrelation mit dem Auftreten einer Asbeststaublungenerkrankung. Bei beruflicher Exposition führen sie zum Versicherungsfall, jedoch infolge fast immer fehlender funktioneller Ausfälle nicht zum Leistungsfall.

M!

Die Begutachtung der Asbestose kommt heute fast immer ohne den Nachweis von Asbestkörperchen aus.

Die alleinige Inhalation von Asbest bei durchschnittlicher Berufsexposition erhöht die **Wahrscheinlichkeit für Lungenkrebs** etwa um den Faktor 9–10. Haben die Patienten in dieser Zeit zusätzlich geraucht, kommt es zur überadditiven Wirkung. Das relative Risiko steigt dann auf das 20- bis 50-Fache. Aus diesem Grunde empfehlen die Autoren Patienten mit Asbestose, die geraucht haben (oder gar noch rauchen), sich **jährlich einer Screening-Untersuchung** mittels CT und möglichst auch einer Bronchoskopie zu unterziehen, obwohl es hierzu derzeit noch wenig Daten in der Literatur gibt.

M!

Zur Krebsfrüherkennung bei Asbestosen mit aktuellem oder früherem Rauchkonsum empfehlen die Autoren eine jährliche Bronchoskopie und ein Thorax-CT.

BK 4 104 (asbestinduzierter Lungen- oder Kehlkopfkrebs)

Wie erwähnt, verursachen Asbestfasern durch ihre Länge und die dadurch deutlich erschwerte Phagozytierbarkeit einen erhöhten Zellumsatz, was Krebsentstehung begünstigt. Deswegen entstehen auch an den Orten mit vermehrter Asbestfaserdeposition in den Atemwegen Karzinome, die sich von denen anderer Genese nicht unterscheiden. Es ist vermutlich wie bei den Kanzerogenen beim Inhalationsrauchen, die ebenfalls unterschiedliche Tumorformen induzieren können. Klassifikation und Therapie sind identisch wie bei den anderen Malignomen.

Problematisch ist mitunter die Frage des kausalen Zusammenhangs zwischen einem Malignom und der beruflichen Exposition. Liegt eine **Asbestose** oder asbesttypische parietale Pleuraverkalkungen als **Brückenbefund** vor, ist der Zusammenhang im Sinne einer haftungsausfüllenden Kausalität klar. Ebenfalls berufsbedingt gilt der Krebs, wenn so genannte **25 Faserjahre** nachgewiesen sind. In Einzelfällen kann auch versucht werden, die Asbestfasern im Biopsiegewebe nachzuweisen, was aber bei Chrysotyl wegen der langen Zeit zwischen Exposition und Erkrankung oft nicht mehr möglich ist. In jedem Fall sollte man dann versuchen, den Nachweis elektronenmikroskopisch zu führen, da die Nachweisgrenze hier deutlich höher ist. Manchmal lässt sich die Genese erst nach dem Tod durch Obduktion und Asbestfasernachweis im Gewebe klären.

BK 4 105 (Mesotheliom)

Das Mesotheliom ist eine klassische asbestbedingte Berufserkrankung. Ohne Asbestexposition kommt es kaum vor. Näheres zur Diagnostik und Therapie ist im Kap. 10.8, Mesotheliom ausgeführt.

BK 4 106–4 108 (Aluminium-, Metallstäube)

Wie oben erwähnt, können Aluminium- und andere Metallstäube zu Lungenfibrosen führen. Insbesondere bei Schleifarbeiten von Hartmetall entstehen sehr kleine Partikel, die entsprechend weit in die Lungenperipherie gelangen können.

Das klinische Bild entspricht hier nach eigenen Erfahrungen eher einem Emphysem bzw. der bei der Silikose erwähnten Schwarze-Löcher-Lunge. Die Funktionsausfälle entgehen häufig der Diagnostik, wenn nur eine Spirometrie oder Ganzkörperplethysmografie durchgeführt wird, da diese oft normal ist. Erst in der Messung der Diffusionskapazität bzw. in den Belastungsblutgasen zeigt sich dann ein pathologischer Befund, der die Luftnot der Patienten erklärt.

Lungenfibroseartige Verläufe und Granulombildungen sind bei Metallstäuben ebenfalls beschrieben. Bei der Inhalation von Indiumverbindungen sind vereinzelt Alveolarproteinosen beobachtet worden.

> M!
>
> Hartmetallschleifstäube können ein isoliertes Emphysem verursachen, das ohne entsprechende Diagnostik oft lange unerkannt bleibt.

BK 4 109–4 110 (Malignom durch Nickel und Kokereigase)

Nickel scheint ein Co-Kanzerogen zu sein, denn es erhöht das Risiko für einen Lungenkrebs. Ähnliches gilt für Kokereirohgase. Hier sind es **polyzyklische aromatische Kohlenwasserstoffe** (PAK), die die Tumorwahrscheinlichkeit erhöhen. Als eigene Berufserkrankung nicht erfasst, aber in der Literatur beschrieben, sind auch Lungenkarzinome durch Dieselabgase (Rußpartikel mit an die Oberfläche gebundenen Kanzerogenen) bei massiver Exposition, beispielsweise bei Rangierarbeiten mit Dieselloks.

BK 4 111 (chronisch obstruktive Bronchitis oder Emphysem im Steinkohlebergbau)

Wie oben erwähnt, kann eine lang dauernde berufliche Staubbelastung zur chronischen Bronchitis mit entsprechenden Komplikationen wie Obstruktion und/oder Emphysem führen. Da für Bergleute unter Tage die Datenlage bzgl. der beruflichen Genese etwas besser war, hat man hierfür eine eigene Berufserkrankung gebildet. Voraussetzung der Anerkennung ist hierbei der Nachweis von **100 Feinstaubjahren** ($mg/m^3 \times Jahr$), die unter Tage erworben werden mussten.

Allerdings muss auch gesagt werden, dass in **anderen Berufsbereichen** über Tage (wie Gießerei oder Schleifarbeiten) hohe Staubkonzentrationen vorkommen, die ebenfalls chronische Bronchitiden verursachen können. Hier sind Einzelnachweise möglich, aber in der Regel schwierig. Mitunter können sie unter BK 4 302 entschädigt werden. Eine Anerkennung ist oft leichter, wenn die Patienten nicht geraucht haben, sodass es viel wahrscheinlicher ist, die Entstehung der chronischen Bronchitis bevorzugt durch die berufliche Staubbelastung zu erklären. Erfüllt ein Versicherter die Voraussetzungen für eine Berufserkrankung und hat zusätzlich geraucht, kann versucht werden, diesen Anteil bei der Bemessung der MdE-Empfehlung zu berücksichtigen. Indes wird üblicherweise bei Gerichtsentscheidungen in solchen Fällen wegen der **Nichttrennbarkeit** anhand objektiver Kriterien **zugunsten des Versicherten** entschieden, und der Einfluss des Inhalationsrauchens herausgenommen. Zudem lässt das BK-Recht diese Trennung auch formal wohl nicht zu.

> M!
>
> Hohe berufliche Staubbelastung führt nicht selten zur chronischen Bronchitis. Eine Entschädigung für Nicht-Bergleute ist wegen einer fehlenden Berufserkrankungsziffer nur schwer möglich.

BK 4 112 (Lungenkrebs durch kristallines Siliziumdioxid)

Auch kristallines Siliziumdioxid (meist Quarz, Cristobalit und Tridymit) ist ein Humankanzerogen. Allerdings ist das Risiko wesentlich geringer als das durch Asbestfasern. Kristallines Siliziumdioxid erhöht die Wahrscheinlichkeit etwa um den Faktor 2, amorphes Siliziumdioxid scheint kein Kanzerogen zu sein. Die Anerkennung ist an eine bevorzugte Exposition von kristallinem Silizumdioxid gebunden.

BK 4 113 (Lungenkrebs durch polyzyklische aromatische Kohlenwasserstoffe)

Seit 1998 wurden bereits Lungenkrebsfälle, die durch polyzyklische aromatische Kohlenwasserstoffe (PAK) ausgelöst wurden, anerkannt. 2009 wurden sie in die BK-Liste aufgenommen. Voraussetzung ist der Nachweis der Einwirkung einer kumulativen Dosis von mindestens **100 Benzo[a]pyren-Jahren** ($\mu g/m^3 \times Jahre$). PAK-Gase kommen insbesondere bei Kokereien, aber auch im Straßenbau und bei Teerfabriken vor.

BK 4 114 (Lungenkrebs durch Asbestfeinstaub und PAK)

Die Kombination von Asbestfasern und PAK wirkt zumindest additiv bezüglich des Lungenkrebsrisikos. Diese Tatsache wurde bisher bei Entschädigungen bereits berücksichtigt. Seit 2009 gibt es eine eigene BK-Ziffer. Voraussetzung ist, dass die kumulative Dosis beider Substanzen mindestens 50 % Verursachungswahrscheinlichkeit hat. Näheres dazu erklärt die Anlage 2 zur Berufserkrankung. Es handelt sich hier um eine Tabelle, bei der Asbestfaser-Jahre gegen PAK-Jahre aufgetragen sind.

BK 4 115 (Lungenfibrose durch extreme und langjährige Einwirkung von Schweißrauchen und -gasen, Siderofibrose)

Bei sehr langer und besonders intensiver Exposition mit Schweißrauchen und -gasen kann es zu Lungenfibrose kommen, die in ihrem klinischen Bild etwa der BK 4 106–4 108 (Kap. BK 4 106–4 108 (Aluminium-, Metallstäube)) entspricht. Auch dieser lange bekannten Tatsache ist jetzt eine eigene BK-Ziffer zugeordnet worden. Die Beurteilung von Schäden durch Schweißrauch ist sehr komplex, da eine Erkrankung von der Dauer, der Schweißtechnik und dem verwendeten Material abhängt. In Grenzfällen sollte hier ein mit dieser Problematik erfahrener Arbeitsmediziner hinzugezogen werden.

BK 4 201 (exogen allergische Alveolitis)

Zahlreiche Berufsallergene können exogen allergische Alveolitiden verursachen. In der Regel sind es komplexe organische Substanzen. Insgesamt sind sie aber alle selten geworden. Früher war am häufigsten die Farmerlunge, ausgelöst durch thermophile Aktinomyzeten, seltener auch Schimmelpilze, die im feucht gewordenen Heu gewachsen sind. Durch die Umstellung auf die Silofütterung ist das Krankheitsbild heute praktisch verschwunden. Ansonsten können auch Schimmelpilze aus großtechnischen Klimaanlagen eine Berufserkrankung verursachen. In der Lebensmittelindustrie wie in der Pilzzucht oder in der Käseherstellung gibt es verschiedene Mikroorganismen, die eine allergische Alveolitis verursachen können. Nur ganz wenige Substanzen nichtbiologischen Ursprungs können eine allergische Alveolitis auslösen, wie Isozyanate. Diagnostisch hilft neben den Funktionsuntersuchungen die Berufsanamnese meist rasch weiter.

Wie bei allen exogen allergischen Alveolitiden ist das Haupttherapieprinzip die Expositionsprophylaxe. Glukokortikoide beschleunigen die Heilung nur etwas (Kap. 6.3.2).

BK 4 203 (Karzinome durch Eichen- und Buchenholz)

In Ausnahmefällen können auch organische Substanzen Karzinome induzieren. Hier steht das Adenokarzinom der Nase und der Nasennebenhöhlen durch Eichen- und Buchenholzstaub im Vordergrund. Durch die heutigen Absauganlagen und Schutzmasken in den Schreinereien ist ein Neuauftreten der Erkrankung selten geworden.

BK 4 301 (obstruktive Atemwegserkrankungen durch allergisierende Stoffe)

Es ist oft nicht einfach, ein wirkliches Berufsasthma nachzuweisen. Der häufigste Fall ist ein bereits vorhandenes Asthma, das durch berufliche Belastung verstärkt wird. Dabei sind es meist gar nicht Allergene, sondern die typischen unspezifischen Trigger der bronchialen Hyperreagibilität, die für eine Verschlimmerung verantwortlich sind. Erst wenn ein Asthma isoliert durch ein berufliches Allergen ausgelöst bzw. ein vorhandenes mildes Asthma durch ein berufliches Allergen oder Irritanzien deutlich verstärkt wird (**bedeutsame und richtungsgebende Verschlimmerung**), liegt eine echte Berufserkrankung vor (bei Irritanzien dann 4 302).

Zum Einzelnachweis benötigt man unter Umständen eine Provokationstestung mit dem angeschuldigten Allergen und/oder ein **Peak-Flow-Monitoring am Arbeitsplatz.** Ein Provokationstest mit einem Berufsallergen ist technisch nicht einfach und erfordert umfangreiche Erfahrung, um in etwa die berufliche Situation zu imitieren. Deswegen sollte diese Untersuchung nur von Pneumologen und Arbeitsmedizinern durchgeführt werden, die über entsprechende Erfahrung verfügen.

> M!
>
> Die Anerkennung eines Asthmas als Berufskrankheit ist oft schwierig, wenn es bei bereits vorhandenem Asthma bronchiale nur zu einer berufsbedingten Verschlechterung kommt.

Die Palette der **beruflichen Allergene ist sehr breit**. Labortiere bzw. Tierhaltung spielen eine größere Rolle. Vorratsmilben können ebenfalls berufsbedingte Allergene sein. Zunehmende Bedeutung bekommen Enzyme, die von den Backhilfsstoffen bis zu den Waschmitteln eingesetzt werden. Sie stammen zumeist aus Bakterienkulturen, sodass zusätzlich bakterielle Antigene hinzukommen können. Bei Bäckern ist wahrscheinlich die Sensibilisierung gegen Enzyme aus den Backhilfsstoffen häufiger als bisher angenommen.

Pflanzliche Materialien spielen vor allen Dingen bei der verarbeitenden Industrie eine entsprechende Rolle. In fast jeder Industrie, die mit organischen Materialien zu tun hat, wie Fischindustrie oder Käseherstellung, kann ein berufsbedingtes allergisches Asthma vorkommen.

Eine interessante Gruppe sind niedermolekulare Substanzen, die ein Asthma verursachen. Hierzu gehören die schon erwähnten Isozyanate, aber auch anhydride Platinsalze. **Latex** ist ebenfalls ein bedeutendes Allergen. Hierbei sind es Proteine im Naturlatex, die das Asthma verursachen. Manche Patienten reagieren extrem allergisch darauf, sodass kleinste Mengen ein schwerstes Asthma oder andere allergische Symptome wie Urtikaria auslösen können. Allerdings werden die Handschuhe im medizinischen Bereich heute nur noch aus anderen Materialien (Polyurethan) oder aus Latex mit ausgewaschenen Proteinen hergestellt, sodass die Gefahr in der Klinik heute praktisch verschwunden ist.

BK 4 302 (obstruktive Atemwegserkrankung durch chemisch-irritative oder toxische Stoffe)

Diese Berufserkrankung ist eine Mischgruppe. Es handelt sich eigentlich um irritative oder toxische Stoffe, die eine chronische Bronchitis und im Gefolge dann eine Obstruktion erzeugen. Die Situation ist vergleichbar mit der COPD durch Inhalationsrauchen. Im Einzelfall kann es schwierig sein, die Toxine bzw. Irritanzien herauszufinden, die für die chronische Bronchitis verantwortlich sind [1]. Die Erkrankung ist eigentlich nur dann detektierbar, wenn die Patienten nicht rauchen. Die Bronchitis-induzierende Wirkung des Zigarettenrauchs liegt üblicherweise mindestens 10-fach über der einer beruflichen Staubbelastung.

M!

Die BK 4 302 ist eine schlecht definierte Mischgruppe. Häufiger findet man bei Entschädigten eine einfache, durch Inhalationsrauchen ausgelöste COPD, bei vergleichsweise zum Rauchen nur geringer beruflicher Staubbelastung.

Literatur

[1] Baur X. Obstruktive Atemwegserktankungen als Berufskrankheiten. Pneumologie 2011, 65: 654–661

[2] Baur X, Heger M, Köhler D et al. Diagnostik und Begutachtung der Berufskrankheit Nr. 4 101 Quarzstaublungenerkrankung (Silikose). Pneumologie 2008; 62: 659–684

[3] Morfeld P, Groneberg DA, Spallek M. Effectiveness of low emission zones of stage 1: analysis of the changes in fine dust concentrations (PM10) in 19 German cities]. Pneumologie. 2014 Mar;68(3):173–86

[4] Nowak D, Kroidl RF. Bewertung und Begutachtung in der Pneumologie. Stuttgart, New York: Thieme-Verlag 2009

[5] Voshaar TH, Heyder J, Köhler D et al. Partikuläre Luftverunreinigung und ihre Folgen für die menschliche Gesundheit. Stellungnahme der deutschen Gesellschaft für Pneumologie (DGP) zur aktuellen Feinstaub-Diskussion. Pneumologie 2005; 59: 470–476

10 Thorakale Tumoren

10.1 Gutartige Lungen- und Bronchialtumoren

▶ **Benignität versus Malignität.** Die Gutartigkeit eines Tumors wird in der Regel erst durch den Pathologen festgestellt. Sichere radiologische oder endoskopische Befunde für einen gutartigen Tumor gibt es praktisch nicht, wenn man von Zysten im Ultraschall oder CT absieht. Hat ein endobronchialer Tumor eine glatte Oberfläche und ist er gestielt, ist die Wahrscheinlichkeit einer Gutartigkeit höher. Ein maligner Tumor ist jedoch nie ausgeschlossen.

Das Gleiche gilt für Lungenherde. Details werden in Kap. 2.15 besprochen. Normalerweise spricht ein erhöhter Kalkanteil in Lungenherden eher für einen gutartigen Tumor, schließt jedoch einen bösartigen auch nicht aus. Kann man bei der radiologischen Diagnose eines Tumors auf alte Bilder zurückgreifen, hilft das sehr bei der Klärung der Dignität.

Ein **maligner Tumor** ist aber erst mit **höherer Wahrscheinlichkeit ausgeschlossen**, wenn sich nach **2 Jahren nichts ändert**, da es vereinzelt bösartige Tumoren mit sehr langsamer Tumorverdopplungszeit (z. B. 600 Tage) gibt. Die häufig empfohlene Kontrolle nach 3 Monaten mit identischem Befund kann deswegen in die Irre führen. Je nach Alter des Patienten sowie Risikofaktoren sollte man die Überwachung auf mindestens 1, besser 2 Jahre ausdehnen, wenn keine Größenzunahme oder Formänderung stattfindet. In diesem Zusammenhang ist es wichtig zu wissen, dass eine 27 %-ige Zunahme des Durchmessers eines Lungenrundherdes bereits einer Verdopplung des Volumens entspricht.

M!

Erst bei fehlender Größenänderung nach 2 Jahren kann üblicherweise mit höherer Sicherheit von einem benignen Tumor ausgegangen werden.

▶ **Häufigkeit und Differenzialdiagnose.** Gutartige Lungentumoren sind nicht häufig. Sie machen etwa 1–3 % aller Lungentumoren aus. Die Differenzialdiagnose ist sehr breit, von entzündlichen bis zu immunologischen Erkrankungen. Bei den gutartigen Tumoren im Bronchialsystem handelt es sich meist um Papillome, Granulosazelltumoren (oft entzündlich), Hämangiome, Chondrome, Hamartome, Lipome und Fibrome.

▶ **Therapie.** Ist die Histologie sicher, kann der endobronchiale Tumor heute interventionell endoskopisch meist problemlos entfernt werden, sofern das erforderlich ist. Das ist immer der Fall, wenn er funktionell bedeutsam ist (Kap. 13.6). Ein operativer Eingriff ist nur in Ausnahmefällen erforderlich. Gutartige Lungentumoren werden meist operiert, um die Dignität abzuklären. Wenn isolierte Zysten vorliegen, kann bei Beschwerden bzw. Größenzunahme operiert werden. Als Alternative ist auch die Einbringung eines kleinen Pigtailkatheters mit Instillation von 94 % Alkohol oder Eigenblut beschrieben.

10.2 Lungenkarzinom

10.2.1 Beschreibung

Die Diagnose eines malignen Tumors wird in der Regel durch eine Gewebeentnahme und den Pathologen gestellt. Damit ist die Diagnose nicht immer zweifelsfrei gesichert. In **Grenzfällen** ist zusätzlich die Beobachtung des Krankheitsverlaufs wichtig, da falsch positive wie falsch negative Befunde vorkommen. Bei **falsch negativen** Befunden geht man meist davon aus, dass die Biopsie den Tumor nicht repräsentiert. Es gibt aber auch **falsch positive** Befunde, wenn z. B. durch Verschleppung von Epithelzellen in die Muskeln (bedingt durch die Biopsietechnik) die Diagnose eines epithelialen Tumors gestellt wird. Auch kann gelegentlich das Gewebe aussehen wie ein maligner Tumor, obwohl es nur stark aktivierte Endothel- oder Mesothelzellen sind. Lymphome oder kleinzellige Karzinome können bei entzündlichen Erkrankungen falsch positiv sein (z. B. Katzenkratzkrankheit).

Auch kommen Fehler in der **Zuordnung des Tumortyps** vor: zum einen deshalb, weil es **Mischtumoren** gibt, bei denen z. B. Anteile eines kleinzelligen und nicht kleinzelligen Karzinoms gleichzeitig vorkommen und je nach Entnahmestelle die Diagnose unterschiedlich ausfallen kann. Zum anderen kann es aber auch an der pathologischen Befundung liegen. Hierzu finden sich in der Literatur kaum verblindete Vergleiche zwischen pathologischen Instituten. Dabei ist die praktisch wichtige Frage überhaupt nicht untersucht, wie das Ergebnis aussieht, wenn die Institute nicht wussten, dass sie verglichen wurden. Indirekte Daten lassen vermuten, dass die Unterschiede zwischen den verschiedenen histologischen Typen beim Lungenkarzinom im Bereich von 5–10 % liegen. In Grenzfällen, insbesondere dann, wenn der klinische Verlauf der pathologischen Diagnose nicht entspricht, sollte – ggf. mit erneuter Histologiegewinnung – frühzeitig nachgefasst werden, um die Situation zu klären, sofern dies für die Patienten Konsequenzen hat. Als Kliniker sollte man auch gelegentlich eine pathologische Zweitbeguchtachtung anregen.

M!

Qualitätsvergleiche in der Pathologie mit Verblindung der Bioptate gibt es nicht.

Das Lungenkarzinom ist nach der **Definition** ein epithelialer Tumor, der meist im Bronchialepithel, selten auch im Alveolarepithel seinen Ursprung hat. Deswegen wird hier allgemeiner vom Lungenkarzinom und nicht vom Bronchialkarzinom gesprochen. Es ist wegen des unterschiedlichen Verlaufs und der Metastasierungswahrscheinlichkeit bisher wie folgt unterteilt:

- **kleinzelliges Karzinom** (SCLC = Small Cell Lung Carcinoma)
- **nicht kleinzelliges Karzinom** (NSCLC = Non Small Cell Lung Carcinoma)

Allerdings zeichnen sich durch neue Marker und Zytostatika z. T. deutliche Unterschiede im Ansprechen zwischen den verschiedenen histologischen Typen ab, sodass vermutlich in der Zukunft stärker differenziert werden wird. Das **SCLC** kann auch als undifferenziertes neuroendokrines Karzinom betrachtet werden.

Zu den **NSCLC** werden im Wesentlichen die Plattenepithel-, die Adenokarzinome sowie die großzelligen Karzinome und das bronchioloalveoläre Karzinom gerechnet. Letzteres wird zunehmend als eine Form des Adenokarzinoms angesehen und je nach Sekretneigung in weitere Unterformen eingeteilt. Weitere histologische Differenzierungen sind therapeutisch und prognostisch bisher wenig relevant geworden, weswegen im Folgenden darauf verzichtet wird. Einige seltene epitheliale Karzinome werden ebenfalls den NSCLC zugeordnet, wie karzinosarkomatöse, neuroendokrine, atypische Karzinoidtumoren und weitere seltene Arten, die im Wesentlichen die unterschiedlichen Zellen in der Bronchialschleimhaut repräsentieren. Hier gibt es keine einheitliche Klassifikation, sodass diese seltenen Fälle immer intensiv mit dem Pathologen, ggf. mit zweiter Referenz, diskutiert werden müssen. Die Klassifikation der NSCLC ist ständig im Fluss, wobei die jeweiligen Veränderungen nicht immer von allen Pathologen sofort übernommen werden, was die Einordnung in der Klinik schwierig machen kann. Da zudem nicht selten mehrere Tumorarten gleichzeitig vorhanden sein können und die Therapie des NSCLC von den mikropathologischen Unterformen kaum beeinflusst wird, sind die Änderungen in der Klassifikation von nachrangiger Bedeutung. Für die Prognose und die Therapie des Einzelfalls werden zudem die Oberflächenmarker des Tumors zunehmend wichtiger.

Die etwas häufigeren Bronchuskarzinoide und Karzinome vom Speicheldrüsentyp werden in einem eigenen Abschnitt besprochen.

M!

Möglicherweise wird in der Zukunft der Begriff NSCLC zugunsten der einzelnen histologischen Gruppen fallen gelassen werden.

10.2.2 Häufigkeit

Das Lungenkarzinom ist bei den Männern in Deutschland der häufigste Tumor, bei Frauen steht er derzeit an dritter Stelle mit wachsender Tendenz. In den USA ist er bei beiden Geschlechtern führend. Etwa gut 40 000 Patienten sterben in Deutschland an einem Lungenkarzinom, davon zwei Drittel Männer. Dabei liegen die Zahl der Neuerkrankungen (Inzidenz) nur ca. 10 % über der Mortalität. Damit ist indirekt offensichtlich, dass die **mittlere Überlebenszeit aller Lungenkarzinome nur ca. 1,1 Jahre** beträgt [9].

Die **Mortalität des Lungenkarzinoms** hat sich in den letzten 30 Jahren trotz der Fortschritte in der Therapie praktisch nicht geändert, wenn man die über diesen Zeitraum gut gesammelten Daten des deutschen **Tumorregisters München** (www.tumorregister-muenchen.de) und die der amerikanischen Onkologen betrachtet (► Abb. 10.1). Die histologische Subtypisierung zeigt ähnliche Verläufe. Man mag dagegen einwenden, dass vergleichsweise wenige Lungenkliniken in die Auswertung des Münchner Tumorregisters eingehen. Andererseits ist die Patientenzahl mit > 14 000 relativ hoch, und das Ergebnis entspricht auch der langjährigen Alltagserfahrung.

Eine aktuelle Analyse beim fortgeschrittenen NSCLC aus dem Norwegischen Krebsregister von 2008, das den Einfluss der Dritt-Generations-Chemotherapie (wegen der Bevorzugung beim Lungenkarzinom dienten die Verschreibungszahlen von Vinorelbin als Marker) auf das Überleben untersucht hat, zeigt eine mediane geringe Überlebenszunahme von 27 Tagen und bestätigt damit die Daten aus München [21]. Die in der Literatur und in der Werbung hoch gelobten Forschritte, insbesondere durch die Chemotherapie, betreffen bestimmte Untergruppen, die sich über die molekularbiologische Analyse definieren (siehe Kapitel 10.2.6), und sind in der Masse klein.Sie betreffen die Untergruppe der Patienten mit Adenokarzinom, mit Nachweis einer EGFR-Mutation (ca. 5–10 %) oder eines Anaplastic lymphoma kinase Onkogens (ALK) (ca. 3–4 %). Deren Prognose hat sich durch die Gabe von Tyrosinkinasehemmern (TKI) z. T. deutlich verbessert.

M!

In der Summe hat sich seit 30 Jahren das mittlere Überleben beim Lungenkarzinom praktisch nicht verändert. Nur beim Adenokarzinom mit bestimmten molekularbiologischen Veränderungen (z. B. EFGR-Mutation oder ALK-Onkogen) hat sich die Prognose verbessert.

Die ► Abb. 10.2 zeigt die typische Verteilung der histologische Häufigkeitsverteilung eines Lungenzentrums. Die Prognose ist dabei für alle Typen – vom Bronchuskarzinoid abgesehen – leider etwa gleich schlecht. In den letzten Jahren ist das kleinzellige Karzinom etwas rückläufig, das Adenokarzinom nimmt tendenziell zu.

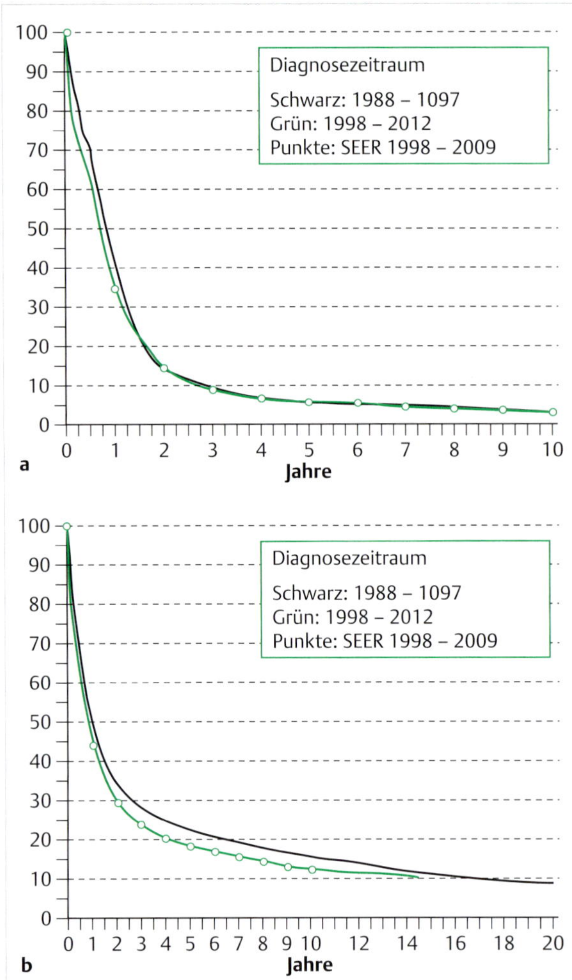

Abb. 10.1 Relatives Überleben für Patienten mit Lungenkarzinom über fast 30 Jahre (alle Stadien). Daten aus dem Tumorregister München und den USA. SEER = Surveillance, Epidemiology, and End Results, des National Cancer Institute der USA.
a Patienten mit SCLC.
b Patienten mit NSCLC.

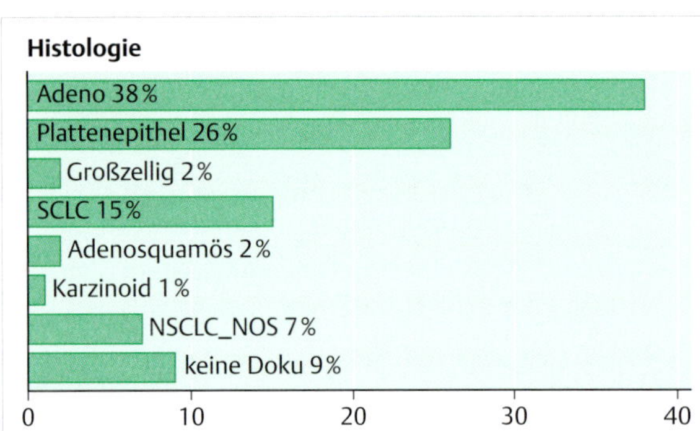

Abb. 10.2 Häufigkeitsverteilung der histologischen Differenzierung beim Bronchialkarzinom im Lungenzentrum Moers (NOS = Not otherwise spezified).

10.2.3 Ätiologie, Pathogenese

Es gibt heute eine Menge Daten dafür, dass der Tumor wahrscheinlich von einer **einzigen Zelle** ausgeht. Je nach histologischer Art des Tumors ist die Wachstumsgeschwindigkeit verschieden. Sie wird allerdings auch noch von einer Reihe anderer Faktoren beeinflusst. Dem Tumor gehen verschiedene Mutationsschritte in der DNA voraus [11]. Hinzu kommt, dass die Veränderung so sein muss, dass die körpereigene Immunabwehr unterlaufen wird. Typischerweise besteht bei den häufigsten Tumoren die Primärstörung in der Steuerung des Zellaufbaus und des Wachstums.

Die Tumorhistologie ist vergleichbar mit einem betrunkenen Bauleiter, der trotz gleichen Bauplans ganz unterschiedliche Defekte und Änderungen an den Häusern verursacht. Im Gefolge haben deswegen **Tumorzellcluster** ganz unterschiedliche **phänotypische Ausprägungen**, wobei allerdings meistens ein Typus vorherrscht. (Embryonale Tumoren und manche Leukosen sind hier eine Ausnahme, da sie viel häufiger nur einen Phänotypus haben.) Von diesen Phänotypen spricht immer nur ein Teil auf die Strahlen- bzw. Chemotherapie an. Kann der Tumor nicht kurativ entfernt werden, entdifferenziert er weiter, wobei weitere neue Phänotypen entstehen und damit die Wahrscheinlichkeit einer erfolgreichen Chemo- oder Strahlentherapie immer geringer wird. Vereinzelt findet man auch Patienten, bei denen ein Karzinom primär an verschiedenen Stellen mehr oder weniger gleichzeitig entsteht (multiple Lungenkarzinome). Die Histologie ist dann je nach Lokalisation unterschiedlich.

M!

Ein Krebs geht vermutlich immer von einer einzigen Zelle aus.

10.2.4 Risikofaktoren/Prävention

Es gibt einige gesicherte Risikofaktoren, die die Entwicklung eines Lungenkarzinoms begünstigen. Der wichtigste ist das **Inhalationsrauchen**, wobei hier eine strenge Dosisabhängigkeit über die Zahl der inhalierten Partikel besteht. Je mehr man am Tag raucht bzw. je tiefer man inhaliert, desto höher ist das Risiko. Deswegen haben Pfeifen- und Zigarrenraucher (die im Mittel kaum inhalieren) immer noch ein erhöhtes Risiko gegenüber Nichtrauchern; im Vergleich zu Zigarettenrauchern liegt es aber deutlich niedriger.

Es gibt ältere Arbeiten, die gezeigt haben, dass an den **Bronchuskarinen** die Tumoren mit einer höheren Wahrscheinlichkeit wachsen, was wahrscheinlich damit zusammenhängt, dass infolge der dort höheren Turbulenz eine höhere Deposition der Rauchpartikel stattfindet. Etwa 90 % aller Patienten mit Lungenkarzinom haben geraucht. Betrachtet man das Risiko andersherum, ist das

Risiko eines Rauchers mit 40 Packyears etwa 20-fach höher als das eines Nichtrauchers. Bei einem Zigarettenkonsum von 40 Packyears bekommen ca. 10% der Raucher ein Lungenkarzinom (ca. 25% der Raucher bekommen eine COPD). Nach Beendigung des Inhalationsrauchens sinkt das Risiko langsam, wobei es aber 20–25 Jahre dauern kann, bis das Risiko des Nichtrauchers wieder erreicht wird.

M!

Haupttodesursache des Tabakkonsums ist nicht der Lungenkrebs, sondern die COPD.

Was im Zigarettenrauch das Lungenkarzinom verursacht, ist nicht geklärt und individuell vermutlich auch unterschiedlich. Der **Inhalationsrauch** besteht aus > 5 000 Substanzen, wobei Haupt- und Nebenstrom (Nebenstrom = Passivrauch) unterschiedlich sind. Mit hoher Wahrscheinlichkeit sind es polyzyklische Kohlenwasserstoffe (wie Benzopyren), die dafür verantwortlich sind. Diese gibt es auch bei anderen Verbrennungsprozessen. Deswegen gilt das Lungenkarzinom als Berufserkrankung bei entsprechender beruflicher Exposition, z. B. durch Dieselrauch (Rangierarbeiter) oder Kokereigase (Hochofenarbeiter) (Kap. 9).

Radioaktive Aerosole erhöhen ebenfalls das Risiko für die Entwicklung eines Lungenkarzinoms. Dabei kommen radioaktive Partikel praktisch nur bei der Radonbelastung unter Tage im Uranbergbau in größeren Mengen vor. Hierbei zerfällt ^{222}Radon über ^{218}Polonium zu ^{210}Blei mit einer Halbwertszeit von etwa 22 Jahren. Das Radon selbst führt zu keinem erhöhten Risiko, da es die Oberfläche als Gas nur tapetenartig und damit nicht punktuell belastet. Erst sein Zerfall zu einem Ion (im Wesentlichen ^{210}Blei) führt zu einer Speicherung in der Schleimhaut und verursacht über die α-Strahlung ein deutlich erhöhtes Risiko, in der Zelle eine **2-Punkt-DNA-Mutation** zu erzeugen. α-Strahlen haben im Vergleich zu γ-Strahlen mit gleicher Gesamtenergie etwa eine millionenfach höhere Tumor induzierende Wirkung. Das hängt mit der Ionenpaarinduktion zusammen, die bei α-Strahlen infolge ihrer kurzen Reichweite pro Zelle ungleich dichter ist als bei γ-Strahlung, die über einen viel längeren Weg abgebremst wird.

An dieser Stelle sollte auch kurz das Risiko der **Strahlenbelastung** im Rahmen der **diagnostischen Radiologie** erwähnt werden, um die Verhältnismäßigkeit darzustellen. Eine Röntgen-Thoraxaufnahme p. a. liegt deutlich unter 0,1 mSv; die seitliche Aufnahme je nach Fettmantel schon 5-mal höher. Eine moderne Low-Dose-CT-Untersuchung liegt zwischen 2–4 mSv. Zudem sind die Röntgenstrahlen harte γ-Strahlen, die wie oben erwähnt sehr viel seltener eine Zweipunkt-Mutation verursachen. Nachgewiesene tumorinduzierende Effekte (Leukämien) sind bei γ-Strahlen erst etwa ab deutlich über 100 mSv zu beobachten.

M!

Die in der Medizin üblichen Röntgenstrahlen induzieren praktisch deswegen keinen Krebs, da infolge der langen Strecke bis zu ihrer Vernichtung die Wahrscheinlichkeit einer 2-Punkt-Mutation an der DNA zu gering ist (linearer Energietransfer).

Ob die **natürliche Radonbelastung** relevant ist, ist umstritten. In einer Metaanalyse hat sich in den Gegenden mit sehr hoher natürlicher Radonkonzentration eigentlich nur bei einer kleinen Fallzahl eine leichte Erhöhung der Lungenkarzinominzidenz gezeigt, die gerade signifikant war. Niedrigere Dosen sind vermutlich ungefährlich, da der Organismus in der Lage ist, radioaktive Strahlungen ab einer gewissen Schwelle durch seine Reparaturenzyme zu verarbeiten. Alle Risiken im Niedrigdosisbereich werden rechnerisch ermittelt, wobei je nach Approximationskinetik unterschiedliche Risiken, teilweise sogar reduzierte im Vergleich zu nicht strahlender Umgebung, herauskommen (so genannte **Hormesis**). Auch hierzu gibt es experimentelle Hinweise.

Von den weiteren Umgebungsfaktoren, die auch ein Lungenkarzinom (nicht nur Mesotheliom) begünstigen, ist besonders **Asbest** zu nennen, wovon der Blauasbest (Krokydolith) am relevantesten ist, da seine langen Fasern im Gegensatz zu den anderen Asbestarten biologisch praktisch nicht abbaubar sind. Der Versuch der Phagozytose schlägt deswegen immer wieder fehl, sodass es zu einem erhöhten Zellumsatz, insbesondere von Makrophagen, kommt (Kap. 9). Generell begünstigt jeder erhöhte Zellumsatz die Entwicklung eines Tumors und das scheint auch beim Asbest so zu sein. Besonders die Kombination aus Inhalationsrauchen und Asbestinhalation wirkt überadditiv. Kommt beides vor, steigt das Risiko bis auf 20- bis 50-fach gegenüber nicht exponierten Nichtrauchern an. Allerdings muss man eine erhebliche Asbestmenge inhalieren, wie sie praktisch nur bei beruflicher Asbestexposition vorkommt. Liegt eine berufliche Asbestbelastung mit mindestens 25 Faserjahren oder Brückensymptomen (radiologische, asbesttypische Veränderungen) vor, ist der Lungenkrebs dann eine Berufserkrankung (Kap. 9). Auch das Zusammenwirken von Asbestfaserstaub und polyzyklischen aromatisierten Kohlenwasserstoffen wirkt überadditiv (neue BK 4 114).

Weitere wesentliche berufliche Kanzerogene sind **Metalle** wie Arsen, Chrom und Nickel. **Kristallines Siliziumdioxid** (Quarz) führt bei beruflicher Exposition etwa zur Verdopplung der Lungenkrebswahrscheinlichkeit. Viele seltene Substanzen werden ursächlich in Verbindung mit dem Lungenkarzinom gebracht. Infolge der hohen Prävalenz dieses Tumors dürfte ein Kausalitätsnachweis kaum möglich sein.

In Lehrbüchern und Übersichtsartikeln wird immer die **Luftverschmutzung** als Ursache genannt, wobei 5% der Lungenkarzinome darauf zurückgeführt werden. Dieses gilt bestenfalls für Länder bzw. Gegenden mit hoher Kanzerogenbelastung durch Rauch, der meist von offenen Feuerstellen zu Hause stammt. In Deutschland und in den meisten europäischen Ländern ist die Luftverschmutzung so stark zurückgegangen, dass sie seit über 40 Jahren ganz sicher **kein Risikofaktor** mehr ist (Kap. 9.2).

> M!
>
> Die allgemeine Luftverschmutzung in Deutschland verursacht keinen Lungenkrebs.

Unter den Lungenerkrankungen scheint nach der Litertur die **Lungenfibrose** das Risiko für ein Lungenkarzinom zu erhöhen. Neuere Analysen haben diese Beziehung nicht mehr bestätigt, jedenfalls wenn man die Analyse auf die nicht rauchenden Fibrosepatienten beschränkt. Die **HIV-Infektion** selbst erhöht das Risiko, möglicherweise aufgrund reduzierter Immunabwehr. Frühere **Zytostatikatherapien und Bestrahlungen** stellen ebenfalls ein erhöhtes Risiko dar. Allerdings ist es vermutlich geringer als üblicherweise angenommen, da aufgrund genetischer Disposition hier grundsätzlich ein erhöhtes Risiko für eine maligne Erkrankung besteht (auch wenn der erste Tumor kurativ operiert und keine adjuvante Strahlen- oder Chemotherapie durchgeführt wurde). Erwähnenswert ist in diesem Zusammenhang auch, dass bei Bestrahlung das Risiko durch zusätzlichen Zigarettenkonsum deutlich erhöht wird. Zum Beispiel sollten Patientinnen, die aufgrund eines Mammakarzinoms bestrahlt werden, unbedingt auf Tabakkonsum verzichten.

Genetische Analysen sind vor allen Dingen infolge der Heterogenität des Tumors unsicher. Es zeigt sich aber ein deutlich erhöhtes familiäres Risiko. Allerdings kann man anamnestisch aktuell beim Lungenkarzinom meistens nur um eine Generation zurückgreifen, da das Inhalationsrauchen sich erst in den 20er- und 30er-Jahren des letzten Jahrhunderts stark verbreitet hat, sodass vorhergehende Daten infolge der Seltenheit des Tumors nicht zu erfassen sind. Die Familienanamnese bleibt aber dennoch ebenso wie die **Arbeitsanamnese** von großer Bedeutung bei Tumorerkrankungen.

Bezüglich des Einflusses von **Nahrungsfaktoren** als Prävention gegen Lungenkrebs zeigen verschiedene Diäten widersprüchliche Ergebnisse. Der Versuch, das Karzinomrisiko mit Vitaminen wie β-Carotin und α-Tocopherol (Sauerstoffradikalenfänger) zu reduzieren, zeigt eher einen umgekehrten Effekt. β-Carotine scheinen das Risiko zu erhöhen. Ein positiver Effekt ist jedenfalls nicht nachgewiesen. Möglicherweise scheinen Sauerstoffradikale sogar auch einen tumorhemmenden Effekt zu haben.

> M!
>
> Eine spezielle Diät oder Nahrungsergänzungsmittel haben beim Lungenkarzinom keinen präventiven Effekt erbracht.

10.2.5 Klinik

Eine **typische Symptomatologie** des Lungenkarzinoms **gibt es nicht**. Häufiger stellen sich Patienten mit Bluthusten vor oder wenn sie im Rahmen einer Röntgenkontrolle auffällig geworden sind, die aus anderen Gründen durchgeführt wurde. Aufmerksame Hausärzte schicken Patienten zum Röntgen, deren Husten im Rahmen der chronischen Bronchitis seine Qualität geändert hat bzw. die nach Behandlung einer Exazerbation nicht besser geworden sind (etwa ab 4–6 Wochen). Je nach Art des Tumors oder ggf. bereits vorhandener (seltener) paraneoplastischer Symptome können die Befunde breit sein. Sie sind jedoch alle unspezifisch. Eine gewisse Ausnahme stellen eine Rekurrensparese oder neu aufgetretene Trommelschlägelfinger oder Schmerzen in der unteren Extremität durch eine hypertrophe Osteoarthropathie dar, die gelegentlich mit einem Lungenkarzinom verbunden sind. Die Trommelschlägelfinger mit Uhrglasnägeln treten etwas häufiger beim nicht kleinzelligen Lungenkarzinom auf.

Alle diese Symptome sind immer Zeichen einer fortgeschrittenen Tumorerkrankung. Frühformen werden in der Regel nur zufällig oder im Rahmen von Screening-Untersuchungen entdeckt. Manche rein intraluminal wachsende Tumoren fallen durch Pneumonien (poststenotisch) auf, wobei sie trotzdem infolge fehlender Bronchoskopie nicht selten erst später erkannt werden. Rezidivierende Pneumonie gleicher Lokalisation und eine verzögerte Rückbildung bzw. inadäquates Ansprechen auf die Therapie, stellen daher eine wichtige Indikation zur Bronchoskopie dar. Etwa ein halbes Prozent unserer Weaning-Patienten wird immer noch im „Status asthmaticus" verlegt, obwohl die Ursache der Beatmung ein endobronchialer Tumor ist, den man auf der vorherigen Intensivstation infolge unterlassener Bronchoskopie nie entdeckt hat. Auch ein Pleuraerguss ist nicht selten das erste auf einen Tumor hinweisende Zeichen.

> M!
>
> Lungenkarzinome, die poststenotische Pneumonien verursachen, werden immer noch zu häufig übersehen, da zu selten bronchoskopiert wird.

Die **Prognose** bzw. der Erfolg einer Therapie bei einem Karzinompatienten hängt ganz entscheidend von seinem **körperlichen Ausgangszustand** ab. Das gilt besonders für die fortgeschrittenen Stadien. Deswegen sollte dieser Zustand bei der klinischen Untersuchung dokumentiert werden. Am bekanntesten sind der Karnofsky-Index und der ECOG-Status (▶ Tab. 10.1).

Tab. 10.1 Karnofsky-Index und der ECOG-Status zur Quantifizierung des Allgemeinzustandes.

Karnofsky-Index	ECOG-Status	Allgemeinzustand
100 %	0	keine Beschwerden, keine Zeichen der Krankheit
90 %	0	fähig zu normaler Aktivität, kaum oder geringe Symptome
80 %	1	normale Aktivität mit Anstrengung möglich, deutliche Symptome
70 %	1	Selbstversorgung möglich, normale Aktivität oder Arbeit nicht mehr
60 %	2	gelegentlich fremde Hilfe nötig, selbstständig in den meisten Bereichen
50 %	2	Pflege und medizinische Versorgung wird oft in Anspruch genommen
40 %	3	behindert, qualifizierte Pflege benötigt
30 %	3	schwerbehindert, Hospitalisation oder Pflegeeinrichtung erforderlich
20 %	4	schwerkrank, intensive medizinische Maßnahmen erforderlich
10 %	4	moribund, unaufhaltsamer körperlicher Verfall
0 %	5	Tod

10.2.6 Diagnostik

Obligat bei Verdacht auf Lungenkarzinom sind ein Röntgen-Thoraxbild und ein Thorax-CT, üblicherweise mit Kontrastmittel. Das Thorax-CT sollte bei dieser Indikation immer gleich auf die Oberbauchorgane ausgedehnt werden, insbesondere zur Beurteilung der Leber und auch der Nebennieren. Da praktisch immer eine Bronchoskopie ansteht, sollte möglichst frühzeitig auch eine Lungenfunktionsanalyse und eine Blutgasanalyse vorliegen. Bereits in diesem Stadium ist eine Oberbauch- und Thoraxsonografie indiziert. Sie zeigt sofort, ob ein Pleuraerguss vorliegt (den man ggf. diagnostisch punktieren kann), ob Lebermetastasen oder größere intraabdominelle Raumforderungen vorhanden sind. Bei Problemfällen muss man nach weiterer Kenntnis der Tumorausbreitung ggf. noch einmal später gezielt sonografieren.

Nach der histologischen oder zytologischen Sicherung, in der Regel durch Bronchoskopie, Thorakoskopie oder perkutaner Punktion, sollte das weitere **Vorgehen in Abhängigkeit** vom **Ergebnis** erfolgen. Das spart Ressourcen und beschleunigt den Beginn der Therapie. Ein individualisiertes Vorgehen nach den Ergebnissen der jeweiligen Untersuchung ist aber unbedingt empfehlenswert.

> **M!**
>
> Bei fortgeschrittener, gesicherter Krebserkrankung kann häufig die weitere Diagnostik reduziert werden.

Früherkennung

Seit 50 Jahren gibt es Versuche, das Lungenkarzinom deutlich vor dem Auftreten von Symptomen zu erkennen. Die ersten Verfahren zielten auf die Detektion von Tumorzellen in der **Sputumzytologie**. Die Trefferquote war sehr gering. Hinzu kam, dass die Methode relativ untersucherabhängig und teuer ist. Durch die Sputumzytologie werden bevorzugt Adeno- und Plattenepithelkarzinome erkannt. Automatisierte Verfahren, die seit einigen Jahren zur Verfügung stehen, haben die Situation nicht entscheidend verbessert.

Röntgen-Reihenuntersuchungen, in der früheren Zeit im Rahmen der Tuberkulosefürsorge durchgeführt, erbrachten manchmal eine Frühdiagnose eines Lungenkarzinoms. Die skandinavischen Register haben jedoch damals gezeigt, dass die Überlebensrate gesamthaft nicht wesentlich verbessert wurde. Die Patienten wussten im Prinzip nur früher von ihrem Tumor – Einzelfälle ausgenommen. Auch endoskopische Methoden mittels **Autofluoreszenztechniken** haben hier leider nicht den erwarteten Fortschritt erbracht. Es gibt zu viel falsch positive Befunde, sodass in der Euphorie angeschaffte Geräte meist ungenutzt bleiben.

In den letzten Jahren hat man versucht, mittels der **Low-Dose-CT-Untersuchung** das Karzinom früher zu erkennen. Bei Risikogruppen (Raucher ab 50 Jahren) ist die Trefferwahrscheinlichkeit naturgemäß höher. Das Dilemma sind aber die vielen falsch positiven Befunde, gerade bei kleinen peripheren Herden. Grob kann man bzgl. Tumordurchmesser und Malignitätswahrscheinlichkeit sagen, dass sie bis 7 mm Durchmesser noch < 1 % liegt. Kalkeinlagerungen reduzieren die Wahrscheinlichkeit eines Karzinoms deutlich. Besonders tumorverdächtig sind milchglasartige Rundherde mit teils soliden Einlagerungen (Kap. 2.15, Pulmonaler Rundherd). Die resultierenden Risiken der folgenden, meist operativen Diagnostik haben den Vorteil der frühen Tumorfindung wieder zunichte gemacht. Jedenfalls bestand gegenüber Kontrollgruppen kein relevanter Überlebensvorteil. Auch ändern die Screening-Patienten ihre Rauchgewohnheiten im Verlauf nicht.

Immerhin zeigte sich auch das erstaunliche Phänomen, dass wohl **ein Teil** der **Lungenkarzinome** praktisch **nicht wachsen**, manche sogar regredieren, was aus anderen Tumorvorsorgeprogrammen bekannt ist. Bisher ging man immer davon aus, dass ein Karzinom mehr oder weniger kontinuierlich wächst. Dabei hatte man übersehen, dass in der Klinik immer nur die Gruppe der Patienten mit Tumorprogress sichtbar wird.

> **M!**
>
> Die Früherkennungsprogramme haben überraschende Erkenntnisse erbracht, insbesondere dass Malignome häufiger als vermutet auch über Jahre nicht wachsen müssen.

10

Auf der anderen Seite ist zu berücksichtigen, dass die geringe Detektionsrate und die überflüssigen Untersuchungen bei falsch positiven Befunden eine Menge Ressourcen verschlingen, die in der Diagnostik und Therapie von anderen Erkrankungen sehr viel effektiver eingesetzt werden können. Nicht vergessen werden darf auch die **seelische Belastung**, die mit falsch positiven Krebsbefunden gekoppelt ist. Nach der aktuellen Datenlage kann ein Screening-Verfahren mittels CT nicht empfohlen werden, wenn keine besondere Risikokonstellation vorliegt.

Anders ist es bei **Risikofamilien, langjährigen Rauchern** und beruflicher **Kanzerogenbelastung**, wo die CT-Vorsorgeuntersuchungen gerechtfertigt sind. Hier zeigen die Untersuchungen für sonst symptomlose Raucher ab 55 Jahren mit mindestens 30 Packyears nicht nur frühe Formen, sondern auch einen geringen Vorteil im Überleben (National Lung Screening Trial Research 2013 [13]). Die absolute Reduktion der Mortalität betrug aber nur 0,33 %. Die heute übliche Low-Dose-CT reduziert im Vergleich zu früher die Strahlenbelastung deutlich.

Noch relevanter ist es bei Asbestbelastung mit gleichzeitigem Inhalationsrauchen, wobei die Gruppe aber recht klein ist. Hier kann auch eine jährliche Vorsorgebronchoskopie, ähnlich wie die Gastroskopie beim operierten Magenkarzinom, diskutiert werden.

In der Praxis fällt allerdings auf, dass viele ältere Raucher, die von einem CT-Screening profitieren könnten, diese Untersuchung eher meiden, was auf einen Verdrängungsmechanismus hindeutet.

> M!
>
> Eine Vorsorgeuntersuchung bei Lungenkarzinom mittels Low-Dose-CT kann nur für ältere Risikopatienten empfohlen werden.

Radiologische Untersuchungen und Ultraschall

Der Verdacht auf einen Tumor ist im Röntgenbild häufig offensichtlich. Eine Ausnahme hiervon stellt das bronchioloalveoläre Karzinom dar, das sich häufig wie ein entzündliches Infiltrat darstellt. Allerdings fehlt meist die Entzündungskonstellation. Deswegen muss nach Antibiotikagabe ein persistierendes Infiltrat immer weiter abgeklärt werden.

In der Diagnostik ist es zusätzlich wichtig, einen Parameter zu finden, der für die Verlaufsbeobachtung bzw. das therapeutische Ansprechen herangezogen werden kann.

Bei potenziell operablen Fällen ist es unabdingbar, die Tumorausbreitung genauer zu kennen. Thoraxwandnahe Tumoren lassen sich bzgl. Binnenstruktur, ihrer Beziehung zur Pleura und auch schon geringvolumigen Begleitergüssen mit **thorakalem Ultraschall** ohne weiteren technischen Aufwand sehr gut darstellen. Ein **CT des Thorax** mit Kontrastmittel mit gleichzeitiger Darstellung der Nebennierenregion ist obligat. Hat der Patient zusätzlich eine Niereninsuffizienz, kann man sich mit dem **MRT** helfen. Auch gibt es die Möglichkeit, die MRT-Kontrastmittel im CT zu verwenden, da sie praktisch kaum nierentoxisch sind. Allerdings ist der Kontrast schwächer. Das MRT hatte bisher den Vorteil, Pleura-, Thoraxwand- oder Perikardinvasion im Vergleich zu CT besser darzustellen. Die modernen höherzeiligen CTs sind inzwischen dem MRT äquivalent bzw. sogar überlegen. Bezüglich aller Veränderungen im Lungenparenchym ist das CT natürlich der Goldstandard.

Viele Herde lassen sich mittels **CT-gesteuerter perkutaner Punktion** gut erreichen. Das geht insbesondere bei peripheren und kleinen Herden oft viel einfacher und schneller als mit endoskopischen Verfahren mit transbronchialer Ansteuerung. Thoraxwandnahe Herde lassen sich bei entsprechender Expertise häufig auch gut **Ultraschall**-gesteuert punktieren. Der Aufwand ist natürlich geringer als bei der CT-gesteuerten Punktion. Daher sollte man immer erst die Darstellbarkeit im Ultraschall überprüfen. Das Risiko eines Pneumothorax nach perkutaner Punktion ist zwar etwas höher, wobei es aber stark vom Kaliber der Punktionsnadel abhängt. Infolge des kleineren Pleuradefekts der Biopsienadel im Vergleich zur endoskopischen Biopsiezange ist eine Drainage des Pneumothorax nur selten erforderlich. Bei beiden Verfahren kommt es manchmal zu leichteren Blutungen mit Hämoptysen. Die Methodik und die Komplikationen sind in einem eigenen Kapitel beschrieben (Kap. 2.15).

> M!
>
> Die CT- oder ultraschallgesteuerte perkutane Punktion von peripheren Raumforderungen führt oft viel schneller und sicherer zur Diagnose als endoskopische Verfahren.

Ohne weiteren Aufwand lassen sich im Einzelfall fortgeschrittene Karzinomstadien (d. h. Stadium IV) alleine mit **Ultraschall** diagnostizieren: durch Nachweis von malignen Zellen oder Zellverbänden nach Punktion von Pleuraerguss und peripheren Lymphknotenmetastasen (z. B. zervikal).

Bei isolierten unklaren Lungenherden sollte immer eine primäre Resektion im Vordergrund stehen, wenn Operabilität besteht. Man muss ja bedenken, dass die Punktion mit nachfolgender histologischer Aufarbeitung, wie oben schon ausgeführt, auch zu falsch negativen Ergebnissen führen kann (insbesondere bei kleineren Herden). In jedem Fall sollte man sich vor einer Punktion über die möglichen therapeutischen Konsequenzen klar sein und diese auch mit dem Patienten besprechen. Immer wieder wird versucht, vorab eine histologische Sicherung zu erreichen, obgleich man den isolierten Herd in jedem Fall (auch bei einem SCLC) operieren würde.

Ein **Schädel-CT** mit und ohne Kontrastmittel bzw. ggf. ein **MRT** ist bei neurologischen Ausfällen immer erforderlich. Beim SCLC ist es auch bei unauffälliger Klinik indiziert, wenn sonst keine Metastasen gefunden werden und wenn eine prophylaktische Schädelbestrahlung (z. B. nach erfolgreicher Chemo- oder Radiotherapie) im Raum steht. Beim NSCLC ist die Wahrscheinlichkeit von Hirnmetastasen seltener. Beim Adenokarzinom liegt sie bei ca. 10 %, beim Plattenepithelkarzinom bei ca. 2 %, wenn keine sonstigen anderen Metastasen gefunden wurden. Im Outcome sind in Studien zwischen Schädel-CT und MRT-Diagnostik keine relevanten Unterschiede gefunden worden. Falls eine Operation ansteht, muss aber trotzdem vorher immer ein Schädel-CT oder besser MRT durchgeführt werden, da damit in ca. 2 % noch zusätzliche Metastasen gefunden werden. Liegen bereits an anderer Stelle Metastasen vor, ist bei fehlenden neurologischen Ausfällen üblicherweise eine weitere Suche nach Hirnmetastasen nicht sinnvoll.

Tumorverdopplungszeit mit bildgebenden Verfahren

Mitunter ist es bei Tumoren hilfreich, die Tumorverdopplungszeit (DZ) zu kennen. Dies gilt insbesondere, wenn eine **histologische Diagnostik nicht möglich** und das Risiko für weitere diagnostische Schritte hoch ist. Auch wenn diskutiert wird, bei langsam wachsenden Tumoren einzelne Metastasen in der Lunge oder an anderen Organen zu entfernen, ist die Kenntnis der Tumorwachstumsgeschwindigkeit hilfreich. Meist gelingt das durch Vergleich mit radiologischen Voraufnahmen, auf denen der Tumor erst im Nachhinein erkannt wurde. Später ist die DZ durch die Therapie und mit zunehmender Tumorgröße meist verlängert. Bei SCLC liegt der Median im Bereich von 30 Tagen, bei Adenokarzinomen 180 Tage und bei Plattenepithelzellkarzinomen noch etwas darüber. Allerdings gibt es mitunter recht große Streuungen und Überlappungen zwischen den Tumortypen. Auch können beispielsweise Metastasen eine verschiedene DZ haben.

> **M!** Anhand alter Voraufnahmen lässt sich mitunter die Tumorverdopplungszeit (noch ohne Therapie) bestimmen, was in Problemfällen manche Entscheidung erleichtern kann.

Die DZ kann errechnet werden aus dem Tumorvolumen (V) bei 2 Messzeitpunkten bzw. deren Differenz ($t_2 - t_1$):

$$DZ = \frac{\ln 2 \ (t_2 - t_1)}{\ln(\frac{V_2}{V_1})}$$

oder

$$DZ = 0,7 \ \frac{t_2 - t_1}{\ln(\frac{V_2}{V_1})}$$

Zumeist liegt nur der Durchmesser (d) vor, sodass bei Annäherung des Tumors an eine Kugel gilt:

$$V = \frac{1}{6} \pi d^3$$

Damit ist die

$$DZ = \frac{\ln 2 \ (t_2 - t_1)}{3 \ \ln(\frac{d_2}{d_1})}$$

oder

$$DZ = 0,23 \ \frac{t_2 - t_1}{\ln(\frac{d_2}{d_1})}$$

Ein Beispiel: Bei $d_1 = 20$ mm; $d_2 = 30$ mm. $t_2 - t_1 = 70$ Tage errechnet sich eine DZ = 40 Tage. Mit dieser Formel kann auch in etwa das **Alter eines Malignoms (Tm)** bestimmt werden. Bei einem angenommenen Durchmesser der ersten Krebszelle von 10 µm (oder 0,01 mm) ist zum Zeitpunkt des Tumordurchmessers d [mm] des Alters Tm etwa:

$$TM = 4,3 \ DZ \ (\ln d + 4,6)$$

Obiges Beispiel eingesetzt, wäre der Tumor, als er 30 mm groß war, etwa 1370 Tage oder 3,8 Jahre alt gewesen. Diese Formel zeigt auch recht anschaulich, dass z. B. ein 30 mm großes Plattenepithelkarzinom mit einer DZ von 200 Tagen bei Diagnosestellung bereits ca. 19 Jahre alt sein kann. Daraus erklärt sich auch die lange Zeit, bis ein Exraucher das **Lungenkarzinomrisiko** eines **Nichtrauchers** erreicht. Die erste Tumorzelle ist meist noch in der Rauchphase entstanden.

Nuklearmedizinische Untersuchung

Die Lungenventilations- bzw. -perfusionsszintigrafie erlaubt durch den Tumor verursachte Funktionsausfälle wie mit keiner anderen Methode zu quantifizieren. Häufig ist man überrascht, dass der Patient durch den Tumor bereits funktionell pneumektomiert ist (z. B. durch Infiltration in die Pulmonalgefäße), was man im Röntgen-Thorax wie im CT nicht vermutet hätte. Das erlaubt viel sicherer die postoperative Funktion vorherzusagen.

Eine zusätzliche Hilfe, vor allen Dingen bei unklaren Lymphknoten im CT und peripheren Rundherden, ist die Positronenemissions-Tomografie (**PET-CT**) mit ^{18}Fluorodesoxyglukose, die heute immer mit der CT-Darstellung kombiniert wird. Sichere Befunde gibt es erst ab Herden von ca. 1 cm Größe, da neben der schlechteren Auflösung der PET-Kamera die Untersuchung infolge der Dauer immer in **Spontanatmung** aufgenommen werden muss, sodass durch die Atemverschieblichkeit eine zusätzliche Unschärfe entsteht.

> **M!** Für die Strahlentherapie ist ein PET-CT-Befund dann wesentlich, wenn nicht sicher zwischen Tumor und Atelektase unterschieden werden kann.

10

Das eigentliche Problem sind **falsch positive Befunde** in 10–15 % durch entzündliche Prozesse, die natürlich auch neben einem Karzinom vorkommen können. Deswegen müssen i. d. R. positive Befunde, insbesondere im Mediastinum histologisch verifiziert werden. Hingegen gibt es kaum falsch negative Befunde, d. h. ein negativer Befund schließt einen Tumorbefall mit zumeist hoher Sicherheit aus mit der Ausnahme eines bronchoalveolären Karzinoms, das meist PET-negativ ist. Auch muss beachtet werden, dass **Hirnmetastasen** infolge des hohen basalen **Glukosemetabolismus** praktisch nicht sichtbar sind.

Deswegen benötigt man neben dem PET-CT noch eine **weitere Bildgebung** für das Neurokranium mittels CT oder MRT, um eine komplette Ausbreitungsdiagnostik durchzuführen. Dabei werden nicht selten überraschende Befunde erhoben, z. B. im Bereich der Nebennieren. Mitunter wird auch ein Zweitkarzinom z. B. im Colon sichtbar. Diesen Vorteilen stehen aber durchaus die Nachteile durch die schon erwähnten falsch-positiven Befunde entgegen. Letztlich müssen PET-positive Befunde durch weitere Methoden abgeklärt werden. Bei einem Lungenkrebs müssen v. a. die PET-positiven Herde im Mediastinum mittels EBUS oder Mediastinoskopie beprobt werden. Positiv im PET-CT stellen sich v. a. auch Granulome dar, z. B. bei der Sarkoidose und bei der Silikose. Auch Gefäßwände leuchten im PET bei einer floriden Vaskulitis.

Die Entwicklung der Endosonografie mit Gewebegewinnung hat die Bedeutung des PET-CT etwas eingeschränkt, da sie den Vorteil der zytologischen bzw. histologischen Sicherung hat.

Eine **knochenszintigrafische** Untersuchung ist zur Metastasensuche indiziert, wenn die bisherigen Tests negativ waren und sich daraus Konsequenzen ergeben würden, z. B. eine Operation. Bestehen aber Knochenschmerzen, ist sie indiziert, da damit Stellen aufgefunden werden können, die frakturgefährdet sind, sodass bereits früh eine entsprechende Therapie begonnen werden kann (meist Radiatio). Ein PET-CT macht ein Routine-Knochenszintigramm eigentlich überflüssig. Allerdings wird dabei nicht selten übersehen, dass die PET-Bilder meist die unteren Extremitäten nicht mit abbilden.

Echokardiografie

Neben der bereits bei Tumorverdacht durchgeführten Oberbauchsonografie sind in Abhängigkeit vom Einzelfall weitere Untersuchungen erforderlich. Insbesondere bei Herzinsuffizienz ist eine Echokardiografie erforderlich, um ggf. einen Ausgangsbefund der linksventrikulären Funktion vor kardiotoxischer Chemotherapie (v. a. Anthrazykline, gefolgt von 5-Fluorouracil) zu haben. Ist die Herzinsuffizienz ischämischer Genese, so liegt meist eine generalisierte Atherosklerose vor. In solchen Fällen muss grundsätzlich auch der Einsatz von Cis-Platin sehr kritisch abgewogen werden. Eine Echokardiografie erlaubt auch eine bessere Einschätzung des Allgemeinzustandes des Patienten.

M!

Steht eine kardiotoxische Chemotherapie an, sollte vorher und im Verlauf eine Echokardiografie durchgeführt werden, da das Herz hierunter recht rasch und dauerhaft dekompensieren kann und dann der kardiale Tod vor dem Krebstod eintritt.

Bronchoskopie

Jeder Patient mit Tumorverdacht sollte bronchoskopiert werden, auch wenn es sich scheinbar nur um einen peripheren Herd handelt. Selbst dann findet man endobronchial nicht so selten zusätzliche Tumorausbreitungen, die die Histologie sichern und bei der Stadieneinteilung helfen. Autofluoreszenzverfahren haben bei der Erkennung präkanzeröser oder zusätzlich karzinomatöser Veränderungen nicht das gehalten, was man sich nach den ersten Publikationen erhofft hatte. Eine wirkliche Hilfe stellen sie derzeit nicht dar. Dies liegt auch daran, dass sich die Bildauflösung bei modernen Endoskopen stark verbessert hat (Kap. 2.13).

Eine endoskopisch sichtbare **Schleimhautveränderung** oder eine Raumforderung erlauben **makroskopisch keine Zuordnung der Dignität**. Jeder, der viel bronchoskopiert, hat hier schon alle möglichen Überraschungen erlebt. Es gibt kugelige, gestielte Tumoren, die benigne aussehen und doch maligne sind und umgekehrt. Auch kann z. B. eine frische Schleimhauttuberkulose aussehen wie ein endoluminal wachsender Tumor.

Typische **Nebenwirkungen nach Tumorbiopsie** sind Blutungen, die meistens von allein sistieren. Manchmal hilft die Instillation von α-Mimetika wie Xylometazolin oder auch verdünntes Adrenalin. Karzinoide, die meist kugelig, rosafarben und glatt aussehen, können vermehrt bluten, wobei die Diagnose oft erst hinterher gestellt wird (Kap. 13.6).

Ist ein Herd endoskopisch nicht sichtbar, kann unter Durchleuchtung versucht werden, ihn **transbronchial anzusteuern**. Dieses ist bei Verdacht auf bronchioloalveoläres Karzinom eine wichtige Untersuchung. Hier ist die Trefferquote wegen des diffusen Befalls hoch. Allerdings kann auch öfters mittels Lavage in dem betroffenen Gebiet die zytologische Sicherung gelingen. Ansonsten trifft man den Herd nur, wenn man den **zuführenden Bronchus** wirklich **sondieren** kann und der Tumor eine gewisse Größe hat. In einer Ebene ist es oft nicht schwer, die Zange in den Tumor einzuführen. Lenkt man um auf die zweite Ebene, sieht man häufig, dass die Zange davor oder dahinter liegt. Es gibt hier neuere, technisch raffinierte Verfahren, die Ansteuerung zu verbessern, von peripheren kleinen Ultraschallsonden, über Navigation bis zur Steuerung über ein Hochfrequenzmapping. Besonders erwähnt werden soll, dass die hier in einigen Zentren vor allem im Rahmen von wissenschaftlichen Projekten eingesetzten **Navigationsverfahren** zur Unterstützung der endoskopischen Tumorpunktion hohe Expertise voraussetzen, in Deutschland und Europa nicht allgemein verfügbar und sehr teuer sind. Bei Herden, die nach entsprechenden Umfelduntersuchungen operabel erscheinen, halten wir jedes aufwendige Verfahren zur histologischen Sicherung für überflüssig. Nach unseren Erfahrungen gelingt die diagnostische Sicherung aber fast immer einfacher und problemlos mittels **perkutaner Punktion, ultraschallgesteuert oder im CT** (Kap. 2.16).

> **M!**
>
> Der Verdacht auf eine Lymphangiosis carcinomatosa oder ein bronchoalveoläres Karzinom mit „pneumonischer" Ausbreitung sind gute Indikationen für eine transbronchiale Biopsie.

Endosonografie

Durch den **endobronchialen Ultraschall (EBUS)** kann die Stadieneinteilung der Tumoren heute sicherer vorgenommen werden, da die meisten Lymphknotenstationen in der Bildgebung durch Nadelpunktion erreicht werden können. Hierbei scheint es egal zu sein, ob während der Punktion gesaugt oder nicht gesaugt wird, da die Punktionsergebnisse vergleichbar sind. Außerdem erlaubt die Ultraschallbildgebung oft besser als das CT die Klärung der Tumorinvasion in das umgebende Gewebe. In Ausnahmefällen hilft zusätzlich die **transösophageale Ultraschalluntersuchung (EUS)**. Diese Untersuchung ermöglicht zusätzlich Nebennierenprozesse (insbesondere linksseitig), ggf. durch Punktion, näher abzuklären. Die erreichbaren Lymphknotenstationen für den EBUS bzw. EUS anterior wie posterior sind in ▶ Abb. 10.3 dargestellt. Hierbei sind die Stationen 4, 7, 10 und 11 für die Prognose am wichtigsten. Im Vergleich zur Mediastinoskopie können mittels EBUS mehr Lymphknotenstationen erreicht werden.

> **M!**
>
> Bei der Punktion mittels EBUS sollte immer mit den prognostisch ungünstigsten Lymphknotenstationen (N3) begonnen werden, da die Qualität bzw. Schärfe der Punktionsnadel mit jeder Punktion abnimmt.

Mediastinoskopie

Die Mediastinoskopie, obwohl videoassistiert effektiver als früher, ist heute zum Teil durch den endoskopischen Ultraschall verdrängt worden. Dieser erlaubt, auch Bereiche distal der Hauptkarina histologisch zu beurteilen, die mit der einfachen Mediastinoskopie nicht zu erreichen sind (▶ Abb. 10.3). Es gibt aber Einzelfälle, bei denen die Mediastinoskopie weiter erforderlich ist, um eine **Lymphknotenhistologie** zu erhalten. Insbesondere bei Adeno-

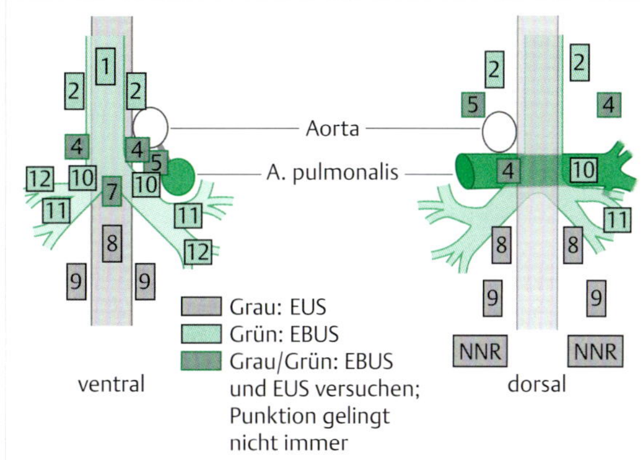

Abb. 10.3 Schematische Darstellung der Lymphknotenstationen zur Stadiierung des Lungenkarzinoms mit ihren Untersuchungsmethoden zur histologischen bzw. zytologischen Diagnostik.

karzinomen sind gelegentlich die Lymphknoten nicht durch ihre Größe sondern durch ihre Zahl im Mediastinum auffällig. In solchen Situationen hat die Mediastinoskopie wohl einen Vorteil gegenüber dem EBUS. Auch wenn der Verdacht auf ein Lymphom besteht, reichen die Nadelbiopsien für eine Sicherung meist nicht aus. In diesen Fällen benötigt man viel Gewebe, am besten ganze Lymphknoten. Das Gleiche gilt für den Nachweis einer Sarkoidose, wenn die anderen Befunde nicht eindeutig sind (Kap. 6.3). Gelegentlich ergibt sich bei Lymphknotenvergrößerungen im vorderen Mediastinum (z. B. vor dem Aortenbogen) die Indikation zu einer so genannten anterioren Mediastinoskopie, da diese Region weder mit der typischen Mediastinoskopie noch per EBUS erreicht werden kann.

Pleurauntersuchungen inklusive Thorakoskopie

Die sonografische Untersuchung auf einen Pleuraerguss (auch bei negativem Röntgenbild) gehört bereits im Vorfeld zu den obligaten Untersuchungen bei Tumorverdacht. Liegt ein Erguss vor, hilft die Probepunktion mit zytologischer Diagnostik oft weiter. Bleibt sie unspezifisch, sollte unbedingt thorakoskopiert werden. Die Thorakoskopie ist mit den modernen, auch flexiblen Thorakoskopen eine vergleichsweise einfache Technik mit hoher Aussagekraft (Kap. 2.13).

Liegt ein ausgedehnter tumoröser Pleuraerguss vor, sollte er abgelassen werden, besonders zur Verbesserung der diagnostischen Aussagekraft einer nachfolgenden Bronchoskopie oder eines Thorax-CT. Eine **Verödungstherapie** sollte anfangs aber **nicht erfolgen**, da das Sistieren des Pleuraergusses ein guter Marker für das Ansprechen einer Chemotherapie sein kann (Kap. 13.5).

10

> M!
>
> Die blinde Pleurabiopsie, z. B. mit der Ramel-Nadel, ist heute obsolet.

Operative Verfahren

In Ausnahmefällen ist eine histologische Sicherung bzw. Lymphknotenstadieneinteilung nur durch eine Operation möglich, die in der Regel heute videoassistiert durchgeführt wird. Falls der Patient potenziell operabel ist, sollte das nur in einem Zentrum mit Schnellschnittdiagnostik durchgeführt werden, damit ggf. sofort die Tumorentfernung durchgeführt werden kann. Allerdings gehen auch Probethorakotomien mit einer gewissen Komplikationsrate einher. Der Prozentsatz der Probethorakotomien ist ein guter **Qualitätsindikator** für eine pneumologisch-thoraxchirurgische Abteilung.

Laboruntersuchungen

Neben der allgemeinen Labordiagnostik zur Abschätzung des Allgemeinstatus bzw. von Komplikationen sind weitergehende Untersuchungen nur in Ausnahmefällen indiziert. **Tumormarker** haben nur bei differenzialdiagnostischen Problemen ihre Berechtigung. Es gibt eine ganze Reihe von Markern, wobei eigentlich nur NSE und proGRG beim SCLC sowie CYFRA 21–1 und CEA bei NSCLC eine gewisse praktische Bedeutung haben. Manchmal helfen sie auch bei Mischtumoren mit kleinzelligen und nichtkleinzelligen Anteilen, um zu klären, wie groß das Ausmaß eines Tumortyps ist. Bei den Lungenkarzinomen liegt in der Regel ein durch Bildgebung sichtbarer Tumorbefund vor, der zur Verlaufsbegutachtung besser geeignet ist als ein Tumormarker.

Besteht klinisch der Verdacht auf ein **paraneoplastisches Syndrom**, muss ggf. danach gesucht werden. Meistens fallen die Patienten mit Elektrolytveränderungen auf. Wird gezielt nach endokrinen Veränderungen gesucht, so findet man sie bei Tumorerkrankungen recht häufig (insbesondere ADH-Erhöhung). Wir sehen relativ häufig Patienten mit **SIADH-(inappropriate secretion of antidiuretic hormone)**assoziierten symptomatischen Hyponatriämien, die neben der Begleitmedikation spezifisch mit **Tolvaptan** behandelt werden können.

Abgesehen von der Hyponatriämie ergeben sich keine direkten therapeutischen Konsequenzen hat (die Symptome gehen mit Verkleinerung des Tumors zurück), und es lohnt eine prophylaktische breite Diagnostik hier nicht.

> M!
>
> Paraneoplastische Syndrome mit klinischen Symptomen sind recht selten.

Funktionsdiagnostik

Die routinemäßig durchgeführte Lungenfunktionsprüfung gehört zur Basisdiagnostik. Sie erlaubt das Ausmaß der Funktionseinschränkungen festzustellen. Viele Patienten haben **zusätzlich eine COPD**, die auf jeden Fall mitbehandelt werden sollte. Es ist von Vorteil, die Messung der CO-Diffusionskapazität ebenfalls zu Beginn einmal durchzuführen, auch wenn die Patienten scheinbar keine Funktionseinschränkung zeigen. Sie dient dann als Ausgangswert, um ggf. bei späteren Chemo- und Strahlentherapien Komplikationen wie eine Pneumonitis rechtzeitig erkennen zu können.

Wenn die stratifizierte Diagnostik ergibt, dass das Karzinom operiert werden kann, muss die Funktionsuntersuchung ausgedehnt werden. Hier geht es darum, die operativen und postoperativen Komplikationen abzuschätzen. Von zentraler Bedeutung ist die **Messung der CO-Diffusionskapazität**, als TLCO und KCO. Sie ist der beste Prädiktor für die postoperativen Komplikationen, da sie allein in der Lage ist, den Emphysemanteil funktionell zu bestimmen (Kap. 2, Pneumologische Untersuchungen). Dies gilt auch für mögliche Komplikationen einer Strahlentherapie.

Natürlich muss zur Beurteilung der klinischen Relevanz einer Diffusionsstörung ggf. eine Belastungsuntersuchung mit Blutgasanalysen erfolgen.

> M!
>
> Absolutwerte von FEV_1 zur Beurteilung der Operationsfähigkeit sind obsolet.

Belastungsuntersuchungen sind bei Einschränkungen von FEV_1 und der CO-Diffusion obligat. Ein einfacher Test kann vorangestellt werden. Der Patient wird aufgefordert, mindestens **3 Krankenhausstockwerke** zügig hochzusteigen (Krankenhausstockwerke sind höher als die zu Hause). Schafft er dieses problemlos, sind keine peri- oder postoperativen Komplikationen, auch nicht bzgl. KHK zu erwarten, wie schon eine ältere Studie gezeigt hat [15].

Leistet der Patient die **Treppenbelastung** nicht oder nur mit Mühe, dann empfiehlt sich ein abgestuftes Vorgehen nach ▶ Abb. 10.4. Vorab sollte die Therapie der leistungslimitierenden Grunderkrankung optimiert werden, soweit noch Defizite vorhanden sind. Meist ist es eine COPD, ggf. mit poststenotischer Pneumonie durch den Tumor oder eine Herzinsuffizienz. Werden dann in der Belastung 60 % der **gewichtsbezogenen Sollwattleistung** erreicht, bzw. sind die Werte für FEV_1 und TLCO in diesem Bereich, kann eine Operation erfolgen.

Liegt der Patient mit einem der Werte darunter (< 60 % Sollwatt), sollte eine **Spiroergometrie** angeschlossen werden. Bei einer Sauerstoffaufnahme ($\dot{V}O_2 < 10$ ml/min/kg KG) ist das Operationsrisiko sehr hoch, sodass abgeraten werden sollte. Wichtig ist natürlich auch, welche

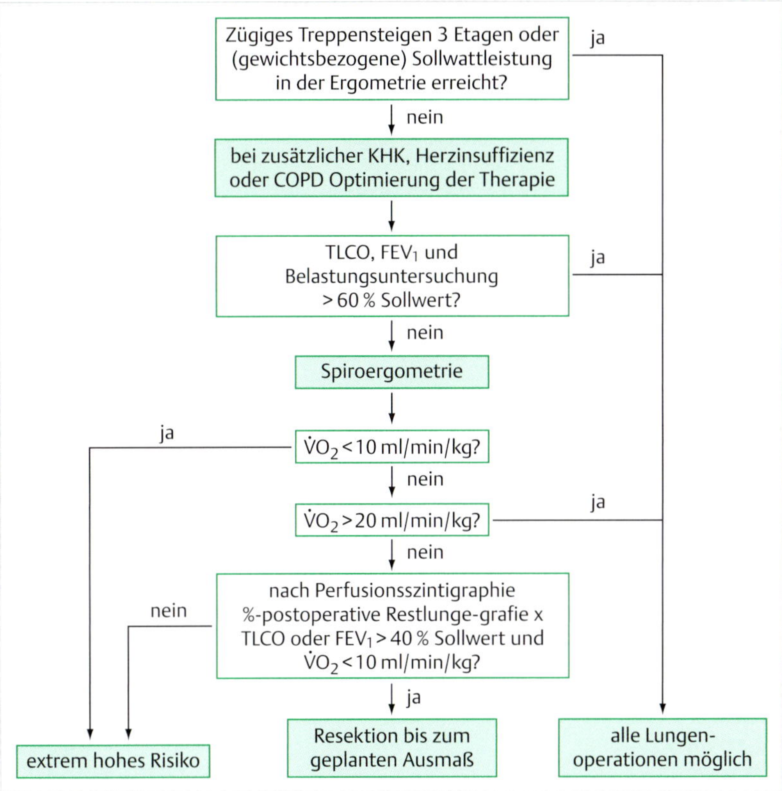

Abb. 10.4 Algorithmus anhand der Funktionsuntersuchungen zur Bestimmung der Operationsfähigkeit.

Belastungsstufe der Patient im Verhältnis zum Soll-Watt erreicht. Ähnlich wie der Treppentest erlaubt dies eine recht gute Einschätzung des Performance-Status.

Ausnahmen sind aber möglich, wenn z. B. der Patient zusätzlich eine funktionsverbessernde Operation (z. B. Bullaresektion) bekommt (Bollinger 1998) oder z. B. mit der Tumorresektion eine sinnvolle Volumenreduktion erfolgt. Dies ist bei geplanten Lappenresektionen (vor allem Oberlappen) gar nicht so selten. Betrachtet man einen Tumor-Patienten unter funktionellen Gesichtspunkten, kommt man nicht selten zum Schluss der Inoperabilität. Prüft man beim gleichen Patienten die **Indikation zur Volumenreduktion**, erscheint die Entfernung z. B. eines Oberlappens gelegentlich sogar günstig. Obwohl die klassische chirurgische Therapie zumindest eine Lappenresektion vorsieht, gibt es inzwischen Daten, die zeigen, dass bei Tumoren bis 20 mm Durchmesser eine Segmentresektion mit gleichen Ergebnissen durchgeführt werden kann. Eine japanische Studie konnte sogar zeigen, dass bei kleinen Adenokarzinomen mit lipidischem Wachstum etwa gleiche Ergebnisse wie bei einer Lappenresektion erzielt werden können. Unter diesen Gesichtspunkten sind einige funktionell eingeschränkte Patienten dann doch noch kurativ operabel. Die Beispiele zeigen auch, dass immer eine genaue Analyse des Einzelfalles nötig und eine interdisziplinäre Besprechung sinnvoll sind.

Liegt die $\dot{V}O_2$ zwischen 10 und 20 ml/min/kg KG, sollte mittels **Perfusionsszintigrafie** der prozentuale Verlust durch die Operation ausgerechnet und von TLCO- und FEV_1-Wert abgezogen werden. Liegen die postoperativ errechneten Werte < 40 % des Sollwerts bzw. die $\dot{V}O_2$ < 10 ml/min/kg KG, ist das Risiko wieder sehr hoch.

Hierbei sollte auch berücksichtigt werden, dass die Patienten **früh postoperativ** vorübergehend **etwas schlechter** sind als der errechnete Wert. Eine Hyperkapnie oder eine durch die sekundäre Hypoxämie verursachte milde pulmonale Hypertonie ist an sich keine Kontraindikation, wenn die Patienten die Werte in ▶ Abb. 10.4 erreichen. Natürlich sollte versucht werden, hyperkapnische Patienten vor der Operation auf eine nichtinvasive Beatmung einzustellen, falls sie diese nicht schon haben.

Valide Grenzwerte für die Operabilität bei pulmonaler Hypertonie gibt es nicht. Wahrscheinlich helfen auch hier die Einschätzung der klinischen Belastbarkeit und die Spiroergometrie am ehesten weiter. Bei nicht hypoxämischer pulmonaler Druckerhöhung haben wir auch schon präoperativ eine Therapie eingeleitet und hierunter nachfolgend die Änderung der Belastbarkeit überprüft.

M!

Kann die Krebsoperation mit einer lungenfunktionsverbessernden Volumenreduktion kombiniert werden, ist es ggf. möglich, die kritische Grenze der Operationsfähigkeit weiter nach unten zu verschieben.

Pathologie

Die diagnostischen Möglichkeiten auf zellulärer Ebene sind in den letzten Jahren durch die **Immunhisto- und Zytochemie** sowie die **molekularbiologischen Methoden** enorm angewachsen. Manche Marker haben prognostische Bedeutung erlangt. Allerdings hilft die Information in der Praxis dem Patienten von wenigen Ausnahmen abgesehen bisher wenig, sodass üblicherweise darauf verzichtet wird. Zudem sind die Untersuchungen nicht billig. Unverzichtbar ist die Immunhistologie bei der Klärung der Frage des Tumortyps und des Primärtumors bei Problemfällen. So ist z. B. der TTF-1 (thyreoidaler Transkriptionsfaktor) in > 90 % beim primären Adenokarzinom und SCLC positiv, da dieser Faktor insbesondere in den Epithelzellen des Bronchialsystems exprimiert wird (außerdem noch in der Schilddrüse und im Mittelhirn). Bei TTF-1-positiven Tumoren sollte daher zum Ausschluss einer Schilddrüsenkarzinom-Metastase das Thyreoglobulin bestimmt werden.

Es hat auch nicht an Versuchen gefehlt, das Ansprechen auf eine systemische Therapie (meist Chemotherapie) aus den Markern bzw. den molekularbiologischen Untersuchungen abzuschätzen. Bereits vor über 25 Jahren hat man in der **thymusaplastischen Nacktmaus** versucht, Karzinomzellen aus der Biopsie anzuzüchten, sodass an diesen Tieren das Ansprechen einer Chemotherapie exemplarisch versucht werden kann. Abgesehen von dem klinisch nicht tolerablen Zeitverzug bis zum Vorliegen eines Ergebnisses waren zudem die Ergebnisse auf den Patienten kaum übertragbar.

Alle diese Verfahren haben keine wesentlichen Fortschritte in der Breite gebracht. Zum Verständnis der Tumorbiologie waren und sind sie aber sehr hilfreich. Der eigentliche Hintergrund der fehlenden Praxisnähe ist die erwähnte Problematik der großen Variation der Tumorzellen, obwohl am Anfang nur eine Zelle stand. Die Phänotypen sind so unterschiedlich, dass ein einzelner spezifischer Marker wahrscheinlich immer nur ein bestimmtes Cluster beschreibt. Beispielsweise hat man jetzt bei kurativ operierten NSCLC im Stadium I oder II **DNA-Methylierungen** und damit verbundene Brüche im histologischen Präparat bei den Patienten gefunden, die später ein Tumorrezidiv bekamen. Etwa 7 % der operierten Patienten wiesen diese Auffälligkeit auf. Ihr Risiko eines Rezidivs (oder Zweitkarzinoms) lag dann 15-fach höher [6].

Eine **Invasion** eines Tumors in die **Gefäße**, zeigt beispielsweise auch beim N0-Stadiom (ohne Tumorbefall der Lymphknoten) eine schlechtere Prognose an. Scheinbar kurativ operierte Fälle entwickeln innerhalb von 5 Jahren Spätrezidive.

Eine positive Ausnahme stellen bestimmte Anomalitäten des **Tyrosinkinaserezeptorsystems** dar. Es handelt sich um ein komplexes Rezeptorsystem (intrazellulär, wie membrangebunden mit intrazellulärem Anteil), das durch reversible Phosphorilierung die Aktivität einer Zelle erheblich verändern kann. Da auch (beim Tumor ungebremstes) Zellwachstum und Hemmung der Apoptose über Tyrosinkinasen (TK) geregelt werden, sind die **Tyrosinkinase-Inhibitoren (TKI)** ins Zentrum der Krebstherapie gerückt. Aber auch bei anderen, benignen Wachstumsstörungen, wie die diabetische Retinopathie oder die Arteriosklerose wird dieses Signaltransduktionssystem intensiv untersucht.

Für die pneumologischen Malignome ist das in der Zellmembran liegende Rezeptorprotein für das **Wachstumshormon EGF** (Epithelial Growth Factor) besonders interessant. Durch bestimmte Tumoren werden Alterationen bzw. Mutationen (meist Exon-19-Deletionen) am **EFGR** (EGF-Rezepor) verursacht, die dann einen therapeutischen Ansatz darstellen, wenn die Unterschiede gegenüber den physiologischen EGFR genügend deutlich sind, damit ein Pharmakon spezifisch genug wirken kann. Aktivierende EGFR-Mutationen werden gehäuft beim Adeno-Ca, Nichtrauchern und bei Frauen gefunden. Die Mutation gilt als ein prädiktiver Marker für das Ansprechen der Tumorerkrankung auf EGFR-TKI. Hemmung des EGFR an der Mebranaußenfläche durch monoklonale Antikörper (z. B. **Cetuximab**) sind hier trotz experimenteill gleicher Wirkung nicht so effektiv in der Tumortherapie wie kleinmolekülige Hemmstoffe (**Erlotinib, Gefitinib**), die zusätzlich den intrazellulären Anteil des Rezeporproteins hemmen.

Ein weiterer Ansatz ist die Hemmung von Mutationen (EML 4) des **ALK (Anaplastic Lymphome Kinase)** Tyrosinkinaserezeptorsystems. Für die Pneumologie relevant ist dabei ein Hemmstoff der TK (Crizotinib). Die klinische Bedeutung der TK-Hemmer wir bei den einzelnen Tumorentitäten beschrieben. EML 4-ALK positive Tumoren kommen vor allem bei Nierauchern oder Wenigrauchern, jüngeren Patienten und bei Adenokarzinomen vor. ALK positive Tumoren weisen keine EGFR-Mutationen auf (gegenseitiger Ausschluss).

Mehrere neuere Arbeiten zeigen zudem eine gewisse Abhängigkeit bestimmter Zytostatika von speziellen Genexpressionen, z. B. ERCC 1-Expression. Dabei handelt es sich um eine Gensequenz, die **DNA-Reparaturenzyme** codiert. Eine hohe Expression sagt ein schlechteres Ansprechen auf Cisplatin voraus. Andererseits zeigen Patienten mit deutlicher ERCC 1-Expression bessere Überlebensraten nach Operation. Interessante Entwicklungen ermöglichen demnächst vielleicht mehr Einflussnahme in der Subtypisierung von wachstumsbestimmenden Faktoren bei den verschiedenen Tumortypen.

Ob die Bestimmung der Polymorphismen der Rezeptoren, die für das zelluläre oder **angiogenetische Wachstum** zuständig sind, eine größere praktische Bedeutung für die Auswahl der Zytostatika hat, bleibt abzuwarten. Zurzeit ist die praktische Bedeutung dieser Substanzen noch gering. Immerhin zeigen sich hier jetzt klinisch relevante Unterschiede zwischen Plattenepithel- und Adenokarzinom. Allerdings hat der VEGF-Antikörper Bevacizumab beim Lungenkarzinom eher enttäuscht.

M!

Die Ergebnisse der Molekularbiologie sind in der praktischen Umsetzung bisher nur für relativ kleine Untergruppen bedeutsam. Dennoch steckt hier Entwicklungspotenzial.

Es gibt auch eine permanente Diskussion über die Frage, ob die **zytologische** oder **histologische Befundung** besser sei. Manche Zytologen sagen, dass sie trotz fehlender Information über die Struktur des Gewebes infolge der milderen Fixierungstechnik (Lufttrocknung) in vielen Fällen die Diagnose sicherer stellen können als die Pathologen. Umgekehrt verweist der Pathologe auf seine Informationen aus dem Zellverband und der Immunhistologie. Für das NSCLC ist die Zytologie recht sicher; beim SCLC ist die sichere Diagnose in Grenzfällen nur durch die Histologie, ggf. erweitert durch die Immunhistologie, zu erhalten.

Grundsätzlich hilfreich ist eine **Imprintzytologie** während der Gewebegewinnung, wie im Kap. 2.16 bereits beschrieben. Dabei kann oft festgestellt werden, ob das gewonne Gewebe zur Diagnostik ausreichend ist.

Stadieneinteilung

Bei den soliden Tumoren hat sich das **TNM-System** nach der AJCC (American joint Committee on Cancer) etabliert und bewährt. Beim Lungenkarzinom gilt jetzt die 7. Revision, die sich erstmalig auf eine große Datenmenge stützen kann. Die Änderungen bei der Stadieneinteilung sind durch robustere Daten zur Prognose des jeweiligen Stadiums bedingt. ▶ Tab. 10.2 und. ▶ Tab. 10.3 zeigen die Stadieneinteilung nach IASLC (www.iaslc.org) bzw. AJCC (www.cancerstaging.org), wie sie üblicherweise für die Therapiesteuerung zur Anwendung kommt.

Die aktuellen Änderungen tragen den Ergebnissen der letzten Jahre Rechnung, die gezeigt haben, dass die Primärtumorgröße in den Stadien I und II mit einem guten Überleben korrelierte, wobei hier für das Adenokarzinom der Unterschied besonders deutlich war [14]. Ab 5 cm Tumorgröße war dann kaum noch eine Abhängigkeit von der Tumorgröße vorhanden. Ein anderes Beispiel ist die Einschätzung bei zwei Herden im gleichen (ipsilateralen) Lappen. Dies war früher T 4 und wird jetzt als T 3 bezeichnet, da die Prognose besser ist als früher angenommen. Dies wird besonders deutlich, wenn man bedenkt, dass eine Operation bei einem T 4-Tumor früher kaum erwogen wurde, dies aber bei einem T 3-Tumor unter Berücksichtigung von N und M in den UICC-Stadien IIB und IIIA diskutiert werden kann. Einen deutlichen Einfluss auf die Prognose hat erwartungsgemäß auch die Zahl der tumorös befallenen Lyphknoten, besonders im Stadium N1, wenn die meisten Patienten operiert werden können.

Die Stadieneinteilung gilt formal für das NSCLC und das SCLC. In Registern werden sie häufiger benutzt. Infolge der Therapiegruppen wird aber in der Klinik das **SCLC** vereinfacht in limited und extensive disease klassifiziert:

- **limited disease**: ipsilateraler Hemithorax von I–IIIB
- **extensive disease**: M1 oder kontralateraler Befall

Tab. 10.2 7. TNM-Klassifikation der Lungenkarzinome.

Kürzel	Befund
Tx	Malignomnachweis (z. B. Zytologie); Primärtumor kann nicht beurteilt werden
T 1	Tumor < 3 cm, umgeben von Lunge oder viszeraler Pleura, bis Lappenbronchus (bronchoskopisch)
• T 1a	Tumor ≤ 2 cm
• T 1b	Tumor > 2 cm und ≤ 3 cm
T 2	Tumor > 3 cm und ≤ 7 cm oder Tumor mit: • Befall Hauptbronchien (≥ 2 cm distal Hauptkarina) • Infiltration viszeraler Pleura • assoziierter Atelektase oder assoziierter poststenotischer Pneumonie (größer als Hilusregion, kleiner als gesamte Lungenhälfte)
• T 2a	Tumor ≤ 5 cm
• T 2b	Tumor > 5 cm und ≤ 7 cm
T 3	Tumor > 7 cm oder • Infiltration von Thoraxwand, Diaphragma, parietalem Perikard, N. phrenicus, mediastinaler Pleura, Hauptbronchus weniger als 2 cm distal Hauptkarina (Hauptkarina frei) • Atelektase oder poststenotische Pneumonie der gesamten Lungenhälfte • Satellitenherde im gleichen ipsilateralen Lungenlappen
T 4	Tumor jeder Größe mit Infiltration von Mediastinum, N. laryngeus recurrens, Herz, großen Gefäßen, Trachea, Ösophagus, Wirbelkörper, Hauptkarina oder Satellitenherden im ipsilateralen differenten Lungenlappen
Nx	regionale Lympknoten nicht ausreichend untersucht
N0	keine regionalen Lymphknotenmetastasen
N1	Lymphknotenmetastasen ipsilateral peribronchiolär und/oder ipsilateral hilär und intrapulmonale Lymphknotenmetastasen, einschließlich Befall bei operativer Entfernung
N2	Lymphknotenmetastasen ipsilateral mediastinal oder subkarinal
N3	Lymphknotenmetastasen kontralateral mediastinal oder hilär Lymphknotenmetastasen Skalenus ipsilateral oder/und kontralateral oder supraklavikuläre Lymphknotenmetastasen
Mx	Untersuchung zur Detektion von Fernmetastasen nicht ausreichend durchgeführt
M0	Kein Nachweis von Fernmetastasen
M1	Fernmetastasen
• M1a	separate Tumorknoten im kontralateralen Lappen. Tumorknoten in der Pleura oder maligner Perikard- oder Pleuraerguss
• M1b	Fernmetastasen extrapulmonal

10

Tab. 10.3 Vorgeschlagene Stadieneinteilung (AJCC/UICC 2002, 7. Auflage); die TNM-Stadien zusammenfassendes System für das Lungenkarzinom.

Stadium	Primärtumor	Lymphknoten	Fernmetastasen
IA	T 1a–T 1b	N0	M0
IB	T 2a	N0	M0
IIA	T 1a, T 1b, T 2a T 2b	N1 N0	M0 M0
IIB	T 2b T 3	N1 N0	M0 M0
IIIA	T 1a, T 1b, T 2a, T 2b T 3 T 4	N2 N1, N2 N0, N1	M0 M0 M0
IIIB	T 4 T 1–T 4 (jedes T)	N2 N3	M0 M0
IV	T 1–T 4 (jedes T)	N0–N3	M1a/b

Die stadienabhängigen Überlebenskurven für die beiden Tumoren stellen ▶ Abb. 10.5 für das SCLC und ▶ Abb. 10.6 für das NSCLC dar. Hierbei sind wieder die Daten des Tumorregisters München genommen. Sie spiegeln recht gut die Ergebnisse der internationalen Literatur wider. Die Daten des Tumorregisters München zeigen auch einen deutlichen **Shift in den Häufigkeitsverteilungen** der Stadien über die Jahre, wobei die Unterschiede in den letzten 10 Jahren besonders zugenommen haben. Beispielsweise war das Stadium IV des NSCLCs 1978–1987 in 24,6 % und eine Dekade später in 26,4 % der Fälle vergleichbar häufig diagnostiziert worden. Ab 1998 ist es jedoch auf 46,7 % angestiegen. Ähnliches gilt für das SCLC. Hintergrund ist einfach die in den letzten 10–15 Jahren viel besser gewordene bildgebende Diagnostik mittels CT und PET sowie die Histologie- bzw. Zytologiegewinnung durch die Ultraschallpunktionen.

Erstaunlicherweise hat sich aber das **Überleben** der verschiedenen Stadien in den **letzten 30 Jahren** kaum geändert. Es sind leichte Unterschiede zu beobachten, die aber v. a. bei höheren Stadien nur bei Tagen bis wenigen Wochen liegen. Eine Ausnahme stellt das Stadium I des NSCLCs dar, dessen Überlebenskurven in den letzten 20 Jahren angestiegen sind (▶ Abb. 10.6), was im Wesentlichen an den **Fortschritten der Operationstechnik** (weniger Pneumektomien, bessere Lymphknotenausräumung), der besseren perioperativen Versorgung der funktionell schlechteren Patienten und der verbesserten Diagnostik liegt, wodurch die „falsch positiven" Stadium I Patienten von früher eliminiert worden sind.

> **M!**
>
> Unter Therapie haben SCLC und die fortgeschrittenen Stadien III–IV des NSCLC etwa das gleiche (schlechte) Überleben.

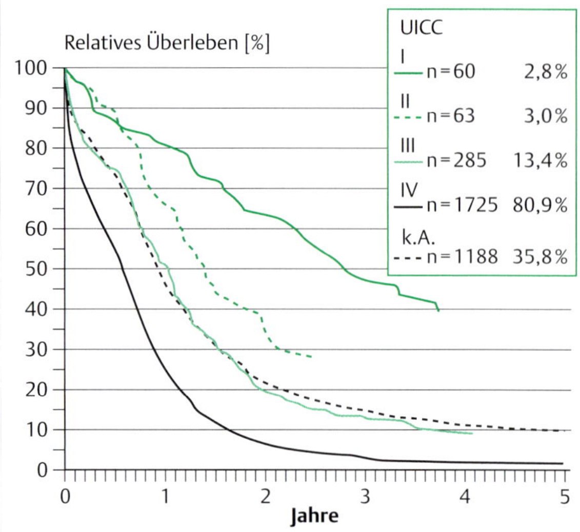

Abb. 10.5 C 33/34 (ICD 10): Kleinzelliges Lungenkarzinom der Trachea, der Bronchien und der Lunge, aufgeteilt nach den TNM-Stadien ab 1978, in 10-Jahresgruppen (Daten aus dem Tumorregister München). (k.A. = keine Angabe)

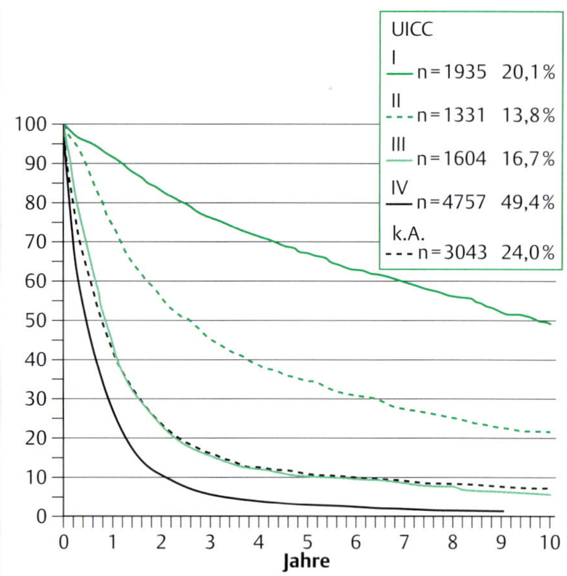

Abb. 10.6 C 33/34 (ICD 10): Nicht kleinzelliges Lungenkarzinom der Trachea, der Bronchien und der Lunge, aufgeteilt nach den TNM-Stadien ab 1978, in 10-Jahresgruppen (Daten aus dem Tumorregister München). (k.A. = keine Angabe)

Vor allem bei Adenokarzinom ergeben sich jedoch interessante Ergebnisse zu neuen Strategiekonzepten bzgl. Erhaltungstherapie bzw. vorgezogener Zweitlinientherapie mit Hinweisen auf Verbesserung des progressionsfreien Überlebens und der Überlebensrate. Die nächsten Jahre werden zeigen, wie stark diese neuen Therapien in die Gesamtüberlebenskurven eingehen (siehe auch ▶ Abb. 10.7 a und b).

Es gibt noch weitere Untergruppen in der Stadieneinteilung, z. B. für die N_2-Stadien, die außerhalb von Studien keine große praktische Bedeutung haben. Auch der histologische Differenzierungsgrad (Grading), hat keine wesentliche klinische Bedeutung.

Wichtig sind aber Differenzierungen über die Grundlage der Stadieneinteilung für Prognose und Therapievergleiche, beispielsweise ob Lymphknotenmetastasen nur mit bildgebenden Verfahren, pathologisch durch Operation oder Punktion bzw. autoptisch bestimmt wurden. Deswegen sollten folgende **Präfixe zum TNM-Stadium** hinzugefügt werden:

- c: klinische Diagnose
- p: pathologische Diagnose
- a: autoptische Diagnose
- r: erneute TNM-Einteilung nach Rezidiv
- y: nach neoadjuvanter Therapie

Wird das Lymphknotenstadium „N" mittels Mediastinoskopie oder EBUS bestimmt, wird von den meisten Kliniken hier das „p" vorangesetzt. Sonst wird es erst postoperativ nach Eingang des pathologischen Befundes der Tumorformel hinzugefügt.

Zudem wird postoperativ der Tumorbefall der Absetzungsränder angegeben:

- R_0: kein Tumor
- R_1: mikroskopischer Tumornachweis
- R_2: sichtbarer oder palpabler Tumor

10.2.7 Allgemeine Prinzipien der Therapie

Es gibt einige grundsätzliche Erfahrungen und Prinzipien zur Therapie von organbezogenen Karzinomen, die in besonderer Weise für das Lungenkarzinom gelten. Hier gilt, dass die Komplikationen der meist zusätzlich vorhandenen **COPD** von Unerfahrenen nicht selten als **Tumorprogress** missdeutet werden, was zur falschen Therapie führt. In einer Studie aus Großbritannien ergibt sich z. B. für das Lungenkarzinom ein Überlebensvorteil von ca. 3 Monaten, wenn der Patient von einem **Pneumologen** im Vergleich zum **Nichtpneumologen** behandelt wurde [8]. Dieser Unterschied liegt fast in der gleichen Größenordnung wie der gesamte Erfolg der zytostatischen Chemotherapie beim fortgeschrittenen NSCLC.

M!

Eine Exazerbation einer COPD wird gelegentlich als Tumorprogress missgedeutet.

Eine zweite, häufigere Erfahrung, die in der Therapie von Lungenkarzinomen gemacht wird, ist die **qualitativ schlechte chirurgische Versorgung**. Mehr als die Hälfte aller Patienten werden in Abteilungen operiert, die wenig Erfahrung mit der Thoraxchirurgie haben. Die Fallzahlen liegen häufig deutlich < 50 Tumoroperationen im Jahr. Meistens ist an den Kliniken auch keine pneumologische Abteilung vorhanden, sodass die prä- und postoperative Versorgung nicht fachgerecht ist. Dadurch entstehen viele unnötige Komplikationen und Rezidive infolge unzureichender Tumorentfernung bzw. zu häufige Pneumektomien mit der assoziierten höheren Mortalitätsrate. Die Pneumektomierate ist ein wichtiger (negativer) Qualitätsindikator in der Thoraxchirurgie.

Inzwischen sind **Lungenkrebszentren** etabliert, die Struktur- und in gewissem Umfang auch Prozessqualität gewährleisten. Leider werden mangels Zentren bisher nur 10 % der Patienten mit Lungenkarzinom in einem zertifizierten Zentrum behandelt. Die gelebte Interdisziplinarität im Lungenkrebszentrum hat einen sehr hohen Stellenwert. Die obligatorisch vorgegebenen Partner der Pneumologie im Lungenkrebszentrum sind Thoraxchirurgie, Strahlentherapie, Pathologie, Radiologie und optional Onkologie.

Von zentraler Bedeutung ist die mindestens wöchentlich stattfindende Tumorkonferenz des Lungenkrebszentrums. In der Tumorkonferenz werden alle Patienten, d. h. nicht nur die Patienten mit Neudiagnose, sondern auch mit erforderlichem Therapiewechsel, z. B. vor Beginn einer palliativen Strahlentherapie nach erfolgloser Chemotherapie, besprochen. Damit ist sichergestellt, dass jedem Patienten auch im weiteren Verlauf seiner Erkrankung hohe Behandlungsqualität garantiert ist. Jeder Patient erhält im Lungenkrebszentrum bei Bedarf psychoonkologische und palliativmedizinische Betreuung. Darüber hinaus stehen Sozialdienst und Ernährungsberatung zur Verfügung. Nicht zuletzt gehören zum Team des zertifizierten Lungenkrebszentrums Pflegekräfte, die sich durch Weiterbildungen auf dem Gebiet der Onkologie qualifiziert haben. Im Lungenkrebszentrum werden mindestens 10 % der Patienten in Studien eingeschlossen, sodass eine Beteiligung an neuen wissenschaftlichen Entwicklungen der Lungenkrebszentren gewährleistet ist. Ein weiteres wichtiges Ziel der Lungenkrebszentren ist die Datenerfassung zu den Patienten. Alle Neudiagnosen und der weitere Verlauf werden in ein zentrales Krebsregister eingegeben, um so auch langfristige Vergleichbarkeit zu erreichen und belastbare Aussagen zum Outcome der Patienten machen zu können.

Zur Zeit kann allerdings noch nicht objektiviert werden, ob sie das **Outcome** des Lungenkarzinoms wirklich verbessern (das gilt übrigens auch für die anderen Krebszentren). Die Autoren haben in einer Art „Vorher-nachher-Vergleich" hingegen die positive Entwicklung der Struktur- und Prozessqualität durch die Zertifizierung des Lungenkrebszentrums erlebt.

Allerdings sind die realitätsnahen lebensqualitätsbezogenen Erfolge bzw. Misserfolge in der Therapie durch die Lungenkrebszentren derzeit noch nicht erfasst, da ehrliche Fragebögen in der Onkologie praktisch fehlen bzw.

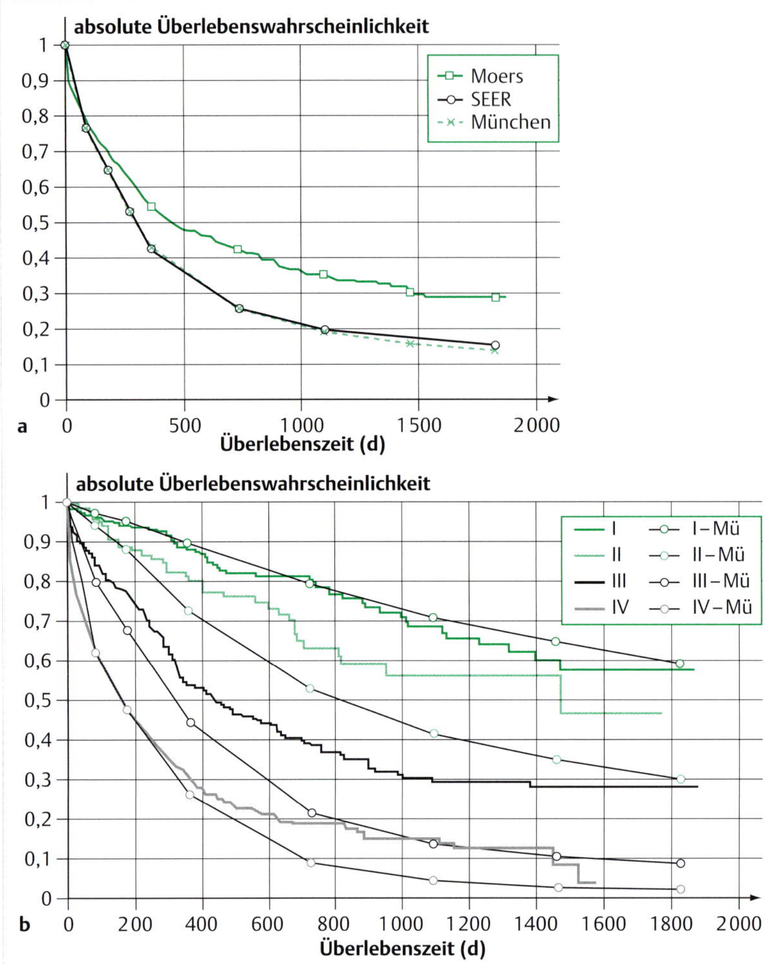

Abb. 10.7

a Absolutes Überleben aller Lungenkrebsformen aus einem Lungenzentrum (Krankenhaus Bethanien, Moers) im Vergleich zu den Daten aus dem Tumorregister München und den USA (SEER = **S**urveillance, **E**pidemiology and **E**nd **R**esults des National Cancer Institute der USA)

b Absolutes Überleben aller Lungenkrebsformen in Abhängigkeit von den UICC-Stadien aus einem Lungenzentrum (Krankenhaus Bethanien, Moers) im Vergleich zu den Daten aus dem Tumorregister München

die breite Anwendung vermieden wird. Eine Gefahr aller Krebszentren ist die Neigung zur **Übertherapie**, da es ein Grundgesetz einer organisierten Struktur ist, einmal vorhandene Einrichtungen auch zu bedienen (modifiziertes Parkinson'sches Gesetz). Gründe dafür finden sich immer bzw. lassen sich gerade in der Onkologie infolge der komplexen Inhalte nur schwer widerlegen. Eine gute palliativmedizinische Ausbildung oder ein Palliativmediziner im Tumor-Board können hier gelegentlich segensreich wirken.

Wie gut sich eine **optimierte Versorgung** von Lungenkrebspatienten auf das **Überleben** auswirken kann, zeigen die ▸ Abb. 10.7a und ▸ Abb. 10.7b. Hier sind die absolute Überlebenswahrscheinlichkeit aller Lungenkrebspatienten aus einem Zentrum (Krankenhaus Bethaniken Moers) über 5 Jahre im Vergleich zu publizierten Daten dargestellt. Die Unterschiede im Überleben sind eindrucksvoll, obwohl im Prinzip in allen Zentren mehr oder weniger ähnliche Leitlinien zur Anwendung kommen und damit auch die Versorgung scheinbar ähnlich ist. Die Unterschiede sind in den Stadien II und III am deutlichsten. Da hier die kompliziertesten Verhältnisse bzgl. Diagnostik und Therapie vorliegen, ist es plausibel anzunehmen, dass gerade hier die häufigsten Fehler gemacht werden.

Es gibt leider auch die umgekehrte Situation, dass Patienten ohne ausreichende internistisch-pneumologische Voruntersuchungen direkt operiert werden. Nicht selten haben die Patienten Metastasen, die aufgrund mangelnder Sorgfalt bei der Diagnostik nicht entdeckt wurden. Auch sieht man immer wieder **komplikationsreiche postoperative Verläufe** durch falsche präoperative Abklärung. Infolge postoperativer Komplikationen und sich anschließender Langzeitbeatmung werden jedes Jahr mehrere Patienten zu uns verlegt, deren Schicksal man durch eine entsprechende Diagnostik vor der Operation hätte verhindern können.

M!

Realitätsnahe Daten zur lebensqualitätsbezogenen Effizienz einer Krebstherapie werden die Tumorzentren derzeit nicht liefern, da sie diese Daten nicht erfassen.

Immer wieder liest man auch beim Lungenkarzinom ab **Stadium III** von **kurativen Ansätzen** einer Strahlen- oder Chemotherapie, um danach ggf. operieren zu können. Damit werden mitunter sehr aggressive Therapien begründet. Unter der Berücksichtigung der schlechten Prognose und des meistens palliativen Ansatzes dieser Stadien, ist diese Intention unseres Erachtens nur in **begründeten Einzelfällen** gerechtfertigt. Es darf nicht vergessen werden, dass sicher eine Zehnerpotenz mehr Patienten unter einer aggressiven Therapie **unnötig leiden** als davon profitieren. Das wird gerade unter **verantwortungsethischen Gesichtspunkten** oft zu wenig berücksichtigt. Von dieser Tendenz abweichende Einzelfallentscheidungen bzw. erfreulich gute individuelle Verläufe auch mit Berücksichtigung des Wunsches der Patienten sind selbstverständlich immer möglich.

Das Erstaunliche und gleichzeitig Ernüchternde ist, dass sich die **Überlebenskurven** trotz des großen Aufwandes, gemittelt über die verschiedenen Stadien, in den letzten 30 Jahren national wie international kaum verbessert haben (▶ Abb. 10.1). Allerdings ist die Verträglichkeit der Chemotherapie durch die neuen Antiemetika deutlich besser geworden. Vor 30 Jahren gab es bereits ausreichende Operationstechniken, Strahlen- und Chemotherapie mit den heute noch etablierten Substanzen wie Platinderivaten, Anthrazyklinen, Alkylanzien und Vincaalkaloiden. Die neueren Zytostatika einschl. der monoklonalen Antikörper sind wie die älteren Substanzen bis auf Ausnahmen bei selteneren Tumorentitäten nach wie vor zu wenig tumorspezifisch.

In der **Strahlentherapie** ist die Nebenwirkungsrate ebenfalls geringer geworden durch die computergestützte dreidimensionale Bestrahlungsplanung. Sie erlaubt eine bei gleicher Tumordosis deutlich geringere Belastung des peritumoralen Gewebes.

Es gibt jetzt mehr Daten über Kombinationen, die bei gleicher Wirkung gegen den Krebs weniger Nebenwirkungen verursachen bzw. bei gleichen Nebenwirkungen eine etwas höhere tumorhemmende Aktivität zeigen. Viele der neuen Substanzen sind aber nur in den Studien und nicht in der klinischen Realität besser, da dort die **Vergleichssubstanz** oft im **unteren Dosisbereich** angesiedelt wird, um den (scheinbaren) Unterschied deutlicher zu zeigen. Typisches Beispiel ist die Gabe von Cisplatin im unteren Dosierungsbereich mit 75 mg /m^2 als Vergleichs- oder Basissubstanz gegen die neuen Substanzen zu prüfen. Wäre Cisplatin höher dosiert worden, wäre der oft nur marginale Unterschied vermutlich verschwunden gewesen.

Ein weiterer häufiger Systemfehler ist die geübte Praxis, in Phase-III-Studien (mitunter auch Phase IV) eine neue zytostatisch wirkende Substanz als **Add-on** mit einer **etablierten Therapie** zu vergleichen und dann die Besserung im Outcome als Erfolg zu vermarkten. Es überrascht natürlich nicht, dass zusätzliche zytostatisch wirksame Prinzipien den Tumorprogress mehr hemmen. Beide Verfahren sind gegenüber den etablierten Therapien **unfair** und eindeutig marktwirtschaftlich begründet. Es erstaunt allerdings, dass diese offensichtlichen methodischen Fehler in der Onkologie kaum diskutiert werden. Wirklich aussagekräftig sind nur Studien, in denen die neue Substanz mit einer weiteren, bereits etablierten Substanz verglichen wird.

> **M!**
>
> Das Verhältnis aus rezidivfreier Zeit bzw. Überlebensvorteil und Nebenwirkungsrate scheint eine „Naturkonstante“ der Onkologie zu sein.

Die Therapie fast aller Karzinome, so auch des Lungenkarzinoms hängt sehr stark ab von den Stadien. Hierzu wird u. a. auf die **Leitlinien zum Lungenkarzinom** der Deutschen Gesellschaft für Pneumologie und Beatmungsmedizin verwiesen (unter www.pneumologie.de). Allerdings gibt es immer wieder Ausnahmen vom Regelfall, wenn besondere Bedingungen vorhanden sind, die in der Tumorkonferenz besprochen werden sollten. So kann es z. B. im Stadium IV von Vorteil sein, solitäre Metastasen zu operieren, wenn es sich um ein sehr langsam wachsendes Lungenkarzinom handelt. Hier ist die Situation fast vergleichbar wie beim langsam wachsenden Kolonkarzinom. Bei ausgedehntem, vergleichsweise großem Primärtumor im Stadium IV kann dieser mitunter trotzdem operiert werden, um die Nebenwirkungen durch die zytostatikainduzierte Nekrose (Verjauchung) zu vermeiden. Gelegentlich kommt es auch schon vor der Zytostase zu einer starken Tumoreinschmelzung, die Grund für eine palliative Operation sein kann.

> **M!**
>
> In begründeten Einzelfällen kann von den Leitlinien abgewichen werden, z. B. bei der operativen Entfernung größerer Tumormassen auch in schon fortgeschrittenen Stadien.

Die in Deutschland derzeit **tatsächlich durchgeführte Therapie** in der Breite scheint **nicht immer** den **Empfehlungen der Fachgesellschaften** zu entsprechen. Das zeigen die Zahlen aus dem Tumorregister München deutlich, die in ▶ Tab. 10.4 und ▶ Tab. 10.5 das tatsächliche Therapieverhalten für das NSCLC darlegen. Es ist erstaunlich, wie viele Pneumektonien im Stadium I und II durchgeführt werden. Aber auch im Stadium IV kommt das in ca. 7 % noch vor (▶ Tab. 10.5). Dies unterstreicht, dass noch zu viele Patienten ohne ausreichende pneumologische und thoraxchirurgische Kenntnis versorgt werden.

Tab. 10.4 Verteilung der **Therapieverfahren** beim NSCLC für 8 560 Tumordiagnosen bei 8 528 Patienten aus den Diagnosejahrgängen 1998–2008 (Daten aus dem Tumorregister München).

Therapie	UICC								alle	
	I		II		III		IV			
	n	%	n	%	n	%	n	%	n	%
Sonstige	62	4,3	32	5,7	248	13,9	680	21,7	1022	14,8
Op.	1196	83,5	359	63,7	261	14,7	228	7,3	2044	29,6
Chemo	13	0,9	15	2,7	406	22,8	1049	33,5	1483	21,5
Op. + Chemoth.	25	1,7	33	5,9	105	5,9	165	5,3	328	4,8
Radioth.	95	6,6	33	5,9	152	8,5	286	9,1	566	8,2
Op. + Radioth.	27	1,9	73	12,9	293	16,5	153	4,9	546	7,9
Radioth. + Chemoth.	8	0,6	6	1,1	222	12,5	431	13,8	667	9,7
Op. + Chemoth. + Radioth.	7	0,5	13	2,3	91	5,1	136	4,3	247	3,6
gesamt %	1433	20,8	546	8,2	1778	25,8	3 128	45,3	6 903	100,0

Tab. 10.5 Verteilung der Operationsverfahren beim NSCLC bei 3 050 Tumordiagnosen bei 3 041 Patienten aus den Diagnosejahrgängen 1998–2008 (Daten aus dem Tumorregister München).

Operationsverfahren	UICC								alle	
	I		II		III		IV			
	n	%	n	%	n	%	n	%	n	%
sonstige	32	2,7	11	2,5	31	4,4	88	16,0	162	5,6
Segmentresektion	37	3,1	14	3,1	14	2,0	12	2,2	77	2,7
atypische Resektion	64	5,4	6	1,3	25	3,6	65	11,8	160	5,6
Lobektomie	850	72,3	261	58,4	320	45,9	89	16,2	1520	53,0
Bilobektomie	56	4,8	44	9,8	50	7,2	16	2,9	166	5,8
Pneumektomie	51	4,3	86	19,2	156	22,4	38	6,9	331	11,5
Palliation	13	1,1	8	1,8	83	119	219	39,9	323	11,3
multipel	73	6,2	17	3,8	18	2,6	22	4,0	130	4,5
gesamt %	1176	41,0	447	15,6	697	24,3	549	19,1	2869	100,0

M!

Die Versorgungsrealität der Lungenkrebspatienten ist nach den Daten der Tumorregister teilweise noch erschreckend.

Üblicherweise werden die **Zytostatika** als **Stoßtherapie** verabreicht. Das heute noch praktizierte Konzept stammt aus den 70er Jahren und ging davon aus, dass sich durch die Stoßtherapie die Krebszellen in ihrem Wachstum synchronisieren lassen, um dann durch die im Zellzyklus verschieden angreifenden Substanzen eine besonders große Wirkung zu erzielen. Leider hat sich das Konzept im Laufe der Jahre durch die neuen Erkenntnisse der Tumorbiologie nicht halten lassen. Die Wachstumszyklen der Krebszellen sind einfach durch die verschiedenen Phänotypen zu unterschiedlich, um sich synchronisieren zu lassen. Trotzdem ist man beim Stoßtherapiekonzept geblieben, obwohl es zunehmend Daten gibt, die zeigen, dass eine kontinuierliche Therapie (z. B. beim fortgeschrittenen Mammakarzinom, aber auch beim Lungenkarzinom) vermutlich ähnlich wirksam ist.

Das Beibehalten des Stoßtherapiekonzepts hängt auch damit zusammen, dass neue oder modifizierte Substanzen zur Zulassung mit den etablierten Medikamenten verglichen werden müssen. In solchen Studien wäre ein neues Dosierungsprinzip eine neue Variable, die den Studienaufwand enorm vergrößern würde.

Ein zentraler Faktor bei der Therapie des fortgeschrittenen Lungenkarzinoms ist die Tatsache, dass die therapeutischen **Effekte** der **Chemotherapie** eine **große interindividuelle Streuung** aufweisen. Anders gesagt, es gibt Patienten, die überhaupt nicht ansprechen, und andere, die sehr gut profitieren. Diese breite Streuung zeigt sich auch indirekt in der oft überraschend geringen Signifikanz in den Studien, obwohl der Effekt auf das Überleben oder die Remission relativ deutlich scheint.

Praktisch heißt das herauszufinden, **welcher Patient gut anspricht.** Hier ist dann meist eine Second-line- oder gar Third-line-Therapie auch erfolgreicher. Meist erkennt man schon nach einem, **spätestens aber nach 2 Zyklen,** in welche Untergruppe der Patient gehört. Die üblicherweise empfohlenen 4 Zyklen bis einer weiteren Entscheidung sind fast immer zu viel.

M!

Ob ein Patient ein „Therapieresponder" auf Zytostatika ist, zeigt sich oft schon nach 1–2 Zyklen.

Therapie SCLC

Beim SCLC bestehen bereits bei der Diagnosestellung sehr häufig Metastasen. Aus diesem Grund sollte immer eine Chemotherapie erfolgen. Ohne zytostatische Chemotherapie überleben die Patienten oft nur ca. 6–12 Wochen. Mit **Chemotherapie verlängert sich das Leben** etwa um das **5-Fache** dieses Zeitraums. Allerdings ist ein solches Ansprechen nur bei gutem Allgemeinzustand zu erreichen. Ein Karnofsky-Index von < 70 % geht fast immer mit einer schlechten Prognose einher, die durch die Zytostatika meist noch verschlechtert wird.

Patienten mit **Limited Disease** profitieren gut von einer **kombinierten Chemo-/Radiotherapie,** wobei der Erfolg wahrscheinlich auf die Bestrahlung zurückzuführen ist. Dabei wird üblicherweise nach 1–2 Chemotherapiezyklen die Radiatio kombiniert (synchrone Radiochemotherapie). Die intensivierte (hyperfraktionierte) Radiotherapie (2-mal/Tag) scheint geringe Vorteile zu haben, ist aber auch belastender.

In **metastasierten Stadien** bleiben nur die **Zytostatika** als Therapieoption. In Ausnahmefällen kann bei lokalen Problemen wie Frakturgefährdung (drohender Querschnitt) bestrahlt werden. Zumeist sind aber die Herde auch durch die Chemotherapie gut zu kontrollieren. Letztlich kann bei ungenügendem Ansprechen auf die Chemotherapie praktisch in jeder Situation eine Radiatio zur Verbesserung der lokalen Tumor- oder Metastasenkontrolle erwogen werden. Allerdings sollte ein schlechtes Ansprechen auf Chemotherapie beim SCLC auch Anlass zur Überprüfung der Diagnose geben.

Bei Diagnosestellung hat man bei sorgfältiger Suche bereits in 20–30 % Hirnmetastasen, oft ohne neurologische Ausfälle. Eine **prophylaktische Schädelbestrahlung** nach einer Vollremission wird üblicherweise im Dosisbereich von ca. 30 Gray empfohlen. In einer großen Studie 2007 führte sie zu einer Lebensverlängerung von 5–6 Wochen. Allerdings darf nicht vergessen werden, dass die Schädelbestrahlung vor allen Dingen bei differenzierten Persönlichkeiten manchmal deutliche Nebenwirkungen verursacht, wie eine 2008 veröffentlichte große Studie gezeigt hat. Allerdings sprach hier der Nettoeffekt für die Bestrahlung. Die Autoren stellen daher die Indikation zur prophylaktischen Schädelbestrahlung nur nach ausführlichen Informationsgesprächen mit Darstellung aller Szenarien, einschließlich der Problematik, einen lokalen Tumorprogress ggf. bewusster zu erleben.

M!

Eine prophylaktische Schädelbestrahlung beim SCLC sollte nie schematisch, sondern immer unter Berücksichtigung des Einzelfalls durchgeführt werden.

Auch bei **neurologischen Ausfällen** durch Hirnmetastasen ist es immer eine Einzelfallentscheidung, ob man hier bestrahlt. Singuläre Hirnmetastasen, die isoliert stereotaktisch bestrahlbar wären, sind beim SCLC selten. Alternativ kann das Chemotherapieschema auf Substanzen abgeändert werden, die besser liquorgängig sind (z. B. Topotecan). Eine Bestrahlung führt zwar zur deutlichen Reduktion des Tumors im Gehirn, bei weiterer Progression des Primärtumors bzw. der extrazerebralen Metastasen besteht aber die Gefahr, dass der Patient den präfinalen Verlauf mit Symptomen des lokalen Tumorverfalls, z. B. Luftnot, Hämoptysen und Thoraxschmerz bewusster erlebt. Die Symptome der Hirnmetastasen sprechen kurzfristig infolge ihres Begleitödems auf Dexamethason 4–8 mg 3-mal täglich an. Der Effekt hält jedoch nicht lange und die Patienten trüben meist ein. Dies ist unter der Berücksichtigung der Gesamtsituation der progredienten Tumorerkrankung oft eine segensreiche Entwicklung. Diesem Überlegen steht aber auch ein anderes Szenario gegenüber, bei dem der Patient durch Hirnmetastasen neurologische Ausfälle erleidet, die seine Mobilität und Eigenständigkeit bei insgesamt noch gutem Gesamtzustand und damit die Lebensqualität in den letzten Wochen bis Monaten bedeutsam einschränken. Dies zeigt einmal mehr, dass gerade bei einem palliativen Therapieansatz immer die individuelle Situation über das Vorgehen entscheiden muss.

Operative Verfahren werden beim SCLC wegen der hohen Metastasierungswahrscheinlichkeit nur in Ausnahmefällen (T_{1-2}, N_0, M_0) empfohlen. Gut abgegrenzte Tumoren, z. B. ein Rundherd, der sich nach der Punktion oder im Schnellschnitt als kleinzelliges Karzinom herausstellt, sollte anatomisch operiert oder bei fehlender funktioneller Operabilität durch (stereotaktische) Bestrahlung zerstört werden. Postoperativ sollte nach individueller Beurteilung eine adjuvante Chemotherapie und/oder Radiotherapie erwogen werden. Allerdings haben viele z. B. durch COPD inoperable Patienten auch ein deutlich erhöhtes Risiko für eine konventionelle (großvolumige) Bestrahlung. Daher ist die stereotaktische (kleinvolumige) Radiatio, für die es jetzt gute Daten gibt, in diesen Fällen eine gute Alternative zur Resektion.

Man ist immer wieder erstaunt über den Langzeitverlauf, wenn ein Patient mit fortgeschrittenem Karzinom und **oberer Einflussstauung** erstmalig in die Klinik kommt. Üblicherweise führt man neben einer möglichen Dilatation der V. cava mit Stentimplantation rasch eine Radio-/Chemotherapie durch, worunter der Tumor fast immer rasch einschmilzt. Heute wird wegen der schnelleren Wirkung die sofortige Chemotherapie gegenüber der Radiation bevorzugt. Sie muss in Einzelfällen auch noch vor Eintreffen der Histologie begonnen werden, ggf. also auch am Wochenende. In der Regel wird man sich ohne Histologie für ein platinbasiertes Schema (z. B. Platin plus Etoposid) entscheiden. Gerade die Patienten dieser Untergruppe überleben infolge dieser aggressiven Therapie am Beginn häufig relativ lange.

M!

Eine obere Einflussstauung geht beim SCLC oft nicht mit einer schlechteren Prognose einher.

Die beim **SCLC** versuchten **Chemotherapeutika** sind zahlreich. Im Wesentlichen kommen folgende Substanzen zum Einsatz:

- Platinverbindungen (Cisplatin, Carboplatin)
- Podophyllotoxine (Etoposid, Tensiposid), Camptothecine (Irinotectan, Topotecan)
- Alkylanzien (Ifosphamid, Cyclophosphamid)
- Anthrazykline (Doxorubicin, Epirubicin)
- Taxane (Paclitaxel, Docetaxel)
- Vinca-Alkaloide (Vincristin, Vinorelbin)

Die neuen **Tyrosinkinasehemmer** haben hier **keinen Vorteil** erbracht. Mehr Effekt versprechen die aktuellen Studienergebnisse zu den Inhibitoren des Gefäßwachstumsfaktors (VEGF) wie Bevacizumab. Allerdings wurde bisher nur das rezidivfreie Intervall, jedoch nicht das Gesamtüberleben verlängert.

Alle **klassischen Substanzen** wurden umfangreich untersucht, wobei sich nur **marginale Unterschiede** fanden. Heute sind Platinverbindungen plus eine der anderen Substanzen (meist Etoposid) die etablierte Therapie. Was neu eingeführt ist, muss nicht unbedingt besser sein. Durch den jeweils neuen Patentschutz werden typischerweise die älteren Substanzen nicht mehr beworben.

Eine aktuelle **Cochrane-Analyse** [1] hat die platinbasierte versus nicht platinbasierte Chemotherapie beim SCLC verglichen. Platin führte zwar zu einer etwas höheren Remission, aber auch zu mehr Nebenwirkungen. Unter Berücksichtigung des Gesamtüberlebens und des Nebenwirkungsverhältnisses zeigte sich, dass Platin ganz sicher keinen Vorteil gegenüber den anderen Chemotherapeutika hat. Zusammenfassend werden in der Cochrane-Analyse eher die nicht platinhaltigen Schemata favorisiert, was der üblichen Praxis etwas widerspricht.

Auf jeden Fall zeigen die zahlreichen Studien und die Überlebenskurven in der Literatur, dass es offen bleibt, mit welcher Zytostatikakombination man beginnen soll. Deswegen sollte ein Schema gewählt werden, das neben seiner hohen Effektivität relativ nebenwirkungsarm und auch preiswert ist. Aufgrund der aktuellen Datenlage ergibt sich bisher kein belastbares Argument für den Einsatz außergewöhnlich teurer Substanzen. Verwendet man Platin, sollte Carboplatin favorisiert werden, da es bezüglich der Nebenwirkungen und der Logistik deutlich einfacher zu handhaben ist als Cisplatin.

M!

Beim SCLC sind zahlreiche Zytostatika in ihrer Effektivität vergleichbar.

Kommt es zum **Rezidiv** des Tumors, sollte man ein Alternativschema mit einem anderen Therapieprinzip als second line benutzen. Tritt das Rezidiv erst nach 6 Monaten oder später auf, kann auch das erste Schema nochmals benutzt werden („Rechallenge"). Ob dann beim nächsten Rezidiv noch ein Third-line-Schema zum Einsatz kommen sollte, halten wir für sehr problematisch. Es mag Ausnahmen geben, bei sehr gutem Allgemeinzustand.

Therapie des NCSLC

Das Vorgehen bei der Therapie ist heute meist **multimodal** in Abhängigkeit von den Stadien. Die zusammenfassende Stadieneinteilung ist mitunter zu grob für den Entscheidungsweg. Die 7. TNM-Klassifikation berücksichtigt einen viel größeren Datenpool (ca. 20 × größer als die 6. TNM-Klassifikation) und differenziert weiter, sodass in der Zukunft das Vorgehen vermutlich noch mehr schematisiert werden kann.

Stadium I

Hier ist die operative Entfernung des Tumors Mittel der Wahl.

Bei funktioneller Inoperabilität ist es mit den modernen Strahlentherapiegeräten heute stereotaktisch meistens möglich, den Tumor kurativ zu zerstören (Radiochirurgie). Insbesondere die Single-Shot-Technik scheint hier einen Vorteil zu haben, wobei sie auf Tumordurchmesser bis ca. 6 cm begrenzt ist. Dabei werden in einer einzigen Dosis üblicherweise 30 Gray verabreicht, was etwa der halben Dosis entspricht, die bei fraktionierter Anwendung erforderlich wäre. Zur Strahlentherapie ist natürlich eine histologische oder zytologische Sicherung erforderlich. Inzwischen gibt es aber auch Zentren, die nur nach radiologischen Tumorzeichnen (mit entsprechendem Wachstumsverhalten) bereits bestrahlen. Auch ein PET-CT kann in bestimmten Situationen, in denen man keine Histologie bekommen kann, hilfreich sein. Den Autoren ist aber ein Fall mit deletärem Ausgang bekannt, wo der vermeintliche Tumor eine geschlossene Tuberkulose war. Diese wäre möglicherweise auch im PET (schwach) positiv gewesen.

Das Verfahren ist vergleichsweise aufwendig, da der Patient ruhig liegen muss. Das wird meist erreicht durch eine **Vakuumfixierung in einem Körperbett** mittels einer speziellen Matratze. Das Bestrahlungsfeld wird computergesteuert meist mittels CT in Abhängigkeit vom Drehwinkel genau an den unregelmäßig begrenzten Tumor angepasst und die Strahlenquelle herumbewegt, sodass der Mittelpunkt im Tumor bleibt, um die Nebenwirkungen im Umfeld gering zu halten. In den meisten Fällen wird der Tumor durch Atemverschieblichkeit aus dem Strahlenfeld herausgehen. Deswegen muss die entsprechende Lunge ruhiggestellt werden, üblicherweise durch Jetventilation und Narkose während der Bestrahlung. Der Vorteil ist auch, dass der Patient diese unbequeme Prozedur nicht bewusst erlebt. Manche Anästhesisten beatmen auch die tumorfreie Lunge durch einseitige Intubation.

Eine begleitende (adjuvante) **Chemotherapie** nach der Operation oder Bestrahlung ist in diesem **Stadium I nicht indiziert**. Allein die Nebenwirkung der Chemotherapie (übliche Mortalität etwa 1 %) liegt höher als ein möglicher Erfolg durch Hinausschieben des klinischen Auftretens von Metastasen oder eines Lokalrezidivs. Im Stadium Ia war die Mortalität der adjuvant behandelten Gruppe in einigen Studien sogar höher infolge der Nebenwirkungen der Zytostatika.

M!

Eine adjuvante zytostatische Chemotherapie im Stadium I ist kontraindiziert.

Manchmal werden ganz **frühe Tumorstadien** (früher als **Carcinoma in situ** bezeichnet) endoskopisch zufällig oder im Rahmen von Vorsorgeprogrammen entdeckt. Obligat gehört heute ein endobronchialer Ultraschall des Bereichs hinzu, um die Tiefe des Tumors abzuschätzen, die in den anderen bildgebenden Verfahren nicht sichtbar sind. Gelegentlich stellt sich für den Pathologen die Situation wie bei einem Carcinoma in situ dar, während der EBUS doch eine Infiltration der Bronchialwand zeigt. Eine kleine PE ist eben immer auch nur ein kleiner Ausschnitt aus einem Tumor. Andererseits gibt es auch echte Carcinomata in situ, die sich über größere Flächen im Bronchialsystem ausbreiten. Verschiedene Therapieansätze sind versucht worden (Kap. 13.6). Grundsätzlich gilt, dass Patienten mit diesen Neoplasien ein **erhöhtes Risiko** für das Auftreten von **Tumoren** an anderen Stellen haben. Selbst nach kurativer Entfernung dieses Tumors sollten die Patienten in der Nachsorge regelmäßig bronchoskopiert werden.

Stadium II

Bei diesem seltensten Stadium mit erstem Befall der regionalen Lymphknoten ist das Vorgehen ähnlich wie im Stadium I. Die Operation ist, wenn möglich, Mittel der Wahl. Falls der Tumor an unzugänglichen Stellen wie in der oberen Thoraxapertur (Pancoast-Tumor) liegt, ist eine präoperative Strahlen- und Chemotherapie üblich, um den Tumor besser entfernen zu können. Inzwischen ist zudem durch Weiterentwicklung der Operationsverfahren häufiger eine R0-Resektion, mitunter auch ohne vorbereitenden Strahlen- oder Chemotherapie möglich. Eine adjuvante Strahlentherapie zur lokalen Tumorkontrolle wird – von Ausnahmefällen, z. B. einer R1-Resektion, abgesehen – nicht empfohlen.

M!

Stadium II kommt nur in ca. 10 % der NSCLC-Fälle vor.

Eine **prophylaktische Strahlentherapie** des **Gehirns** wie beim SCLC kann nach der Studienlage derzeit nicht empfohlen werden. Die Wahrscheinlichkeit von Hirnmetastasen ist zu gering, dass die Nebenwirkungen hier einen möglichen minimalen und zeitlich begrenzten Überlebensvorteil rechtfertigen würden. Vergleichende Studien haben hier auch bisher keinen solchen gezeigt. Möglicherweise könnte sich das ändern, wenn bei Unterformen des Adenokarzinoms ein deutlicher Überlebensvorteil durch neue Substanzen sichtbar wird, denn hier besteht noch die größte Wahrscheinlichkeit, Hirnmetastasen zu bekommen.

► **Adjuvante Therapie.** Üblicherweise wird gerade im Stadium II und bei operierten Tumoren im Stadium IIIa eine adjuvante Therapie empfohlen, die heute praktisch nur noch aus der **zytostatischen Chemotherapie** besteht. Die gewählten Zytostatikaschemata entsprechen üblicherweise der Erstlinientherapie des fortgeschrittenen NSCLCs. Die Kombination mit der Strahlentherapie hat keinen Vorteil erbracht. In mehreren großen Studien, vor allen Dingen der letzten Jahre, konnte ein Überlebensvorteil nach 5 Jahren von etwa 5–10 % gezeigt werden [22], [3]. Nach diesem Zeitraum liefen die Überlebenskurven wieder zusammen (► Abb. 10.8), sodass sicher gesagt werden kann, dass die **adjuvante Therapie** zwar in 5-10 % zur Lebensverlängerung um 1 Jahr führt, aber **kein Patient zusätzlich geheilt** wird.

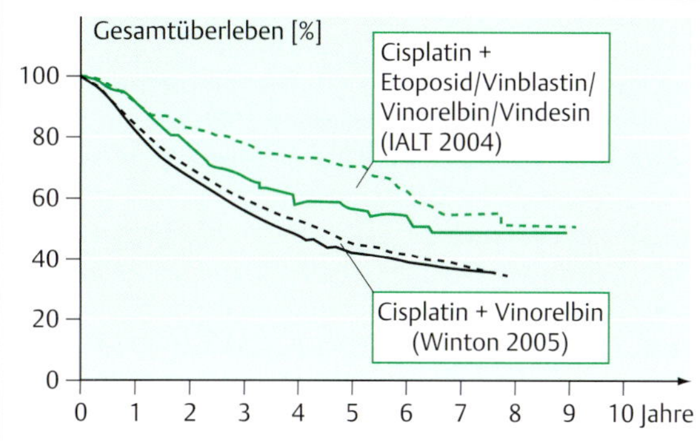

Abb. 10.8 Überlebenskurven zweier Studien mit und ohne adjuvante Zytostatikatherapie in den Stadien Ib und II. Beide Studien zeigen ein verzögertes Rezidiv in der behandelten Gruppe, jedoch kein verbessertes Gesamtüberleben nach 8 bzw. 9 Jahren.

Diese Studien zur adjuvanten Therapie weisen jedoch entscheidende **methodische Mängel** auf, die erstaunlicherweise in der onkologischen Literatur bisher nicht diskutiert wurden. Das gilt auch für die neoadjuvante Chemotherapie, die meist im Stadium IIIa angewandt wird. Nach Randomisierung wurden die beiden Gruppen bezüglich der Folgebehandlung nicht mehr verglichen. Es ist daher durchaus möglich, dass die Gruppe mit adjuvanter Chemotherapie einen besseren Kontakt zum jeweiligen Tumorzentrum hatte und daher Rezidive oder die gerade beim Lungenkarzinom relevanten Komplikationen wie Exazerbation einer COPD oder ein Pleuraerguss früher erkannt wurden. Auch wurde nicht geschaut, ob die First-Line-Therapie des Rezidivs der nicht adjuvant behandelten Gruppe mit der ersten identisch war. Daten, die die Überlebensvorteile infolge einer besseren Betreuung zeigen, deuten darauf hin [8].

Des Weiteren wurde nicht erfasst, ob bezüglich Second- und Third-line-Therapie die Gruppen im Verlauf noch vergleichbar waren. Allein dieser Bias kann die Unterschiede im Überleben nach 5 Jahren schon erklären. Es ist zwar nach der Tumorbiologie anzunehmen, dass eine frühe Chemotherapie die Wahrscheinlichkeit der Differenzierung bremst und damit die adjuvante Chemotherapie Vorteile hat, trotzdem sind unter Berücksichtigung dieser methodischen Fehler die vorher sowieso schon wenig eindrucksvollen Unterschiede in Wirklichkeit noch geringer.

M!

Alle Studien zur adjuvanten Zytostatikatherapie haben große methodische Mängel, die den passageren Überlebensvorteil stark relativieren.

Ein weiterer Faktor wird ebenfalls vergessen. Patienten mit Stadium II haben durch die Operation eine Heilungsrate von gut 50 %. Diese Patienten erhalten heute nahezu alle eine adjuvante Chemotherapie. Da die Früh- und Spätkomplikationen einer **adjuvanten Chemotherapie** eine **Mortalität von etwa** 1 % haben, sterben eben auch 1 % dieser Patienten unnötigerweise. Sie müssen bei der Betrachtung der Gesamtbilanz berücksichtigt werden, denn es werden hier **therapieinduzierte Todesfälle** bei an sich **Gesunden** (die ca. 50 % durch die Operation geheilten) für eine Zunahme des progressionsfreien Überlebens der Gesamtgruppe in Kauf genommen. Etwas, das es sonst eigentlich bei keiner Risikoabwägung in der Medizin gibt.

Zusammenfassend zeigen die Ergebnisse, dass nach den vorliegenden Daten und den Einflussfaktoren eine adjuvante Chemotherapie durchgeführt, oder auch nicht durchgeführt werden kann. Beides ist begründbar. Deswegen sollten dem Patienten immer die zu erwartenden Vorteile und Risiken bzw. auch Alternativen aufgezeigt werden. Im Vergleich zur geübten Praxis gibt es nach Meinung der Autoren viele nicht berücksichtigte Argumente, die gegen eine adjuvante Chemotherapie sprechen.

Bei **älteren Patienten**, schlechtem Allgemeinzustand nach der Operation und insbesondere nach Pneumektomie soll – auch nach Studienlage – in jedem Fall auf eine adjuvante Therapie verzichtet werden, da bei dieser Gruppe die Nebenwirkungen besonders hoch sind.

Auch eine **postoperative Strahlenbehandlung** zur Verbesserung der lokalen Tumorkontrolle ist bezüglich der Datenlage offen. Es sollte vom Einzelfall abhängig gemacht werden. Das histologische Ergebnis des Resektionsrandes tumorfrei (R0) oder nicht vollständig tumorfrei (R1) hilft bei der Entscheidung. Erwägen sollte man eine adjuvante Strahlentherapie auch bei einem pN2-Stadium.

Stadium IIIa

Die Prognose dieses Stadiums wird deutlich davon beeinflusst, ob nur ein oder mehrere Lymphknoten befallen sind und ob es ein N1- oder N2-Stadium ist. Die einzige Chance auf Heilung ist hier die **Operation**. Bei guten funktionellen Voraussetzungen sollte das, wenn möglich, immer favorisiert werden. Deswegen ist hier eine besonders sorgfältige präoperative Untersuchung zur Klärung der Tumorinvasion erforderlich. Auch sollte die Operation möglichst ein sehr erfahrener Thoraxchirurg durchführen, der ggf. bei einer explorativen videoassistierten Thorakoskopie in Abhängigkeit vom Ergebnis mit Schnellschnittpathologie den Tumor entfernen kann.

Gelingt dies nicht, oder ist der Patient funktionell zu schlecht, sind **kombinierte Strahlen-/Chemotherapieschemata** heute Standard. Das **gleichzeitige Durchführen** der Strahlen- und Chemotherapie ist mit einem gering höheren medianen Überleben gekoppelt, wobei die **Nebenwirkungen** aber auch **deutlich ansteigen.** Auch hier ist das Überlebenszeit-/Nebenwirkungsverhältnis etwa konstant. Deswegen muss der Patient gerade in diesem Stadium genau beobachtet werden, damit man im Verlauf ggf. die Therapie anpassen bzw. abbrechen kann. Auf der anderen Seite ist in bestimmten, auch bei vermeintlich nicht kurativ operablen Fällen eine Operation zu erwägen, da es manche Patienten nicht aushalten, dem Wachstum des Tumors zuzusehen und sich deswegen lieber operieren lassen. Allerdings sollte diese Indikation nie der Chirurg alleine stellen, da ihm hier sozusagen ein autochthoner Konflikt innewohnt, der die Objektivität gefährden kann.

Der Versuch, durch eine der **Operation vorgeschobene Chemo- und/oder Radiotherapie** (neoadjuvant), die Operabilität zu verbessern oder erst zu ermöglichen, hat keinen generellen Vorteil erbracht [10]. Wahrscheinlich ist es so, dass der Vorteil der besseren Operabilität durch den Zeitverlust bis zum Durchführen der Operation infolge der vorgeschobenen Therapie (mit ihren Komplikationen) in etwa neutralisiert wird. Immerhin hat der Tumor durch den Zeitverlust mehr Zeit zu wachsen und zu entdifferenzieren. Derzeit kann die neoadjuvante Therapie als Standardtherapie nicht empfohlen werden. Es mag Ausnahmen geben, bei denen diese aber besonders sorgfältig diskutiert werden muss.

M!

Ein neoadjuvanter Ansatz mit dem Ziel, Operabilität zu erreichen, kann nach der vorliegenden Datenlage derzeit nicht generell empfohlen werden.

Versuche, die **Strahlentherapieintervalle** zu verdichten (hyperfraktioniert) oder auszudünnen (hypofraktioniert), haben bei gleicher Gesamtdosis keinen wesentlichen Unterschied ergeben.

Manchmal ist der Primärtumor vorwiegend endobronchial lokalisiert. Eine endoskopische Abtragung mittels Mikrochirurgie, Argonbeamer oder Laser zur Verbesserung der Lungenfunktion hält nur wenige Tage bis Wochen an, da der Tumor wieder herauswächst. Deswegen war das Konzept nahe liegend, durch **endoluminale Kleinraumbestrahlung** (Brachytherapie) wegen der damit möglichen hohen lokalen Dosen den Tumor kurativ zu behandeln. Leider hat sich das Konzept nicht durchsetzen können, da die endobronchial sichtbaren Tumoren fast immer einen größeren exzentrischen Anteil haben, der durch die endoluminale Bestrahlung nicht ausreichend erreicht wird. Parallel dazu haben sich die Strahlentherapiegeräte ständig weiterentwickelt, sodass heute der Tumor durch die verschiedenen Strahlungsprojektionen perkutan sehr viel genauer angesteuert und damit besser therapiert werden kann (Kap. 13.6).

Eine besondere, allerdings seltene Situation liegt vor, wenn das Stadium allein durch das Vorhandensein von mehreren Herden im gleichen Lungenlappen definiert ist (früher T4, ab 2010 T3). In solchen Fällen sollte unserer Meinung nach unbedingt auch die Möglichkeit einer Operation (Lappenresektion) in der Tumorkonferenz erörtert werden. Wir haben mit der Operation in solchen Fällen gute Erfahrungen.

Stadium IIIb

Die Behandlung des Stadiums IIIb ist ähnlich dem inoperablen Stadium IIIa. Im Prinzip wird es heute behandelt wie das Stadium IV mit meist zusätzlicher Strahlentherapie zur lokalen Tumorkontrolle. Es gibt natürlich auch immer wieder ausgewählte Einzelfälle, wie z. B. Wirbelkörperinfiltrationen, wo eine Operation erwogen werden kann.

Stadium IV

Bezogen auf das Gesamtkollektiv der Patienten mit Bronchialkarzinom stellen die Patienten mit Stadium IV mit fast 50 % den größten Anteil (▸ Abb. 10.6 und ▸ Tab. 10.4). Hier wird durch Chemotherapie das Leben verlängert, allerdings nicht um den gleichen Faktor wie beim kleinzelligen Lungenkarzinom. Am Ende zeigen dann beide Karzinomtypen im fortgeschrittenen Stadium etwa die gleiche Überlebenszeit. Um wie viel sich das mediane Überleben wirklich verbessert, lässt sich tendenziell an historischen Kollektiven abschätzen, die allerdings infolge der damaligen bestehenden geringeren diagnostischen Möglichkeiten nur eingeschränkt vergleichbar sind. Der Gewinn an Überlebenszeit durch die zytostatische Chemotherapie dürfte im Bereich von 3–5 Monaten liegen. Aktuelle Ergebnisse zu komplexen Therapieformen der Erhaltung, z. B. mit Pemetrexed beim NSCLC vom Typ des Nichtplattenepithelkarzinoms, haben im Vergleich hierzu eine deutliche Zunahme des Überlebens in der Palliativsituation ergeben. Die Erhaltungstherapie führt etwa zu einer Lebensverlängerung von 3 Monaten, unabhängig von der Frage, ob unter der Primärtherapie eine Remission erreicht wurde oder nicht. Ein großer therapeutischer Vorteil der **letzten 20 Jahre sind nebenwirkungsärmere Zytostatikaregime** und **bessere Kontrolle der Übelkeit und des Erbrechens** durch die neuen Antiemetika. Insbesondere der kombinierte Einsatz von 5-HT-3-Antagonisten mit Neurokinase-1-Inhibitoren bei hochemetogenen Therapien (z. B. Cis-Platin) ist ein deutlicher Fortschritt bezüglich der Akutverträglichkeit.

Die Zytostatika, die für das NSCLC eingesetzt werden, decken sich zum großen Teil mit denen beim SCLC. Im Vordergrund stehen wie dort platinhaltige Substanzen, wobei zusätzlich Gemcitabin, Taxane, Pemetrexed hinzukommen. Außerdem stehen für Untergruppen des Adenokarzinoms neuere Antagonisten zur Wachstumshemmung der Zelle zur Verfügung, wie kleinmolekuläre, intrazellulär wirksame Tyrosinkinasehemmer.

Für die **First-Line-Therapie** wird üblicherweise ein Platinderivat in Kombination mit Vinorelbin, Gemcitabin, einem Taxan oder, insbesondere beim Nichtplattenepithelkarzinom, mit Pemetrexed verwendet. Unterschiede im Überleben zwischen diesen Kombinationen haben sich nicht ergeben [19]. Nur die Nebenwirkungsprofile waren etwas verschieden. Die Frage, ob Cisplatin oder Carboplatin bevorzugt werden soll, zeigt in den Studien einen leichten Vorteil zugunsten von Cisplatin, allerdings auch bei mehr Nebenwirkungen und logistischem Aufwand. Wieder ist hier das Verhältnis zwischen Haupt- und Nebenwirkung in etwa konstant. Bei jüngeren Erkrankten mit gutem Allgemeinzustand wird wegen des schnelleren Ansprechens Cisplatin empfohlen, bei Älteren eher Carboplatin [2]. Unter Berücksichtigung der Gesamteffizienz sind beide Substanzen austauschbar.

> **M!**
> Die Diskussion, ob Cisplatin oder Carboplatin einen Therapievorteil hat, ist unter Berücksichtigung der Gesamtprognose des NSCLC eher künstlich.

Insgesamt gilt im Prinzip das Gleiche wie beim SCLC: man soll die Kombination wählen, die den Patienten am wenigsten belastet, am einfachsten durchzuführen und am preiswertesten ist. Bei dieser Überlegung bleibt als Basissubstanz eigentlich nur **Carboplatin** übrig. Deswegen bevorzugen die Autoren diese Substanz. Beim Adenokarzinom wird es bevorzugt mit Pemetrexed eingesetzt. Beim Plattenepithelkarzinom mit Etoposid, Gemcitabin oder Vinorelbin. Beim Nichtplattenepithel-Ca wird auch gelegentlich der Angiogenesehemmer Bevacizumab (Avastin) eingesetzt, teilweise in einer Dreierkombination aus Carboplatin, Taxol und Bevacizumab. Die Rolle des Angiogenesehemmers ist aber letztlich noch nicht klar. Es fand sich in 2 Phase-II-Studien nur ein Überlebensvorteil von ca. 6 Wochen.

Für eine **Second-Line-Therapie** kommen Docetaxel und Pemetrexed (nur für Adenokarzinom) sowie Erlotinib infrage. Von den 3 verfügbaren TKI (Erlotinib, Gefitinib und Afatinib) ist nur Erlotinib für die Zweit- und Drittlinientherapie nach klassischer Chemotherapie zugelassen, dies auch ohne Nachweis einer EGFR-Mutation.

Pemetrexed ist relativ teuer und als Folsäure-Antagonist der neuen Generation (Hemmung der Synthese von Purin und Pyrimidin) dem Methotrexat und dem 5-Fluorouracil verwandt.

Leider gibt es keine klinischen Studien, die Pemetrexed mit den anderen lange schon zugelassenen Folsäure-Antagonisten verglichen haben. Das dürfte auch darin begründet sein, dass die Nebenwirkungsrate bei Pemetrexed deutlich niedriger ist als bei den klassischen Folsäurehemmern. Pemetrexed zeigt keine Überlegenheit gegenüber Docetaxel im Überleben, bei allerdings weniger Nebenwirkungen.

Die neuen kleinmoleküligen **Tyrosinkinasehemmer**, wie Erlotinib, Gefitinib und Afatinib für die EGFR-Mutationen und Crizotinib für die ALK-Mutationen, scheinen nach den Studien insbesondere beim Adenokarziom einen deutlichen Vorteil zu bringen mit einer Zunahme der Überlebenszeit von ca. 2–3 Monaten, wenn die Patienten nicht geraucht haben, oder anders ausgedrückt, das Adenokarzinom nicht durch Zigarettenrauch entstanden ist (am stärksten war der Vorteil bei Asiatinnen). Insgesamt haben beim NSCLC etwa 8–10 % EGFR und ca. 2–4 % ALK-Mutationen.

> **M!**
> Bestimmte EGFR- und ALK-Mutationen sind für das Ansprechen auf Tyrokinasehemmer prädiktiv.

Mitunter gibt es **sehr langsam wachsende NSCLC**. Dies liegt nicht nur an der Chemotherapie, wie man an vereinzelten Patienten sieht, die jegliche Therapie ablehnen. Aber auch behandelte Patienten zeigen manchmal Solitärmetastasen, die sehr langsam wachsen. In solchen Fällen sollte immer wieder bei gutem Allgemeinzustand eine **Metastasenoperation** diskutiert werden, die ähnlich wie beim Kolonkarzinom eine Verlängerung des Lebens ohne wesentliche Beeinträchtigung ermöglicht. Das gilt auch für solitäre Metastasen an Lokalisationen wie der Nebenniere, die oft als ein Signum mali ominis betrachtet werden.

> **M!**
> Wenn Patienten im Stadium IV besonders lange leben, kann das neben dem Therapieeffekt auch mit dem primär langsamen Wachstum des Karzinoms zu tun haben.

10.2.8 Experimentelle Ansätze, nicht konventionelle Methoden

Es gibt eine ganze Reihe von experimentellen Ansätzen zur Behandlung des Karzinoms. Bisher hat sich keines dieser Verfahren für das Lungenkarzinom durchsetzen können. Eine Form ist der Versuch, die Antikörperbildung gegen den Tumor zu stimulieren (**Immuntherapie, Biological Response Modifier**). Manche Verfahren versuchen es über das bioptisch oder operativ gewonnene Tumorgewebe des Patienten nach Aufarbeitung, quasi wie eine Impfung. Eine große Studie mit diesem Ansatz ist allerdings gerade negativ ausgegangen. Die meisten Ansätze verfolgen aber eine unspezifische Immuntherapie mit allen möglichen Stimulanzien, die insbesondere in der Außenseiter-Medizin große Verbreitung haben. Meistens handelt es sich hier um pflanzliche Produkte (insbesondere die verschiedenen Mistelsorten), lebende Bakterien und Bakterienextrakte, die die Immunabwehr stimulieren sollen.

Auch die direkte **Gabe von Mediatoren bzw. Zytokinen** bis hin zu Interferon ist beim Lungenkarzinom versucht worden. Manche Verfahren, einschließlich der klassischen Zytostatikatherapie, sind in Kombination mit Hyperthermie versucht worden. Darüber hinaus kommt eine **unüberschaubare Gruppe nichtkonventioneller Therapieverfahren** hinzu.

Leider sind die meisten dieser Ansätze zum Scheitern verurteilt, da das **Immunsystem** ein außerordentlich **komplexes System** mit verschiedenen **Hierarchieebenen** ist. Diesem System gelingt es in der Regel, alle entstehenden Krebszellen zu beseitigen. Der besondere Selektionsvorteil dieser einen, zum Krebs führenden Zelle ist ihr Vermögen, das Überwachungssystem zu unterlaufen.

Viele beschriebene **Reaktionen** auf eine solche **unspezifisch stimulierende Therapie** entsprechen einer normalen Immunreaktion wie bei einem grippalen Infekt (IL-1-Ausschüttung) oder dem einer endogenen Stressreaktion mit Kortisolausschüttung (z. B. **Eigenblut** i. m. erhöht die Kortisonproduktion infolge des Entzündungsreizes). Möglicherweise ist es das Erleben dieser grippalen Symptome, als Unterbrechung des sonst eher bedrückenden Alltags, was den Behandlungseffekt der Immunstimulanzien ausmachen könnte.

Wenn mit den Substanzen wirklich randomisierte Studien durchgeführt wurden, kam kein verwertbarerer Effekt heraus. Allerdings darf nicht vergessen werden, dass insbesondere die nichtkonventionellen Therapien einen starken **Hoffnungsträger für die Patienten** darstellen können. Auf keinen Fall darf man diese Hoffnung zerstören, da die Bindung daran üblicherweise einen irrationalen Charakter hat und isolierte rationale Gespräche bestenfalls ein **schlechtes Gewissen gegenüber dem behandelnden Arzt induzieren**. Ausnahmen von diesem Vorgehen sind sehr teure Therapien, die den wirtschaftlichen Zustand der Patienten gefährden. Leider gibt es hier eine große Szene mit alternativen Behandlungsmethoden, die sich an Tumorpatienten regelrecht bereichert. Wenn der Patient am Ende seiner Tumorerkrankung ankommt, stellt er sich dann meist wieder beim primär versorgenden Hausarzt oder Pneumologen vor, denn die zuvor vollmundigen „Heiler" meiden in der Endphase häufig den Kontakt zum Patienten. An diesem Punkt zeigt sich dann die Qualität eines guten Arztes, der bereit ist, in allen Situationen Verantwortung zu übernehmen und auch Leid auszuhalten.

Ein anderer Therapieansatz ist, das „Angehen" von Metastasen zu verhindern. Es kommt vergleichsweise recht selten vor, dass eine Krebszelle im Blutstrom sich an die Gefäßwand anheftet, um dort eine Metastase zu setzen. Wahrscheinlich liegt die Rate < 0,01 %. Deswegen scheint auch eine **antithrombotische Therapie** die Metastasenausbreitung zu hemmen, da diese Substanzen die Adhäsion an die Gefäßwand reduzieren. Bei Lungenkarzinomen kam in Studien mitunter ein leichter Vorteil einer antithrombotischen Therapie heraus. Die Unterschiede waren aber nicht groß genug, dass sie sich in der Praxis durchgesetzt haben. Es darf nicht vergessen werden, dass mitunter Patienten v. a. in fortgeschrittenen Tumorstadien zu Blutungen neigen und dann die Komplikationsrate auf der anderen Seite wieder zunehmen kann. Allerdings wird das Blutungsrisiko von soliden Tumoren oft auch überschätzt. Eine antithrombotische Therapie, die die Patienten meist wegen Gefäßerkrankungen erhalten, braucht üblicherweise nicht abgesetzt zu werden. Sie hat auch den Vorteil, der vergleichsweise häufigen Phlebothrombo- bzw. Lungenembolie vorzubeugen.

Es zeichnet sich diesbezüglich ein Vorteil für die Heparine gegenüber dem Phenprocumon ab. Daten oder größere Erfahrungen zu den neuen oralen Antikoagulanzien (Dabigatran, Apixaban und Rivaroxaban) gibt es noch nicht.

Palliative Therapie

Gerade im Stadium IV spielt die palliative Therapie eine große Rolle. Sie wird in den Studien gerne als BSC (Best Supportive Care) bezeichnet. Allerdings sieht die Realität hier leider oft anders aus. Die Qualität der palliativen Therapie hat für die Patienten in der Regel oft eine höhere Bedeutung als die Durchführung einer Second- oder gar Third-Line-Therapie.

Häufige Komplikationen entstehen durch endoluminales Wachstum des Primärtumors oder von Metastasen. Dadurch entstehen nicht selten **poststenotische Pneumonien** oder Exazerbationen der meist zusätzlich vorhandenen COPD. Eine Behandlung der Entzündung bzw. der Pneumonie mit Antibiotika und Glukokortikoiden bessert den Zustand der Patienten für eine Weile oft deutlich. Auch die **Dekompensation einer Herzinsuffizienz** durch die Tumorerkrankung oder unter Therapie ist kein seltenes Ereignis.

Eine lokale endoskopische Tumorkontrolle im Bronchialbaum ist durch die moderne perkutane Strahlentherapie heute seltener geworden als früher. Dadurch ist die Applikation von Stents deutlich zurückgegangen. Stents sind meist nur indiziert, wenn der Tumor zentral, im Bereich der Trachea oder Hauptbronchien sitzt, sodass er den Hauptluftweg obstruiert (Kap. 13.6).

Ebenfalls häufig ist ein **maligner Pleuraerguss**, bei dem durch entsprechend effiziente Drainage und Verödung die Luftnot gebessert und das Leben verlängert werden kann (Kap. 13.5).

> **M!**
>
> Eine wirksame palliative Therapie beim Lungenkarzinom erfordert neben der menschlichen Zuwendung oft auch das komplette pneumologische therapeutische Inventar.

Knochenschmerzen durch Metastasen stellen eine häufige, nicht einfach zu behandelnde Komplikation dar. In der Regel kommen mit der Diagnose von Knochenmetastasen schon Therapien zum Einsatz, die durch Hemmung der Osteoklasten den Knochenabbau verlangsamen und damit entsprechende Komplikationen, auch Schmerzen, hinauszögern. Am weitesten verbreitet sind diesbezüglich sicher die **Bisphosphonate**. Inzwischen aber gibt es auch für diese Therapie sehr wirksame **monoklonale Antikörper** (gegen RANKL) wie das Denosumab (Xgeva®). Unter dieser Therapie treten recht häufig Hypokalzämien auf. Daher sollte das Medikament zusammen mit Vitamin D und Kalzium gegeben werden. Sowohl Bisphosphonate als auch Denosumab können auch bei der tumorbedingten Hyperkalzämie eingesetzt werden. Bei lokalen Herdbefunden hilft oft die **Bestrahlung** recht gut. Ansonsten bleiben nur Schmerzmittel, wobei Opiate als Basis gegeben werden sollten. Diese sind aber gerade bei Knochenschmerzen nicht besonders effektiv. Zusätzliche Gabe von

Antirheumatika wie Diclofenac oder auch hoch dosiertes Metamizol wirkt oft besser. Metamizol hat den Vorteil, dass es keine Magenirritationen oder gastrointestinale Blutungen verursacht. Andererseits wirkt es nicht antientzündlich und bei Knochenmetastasen liegt immer auch eine entzündungsähnliche Reaktion lokal vor. Daher helfen auch Glukokortikoide bei starken Schmerzen. Manchmal ist auch die Instillation von Lokalanästhetika im Schmerzbereich wirksam, wobei mitunter tief infiltriert werden muss.

In jedem Fall ist eine **effektive Schmerzbehandlung** in der Palliation essenziell und umfasst die Analgetika vom peripheren (NSAR) und zentralen (Opiate) Typ in Kombination mit z. B. Dexamethason und Antidepressiva, ggf. sogar noch in Kombination mit Neuroleptika, die auch die Nebenwirkungen der Opiate reduzieren.

Wenn der Patient im Rahmen seiner Tumorerkrankung weiter raucht, fehlt ihm wegen des Rauchverbots in der Klinik das beim Inhalationsrauchen pulsatil anflutende **Nikotin**. Das verstärkt die Schmerzen oft erheblich. Höher dosierte Nikotinpflaster können hier helfen, wobei die Erlaubnis des Weiterrauchens diesbezüglich aber oft effektiver ist. Etwas anderes ist es, wenn der Patient sich noch in einer Radio-Chemotherapie befindet. Hier gibt es Daten, die zeigen, dass die Toxizität der Therapie durch das Rauchen verstärkt wird.

> M!
>
> Karzinompatienten im Endstadium sollte man auch in der Klinik das Weiterrauchen ermöglichen.

10

Luftnot im Rahmen des Tumors bzw. der sich damit oft verschlechternden obstruktiven Lungenerkrankung kann gut mit Opiaten behandelt werden. Hier reichen meist niedrigere Dosen aus als sie zur Schmerztherapie erforderlich sind. Die Kombination mit retardiertem Morphium ist hier besser als seine Derivate, die beispielsweise als Pflaster verfügbar sind. Die Autoren geben üblicherweise 10–20 mg morgens und abends.

Hämoptysen sind infolge Tumorbefalls häufig und meist schwierig zu behandeln. Der Effekt einer lokalen endoskopischen Intervention hält meist nur für einen kurzen Zeitraum an. Übersehen wird oft dabei, dass ein hoher Blutdruck und starker Husten den Blutfluss erheblich verstärken kann. Eine Blutdrucksenkung und antitussive Therapie mit entsprechenden hohen Dosen (1–2 mg/kg KG) retardiertes Codein kann zur eindrucksvollen Besserung der Hämoptysen führen (Kap. 13.6). Gelegentlich stellt eine unstillbare Hämoptoe eine Indikation zur palliativen Operation dar. Höchst effektiv, aber nur von wenigen Experten beherrscht, ist auch die Embolisation der Bronchialarterien.

Hirnmetastasen mit neurologischen Ausfällen werden üblicherweise mit einer Ganzhirnbestrahlung behandelt. Handelt es sich um solitäre Metastasen (1–4), kann auch stereotaktisch bestrahlt werden. Allerdings sollte im Einzelfall gut überlegt werden, ob man in diesem Stadium überhaupt noch eine Behandlung durchführt, da sie das bewusst erlebte und dann mitunter qualvolle Sterben verlängert.

Ein wesentliches Element der Palliation ist die **warmherzige** Versorgung der Patienten mit Zuwendung und offener Gesprächsbereitschaft auch gegenüber den Angehörigen. Die enge Zusammenarbeit mit der Psychoonkologie, dem Sozial- und Palliativdienst sind hier unverzichtbar. Dieses Thema wird im Kapitel zur palliativen Therapie näher behandelt (Kap. 13.10).

10.2.9 Nachsorge des Lungenkarzinoms

Üblicherweise werden die Patienten nach erfolgter Therapie in ein Nachsorgeprogramm eingebunden, das je nach Tumorzentrum unterschiedlich ist. Die Nachsorge sollte durch die enge Zusammenarbeit von pneumologischen Abteilungen und Praxis gewährleistet sein. Randomisierte Daten, die ein Nachsorgeschema mit festen Einbestellzeiten mit einem Modus vergleichen, der nur zur Patientenvorstellung führt, wenn Beschwerden auftreten, gibt es allerdings nicht. In Beobachtungsstudien operierter Patienten zeigt sich im **Outcome kein Vorteil der systematischen Überwachung**. Ähnliches gilt für eine Studie, bei der eine routinemäßige CT-Überwachung eingebaut wurde. Das Dilemma der Beobachtungsstudien ist, dass allein die fehlende Randomisierung und das verzögerte Erkennen eines Tumorprogresses (lead time bias) die Unterschiede in Untergruppen schon erklären können. Eine aktuelle, randomisierte Studie zum Ovarialkarzinom, das zumindest bzgl. der Chemotherapie mit dem Lungenkarzinom vergleichbar ist, hat jetzt gezeigt, dass eine Zweitlinientherapie vorbeugend (nach Anstieg CA125) im Vergleich zu der Therapie erst bei Beschwerden im Outcome bzgl. der relevanten Daten (Überleben, Funktionsstaus) überhaupt keinen Unterschied ergeben hat [17]. Diese Ergebnisse sprechen deutlich gegen eine routinemäßige Nachsorge.

Die sicher zu ausgedehnt durchgeführte Nachsorge entspricht auch der eigenen Erfahrung der Autoren über viele Jahre. Wahrscheinlich reicht es aus, dass die **Patienten** sich **vorstellen**, wenn sie **Beschwerden haben**. Durch regelmäßige Nachsorge erhalten Patienten einerseits den Eindruck, dass man etwas für sie tut, sie umsorgt werden, andererseits werden sie immer wieder an ihre „ausweglose" Situation erinnert, ganz besonders, wenn dann doch nur eine Überprüfung und keine Behandlung erfolgt. Das gilt für die Exazerbation der COPD wie für ein Rezidiv des Tumors. Die Situation beim Lungenkarzinom ist hier mit hoher Wahrscheinlichkeit anders als bei anderen Tumoren, wo es mitunter einen nachgewiesenen positiven Effekt der Tumornachsorge gibt, z. B. beim Kolonkarzinom.

> **M!**
> Nachsorge wird beim Lungenkarzinom überall durchgeführt, obwohl es noch keine verlässlichen Daten für eine Prognoseverbesserung gibt.

Trotzdem werden die festen Nachsorgetermine Bestandteil der Therapie bleiben, insbesondere auch deswegen, weil viele Patienten sie aufgrund der Vorinformationen und der ärztlichen Empfehlungen einfordern. Die praktische Konsequenz sollte aber sein, die Einbestellzeiten so lange wie möglich zu strecken, z. B. auf 6–12 Monate.

10.3 Bronchialer Karzinoidtumor

10.3.1 Beschreibung

Bronchuskarzinoide zeigen sehr unterschiedliche Verläufe und histologische Varianten. Histologisch stammen die Tumore vom **neurokrinen System** ab. Sie wurden ursprünglich als Adenome klassifiziert. Da sie jedoch häufiger invasiv wachsen und auch metastasieren können, werden sie heute den **malignen Neoplasien** zugeordnet. Die Karzinoide zeigen ein breites biologisches Verhalten von gutartig und langsam wachsend bis schnell wachsend und metastasierend. Manche Autoren teilen sie deswegen in typische und atypische Karzinoide ein. Wichtig für die Beurteilung bzw. Diagnostik in Einzelfällen ist die endokrinologische Differenzierung, die heute z. T histochemisch nachgewiesen werden kann. Auch das **KI-67-Protein**, ein Mitosemarker, ist umfangreich untersucht worden. Seine prognostische Bedeutung ist ist jedoch nur begrenzt. Bronchuskarzinoide unterscheiden sich in vielerlei Hinsicht von den häufigeren gastrointestinalen Karzinoiden.

> **M!**
> Der Begriff „semimaligne" ist obsolet.

10.3.2 Häufigkeit

Insgesamt machen Bronchuskarzinoide etwa 1–2 % aller bösartigen Lungentumoren aus. Sie sind bei Kindern bzw. Jugendlichen relativ häufiger. Gastrointestinale Karzinoide kommen etwa 5-mal öfter vor. Die typischen Karzinoide mit gutartigem Verlauf sind etwa 4-mal zahlreicher als die atypischen Formen. Ob das Zigarettenrauchen einen Risikofaktor darstellt, ist umstritten. Möglicherweise scheint es bei den atypischen Formen eine gewisse Rolle zu spielen. Familiäre Häufung gibt es nur bei seltenen autosomal dominanten Syndromen mit endokrinen Neoplasien.

10.3.3 Klinik

Die Klinik der Bronchuskarzinoide ist normalerweise unspezifisch, da die meisten endokrin kaum aktiv sind. Sie entsprechen anderen Tumoren des endobronchialen Systems. Häufig fallen sie erst auf durch wiederholte Retentionspneumonien, wenn daraufhin bronchoskopiert wird.

10.3.4 Diagnostik

Die Diagnostik entspricht der der Lungenkarzinome. Im endoskopischen Bild ist die Oberfläche oft glatt und der Tumor erscheint rosafarben. Dies ist jedoch nicht beweisend. Wegen der guten Durchblutung sollte die **Biopsie** unter Bereitstellung von **Blutstillungsmaßnahmen** durchgeführt werden. Auf der anderen Seite werden die Karzinoide oft zufällig bereits nach erfolgter Probeentnahme diagnostiziert, ohne dass besonders häufig Blutungen aufgetreten sind. Vereinzelt können Bronchuskarzinoide auch im Lungenparenchym gefunden werden.

Theoretisch kann bei endokrin aktiven Formen ein Karzinoidsyndrom auftreten, wie man es typischerweise von den gastrointestinalen Karzinoiden kennt. Hierbei zeigen die Patienten akute Hautrötung (Flush), Diarrhö und Bronchospasmus. Vereinzelt sind Karzinoidkrisen beschrieben worden. Zeigt der Patient endokrine Aktivität, kann vor größerer Manipulation (insbesondere Resektion) Octreotid, ein synthetisches Analogon des Somatostatin, gegeben werden, um hier eine Krise zu verhindern.

> **M!**
> Karzinoide in den Bronchien sind im Gegensatz zu den gastrointestinalen endokrin kaum aktiv.

Octreotid mit radioaktiver Markierung (^{111}Indium) erlaubt auch den recht spezifischen Nachweis von Metastasen. Insbesondere kleine Bronchuskarzinoide können ACTH produzieren mit entsprechender Cushing-Symptomatik. Selten gibt es auch eine Akromegalie, ausgelöst durch das Releasinghormon des Wachstumshormons (GH-RH).

Das **Staging-System** entspricht der TNM-Klassifikation, allerdings mit einer besseren prognostischen Bedeutung als beim nicht kleinzelligen Lungenkarzinom, insbesondere hinsichtlich des regionalen Lymphknotenbefalls. Ansonsten verläuft die Diagnostik eines Bronchuskarzinoids wie die eines Lungenkarzinoms, da es insbesondere wichtig ist herauszubekommen, wie invasiv der Tumor sich bereits in das peribronchiale Gewebe ausgebreitet oder gar metastasiert hat. Hier steht als erstes Organ die Leber im Vordergrund.

Zur Aktivitätsbeurteilung bzw. um den Erfolg einer Operation abzuklären, ist als **Tumormarker** Chromogranin A (CGA) ein möglicher Parameter im Blut, der allerdings nicht sehr spezifisch ist. Falls andere endokrine

Symptome vorhanden sind, können die entsprechenden Hormone als Marker genommen werden (insbesondere Serotonin und NSE).

10.3.5 Therapie

Therapie der Wahl ist immer die **chirurgische Resektion**, die je nach Tumorausbreitung großzügig sein sollte. Das gilt auch für Bronchuskarzinoide mit geringen Malignitätszeichen in der Histologie. Eine endoskopische Entfernung zentral sitzender Karzinoide in der Trachea oder in den Hauptbronchien ist zwar möglich, sollte jedoch nur in Ausnahmefällen erfolgen, da sie nicht selten bereits in die Bronchialwand eingewachsen sind. Meistens ist die Prognose relativ gut, da der Tumor häufig komplett entfernt werden kann und noch keine Metastasen existieren.

> M!
>
> Karzinoide sollten wegen der komplizierten Histologie und der Seltenheit nur von erfahrenen Thoraxchirurgen operiert werden.

Liegt bereits ein inoperabler Zustand infolge der lokalen Infiltration oder vorhandener Metastasen vor, ist die Therapie **vergleichbar** der **Chemotherapie beim SCLC**. Gesicherte Regime gibt es nicht; dazu existieren nicht genug Fallserien. Das Bronchuskarzinoid gehört eher zu den strahlenresistenten Tumoren. Falls der Tumor inkomplett reseziert wurde, jedoch keine Fernmetastasen zeigt, kann auf jeden Fall der Versuch einer lokalen Strahlentherapie zur Tumorkontrolle gemacht werden.

Liegt eine hormonelle Aktivität vor, lassen sich mit einem Somatostatin-Analogon in mehr als der Hälfte der Fälle die Beschwerden beseitigen. Er bremst ebenfalls das Wachstum des Tumors.

Da es insbesondere für die gastrointestinalen Karzinoide **neuere Therapieansätze** mit intrazellulären, kleinmolekularen Tyrosinkinase-Inhibitoren und Angiogenesehemmern sowie neuere nuklearmedizinische Verfahren mit Target-Radiotherapie gibt, sollte im Einzelfall immer ein Gastroenterologe und Nuklearmediziner hinzugezogen werden, der diesen therapeutischen Schwerpunkt verfolgt.

10.4 Bronchialdrüsenkarzinom

Noch seltener als die Bronchuskarzinoide sind Bronchialdrüsenkarzinome vom Speicheldrüsentyp. Hierbei ist der häufigste das **adenoidzystische Karzinom**, das früher auch als **Zylindrom** bezeichnet wurde. Daneben gibt es noch mukoepidermoide und myoepitheliale Typen.

Die **Diagnostik** gestaltet sich wie beim Bronchuskarzinoid. Nicht selten infiltrieren die Tumore die Tracheawand sowie verwandte Strukturen und können vereinzelt auch metastasieren. Die Prognose ist allgemein aber besser als bei den Karzinoiden, wobei wegen der Seltenheit des Tumors immer eine Einzelfallanalyse gemacht werden muss. Systemische Aussagen sind wegen der Rarität der Tumoren nicht möglich. Die 5-Jahres-Überlebensrate liegt etwa bei 80 %. Spätrezidive, möglicherweise verursacht durch „sleeping cells", sind auch nach vielen Jahren noch möglich, weswegen hier eine dauerhafte Nachsorge erforderlich ist.

10.5 Lungenmetastasen

10.5.1 Beschreibung und Häufigkeit

Lungenmetastasen sind außerordentlich häufig bei extrapulmonalen Tumoren. Meist sind es solitäre Rundherde. In 5–7 % ist die Metastasierung lymphogen mit dem Bild einer Lymphangiosis carcinomatosa. Bei ca. 30 % aller bösartigen Tumoren findet man Lungenmetastasen; im autoptischen Material sogar bis 50 %. Zumeist ist der Metastasierungsweg hämatogen. Wesentliche Ausnahme ist hiervon das proximale Kolonkarzinom, da hier die Leber den ersten Metastasenfilter darstellt. Ein entsprechender Befall der mediastinalen Lymphknoten durch Metastasen ist nicht selten; ungefähr 30 % der Patienten mit Lungenmetastasen haben auch einen mediastinalen Befall. Radiologisch und klinisch ist er jedoch meist nicht auffällig.

> M!
>
> 8–10 % der Menschheit entwickeln im Laufe ihres Lebens Lungenmetastasen.

Mitunter finden sich auch **endobronchiale Metastasen**, wobei hier das Nierenzellkarzinom im Vordergrund steht. Aber auch beim Schilddrüsenkarzinom und Melanom kommt es gelegentlich vor. Natürlich kann bei jedem Tumor im Prinzip eine endobronchiale Metastasierung auftreten. Nicht selten findet man auch nur Lungenmetastasen, ohne den Primärherd zu kennen. Die histologische Gewinnung hilft hier dann oft weiter. Manchmal kann der Primärtumor recht klein sein und man findet ihn nur autoptisch. Dieser wird dann in vivo als **CUP** (**Cancer of Unknown Primary**) klassifiziert. Die Häufigkeit bezüglich unterschiedlicher Tumortypen spiegelt etwa die Häufigkeit der Tumoren selber wider. Damit stehen Kolon, Mamma, Lunge, Prostata, Harnblase, Magen, Niere und Halsorgane als Primärorgane im Vordergrund.

10.5.2 Klinik

Meistens sind Lungenmetastasen Befunde im Rahmen des diagnostischen Procedere des Primärtumors, sodass eine histologische Sicherung nur in unklaren Fällen erfolgen muss. Im Lungenparenchym machen sie praktisch nie Beschwerden, wenn es isolierte Herde sind – es sei denn, sie sind sehr groß und schmelzen nekrotisch ein. Es ist immer wieder erstaunlich, Lungen zu sehen, die übersät sind von Metastasen, ohne dass die Patienten Luftnot haben. Auch Metastasen in den mediastinalen Organen (meist Lymphknoten) machen üblicherweise keine Beschwerden, es sei denn, sie drücken auf ein Gefäß oder auf das Bronchialsystem.

Anders ist die Situation bei **Lymphangiosis carcinomatosa**. Hier kann bei diffusem Befall manchmal das Bild einer **Lungenfibrose** mit fast identischer Klinik imitiert werden. Bei multiplen vaskulären Tumorembolien in den Lungenkapillaren (z. B. beim Adenokarzinom des Magens gelegentlich vorkommend) steht erhebliche Luftnot bei praktisch normalem Thorax-Röntgenbild im Vordergrund.

> M!
>
> Eine ausgedehnte Lungenmetastasierung verursacht oft keine Beschwerden.

10.5.3 Diagnostik

Die mehrzeiligen **CT** haben einen deutlichen Fortschritt in der Erkennung von Lungenmetastasen erbracht. Sicher erkennt man Herdstrukturen ab 5 mm, darunter ist es oft schwierig. Steht eine chirurgische Intervention an, sollte in jedem Fall die kollabierte Lunge palpiert werden. Hier erreicht man noch eine deutlich bessere Detektion, etwa bis in den Bereich von 3 mm. Ein **PET-CT** ist nur dann indiziert, wenn eine Metastasenentfernung von Lungenherden ansteht, um weitere Filiae außerhalb der Lunge zu erkennen. Dann wird üblicherweise nicht mehr operiert. Außerdem sollte ein PET-CT nicht bei Herden < 10 mm durchgeführt werden, es sei denn, man sucht nach einem extrapulmonalen Tumor bzw. weiteren Metastasen.

Liegt ein **singulärer Herd** vor, muss es **nicht immer eine Metastase** sein. In etwa 15–25 % der Fälle ist es auch bei gesichertem Primärtumor anderer Genese keine Metastase. Deswegen muss bei Problemfällen vorher der Herd histologisch gesichert werden. Falls bei dem Patienten eine chirurgische Metastasenentfernung ansteht, soll er auf jeden Fall vorher bronchoskopiert werden, um endobronchiale Metastasen auszuschließen, da sie der CT-Untersuchung oft entgehen.

Bei Lymphangiosis carcinomatosa führt das CT oft zur Verdachtsdiagnose. Diese kann schwierig sein, wenn gleichzeitig interstitielle Veränderungen anderer Genese vorliegen. Die Sicherung ist mittels **Tumorzellnachweis in der BAL** im betroffenen Gebiet in > 80 % möglich. In unklaren Fällen hilft die **transbronchiale Biopsie** weiter, eine der wenigen Indikationen, die es noch für diese Untersuchungstechnik gibt.

10.5.4 Therapie

Eine generelle Empfehlung zur Therapie der Lungenmetastasen kann nicht gegeben werden, da es sehr vom Einzelfall abhängt. In der Regel behandelt man durch die Therapie des Primärtumors auch die Lungenmetastasen. Bei lokalen Problemen, wie sie insbesondere bei Mediastinal- oder Bronchusmetastasen vorkommen, gelten die gleichen Vorgaben wie beim Lungenkarzinom. Hier kann durch lokale oder stereotaktische Bestrahlung sowie interventionelle Methoden oft gut palliativ geholfen werden.

Die Entfernung von einzelnen oder mehreren Lungenmetastasen bei sonst fehlendem Organbefall hat für einige Tumoren die Prognose deutlich verbessert. Vereinzelt soll es dadurch sogar zu Heilungen gekommen sein. Näheres wird im Folgenden bei den Tumorentitäten beschrieben.

Kontrollierte Studien zur chirurgischen Entfernung von Lungenmetastasen gibt es nicht. Gut dokumentierte Fallserien und v. a. ein internationales Register von Lungenmetastasen, das seit 1991 existiert, erlauben jedoch eine gute Abschätzung der Erfolgsquote. Eine Veröffentlichung vor etwa 10 Jahren von > 5 000 Patienten zeigt, dass bei unterschiedlichen Tumortypen mit im Vordergrund stehendem Karzinom und Sarkom immerhin durch die Metastasektomie eine 5-Jahres-Überlebensrate von 30 % und eine 10-Jahres-Überlebensrate von 26 % erreicht werden konnte.

> M!
>
> Obwohl es keine kontrollierten Studien zur chirurgischen Metastasenentfernung gibt, zeigen Fallkontrollstudien bei manchen Malignomen einen deutlichen Überlebensvorteil zu historischen Kollektiven.

Folgende Kriterien sollten vor einer **Metastasektomie** erfüllt sein:

- Der Primärtumor sollte entfernt oder bezüglich seines Wachstums kontrolliert sein.
- Andere Metastasenherde außerhalb der Lunge (insbesondere Leber und Gehirn) sollten fehlen oder zumindest mittels entsprechender Therapie kontrollierbar sein.
- Die gefundenen Lungenmetastasen sollten im Prinzip komplett entfernbar sein.
- Die lungenfunktionelle Situation des Patienten muss entsprechend gut sein, um den Ausfall des resezierten Lungengewebes zu kompensieren.

Die **Zahl der Lungenmetastasen**, die man im CT findet, lässt abschätzen, wie hoch die **Wahrscheinlichkeit** der **kompletten intraoperativen Resektion** ist. Bei 3 Herden hat man zu 80 % Wahrscheinlichkeit alle entfernt, bei 5 Herden etwa nur knapp die Hälfte und bei 10 Herden ist die Wahrscheinlichkeit > 90 %, dass trotz Entfernung noch weitere Herde in der Lunge vorhanden sind. Manche Patienten profitieren von wiederholten Metastasenoperationen. Mitunter werden sie 5-mal und öfter operiert. In Einzelfällen sind damit lange Überlebensraten beschrieben worden.

Die chirurgische Technik ist hier in der Regel die **Thorakotomie**, um weitere Lungenmetastasen intraoperativ ertasten zu können. Wenn beide Lungenflügel evaluiert werden sollen, ist ein entsprechender Zugang erforderlich. Typischerweise wird der Patient dann wechselseitig beatmet, da die Palpation nur in der kollabierten Lunge möglich ist. Thoraxchirurgen bevorzugen ein zweizeitiges Vorgehen. Zunehmend gewinnt die videoassistierte thorakoskopische Operation an Bedeutung. Sie ist bevorzugt, wenn die Herde sich peripher befinden. Im Rahmen der Operation werden in der Regel auch die pulmonalen Lymphknoten entfernt, sofern sie erreichbar sind, da die Wahrscheinlichkeit eines Befalls nicht vernachlässigbar ist. Sie steigt mit der Zahl der Lungenmetastasen etwa linear an.

Kolonkarzinom

Seit den Fortschritten in der Chemotherapie des Kolonkarzinoms ist durch die Entfernung von isolierten Lungenmetastasen die Prognose für diese Untergruppe noch einmal deutlich angestiegen. Von Patienten, die sonst keine Metastasen haben, erreicht etwa gut ein Drittel die 5-Jahresgrenze und immerhin noch gut ein Fünftel lebt noch nach 10 Jahren.

> **M!**
>
> Beim Kolonkarzinom hat sich durch die chirurgische Entfernung der Lungenmetastasen die Prognose der fortgeschrittenen Stadien nochmals verbessert.

Nierenzellkarzinom

Hier ist die Prognose ebenfalls günstig, wenn der Tumor nur in die Lunge metastasiert. 20–50 % leben noch nach 5 Jahren. Bei mediastinalem Lymphknotenbefall sinkt die Prognose deutlich. Zur Nachsorge eines operierten Nierenzellkarzinoms sollte daher ein Röntgen-Thoraxbild gehören, insbesondere da der Tumor bzw. die Metastasen mittels Chemotherapie und auch neueren Substanzen schlecht behandelbar sind.

Keimzelltumoren

Durch die fortgeschrittene Chemotherapie, insbesondere bei den Keimzelltumoren, ist die Operation von Lungenmetastasen im Vergleich zu früher in den Hintergrund getreten. Es gibt aber immer wieder Einzelfälle mit großen Metastasen und ebensolche Patienten, die auf Chemotherapie nicht gut ansprechen, bei denen eine Operation durchgeführt werden kann.

Gynäkologische Tumoren

Patienten mit Uteruskarzinom und isolierten Lungenmetastasen profitieren von einer Metastasektomie, wobei zwischen Plattenepithel- und Adenokarzinom kaum ein Unterschied besteht. Knapp die Hälfte lebt noch nach 5 Jahren, beim Endometriumkarzinom sind es sogar noch drei Viertel.

Melanom

Das Melanom hat von den hier beschriebenen Tumoren sicher die schlechteste Prognose. Es gibt aber immer wieder Einzelfälle, bei denen der Tumor langsam bzw. in Schüben wächst und sich einzelne Lungenmetastasen zeigen. Hier sind immer wieder lange Überlebensraten nach Operationen beschrieben. Im Durchschnitt leben aber < 5 % noch nach 5 Jahren.

Tumoren des Kopf- und Halsbereichs

Plattenepithelkarzinome zeigen bei isolierten Lungenmetastasen eine 5-Jahres-Überlebensrate von etwa 30 %. Deutlich höher ist sie bei den adenoidzystischen Karzinomen. Hier leben nach 5 Jahren noch ca. 85 %, wobei allerdings dieser Tumor sowieso eine deutlich bessere Prognose hat.

Osteosarkome

Osteosarkome können manchmal nur 1 oder 2 Metastasen haben. Diese Patienten profitieren dann sehr von der Entfernung. Allerdings bleiben diese Erfolge auf wenige Einzelfälle beschränkt.

Weichteilsarkome

Gerade Sarkome metastasieren häufig in die Lunge und sprechen wenig auf Chemotherapie an. Langsam wachsende Formen können auch hier von der Metastasektomie profitieren.

Mammakarzinom

Die Fortschritte in der Chemo- bzw. Hormontherapie des Mammakarzinoms in den letzten 2 Jahrzehnten haben die Erfordernisse der Metastasenentfernung der Lunge deutlich reduziert. Es bleiben aber immer Einzelfälle übrig, in denen man dieses Vorgehen diskutieren kann.

Cancer of Unknown Primary (CUP)

Wenn eine Resektion nicht als sinnvoll erachtet wird, kann auch bei erfolgloser Suche nach einem Primärtumor eine palliative systemische Therapie sinnvoll sein. Hier ist die Expression von bestimmten Zytokeratinen in der Immunhistologie für die mutmaßliche Herkunft entscheidend. Davon und von der Lokalisation des Tumors hängt das zytostatische Therapieschema ab.

10.5.5 Nachsorge

Eine generelle Empfehlung zur Nachsorge kann man nicht geben. Sie hängt sehr vom Einzelfall ab. Gerade, wenn Patienten gut angesprochen haben, und eine langsame Tumorverdopplungszeit zeigen, ist die Wahrscheinlichkeit groß, dass sie von einer erneuten Operation profitieren. Deswegen wird üblicherweise eine CT-Kontrolle nach 2–3 Monaten angeraten.

10.6 Mediastinaltumoren

10.6.1 Beschreibung

Tumoren des Mediastinums sind ein komplexes Kapitel, wobei man jeden Einzelfall besonders intensiv betrachten muss. Aufgrund der vielen anatomischen Strukturen, die im Mediastinum liegen, ist die Zahl der dort vorhandenen Zelltypen entsprechend groß. Das spiegelt sich in den verschiedenen Histologien der Tumoren wider. Entsprechend komplex ist die pathologische Einteilung, die immer wieder geändert wurde. Unter Pathologen gilt die histologische Differenzierung, insbesondere der malignen Mediastinaltumoren, als eines der schwierigsten Gebiete überhaupt, weswegen man Pathologen hinzuziehen sollte, die größere Erfahrung damit haben.

Üblicherweise werden die Tumoren entsprechend der verschiedenen Organe eingeteilt in die anteriore/superiore oder vordere Region, dem mittleren oder viszeralen und dem hinteren Mediastinum. Die dort am häufigsten gefundenen Tumoren in den Kompartimenten zeigt ▶ Abb. 10.9.

10.6.2 Häufigkeit

Im Rahmen der Früherkennungsstudien zum Bronchialkarzinom mit dem Niedrigdosis-CT wurden bei ca. 10 000 Personen ohne Beschwerden in knapp 0,8 % mediastinale Raumforderungen gefunden. Ca. 60 % davon waren Thymustumoren, 22 % retrosternale Schilddrüsen, 6 % tracheale oder ösophageale Divertikel, 2 % Ösophaguskarzinome und einige seltene Tumoren. Zysten und Lipome wurden nicht berücksichtigt. Das zeigt, wie selten Mediastinaltumoren sind. Häufig sind es Zufallsbefunde. In einem anderen Kollektiv mit 400 operierten Mediastinaltumoren waren ca. 50 % im anterioren, 20 % im posterioren und der Rest im viszeralen Kompartiment. In diesem Kollektiv fand man 42 % maligne Tumoren. Im Vordergrund standen Zysten mit 25 %, 17 % Thymome, 16 % Lymphome, 14 % neurogene Tumore, 11 % Keimzellentumoren sowie vereinzelt viele seltene Tumoren.

> **M!** Mediastinaltumoren sind selten, aber sehr variantenreich.

10.6.3 Klinik

60 % der Patienten haben Symptome, die recht unspezifisch sind und von der Lokalisation abhängen. Etwa ⅔ haben Husten, ⅓ Brustschmerz. Dyspnoe ist eher selten. Mitunter zeigt sich eine B-Symptomatik bei Lymphomen. Ansonsten gibt es je nach Lokalisation isolierte Beschwerden wie Schluckstörung, Rekurrensparese, Zwerchfellparese oder V.-cava-superior-Syndrom.

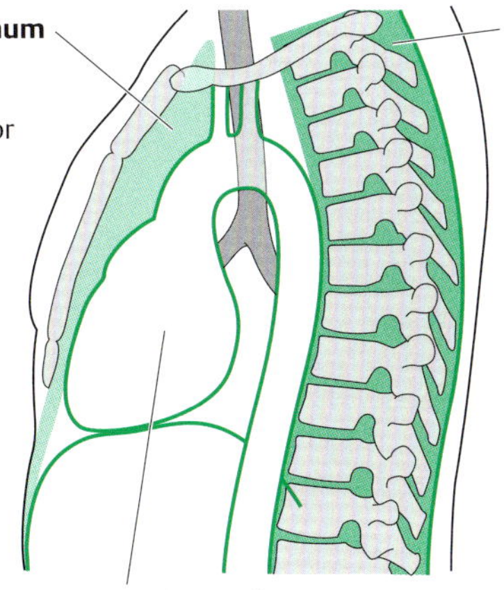

Abb. 10.9 Mediastinalkompartimente mit den darin vorkommenden Raumforderungen.

Einige der Tumoren verursachen durch Hormonproduktion allgemeine Symptome. Hier steht neben anderen im Vordergrund die Myasthenia gravis durch Hemmstoffe und Antikörper gegen muskuläre Acetylcholinrezeptoren, ausgelöst durch Thymome (meist gutartige). Keimzelltumoren können z. B. β-HCG produzieren. Manche, sehr seltene Tumoren produzieren verschiedene Hormone. Hier sind zahlreiche Einzelfälle beschrieben.

10.6.4 Diagnostik

Raumforderungen im Mediastinum sind im Thoraxübersichtsbild wie im Seitbild oft nur zu sehen, wenn sie ins Lungenparenchym hineinragen oder recht groß sind. Bei asymptomatischen Patienten gibt es oft eine **lange Latenzperiode bis zur Diagnostik**. Im Computertomogramm mit Kontrastmittel sind sie eigentlich immer gut sichtbar. Hier können z. B. Zysten und Lipome aufgrund der Dichte meist recht zuverlässig diagnostiziert werden. Bei der Frage der Infiltration in Gefäße, Perikard und Zwerchfell ist das MRT dem CT beim Staging überlegen, wobei mit den neuen mehrzeiligen CTs die Abgrenzbarkeit deutlich besser geworden ist.

> M!
>
> Bei mediastinalen Raumforderungen ist das MRT dem CT überlegen.

Die **histologischen Techniken** sind im Prinzip die gleichen wie bei Lungen- bzw. Pleuratumoren. Je nach Lokalisation hilft der endobronchiale (EBUS) oder endoösophageale Ultraschall (EUS). Nicht selten ist bei Tumoren unklarer Dignität eine zweite Histologie erforderlich, um genügend Material für die pathologische Differenzierung einschl. Immunhistochemie zu bekommen.

Wie bei anderen Erkrankungen auch, darf man sich hier zumeist **nicht** mit **Punktionsergebnissen** zufrieden geben. Zum Beispiel ist auch hier ein Granulomnachweis in einer EBUS-Lymphknotenbiopsie nicht identisch mit der Diagnose einer Sarkoidose des Lymphknotens, da Granulome eben auch bei anderen seltenen Tumoren im Randbereich vorkommen können. **Eine chirurgische Exploration ist häufiger** erforderlich. Mediastinaltumoren sollte man wegen ihrer Seltenheit und komplexen Pathologie immer an ein thoraxchirurgisches Zentrum überweisen, das eine Schnellschnittpathologie hat, damit man direkt den Operationsverlauf an das Ergebnis anpassen kann.

Für manche seltene Tumoren, z. B. das Phäochromozytom oder Nebenschilddrüsenkarzinom, gibt es spezifische szintigrafische Marker, sodass man zusätzliche Herde besser detektieren kann.

10.6.5 Tumorentität und Therapie

Bei **symptomatischen Tumoren** ist sehr häufig eine **operative Entfernung** Therapie der Wahl. Nur bei Malignität mit starker Invasion bleibt wie immer die Alternative mit Strahlen- und Chemotherapie.

Asymptomatische Tumoren, die kein Wachstum zeigen, können ggf. auch nur beobachtet werden. Bei stabiler Größe kann man wegen des langsamen Wachstums mancher maligner Tumoren nach frühestens 2 Jahren überlegen, die Überwachung einzustellen.

Thymustumoren

Bei Thymustumoren bestehen oft **besondere systemische Symptome** durch die von ihnen produzierten Substanzen bzw. Hormone. Im Vordergrund stehen Hemmkörper der Acetylcholinrezeptoren mit Myasthenia gravis. An zweiter Stelle steht eine Hypogammaglobulinämie, die erstaunlicherweise nach einer erfolgreichen Operation oft erst 1–2 Jahre später verzögert verschwindet. Aber auch Erythrozytenaplasie, Lupus erythematodes und sogar Leberzirrhose werden als Begleiterkrankung beobachtet. Die paraneoplastischen Symptome der Thymome verschwinden üblicherweise durch die Entfernung des Tumors. Maligne Thymome haben selten paraneoplastische Syndrome. Auch diese bessern sich durch die Chemotherapie. In seltenen Fällen gibt es somatostatinähnliche Hormone, die durch Octreotid blockiert werden können.

> M!
>
> Thymustumoren bewirken neben einer Myasthenie auch öfter einen Immunglobulinmangel, der sich nach der Operation erst deutlich verzögert bessert.

Abzugrenzen vom Thymom sind Thymushyperplasien. Hierbei kommt es quasi zur Reaktivierung des im Alter meist fettig degenerierten Thymusorgans. Dabei muss sich der Thymus nicht vergrößern. Diese Hyperplasien produzieren in zwei Drittel der Fälle hormonähnliche Substanzen mit unterschiedlichem klinischem Bild. Im Vordergrund steht auch hier die Myasthenia gravis.

Thymustumoren sind außerordentlich komplex, was zu verschiedenen **Klassifikationen** geführt hat. Die heute etablierte ist die der **WHO**, die hier mit den 5-Jahres-Überlebensraten in Klammern verkürzt angegeben ist:

- Typ A: Spindelzellen und wenige Lymphozyten (um 100 %)
- Typ AB: Mischtyp aus Spindelzellen und Lymphozyteninfiltraten (93 %)
- Typ B1: Epithelzellen mit zahlreichen, meist unreifen Lymphozyten, morphologisch etwa ähnlich der normalen Thymusstruktur (89 %)

- Typ B2: ähnlich B1, jedoch im Vordergrund stehende Lymphozyten sowie dazwischen gelagerte ovaläre plumpe Zellen (82 %)
- Typ B3: gut differenziertes Karzinom (71 %)
- Typ C: enddifferenziertes Karzinom stark unterschiedlicher Histologie (23 %)

Für den klinischen Bereich ist die **Stadieneinteilung** (Masaoka-System) wichtiger, die recht plausibel 4 Stadien einteilt (mit 5-Jahres-Überlebensraten):

- Stadium I: Tumorkapsel vollständig, mikroskopisch keine Infiltration in das umgebende Gewebe (94–100 %)
- Stadium II: Tumor durchbricht Kapsel mit Invasion von Thymus, Fettgewebe bis zur mediastinalen Pleura (86–95 %)
- Stadium III: Tumor durchbricht mediastinale Pleura, Perikard oder infiltriert benachbarte Organe wie Gefäße und Lunge (56–69 %)
- Stadium IV: Tumor wächst ausgedehnt in Pleura oder Perikard ein, lymphogene oder hämatogene Metastasierung (11–50 %)

► **Therapie.** Therapie der Wahl ist in den meisten Fällen die **chirurgische Entfernung.** Bei Thymomen zeigt sich öfter ein entzündlicher Randsaum, der noch nicht einer Tumorinvasion entspricht. In solchen Fällen sollte mittels Schnellschnitt geklärt werden, wie weit die Operation ausgedehnt werden muss. Durch die Lokalisation des Tumors sind öfter die Nn. phrenici gefährdet. Das muss bei der entsprechenden Lokalisation durch die präoperative Diagnostik berücksichtigt werden. Ggf. benötigen die Patienten danach eine nichtinvasive Beatmung.

Bei fortgeschrittenem Stadium bzw. Thymuskarzinom wird üblicherweise zur lokalen Tumorkontrolle nachbestrahlt. Bei inoperablem Thymom bzw. Thymuskarzinom oder bei großen Tumormassen wird ein **neoadjuvantes Regime** diskutiert. In diesen Fällen wird eine cisplatinbasierte Chemotherapie der Operation vorgeschaltet. Zahlreiche Substanzen sind als Kombinationspartner beschrieben, wie Etoposid, Antrazykline, Vinkaalkaloide, Folsäureantagonisten sowie Taxane. Wie bei der neoadjuvanten Therapie sind hier die meisten Empfehlungen Cisplatin-, vereinzelt auch Carboplatin-basierte Kombinationen mit ähnlichen Ergebnissen. Auf die üblicherweise eingesetzten Schemata, wie PVB, CHOP, CVP, PAC, EP, ADOC, VIP sprechen die Tumoren von ca. zwei Dritteln der Patienten an.

Das **Thymuskarzinom Typ C** stellt eine Mischung aus ganz unterschiedlichen Malignomen dar, vom Plattenepithelkarzinom über lymphoepitheliale Karzinome, Sarkome, Hellzellkarzinome, Mukoepidermoidkarzinome, papilläre Karzinome und Bronchuskarzinoide bis hin zu ganz undifferenzierten Formen. Da sie alle sehr selten sind, gibt es keine einheitlichen Therapieempfehlungen. Sie werden behandelt wie undifferenzierte Tumoren auch anderer Genese.

> **M!**
> Wegen der Seltenheit gibt es kein etabliertes Zytostatikaschema beim fortgeschrittenen Thymusmalignom.

Keimzelltumoren

Keimzelltumoren entstehen praktisch nur im vorderen Mediastinum. Im Gegensatz zu den Thymomen sind sie eine Erkrankung des jüngeren Erwachsenen, bevorzugt männlichen Geschlechts. Alle in den Keimdrüsen vorkommenden Tumoren finden sich auch im Mediastinum, wobei bei den malignen Formen die Prognose schlechter ist als in den Keimdrüsen.

Teratom

Das benigne Teratom ist der häufigste Keimdrüsentumor im Mediastinum. Er kommt bei beiden Geschlechtern vor. Histologisch ist er oft sehr differenziert und kann Haare, Haut, Schweißdrüsen oder Zähne enthalten. Maligne Verlaufsformen sind nur vereinzelt beschrieben. Einzelfälle mit langem Überleben gibt es hier auch durch aggressive chirurgische Entfernung und Chemotherapie. Bei dieser Tumorbesonderheit kann mitunter bereits bei der radiologischen Untersuchung aufgrund darin enthaltener Zähne oder Knochen die Verdachtsdiagnose gestellt werden.

Seminom

Mediastinale Seminome sind sehr viel seltener, aber in fast der Hälfte der Fälle maligne. Hier sind bevorzugt junge Männer betroffen. Metastasen eines Hodenkarzinoms sind zwar sehr unwahrscheinlich, trotzdem sollte bei mediastinalen Seminomen immer eine urologische Untersuchung mit durchgeführt werden. Seminome exprimieren oft β-HCG oder das weniger spezifischere α-Fetoprotein, die dann im Blut nachweisbar sind.

Die **Behandlung** hängt vom Ausbreitungsgrad ab. Seminome sind im Gegensatz zu den anderen Mediastinaltumoren außerordentlich strahlensensibel und können mit etwa 50 Gray in 40–95 % kurativ behandelt werden. Deswegen ist eine chirurgische Entfernung oft nicht erforderlich. Bei ausgedehnten Tumoren kann vor der Bestrahlung eine Chemotherapie zur Verkleinerung durchgeführt werden. Es gelten hier die gleichen Empfehlungen wie beim Thymom. Da auch der Tumor sehr gut auf Zytostatika anspricht, kann auch bei metastasierten Formen in Einzelfällen eine Heilung erreicht werden.

Andere Keimzelltumoren

Neben Seminom und Teratom gibt es eine heterogene Gruppe von malignen Keimzelltumoren, wie embryonale Karzinome, Chorionkarzinome, unreife Teratome und endodermale Sinustumoren. Auch diese kommen häufiger bei Männern vor. Hier ist die Prognose schlechter als bei den anderen Keimzelltumoren, aber immerhin lebt ca. die Hälfte noch nach 5 Jahren.

In Abhängigkeit vom Tumorstadium sollte hier **chirurgisch** aggressiv reseziert und je nach Allgemeinzustand der Patienten anschließend eine **kombinierte Chemo- und Radiotherapie** durchgeführt werden.

Lymphome

Primäre Lymphome im Mediastinum sind nicht häufig, werden aber **öfter als Sarkoidose missgedeutet**, weil sie manchmal ein sehr ähnliches Röntgenbild verursachen können. Da sie wie die Sarkoidose auf Glukokortikoide ansprechen, wird eine definitive Diagnose durch Steroidtherapie verzögert, ebenso auch die spezifische Therapie, sodass sich der Tumor weiter ausbreiten kann. Deswegen ist eine histologische Sicherung in Zweifelsfällen immer erforderlich. Es können Lymphome vom Hodgkin- und Non-Hodgkin Typ sein, deren histologische Klassifikation und Therapie komplex ist, und sich auch ständig ändert. Insbesondere durch neue monoklonale Antikörper konnten bei bestimmten Unterformen deutliche Fortschritte erzielt werden. Aus diesem Grund muss ein solcher Patient immer mit einer hämatologisch-onkologischen Abteilung besprochen werden, die entsprechend große Erfahrung mit Lymphomen hat. Eine ggf. auch nur **kurzfristige Steroidtherapie** bei Lymphomen erschwert die **histologische Begutachtung** erheblich bzw. macht sie sogar mitunter unmöglich.

M!

Lymphome im Mediastinum sind selten, können aber als Sarkoidose missgedeutet werden, was durch das anfängliche Ansprechen auf die Steroidtherapie noch begünstigt wird.

Eine seltene **Differenzialdiagnose** ist die solitäre, manchmal monströse Lymphknotenhyperplasie oder der **Morbus Castleman**. Es handelt sich um eine gutartige lymphoproliferative Erkrankung, die gehäuft bei der HIV-Infektion, aber auch beim humanen Herpesvirus 8 vorkommt. Diese Lymphknotenhyperplasie produziert vermehrt Interleukin 6 oder ähnliche Polypeptide, die manchmal unspezifische Beschwerden wie bei einer Entzündung verursachen können. Die Erkrankung ist durch chirurgische Resektion geheilt und rezidiviert üblicherweise nicht. In Einzelfällen, in denen eine Resektion nicht möglich ist oder bei multiplem Auftreten, gibt es Fallberichte über die erfolgreiche Behandlung mit Rituximab.

10.7 Gutartige Pleuratumoren

Ein gutartiger Pleuratumor fällt üblicherweise als Zufallsbefund im Röntgenbild auf. Da es kein typisches Röntgenbild dafür gibt, wird die Diagnose meistens durch eine Gewebeentnahme gestellt, wenn keine Röntgenverlaufsserie über mindestens 2 Jahre vorliegt. Insgesamt sind sie selten. Differenzialdiagnostisch sind natürlich auch immer Pleuraschwielen zu beachten. Am häufigsten sind es Lipome in der oberen Thoraxapertur. Hier kann der Verdacht nach der Dichtemessung im CT bereits geäußert werden. Des Weiteren gibt es lokalisierte fibröse, manchmal recht große Pleuratumoren, die mitunter gestielt aufsitzen und eine unklare Dignität haben können.

Übergänge der fibrösen Pleuratumoren zum malignen Tumor kommen nicht so selten vor. Immerhin ist etwa jeder vierte bösartig. Dabei kann die Unterscheidung zum sarkomatösen Typ des Mesothelioms oder von solitären Metastasen eines Sarkoms schwierig sein. Manche, auch die gutartigen, zeigen **endokrine Aktivität**, z. B. mit hypoglykämischen Episoden, besonders dann, wenn sie komprimiert werden. Selten gibt es auch fibröse Tumoren mit hämangioperizytomatöser Unterform, die auch spontane Pleurablutungen verursachen können.

Therapie der Wahl ist hier immer die Resektion. Je nach histologischem Untertyp und ggf. vorhandener Invasion muss entsprechend großzügig reseziert werden. Deswegen sollte diese Operation ein erfahrener Thoraxchirurg vornehmen.

10.8 Bösartige Pleuratumoren

Der bedeutendste maligne primäre Tumor der Pleura ist das Mesotheliom. Sehr selten gibt es auch andere, wie Lymphome oder Sarkome. Auch Angiosarkome kommen vor, die häufig von einem ausgeprägten blutigen Erguss begleitet sind. Nicht so selten ist aber ein Befall der Pleura mit einem Adenokarzionom, ausgehend von einem unklaren bzw. manchmal nicht auffindbaren Primärtumor (CUP). Das ist deswegen wichtig, da Histologie und Zytologie in der Morphologie dem Mesotheliom ähneln können.

10.8.1 Beschreibung

Mesotheliome sind vom Mesothel ausgehende heterogene Tumore, wobei die pleurale Lokalisation mit ca. 80 % die häufigste ist. Primär wächst der Tumor entlang der Pleuraparietalis, die dann irregulär verdickt ist. Mitunter entstehen mehrere kleine Herde gleichzeitig. Drei **Varianten** mit unterschiedlicher Prognose werden unterschieden:

- die epitheliale Variante (ca. 50–60 % Häufigkeit)
- der sarkomatoide Typ mit bevorzugt malignen fibrosarkomatösen Spindelzellen (ca. 10–20 %)
- eine Mischform (ca. 20–30 %), die aus epithelialen und Bindegewebszellen besteht

Durch die modernen immunhistochemischen Marker ist es gelungen, das Pleuramesotheliom sehr viel besser differenzialdiagnostisch abzugrenzen als früher. Durch diese Verfahren kann besonders die Unterscheidung vom Adenokarzinom bei einer histologischen Ähnlichkeit gelingen. Beispielsweise finden sich Calretinin und Cytokeratin 5/6 praktisch immer beim Mesotheliom und nur selten beim Adenokarzinom. Umgekehrt wird CEA praktisch nur vom Adenokarzinom exprimiert. Trotzdem gibt es immer noch Mischformen, die schwierig zu differenzieren sind.

10.8.2 Ätiologie

Die Hauptursache des Pleuramesothelioms ist eine **Asbestexposition** (Kap. 9.4), in der Regel beruflich bzw. bei den Ehefrauen, die die Kleidung der Männer reinigten. Auch in der Nähe von asbestverarbeitender Industrie kam es zum gehäuften Auftreten von Mesotheliomen, da die Bevölkerung hier früher deutlich exponiert war [12].

Wie beim asbestbedingten Lungenkarzinom ist die Hauptursache des Mesothelioms der **Blauasbest** sowie seine verwandten Fasern (Krokodylit). Der **Weißasbest** (Chrysotyl, Serpentin) ist die häufigste vorkommende Form und ca. 100-mal weniger kanzerogen, da er durch die Makrophagen abgebaut werden kann. Eine Asbestexposition erhöht die Wahrscheinlichkeit eines Mesothelioms ca. um den Faktor 300, wobei eine wesentlich geringere Dosis erforderlich ist als beim asbestbedingten Lungenkarzinom oder der fibrotischen Lungenerkrankung, der Asbestose (Kap. 9). Ein asbestexponierter Arbeiter hat etwa eine 50 %-ige Gefährdung, einen bösartigen Tumor zu entwickeln, im Gegensatz zu ca. 20 % der Normalbevölkerung.

Beim asbestinduzierten Lungenkarzinom wird durch das **Inhalationsrauchen** das Risiko überadditiv erhöht. Beim Pleuramesotheliom ist der Einfluss des Inhalationsrauchens wohl auch vorhanden, aber deutlich geringer. In manchen Regionen der Welt gibt es einen hohen Anteil von natürlichen Asbestfasern in der Umwelt (Griechenland, Türkei, Bulgarien). Hier gibt es ebenfalls vermehrt Mesotheliome, allerdings im Vergleich zu der oft monströsen Lungenveränderung der exponierten Bevölkerung relativ wenige. Asbestexposition erhöht auch das Risiko von nichtpleuralen Mesotheliomen, insbesondere im Peritoneum. Die Latenz zwischen Asbestexposition und Tumorausbruch ist sehr lang und liegt zwischen 25 und 40 Jahren. Deswegen gibt es auch kein Tiermodell für das Mesotheliom, da die verfügbaren Versuchstiere nicht lange genug leben.

> **M!**
>
> Mesotheliome entstehen üblicherweise erst bei höheren Mengen von inhaliertem Asbest, aber gelegentlich auch schon bei sehr geringer Exposition.

Ein weiterer Risikofaktor für die Entwicklung eines Mesothelioms ist die **Strahlentherapie**, besonders bei supradiaphragmalen Feldern (z. B. zur Therapie eines Hodgkin-Lymphoms oder eines Hodenkarzinoms). Hingegen scheint die Bestrahlung von Brustkrebs das Risiko nicht zu erhöhen. **Virale Onkogene** sind ebenfalls als Ursache beschrieben (insbesondere SV40-Virus). Möglicherweise stellt das Virus aber nur einen Kofaktor dar und ist nicht ursächlich verantwortlich. In der letzten Zeit wurden auch genetische Faktoren ausgemacht, die möglicherweise mit einem erhöhten Risiko verbunden sind.

10.8.3 Häufigkeit

Früher war das Mesotheliom ein sehr seltener Tumor. Erst durch die Asbestverarbeitung stieg die Häufigkeit steil an. Wegen der langen Zeitverzögerung zwischen Exposition und Auftreten des Tumors steht trotz des Asbestverbots in den meisten Ländern Europas der **Erkrankungsgipfel noch an** und wird etwa im Jahre 2015–2020 erwartet. Derzeit haben wir in Deutschland ca. 1200 Todesfälle an Mesotheliom im Jahr. Etwa 70–80 % der Patienten mit Mesotheliom hatten beruflichen Asbestkontakt. In Asien, wo Asbest noch verwendet wird, dürfte mit einer massiven Zunahme der Fälle noch später zu rechnen sein.

Manchmal muss man detektivisch nachfragen, um die Exposition herauszubekommen, die mitunter nur recht kurz sein kann (z. B. Ferienarbeit mit dem Zusägen von Eternitplatten). Deswegen muss jedes Mesotheliom bzw. sein begründeter Verdacht berufsgenossenschaftlich gemeldet werden, damit erfahrene Sachbearbeiter die mögliche berufliche Exposition prüfen können. Lässt sich eine berufliche Asbestexposition in Deutschland auch nur in geringer Menge nachweisen, liegt eine Berufserkrankung vor (Kap. 9.4).

> **M!**
>
> Der Häufigkeitsgipfel des Mesothelioms steht noch bevor.

10.8.4 Klinik und Prognose

Typische Symptome für ein Pleuramesotheliom gibt es nicht. Die Patienten fallen durch Luftnot, Husten oder Brustschmerzen auf, die typischerweise nicht atemabhängig sind. Auskultatorisch findet sich auf der betroffenen Seite häufig ein abgeschwächtes Atemgeräusch und Zeichen einer Dämpfung bzw. eines Pleuraergusses. Patienten im fortgeschrittenen Stadium zeigen Zunahme der Luftnot und Gewichtsverlust sowie bei Infiltration des N. recurrens Heiserkeit. Je nach Tumorausbreitung kommen Schmerzen im Plexusbereich oder sehr selten Kompression der Gefäße mit V.-cava-Syndrom hinzu.

Paraneoplastische Syndrome gibt es beim Mesotheliom vereinzelt. Sie können recht bunt sein. Häufiger steht eine

Hyperkoagulabilität mit Thrombophlebitis und Thrombozytose im Vordergrund. Gelegentlich gibt es Hyperkalzämien sowie Hypoglykämien.

Der **klinische Verlauf** des Pleuramesothelioms ist **sehr variabel**, auch ohne Therapie. Manche Tumoren wachsen sehr langsam und die Patienten können auch ohne oder mit wenig Therapie lange überleben. Bei anderen Patienten ist der fatale Verlauf recht schnell. Eine **ungünstige Prognose** liegt vor, wenn **B-Symptomatik** mit reduziertem Allgemeinzustand hinzukommt sowie Thrombozytose, Leukozytose und LDH > 500 U/l, Alter > 65 Jahre, männliches Geschlecht und der sarkomatöse bzw. biphasische Typ vorliegt. Umgekehrt ist die Prognose günstiger beim epithelialen Typ, geringer Ausbreitungsform, gutem Allgemeinzustand und fehlenden Thoraxschmerzen.

Patienten mit ungünstiger Prognose leben im Mittel nur 7 Monate (2–14 Monate). Liegen gute prognostische Kriterien vor, überleben die Patienten etwa um das Doppelte, allerdings mit großer Streuung. So erreichen immerhin seltene Fälle mit epithelialem Mesotheliom ohne mediastinalen Lymphknotenbefall und R0-Resektion nach Pleuropneumektomie eine 5-Jahres-Überlebensrate von fast 50 %.

10.8.5 Diagnostik

Im Thoraxübersichtsbild ist ein Mesotheliom meist durch Pleuraerguss oder durch Pleuraverdickung auffällig. Das **CT** in Verbindung mit dem **Ultraschall** erhärtet die Verdachtsdiagnose deutlich. Insbesondere in fortgeschrittenen Stadien erkennt man eine zirkuläre Pleuraverdickung und eine deutliche Verkleinerung der Lunge sowie auch des gesamten Hemithorax. Deswegen sollte immer auf eine Verdickung der mediastinalen Pleura geachtet werden. Häufig sind die Verdickungen unregelmäßig oder auch knotig. In jedem Fall ist eine Histologiegewinnung unerlässlich, um Differenzialdiagnosen wie Narben, entzündliche oder maligne Prozesse anderer Ursache auszuschließen. Liegt ein Erguss vor, sollte immer eine **Thorakoskopie** durchgeführt werden, damit ausreichend Material für eine histologische Differenzierung vorhanden ist. Leider ist in Frühstadien selbst mittels Thorakoskopie die Diagnose nicht immer zu stellen; erst im Verlauf gelingt die Diagnosesicherung. Pleurawandständige Prozesse ohne Erguss können wie Lungenrundherde punktiert werden, wobei aber histologische Stanzzylinder erforderlich sind (Kap. 2.16). Bei der Thorakoskopie sollten große und tiefe Biopsien, bevorzugt interkostal und aus den Bereichen mit kleinen blauen Flecken oder Linien, den so genannten „Black Spots", entnommen werden. Bestätigt sich die Diagnose eines Pleuramesothelioms, sollte zur Sicherheit der **Punktionskanal nachbestrahlt** werden, um einer Metastasenverschleppung vorzubeugen, wenn nicht eine Operation ansteht, wo der Kanal mit exzidiert werden kann. Allerdings gibt es auch Zentren, die nicht nachbestrahlen. Die Datenlage hierzu ist uneinheitlich, mit der Tendenz zur Metastasenverschleppung durch die Biopsie.

Alle Patienten mit Verdacht auf Pleuramesotheliom müssen **bronchoskopiert** werden, um beispielsweise ein Adenokarzinom als Ursache nicht zu übersehen. Vereinzelt gibt es auch Patienten, die zwei Tumoren gleichzeitig haben.

> **M!**
> Zur sicheren Pleuramesotheliomdiagnostik reicht die Zytologie des Pleuraergusses nur selten nicht aus.

10.8.6 Labor

Als Tumormarker ist die Messung von **Mesothelin** möglich, einem Glykoprotein im Blut. Man findet in etwa 85 % ein Pleuramesotheliom. Allerdings gibt es in wenigen Prozent auch Erhöhungen bei Tumorerkrankungen anderer Genese oder bei benignen Pleuraergüssen. Mesothelin ist beim epithelialen Mesotheliomtyp sowie beim Mischtyp erhöht. Es lässt sich ebenfalls im Pleuraerguss nachweisen und ist dann sehr spezifisch. Allerdings findet sich bei etwa einem Drittel der Pleuramesotheliome keine Erhöhung in der Ergussflüssigkeit. Auf jeden Fall ist Mesothelin nicht ausreichend, um eine histologisch gesicherte Diagnose zu ersetzen. Für Screeninguntersuchungen ist es wegen der zu hohen Rate falsch positiver Resultate ebenfalls nicht geeignet. Vermutlich bessere Ergebnisse zeigt ein anderes Glycoprotein, das Fibulin 3, welches im Plasma deutlicher zwischen Asbestexposition und Mesotheliom zu trennen scheint. Im Pleuraerguss sollte immer das CEA mitbestimmt werden, da es bei der Differenzierung zwischen (pleuranah wachsendem) Adenokarzinom und Mesotheliom hilft.

10.8.7 Funktionsdiagnostik

Die Funktionsdiagnostik entspricht etwa der beim Lungenkarzinom, wenn bei dem Patienten eine Operation diskutiert wird (s. dort). Ist eine Pleuropneumektomie geplant, müssen die Patienten funktionell entsprechend gut sein, um überhaupt operiert werden zu können.

10.8.8 Stadieneinteilung

Die Stadieneinteilung fußt im Wesentlichen auf dem **CT des Thorax** und in Ausnahmefällen auf dem MRT. Das **PET-CT** mit ^{18}F-Fluorodeoxyglukose ist nur in Einzelfällen erforderlich, da zu viele falsch positive Befunde vorkommen. Zur Beurteilung eines extrathorakalen Befalls ist es jedoch recht empfindlich. Wird bei den Patienten eine Operation diskutiert, ist auf jeden Fall eine **Mediastinoskopie** (auch bei negativem CT), evtl. auch eine **Laparoskopie** präoperativ erforderlich, um das Ausmaß des Lymphknotenbefalls zu sichern. Damit können häufiger unnötige Operationen vermieden werden.

Tab. 10.6 TNM-Klassifikation des malignen Mesothelioms (AJCC 2002).

Kürzel	Befund
Tx	Primärtumor kann nicht beurteilt werden
T 1	Tumor beschränkt auf die ipsilaterale parietale Pleura mit oder ohne Befall der mediastinalen oder diaphragmalen Pleura
• T 1a	kein Befall der viszeralen Pleura
• T 1b	zusätzlicher Befall der viszeralen Pleura
T 2	Tumorbefall der ipsilateralen Pleuraoberfläche viszeral oder parietal mit Befall des Zwerchfellmuskels oder Invasion ins Lungenparenchym
T 3	Tumor befällt beide ipsilaterale Pleurablätter sowie Invasion in die endothorakale Fascie oder ins mediastinale Fettgewebe oder solitäre Tumorinfiltration im Weichteilgewebe der Thoraxwand oder nicht transmuraler Befall des Perikards (insgesamt lokal fortgeschritten, aber prinzipiell resektabler Tumor)
T 4	lokal fortgeschrittener, nicht mehr operabler Tumor mit diffuser oder multifokaler Invasion des Weichteilgewebes der Thoraxwand oder der Rippen oder des Zwerchfells oder des Peritoneums oder der Mediastinalorgane oder Befall der kontralateralen Pleura oder Befall des Wirbelkörpers oder des inneren Blatts des Perikards oder Perikarderguss mit positiver Zytologie oder Befall des Myokards
Nx	keine Beurteilung regionaler Lymphknoten möglich
N0	keine regionalen Lymphknotenmetastasen
N1	Metastasen in den ipsilateralen, bronchopulmonalen oder hilären Lymphknoten
N2	Metastasen in den subkarinalen oder ipsilateralen mediastinalen Lymphknoten, einschl. der ipsilateralen Mammaria- und peridiaphragmalen Lymphknoten
N3	Metastasen in den kontralateralen mediastinalen oder kontralateralen internen Mammarialymphknoten oder Supraklavikularlymphknoten (ipsi- oder kontralateral)
Mx	Fernmetastasen nicht beurteilbar
M0	keine Fernmetastasen
M1	Fernmetastasen

Früher gab es eine gröbere Stadieneinteilung (Butchart-System), die vom **TNM-System** abgelöst wurde. Allerdings eignet sich das Pleuramesotheliom nur mäßig gut für das TMN-System (▶ Tab. 10.6, **AJCC 2010**).

10.8.9 Therapie

Operation

In **frühem Stadium** kann ein **operativ-kurativer Ansatz** versucht werden. Allerdings ist dieser Fall eher selten, da der Tumor beim Auftreten von Symptomen bereits fortgeschritten ist. Prinzipiell sind die Stadien T 1–T 3 operabel, wenn noch kein mediastinaler Lymphknotenbefall (N0) vorhanden ist. Einige Behandlungsprotokolle sehen einen neoadjuvanten Ansatz mit einer Chemotherapie vor der Operation, meist mit einer Kombination aus Cisplatin plus Pemetrexed oder Gemcitabin vor. Hierbei geht man bis zum T 2/N2-Stadium. Randomisierte Studien liegen bisher nicht vor. Die bisherigen Daten zeigen eher enttäuschende Ergebnisse, denn viele Patienten konnten das neoadjuvante Schema nicht durchhalten. Eine routinemäßige Empfehlung außerhalb von Studien kann derzeit für dieses Vorgehen nicht gegeben werden. Vermutlich ist die Situation bzgl. der neoadjuvanten Therapie ähnlich wie beim Lungenkarzinom.

Das Operationsverfahren unter kurativem Ansatz ist eine **radikale extrapleurale Pneumektomie** (**EPP**). Dabei werden die ipsilaterale Lunge mit parietaler und viszeraler Pleura, Perikard sowie Teilen des Diaphragmas und des N. phrenicus entfernt. Die EPP hat jedoch eine erhebliche perioperative Morbidität und Mortalität. Die Komplikationen liegen bei 60 % und reichen vom Vorhofflimmern (infolge der Entfernung des Perikards und Herniation des Herzens in den Pleuraraum immerhin bei ca. 40–50 %) bis zu bronchopleuralen Fisteln, Empyem und verzögertem und prolongiertem Weaning. Deswegen kommen für dieses Verfahren nur Patienten mit gutem Allgemeinzustand (Karnofsky-Index > 70 %) und guten Funktionswerten infrage (Kap. 10.2.6). Üblicherweise sollten sie auch < 55 Jahre sein. Eine EPP wird mitunter diagnostisch begonnen, um im Operationssitus und Schnellschnitt zu sehen, wie ausgedehnt der Befund ist. Auf jeden Fall sollte sie in einem thoraxchirurgischen Zentrum durchgeführt werden, das viel Erfahrung mit der Operation von Pleuramesotheliomen hat. Inzwischen wird auch vermehrt nur eine **vollständige Pleurektomie** durchgeführt. Dieses Vorgehen scheint bei weniger Komplikationen zu gleich guten Ergebnissen zu führen, wenn es nach aktuellen Daten nicht sogar überlegen ist.

Ansonsten sind die chirurgischen Verfahren palliativ. Eine chirurgische Pleurektomie kommt für Patienten infrage, bei denen ein Pleuraerguss durch konservative Maßnahmen (einschl. Talkumpleurodese) nicht zu beherrschen oder wenn die Schmerzsituation nicht medikamentös beherrschbar ist.

> **M!**
> Nach wie vor ist die Prognose des Pleuramesothelioms schlecht.

Strahlentherapie

Zur **lokalen Tumorkontrolle** wird nach der Operation meistens eine Strahlentherapie durchgeführt. Mesotheliomzellen sind strahlensensibler als die des NSCLC. Allerdings ist wegen des ausgedehnten Strahlenfeldes die Komplikationsrate auf der anderen Seite wieder entsprechend höher. Die Strahlentherapie reduziert die tumorbezogenen Symptome, verlängert jedoch das Leben bis auf Einzelfallbeschreibungen im Mittel nicht.

Eine adjuvante Radiotherapie soll nach der Thorakoskopie oder Thorakotomie an dem Punktionskanal bzw. den Wundrändern durchgeführt werden (21 Gray), um Lokalrezidive zu verhindern. Nur in fortgeschrittenen Stadien mit einer Lebenserwartung < 4 Monaten ist dieses nicht mehr erforderlich. (siehe auch Abschnitt „Diagnostik").

Multimodaler Ansatz

Heute werden vermehrt multimodale Ansätze nach der Operation adjuvant mit Strahlentherapie sowie Chemotherapie empfohlen. Diese verlängern das Leben offensichtlich in beschränktem Ausmaß. Üblicherweise erreicht man bei dieser Patientengruppe durch die Kombination aber auch nur Überlebensraten von ca. 36 % nach 2 Jahren. Beim epithelialen Typ liegen sie wie sonst auch etwas höher. Die bisher veröffentlichten Ergebnisse von Studien sind insgesamt enttäuschend. Auch hier müssen wie beim Lungenkarzinom die Nebenwirkungen der Therapie ins Kalkül gezogen werden. Vermutlich ist auch hier das **Verhältnis** zwischen **Überlebenszeitzunahme** und **Nebenwirkungsrate** konstant.

Chemotherapie

Das fortgeschrittene, nicht operable Mesotheliom stellt bei weitem die Mehrzahl der Behandlungsfälle dar. Hier kann das Überleben durch eine palliative **Chemotherapie** um etwa **2–3 Monate verlängert** werden, wenn eine Kombinationstherapie durchgeführt wird. Eine Wirkung gegen das Mesotheliom zeigen Cisplatin und Carboplatin, Antrazykline, Folsäureantagonisten, Gemcitabin und Vinkaalkaloide und Pemetrexed. Bisher ist nur das Pemetrexed zur Behandlung des Mesothelioms zugelassen. Tyrosinkinase-Inhibitoren sowie Antiangiogenesehemmer scheinen bisher beim Mesotheliom keinen Vorteil zu haben. Bezüglich der Platinverbindungen ist es ähnlich wie beim NSCLC, Pemetrexed mit Carboplatin oder Cisplatin zeigt identische Effekte [18].

Die neueren Folsäureantagonisten (insbesondere **Pemetrexed**) haben mit den Platinverbindungen den derzeit besten Effekt gezeigt mit einer Überlebenszunahme von 9,3 auf 12,1 Monate [20]. Auch in diesen Studien zeigt sich nur eine geringe Signifikanz ($p = 0{,}02$), was für eine große Streuung der Einzelverläufe spricht. Zudem hat die Studie einige **erhebliche methodische Fehler**. So wurde 2-mal Cisplatin in vergleichsweise niedriger Dosierung mit und ohne Pemetrexed gegeben. Es ist eigentlich unzulässig, eine Kombination mit einer identischen Einzelsubstanz zu vergleichen, denn eine Monotherapie ist heute gerade bei Tumoren mit mäßigen Ansprechraten nicht der Standard in der Chemotherapie. Eine zweite, andere Substanz zur Kombination hätte hier sicher das Überleben ähnlich verlängert.

> **M!**
> Aufgrund methodischer Mängel in der Studie ist bisher nicht zweifelsfrei bewiesen, dass Pemetrexed den anderen Substanzen überlegen ist.

Manche verwenden die älteren Substanzen weiter als First-line-Therapie und nehmen dann als Second-Line-Chemotherapie Platinverbindungen mit Pemetrexed. Alternativ ist Gemcitabin, Vinorelbin und Antrazyklin möglich. Meistens wird dadurch aber nur das rezidivfreie Intervall etwas verlängert, die Lebenserwartung jedoch nicht. Wenn die Patienten mit Pemetrexed behandelt werden, ist die zusätzliche Gabe von Vitamin B_{12} und Folsäure eindeutig mit einer reduzierten Toxizität, wahrscheinlich mit einem besseren Überleben gekoppelt und daher Standard.

Neue Ansätze

Es gibt Hinweise, dass eine molekularbiologische Analyse des Tumors (Mikroarray-Technik) nicht nur prognostische Bedeutung hat, sondern möglicherweise auch anzeigt, welche Patienten von einem aggressiven therapeutischen Vorgehen profitieren. Man wird aber die Entwicklung abwarten müssen. Bei anderen Tumoren haben sich oft erste Daten später in klinischen Studien nicht in dem erwarteten Ausmaß bestätigt. Verschiedene Untersucher haben versucht, durch direkte Instillation von Chemotherapeutika oder immunreaktiven Elementen (v. a. Interleukin 2, Interferon α, Interferon γ) den Tumor zu beeinflussen, insgesamt mit wenig Erfolg. Toxintragende Antikörper gegen Mesothelin werden derzeit entwickelt. Hier könnte ein wirklich neuer Therapieansatz entstehen.

Palliative Therapie

Im Vordergrund der palliativen Therapie steht die Kontrolle des meist rasch nachlaufenden Pleuraergusses. Am wirksamsten ist die Gabe von asbestfreiem **Talkum** 2–8 g. Hierbei ist es wichtig, dass das Talkum die gesamte Oberfläche der Pleura erreicht. Eine Poudrage ist wirksamer als die Instillation von Talkumsuspension (Kap. 13.5). Alternativ kann bei nachlaufendem Erguss ein PleurX-Katheter zur Dauerableitung angelegt werden.

Des Weiteren ist die **Schmerztherapie** ein entscheidender Faktor. Nicht selten führt die lokale Infiltration des Tumors zu dumpfen, schlecht kontrollierbaren Thoraxschmerzen. Hier muss man oft eine breite Schmerztherapie anwenden. Bei lokalisierten Schmerzen kann eine Strahlentherapie in dem Bereich oft gute Linderung bringen. Ansonsten gelten die Maßnahmen der Palliativmedizin (Kap. 13.10).

10.9 Pleurametastasen

Die Pleura ist ein Organ, an dem sich hämatogene Metastasen häufig festsetzen. Das gilt v. a. bei Lungen- und Mammakarzinomen, aber auch bei Ovarial- und Kolonkarzinom ist diese Form der Metastasierung nicht so selten. Manchmal findet man auch im Pleuraerguss klassische Adenokarzinomzellen, die man keinem Organ bzw. Primärtumor zuordnen kann (CUP). Das macht etwa 2 % der Adenokarzinome aus. Durch immunhistochemische Untersuchungen lassen sich vereinzelt Tumororgane zuordnen, ohne dass man ihn selbst dort findet. Auch im Verlauf zeigt sich gelegentlich kein Primärtumor.

Die Behandlung erfolgt üblicherweise systemisch wie beim Adenokarzinom der Lunge. Häufig kann die Diagnose eines Malignoms in der Ergusszytologie gestellt werden. Falls nicht, klärt es nahezu immer eine Thorakoskopie. **Pleurablindbiopsien** zur Tumordiagnose sind heute **obsolet**. Bei deutlichen Thoraxwandprozessen kann mit der gleichen Technik perkutan punktiert werden wie bei intrapulmonalen Prozessen (Kap. 2.16).

Ein Pleurabefall stellt immer ein fortgeschrittenes Tumorstadium dar. Die Ergussbildung wird in der Regel nicht nur durch den Tumor selbst, sondern auch durch die Reizung der Pleura verursacht. Die **produzierte Ergussmenge** im Zeitverlauf kann bei Chemotherapie als **Marker** für das **Ansprechen** benutzt werden. Meistens sieht man, dass der Erguss sistiert. Besonders eindrucksvoll ist das bei Pleurametastasen des Mammakarzinoms zu sehen. Hier bildet sich der Erguss manchmal durch alleinige Antihormontherapie für einen längeren Zeitraum komplett zurück. Alternativ helfen lokal verödende Maßnahmen, die Ergussproduktion in Grenzen zu halten oder eine **Dauerdrainage** durch einen **implantierten Katheter** (Kap. 13.5).

M!

Bei Pleurametastasen kann der Verlauf des Pleuraergusses als Marker für das Ansprechen der Therapie benutzt werden.

10.10 Brustwandtumoren

Die Tumoren der Brustwand, die der Pneumologe sieht, sind meistens Metastasen im Rahmen von malignen Lungen- oder Pleuratumoren. In einer Gesamtstatistik sind das etwa ein Drittel aller Brustwandtumoren. Ein weiteres Drittel sind benigne Tumoren, die meist von der Haut ausgehen, selten aber auch einmal vom Knorpelgewebe oder vom Knochen stammen können. Die Hauttumoren sieht der Pneumologe typischerweise selten. Das letzte Drittel sind primär maligne Tumoren, die oft von der Haut ausgehen, wie das Melanom, aber auch Sarkome des Knorpels. Auch Knochentumoren wie das Osteosarkom, das solitäre Plasmozytom oder das Ewing-Sarkom sind möglich. Mitunter sieht man auch einmal ein primäres Lungenkarzinom oder Mesotheliom, das durch die Thoraxwandinfiltration die Haut vorwölbt.

Insgesamt ist es eine sehr heterogene Gruppe, deren Therapie stark von der Histologie und der Lokalisation abhängt. Immerhin kann der Pneumologe bei Thoraxwandmetastasen und bei Thoraxwandinfiltrationen mit der perkutanen Biopsie oft die Histologie liefern, da er das Instrumentarium beherrscht. Viele Nicht-Pneumologen sind hier zurückhaltend, da sie Angst haben, die Lunge zu verletzen.

Literatur

[1] Amarasena IU, Walters JA, Wood-Baker R et al. Platinum versus non-platinum chemotherapy regimens for small cell lung cancer. Cochrane Database Syst Rev 2008; 8; CD006 849

[2] Ardizzoni A, Boni L, Tiseo M et al. CISCA (CISplatin versus CArboplatin) Meta-analysis Group. Cisplatin- versus carboplatin-based chemotherapy in first-line treatment of advanced non-small-cell lung cancer: an individual patient data meta-analysis. J Natl Cancer Inst 2007; 99: 847–857

[3] Arriagada R, Bergman B, Dunant A et al. Cisplatin-based adjuvant chemotherapy in patients with completely resected non-small-cell lung cancer. N Engl J Med 2004; 350: 351–360

[4] Bolliger CT, Perruchoud AP. Functional evaluation of the lung resection candidate. Eur Respir J 1998; 11: 198–212

[5] British Thoracic Society Standards of Care Committee. Statement on malignant mesothelioma in the United Kingdom. Thorax 2001; 56: 250–265

[6] Brock MV, Hooker CM, Ota-Machida E et al. DNA methylation markers and early recurrence in stage I lung cancer. N Engl J Med. 2008; 358: 1118–1128

[7] Duwe BV, Sterman DH, Musani AI. Tumors of the mediastinum. Chest 2005; 128: 2893–2909

[8] Fergusson RJ, Thomson CS, Brewster DH et al. Lung cancer: the importance of seeing a respiratory physician. Eur Respir J 2003; 21: 606–610

[9] Ferlay J, Autier P, Boniol M et al. Estimates of the cancer incidence and mortality in Europe in 2006. Ann Oncol 2007; 18: 581–592
[10] Gilligan D, Nicolson M, Smith I et al. Preoperative chemotherapy in patients with resectable non-small cell lung cancer: results of the MRC LU22/NVALT 2/EORTC 08 012 multicentre randomised trial and update of systematic review. Lancet 2007; 369: 1929–1937
[11] Herbst RS, Heymach JV, Lippman SM. Lung cancer. N Engl J Med 2008; 359: 1367–1380
[12] Kurumatani N, Kumagai S. Mapping the risk of mesothelioma due to neighborhood asbestos exposure. Am J Respir Crit Care Med 2008; 178: 624–629
[13] National Lung Screening Trial Research Team, Church TR, Black WC, Aberle DR et al. Results of initial low-dose computed tomographic screening for lung cancer. N Engl J Med 2013; 368: 1980–1991
[14] Ost D, Goldberg J, Rolnitzky L et al. Survival after surgery in stage IA and IB non-small cell lung cancer. Am J Respir Crit Care Med 2008; 177: 516–523
[15] Pollock M, Roa J, Benditt J et al. Estimation of ventilatory reserve by stair climbing. A study in patients with, chronic airflow obstruction. Chest 1993; 104: 1378–1383
[16] Robinson BW, Lake RA. Advances in malignant mesothelioma. N Engl J Med 2005; 353: 1591–1603
[17] Rustin GJ, van der Burg ME, Griffin CL et al. Early versus delayed treatment of relapsed ovarian cancer (MRC OV05/EORTC 55 955): a randomised trial. Lancet 2010; 376: 1155–1163
[18] Santoro A, O'Brien ME, Stahel RA et al. Pemetrexed plus cisplatin or pemetrexed plus carboplatin for chemonaïve patients with malignant pleural mesothelioma: results of the International Expanded Access Program. J Thorac Oncol 2008; 3: 756–763
[19] Schiller JH, Harrington D, Belani CP et al. Comparison of four chemotherapy regimens for advanced non-small-cell lung cancer. N Engl J Med 2002; 346: 92–98
[20] Vogelzang NJ, Rusthoven JJ, Symanowski J et al. Phase III study of pemetrexed in combination with cisplatin versus cisplatin alone in patients with malignant pleural mesothelioma. J Clin Oncol 2003; 21: 2636–2644
[21] von Plessen C, Strand TE, Wentzel-Larsen T et al. Effectiveness of third-generation chemotherapy on the survival of patients with advanced non-small cell lung cancer in Norway: a national study. Thorax 2008; 63: 866–871
[22] Winton T, Livingston R, Johnson D et al. Vinorelbine plus cisplatin vs. observation in resected non-small-cell lung cancer. N Engl J Med 2005; 352: 2589–2597

11 Schlafmedizin

Auch wenn dies international häufig übersehen wird: Die Schlafmedizin hat in Deutschland ihre Wurzeln. Es war Hans Berger, der 1927 die Schlafstadien anhand von EEG-Ableitungen beschrieb und damit die Schlafmedizin begründete. Vor über 40 Jahren haben dann Kuhlo und Mitarbeiter in einer weiteren bahnbrechenden Publikation u. a. in der Deutschen Medizinischen Wochenschrift die Effekte der Tracheotomie beim Pickwick-Syndrom beschrieben und damit den Startschuss für die im Englischen wohlklingende „Respiratory Sleep Medicine" gegeben.

In Laufe der vergangenen 30 Jahre haben sich bestimmte Bereiche der Schlafmedizin fest in der Pneumologie etabliert. Der Funktionsbereich „Schlaflabor" ist integraler Bestandteil jeder modern ausgerichteten Abteilung für Pneumologie.

> **M!**
> In Deutschland steht die Wiege der Schlafmedizin.

11.1 Klassifikation der Schlafstörungen (International Classification of Sleep Disorders, ICSD-2)

Die ICSD-2 hat das Ziel, die derzeit bekannten Schlaf- und Aufwachstörungen wissenschaftlich fundiert und evidenzbasiert zu beschreiben und zu klassifizieren. Gleichzeitig sollte die ICSD-2 kompatibel zu international gebräuchlichen Systemen der Klassifikation von Krankheiten sein (ICD-9, ICD-10). Obwohl die Kategorie „Schlafbezogene Atmungsstörungen" (SBAS) für die Pneumologie von entscheidender Bedeutung ist, begegnen uns auch andere Schlafstörungen im Alltag unserer Schlaflabors, entweder in Reinform oder in Kombination mit SBAS. Die ICSD-2 unterscheidet insgesamt **8 Kategorien der Schlafstörungen**:

1. Insomnien
2. schlafbezogene Atmungsstörungen
3. Hypersomnien zentralen Ursprungs, nicht bedingt durch Störungen der zirkadianen Rhythmik, schlafbezogene Atmungsstörungen oder andere Gründe für einen gestörten Nachtschlaf
4. Störungen der zirkadianen Rhythmik
5. Parasomnien
6. schlafbezogene Bewegungsstörungen
7. einzelne Symptome, Normvarianten und ungelöste Fragestellungen
8. andere Schlafstörungen

Bezüglich der aus pneumologischer Sicht weniger relevanten Krankheitsbilder sei auf die weiterführende Literatur der Schlafmedizin verwiesen (vgl. [6] und die Leitlinien unter www.pneumologie.de und www.dgsm.de).

> **M!**
> Der Pneumologe diagnostiziert ein weites Spektrum von Schlafstörungen, behandelt aber in erster Linie die schlafbezogenen Atmungsstörungen.

Die neben den SBAS aus unserer Sicht wichtigen Diagnosen Insomnie, Narkolepsie und schlafbezogene Bewegungsstörungen werden im Folgenden erläutert (wichtige Charakteristika in ► Tab. 11.1). Die Parasomnie tritt bevorzugt im Kindesalter auf und wird deswegen hier nicht näher behandelt.

11.2 Insomnie

11.2.1 Beschreibung und Häufigkeit

Bei der Insomnie handelt es sich um Ein- und Durchschlafstörungen über die Dauer von mindestens einem Monat. Andere Ursachen des nicht erholsamen Schlafs (z. B. psychiatrische Erkrankungen, externe Störfaktoren oder Medikamenteneinfluss) müssen ausgeschlossen sein. Die Insomnie ist mit einer Prävalenz von **ca. 10 % die häufigste Schlafstörung** und sie betrifft mehr Frauen als Männer. Sowohl infolge der hohen Prävalenz der Insomnie als auch der möglichen Koexistenz von Insomnie und SBAS ist die Insomnie auch in der pneumologischen Schlafmedizin von hoher praktischer Bedeutung.

Tab. 11.1 Leitsymptom Hypersomnie bei nichtpneumologischen Störungen.

	Ursache	Hauptsymptom	Therapieoptionen
Insomnie	idiopathisch	nicht erholsamer Schlaf Einschlafstörungen Durchschlafstörungen	Verhaltenstherapie, ggf. Hypnotika
Narkolepsie	erblich bzw. HLA-assoziiert	Tagesschläfrigkeit Kataplexie	Stimulanzien
Periodic Limb Movement Disorder (PLMD)	idiopathisch oder sekundär infolge internistischer Erkrankungen	periodische Beinbewegungen im Schlaf (meistens unbewusst)	dopaminerge Substanzen

11.2.2 Diagnostik

Sehr hilfreich bei der Anamneseerhebung und der Diagnosestellung ist ein **Schlaftagebuch** (Abendprotokoll), das jeder Patient über einige Wochen führen sollte. Auch wenn die **Polysomnografie (PSG)** bei der Reinform der Insomnie eigentlich nicht weiterführt, sollte sie dennoch dann durchgeführt werden, wenn sich durch die Anamnese das Vorliegen einer weiteren Schlafstörung nicht eindeutig ausschließen lässt.

M!

Zur Objektivierung der Verdachtsdiagnose „Insomnie" ist das Führen eines Schlaftagebuchs hilfreich.

11.2.3 Therapie

Falls eine **Verhaltenstherapie** infrage kommt, sollte man den Patienten in ein auf Insomnien spezialisiertes neurologisches bzw. psychiatrisches Schlaflabor überweisen. Durch Verhaltenstherapie, die auch in Form der Gruppentherapie angeboten wird, lassen sich im Einzelfall gute Erfolge erzielen. Wegen der hohen Prävalenz der Insomnie und dem relativ geringen Angebot an spezialisierten Institutionen machen jedoch nur die wenigsten Patienten mit Insomnie von dieser Therapieoption Gebrauch. Deshalb müssen wir die Patienten sachkundig bezüglich bestimmter Verhaltensformen beraten. Es geht zunächst darum, **wichtige Regeln zur Schlafhygiene** zu vermitteln:

- nach dem Mittagessen keine koffeinhaltigen Getränke (Kaffee, Schwarztee, Cola) mehr trinken
- Alkohol weitgehend vermeiden und keinesfalls als Schlafmittel einsetzen
- Tagesschlaf vermeiden
- Verzicht auf Appetitzügler
- keine schweren Mahlzeiten am Abend
- kein TV oder Radio (hier gibt es Ausnahmen)
- regelmäßige körperliche Aktivität, jedoch nicht vor dem Schlafengehen
- allmähliche Verringerung geistiger und körperlicher Anstrengung vor dem Zubettgehen
- ein persönliches Einschlafritual einführen
- im Schlafzimmer für eine angenehme Atmosphäre sorgen, abdunkeln und möglichst niedrige Raumtemperatur
- erst ins Bett gehen, wenn man müde ist
- in der Nacht nicht auf den Wecker oder die Armbanduhr sehen

Darüber hinaus können **Entspannungsverfahren** helfen, dem psychischen Teufelskreis der Schlaflosigkeit zu entkommen. Zum Beispiel sollte es gelingen, sich von dem belastenden Gedanken „ich muss jetzt unbedingt einschlafen" zu lösen.

Das pharmakologische Spektrum der **Hypnotika** reicht von den Benzodiazepinen über Nicht-Benzodiazepine mit ähnlicher Wirkung (Zopiclon, Zolpidem), Antidepressiva und Neuroleptika, zuzüglich den endogenen Substanzen, z. B. Melatonin, bis zu den pflanzlichen Mitteln. Nach unserer Erfahrung hat sich die **Intervalltherapie** mit kurz wirksamen Schlafmitteln sehr bewährt. Hierbei gelingt es in der Mehrzahl der Fälle, durch die Einnahme von **Hypnotika an 3 bis maximal 4 Tagen** in der Woche einen erholsamen Schlaf zu erreichen. Auch wenn die Schlafqualität an den anderen Tagen weiterhin schlecht ist, bessert sich die Qualität des „Wochenschlafs" und dieses Therapiekonzept verursacht keine Abhängigkeit und kann sogar langfristig durchgeführt werden. Ob eine mögliche neue Generation von Schlafmitteln, die Orexin- oder Hypokretinantagonisten (derzeit befindet sich Almorexant in der Prüfung), Vorteile bringen, bleibt abzuwarten, denn meist ist das Wirksamkeits-/Nebenwirkungsverhältnis ähnlich.

M!

Eine Intervalltherapie mit Hypnotika ca. 3-mal pro Woche hilft gut und funktioniert ohne Dosissteigerung lebenslang.

11.3 Narkolepsie

11.3.1 Ätiologie

Die wichtigste Diagnose in der Kategorie Hypersomnie mit zentraler Ursache ist die Narkolepsie, der eine Störung der Schlaf-Wachregulation zugrunde liegt. Das Risiko, an Narkolepsie zu erkranken, liegt bei Verwandten 1. Grades bei 12 % und in der Normalbevölkerung bei 0,02 %. Die Narkolepsie ist HLA-assoziiert; 98,5 % mit dem Allel HLA-DR15 (DR2). Pathophysiologisch geht die Narkolepsie mit einer erworbenen **Dysfunktion des Hypokretinsystems** einher.

11.3.2 Klinik und Therapie

Das Leitsymptom der Narkolepsie ist die Hypersomnie mit **imperativem Einschlafen und Kataplexien** (Kollaps bei emotionaler Situation wie z. B. Lachen oder Weinen). Fakultative Symptome sind Schlaflähmungen und verstärkte **hypnagoge** bzw. hypnapompe **Halluzinationen** (traumartige Erlebnisse beim Einschlafen bzw. Aufwachen). Charakteristisch sind ein früh auftretender REM (Rapid Eye Movement)-Schlaf in der PSG (< 8 min) und der so genannte Sleep-Onset-REM im MSLT (Multiple Sleep Latency Test), d. h. das Auftreten von REM-Schlaf binnen 10 min bei 2 von 4 Testphasen. Im Zweifelsfall wird das **Hypokretin im Liquor** bestimmt; es ist bei der Narkolepsie mit Kataplexien nicht nachweisbar oder stark erniedrigt (< 110 µg/l).

Grundsätzlich müssen Patienten mit Narkolepsie v. a. wegen der ggf. erforderlichen komplexen Pharmakotherapie mit Stimulanzien (z. B. Modafinil, andere Amphetaminverbindungen), γ-Ammino-Buttersäure und REM-unterdrückenden Psychopharmaka von spezialisierten Neurologen behandelt werden. Wegen möglicher Anfälle beim Autofahren benötigen diese Patienten häufiger ein verkehrsmedizinisches Gutachten.

11.4 Schlafbezogene Bewegungsstörungen

In dieser Kategorie häufig auftretende Krankheitsbilder sind das **Restless Legs Syndrome (RLS)** und **periodische Beinbewegungen (Periodic Limb Movement Disorders, PLMD)**. Aber auch Zähneknirschen oder rhythmische Bewegungen im Schlaf gehören hierzu. Diese Störungen können die Schlafqualität beeinträchtigen und konsekutiv zu Tagesmüdigkeit führen.

> M!
>
> Schlafbezogene Bewegungsstörungen können öfter mit einer obstruktiven Apnoe kombiniert sein. Jede Störung muss für sich behandelt werden.

Wegen des häufigen Vorkommens soll hier kurz das Wichtigste zum RLS und PLMD dargestellt werden. Beide Krankheitsbilder gehen mit nicht erholsamem Schlaf und Hypersomnie einher. Die exakte Pathogenese ist weitgehend unbekannt. Die **EMG-Ableitung** der Tibialismuskulatur ist diagnostisch wegweisend. Ein PLMD-Ereignis dauert zwischen 0,5–5 s und wird nach Analyse der PSG mittels PLMD-Index quantifiziert. Das einzelne PLMD-Ereignis führt meistens zu einem **Arousal**. Die Prävalenz liegt bei 5–10 %. Bei 20–40 % der dialysepflichtigen Patienten wird ein RLS nachgewiesen.

PLMD und RLS sind oft assoziiert mit respiratorischen Arousals. Deswegen werden diese bei leichter SBAS durch CPAP-Therapie besser. Bei schwerer SBAS werden sie aber paradoxerweise häufig scheinbar schlechter, da die Schwere der PLMDs durch die obstruktiven Ereignisse maskiert werden. Nach Therapie der SBAS bleiben dann die PLMDs übrig.

Sowohl PLMD als auch RLS werden neben einer Eisensubstitution bei Mangel bei vorhandenem Leidensdruck mit **dopaminergen Substanzen** behandelt. Da die dopaminergen Substanzen oft nur vorübergehend wirken, sollte – wenigstens bei Wirkungsverlust – ein Neurologe hinzugezogen werden.

11.5 Weitere Schlafstörungen

Die bekanntesten Vertreter der Kategorie **Störungen des zirkadianen Rhythmus** sind Phasenverschiebung des Schlafs (nach vorne oder hinten) und Schlafstörungen infolge Schichtarbeit oder Jetlag.

Bei den **Parasomnien** handelt es sich um auffällige physische Ereignisse (Bewegungen oder Verhaltensweisen) oder andere subjektiv unangenehm empfundene Erlebnisse (Emotionen oder Träume), die in der Einschlafphase, im REM- und Non-REM-Schlaf oder im Aufwachen stattfinden. Zu den Parasomnien zählt auch das Non-REM-Schlaf-assoziierte **Schlafwandeln** (Somnabulismus), das typischerweise dem Patienten unbewusst bleibt.

Die Kategorie **Isolierte Symptome und Normvarianten** beinhaltet Symptome, wie beispielsweise Sprechen im Schlaf, die durch keine andere Definition der Schlafstörungen erfasst werden. Schließlich werden andere Schlafstörungen im Wesentlichen durch Umgebungsfaktoren verursacht, wie Lärm oder erhöhte oder erniedrigte Außentemperatur.

11.6 Schlafbezogene Atmungsstörungen (SBAS)

11.6.1 Beschreibung und Klinik

Die ICSD-2 gliedert die SBAS formal in **5 Gruppen**, die nachfolgend dargestellt werden. Es sind im Wesentlichen die obstruktiven und zentralen Schlafapnoe-Syndrome sowie die schlafbezogenen Hypoventilations- und Hypoxämie-Syndrome, welche entweder angeboren bzw. idiopathisch sein können oder als Folgezustände anderer Grunderkrankungen auftreten. Für den schlafmedizinisch tätigen Pneumologen ist diese Gruppe der Schlafstörungen natürlich von herausragender Bedeutung.

SBAS beeinträchtigen die Schlafqualität und mindern die Erholungsfunktion des Schlafs, was typischerweise zum **Leitsymptom Tagesschläfrigkeit** (Hypersomnie) führt. Häufiger wird auch über Kopfschmerzen beim Aufwachen berichtet. Diese korrelieren aber eher mit einer schlechten Schlafqualität als mit den Atemstörungen. Die Hypersomnie mit Einschlafen am Tage kann im Extremfall Unfälle im Straßenverkehr oder am Arbeitsplatz verursachen. Das Leitsymptom Tagesschläfrigkeit ist unspezifisch. Viele andere Erkrankungen oder Situationen gehen mit Tagesschläfrigkeit einher, ohne dass gleichzeitig die Atmung im Schlaf beeinträchtigt ist. Dazu gehören u. a. Ein- und Durchschlafstörungen, RLS, internistische Erkrankungen, Nebenwirkungen von beruhigenden Medikamenten, Schichtarbeit und Schlafmangel aus anderen Gründen.

M!

Diagnostik und Therapie der schlafbezogenen Atmungsstörungen sind heute wichtiger Bestandteil der Pneumologie.

11.6.2 Pathophysiologie

Die physiologische Atmung (▶ Abb. 11.1) ist charakterisiert durch die Steuerzentrale und Impulsgeber, die neuromuskuläre Signalübertragung der nervalen Leitungsbahnen hin zur leistungsfähigen Atemmuskulatur. Es folgt die physiologische Kraftübertragung der Muskelkraft auf das Zwerchfell bzw. den knöchernen Thorax, dessen Ausdehnung die Inspiration verursacht. Auf jeder der genannten Ebenen kann es krankheitsbedingt zur Beeinträchtigung der Atmung kommen.

Bei den SBAS liegt das besondere Augenmerk auf der an der **Atmung beteiligten Muskulatur**, welche einerseits im Bereich der Rachen- und Zungenmuskulatur die Offenhaltung der oberen Atemwege gewährleistet und andererseits im Bereich von Zwerchfell, Interkostalmuskulatur und Atemhilfsmuskeln als Atempumpe funktioniert. Darüber hinaus geht es auch um **zentrale Störungen der Atmungsregulation im Schlaf**, wie zentrale Schlafapnoe und Cheyne-Stokes-Atmung.

Funktionsweise und **Regulation** der Kompartimente sind im **Schlaf gegenüber dem Wachzustand** verändert. Der Übergang vom Wachzustand zum Schlaf und auch vom Non-REM-Schlaf zum REM-Schlaf ist bereits beim Gesunden durch erhebliche Veränderungen des Atmungsapparats gekennzeichnet. Der Atemantrieb und die Antwort des Atemzentrums auf Sauerstoffmangel oder erhöhtes Kohlendioxid nehmen ebenso ab wie – mit Ausnahme des Zwerchfells – die Funktion der an der Atmung beteiligten Muskulatur. Die Weite der oberen Atemwege im Rachenbereich sinkt durch die Abnahme des Muskeltonus deutlich.

Regelhaft sind die **Veränderungen im REM-Schlaf** am stärksten ausgeprägt. Als Folge dieser physiologischen Veränderungen und des im Schlaf geringeren Sauerstoffverbrauchs sowie der verminderten CO_2-Produktion sinkt das Atemminutenvolumen vom Wachzustand zum Non-REM-Schlaf um ca. 10–15 %. Beim Gesunden kommt es im REM-Schlaf zu keiner weiteren Abnahme des Atemminutenvolumens. Atemzugvolumen und Atemfrequenz weisen jedoch im REM-Schlaf eine wesentlich größere Schwankungsbreite auf. Insgesamt führt die verminderte Leistungsfähigkeit des Atmungssystems bei gleichzeitig geringer körperlicher Beanspruchung im Schlaf beim Gesunden nur zu einem leichten Anstieg des Kohlendioxidpartialdrucks ($paCO_2$) bzw. Abnahme des Sauerstoffpartialdrucks (paO_2).

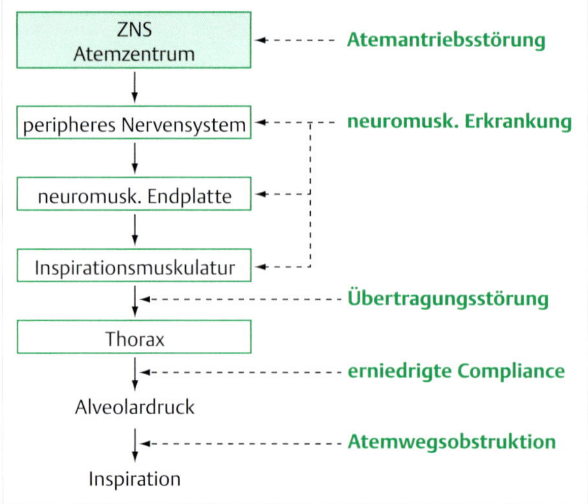

Abb. 11.1 Steuerung der Atmung mit den Störmöglichkeiten auf den verschiedenen Ebenen.

M!

Im REM-Schlaf treten die stärksten vegetativen Schwankungen auf, aber fast nie epileptische Anfälle.

Grundsätzlich lassen sich die SBAS pathophysiologisch in **3 Hauptkategorien** trennen:

1. Erkrankung verursacht durch Arousals infolge obstruktiver Ereignisse (obstruktive Schlafapnoe, OSA)
2. zentrale Atmungsregulationsstörung (zentrale Schlafapnoe, Cheyne-Stokes-Atmung)
3. Hypoventilationssyndrom (fast immer sekundär durch überlastete Atempumpe)

Dabei sind Kombinationen nicht selten. Beim **Obesitas-Hypoventilationssyndrom** liegen fast immer eine OSA und ein Hypoventilationssyndrom vor. Die Kombination aus OSA und zentraler Schlafapnoe, insbesondere wenn sie unter CPAP-Therapie (meist nur passager) auftritt, wird jetzt auch als **komplexe Schlafapnoe** bezeichnet.

M!

Unterschiedliche Formen der SBAS treten oft gemeinsam auf.

11

Obstruktive Schlafapnoe-Syndrome (OSA) und Respiratory Effort Related Arousal (RERA)

Obstruktive Schlafapnoe-Syndrome entstehen im Schlaf durch Phasen einer starken Einengung oder Verlegung der oberen Atemwege. Obwohl die inspiratorischen Atemmuskeln aktiviert werden und sich intrathorakal ein starker Unterdruck aufbaut, findet kein oder nur ein deutlich verminderter Luftfluss statt. Die verstärkte Atemanstrengung und insbesondere die **intrathorakalen negativen Druckschwankungen** verursachen Weckreaktionen (Arousals), die zur Schlaffragmentierung und Aktivierung des nervalen **Sympathikotonus** (MSNA = Muscle Sympathic Nerve Activity) führen. Interessanterweise korreliert die MSNA bei zusätzlicher Herzinsuffizienz negativ mit der Schläfrigkeit am Tage, d. h. je höher die MSNA-Frequenz, desto weniger schläfrig waren die Patienten.

Mit SBAS assoziiert sind Sauerstoffentsättigungen, die ebenfalls von pathophysiologischer Bedeutung sind [3]. In Verbindung mit den Apnoen kommt es bei längeren Apnoen und insbesondere bei älteren Patienten sowie bei Vorerkrankungen an Lunge und Herz zum Abfall der Sauerstoffsättigung (▶ Abb. 11.2a), da diese auf einem tieferen Arbeitspunkt der Sauerstoffbindungskurve arbeiten.

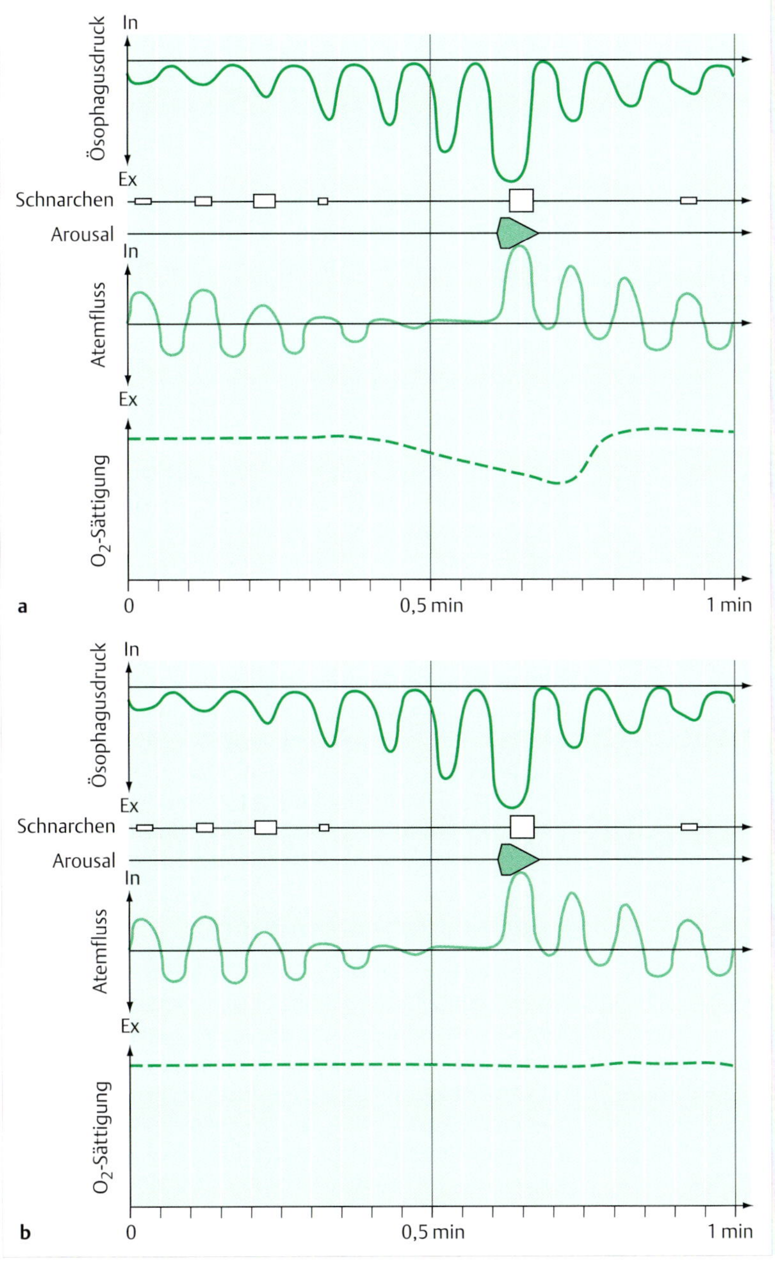

Abb. 11.2 Atmungsbewegung (Ösophagusdruck), Atemfluss, Schnarchgeräusch, Arousal (EEG) und Sauerstoffsättigung mit einem Apnoe-Ereignis.

a Bei einem älteren Patienten.

b Bei einem jüngeren Patienten

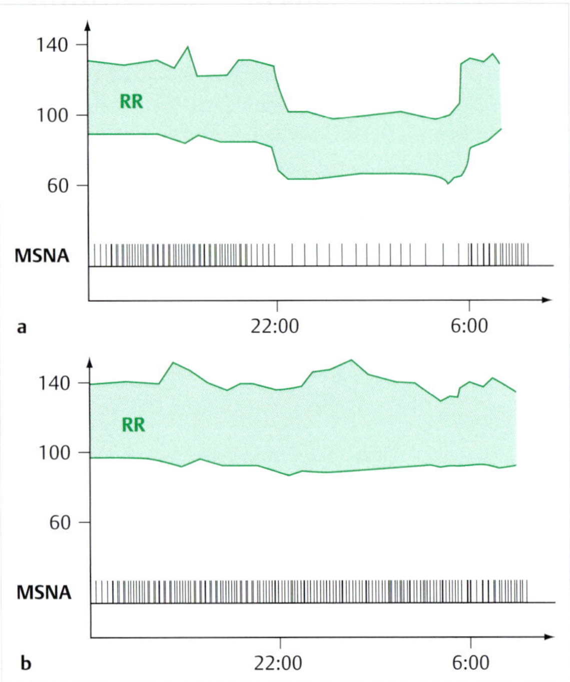

Abb. 11.3 Blutdruck im Schlaf und Aktivität des Sympathikus.
a Beim Gesunden.
b Bei obstruktiver Schlafapnoe.
MSNA: Muscle Sympathetic Nerve Activity.

Jüngere können sie meist noch kompensieren, sodass wenig oder keine Sättigungsschwankungen zu sehen sind (▶ Abb. 11.2b und Kap. 2.4, ▶ Abb. 2.11). Der isolierte **Sauerstoffsättigungsabfall induziert selten Arousals**, es sei denn, die Desaturation ist sehr stark ausgeprägt. Auch eine rezidivierende Hyperkapnie kann Arousals verursachen, was aber praktisch weniger relevant ist.

Die **Arousals** sind verantwortlich für die **Schläfrigkeit** und behindern v. a. das **Absinken des nervalen Sympathikus**, der den Gefäßtonus bestimmt. Im Gefolge der permanenten Sympathikusaktivierung wird die **arterielle Hypertonie** ausgelöst (▶ Abb. 11.3).

M!

Die Weckreaktion (Arousal) infolge hypopharyngealer Obstruktion ist der Schlüssel zum Verständnis der Symptomatik und Komplikationen der obstruktiven Schlafapnoe.

Vor oder auch direkt nach dem obstruktiven Ereignis kommt es zu Schnarchgeräuschen durch Vibration der Weichteile der oberen Atemwege im beschleunigten Atemstrom (durch die Enge wird der Fluss beschleunigt). Im Gegensatz zum gesunden Schnarcher (▶ Abb. 11.4a), der durch sein Schnarchen nur ggf. ein soziales und kein gesundheitliches Problem hat, geht das Schnarchen beim Respiratory Effort Related Arousal (RERA) mit einer oft nur geringen Abnahme des Luftflusses, aber negativen intrathorakalen Drücken und Weckreaktionen einher (▶ Abb. 11.4b). **RERA** werden **mitunter nicht im EEG erfasst**, wenn sie subkortikal lokalisiert sind, d. h. mit den Oberflächenelektroden nicht erreicht werden.

Die bei RERA ebenfalls gebräuchlichen Diagnosen **„obstruktives Schnarchen“** oder **„Upper Airway Resistance Syndrome“** (Syndrom der Widerstandserhöhung der oberen Atemwege) werden im ICSD-2 wegen des gemeinsamen Pathomechanismus und der identischen Therapie unter der Diagnose OSA geführt.

Zentrale Atmungsregulationsstörungen

Eine typische zentrale Apnoe ohne Atembewegungen und ohne Luftfluss gibt es auch beim Gesunden, v. a. in der instabilen Phase vom Wach-/Schlafübergang. Nur sind die Phasen kurz und selten. Nicht selten beginnt ein obstruktives Ereignis mit einer kurzen zentralen Phase. Unter CPAP-Therapie kann es insbesondere in der Anfangsphase zu gehäuften zentralen Apnoen kommen, die im Verlauf der folgenden Wochen dann häufig wieder seltener werden.

Eine **Cheyne-Stokes-Atmung** besteht aus einer zu- und abnehmenden Atemamplitude, gefolgt von einer manchmal kompletten zentralen Apnoe und anschließend wieder zu- und abnehmender Atemamplitude (▶ Abb. 11.5). Dabei kommt typischerweise kein Schnarchen vor. Die Weckreaktionen treten erst mit der maximalen Atemamplitude auf. Manchmal fehlen sie auch, trotz der Atempausen.

Pathophysiologisch steht eine **vermehrte CO_2-Empfindlichkeit** des Atemzentrums im Vordergrund. Vermutlich begünstigt durch eine Nichtlinearität des Reglers kommt es zu Oszillationen der Atmung. Gesunde zeigen das Muster, wenn sie in großer Höhe (etwa ab 4000 m) schlafen. Bei Patienten mit schwerer Herzinsuffizienz kommt es gehäuft zu einer zentralen Atmungsregulationsstörung. Eine Behandlung der zentralen Atmungsstörung mit technisch höherwertigen Beatmungsgeräten (z. B. Servoventilatoren) verbessert die Prognose.

Hypoventilationssyndrom

Die reine Hypoventilation ist erkennbar an der langstreckigen Desaturation (▶ Abb. 11.6), typischerweise **ohne Arousals**, wenn nicht zusätzlich eine OSA vorliegt. Während des REM-Schlafs kann sich die Hypoventilation verstärken. Bei leichten Formen bzw. in der Frühphase einer Erkrankung (z. B. COPD) ist die Hypoventilation nur im REM-Schlaf nachweisbar. In den Blutgasen zeigt sich immer eine Hyperkapnie und häufig auch eine begleitende

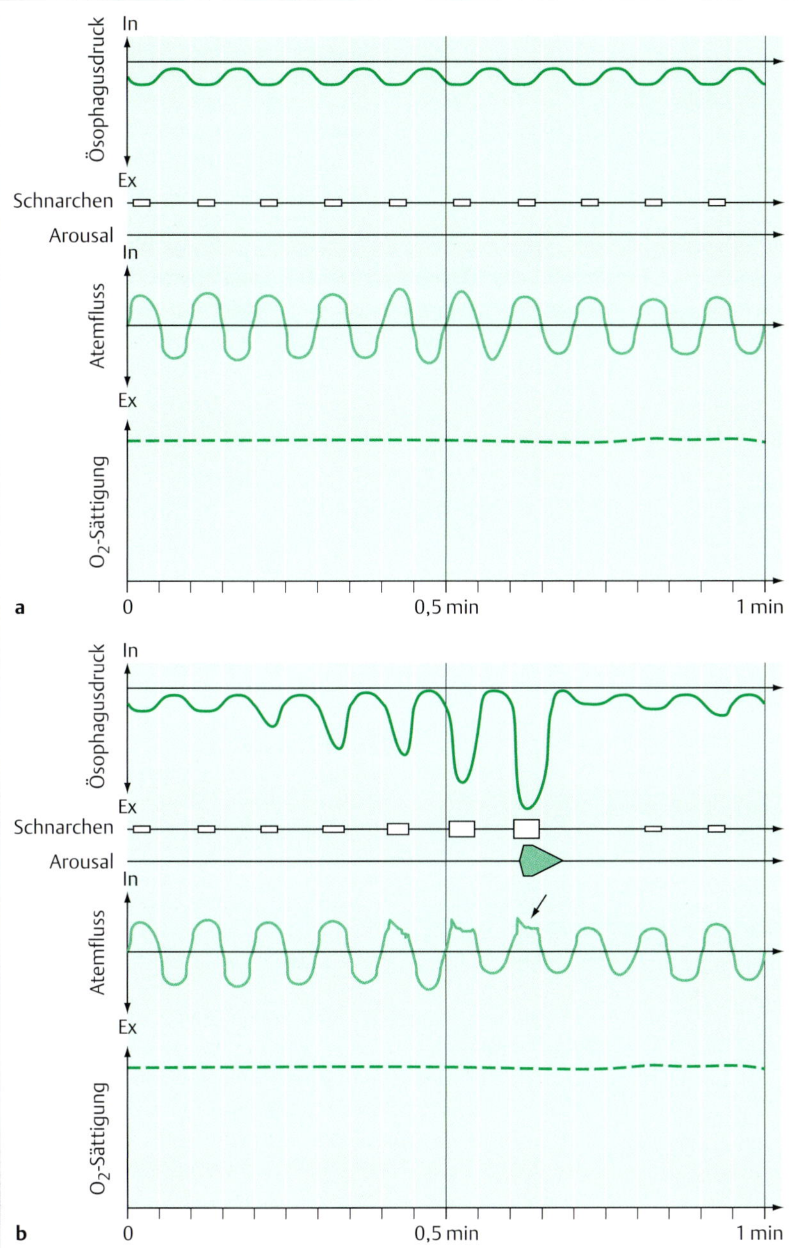

Abb. 11.4 Atmungsbewegung (Ösophagusdruck), Atemfluss, Schnarchgeräusch, Arousal (EEG) und Sauerstoffsättigung.

a Bei Schnarchen ohne Arousals.

b Bei krankhaftem Scharchen bzw. RERA mit Arousals, obstruktivem Schnarchen oder Upper Airway Resistance Syndrome. Häufig ist die Flusslimitation am Drucksensor (Pfeil) zu sehen.

Hypoxämie. Nur bei jungen, schlanken und lungengesunden Patienten fällt der paO_2 so wenig ab, dass er noch im unteren Normbereich liegen kann. Die Hypoventilation ist – von den sehr seltenen zentralen Hypoventilationen abgesehen (Typ Undines Fluch) – fast immer Ausdruck einer Schonatmung im Schlaf bei **überlasteter Atempumpe** (Kap. 12.2).

M!

Hypopnoen/Apnoen führen vorwiegend zu kurzen, zyklischen Desaturationen. Demgegenüber ist die Hypoventilation charakterisiert durch länger dauernde Entsättigungsphasen bzw. damit verbundener Hyperkapnie.

11

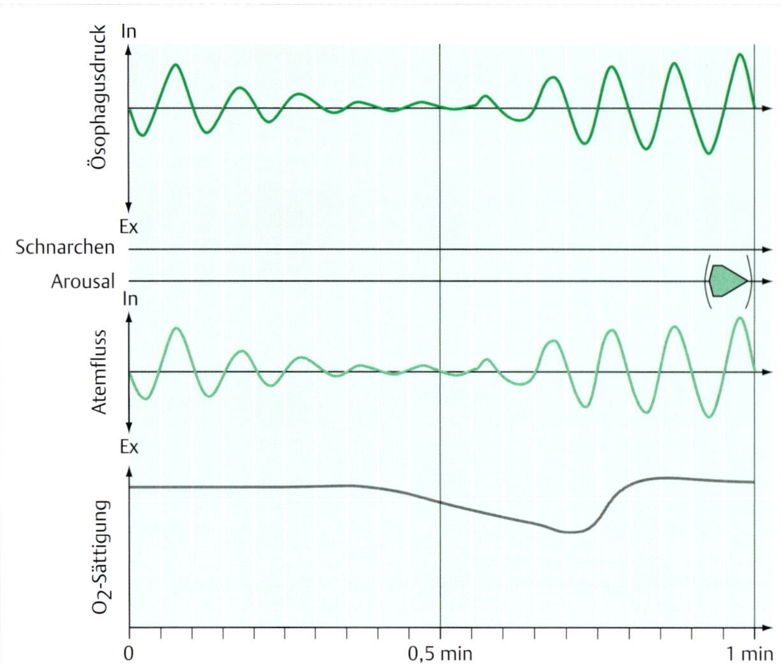

Abb. 11.5 Atmungsbewegung (Ösophagusdruck), Atemfluss, Schnarchgeräusch, Arousal (EEG) und Sauerstoffsättigung bei Cheyne-Stokes-Atmung; Beispiel Herzinsuffizienz und CSA. Die Arousals können auch fehlen.

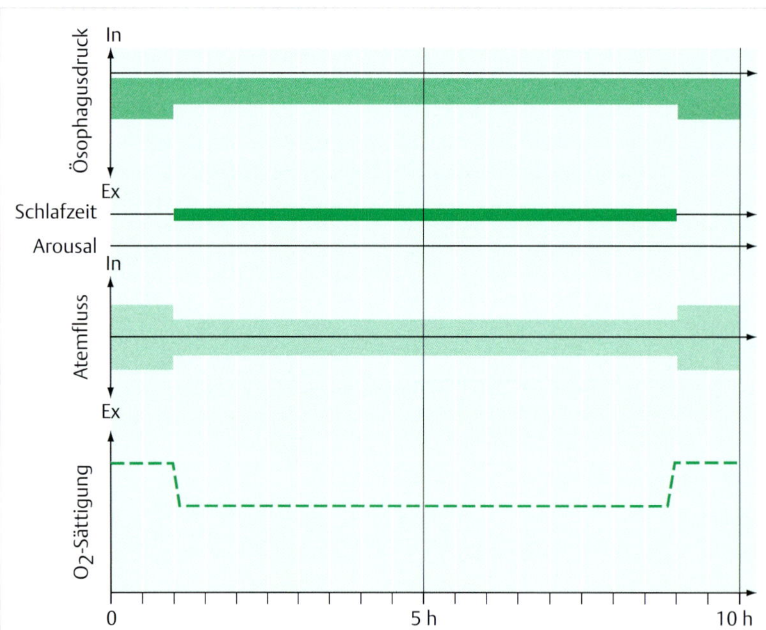

Abb. 11.6 Atmungsbewegung (Ösophagusdruck), Atemfluss, Schlafzeit, Arousal (EEG) und Sauerstoffsättigung bei nächtlicher Hypoventilation (z. B. COPD).

11.6.3 Diagnostik

Klinische Untersuchung

Bei Verdacht auf das Vorliegen einer SBAS ist in jedem Fall eine **Inspektion der oberen Atemwege** erforderlich; bei besonderen Befunden auch durch einen HNO-Arzt. Beurteilt werden muss die Nasenatmung unter Berücksichtigung der Nasenklappenfunktion und anatomischer Veränderungen wie Nasenseptumdeviation, Nasenmuschelhyperplasien oder -polypen oder gar Tumoren. Mit dieser Untersuchung sollte gleich die Inspektion des Epi-, Meso- und Hypopharynx sowie der gesamten Zunge, der Gebiss-Situation mit Zahnstellung, Kieferrelation und der Bisslageverhältnisse wie Überbiss verbunden werden. In besonderen Fällen empfiehlt sich eine Inspektion mit dem Bronchoskop bzw. Laryngoskop.

Bei **Kindern** wird man dabei in einem hohen Prozentsatz adenoide oder tonsilläre Hyperplasien finden, die bis ins Erwachsenenalter relevant sein können. Hinzu kommt, dass eine verlegte Nasenatmung bei Kindern nicht nur SBAS, sondern auch sekundäre skelettale Wachstumsstörungen („adenoide Facies") verursachen kann. Einen wesentlichen Einfluss auf die oberen Atemwege hat das Gesichtsskelett mit der Dimension und Position der Kiefer. Die häufigste Form einer Dysgnathie ist zudem die Unterkieferrücklage (mandibuläre Retrognathie). Selbst geringe Veränderungen der Kiefergröße und -position sowie der Kopfposition können zur Entstehung der SBAS beitragen.

In solchen Einzelfällen wird vom Kieferchirurgen eine **Kephalometrie** zur Beurteilung der kraniofazialen Verhältnisse und Wachstumsvorgänge angefordert. Darüber hinaus stehen mit dem CT bzw. MRT der Halsregion moderne bildgebende Verfahren zur Verfügung, mit denen sich die zugrunde liegende Morphologie eindrucksvoll darstellten lässt. Ähnlich wie bei den endoskopischen Verfahren zur Beurteilung des Hypopharynx muss zur Bildgebung jedoch einschränkend gesagt werden, dass infolge des häufigen Etagenwechsels eine umschriebene Lokalisation der Obstruktion nicht möglich ist.

11.6.4 Screening-Verfahren

Besteht der Verdacht auf eine SBAS, so ist nach den Vorgaben des Bundesausschuss (BUB) eine ambulante Polygrafie als Screening-Verfahren gefordert. Die folgenden **Messparameter** werden mittels kardiorespiratorischer Polygrafie über mindestens 6 h erfasst:

- Atemfluss im Bereich der Nase oder des Mundes
- atemabhängige Bewegung von Brustkorb und Bauch
- Schnarchgeräusche
- Körperlage
- Sauerstoffsättigung
- Extremitätenbewegungen
- Pulsfrequenz/EKG

M!

> Erst der Nachweis der SBAS im ambulanten polygrafischen Screening rechtfertigt i. d. R. die Vorstellung im Schlaflabor zur polysomnografischen Messung.

Auch bei Patienten mit kardialen, pulmonalen, neurologischen oder psychiatrischen Erkrankungen, die nicht über eine eingeschränkte Erholungsfunktion des Schlafs und deren Folgen klagen, bei denen aber aufgrund des klinischen Bildes und des Krankheitsverlaufs der Verdacht auf eine SBAS besteht, sollte zunächst im Sinne eines Screenings eine Polygrafie durchgeführt werden.

Ein polygrafisches **Screening** empfehlen wir auch bei Patienten mit **internistischen Befunden** bzw. Symptomen, die häufig mit SBAS assoziiert sind. Dazu zählen das metabolische Syndrom, nächtliche arterielle Hypertonie, überwiegend nächtliche Herzrhythmusstörungen, koronare Herzkrankheit, Herzinsuffizienz, zerebrale Ischämie, Cor pulmonale und Polyglobulie.

Anhand der Messergebnisse lassen sich häufig bereits der Typ der SBAS (obstruktiv oder zentral) und der Schweregrad abschätzen. Für das ambulante Screening gibt es besonders einfach zu handhabende Systeme, die nur mit einer Flow-Sonde und einem Fingersensor arbeiten. Eine EBM-Abrechnungsziffer gibt es dafür aber nicht.

Ein wichtiges technisch einfaches Messsystem ist die **„Nasenbrille"** (Nasal Prongs), über die der Atemfluss, d. h. auch obstruktive Ereignisse, analysiert werden. Der Vorteil dieser Methode ist, dass sich hierdurch die mit konventioneller Polygrafie ermittelten zentralen Apnoen häufig doch als obstruktive Ereignisse erweisen. Allerdings ist diese Methode zur Bestimmung von Apnoen oft zu unempfindlich, da hier der Staudruck sehr gering werden kann. Deswegen ist immer eine zusätzliche Messung des Atemflusses erforderlich, die meist mittels **Thermistor** durchgeführt wird.

M!

> Flussmessung über Staudruck (Nasal Prongs) hat die Qualität der Messsignale verbessert.

Polysomnografie

Sollte sich in der Polygrafie der Hinweis auf das Vorliegen einer SBAS ergeben, dann schließt sich zeitnah die polysomnografische Diagnostik im Schlaflabor an. Auch wenn eine typische Symptomatik besteht und die Polygrafie untypisch ist, muss eine PSG durchgeführt werden.

Neben den oben aufgeführten Parametern ermöglicht die im Schlaflabor durchgeführte PSG zusätzlich die Messung der Hirnströme (EEG), der Augenbewegungen (EOG) und der Muskelaktivität (EMG). Im Gegensatz zur Polygrafie erlaubt die PSG die Erfassung der Schlafstadien und der Arousals und ermöglicht so eine weitere Beurteilung der Krankheitsbilder und der Schlafqualität.

Definition der respiratorischen Ereignisse (Efforts, Events)

Im Wesentlichen lassen sich folgende 4 unterschiedliche Phänomene der schlafbezogenen Atmungsstörungen differenzieren:

- Hypopnoe
- Apnoe
- RERA
- Hypoventilation

Apnoen sind definiert als eine mindestens 90 %-ige Abnahme oder komplette Unterbrechung des Luftflusses. Die gebräuchlichste Definition der **Hypopnoen** fordert eine mindestens 30- bis 50 %-ige Reduktion des Luftflusses mit Abnahme der arteriellen Sauerstoffsättigung um mindestens 4 %. Für Apnoen und Hypopnoen gilt gleichermaßen eine Mindestdauer von 10 s. Mitunter wird auch schon eine Flow-Reduktion von 30 % bzw. 50 % bei gleichzeitiger Abnahme der Sauerstoffsättigung von 3 % als Hpopnoekriterium angesehen. Generell sind Hypopnoen eher mit dem direkten Atemzug verbunden; die **Hypoventilation** hingegen verläuft über längere Zeiträume und ist mit einer Herabsetzung der gesamten Ventilation verknüpft.

Bei einer Reihe von Patienten mit Schnarchen und vermehrter Tagesschläfrigkeit finden sich formal keine Apnoen und Hypopnoen im Schlaf und dennoch liegt eine obstruktiv bedingte SBAS vor. Die hierbei zugrunde liegenden respiratorischen Ereignisse mit pharyngealer Enge und intrathorakaler Druckerhöhung erfüllen formal nicht die Definition einer Hypopnoe, können aber ebenfalls zu Weckreaktionen (**RERA**) führen.

Eine Hypoventilation ist durch den Anstieg des pCO_2 im arteriellen Blut definiert. Im Wachzustand liegt die physiologische Obergrenze des $paCO_2$ bei 44 mmHg und beim Gesunden tritt im Schlaf schon physiologischerweise ein Anstieg um 2–4 mmHg auf, sodass von einer **schlafbezogenen Hypoventilation** erst bei einem **$paCO_2$ > 50 mmHg** gesprochen wird. Im Rahmen einer Hypoventilation sinkt bei Raumluftatmung auch immer der arterielle Sauerstoffpartialdruck (paO_2) und somit auch die Sauerstoffsättigung (SaO_2) ab. Die oben erwähnte Definition der Hypopnoe ist bei der Erfassung von Hypoventilation v. a. wegen der längeren Dauer der Ereignisse nicht hilfreich.

> M!
>
> Leitwert der Hypoventilation ist die Hyperkapnie.

Der **$paCO_2$-Wert als direkter Index** der Hypoventilation kann nichtinvasiv mittels transkutaner Messung erfasst werden, wobei die Werte nur einen Trend anzeigen und nicht absolut verwertet werden können. Die blutige Messung des $paCO_2$ in der Nacht ist bei deutlich erhöhten Werten brauchbar, muss aber infolge der starken Abhängigkeit von der momentanen Ventilation (z. B. kurze reaktive Hyperventilationsphase durch die Blutabnahme) kritisch interpretiert werden. Weniger aufwendig ist es daher, bei funktionstüchtigem Lungenparenchym die Sauerstoffentsättigung zur indirekten Erfassung der Hypoventilation zu verwenden. In diesem Fall wird üblicherweise die Abnahme der arteriellen Sauerstoffsättigung < 88 % über mindestens 5 min als Hypoventilation gewertet. Wie in Kap. 2.4, ▶ Abb. 2.11 dargestellt, hängt dies aber stark vom Ausgangswert bzw. Arbeitspunkt der **Sauerstoffbindungskurve** ab, sodass diese Definition eigentlich recht mangelhaft ist. Klinisch ist die Situation praktisch immer eindeutig, da die Begleiterkrankungen ggf. eine basale Absenkung der Sauerstoffsättigung aufzeigen.

Die **klassische OSA** zeigt sich an frustranen Atembewegungen von Thorax und Abdomen ohne Luftfluss. Die Sauerstoffsättigung (SaO_2) im Blut sinkt. Dabei sieht man öfter noch einen **kurzen endexspiratorischen Fluss**, der damit zusammenhängt, dass mit jeder durch den inspiratorischen Kollaps geblockten Atmung noch etwas weiter aktiv ausgeatmet wird. Dabei nähert man sich dem Residualvolumen an und der **negative intrathorakale Druck** wird immer **stärker**, denn das Atemzentrum reagiert mit zunehmender Aktivität. Der niedrige Druck im Thorax erhöht den Weckreiz, der dann wieder zur Tonisierung der Pharynxmuskulatur führt und die Apnoe unterbricht. Damit setzt die Atmung wieder ein – erkennbar am wieder vorhandenen, oft passager erhöhten Luftfluss und den synchronen Atembewegungen.

Leistungsfähigkeit und Neurophysiologie

Die Schlaffragmentierung bewirkt eine vermehrte Tagesschläfrigkeit, die neben allgemeiner Beeinträchtigung der Lebensqualität zum gesteigerten Unfallrisiko bei unbehandelten Patienten mit OSA führt. Daher folgen ggf. Untersuchungen, um die Leistungsfähigkeit im Wachzustand zu objektivieren. Im Zentrum des Interesses stehen hierbei die Erfassung von neurophysiologischen bzw. neurokognitiven Auffälligkeiten, z. B. Tagesschläfrigkeit, reduzierte Aufmerksamkeits- und Konzentrationsfähigkeit. In diesem Zusammenhang kommen v. a. zu wissenschaftlichen oder auch gutachterlichen Fragestellungen der **MSLT** (Multiple Sleep Latency Test) und **MWT** (Maintenance of Wakefulness Test) zur Abwendung. Beim MSLT sollen die Patienten möglichst einschlafen (Narkolepsieabklärung), während sie beim MWT möglichst wach bleiben sollen (Abklärung der Tauglichkeit für Risikoberufe bzw. als Kraftfahrzeugfahrer). Gegen die breite Anwendung beider Tests sprechen der relativ hohe Zeit- und Personalaufwand sowie die relativ geringe Spezifität und Sensitivität. Daher kommen die aufwendigen MSLT und MWT nur zur Verlaufsbeurteilung der Therapie bei Patienten, die **Berufsgruppen** mit hohem Gefährdungspotenzial (z. B. LKW- oder Busfahrer, Zugführer, Piloten etc.) angehören, zur Anwendung.

> M!
>
> Nach wie vor sind alle Vigilanztests zu grob, um die komplexe Befindlichkeitsstörung durch eine gestörte Schlafarchitektur zu beschreiben.

Demgegenüber haben sich in der Basisdiagnostik und Verlaufskontrolle einer Therapie bei OSA die Erfassung der Tagesschläfrigkeit in standardisierten Lebenssituationen v. a. mit der **Epworth Sleepiness Scale (ESS)** als brauchbar erwiesen, insbesondere dann, wenn man bei speziellen Items nachfragt. Ein Basiswert von 10/24 Punkten steht für eine signifikante Tagesschläfrigkeit.

11.6.5 Obstruktive Schlafapnoe (OSA)

Beschreibung und Häufigkeit

Die in der pneumologischen Schlafmedizin mit Abstand häufigste Diagnose ist die OSA im Erwachsenenalter (▶ Tab. 11.2). Männer sind häufiger betroffen als Frauen. Je nach Untersuchung und soziokulturellem Hintergrund der jeweiligen Untersuchung liegt die Inzidenz des OSA bei 1–5 % der Bevölkerung.

Es gibt mit dem Auftreten von OSA assoziierte **Risikofaktoren** wie Übergewicht und gedrungener Körperbau mit überproportionalem Halsumfang. Ein wichtiger Risikofaktor für OSA ist die relative Enge der oberen Atemwege. In ca. 40–50 % geht daher Adipositas mit einer OSA einher. Als lokale Ursachen können z. B. vergrößerte Rachenmandeln (Tonsillen), ein vergrößerter Zungengrund, ein zurückliegender Unterkiefer oder andere knöcherne Anomalien des Schädels sowie auch eine vergrößerte Schilddrüse zur OSA führen. Weitere lokale Ursachen sind Tumoren und Hyperplasien im Pharynx und Rachenraum.

> M!
>
> Es gibt auch langhalsige, schlanke junge Männer ohne Retrognathie, die eine schwere Schlafapnoe haben.

Bei manchen Patienten tritt die OSA nur in **Rückenlage** auf, da es in dieser Position durch die zurückfallende Zunge zum kompletten Verschluss der oberen Atemwege kommt. Vermehrter Alkoholkonsum kann zur Erschlaffung der Schlundmuskulatur führen und damit die Kollapsneigung der oberen Atemwege fördern. **Rauchen** verstärkt das Ausschwitzen von Mukus bzw. Proteinen im Rahmen von Entzündungsprozessen der Schleimhaut der oberen Atemwege, was die hypopharyngeale Kollapsneigung begünstigt und die Öffnung durch vermehrtes Verkleben der Schleimhäute verzögert. Als weitere Risikofaktoren gelten männliches Geschlecht, Postklimakterium der Frau, Akromegalie und Hypothyreose.

Tab. 11.2

	obstruktive Schlafapnoe des Erwachsenenalters
Symptome und Vorbefunde	nicht erholsamer Schlaf, Tagesschläfrigkeit, Schnarchen
Atmung	AHI ≥ 5 mit klinischer Symptomatik oder AHI ≥ 15
Schlaf	bevorzugtes Auftreten im Leichtschlaf und im REM-Schlaf störende Rückwirkungen auf den Schlaf: • Schlaffragmentierung durch Arousal und Weckreaktionen • Defizit an Tiefschlaf • Reduktion von REM-Schlaf

AHI = Apnoe/Hypopnoe-Index

Schweregradeinteilung

Als Maß für den Schweregrad der Atmungsstörungen werden folgende Werte angegeben:

- die durchschnittliche Anzahl der Apnoen und Hypopnoen pro Schlafstunde (= **Apnoe/Hypopnoe-Index, AHI**) oder
- die Anzahl von Apnoe/Hypopnoe plus RERAs pro Schlafstunde (= **Respiratory Disturbance Index, RDI**).

In der ICSD-2 wird ein RDI von > 5 pro Schlafstunde bei symptomatischen Patienten und > 15 pro Schlafstunde bei asymptomatischen Patienten als pathologisch bewertet. Bei RDI zwischen 15 und 30/h wird der Befund als mittelgradig, bei RDI > 30/h als schwergradig bezeichnet.

Allerdings ist die **Korrelation** zwischen **RDI oder AHI** und der vermehrten **Schläfrigkeit** recht **gering**, sodass in der Praxis diese Einteilung wenig hilfreich ist. Besser erscheint es den Autoren, die vermehrte Müdigkeit bzw. die Symptome im Einzelfall zu beschreiben.

Kardiovaskuläre Komplikationen

Wie im Abschnitt Pathophysiologie (Kap. 11.6.2) ausgeführt, treten als Folgeerscheinung der Arousals zunächst kurzzeitige Blutdruckanstiege im großen und kleinen Kreislauf auf. Charakteristisch ist hierbei auch die zyklische Variation der Herzfrequenz mit Bradykardie während der Atmungsstörung und Tachykardie in der Hyperventilation.

Im weiteren Verlauf entstehen vermutlich durch den **erhöhten Blutdruck** eine endotheliale Dysfunktion und eine Entzündungsreaktion der Gefäße, die zur Atherosklerose führt. In Tiermodellen für OSA wurden für eine Reihe klassischer Mediatoren der systemischen Inflammation (z. B. NO, Interleukine etc.) erhöhte Konzentrationen im Blut nachgewiesen. Inzwischen wurde für Kinder mit OSA ein kausaler Zusammenhang zwischen Inflammation (Leitwert: CRP) und neurobehavioristischen Defiziten gezeigt. Dabei ergaben sich Hinweise auf einen zugrunde liegenden Verlust an katecholaminergen Arousal-Neuronen.

Langfristig ergeben sich zahlreiche negative kardiovaskuläre Folgen der OSA, sodass die **OSA** einen **starken unabhängigen Risikofaktor für Bluthochdruck** sowie – sekundär – für Herzinfarkt, Hirninsult und Herzinsuffizienz darstellt [4]. Allerdings gibt es auch ein direkt erhöhtes Risiko, wohl durch die obstruktiven Ereignisse zwischen Mitternacht und dem Aufwachen morgens. Das Sterblichkeitsrisiko unbehandelter Patienten mit mäßiger bis schwerer OSA (AHI > 30) ist etwa um den Faktor 3 erhöht.

> M!
>
> Die unbehandelte OSA ist ein schwerwiegender Risikofaktor für erhöhte kardiovaskuläre Sterblichkeit.

11

Allgemeine und medikamentöse Therapieverfahren

An erster Stelle ist hier die **Reduktion des Körpergewichts** als Therapie des OSA zu nennen. Auch wenn sich durch drastische Gewichtsreduktion eine deutliche Besserung des OSA erreichen lässt, gelingt dies mangels Disziplin nur im Einzelfall. In der Adipositastherapie haben sich in jüngerer Vergangenheit chirurgische Maßnahmen im Bereich des Magens (z. B. Gastric Banding) oder Dünndarms (Kurzschlussoperationen) zur Reduktion der Resorptionsfläche etabliert. Diese Verfahren sollten jedoch nur durchgeführt werden, wenn eine psychologische Betreuung gewährleistet ist. Das **Aufgeben des Rauchens und abendliche Alkoholabstinenz** sollen in diesem Zusammenhang nicht unerwähnt bleiben.

Bei Patienten mit lageabhängiger OSA lässt sich im Einzelfall durch **Vermeidung der Rückenlage** (z. B. mithilfe einer Bandage oder einer speziellen Weste) eine deutliche Besserung der OSA erreichen.

In den vergangenen Jahren fehlte es nicht an Versuchen, die OSA mit unterschiedlichen **Pharmaka** zu behandeln. Bisher ließ sich für keine Substanz ein klinisch relevanter Therapieeffekt zeigen. Insbesondere führt Theophyllin zu keiner relevanten Abnahme der Schlafapnoe. Viele Therapieprinzipien versuchen den REM-Schlaf zu unterdrücken, da hier die OSA am ausgeprägtesten ist. Auch Psychostimulanzien wie insbeondere Modafinil wurden versucht. Insgesamt schlug das alles fehl, denn der Schlaf mit seinem korrespondierenden Wachverhalten ist viel zu komplex, um mit vergleichsweise groben pharmakologischen Prinzipien hier korrigierend eingreifen zu können.

M!

Eine Pharmakotherapie der OSA ist nicht in Sicht.

11

Insbesondere raten wir von einer voreiligen Therapie mit **Stimulanzien** zur Behandlung der Hypersomnie dringend ab, wenn nicht zuvor eine regelrechte Diagnostik und Therapieeinstellung auf CPAP erfolgt ist. Nur im seltenen Einzelfall, wenn die Hypersomnie trotz Normalisierung der Atmung im Schlaf infolge CPAP und nach Ausschluss anderer Ursachen bestehen bleibt, ist unter engen Beobachtungsintervallen ein Therapieversuch mit einem Stimulans (z. B. Modafinil) gerechtfertigt, wobei dann meist zusätzliche Erkrankungen vorhanden sind. Modafinil hat auch inzwischen seine Zulassung zur Therapie der OSA in Europa verloren.

Bereits vor ca. 20 Jahren wurden **Elektroden** zur **Stimulation** der hypopharyngeal dilatierend wirksamen Muskeln implantiert. Die hohe Invasivität und relativ geringe Effektivität haben bisher eine weitere Verbreitung dieses kausalen Therapieprinzips verhindert. Neuere hypoglossale Neurostimulatoren scheinen aber etwas effektiver zu sein und könnnen bei CPAP-Non-Respondern erwogen werden [5].

Des Weiteren ließ sich durch **intranasale Insufflation von Raumluft** mit hohen Flussraten (ca. 20 l/min) über eine Kanüle eine deutliche Reduktion der obstruktiven Ereignisse erreichen, inbesondere bei leichten Fällen. Dabei werden üblicherweise Drücke von 6–8 mbar erreicht. Die lokale Schleimhautreizung spricht aber gegen den breiten Einsatz dieses Verfahrens, da die direkte CPAP-Therapie mit gut angepassten Masken häufig viel vorteilhafter ist.

Continuous positive Airway Pressure (CPAP)

Die Domäne der Therapie der OSA stellt seit Einführung durch Sullivan seit 1981 die CPAP-Therapie dar. Hierbei wird Überdruck mithilfe einer Nasenmaske oder Nasen-Mundmaske in den Bereich der oberen Atemwege geleitet. Im Sinne einer **pneumatischen Schienung** wird durch CPAP eine Erweiterung des kollaptischen Segments und somit eine Normalisierung der Atmung im Schlaf erreicht. Oronasale Nasen-Mundmasken werden heute eher zu früh bei Mundleckagen infolge einer Nasenmaske eingesetzt. Bei vielen Patienten verliert sich die Mundleckage unter Nasenmaskentherapie meist nach 1–2 Wochen. **Oronasale Masken** können den Unterkiefer und damit vereinzelt auch die Zunge nach hinten drücken, was dann die Schlafapnoe wieder verstärkt und in Einzelfällen sogar zum Therapieversagen führen kann.

Die Einstellung des Patienten auf CPAP erfolgt unter Betreuung durch spezialisiertes Personal mittels PSG bzw. Polygrafie im Schlaflabor. Die im amerikanischen Raum z. T. praktizierte Ersteinstellung auf CPAP mit Polygrafie in häuslicher Umgebung („unattended“, d. h. ohne Betreuung durch Fachpersonal) hat sich in Deutschland aus guten Gründen nicht etabliert. Auch wir lehnen dieses Konzept im Wesentlichen deshalb ab, weil es mit einer Zunahme von Adhärenz-Problemen einhergeht.

M!

Die CPAP-Therapie ist und bleibt das „Arbeitspferd“ im therapeutischen Spektrum der OSA.

Zur **Ermittlung des erforderlichen CPAP-Drucks** stehen im Prinzip 2 Vorgehensweisen zur Verfügung:

- Die durch das Schlaflaborpersonal händisch vorgenommene schrittweise Steigerung des CPAP-Drucks sozusagen „online“ anhand der simultan erhobenen PSG-Befunde oder
- die so genannte Autotitration mit **Auto-CPAP-Geräten (APAP)**.

Diese Geräte analysieren während der Nacht die Flussrate bzw. den Atemwegswiderstand und passen den applizierten Druck selbsttätig dem jeweiligen Bedarf an. Da die Geräte mit ihren internen Algorithmen immer ausgereifter werden, entwickelt sich dieses Verfahren zur Methode der Wahl. Allerdings gibt es immer wieder Einzelfälle (z. B. Adipositas), wo die Auswertung der APAP-Geräte fehlerhaft ist, wie eine 2011 publizierte Studie gezeigt hat [1]. Diese Erfahrung gilt für viele automatische Auswertesysteme in der Medizin, sodass immer eine kritische Distanz eingehalten werden muss.

Anhand der nächtlich aufgezeichneten Druckkurve bietet sich die obere 95 %-Perzentile für einen dann dauerhaft applizierten konstanten CPAP-Wert an, wenn während der Autotitration nur eine mäßige Druckvarianz vorliegt. In diesem Fall können Patienten ohne Nachteile für Therapieerfolg und Adhärenz mit fest eingestelltem CPAP therapiert werden. Allerdings zeigt eine nachfolgende Einstellungsnacht mit 2 unterschiedlichen Drücken in den beiden Nachthälften (**Split-Night-Verfahren**) zur Ermittlung des optimalen Therapiedrucks, dass damit häufig noch eine weitere Verbesserung der Adhärenz erreichbar ist, da grundsätzlich ein niedriger Druck besser verträglich ist..

Patienten, bei denen sich in der Diagnosenacht ein stark schwankender CPAP-Verlauf einstellt, profitieren evtl. von der Variabilität des APAP-Algorithmus und können deshalb auch dauerhaft mit einem **APAP-Gerät** versorgt werden. Vor allem Patienten, die höhere CPAP-Werte benötigen und die sich während der Exspiration durch den Druck gestört fühlen, sollten ein Gerät bekommen, das eine frühexspiratorische Druckabsenkung bietet.

Letztlich steht in der Behandlung von OSA alternativ zu CPAP das **Bilevel-CPAP** (d. h. jeweils ein inspiratorisches und exspiratorisches Druckniveau) zur Verfügung. Auch wenn hierbei der Druck, der Atemphysiologie folgend, im Wesentlichen während der hinsichtlich der Kollapsneigung relevanten Inspiration appliziert wird, hat sich Bilevel-CPAP in der Praxis nicht breit durchgesetzt. Ein wichtiger Grund hierfür ist am ehesten, dass es den Algorithmen der Geräte nicht adäquat gelingt, die individuellen Atemmuster, d. h. im Wesentlichen den Wechsel von Inspiration zu Exspiration und umgekehrt, nachzuzeichnen.

In vielen Untersuchungen und entsprechend der praktischen Erfahrung führt CPAP zur **Verbesserung der Lebensqualität, der Tagesschläfrigkeit und neurophysiologischer Parameter**. Eine aktuell diskutierte Fragestellung ist in diesem Zusammenhang die Vorgehensweise bei Patienten mit OSA, aber ohne Tagesschläfrigkeit (so genannte **„Nonsleepy Patients“**). Im klinischen Alltag gestaltet sich die Betreuung dieser Patienten in der Tat problematisch, da eine fehlende Tagesschläfrigkeit häufig mit wenig Krankheitseinsicht und einer deutlich eingeschränkten CPAP-Therapieadhärenz einhergeht.

Die **kardiovaskulären Effekte** der CPAP-Therapie bei OSA sind klar belegt. CPAP führt zur Reduktion bzw. Normalisierung des Symphatikotonus, Blutdrucksenkung, Resensibilisierung der Insulinrezeptoren und Abnahme des Atherosklerose-Risikos. Allerdings ist dazu eine nahezu ununterbrochene Nutzung während des Schlafs erforderlich, denn sonst treten wieder Apnoen auf, die potenziell lebensbedrohlich sind und wieder die Daueraktivierung des Sympathikus verursachen. Da zur Besserung der Schläfrigkeit eine kürzere Nutzungsdauer ausreicht, müssen die Patienten aktiv auf diesen Mechanismus hingewiesen werden. Bei Patienten mit Hypertonie und ausreichender Anwendungszeit von CPAP (Ziel: gesamte Schlafzeit) kann es zur Abnahme des Bedarfs an Antihypertensiva kommen, allerdings oft erst nach einigen Wochen bis Monaten Nutzungsdauer. Manchmal können die Antihypertensiva sogar komplett abgesetzt werden.

> **M!**
>
> Antihypertensiva können unter CPAP-Therapie oft reduziert werden, manchmal aber erst nach Wochen. Bleibt die Adhärenz hoch und wird bei jedem Schlaf (Mittagsschlaf) CPAP eingesetzt, verschwindet die Hypertonie mitunter ganz.

Infolge der notwendigen Daueranwendung von CPAP im Schlaf entwickeln v. a. Patienten mit geringerem Leidensdruck nicht selten **Akzeptanzprobleme**. Ursachen sind in erster Linie die Beeinträchtigung durch die Maske, behinderte Nasenatmung, Geräuschbelästigung und hierdurch verursachte psychosoziale Problemen mit dem Partner.

Die Adhärenz der CPAP-Therapie lässt sich eindeutig durch ein **gutes Nachsorgekonzept** verbessern. In diesem Zusammenhang ist zu erwähnen, dass allzu häufig die Nachsorge der mit CPAP versorgten Patienten unzureichend ist. Dieses Dilemma resultiert im Wesentlichen aus der BUB-Richtlinie „Schlafbezogene Atmungsstörungen“ vom November 2004 und der DRG-Budget-Leistungsplanung durch die gesetzlichen Krankenkassen. Diese Situation ist dem Grunde nach inakzeptabel und wir Pneumologen sind aufgefordert, jeweils auf die regionalen Verhältnisse abgestimmte konzertierte Konzepte zur verbesserten Patientenversorgung anzubieten.

Die Therapie-Adhärenz lässt sich durch eine gute Beratung und **Schulung** der Patienten durch spezialisiertes Personal im Schlaflabor in enger Zusammenarbeit mit den Herstellerfirmen verbessern. Auch technische Weiterentwicklungen der CPAP-Geräte und -Masken haben geholfen, die Adhärenz zu verbessern. Dennoch sind eine unzureichende Anwendungszeit oder sogar definitive Therapiebeendigung im Einzelfall nicht zu verhindern. Dann haben alternative Verfahren zu CPAP ihre Berechtigung.

> **M!**
>
> Die 3 wichtigsten Ansatzpunkte, um den Erfolg einer gut eingestellten CPAP-Therapie sicherzustellen, sind die Adhärenz, die Adhärenz und die Adhärenz.

Mögliche Komorbiditäten

Es kann zum gleichzeitigen Auftreten von **Narkolepsie** und obstruktivem Schlafapnoe-Syndrom (OSA) kommen. In dieser Konstellation wird häufig das OSA durch CPAP effektiv therapiert, und dennoch bleibt die Hypersomnie infolge nicht erkannter Narkolepsie bestehen. In diesem Fall muss neben der Ursachenabklärung einer unzureichenden CPAP-Therapie nach weiteren Ursachen der Hypersomnie gesucht werden. Die dann erforderliche Reevaluation durch Polysomnografie und MSLT sollte spätestens dann zur Diagnose der Narkolepsie führen.

M!

Wenn bei Patienten mit OSA trotz CPAP-Therapie weiterhin eine Hypersomnie besteht, muss neben unzureichender CPAP-Adhärenz an die Differenzialdiagnose Narkolepsie und idiopathische Hypersomnie gedacht werden.

Für die Komorbidität von **RLS und OSA** empfiehlt sich, zunächst die Therapie des OSA mit einer CPAP-Therapie zu beginnen und deren Effekt einige Wochen später mittels PSG zu überprüfen. Nicht selten lässt sich das Ausmaß des RLS durch die Therapie der OSA reduzieren. Wie bereits erwähnt, kann sich die RLS in schweren Fällen von OSA durch Reduktion der Arousals auch klinisch verstärken. Nur bei weiter bestehender Tageschläfrigkeit sollte unter Betreuung eines erfahrenen Neurologen die zusätzliche Therapie mit Dopaminagonisten begonnen werden.

M!

Behandlungsbedürftige schlafbezogene Bewegungsstörungen sind häufig und können auch bei Patienten mit SBAS vorkommen.

Intraorale Geräte

Intraorale Therapiegeräte bewirken aufgrund unterschiedlicher Mechanismen eine Lageveränderung des Unterkiefers, der Zunge oder benachbarter Weichteile. Das zugrunde liegende Wirkprinzip dieser Geräte ist die Erweiterung des Oropharynx und Velopharynx.

Bei einer Vielzahl verfügbarer Hilfsmittel ergab eine eigene Erhebung, dass mehr als die Hälfte der intraoralen Geräte nach dem Prinzip der so genannten **„Mandibular advancing Devices"** funktionieren. In Anlehnung an den so genannten Esmarch-Handgriff führt die progenierende Schiene (PS) zu einer Erweiterung der pharyngealen Strukturen im Wesentlichen durch Unterkiefervorverlagerung (Protrusion).

Die Analyse der randomisiert kontrollierten Studien hat ergeben, dass die PS zu einer Reduktion des AHI um etwas mehr als die Hälfte des Ausgangsbefundes führt; gleichzeitig wurde die Tagesschläfrigkeit reduziert. Die Zufriedenheit dieser vorselektierten Patienten war mit der PS gegenüber CPAP tendenziell größer.

Als mögliche Strategie der Kostensenkung haben wir eine Studie mit einer kostengünstigen PS aus thermoplastischem Material nach dem Prinzip „Boil and Bite" durchgeführt. Vergleichbar den Ergebnissen mit der PS aus zahntechnischem Material führte auch die thermoplastische PS lediglich bei etwa 40 % der Patienten zur relevanten Besserung der OSA. Für Therapie-Responder wurde dann eine PS zur Langzeitanwendung aus zahntechnischem Material angefertigt. Neuere Daten zeigen auch, dass sich der orale Querschnitt durch die Anwendung des thermoplastischen Materials verengt, sodass der Vorteil dadurch teilweise wieder aufgehoben wird.

Problematisch bei der Verwendung der PS ist, dass die Therapie-Adhärenz nicht befriedigend zu beurteilen ist. Auch können PS-bedingte Spätschäden im Bereich des Kiefergelenks, der Kaumuskulatur und der Zähne entstehen.

M!

Vor allem bei jungen Patienten mit leichtgradigem Befund einer OSA und Skepsis gegenüber CPAP ist ein Therapieversuch mit progenierenden Schienen vertretbar.

Entsprechend unseren eigenen Untersuchungen in den vergangenen Jahren befinden sich eine Reihe **unseriöser Produkte** mit dem Anspruch auf Behandlungseffekt bei OSA auf dem Markt. In der Vergangenheit konnten wir die Wirkungslosigkeit bestimmter Produkte objektivieren (z. B. Snorex, externe Nasenpflaster und intranasale Nasenflügeldehner).

Chirurgische Verfahren

Bei behinderter Nasenatmung sind **operative Korrekturen zur Verbesserung des nasalen Luftstroms** (Septoplastik u. a.) indiziert, auch im Hinblick auf eine mögliche nasale CPAP-Therapie. Leider führen sie nur selten zu einer relevanten Verbesserung der SBAS. Eine wirksame Beseitigung der OSA ist dadurch nicht zu erwarten. Bei Kindern führen Adenotomie und Tonsillektomie fast immer zu einer ausreichenden Reduktion der SBAS. Bei Erwachsenen gelingt dies dagegen nur sehr selten, zumal entsprechend große Tonsillen selten sind.

M!

Bei OSA im Kindesalter kann eine Adenotomie oder Tonsillektomie sehr erfolgreich sein.

Unter dem Begriff **„Uvulopalatopharyngoplastik (UPPP)"** verbirgt sich die chirurgische Entfernung von Uvula sowie von Gewebe im Bereich des weichen Gaumens und des angrenzenden Pharynx. Die UPPP wurde im weiteren

Verlauf vielfach modifiziert und durch weitere Maßnahmen wie Zungenteilresektionen oder Zungenbeinaufhängung mit und ohne Laser ergänzt. Durch diese verschiedenen Formen konnte zwar vielfach das Schnarchen reduziert oder leichte Formen schlafbezogener Atmungsstörungen gemindert werden, eine wirksame Therapie der mittelgradigen bis schweren Schlafapnoe fand dagegen nur in einem geringen Prozentsatz statt. Zudem verliert sich im Zeitverlauf die Wirkung wieder. Insgesamt ist die Wirkung auch im Vergleich zu den progenierenden Schienen geringer. Allerdings gibt es Ausnahmen. Eine kürzlich erschienene kontrollierte Studie hat gezeigt, dass in ausgewählten Fällen, wenn CPAP nicht toleriert wird und mäßig vergrößerte Tonsillen vorliegen (mit und ohne erhöhten Zungengrund, Friedman Stadien I und II), eine UPPP recht erfolgreich war [2].

Mögliche **Komplikationen** durch diese Operation ist in erster Linie eine **velopharyngeale Insuffizienz** mit konsekutiver Regurgitation von Speisen und Getränken durch die Nase. Erwähnenswert ist, dass eine spätere nasale CPAP-Behandlung wegen der velopharyngealen Insuffizienz nach Uvulopalatopharyngoplastik häufig nicht mehr möglich ist. Inzwischen wird diese Operation kaum noch durchgeführt.

M!

Die Uvulopalatopharyngoplastik als Therapieverfahren der OSA ist nur in ausgewählten Fällen geeignet.

Operative Verfahren zur Ober- und Unterkieferosteotomie gibt es bereits seit den 50er Jahren zur **Korrektur von Dysgnathien**. Als Therapie der obstruktiven Schlafapnoe werden sie seit etwa 20 Jahren durchgeführt. Die Oberkieferosteotomie allein führt schon zu einer Verbesserung der Nasenatmung durch Beeinflussung der Nasenklappenfunktion. Die am Kiefer ansetzenden Muskeln, Sehnen und Bänder werden mit vorgezogen und gestrafft; damit geht eine entsprechende Veränderung der Pharynx- und Gaumenmuskulatur, der suprahyoidalen Muskulatur und der Zungenmuskulatur einher. Angesichts der unterschiedlichen Pathogenese der SBAS (Adipositas u. a.) ist im klinischen Alltag eine Behandlung durch Ober- und Unterkieferosteotomie nur für genau ausgewählte Patienten geeignet. Positive Prädiktoren für den Erfolg der Osteotomie sind nach kephalometrischer Analyse die mandibuläre **Retrognathie** bzw. der vertikale, dolichofaziale Gesichtstyp mit Einengung des Pharynx. Im Einzelfall kann diese chirurgische Intervention zur definitiven Heilung der OSA führen.

Vor der chirurgischen Intervention ist eine mehrwöchige **nasale CPAP-Therapie** sinnvoll, um zu überprüfen, inwieweit sich subjektive Symptome wie Tagesmüdigkeit etc. bessern. Die präoperative nasale CPAP-Therapie dient außerdem der Normalisierung der pathophysiologischen Folgeerscheinungen der Schlafapnoe, um das Operationsrisiko zu mindern.

Abschließend sei der Vollständigkeit halber auf die **Tracheotomie** verwiesen, mit der die pharyngeale Obstruktion, der Ort des Kollapses durch „Kurzschluss" der Trachea, definitiv korrigiert wird. Mit den bisher beschriebenen Methoden ist die Tracheotomie heutzutage nur noch in Ausnahmefällen, d. h. bei Versagen der genannten Therapiemaßnahmen und bei lebensbedrohlichen Zuständen, als Ultima Ratio indiziert.

11.6.6 Obesitas-Hypoventilationssyndrom (OHS)

Das Obesitas-Hypoventilationssyndrom (OHS) ist üblicherweise ein **Mischbild** aus obstruktiver Schlafapnoe und Hypoventilation, verursacht durch eine erhebliche Adipositas. Typischerweise beträgt der Body-Mass-Index meistens über 40 kg/m^2, vereinzelt haben die Patienten auch eine mildere Adipositas. Etwa **ein Drittel** dieser übergewichtigen Patienten entwickelt ein OHS, die fast immer mit einer OSA verbunden ist. Es kommen mehrere Faktoren zum Zuge:

- Im **Liegen** muss das Bauchfett während der Inspiration **angehoben** werden. In einer eigenen Untersuchung haben wir nachweisen können, dass die Atemarbeit bei diesen Patienten vom Sitzen zum Liegen etwa um den Faktor 3 ansteigt.
- Es besteht auch eine **Adipositas** in den **oberen Atemwegen**, sodass vor allen Dingen der Hypopharynx eingeengt ist. Das erhöht zusätzlich die Wahrscheinlichkeit von rezidivierenden Obstruktionen bei der Inspiration. Zusätzlich haben diese Patienten nicht selten eine milde obstruktive Bronchitis, die aber auch fehlen kann. In der Lungenfunktion zeigt sich allerdings praktisch immer eine durch Adipositas bedingte, meist leichte Restriktion.
- Eine kleine Untergruppe von Patienten entwickelt keinen rezivierenden kompletten Verschluss des Hypopharynx wie bei der OSA. Die Folge ist dann ein enger Schlund, der im Schlaf quasi eine **Stenoseatmung** verursacht. Daraus resultiert ein reines Hypoventilationssyndrom, ohne dass wesentliche Arousals auftreten, wie es beispielsweise auch mal bei einer Skoliose vorkommen kann.

Zumeist ist aber eine obstruktive Komponente in den oberen Atemwegen nachweisbar, sodass zusätzlich die klinischen Zeichen der obstruktiven Schlafapnoe bestehen. Patienten mit OHS haben insbesondere nachts oft eine **schwere Hyperkapnie und Hypoxämie**, sodass sie in den Morgenstunden ein deutlich erhöhtes Bikarbonat aufweisen (s. ▶ Abb. 12.8). Durch die Hypoxämie entstehen dann nicht selten eine Polyglobulie sowie eine sekundäre, hyopxämiebedingte pulmonale Hypertonie.

Die kausale Therapie ist die drastische Gewichtsreduktion, wobei meist ein BMI von 30 kg/m^2 unterschritten werden muss, bevor die Symptome verschwinden. Das schaffen aber nur die Wenigsten. Deswegen werden die

Patienten mit den leichteren Formen mit **CPAP** behandelt wie bei obstruktiver Schlafapnoe. Mitunter kommt es allein durch die Aufdehnung des Rachens nachts unter dem permanenten Überdruck zu einer deutlichen Senkung der Atemarbeit, sodass neben der Behandlung der OSA die Patienten auch ihre Hpoventilationskomponente verlieren.

Zumeist reicht die CPAP-Therapie jedoch nicht aus und man muss eine aktive Beatmung (**NIV**) verwenden. Hierbei ist zu beachten, dass die Patienten einen ausreichenden exspiratorichen Druck (**EPAP**, oft 8–10 mbar) erhalten, um den **Kollaps des Hypopharynx** zu verhindern. Assistierte Beatmungsverfahren reichen hier in der Regel aus. Durch die Beatmungstherapie sind die Patienten sehr rasch zu kompensieren und bessern sich klinisch deutlich. OHS-Patienten gehören mit zu den dankbarsten Patienten, nachdem sie mit Positiv-Druckbeatmung eingestellt sind.

11.6.7 Zentrale Schlafapnoe (ZSA)

Die ZSA ist gekennzeichnet durch Apnoen oder Hypopnoen ohne bzw. mit deutlich reduziertem Atemantrieb. In ▶ Tab. 11.3 sind sie weiter differenziert.

Primäre zentrale Schlafapnoe

Bei der zentralen Schlafapnoe ist die Atmungsregulation gestört. Hierbei ist der Atemantrieb zumindest phasenweise unzureichend oder fällt sogar komplett aus. Meistens besteht keine erkennbare Schädigung des Gehirns. Die zentrale Schlafapnoe tritt jedoch auch infolge von Erkrankungen des Gehirns auf (z. B. nach Gehirnschlag oder Gehirnhautentzündung). Auch durch **Opiate**, wie sie bei schweren Schmerzen verabreicht werden, treten zentral bedingte Atemstörungen (meist Hypoventilation) auf, die sich im Schlaf verstärken können. Diese müssen jedoch nur selten behandelt werden.

Cheyne-Stokes-Atmung (CSA)

Von besonderer Bedeutung ist die CSA bei **Herzinsuffizienz**. Sie ist gekennzeichnet durch periodisch auftretende, zentral bedingte Apnoen, gefolgt von Hyperventilation in einem an- und abschwellenden Muster. Die bei Herzinsuffizienz in Kombination mit CSA einhergehende Mortalität von bis zu 40 % pro Jahr resultiert aus einer komplexen kardiorespiratorischen Interaktion. Typischerweise haben diese Patienten eine deutlich **höhere CO_2-Empfindlichkeit**, d. h. sie reagieren stark oszillierend mit

Tab. 11.3

Charakteristika der verschiedenen Formen der zentralen Schlafapnoe	
primäre (idiopathische) zentrale Schlafapnoe	
Vorbefunde und Symptome	nicht erholsamer Schlaf und Tagesschläfrigkeit, evtl. zusätzlich Insomnie, $paCO_2$ im Wachzustand < 40 mmHg
Atmung	zentraler Apnoeindex ≥ 5 Apnoedauer ≥ 10 s
Schlaf	bevorzugtes Auftreten im Leicht- und im Tiefschlaf, seltener im REM-Schlaf Schlaffragmentierung durch Arousal und Weckreaktionen
zentrale Schlafapnoe infolge Cheyne-Stokes-Atmung	
Vorbefunde und Symptome	Alter > 60 Jahre häufig (ischämische) Herzinsuffizienz, Schlaganfall oder Niereninsuffizienz keine Hyperkapnie im Wachzustand
Atmung	AHI > 10 Apnoen und Hypopnoen je Stunde Schlafzeit mit einem Crescendo-Decrescendo-Muster des Atemflusses
Schlaf	häufigstes Auftreten am Schlaf-Wachübergang und im Leichtschlaf, Abschwächung im REM-Schlaf Arousals sind nicht obligatorisch
zentrale Schlafapnoe infolge periodischer Atmung beim Aufenthalt in großer Höhe	
Vorbefunde und Symptome	nach Aufstieg in Höhen > 4 000 m vermehrte Erschöpfbarkeit tagsüber
Atmung	zentraler Apnoeindex > 5 Zykluslänge 12–34 s bzw. periodische Atmung bedingt durch die höhenbedingte hypoxiebedingte Hyperventilation mit Hypokapnie
Schlaf	spezifische Symptome nicht zwingend vorhanden häufig Durchschlafstörungen (Insomnie in großer Höhe)
zentrale Schlafapnoe bei Erkrankung innerer Organe, nicht infolge Cheyne-Stokes-Atmung (ungenau beschriebene Gruppe)	
Vorbefunde und Symptome	meist Läsionen im Hirnstammbereich, auch kardiale oder renale Ursachen sind möglich
Atmung	zentraler Apnoeindex ≥ 5
Schlaf	bevorzugtes Auftreten im Leichtschlaf oder im REM-Schlaf unregelmäßige Dauer der Phasen, Schlaffragmentierung

AHI = Apnoe/Hypopnoe-Index

11

Änderungen des Atemminutenvolumens auf geringe CO_2-Änderungen in der Atemluft. Prognostisch ungünstig sind das gleichzeitige Auftreten von Vorhofflimmern, die zunehmende Größe des linken Vorhofs, ein hohes Ausmaß der nächtlichen Desaturationen, ein niedriger arterieller Blutdruck und eine hohe sympathische Aktivität.

Aufgrund der hohen Prävalenz von SBAS bei Patienten mit kongestiver Herzinsuffizienz und ihrer ungünstigen Prognose ist es wichtig, dass eine routinemäßige Untersuchung der Atmung im Schlaf durchgeführt wird, wenn die linksventrikuläre Ejektionsfraktion bei 35–40 % liegt. Einige Patienten mit CSA zeigen am Tage in der Blutgasanalyse eine **Hypokapnie**. Hierauf sollte man unbedingt bei der Visite achten und diese Patienten bald im Schlaflabor untersuchen.

Patienten mit Herzinsuffizienz und SBAS weisen häufig eine relativ geringe Tagesschläfrigkeit auf. Deshalb ist bei dieser Population die fehlende Tagesschläfrigkeit kein geeignetes Kriterium, um eine OSA auszuschließen. Unabhängig von der Klinik sollte daher ein Atmungsmonitoring im Schlaf durchgeführt werden.

M!

Zwei Drittel aller Patienten mit einer Ejektionsfraktion von 35–40 % leiden an einer signifikanten SBAS, häufig vom zentralen Typ.

► **Therapie.** Die pharmakologische Behandlung der **kardialen Grunderkrankung** stellt natürlich die Basis der Therapie dar. So wurde gezeigt, dass eine Therapie mit β-Blockern die CSA von Patienten mit chronischer Herzinsuffizienz bessern kann. Daneben werden seit längerem Positivdruckverfahren, wie CPAP und BiPAP eingesetzt. Für Patienten mit Herzinsuffizienz und reiner OSA wurde gezeigt, dass CPAP neben der Abnahme der nächtlichen Ereignisse auch zur Verbesserung der Herzfunktion und auch der Lebenserwartung führt. Demgegenüber bewirken CPAP und BiPAP bei Herzinsuffizienz mit CSA zwar häufig eine Senkung der Apnoerate, jedoch mit einer hohen Variabilität des Therapieerfolgs. Mitunter wird durch die BiPAP-Therapie eine CSA auch verschlechtert. Deswegen wird CPAP für Patienten mit Herzinsuffizienz und CSA nicht mehr empfohlen.

Als spezifisches nichtinvasives Beatmungsverfahren kommt heute die so genannte **adaptive Servoventilation (ASV)** zunehmend zum Einsatz. Hierbei erhält der Patient antizyklisch zur eigenen Atmungsanstrengung eine Druckunterstützung. Bei Hypoventilation oder Apnoe wird eine inspiratorische Druckunterstützung mit einer Zielventilation unterhalb des durchschnittlichen Atemminutenvolumens appliziert. Nimmt die spontane Atemaktivität des Patienten wieder zu, wird die Druckunterstützung Atemzug für Atemzug auf den Basiswert reduziert. In einer randomisierten Studie korrigierte ASV die CSA im Vergleich zu Sauerstoff, CPAP und BiPAP am effektivsten. Zudem werden Lebensqualität und Herzleistung besser.

M!

Zur Therapie der zentralen Schlafapnoe ist CPAP häufig nicht geeignet.

Abschließend soll erwähnt werden, dass mittlerweile der Begriff **„komplexe Schlafapnoe"** häufiger verwendet wird. Im klinischen Alltag wird damit die Patientengruppe mit Schlafapnoe erfasst, deren Atmungsstörung im Schlaf mit konventionellem CPAP nicht befriedigend zu normalisieren ist. Es bleiben häufig gemischte (zentrale und obstruktive) Apnoen bestehen. Allerdings ist das Problem bei vielen Patienten nur vorübergehend, denn nach einigen Wochen CPAP-Therapie verschwinden die zentralen Anteile. Wahrscheinlich handelt es sich hierbei nicht um eine Krankheitsentität, sondern, neben Regulationsanpassungen im Therapieverlauf, um eine Mischpopulation, bestehend aus pathophysiologisch unterschiedlichen Störungen, z. B. latenter Herzinsuffizienz. Analog hierzu ließ sich zeigen, dass ASV die gestörte Atmung im Schlaf von Patienten mit CSA/ZSA, mit gemischten Apnoen und mit komplexer Schlafapnoe deutlich bessert.

Angeborene oder idiopathische schlafbezogene (zentrale) Hypoventilations- und Hypoxämie-Syndrome

Die angeborenen oder idiopathischen schlafbezogenen (zentralen) Hypoventilations- und Hypoxämie-Syndrome (► Tab. 11.4) sind selten.

Erwähnenswert ist v. a. das **kongenitale Hypoventilationssyndrom** (das so genannte „Undines-Fluch-Syndrom"). Hierbei wird ein Defekt des Atemzentrums mit Schädigung der medullären Chemorezeption und fehlender Sensibilität der zentralen CO_2-Rezeptoren angenommen, der die eigentliche Ursache der oft schwergradig ausgeprägten Hypoventilation darstellt. In Einzelfällen manifestiert sich diese zentral bedingte Form des Hypoventilationssyndroms auch erst im späteren Erwachsenenalter, wobei die Patienten häufig bei Diagnosestellung bereits Komplikationen wie ein manifestes Cor pulmonale aufweisen. Eine im Schlaf durchgeführte NIV bessert diese Patienten, da die zentrale Hypoventilation in dieser Phase oft noch zunimmt.

Schlafbezogene Hypoventilations- und Hypoxämie-Syndrome infolge anderer Grunderkrankungen

Schließlich gehören die Hypoventilationssyndrome zu den schlafbezogenen Atmungsstörungen. In ► Tab. 11.5 sind die zugrunde liegenden Krankheitsbilder aufgeführt (Näheres zu Diagnostik und Therapie im Kap. 13.2).

Tab. 11.4

	angeborene oder idiopathische schlafbezogene (zentrale) Hypoventilations- und Hypoxämie-Syndrome
schlafbezogene idiopathische nichtobstruktive alveoläre Hypoventilation	
Vorbefunde und Symptome	Tagesschläfrigkeit und/oder Insomnie normale Lungenfunktion im Wachzustand im fortgeschrittenen Stadium Hyperkapnie im Wachzustand pulmonale Hypertonie und Polyglobulie
Atmung im Schlaf	flache Atmung, Desaturation, Hyperkapnie, Bradykardie
Schlaf	Phasen der Hypoventilation im REM-Schlaf vermehrt Arousal
kongenitales zentral-alveoläres Hypoventilationssyndrom	
Vorbefunde und Symptome	heterogene Erkrankung mit Subgruppen wie Hirschsprung-Erkrankung, Tumoren des ZNS oder hypothalamische Funktionsstörungen Hypoventilation im Schlaf Intubationspflicht meist kurz nach der Geburt
Atmung im Schlaf	Hypoventilationsphasen von 10 s bis zu > 5 min Dauer, im Schlaf ausgeprägter als im Wachzustand
Schlaf	Hypoxämie sowie Hyperkapnie am ausgeprägtesten im REM-Schlaf

Tab. 11.5

	Krankheitsbilder mit Hypoventilationssyndromen
schlafbezogene Hypoventilation und Hypoxämie bei Erkrankungen der unteren Atemwege (bronchiale Obstruktion)	
Vorbefunde und Symptome	fortgeschrittene obstruktive Lungenerkrankung mit FEV_1 deutlich < 70 % Sollwert
Atmung im Schlaf	Hypoventilationsphasen von 10 s bis zu > 5 min, v. a. im REM-Schlaf Sauerstoffsättigung im Schlaf < 85–90 % $paCO_2$ steigt gegenüber dem Wachzustand außergewöhnlich an
Schlaf	vermehrt Arousals, gelegentlich Aufwachen mit Luftnot reduzierte Anteile von Tiefschlaf und REM-Schlaf
schlafbezogene Hypoventilation und Hypoxämie bei neuromuskulären Erkrankungen und Thoraxdeformitäten sowie bei schwerer Adipositas	
Vorbefunde und Symptome	eine neuromuskuläre Erkrankung oder Thoraxdeformitäten ist vorhanden und gilt als primäre Ursache für Hypoxämie oder es ist eine schwere Adipositas vorhanden, die im Liegen die Atmung mechanisch behindert
Atmung im Schlaf	Hypoventilationsphasen mit flacher Atmung von > 10 s bis zu > 5 min Dauer Sauerstoffsättigung im Schlaf < 90 % für 5 min oder länger mit Nadir < 85 % oder Sauerstoffsättigung während < 90 % > 30 % der Gesamtschlafzeit oder $paCO_2$ steigt gegenüber dem Wachzustand außergewöhnlich an
Schlaf	Ein- und Durchschlafstörungen, gehäuft Arousals, reduzierte Anteile von REM-Schlaf kardiale Arrhythmien gelegentlich Krampfanfälle

11

Hier sei nur dazu angemerkt, dass die sekundären oder symptomatischen Syndrome mit Hypoventilation und Hypoxämie verfügbaren Optionen zur Kodierung im ICSD-System unbefriedigend sind, da die ursächliche – zur Hypoventilation führende – Insuffizienz der Atempumpe unabhängig von der jeweiligen Grunderkrankung nicht adäquat erfasst wird. Inzwischen gibt es einen 4-stelligen ICD-Code für die **hypoxämische Insuffizienz** (J96.10) und die **hyperkapnische Insuffizienz** (J96.11).

Wie bereits ausgeführt, sind Erkrankungen, die zur Hypoventilation führen, von den oben abgehandelten Arousal-Erkrankungen abzutrennen, weil ihnen eine völlig andere Pathophysiologie zugrunde liegt. Die reine Hypoventilation geht nicht mit Arousal einher. Es gibt natürlich Mischbilder mit Hypoventilation und gleichzeitig vorhandener OSA, bei denen sich dann infolge Apnoe-assoziierter Arousals zusätzlich Symptome der OSA klinisch manifestieren.

M!

Patienten mit Hypoventilation benötigen eine vollwertige Beatmung, d. h. eine inspiratorische Druckunterstützung zur Reduktion der Atemarbeit und Zunahme der Ventilation. Dabei handelt es sich nicht um CPAP.

Immer wieder hat es Versuche gegeben, die Hypoventilation bzw. die Hyperkapnie durch pharmakologische Ansätze zu bessern. Verschiedene Atmungsstimulanzien wie Methylxanthine, Almitrine, Acetazolamid und Oxapram wurden in der Vergangenheit eingesetzt. Bei nächtlicher Hypoventilation besteht darüber hinaus die Option, die Hypoventilationsphasen pharmakologisch durch Suppression des REM-Schlafs zu reduzieren; das wurde z. B. für Protriptylin gezeigt. Da aber der pathophysiologische Ansatz dieser Strategie fragwürdig ist und die Schlafqualität infolge des verminderten Traumschlafs leidet, hat sie sich erwartungsgemäß nicht durchgesetzt.

Literatur

[1] Bakker J, Campbell A, Neill A. Randomised controlled trial of auto-adjusting positive airway pressure in morbidly obese patients requiring high therapeutic pressure delivery. J Sleep Res. 2011; 20: 233-40

[2] Browaldh N, Nerfeldt P, Lysdahl M et al. SKUP3 randomised controlled trial: polysomnographic results after uvulopalatopharyngoplasty in selected patients with obstructive sleep apnoea. Thorax 2013; 68: 846–853

[3] Lévy P, Pépin JL, Arnaud C et al. Intermittent hypoxia and sleep-disordered breathing: current concepts and perspectives. Eur Respir J 2008; 32: 1082–1095

[4] Marin JM, Carrizo SJ, Vicente E et al. Long-term cardiovascular outcomes in men with obstructive sleep apnoea-hypopnoea with or without treatment with continuous positive airway pressure: an observational study. Lancet 2005; 1046–1053

[5] Mwenge GB, Rombaux P, Dury M et al. Targeted hypoglossal neurostimulation for obstructive sleep apnoea: a 1-year pilot study. Eur Respir J 2013; 41: 360–367

[6] Peter H, Penzel T, Peter JH (Hrsg). Enzyklopädie der Schlafmedizin. Heidelberg: Springer Verlag; 2007

12 Pneumologische Intensivmedizin

12.1 Pathophysiologie des kritisch Kranken

12.1.1 Allgemeine Vorbemerkungen

Viele Patienten auf der Intensivstation haben pneumologische Probleme. Je nach Struktur der Intensivstation sind zwischen 20 und 80 % beatmet, im Mittel über 50 %. In Deutschland gibt es ca. 2000 Krankenhäuser, von denen fast alle Intensivstationen haben. Diese machen etwa 4 % der Krankenhausbetten aus, was bei ca. 500 000 Gesamtbetten (ca. 75 % davon belegt) etwa 20 000 Intensivbetten bedeutet.

Die Autoren haben seit vielen Jahren umfangreiche Erfahrung mit der Intensivmedizin und zwar nicht nur über die eigenen Aufnahmen, sondern auch mittelbar von den zahlreichen Patienten, die von den Intensivstationen anderer Krankenhäuser zu ihnen verlegt werden, meist im Rahmen der Entwöhnung von der Langzeitbeatmung (Weaning). Diese Patienten haben neben der Erkrankung, die primär zum Intensivaufenthalt geführt hat, oft zahlreiche weitere Erkrankungen, die den Verlauf beeinflussen. Im Durchschnitt sind diese Patienten 7 Wochen beatmet und gelten in den verlegenden Kliniken zumeist als nicht entwöhnbar. Trotzdem gelingt es den Autoren konstant seit über 10 Jahren, gut 60 % der Patienten zu entwöhnen und zwar innerhalb von ca. 14 Tagen [4], [22].

Berücksichtigt man die Schwere der Erkrankung sowie die Begleitdiagnosen, liegen damit die Erfolge um eine Größenordnung besser als vergleichbare Daten aus der Literatur. Wesentlicher **Hintergrund für diese Erfolge** sind neben eigenen entwickelten Methoden neue bzw. neu entdeckte und wiederendeckte pathophysiologische Zusammenhänge. Hierbei wird insbesondere versucht, die jeweilige Haupterkrankung in den Gesamtzusammenhang der Organstörungen zu stellen. Folge ist dann, die ärztlichen Maßnahmen anhand eines Prioritätenkatalogs auszurichten. Dies zielt darauf ab, bevorzugt die **Primärerkrankung** zu erkennen und intensiv zu behandeln und nicht die Patienten durch zusätzliche Intervention bzgl. Sekundärstörungen oder Epiphänomenen zusätzlich zu belasten.

Hinzu kommt, dass die Kliniken der Autoren Patienten von > 400 Krankenhäusern aus ganz Deutschland zugewiesen bekommen. Dabei zeigt sich, dass die verlegenden **Intensivstationen außerordentlich unterschiedliche Praktiken** in der Diagnostik und Behandlung von ähnlichen Erkrankungen anwenden. Die Unterschiede sind nach unserer Erfahrung so groß wie in keinem anderen Bereich der Pneumologie (z. B. Diagnostik und Therapie der COPD oder Behandlung des Lungenkarzinoms). Dabei muss berücksichtigt werden, dass die zur Weiterbehandlung verlegenden Kliniken noch eine positive Selektion darstellen, denn erfahrungsgemäß tun sich viele Kliniken schwer mit der Verlegung von Intensivpatienten, z. B. weil der Transport ein Problem darstellt oder aufgrund vermeintlich budgetärer Einbußen. Das Besondere an dieser bunten Therapie ist auch der psychologische Tatbestand, dass jede Klinik (einschließlich die der Autoren) meint, immer das Beste für ihre Intensivpatienten zu tun.

Gerade auf der Intensivstation zeigt sich, dass infolge der **Komplexität der Krankheitsbilder** in Verbindung mit einer fast immer vorhandenen Multimorbidität die üblichen Empfehlungen oder **Leitlinien schlecht greifen**, manchmal sogar kontraproduktiv sind, wenn Untergruppen invers zum Hauptkollektiv reagieren. Dieses ist auch das Problem von multizentrischen Studien in der Intensivmedizin, da die Einflussfaktoren über die unterschiedlichen Arbeitsweisen der Intensivstationen so groß sind, dass damit der eigentliche Messeffekt oft verwischt wird.

Aus diesem Grund plädieren die Autoren für eine stringente unvoreingenommene Betrachtung des **Einzelfalls unter pathophysiologischen Gesichtspunkten.** Berücksichtigt man dabei die wesentlichen Zusammenhänge, kommt man meist mit vergleichsweise wenigen allgemeinen Prinzipien aus.

M!

Ein allgemeines Prinzip der Intensivmedizin ist, die Ursache der akuten Erkrankung rasch zu finden, sie energisch und zügig zu behandeln und die Sekundärstörungen bzw. Epiphänomene möglichst unbehandelt zu lassen.

12.1.2 Sauerstoffangebot/ Verbrauch

Zahlreiche Kompartimente sind erforderlich, um die Sauerstoffmoleküle von der Nase bzw. dem Mund bis zum Mitochondrium in der Zelle zu transportieren, damit dort energiereiche Phosphate synthetisiert werden können. Ein Stoffwechselprodukt der Reaktion ist neben H_2O ebenfalls gasförmig, das CO_2, das den zweiten Teil des Transportkreislaufs benutzt, den Abfluss über die Lunge. Bei Intensivpatienten weist meistens eines der Transportkompartimente eine Dysfunktion auf (▶ Abb. 12.1), besonders dann, wenn sie beatmet werden müssen.

Der Sauerstoff diffundiert von der **Gasphase** über die Alveolen in das Blut und wird dort chemisch an das Hämoglobin gebunden, welches infolge seiner großen Kapazität das entscheidende Transportsystem darstellt. Der zusätzlich physikalisch gelöste Sauerstoff im Blut spielt bis auf ganz wenige Ausnahmen, die weiter unten be-

12

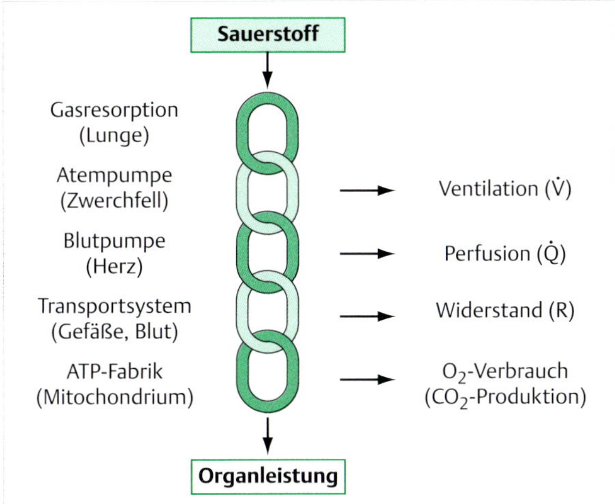

Abb. 12.1 Transport des Sauerstoffs über die verschiedenen Kompartimente, wobei darauf zu achten ist, dass das Gasaustauschorgan Lunge von der Ventilation getrennt betrachtet wird, da diese eine Leistung der Atemmuskulatur ist.

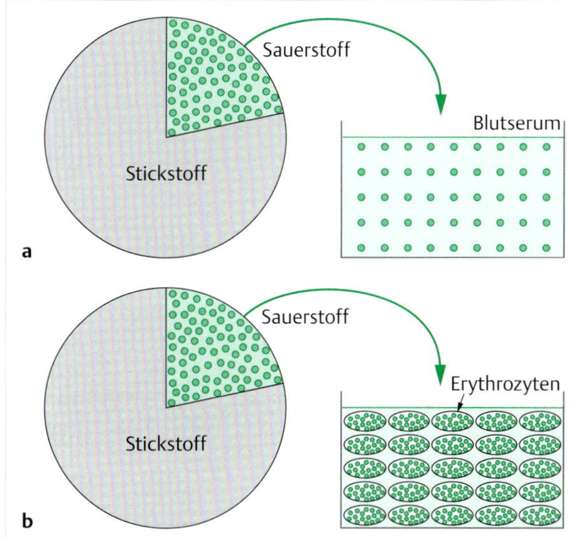

Abb. 12.2 Löslichkeit von Sauerstoff im Blut.
a Physikalische Löslichkeit von gasförmigem Sauerstoff im Blutserum.
b Chemische Bindung des Sauerstoffs ans Hämoglobin. Die Zahl der Sauerstoffmoleküle ist etwa 100-mal höher als bei der physikalischen Löslichkeit.

hypoxämische Insuffizienz (J96.10; Typ I) = Lungenparenchyminsuffizienz
(alter Begriff: respiratorische Partialinsuffizienz ist irreführend)
Beispiele:
reduzierte Gasaustauschfläche: Emphysem, Pneumonie
Diffusionsstörung: Fibrose, Lungenstauung

paO_2↓
($paCO_2$↓-normal)

hyperkapnische Insuffizienz (J96.11; Typ II) = Atempumpinsuffizienz
(alter Begriff: respiratorische Globalinsuffizienz ist irreführend)
Beispiele:
erhöhte Last: COPD, Skoliose, Post-TBC-Syndrom
reduzierte Kapazität: neuromuskuläre Erkrankungen, Muskelatrophie

$paCO_2$↑
(paO_2↓-normal)

Abb. 12.3 Das Versagen des Lungenparenchyms bzw. der Atempumpe führt zu unterschiedlichen Auswirkungen in den Blutgasen. Beides verursacht etwa in gleichem Umfang Luftnot, sodass es klinisch nicht unterschieden werden kann. In beiden Fällen besteht eine Hypoxämie, primär beim hypoxämischen Versagen durch Störung des Lungenparenchyms und sekundär beim hyperkapnischen Versagen infolge Hypoventilation – „bewusst" eingestellt, um ein Versagen der Atempumpe zu verhindern.

sprochen werden, keine Rolle (▶ Abb. 12.2). Ohne die Entwicklung der Aufkonzentration des Sauerstoffs durch die **Hämoglobinbindung** wären komplexere Organismen in der Evolution nicht entstanden, da eine Energieversorgung mit Sauerstoff über die Löslichkeit unmöglich gewesen wäre.

Damit das Gas aber die Alveolen erreicht, ist eine entsprechende Ventilation erforderlich, die von der **Atemmuskulatur** (Atempumpe) geleistet wird. Im Vordergrund steht hier das Zwerchfell, das etwa 90 % der Atemarbeit leistet. Beide Systeme sind streng getrennt zu betrachten. Eine Erkrankung der Lunge äußert sich als hypoxämische, eine des Zwerchfells als hyperkapnische Insuffizienz. Ihre Auswirkung auf die Blutgase sind in ▶ Abb. 12.3 noch einmal zusammengefasst (weitere Details im Kap. 4.3, COPD sowie weiter unten).

M!

Im Einzelfall muss immer zuerst geklärt werden, ob ein Lungenparenchymversagen oder eine Überlastungssituation der Atempumpe im Vordergrund steht (beides verursacht Hypoxämie; die Hyperkapnie diskriminiert die Genese).

Die Sauerstoffmoleküle müssen weiter durch das Herz, der **Blutpumpe**, in die Peripherie transportiert werden. Eine schwere **Herzinsuffizienz** ist ein häufiger Grund für einen Intensivaufenthalt. Die Herzleistung hängt eng zusammen mit dem Widerstand des Gefäßsystems (Nachlast). Auf dem ganzen Transportweg gibt es eine direkte Proportionalität der einzelnen Faktoren. Beispielsweise führt eine Anämie mit Reduktion der Sauerstoffmoleküle in der Regel kompensatorisch zu einer Zunahme der Herzleistung, damit die Zahl der Sauerstoffmoleküle pro Zeiteinheit in der Peripherie gleich bleibt (hyperzirkulatorische Anämie). Oder es kann bei erhöhtem Hämoglobin infolge Polyglobulie ein erniedrigter Blutdruck ggf. hingenommen werden, ohne dass die Versorgung im Endstromgebiet gefährdet wäre.

Recht selten finden sich **Störungen im Transport vom Kapillarbett zur Zelle** bzw. Mitochondrien. Hier sind meist Vergiftungen die Ursache (z. B. Kohlenmonoxid oder Zyanid). Ausnahmen stellen postoperative Zustände mit Durchtrennung oder Kompression von Gefäßen dar, sodass dort die Diffusionswege länger sind. In diesen Fällen kann man im Einzelfall durch höhere O_2-Gabe die physikalische Löslichkeit des Sauerstoffs erhöhen, um die Versorgung der Peripherie zu verbessern.

Vergessen wird auch häufig, dass Ödeme (zumeist durch zu viel Flüssigkeitsgabe) die **Diffusionsstrecke** der **Sauerstoffmoleküle** von der Kapillare bis zum Mitochondrium deutlich verbreitern, was eine Gewebehypoxie nach sich ziehen kann. Dieses entsteht z. B. bei **Sepsis**, wenn zu viel Flüssigkeit infundiert wird und trotz normalem Sauerstoffpartialdruck in der Arterie das Laktat infolge Hypoxämie in der Zelle ansteigt.

Ein anderes Problem ist die reduzierte Sauerstoffabgabe vom Hämoglobin an die Zelle durch so genannte **Linksverschiebung der Sauerstoffbindungskurve**, z. B. durch niedrige Temperatur, erhöhten pH, niedriges CO_2 und Abnahme des 2,3-Diphosphorglycerats intraerythrozytär. Bedenkt man diese Mechanismen, so wird klar, dass z. B. die auf Intensivstationen häufige und großzügig indizierte Gabe von Bikarbonat bei einer Azidose die Gesamtsituation in der Regel nicht bessert. Es korrigiert nur einen Sekundäreffekt (auch nur vorübergehend) und führt am Ende zu einer schlechteren Sauerstoffabgabe an die Zelle. Die adäquate Versorgung der Zelle ist aber das Primärziel der äußeren und inneren Atmung.

▸ **Störungen des Sauerstoffverbrauchs.** Eine **Kette** ist immer so stark wie ihr **schwächstes Glied.** Fällt z. B. die Herzleistung durch einen Infarkt deutlich, können die anderen Systeme das zumindest im Akutfall nur gering kompensieren, sodass ein Kreislaufschock resultieren kann. Diese Fälle sind meistens gut bekannt und klar beschrieben. Komplizierter wird aber die Situation, wenn z. B. eine Anämie vorliegt. ▸ Abb. 12.4 zeigt dann die Kette des Sauerstofftransports von ▸ Abb. 12.1 unter dieser Maßgabe. Das Lungenparenchym selbst ist nicht betroffen, aber alle anderen Systeme müssen versuchen gegenzusteuern, um die Organleistung zu erhalten. Da sich die Blutgase und die Sauerstoffsättigung nicht verändern (wohl aber der Sauerstoffgehalt), wird dieses in seiner Auswirkung meist anfangs nicht bemerkt. Entwickelt sich dann im Verlauf eine Insuffizienz einzelner Organe infolge der Überlastung durch die Anämie (meist Atempumpe oder Herz), werden diese Organe dann oft durch unnötige

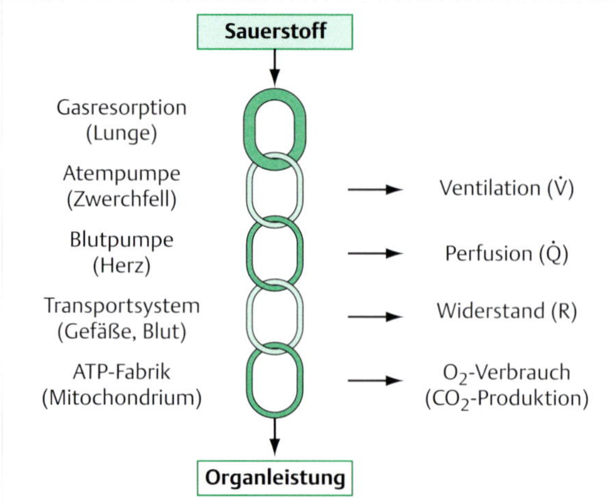

Abb. 12.4 Sauerstofftransport im Fall einer Anämie.

Maßnahmen gestützt, was aufgrund der nicht erkannten Kausalkette die Situation verschlimmern kann.

> **M!**
> Die Einzelelemente des Sauerstofftransports passen sich längerfristig immer dem schwächsten Glied an, um unnötigen Energieverbrauch zu vermeiden.

▸ **Energieverbrauch.** Ein weiterer wichtiger Tatbestand wird bei der pathophysiologischen Betrachtung der Organleistungen des Sauerstofftransportsystems fast immer übersehen. Ein Patient auf der Intensivstation hat eine entsprechende allgemeine Belastung durch die Grunderkrankung. Allerdings muss er keine sonstige Arbeit leisten, was bedeutet, dass seine **nicht kranken Organe nur im Grundumsatzbereich** betrieben werden müssen. Unser Organismus ist aber in der Lage, ganz **erhebliche Reserven** zu mobilisieren, die er im Laufe der Evolution zur Nahrungsgewinnung bzw. zum Überleben entwickelt hat. Beispielsweise kann das Atemminutenvolumen auch bei Untrainierten um den Faktor 20, das Herzminutenvolumen um den Faktor 5 ohne Probleme gesteigert werden. Die Sauerstoffaufnahme steigt damit auf mehr als das 10-Fache an. Bei Leistungssportlern liegen die Werte noch deutlich höher.

Ein Teil dieser **Organreserven** stehen zumindest teilweise auch beim Schwerkranken zur Verfügung, um die Ausfälle eines Systems zu kompensieren. Dieses führt aber häufig dazu, dass sich einzelne Parameter durch diese Kompensation in den pathologischen Bereich verschieben, eine meist sinnvolle Gegenregulation. Sind die Grunderkrankung und die Pathophysiologie der Kompensation bekannt, wird man diese Verschiebung in der Regel nicht behandeln. Typischerweise passiert das aber recht häufig, da die Messwerte formal pathologisch sind. Ein klassisches Beispiel ist das **unnötige Anheben des Sauerstoffpartialdrucks** durch zu hohe Sauerstoffgaben oder das zu hohe Anheben eines **Blutdrucks** bei Multiorganversagen mit diffuser Kapillarleckage durch Katecholamine. Durch diese pathophysiologisch sinnlosen Maßnahmen werden die Patienten meist kranker als durch die primäre Erkrankung, die zum Intensivaufenthalt geführt hat.

> M!
>
> Ein Intensivpatient muss nur „überleben"; er braucht keine sonstige Arbeit zu leisten.

▶ **Sauerstoffangebot.** Eine zentrale Regelgröße in der Transportkette des Sauerstoffs ist das Sauerstoffangebot (Oxygen Delivery). Der Organismus versucht dieses für den jeweiligen Zustand konstant zu halten (unter Belastung ist es natürlich höher). Eine zweite mögliche Stellschraube für den Organismus, den Verbrauch des Sauerstoffs in den Organen (**Sauerstoff-Extraktionsrate**) selber zu beeinflussen, spielt in der inneren Medizin lange keine Rolle. Erst wenn alle Maßnahmen erschöpft sind, greift er auf diese Möglichkeit zurück [7]. Das Sauerstoffangebot besteht aus dem Produkt aus Herzzeitvolumen und Sauerstoffgehalt, dargestellt in ▶ Abb. 12.5. Die Extraktionsrate errechnet sich aus der Differenz zwischen Sauerstoffaufnahme und Sauerstoffverbrauch (Oxygen Consumption). Den letzteren erhält man durch Differenz zwischen arteriellen und gemischtvenösen Sauerstoffgehalt bzw. Sättigung.

> M!
>
> Die Formel zum Sauerstoffangebot (= Herzminutenvolumen × Sauerstoffgehalt) ist die zentrale pathophysiologische Beziehung in der Intensivmedizin.

An dieser Beziehung kann man zahlreiche Phänomene festmachen, die auf der Intensivstation beobachtet werden. Sie ist deswegen von zentraler Bedeutung für die pathophysiologische Betrachtung vieler Erkrankungen. Das Sauerstoffangebot spiegelt den Sauerstofftransport in die Peripherie wider. Dabei ist die **Herzleistung äquivalent** zum **Sauerstoffgehalt**, der die Zahl der transportierten Sauerstoffmoleküle widerspiegelt. Der Sauerstoffgehalt wird üblicherweise nicht gemessen. Er lässt sich aber leicht errechnen aus folgendem Produkt:

Sauerstoffgehalt = Sauerstoffsättigung × Hämoglobin × 1,35 (Hüfner-Zahl)

(Manche nehmen für die Hüfner-Zahl 1,34, wieder andere 1,39, für die Praxis sind die Unterschiede völlig unwesentlich.)

Erst über der Sauerstoffbindungskurve ergibt sich dann der Sauerstoffpartialdruck (▶ Abb. 12.5 und ▶ Abb. 12.9).

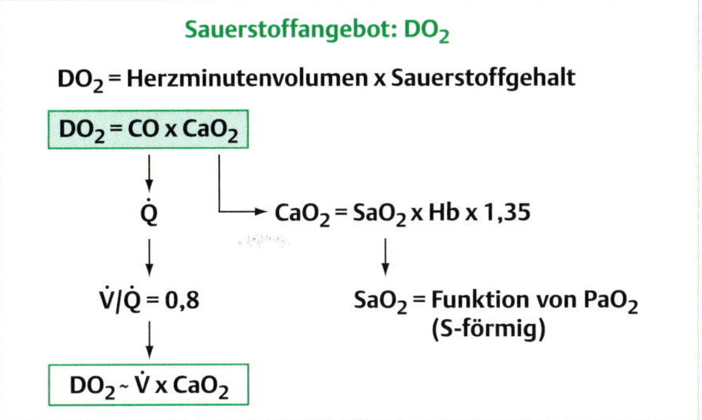

Abb. 12.5 Berechnung des Sauerstoffangebots (DO_2). Der Sauerstoffgehalt (CaO_2) ist gleich Sauerstoffsättigung (SaO_2) × Hämoglobin × Hüfner-Zahl. Erst über die Sauerstoffbindungskurve erhält man den Sauerstoffpartialdruck (paO_2), der über eine S-förmige Funktion mit der Sauerstoffsättigung zusammenhängt (Sauerstoffbindungskurve ▶ Abb. 12.9). Das Verhältnis zwischen Ventilation ($\dot{V}$) und Perfusion ($\dot{Q}$) wird ebenfalls konstant geregelt. Unter dieser Annahme ist das Sauerstoffangebot auch proportional zur Ventilation × Sauerstoffgehalt.

Die Beziehung zeigt ganz eindeutig, dass für den Sauerstofftransport der **Sauerstoffpartialdruck** (paO_2) nur eine **tertiäre Größe** darstellt. Entsprechend nachrangig ist seine Bedeutung für die vegetativen Zentren des Organismus. Der paO_2 wird neben $paCO_2$ und pH zwar vom Glomus caroticum gemessen. Es stellt jedoch nur einen Faktor von zahlreichen anderen Messgrößen dar. Die vegetativen Zentren zielen auf die Konstanthaltung des Sauerstoffangebots und des pH ab. Das schon erwähnte Beispiel der Anämie soll das nochmals verdeutlichen. Diese führt durch Abfall des Hämoglobins bzw. des Sauerstoffgehalts zum kompensatorischen Anstieg der Herzleistung, sodass das Sauerstoffangebot in der Peripherie gleich bleibt. Der Sauerstoffverbrauch des Herzens steigt natürlich durch die Mehrarbeit dieses Organs an. Dabei ändern sich die Blutgase aber nicht bzw. die wichtigen Veränderungen sind darin nicht sichtbar.

Infolge der zusätzlichen Anforderung an die Herzleistung kommt es gerade in der **Kardiochirurgie postoperativ** zu erheblichen Komplikationen, wenn eine durch die Operation entstandene Anämie nicht ausgeglichen wird. Es gibt zahlreiche Veröffentlichungen, die einen direkten Zusammenhang zwischen Hämoglobingehalt und Komplikationen postoperativ zeigen. Inzwischen gibt es auch eine große Veröffentlichung zum negativen Effekt einer präoperativen Anämie auf das Outcome auch bei nicht kardiochirurgischen Patienten [17].

Natürlich gilt das nicht für alle Patienten auf der Intensivstation. Liegt **keine Limitation** durch die Herz- oder Atempumpe vor, z. B. bei einer akuten Pneumonie, ist auch bei mäßiger Anämie ein Ausgleich durch **Bluttransfusion nicht erforderlich** bzw. sogar kontraindiziert, da damit nur ein zusätzliches Risiko eingebracht wird (im

Abschnitt „Weaning" wird näher auf diese Problematik eingegangen).

Ein Beispiel mag die **Beziehung zwischen Sauerstoffgehalt und -partialdruck** nochmals verdeutlichen (▶ Abb. 12.6). Der Sauerstoffpartialdruck entspricht eigentlich einem Potenzial bzw. einer Spannung, der Sauerstoffgehalt dem Leistungsvermögen der Spannungsquelle (z. B. Amperestunden bei Akkus). Nimmt man mehrere kleine Batterieknopfzellen, die hintereinander geschaltet eine Spannung von 12 V ergeben, und vergleicht diese im Lastverhalten mit einer Autobatterie von ebenfalls 12 V, fallen erhebliche Unterschiede auf. Ein geringer Lastwiderstand führt bei den Taschenlampenbatterien zu einem Zusammenbruch der Spannung ohne Wärmeentwicklung, während bei der Autobatterie ein hoher Strom fließt, was den Draht zum Glühen bringt. Das Leistungsvermögen der **„Sauerstoffbatterie"** wird durch das Hämoglobin mit seiner Sättigung (Sauerstoffgehalt) bestimmt, das entsprechenden Sauerstoffstrom nachliefern kann, um die Sauerstoffspannung (= Partialdruck) zu halten.

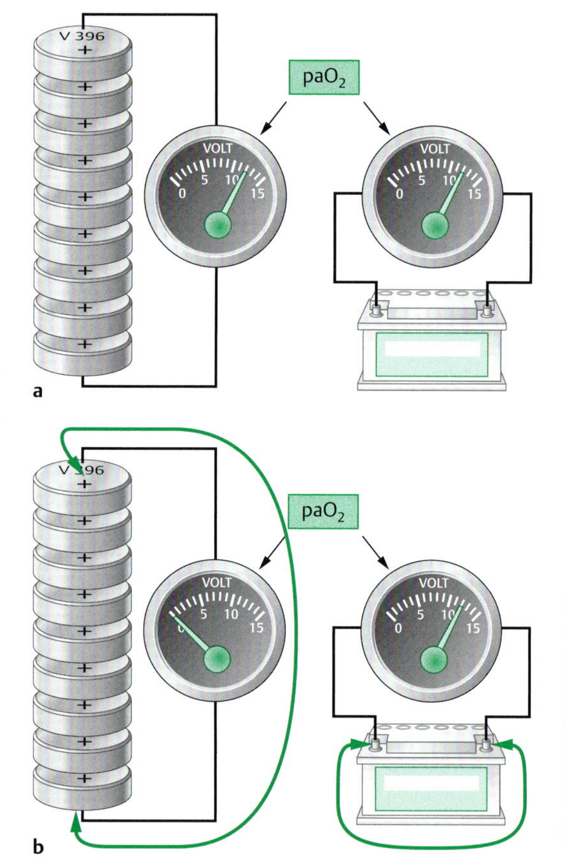

Abb. 12.6 Beziehung zwischen Sauerstoffgehalt und Sauerstoffpartialdruck am Beispiel elektrischer Spannungsquellen.
a Spannungsquellen mit gleichem Potenzial aber stark unterschiedlichem Leistungsvermögen (Knopfzellen versus Autobatterie). Die Spannung entspricht hier dem paO_2.
b Änderung der Spannung nach Kurzschluss mit einem Draht. Bei der starken Autobatterie bleibt die Spannung etwa erhalten. Der hohe Strom führt zur Erhitzung des Drahtes. Der Strom entspricht dem Sauerstofftransport; das Leistungsvermögen der Batterien (Amperestunden) etwa dem Sauerstoffgehalt.

> **M!**
> Der im Hämoglobin gespeicherte Sauerstoff stellt sozusagen die Energiereserve zur Aufrechterhaltung des Sauerstoffpartialdrucks dar.

Der aufmerksame Leser wird fragen, wie die Leistung der Atempumpe in diesem Zusammenhang geregelt wird. Dieses erfolgt über die **Anpassung von Ventilation und Perfusion.** Das Verhältnis der beiden Größen liegt in Ruhe zwischen 0,8 und 1 und wird ebenfalls konstant gehalten durch verschiedene Mechanismen. Der bekannteste ist der von-Euler-Liljestrand-Reflex, der dafür sorgt, dass entsprechend minderbelüftete Gebiete auch weniger perfundiert werden.

Nimmt man das Verhältnis zwischen Perfusion und Ventilation als konstant an, kann man vereinfacht sagen, dass das Sauerstoffangebot auch proportional der Ventilation mal dem Sauerstoffgehalt ist (▶ Abb. 12.5 [$DO_2 \sim \dot{V} \times CaO_2$]). Auch an dieser Formel sieht man klinisch zu beobachtende Phänomene. Eine Anämie mit Abfall des Sauerstoffgehalts führt zur Steigerung der Ventilation. Umgekehrt entlastet eine Blutgabe die Ventilation bei den Patienten, deren Leistung durch die Atempumpe limitiert ist.

Die **absolute Höhe des Sauerstoffangebots** wird häufig durch Maßnahmen auf der Intensivstation verändert, ohne dass dieses bewusst wahrgenommen wird. Beispielsweise erhöhen es **Katecholamine**. Damit werden direkt die meist kritischen Organe Herz- und Atempumpe vermehrt belastet. Der Blutdruck und die Atmung bessert sich vorübergehend, um dann umso schneller zu versagen („das Kind mit dem Bade ausgeschüttet"). Bei **Beatmung und Sedierung** ist es umgekehrt. Die kritischen Organe werden entlastet, da die Gesamtsauerstoffaufnahme sinkt.

▶ **Anpassung der Organdurchblutung.** Hinzu kommt, dass der Organismus seine Durchblutung der einzelnen Organe subtil den Erfordernissen anpassen kann. Hierzu gibt es eindrucksvolle Ergebnisse aus schon älteren Tierversuchen, die modifiziert in ▶ Abb. 12.7 wiedergegeben sind [26]. Hier wurde der **Einfluss einer kontrollierten Beatmung auf die Organdurchblutung** bei schwerer **Herzinsuffizienz**, ausgelöst durch Herztamponade, mittels 4 radioaktiver Tracer untersucht. Die Versuche zeigen mehrere bedeutende Ergebnisse, die direkt für die praktische Intensivmedizin Bedeutung haben. Zum einen fällt auf, wie massiv eine Herzinsuffizienz mit Lungenödem die Atemmuskulatur durch Erhöhung der Atemarbeit belastet. Die Folge ist eine drastische Erhöhung der Zwerchfelldurchblutung, die nach kompletter Entlastung durch mechanische kontrollierte Beatmung etwa um den Faktor 6 zurückgeht.

Des Weiteren zeigt sich in den Daten, dass eine Beatmung die gesamte Sauerstoffaufnahme etwa um 15 % reduziert, also weniger als es der Rückgang der Zwerchfelldurchblutung ausgemacht hat. Dafür bekommen jetzt die anderen Organe, wie insbesondere Niere, Gehirn, geringer auch das Herz, mehr Blut zur Verfügung gestellt. Sie hatten es vorher quasi **altruistisch** größtenteils an das Zwerchfell abgetreten, um ein lebensbedrohliches Versagen des aktuell limitierten Organs zu verhindern.

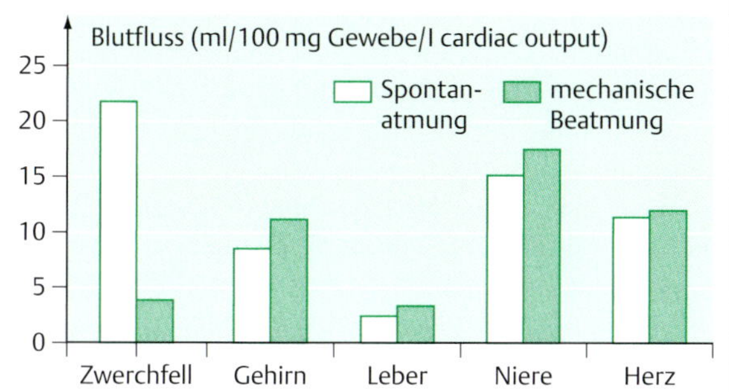

Abb. 12.7 Blutfluss verschiedener Organe nach einer durch Herzbeuteltamponade ausgelösten Herzinsuffizienz, vor und unter kontrollierter Beatmung (Quelle: [26]).

Dieses Beispiel zeigt auch, dass die Durchblutung durch die sympathische Steuerung der Gefäße genau den Erfordernissen angepasst werden kann. Sei ca. 1990 weiß man, dass es marklose C-Fasern gibt, die den **intrazellularen pH-Wert** an die vegetativen Zentren liefern und somit eine drohende Organüberlastung über die intrazelluläre Laktatazidose melden können.

> **M!**
>
> Der Sauerstoffverbrauch wird durch therapeutische Maßnahmen oft erhöht; ein Tatbestand, der fast regelmäßig übersehen wird, sodass quasi das „erschöpfte Pferd noch die Peitsche bekommt".

12.1.3 Hypoxämie – Hypoxie

Setzt man die pathophysiologischen Erkenntnisse des vorhergehenden Abschnitts konsequent um und vergleicht es mit den Daten in den Lehrbüchern bzw. in der klinischen Praxis, fällt eine offensichtliche Diskrepanz auf. Ein Phänomen, das man als **„Hypoxieparadoxon"** bezeichnen könnte.

Ein Schlüsselerlebnis hat uns vor über 25 Jahren diese Diskrepanz vor Augen geführt, dargestellt in ▶ Abb. 12.8. Es zeigt die Pulsoximetrie eines erfolgreichen, deutlich übergewichtigen Unternehmers, der damals ins Schlaflabor kam. Er hatte ein ausgeprägtes Obesitas-Hypoventilationssyndrom mit zusätzlich obstruktiver Schlafapnoe (Kap. 11.6). Die damaligen Pulsoximetriegeräte konnten

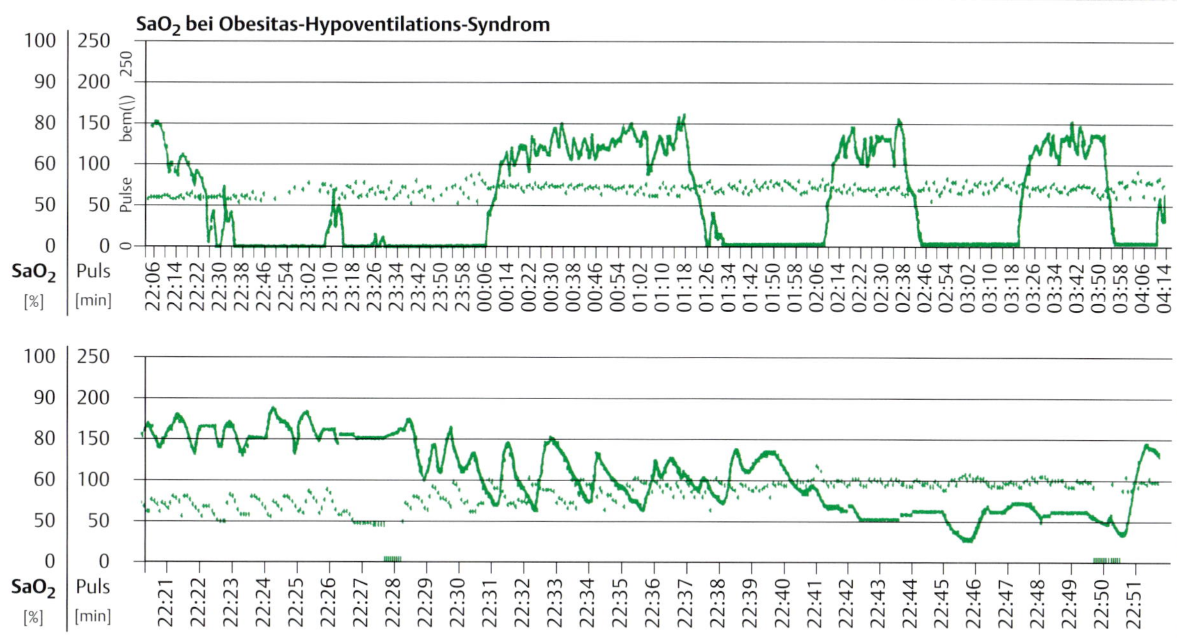

Abb. 12.8 Originalregistrierung einer Sauerstoffsättigungskurve eines Patienten mit Obesitas-Hypoventilationssyndrom aus dem Jahre 1987. Wie häufig bei dieser Erkrankung finden sich auch zusätzlich Zeichen der obstruktiven Schlafapnoe.

nur Sättigungsabfälle bis 50 % messen. Einen wesentlichen Teil in der Nacht lagen diese darunter. Überträgt man diese Daten auf die Sauerstoffbindungskurve (▶ Abb. 12.9), dann hatte dieser Patient **nachts Sauerstoffpartialdrücke um 20 mmHg.** Das entspricht einem Höhenaufenthalt von etwa 7 000 m. Naturgemäß hatte er eine erhebliche Polyglobulie mit einem Hämoglobin von ca. 20 g/l. Mentale Beschwerden durch diese schweren hypoxämischen Phasen hatte er nicht. Dies war Ausgangspunkt unserer Neubetrachtung von bisher klassischen pathophysiologischen Sichtweisen bei Intensivpatienten.

Auf der anderen Seite erlebt man recht häufig Patienten auf der Intensivstation mit erheblicher **Hypoxämie** im Rahmen einer **akuten Erkrankung.** Wegen der Häufigkeit dieses Phänomens ist die offensichtliche in der Literatur etablierte Kopplung zwischen Hypoxämie in den Blutgasen und Schwere des Krankheitsbildes entstanden. Man hat automatisch verallgemeinert, dass eine Hypoxämie immer eine schwere Erkrankung sein muss (ein typisches Beispiel dafür, dass ein induktiver Schluss für eine Beweisführung wenig zuverlässig ist (s. Kap. 1). Es gibt auch umgekehrte Phänomene, die allerdings seltener sind. Immer wieder kommen Patienten mit ausgedehnter Pneumonie und allgemeinem Krankheitsgefühl zur Aufnahme, die in Ruhe keine Luftnot haben. In den Blutgasen zeigen sie dann eine überraschend schwere Hypoxämie, z. B. mit einem Sauerstoffpartialdruck von unter 35 mmHg.

Die **Lösung des Paradoxons** ist zunächst der klassische Denkfehler, 2 Ereignisse, die häufig miteinander vorkommen (Hypoxämie und schlechter Allgemeinzustand) als kausal anzusehen. Das Paradoxon ist dann kein Widerspruch mehr, wenn der Sauerstoffgehalt als die zentrale Führungsgröße für die Steuerung der vegetativen Zentren angesehen wird [13]. Damit wird offensichtlich, dass eine **Hypoxämie** nicht automatisch einer **Hypoxie** im Gewebe entspricht. ▶ Abb. 12.10 zeigt diese Unterschiede noch einmal anschaulich. Eine gesunde Frau mit Hämoglobin im unteren Normbereich wird hier mit einem Patienten mit Polyglobulie infolge einer schweren COPD verglichen. Beide haben den gleichen Sauerstoffgehalt von 14,8 ml O_2/100 ml Blut. Allein durch das höhere Hämoglobin wird hier die Hypoxie in der Peripherie vermieden, obwohl die Blutgase und die Sättigung ganz erheblich differieren.

Dieses Beispiel beruht auf einer direkten Umrechnung der Werte aus der Formel zum Sauerstoffangebot (▶ Abb. 12.5) bzw. aus der Sauerstoffbindungskurve (▶ Abb. 12.9). Im Bereich von Sättigungswerten < 50 % kommen gewisse Korrekturfaktoren hinzu, da sich die Sauerstoffbindungskurve in der Abhängigkeit vom Kohlendioxidpartialdruck etwas ändert. Auf der Intensivstation kommen zusätzlich leichte Verschiebungen durch pH- und Temperaturänderungen hinzu. Alle diese, in der Physiologie sorgfältig untersuchten Effekte sind jedoch um eine **Größenordnung geringer** im Vergleich zur klinischen Missachtung der Bedeutung des Sauerstoffgehalts. Deswegen sollte er als Parameter für therapeutische Entscheidungen auf der Intensivstation im Vordergrund stehen sollte.

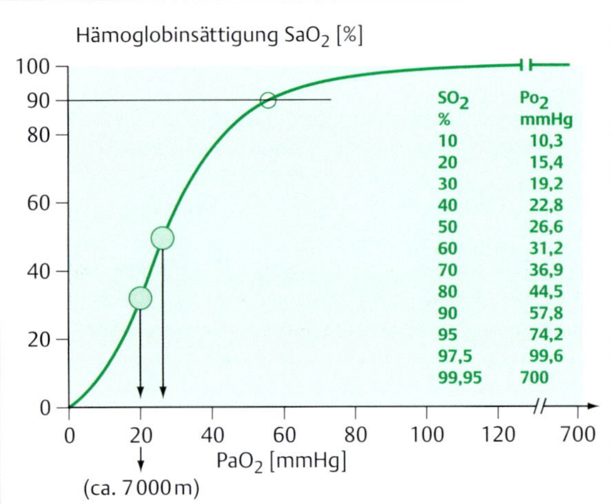

Abb. 12.9 Sauerstoffbindungskurve mit Darstellung zweier Sättigungsmesspunkte des Patienten aus ▶ Abb. 12.8, die den daraus resultierenden Sauerstoffpartialdruck darstellen.

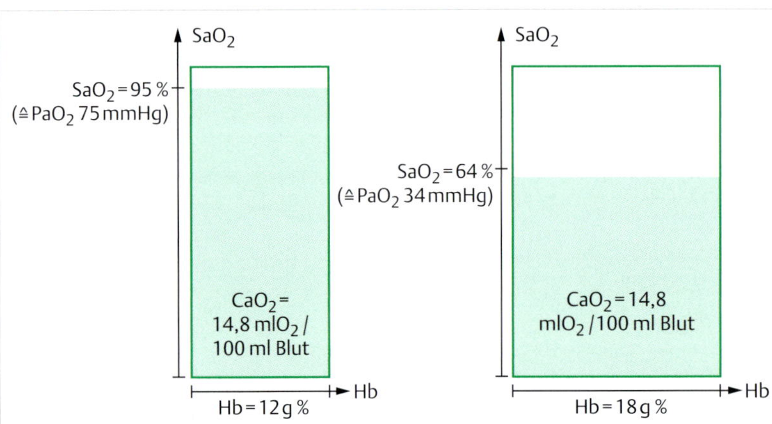

Abb. 12.10 Beziehung der Blutgase bzw. der Sauerstoffsättigung einer gesunden Frau (links) und eines Patienten mit Polyglobulie infolge schwerer COPD (rechts). Beide Patienten haben hier einen identischen Sauerstoffgehalt.

M!

Der Sauerstoffgehalt sollte der Balken im Auge des Intensivmediziners sein, der Splitter ist der Sauerstoffpartialdruck.

Der **Normalwert** des Sauerstoffgehalts liegt etwas oberhalb von 14 ml O_2/100 ml Blut. Genaue Sollwerte sind in der Literatur nicht vorhanden im Gegensatz zum Sauerstoffpartialdruck. Hier gibt es Dutzende von Veröffentlichungen zu den typischerweise altersabhängigen Sollwerten. Dieses Beispiel zeigt ganz deutlich die bis heute ungenügende Beachtung des Sauerstoffgehalts in Klinik und Forschung.

Immer wieder liest man, dass die Situation der niedrigen Sättigung nicht direkt mit einem niedrigen Hämoglobin umgerechnet werden könne, obwohl die klinische Erfahrung dagegen spricht. Als Argument wird angeführt, dass bei einer **Kohlenmonoxidvergiftung** mit Blockierung des Hämoglobins auf 50–60 % der Sättigung die Patienten nicht mehr überleben, während eine Anämie auf den halben Sollwert in keiner Weise ein ähnlich dramatisches Krankheitsbild verursacht. Als physiologischer Hintergrund wird genannt, dass durch die niedrige Sättigung der Sauerstoffpartialdruck in den Kapillaren zu niedrig sei, um noch zur Zelle zu diffundieren (vis a tergo). Immerhin muss der Sauerstoff sich im Kapillarblut wieder vom Hämoglobin chemisch lösen und als Gas durch das Interstitium bzw. die Zellwand diffundieren, bevor er dann wieder chemisch in der Atmungskette gebunden wird. Allerdings sind die für die Diffusion in die Zelle erforderlichen Sauerstoffpartialdrücke sehr niedrig; sie liegen im Bereich von 1–2 mmHg.

Das wesentliche Gegenargument ist aber, dass die Kohlenmonoxidvergiftung nicht vergleichbar ist mit einer Anämie, da das Kohlenmonoxid ganz erheblich in den Elektronentransfer in der Atmungskette eingreift [1]. Durch diese Toxizität wird das klinische Bild wesentlich mehr bestimmt als durch die Störung der Hämoglobinbindung.

12.1.4 Sollwertbereich Sauerstoffgehalt

Es stellt sich nun die Frage, wo denn die tatsächlichen **Grenzen des Sauerstoffmangels** für den Gesunden bzw. Kranken liegen. Diese Frage ist ohne weiteres nicht leicht zu beantworten, da es hierzu in der Literatur kaum und zudem praktisch keine neueren Daten gibt. Man muss Daten aus der Höhenmedizin sowie aus der Veterinärmedizin hinzunehmen, um den Größenbereich abzuschätzen. Hilfreich könnte es sein, **Laktat** zu bestimmen, da es bei relevanter Hypoxie durch Umschalten auf einen anaeroben Stoffwechsel ansteigt. Allerdings gibt es viele Ursachen für eine erhöhte Laktatproduktion. Hinzu kommt, dass Laktat in Tierversuchen erst bei sehr schwerer Hypoxie ansteigt, etwa bei inspiratorischen Sauerstoffkonzentrationen von 4 %. Diese Sauerstoffwerte sind dann so niedrig, dass man sie nicht riskieren möchte.

Allgemein kann aber sicher gesagt werden, dass der Organismus **sehr viel hypoxieresistenter** ist als üblicherweise angenommen. Deutliche Unterschiede bestehen auch dahingehend, ob bzw. wie viel Zeit der Organismus hat, sich an eine Hypoxie anzupassen. Hier gibt es mehrere Anpassungsmechanismen, die über einen unterschiedlichen Zeitraum wirken.

► **Anpassungsmechanismen an eine Hypoxie.** Der schnellste Mechanismus der Hypoxieanpassung ist die **Änderung der 2,3- Diphosphorglyceratkonzentration** im Erythrozyten. Damit kann innerhalb von 15–20 min der Organismus eine akute Störung des Sauerstofftransports in gewissem Umfang kompensieren. Bei einer akuten Herzinsuffizienz, z. B. infolge eines Infarkts, kommt es durch die reduzierte Herzauswurfleistung zu einem verminderten Fluss in die Peripherie. Eine Erhöhung der 2,3-Diphosphorglyceratkonzentration verschiebt die Sauerstoffbindungskurve nach rechts mit der Folge, dass der Sauerstoff durch das langsamer fließende Blut in der Peripherie besser abgegeben werden kann. Als Nachteil hierfür wird eine schlechtere Aufnahme in der Lunge in Kauf genommen. Dieses wird typischerweise durch eine Hyperventilation kompensiert, da die Atempumpe in diesem Falle noch Reserven hat.

Das Umgekehrte passiert z. B. bei der akuten Exazerbation einer COPD mit Hyperkapnie. Hier nimmt die 2,3-Diphosphorglyceratkonzentration ab, mit der Folge, dass die Sauerstoffmoleküle in der schlechter ventilierten Lunge leichter an das Hämoglobin gebunden werden können. Dafür muss dann das Herz etwas mehr pumpen, um die Auswirkung in der Peripherie zu kompensieren.

M!

Über die Konzentrationsänderung des 2,3-Diphosphorglycerats im Erythrozyten kann der Organismus einer akuten Hypoxämie bereits nach 15–30 min gegensteuern.

Ein weiterer wichtiger und praktisch in der Intensivmedizin nicht bekannter Mechanismus ist eine **Expression von Isoenzymen der Atmungskette**, die es ermöglichen, mit sehr geringem Sauerstoffpartialdruck in der Zelle trotzdem ausreichende ATP-Konzentrationen zu produzieren. Dieses Phänomen ist in der Höhenmedizin gut bekannt. Es entspricht der Höhenanpassung von 2–4 Tagen, die es ermöglichen, in Regionen bis knapp 6 000 m aufzusteigen. Es gibt bereits seit 30 Jahren gute zellphysiologische Arbeiten, die sich mit dem Phänomen beschäftigt haben [13].

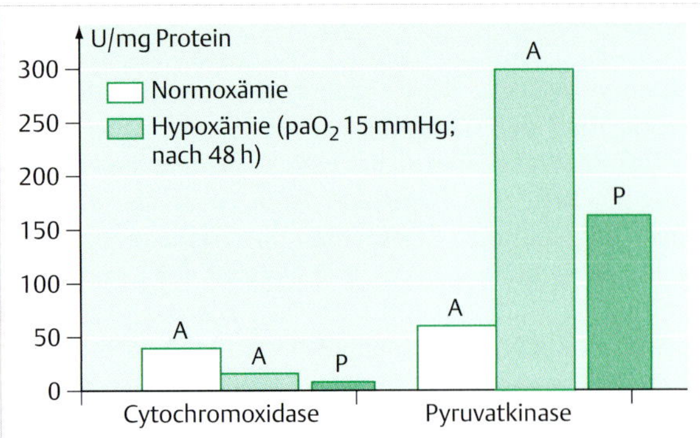

Abb. 12.11 Schlüsselenzyme des Zitratzyklus und der Atmungskette von Alveolarmakrophagen (A), die unter Hypoxiebedingungen gehalten wurden. Nach etwa 48 h haben sich die Eigenschaften deutlich verändert. Sie entsprechen dann eher denen von Peritonealmakrophagen (P), die diese Enzyme infolge des geringen Sauerstoffpartialdrucks im Peritoneum permanent exprimiert haben (Quelle: [25]).

▶ Abb. 12.11 zeigt ein solches Ergebnis [25]. Dort ist gezeigt worden, dass **Alveolarmakrophagen** eine Sauerstoffpartialdruckdifferenz von etwa 30 mmHg an der Zelloberfläche brauchen, um einen normalen Energiestoffwechsel zu haben. Sie müssen eher ein „zu viel" an Sauerstoff abwehren. Der gleiche Makrophage im Peritoneum kommt mit knapp 1 mmHg aus. Führt man den Alveolarmakrophagen in Zellkulturen durch Hypoxiebedingungen in einen **Peritonealmakrophagen** über, so braucht es etwa 48–72 h, bis die entsprechenden Isoenzyme exprimiert sind und der Makrophage mit viel weniger Sauerstoff seine alte Aktivität wiedererlangt hat. Die über Jahrhunderte ortsansässigen Hochlandbewohner im Himalaja (Sherpas) haben diese hypoxieresistenten Isoenzyme vermutlich permanent exprimiert, was ihre hohe Leistungsfähigkeit erklärt [9].

M!

Über eine hypoxämiebedingte Expression von Isoenzymen der Atmungskette (48–72 h) wird der Organismus entscheidend resistenter gegen O_2-Mangel, da diese Isoenzyme mit deutlich weniger Sauerstoffpartialdruck die gleiche ATP Menge produzieren können.

Diese Erkenntnis ist für die Intensivmedizin wesentlich. Sie ermöglicht immerhin, Patienten an einen hypoxämischen Zustand anzupassen, wenn diese ansonsten durch die Korrektur der Hypoxämie (typisches Beispiel hohe Beatmungsdrücke, hohe FiO_2) in der Lunge schwer geschädigt würden. Man kann in solchen Fällen die Sauerstoffsättigung kontinuierlich herunterfahren. So können in Problemfällen durchaus Patienten auf Sättigungswerte von 70–80 % eingestellt werden, normales Hämoglobin vorausgesetzt. Inzwischen wird auch vereinzelt von einer **„permissiven Hypoxämie" bei Intensivpatienten** gesprochen, da man gesehen hat, dass eine Hypoxie u. a. auch Entzündungsmediatoren bremsen kann. Die Berücksichtigung des Sauerstoffgehalts fehlte aber bei diesen Untersuchungen. Ob diese Hemmung positiv oder negativ zu sehen ist, bleibt offen. Möglicherweise sind es nur indirekte Effekte infolge der Reduktion der Beatmungsdrücke und der Sauerstoffgabe, um eben diese permissive Hypoxämie (und meist auch Hyperkapnie) zu erzeugen.

M!

Die Grenze für eine kritische Hypoxämie liegt viel tiefer als üblicherweise publiziert und klinisch toleriert.

Der letzte entscheidende Mechanismus, sich an eine Hypoxämie zu adaptieren, ist die **Polyglobulie**. Hierdurch sind extreme Anpassungen möglich. Allerdings dauert es üblicherweise 4–6 Wochen, bis das Maximum erreicht ist. Diesen Zeitraum müssen auch Bergsteiger im hohen Basislager verbringen, um schließlich über 8 000 m steigen zu können. Für die Intensivstation heißt das, bei Patienten mit Herz- oder Atempumpeninsuffizienz Anämie zu vermeiden oder möglicherweise sogar Patienten, die vorher eine Polyglobulie hatten, wieder in diesen Zustand zurückzuführen, was insbesondere im Weaning wesentlich sein kann (s. dort). Auch dieses Beispiel zeigt deutlich, dass eine Anämie bei Intensivpatienten oft kontraproduktiv ist, wenn das Herz und die Atempumpe kritisch belastet sind. Wie wirksam ein erhöhtes Hämoglobin sich auf die Leistungsfähigkeit auswirkt, zeigt auch eindrucksvoll das Höhentraining über einen längeren Zeitraum und das EPO-Doping in der Sportmedizin.

Immer wieder liest man, dass die Polyglobulie den Nachteil der **erhöhten Viskosität** habe, was wiederum die Mikrozirkulation stören und eine Thrombenbildung mit dem Risiko von Infarkten begünstigen würde. Hierzu gibt es jedoch in der Literatur praktisch keine Daten, die das belegen. Erhöhte Komplikationsraten sind nur in Einzelfällen beschrieben. In der Physiologie ist die Variationsbreite der Blutviskosität erstaunlich groß. Beispielsweise haben Meeressäuger, wie insbesondere Seelöwen, Hämoglobinwerte von 24–28 g/dl. Das zeigt, wie viel „Polyglobulie" möglich ist. Deswegen ist bei Hyperkapnie ein **Aderlass kontraindiziert**, da die Polyglobulie, die Sauerstoffversorgung in der Peripherie sichert. Eine dauerhafte Entlastungstherapie der Atempumpe durch die Beatmung führt von alleine zum Rückgang der Polyglobulie, da der Grund dafür dann entfällt.

M!

Eine durch Hypoventilation bzw. Hypoxämie induzierte Polyglobulie darf nicht durch Aderlass behandelt werden.

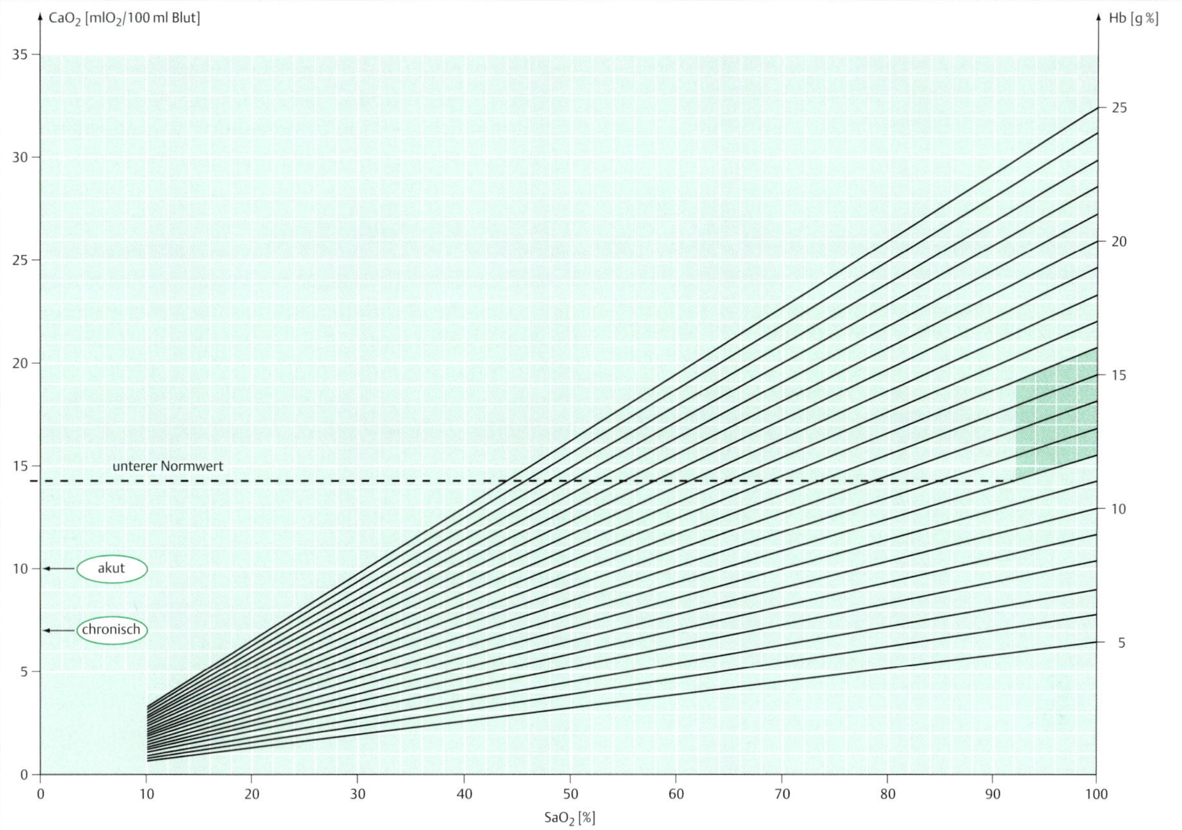

Abb. 12.12 Nomogramm zur Bestimmung des Sauerstoffgehalts (CaO_2) aus Hämoglobin (Hb) und der Sauerstoffsättigung (SaO_2). Der untere Normwertbereich liegt bei ca. 14 mlO2/100 ml Blut. Weiterhin ist der kritische Bereich für Patienten mit und ohne Adaption an eine chronische Hypoxie links angegeben.

Unter Berücksichtigung der **Kompensationsmechanismen gegen eine Hypoxie im Gewebe** kann aus der Literatur und aufgrund eigener Erfahrung gesagt werden, dass bei Patienten ohne Hypoxieadaptation ein klinisch relevanter Sauerstoffmangel in der Zelle frühestens ab einem **Sauerstoffgehalt von < 10 mlO_2/100 ml Blut** auftritt. Hier ist schon ein gewisser Sicherheitsabstand enthalten. Wir haben auch in Akutfällen schon niedrigere Werte, etwa im Bereich von 7–8 mlO_2/100 ml Blut gesehen – ohne negative Folgen. Bei chronisch hypoxischen Patienten mit Adaptation liegen die Werte sicher um 3 Punkte niedriger. In ▶ Abb. 12.12 ist ein Nomogramm zur Bestimmung des Sauerstoffgehalts sowie die Grenzwerte dargestellt, dem der Inhalt der Formel aus ▶ Abb. 12.5 zugrunde gelegt ist.

Der **niedrigste Wert**, den wir gesehen haben, war bei einer hypoxieadapierten Patientin mit schwerer Skoliose, die mit nichtinvasiver häuslicher Beatmung gut eingestellt war und durch eine Magenblutung auf einen Hämoglobinwert von 5,5 g/l fiel. Ihr **Sauerstoffgehalt** lag bei einer Sauerstoffsättigung von 65 % ohne Beatmung nur bei 4,8 ml O_2/100 ml Blut. Die Patientin war zwar stark leistungslimitiert, aber Niere und Herz zeigten keine Beeinträchtigung. Zudem war sie intellektuell in keiner Weise beeinträchtigt.

▶ **Konsequenzen für die Therapie auf Intensivstation.** Legt man nur den höheren kritischen Grenzwert des Sauerstoffgehalts von 10 ml O_2/10 ml Blut zugrunde und überträgt es auf die klinische Praxis auf der Intensivstation, wird die tägliche **Arbeit entscheidend vereinfacht.** Viele Probleme, vor allen Dingen bei der Sepsis und beim ARDS, werden zu Scheinproblemen bzw. verschwinden, wenn eine Therapie nach dem Sauerstoffgehalt gesteuert wird. Sättigungswerte von 60–70 % bei normalem Hämoglobin bedeuten keine echte Hypoxie für die Peripherie. Natürlich würde man solche Sauerstoffsättigungszustände nur dann zulassen, wenn deren Korrektur (z. B. Beatmung mit hohen Drücken, hohes FiO_2) mit erheblicher Belastung des Patienten verbunden wäre. Auch „Korrekturmaßnahmen" zur Anhebung des paO_2 wie **Bauchlagerung** usw. werden dann sofort überflüssig.

M!

Wird auf der Grundlage des Sauerstoffgehalts beatmet, verschwinden viele Probleme; hoher FiO_2 und hoher Beatmungsdruck sind dann kaum noch erforderlich.

Die Erkenntnisse erlauben es zudem, bei Patienten auf der Intensivstation die **Sauerstoffsättigung auf Werte um 90 %** einzustellen. Dieses hat den Vorteil, dass man in die steilen Teile der Sauerstoffbindungskurve (▶ Abb. 12.9 und ▶ Abb. 12.11) kommt. Damit erkennt man anhand der Sauerstoffsättigung sehr viel schneller auftauchende Komplikationen, wie z. B. den Verschluss eines Beatmungstubus durch einen Schleimpfropf beim Spontanatmungsversuch. Im steilen Teil der Sauerstoffbindungskurve ist die Sättigung etwa proportional dem paO_2, sodass man auf häufige Blutgasmessungen verzichten kann. Legt man hingegen die Sättigung in den Bereich von 99–100 % durch hohe FiO_2- Gaben, kann der Patient z. B. den Schleimpfropf schon 8–10 min haben, bis man es durch langsamen Abfall der Sauerstoffsättigung unter die Alarmgrenze bemerkt. Während dieser Zeit kommt es natürlich zu einer massiven Zunahme der Atemarbeit (und damit der Hyperkapnie mit respiratorischer Azidose) durch den Verschluss, was den Patienten viel mehr belastet.

M!

Inspiratorischer Sauerstoff von 100 % erzeugt bereits nach wenigen Minuten kleine Atelektasen.

Außerdem wird mit einer leicht reduzierten Sauerstoffsättigungseinstellung eine zu **hohe Sauerstoffgabe** vermieden, die in der Intensivmedizin sicher gefährlicher ist, als der (scheinbare) Sauerstoffmangel. Man sollte über einen längeren Zeitraum (wenige Stunden sind unproblematisch) möglichst nie über eine inspiratorische Sauerstoffkonzentration (FiO_2) von 40–50 % gehen, da dann nicht nur die mukoziliäre Clearance sistiert, sondern auch die Sauerstoffradikallast erheblich zunimmt. Hohe inspiratorische Sauerstoffkonzentrationen sind sehr toxisch, wie man aus der Tauchmedizin weiß (siehe auch Kap. 13.1.5). Selbst Gesunde sterben bei einer FiO_2 von 100 % nach etwa gut einer 1 Woche. Für diese Empfehlung spricht eine aktuelle Studie, die 2010 gezeigt, dass eine eigestellte Hyperioxie bei kardialer Wiederbelebung mit einer erhöhten Mortalität verknüpft ist [11].

Bei Intensivpatienten muss das Immunsystem meist zusätzlich eine mikrobielle Infektion oder Entzündung anderer Genese bekämpfen. Auch die Abwehrmechanismen haben nur **begrenzte Ressourcen**, sodass eine zu hohe FiO_2 durch die **erforderliche antioxidative Aktivität** wichtige Teile bindet. Zudem ist von systematischen CT-Untersuchungen bekannt, dass bei einer FiO_2 von 100 % bei Spontanatmung bereits nach wenigen Minuten Alveolen kollabieren und sich damit Atelektasen bilden. Ursache dürfte neben der teilweise vollständigen Resorption von Sauerstoff auch die Inaktivierung von Surfactant sein. Nur durch einen hohen PEEP kann das verhindert werden, der aber durch die Überdehnung von Alveolen wieder neue, eher noch größere Probleme bringt.

12.1.5 Hyperkapnie

In den Standardlehrbüchern der Physiologie wird als häufigste Ursache der **Hyperkapnie eine Ventilations-/Perfusionsverteilungsstörung** dargestellt. Die wesentlichen Arbeiten hierzu gehen auf John B. West zurück, der viel Entscheidendes zur Lungenphysiologie beigetragen hat. Im Prinzip stimmt das als isoliert betrachtete Modell auch, wenn die Perfusion als konstant angenommen und die Ventilation vermindert wird, z. B. durch einen akuten Schleimpfropf im Rahmen eines exazerbierten Asthma bronchiale. Erstaunlicherweise beobachtet man in solchen Fällen jedoch nie eine Hyperkapnie. Hintergrund ist ein **Denkfehler**, den man in vielen Kapiteln zur Lungenphysiologie findet, da die Gesamtregelung nicht berücksichtigt wurde. Der Organismus regelt sofort die Gesamtventilation genau um den Anteil hinauf, der erforderlich ist, um den Kohlendioxidpartialdruck ($paCO_2$) wieder zu normalisieren.

Physiologischerweise wird der $paCO_2$ auch benutzt, um **rasche pH-Veränderungen**, z. B. durch die **Ernährung**, auszugleichen. Nach ca. 1–2 h reguliert dann die Niere über das Bikarbonat entsprechend gegen, sodass die Ventilation wieder auf den alten Wert zurückgefahren werden kann. Das ist übrigens auch der teleologische Hintergrund, warum über einen weiten Ventilationsbereich die Sauerstoffsättigung bzw. der Sauerstoffgehalt konstant bleiben. Der flache Teil der Sauerstoffbindungskurve erlaubt hier eine breite ventilatorische Änderung mit entsprechender Änderung des $paCO_2$, ohne dass sich die Sättigung bedeutsam ändert. Wäre das nicht der Fall, müsste unsere Nahrungsvielfalt stark eingeschränkt werden, dahingehend, dass kaum saure oder alkalische Stoffwechselprodukte entstehen.

Hätte die Kurve nicht den flachen Teil im Bereich höherer Sauerstoffpartialdrücke, würde die **pH-Regelung über die Ventilation** nicht funktionieren, denn der $paCO_2$ folgt direkt der Ventilation. Beispielsweise führt eine Verdopplung der Ventilation zu etwa einer Halbierung des $paCO_2$ im Blut, ohne dass die Sauerstoffsättigung sich wesentlich ändert (▶ Abb. 12.11). Alles das wird subtil von dem Atemzentrum nach den jeweiligen Erfordernissen geregelt.

M!

Eine Hyperkapnie ist praktisch immer eine aktive Einstellung des Atmungsreglers, um ein deletäres Versagen der Atemmuskulatur zu verhindern.

Wenn also klinisch eine Hyperkapnie beobachtet wird, ist es praktisch immer eine aktive Leistung des Atemzentrums, das durch Einstellung einer Hypoventilation damit auf eine tiefer liegende pathologische Störung reagiert. Ausnahme ist nur die seltene direkte Störung oder Erkrankung des Atemzentrums, z. B. bei Vergiftungen mit Sedativa oder dem sehr seltenen Undine-Fluch-Syndrom (Kap. 11.6.7). In > 99 % der Fälle, die man in der Klinik sieht, ist eine Überlastung der Atemmuskulatur die Ursache der Hyperkapnie. Würde in diesen Fällen das Atemzentrum nicht eine Minderventilation, sichtbar an der Hyperkapnie, einstellen, käme es innerhalb von Stunden oder Tagen zu einer **lebensbedrohlichen Erschöpfung der Atemmuskulatur** (Details hierzu auch im Kap. COPD bzw. elektive Beatmung).

Die respiratorische Azidose infolge der CO_2-Erhöhung wird bei intakter Nierenfunktion nach wenigen Stunden durch **Bikarbonatretention** komplett ausgeglichen, sodass ein normaler pH-Wert vorhanden ist, wenn die Hyperkapnie über einen längeren Zeitraum stabil bleibt. Deswegen ist die Höhe des Bikarbonatwerts ein gutes Maß für den gemittelten $paCO_2$-Verlauf über die letzten Stunden. Auch bei beatmeten, hyperkapnischen Patienten eignet sich neben den Spontanatmungsphasen bevorzugt das Bikarbonat, um die Qualität der Beatmung der letzten Stunden zu beurteilen.

M!

Der Bikarbonatwert ist das $HbA1_c$ der Pneumologen, um den Mittelwert des $paCO_2$-Verlaufs der letzten Stunden zu ermitteln.

Die **Ursache der Überlastung der inspiratorischen Atemmuskulatur** bzw. Atempumpe kann vielgestaltig sein. Häufigste Ursache ist eine exazerbierte COPD. Hier ist die Ursache in der Regel die zunehmende Obstruktion und/oder Überblähung, die durch das Abflachen der Zwerchfelle den Wirkungsgrad der Atempumpe deutlich verschlechtert. Eine andere Patientengruppe zeigt ein an sich gesundes Bronchialsystem und Lungenparenchym; die Muskulatur selbst ist aber infolge einer neuromuskulären Erkrankung so stark leistungsgemindert, dass schon die Ruheatmung für eine Überlastung ausreicht.

▶ Abb. 12.13 zeigt die pathophysiologische Ausgangssituation. Die Atemmuskulatur kann sich wie jede andere quergestreifte Muskulatur bis zu einem gewissen Ausmaß an eine länger dauernde Last durch **Hypertrophie** anpassen. Sportler nutzen das physiologischerweise bis in den Grenzbereich aus, um ihre Leistung maximal zu steigern. Manche Erkrankungen, z. B. eine sich verschlechternde COPD, führen über die zunehmende Belastung in gleicher Weise zur Hypertrophie (linker Bereich ▶ Abb. 12.13). Ab einem gewissen Punkt kann die Hypertrophie nicht weiter gesteigert werden. Nimmt aber die Erkrankung weiter zu und damit die Last auf die Muskulatur, kommt es zur

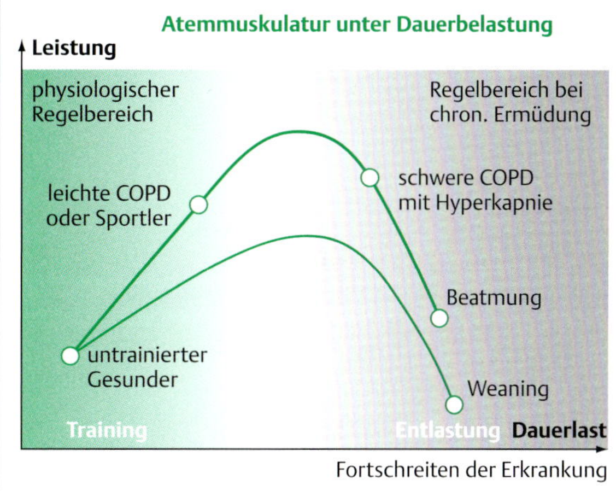

Abb. 12.13 Verhalten der Atemmuskulatur unter zunehmender Dauerlast. Anfangs im Trainingsbereich kann durch Hypertrophie der Muskulatur die Leistung gesteigert werden. Ab einer bestimmten Grenze ist eine weitere Steigerung nicht mehr möglich, sodass nur noch eine Leistungsabnahme die totale Erschöpfung verhindern kann. Bei der Atemmuskulatur zeigt sich diese Leistungsabnahme klinisch als Hyperkapnie. In diesem Bereich ist die Therapie der Wahl die Entlastung. Bei schwerer Hyperkapnie ist das nur noch mittels maschineller Beatmung möglich. Nach Langzeitbeatmung im Weaning ist die Kurve meist nach unten verschoben, da die vorher in der Regel hypertrophierte Muskulatur durch die Langzeitbeatmung atrophiert ist bzw. sich auch in der Atemmuskulatur eine Critical-Illness-Polyneuro- und -Myopathie entwickelt hat.

kompensatorischen Leistungsabnahme bzw. zur Schonung. Bei der Atmungsmuskulatur zeigt sich das in einer Hypoventilation (rechter Bereich ▶ Abb. 12.13).

Das therapeutische Prinzip in diesem Überlastungsbereich ist die **Entlastung der Muskulatur**, die zumindest phasenweise komplett sein sollte. Kompliziert wird die Situation durch eine Langzeitbeatmung mit meist längeren Phasen ausgeprägter Sedierung und kontrollierter Beatmung. Hier kommt es zusätzlich zur Atrophie der Muskulatur sowie auch zur Critical-Illness-Polyneuropathie und -Myopathie, die nicht nur die periphere, sondern verzögert auch die Atemmuskulatur erfasst. Dann ist die Rekompensation besonders erschwert, da neben der Grunderkrankung mit Überlastungssituation der Atemmuskulatur die Muskelschwäche hinzukommt (▶ Abb. 12.13). Bei einer NIV am wachen oder gering sedierten Patienten führt übrigens auch ein vorgegebener kontrollierter Beatmungsmodus nie zu einer dauerhaften Abschaltung der Eigenantmung, da immer wieder zwischendurch Spontanatmung stattfindet. Deswegen wird hier in der klinischen Praxis bei dieser Beatmungsform nie eine Verstärkung der Muskelschwäche durch Atrophie gefunden.

Um eine suffiziente Therapie der Hyperkapnie durchzuführen, ist ein Hintergrundwissen des **Muskelstoffwechsels bezüglich der Energieversorgung** hilfreich.

12

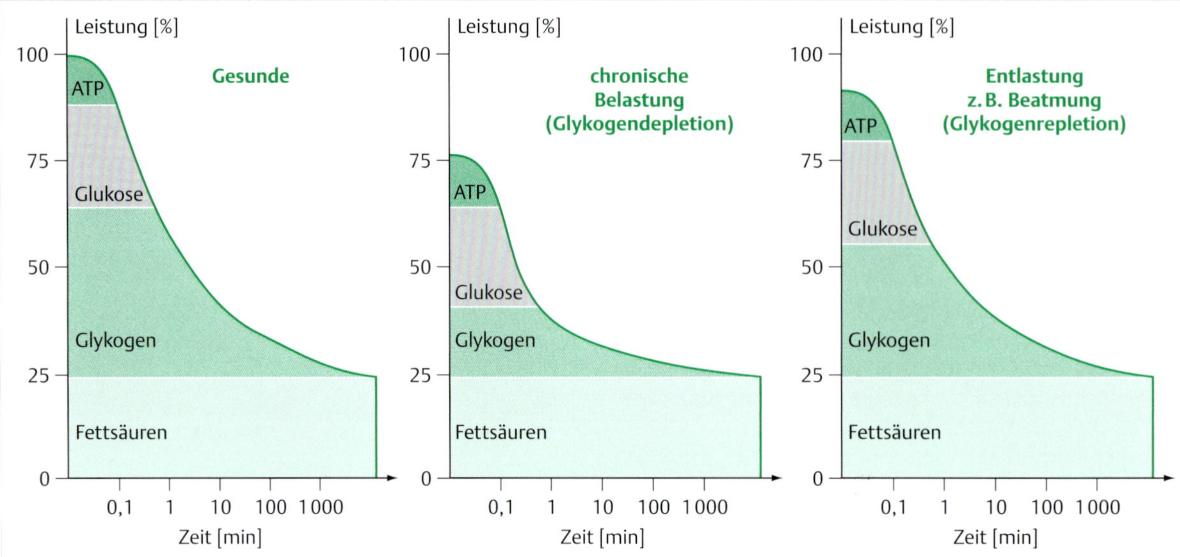

Abb. 12.14 Leistungsvermögen der unterschiedlichen Energiesubstrate der quergestreiften Muskulatur in Abhängigkeit von der Zeit. Basis ist die β-Oxidation der Fettsäuren. Das Muskelglykogen kann eine zusätzliche Leistung im Bereich von Stunden bis 1–2 Tagen ermöglichen. Der Glukosevorrat hält nur wenige Minuten, ATP selbst nur etwa 10 s. Bei einer Überlastsituation der Muskulatur kommt es zumindest phasenweise zum Rückgriff auf die Glykogenreserven (Bildmitte). Durch entsprechende Entlastungsstrategien in der Therapie (z. B. Beatmung) kann das Muskelglykogen wieder aufgefüllt werden.

▸ Abb. 12.14 zeigt die entscheidenden Substrate für die Muskelarbeit. Die Basisleistung wird durch die Fettsäureoxidation gesichert. Werden zusätzliche Leistungsreserven benötigt, so wird Muskelglykogen zu Glukose abgebaut. Glukose kann über aerobe und anaerobe Glykolyse zur ATP-Gewinnung benutzt werden. Die ATP-Reserven des Muskels selbst halten nur wenige Sekunden. Aus der Sportmedizin ist bekannt, dass die Mittelstreckenläufer über 400 und 800 m ihre Glukose aerob wie anaerob völlig verbrauchen, sodass eine erhebliche Laktatazidose mit pH-Werten bei Spitzensportlern um 6,8 im Ziel entsteht. Die starke Azidose wird verursacht durch die im Vordergrund stehende anaerobe Glykolyse, die zwar viel weniger effektiv als die aerobe Glykolyse ist, dafür aber erheblich schneller abläuft. Marathonläufer verbrauchen die Glykogenreserven nahezu komplett, wie Muskelbiopsien gezeigt haben, die nach dem Zieleinlauf entnommen wurden.

M!

Das Muskelglykogen stellt den Zwischenspeicher der Energieversorgung dar, auf den der Organismus insbesondere für Spitzenlastzeiten zurückgreift. Die Auffüllung dieses Speichers ist Hintergrund mehrerer therapeutischer Prinzipien.

Gerade aber die Glykogenreserve im Muskel ist die Stellschraube, die man zur programmierten Energierückgewinnung hat (▸ Abb. 12.14). Normalerweise hat eine schwer erschöpfte Muskulatur bzw. hier die Atemmuskulatur eine Glykogenverarmung. Durch entsprechende Phasen der Entlastung durch maschinelle Beatmung kann der Speicher wieder aufgefüllt werden (rechter Bereich ▸ Abb. 12.13). Deswegen spielt die Qualität der Beatmung eine große Rolle bei der **Glykogenrepletion**. Es wird im folgenden Kapitel näher besprochen. Eine Sauerstoffgabe allein führt auch zu einer, wenn auch viel geringeren, Entlastung, wenn sie eine Hyperkapnie nach sich zieht (Kap. 12.2).

M!

Bei Hyperkapnie ist das therapeutische Prinzip neben der Behandlung der Grundkrankheit v. a. die phasenweise Entlastung der Atemmuskulatur.

12.1.6 Gemeinsamkeiten zwischen Atemmuskel- und Herzmuskelinsuffizienz

Es gibt sehr viele Parallelen zwischen einer Überlastungssituation des Herz- und des Atemmuskels in der Pathophysiologie [14]. Die Kenntnis dieser Beziehung ist hilfreich für die Einschätzung von Patienten gerade auf der Intensivstation, insbesondere dann, wenn beide Organe mehr oder weniger stark erkrankt sind (▸ Tab. 12.1). Beide Erkrankungen führen **klinisch zu Luftnot**. Eine klinische Differenzierung nach den Qualitäten der Luftnot,

Tab. 12.1 Gemeinsamkeiten der Kompensationsmechanismen bei Insuffizienz von Herz- und Atempumpe.

Herzmuskel	Atemmuskel
• Dyspnoe (v. a. unter Belastung) • Low Output (RR-Anstieg unter Belastung fehlt) • Volumenzunahme als Kompensationsmechanismus (Frank-Starling) • Verschiebung Sauerstoffbindungskurve nach rechts (via 2,3-DPG) • Erholung im Schlaf (Zunahme der Diurese?) • medikamentöse Erholung (β-Blockade) • Erholung durch mechanische Entlastung (passagere Bypass-Pumpe oder Impeller)	• Dyspnoe (v. a. unter Belastung) • erniedrigte Ventilation (VE-Anstieg unter Belastung fehlt) • Hypoventilation als Kompensationsmechanismus (sichtbar an Hyperkapnie) • Verschiebung der Sauerstoffbindungskurve nach links (via 2,3-DPG) • Erholung im Schlaf (Zunahme der Hypoventilation) • medikamentöse Erholung (Sauerstoff) • Erholung durch mechanische Entlastung (Beatmung, zu Hause oder auf Intensivstation)

ob diese kardialer oder pulmonaler Genese ist, gelang trotz zahlreicher Versuche nicht zuverlässig.

In beiden Fällen zeigt sich bei einer verminderten Leistungsfähigkeit ein fehlender oder geringer Leistungsanstieg unter Belastung. Weder das Herzminutenvolumen noch die Ventilation steigen adäquat an. Dies ist ein sinnvoller Mechanismus, um eine lebensbedrohliche Überlastung zu verhindern. Das klinische Korrelat ist die deutliche Zunahme der Luftnot unter Belastung, die diese dann limitiert.

Wie bei der Atemmuskulatur zeigt das **Herz** als **Anpassungsmechanismus** zunächst eine Hypertrophie. Weiterhin kommt es über eine Volumenzunahme zu einer Verschiebung der Arbeitskurve des Herzmuskels (Frank-Starling-Mechanismus), sodass autochthon die Kraft vorerst zunimmt. Die Erleichterung oder Erschwerung der Sauerstoffaufnahme des Hämoglobins wird je nach Belastung der beiden Organe durch Änderung der 2,3-Diphosphorglyceratkonzentration jeweils so verändert, dass möglichst keine Hypoxie im Gewebe auftritt.

> **M!**
>
> Die therapeutischen Entlastungsstrategien gelten für den Herzmuskel in ähnlicher Weise wie für die Atemmuskulatur.

Beide Organe nutzen den **Schlaf zur Erholung**. Der Organismus ruht und es ist keine zusätzliche Arbeit zu leisten. Im Gefolge verstärkt das Atemzentrum die Hypoventilation, sichtbar an einer Zunahme der Hyperkapnie. Diese wird im Schlaf meistens nicht gemessen, kann aber anhand der Sauerstoffsättigung abgeschätzt werden. Diese verteilt sich etwa ab 85–90 % Sättigung spiegelbildlich zum $paCO_2$-Verlauf, da hier der steile Teil der Sauerstoffbindungskurve beginnt. Auf der kardialen Seite kommt es durch die geringe Belastung in Ruhe zur Rekompensation mit Verbesserung der Nierendurchblutung, die sich meistens als Zunahme der Diurese äußert. Die Ödeme, die sich tagsüber durch die Volumenzunahme gebildet haben, werden nachts wieder ausgeschwemmt.

Eine quasi **medikamentöse Entlastung** kann für die Atemmuskulatur durch Sauerstoffgabe erfolgen, beim Herzen kommt eher eine β-Blockergabe zur Anwendung. Diese reduzieren die Belastung durch Begrenzung der Herzfrequenz und der Kontraktilität. Anfangs sinkt das Herzminutenvolumen dadurch. Ist die Therapie effektiv bzw. erholt sich das Herz im Zeitverlauf mehr, kann es phasenweise dann wieder mehr leisten. Eine **Sauerstoffgabe** nachts wirkt klinisch übrigens auch bei **schwerer Herzinsuffizienz**, auch wenn keine Lungenerkrankung vorliegt. Da durch die Linksherzinsuffizienz schon bei leichter interstitieller Stauung die Atemarbeit deutlich zu- und infolge Diffusionsstörung die Sauerstoffsättigung bzw. der Sauerstoffgehalt abnimmt, kommt es bereits bei geringer Zunahme der Sauerstoffsättigung durch die Sauerstoffgabe zu einer Entlastung des Herzens bei Verbesserung der Sauerstoffversorgung in der Peripherie (▸ Abb. 12.5).

Schließlich können beide Systeme durch **mechanische Energiezufuhr**, sprich Entlastung mittels Beatmung bzw. Blutpumpen (Impeller, Bypass), in der Leistungsfähigkeit deutlich gebessert werden, weil hier die stärkste phasenweise Entlastung stattfindet und die Glykogenreserven wieder aufgefüllt werden können.

12.1.7 Lunge und Wasserhaushalt

Ein komplexes Kapitel ist die Flüssigkeitszufuhr bzw. -ausscheidung auf der Intensivstation. Vieles davon wird in den Lehrbüchern zur inneren Medizin behandelt. Allerdings erleben es die Autoren sehr häufig, dass Patienten mit **schweren Bilanzfehlern** verlegt werden. Aus anästhesiologischen Abteilungen kommen sie meistens erheblich **überwässert**; bei Verlegungen aus kardiologischen Abteilungen sind die Patienten eher volumendepletiert. Hintergrund ist praktisch immer eine Missdeutung bzw. fehlende Beachtung pathophysiologischer Grundprinzipien, weil einzelne Parameter über- oder unterbewertet werden. Das ist heute vermutlich deswegen so häufig der Fall, weil das moderne Monitoring es erlaubt, vergleichsweise einfach invasive Parameter wie Herzminutenvolumen, zentralvenöse Sättigung, extravasales Lungenwasser und Ähnliches zu bestimmen.

Ohne solide pathophysiologische Kenntnisse der Zusammenhänge führt ein aufwendiges Monitoring nicht selten zu Fehlreaktionen. Das ist sicher auch ein wesentlicher Grund, warum beispielsweise die Studien zum Einsatz von **Pulmonaliskathetern** auf der Intensivstation mehr Nachteile als Vorteile gebracht haben [27]. Die klinische Erfahrung bestätigt das nur zu deutlich. Ein relativ verbreitetes System (PiCCO) erfasst eine ganze Reihe von Parametern einschließlich des extravasalen Lungenwassers aus Sonden in Kathetern, die in einer peripheren Arterie und zentralvenös liegen. Ein interner Algorithmus gibt meist die Empfehlung, Flüssigkeit zu infundieren, was dazu führt, dass die Patienten überwässert werden. Obwohl das System unter bestimmten Voraussetzungen zuverlässige Werte liefert, sind nahezu alle damit überfordert, da man wegen der Komplexität der gleichzeitig stattfindenden pathohysiologischen Vorgänge kaum noch die Möglichkeit hat, einzelne Daten auf Plausibilität zu überprüfen. Bei einer schwereren Herzinsuffizienz nimmt zudem die Streuung der Messwerte bei diesem System so stark zu, dass kaum verwertbaren Daten mehr vorliegen.

Dabei ist die Regulierung des Wasserhaushalts in den meisten Fällen kein großes Problem. Üblicherweise regelt der Organismus das nach den Gegebenheiten von alleine. Man muss ihm nur die Möglichkeit geben, diese Regelung auch zuzulassen. Sehr hilfreich für den intravasalen Füllungszustand ist die **Ultraschalluntersuchung der V. cava inferior** bzw. der V. jugularis. Dort erkennt man früh einen Kollaps, der auf einen Volumenmangel hindeutet. Die Messung des zentralvenösen Drucks ist hilfreich, aber auch fehlerbehaftet, sodass man immer wieder mit dem Ultraschallgerät die Werte auf Plausibilität überprüfen sollte.

Bei dem medikamentösen Einsatz von Diuretika gilt der allgemeine Grundsatz, dass **schnelle Volumenänderungen** schnell und langsam behandelt werden müssen. Auch **Pleuraergüsse** werden nach unseren Erfahrungen zu selten diagnostiziert und noch weniger drainiert. Eine Ergussdrainage des meist vorhandenen Transsudats beschleunigt die Korrektur der Überwässerung deutlich.

> M!
>
> Oft sind Intensivpatienten deutlich überwässert, weil die falschen Parameter zur Bestimmung des Flüssigkeitshaushalts genommen werden.

Ein häufiges Phänomen sind **ausgedehnte Ödeme**, die oft zu forciert diuretisch behandelt wurden. Intravasal kommt es dann zum Volumenmangel, was die Niere wieder zusätzlich belastet. Hier ist neben der erwähnten Ultraschalluntersuchung der sichtbaren großen Venen auch das **spezifische Gewicht des Urins** recht hilfreich, zumal es einfach mit einem Stix zu messen ist. Es sollte täglich gemacht werden, da man daran gut das Regulationsverhalten der Niere bzgl. des Wasserhaushalts erkennt.

Eine wenig geübte, aber außerordentlich hilfreiche Praxis ist das **mechanische Auspressen von Ödemen**. Das geht insbesondere gut bei den Beinen. Hierzu braucht es aber entsprechende Erfahrung, zumindest eine lymphologische Anleitung in der Anfangsphase. Das einfache Wickeln der Beine hilft zumeist schon deutlich. Bei Problemfällen muss zuvor eine Lymphdrainage des Unterbauchs durchgeführt werden, damit die Beinödeme dorthin abfließen können. Durch die Kompressionsbehandlung der Ödeme können eine Menge Diuretika gespart werden. Außerdem verhindert es gleichzeitig ein Dysequilibrium, da die abgepresste Flüssigkeit sofort die Gefäße auffüllt, den Blutdruck etwas anhebt, wodurch die interstitielle Flüssigkeit dann renal gut ausgeschieden werden kann. Neuerdings gibt es auch brauchbare mechanische Kompressionssysteme für die Intensivstation. Diese Manöver dürfen natürlich nur unter strengem Monitoring der Herzfunktion erfolgen.

Durch eine **diuretische Therapie** können die Beinödeme ohnehin oft nur eingeschränkt mobilisiert werden. Häufig entsteht bei der intensivierten Diurese eine intravasale Volumendepletion zu starke Vorlastsenkung (Füllungsdruck für das Herz), was v. a. bei einem Cor pulmonale gefährlich sein kann. Oft ist das Gewebe in den Unterschenkeln nach langem Intensivaufenthalt bereits so aufgelockert, dass nicht nur die Flüssigkeitsmobilisierung eingeschränkt ist, sondern sich auch schon nach kurzem Sitzen oder Stehen sofort neue Ödeme bilden, obwohl insgesamt keine Überwässerung vorliegt. In solchen Fällen sind meist auch langfristig Stützstrümpfe erforderlich.

> M!
>
> Kompressionsbehandlung durch Wickeln der Beine und ggf. Lymphdrainage wird bei Ödemen viel zu selten eingesetzt. Sie ist außerordentlich effektiv, spart erheblich Diuretika und reduziert damit Nebenwirkungen wie die intravasale Austrocknung.

Eine **kontrollierte Beatmung** beschleunigt übrigens auch die Rekompensation einer Überwässerung, da wieder mehr Blutvolumen vom Zwerchfell abgezogen wird und dann für die Niere zur Verfügung steht (Kap. 12.2 und ▶ Abb. 12.5). Selbstredend kann es im Fall einer massiven Überwässerung und gleichzeitig bestehender kardialer und/oder renaler Insuffizienz sehr hilfreich sein, größere Flüssigkeitsvolumina in relativ kurzer Zeit durch passagere Anwendung eines Nierenersatzverfahrens (z. B. Hämodialyse oder CVVH) zu entfernen.

12.1.8 Sedierung

Die Sedierung ist ein zentrales Kapitel in der Intensivmedizin. Üblicherweise wird zu viel und zu tief sediert. Es gibt starke Hinweise, dass die Critical-Illness-Polyneuropathie (CIP) und -Myopathie (CIM) damit zusammenhängen, ebenfalls die organische Psychose oder auch Critical-Illness-Delir (CID). Man sollte die Sedierung so zurückhaltend wie möglich einsetzen und früh versuchen, einen **Tag-/Nachtrhythmus** wieder zu implementieren. Zur Beatmungseinleitung ist unsere langjährige Erfahrung nach Morphium i. v. am günstigsten, da es infolge der kurzen Halbwertszeit gut steuerbar ist und nur wenig sediert. Durch die beruhigende Wirkung kommt es infolge des Stressabbaus auch zur Reduktion des Sauerstoffbedarfs. Fentanyl sollte nicht verwendet werden, da es die gewünschte atemdepressive Wirkung geringer ist als bei Morphium und zudem gelegentlich eine Muskelrigidität machen kann, welche dann die Beatmung erschwert.

Es gibt gute Daten in der Literatur, die zeigen, dass eine zu hohe **Sedierung** mit einem **schlechten Outcome** auf der Intensivstation – unabhängig von der Erkrankung – verbunden ist [24]. Allerdings erfordert eine Reduktion der Sedierung eine höhere Belastung des Personals. Der Abbau von Sedierung kann sich zu einem permanenten Diskussionspunkt auf der Intensivstation entwickeln. Es ist viel einfacher, die Sedierung hochzuschrauben und sich selbst und dem Patienten damit Ruhe zu verschaffen als den unruhigen Patienten zu beobachten, auf ihn beruhigend einzuwirken und zu verhindern, dass er sich z. B. Katheter herauszieht. Durch die Sedierung schiebt man das Problem nur nach hinten bzw. verschlimmert es auf Dauer, was a la longue eine größere Arbeit bedeutet. Dieses ist eine fundamentale Erfahrung aus dem Weaning nach Langzeitbeatmung (Details s. Kap. 12.2).

> **M!**
>
> Möglichst wenig Langzeitsedierung ist eines der Basisprinzipien der Intensivmedizin.

12.1.9 Ernährung

Zur parenteralen Ernährung bei pneumologisch Erkrankten gibt es wenig verwertbare Daten. Aufgrund pathophysiologischer Überlegungen sollte einer **fettreichen Ernährung** gegenüber einer reinen Kohlenhydraternährung der Vorzug gegeben werden, da bei fettreicher Ernährung aufgrund der effektiveren Verstoffwechslung etwa 30 % weniger Kohlendioxid anfällt. Das muss dann entsprechend weniger abgeatmet werden. Eine kohlenhydratreiche Kost sollte zumindest theoretisch die Entwöhnung hinauszögern. Vermutlich sind aber die Unterschiede so gering, dass sie in den Studien nicht sichtbar wurden. Auf jeden Fall ist es nicht falsch, gerade bei kachektischen Patienten Lipide zur Unterstützung zu geben, was auch über einen peripheren Venenkatheter möglich ist.

> **M!**
>
> Aus Gründen der geringeren CO_2- Produktion sollte eine lipidreiche parenterale Ernährung bevorzugt werden. Verwertbare klinische Studien dazu fehlen allerdings.

Nasogastrale Sonden sind nur für Übergangsphasen geeignet. Grundsätzlich gilt, dass heute möglichst früh auf eine enterale Ernährung umgestellt werden soll. Dies geschieht mit Abstand am besten über eine **perkutane Gastroduodenalsonde** (**PEG**), wenn sich abzeichnet, dass in 1–2 Wochen kein oraler Kostaufbau möglich ist. Diese reduziert die Aspiration deutlich. Hinzu kommt das Entfallen des permanenten Reizes der Magensonde, die nicht nur im Ösophagus Beschwerden macht, sondern durch Verschluss der Nasennebenhöhlen recht häufig zu einer Sinusitis führt. Nasogastrale Sonden behindern den Schluckakt erheblich. Das gilt auch für die so genannten sehr weichen Sonden. Auf einer kurzen Strecke von wenigen Zentimetern, mit denen sich der Kehlkopf beim Schlucken bewegt, sind selbst die weichsten Sonden immer noch hart wie Draht. Man ist immer wieder erstaunt, wie langzeitbeatmete Patienten plötzlich einen deutlichen Fortschritt im Weaning zeigen, wenn sie von der nasogastralen auf eine PEG umgestellt werden.

> **M!**
>
> Nasogastrale Sonden führen häufig zu Sinusitis und verstärken die Aspirationsneigung. Deswegen sollte früh auf eine orale Ernährung oder PEG umgestellt werden.

12.1.10 Critical-Illness-Polyneuropathie, -Myopathie und -Delir

Die **Polyneuro- bzw. Myopathie** (**CIP, CIM**) bei Intensivpatienten ist ein zunehmendes Problem, was enorme Krankenhaus- und Rehabilitationsaufenthalte nach sich zieht. Schaut man subtil mittels EMG-Messungen nach, entwickelt sich die Neuro- und Myopathie bereits nach wenigen Tagen. Selbst bei unselektierten Patienten findet man auf der Intensivstation in etwa der Hälfte der Fälle eine Polyneuropathie bzw. Myopathie. Bei „Sepsis" mit mehr oder weniger leitliniengerechter Therapie ist sie in fast allen Fällen nachweisbar. Muskelbiopsien zeigen eine fast ähnliche Häufung der Myopathie wie der Polyneuropathie.

> **M!**
>
> Eine Critical-Illness-Polyneuropahtie und -Myopathie entwickelt sich oft bereits nach wenigen Tagen intensivmedizinischer Behandlung, vor allem bei Beatmung und Sedierung.

Welche **Faktoren** die neurologische Erkrankung **begünstigen**, ist offen. Es gibt nur indirekte Hinweise aus der Literatur. Sie wird sicher begünstigt durch Muskelrelaxanzien, Sedation, Beatmung, vermutlich auch durch Kortikosteroide in höheren Dosen und Katecholamine. Eine hohe inspiratorische Sauerstoffkonzentration scheint ebenfalls die Entwicklung einer CIP zu fördern.

Manche Patientengruppen scheinen besonders gefährdet. Nach unseren Erfahrungen sind dies vor allem kardiochirurgische Patienten. Auch eine stattgehabte Dialyse und die Schwere der Erkrankung stellen einen Risikofaktor für eine CIP dar. Allerdings ist mit zunehmender Erkrankungsschwere auch typischerweise die Therapie intensiver.

Einen **hemmenden Einfluss** haben eine gute Blutzuckereinstellung, eine deutliche Reduktion der Sedation und eine damit zusammenhängende frühere Mobilisation im Patientenbett. Ebenfalls hemmend wirkt das Verhindern eines Elektrolytmangels (insbesondere Phosphat) und eine frühe enterale Ernährung.

Ein besonderes Problem bei längerer Beatmung und geringer Sedation ist die organische Psychose, die sich entwickelt – oder wie wir es jetzt nennen: **CID (Critical-Illness-Delirium)**. Es scheint eng einherzugehen mit der Critical-Illness-Polyneuropathie. Die Patienten sind lange verwirrt mit zeitlicher und räumlicher Desorientiertheit, Affektlabilität und Unruhe. Eine erneute Sedation schiebt das Problem zeitlich nur nach hinten und verstärkt es. Die möglichst breite Reduktion der Sedativa einschließlich des Absetzens der fast immer überflüssigen Antidepressiva hilft dabei.

Naturgemäß kommt man bei diesen Patienten – vor allen Dingen, um die Nachtruhe zu implementieren – nicht ohne passagere Sedation aus. Man hat den Eindruck, dass nicht nur die Muskulatur durch eine lang andauernde Ruhigstellung wie bei der Beatmung atrophiert, sondern dass Ähnliches auch für das **Bewusstsein** gilt. Vermutlich brauchen wir den permanenten Wechsel zwischen Wachsein und Schlafen, um den Realitätsbezug zu erhalten. Längere Sedation scheint zum Verlernen dieses Bezugs zu führen. Entsprechend lang ist die Rekompensation. Erfreulicherweise sind die Zustände, wenn auch über einen längeren Zeitraum, nahezu immer komplett reversibel. Manchmal wird durch den Intensivaufenthalt allerdings auch nur eine demenzielle Erkrankung demaskiert.

M!

Lange Sedation, Muskelrelaxanzien, schlechte Glukoseeinstellung, Dysequilibrium und Katecholamine begünstigen eine CIP und CIM.

12

Oft erlebt man Patienten, die nach 3 Wochen Verwirrtheit relativ plötzlich aufklaren und insbesondere von den Übergangszuständen noch gut berichten können. Dieses sollte auch aus pädagogischen Gründen immer erfragt und vermittelt werden, denn es hilft bei der Einschätzung solcher Patienten. Da von diesem deliranten Zustand fast immer eine **Amnesie** resultiert, neigen die betreuenden Ärzte und das Pflegepersonal mitunter dazu, bei den wachen, sich im Delir befindlichen Patienten mit **belastenden Maßnahmen großzügig umzugehen** z. B. bei interventionellen Maßnahmen nicht ausreichend zu sedieren, da „er es ja sowieso alles vergesse". Es wird dabei übersehen, dass der Patient zwar nur im „Jetzt" lebt, aber dort alle Empfindungen verspürt und entsprechend leidet. Viele Patienten berichten nach einem Intensivaufenthalt über erhebliche Albträume. Manche zeigen die Symptome einer **posttraumatischen Belastungsstörung,** worunter sie stark leiden können. Von diesen finden nicht wenige dann die Besserung ihrer schweren Erkrankung durch den Intensivaufenthalt gar nicht als Gewinn und wünschten eher, ihn nicht überlebt zu haben. Es gibt Hinweise darauf, dass die Art des Umgangs mit dem verwirrten Patienten für die posttraumatische Persönlichkeitsstörung eine Rolle spielt.

12.1.11 Katecholamine

Wegen der großen praktischen Bedeutung wird den Katecholaminen ein eigener Abschnitt gewidmet. Grundsätzlich sind die Autoren der Meinung, dass sie zu häufig appliziert werden. Wahrscheinlich kann man auf den Intensivstationen 90 % des Katecholamineinsatzes vermeiden. Leider ist die Katecholamingabe durch das **DRG-Erlössystem** inzwischen Bestandteil einer schweregradsteigernden eigenen OPS- Ziffer geworden, sodass die Entwicklung in die falsche Richtung geht.

Nach der Formel zum Sauerstoffangebot in ▶ Abb. 12.5 ist es offensichtlich, dass **Katecholamine das Sauerstoffangebot** anheben. Durch die damit verbundene Steigerung mancher Organfunktionen (insbesondere Muskulatur) nimmt ihr Verbrauch zu. Beides ist ungünstig für die Herz- bzw. Atempumpe, deren Insuffizienz oft die Ursache des Intensivaufenthalts ist. Durch die Katecholamine werden sozusagen die letzten Glykogenreserven der Atemmuskulatur bzw. des Herzmuskels noch verbraucht. Die Patienten bessern sich oft vorübergehend in einzelnen Parametern (z. B. mit dem Blutdruck und der Nierenfunktion), um dann vollständig zu dekompensieren. Es wird sozusagen das Kind mit dem Bade ausgeschüttet. Darauf weist indirekt ein nicht seltener Vermerk in Arztbriefen hin, dass ein Patient sich zwar mit Katecholaminen vorübergehend stabilisieren ließ, dann aber kurze Zeit später dennoch dekompensierte und verstarb.

Meistens werden durch die Katecholamine **Epiphänomene** gebessert, die der Organismus bewusst heruntergeregelt hat. Natürlich gibt es Ausnahmen: Beispielsweise können Patienten mit geringem Blutdruck und massiver Überwässerung bei noch relativ gesundem Herzen von Dobutamin profitieren, da es via positiver Inotropie und dadurch verstärkter Nierendurchblutung die Ausscheidung bzw. die Ödemmobilisation beschleunigt. Dies muss aber im Einzelfall untersucht werden. Die früher übliche niedrig dosierte Dopamingabe für die „Nierenschwellendosis" hat in randomisierten Studien keinen Vorteil ergeben. Der Einsatz von Katecholaminen auch bei einer „Sepsis" wird von den Autoren sehr zurückhaltend gestellt (Näheres im nächsten Abschnitt). Neuerding gibt es auch Hinweise darauf, dass Katecholamine das **Wachs-**

tum von Bakerien fördern; bei **Pseudonomas aeruginosa** sogar ca. 50-fach [5].

> **M!**
>
> Katecholamine werden auf der Intensivstation viel zu häufig eingesetzt. Meistens dienen sie zur Behandlung von Epiphänomenen bzw. Sekundärparametern. Vergessen wird dabei, dass die oft kritischen Organe Herz oder Atempumpe dadurch zusätzlich belastet werden.

12.1.12 Sepsis

Der Begriff „Sepsis" wird im klinischen Alltag zu häufig undifferenziert verwandt. Er suggeriert eine **Krankheitsentität**, die in dieser Form unseres Erachtens sicher **nicht existiert**. Die Folge dieser Vereinfachung ist eine scheinbar einheitliche Therapie einer Sepsis, die sich in den Leitlinien widerspiegelt. Fällt diese Diagnose bei einem Patienten, kommt es meistens zu einer besonderen Versorgungssituation und beinahe reflektorisch, aber nicht ausreichend reflektiert, laufen bestimmte diagnostische und therapeutische Automatismen an. Dabei wird häufiger der Schwerpunkt der Intervention verschoben und der Ursache der Erkrankung nicht mehr ausreichend nachgegangen.

Das **Dilemma** zeigt sich schon an der **Definition der Sepsis**. Nach den Kriterien der Fachgesellschaften (ACCP/SCCM) ist die Grundvoraussetzung eine Infektion über einen mikrobiologischen Nachweis oder nach klinischen Kriterien. Dann kommt als allgemeine Entzündungsreaktion (systemisches inflammatorisches Response-Syndrom, SIRS) Fieber > 38 °C, Tachykardie > 90/min, Tachypnoe > 20/min oder $paCO_2$ < 33 mmHg sowie eine Leukozytose (> 12 000) oder Leukopenie (< 4 000) hinzu. 2 dieser Kriterien müssen für ein SIRS erfüllt sein. Diese Definition ist aber sehr banal, denn praktisch jeder Patient mit einem schwereren grippalen Infekt erfüllt diese Definition. Damit haben wir in Deutschland im Jahr viele Millionen SIRS-Patienten.

Zu einer **Sepsis** gehört zusätzlich eines der folgenden, hier verkürzt dargestellten Kriterien dazu:

- eingeschränkte Vigilanz
- Thrombopenie
- arterielle Hypotonie
- akutes Nierenversagen
- metabolische Azidose (BE < –5 mol oder Laktat 1,5-fach oberhalb des Sollwerts)
- Sauerstoffmangel mit einem paO_2 < 75 mmHg.

> **M!**
>
> Die Definition der Sepsis ist in der pneumologischen Intensivmedizin wenig brauchbar, da bereits viele Patienten mit exazerbierter COPD (auch die ambulanten) diese Definition erfüllen.

Wendet man dieses auf ein pneumologisches Krankenhaus an, hat ein Großteil der Patienten mit auch nur leichter Exazerbation der COPD eine schwere Sepsis, denn sie haben fast alle einen Sauerstoffpartialdruck < 75 mmHg. Allein dieses zeigt schon, dass die Definition für ein breites Krankenkollektiv wertlos ist. Nach Meinung der Autoren ist sie viel zu unspezifisch bzw. geht eindeutig zu wenig auf den Einzelfall ein. Es ist in der Praxis viel besser, den einzelnen Patienten mit seinem klinischen Zustandsbild und vorhandenen Messparametern zu beschreiben.

Entsprechend problematisch sind demnach auch die klassischen **3 Säulen der Sepsistherapie**, bestehend aus:

- einer supportiven Therapie (Korrektur gestörter Organfunktionen),
- einer adjunktiven Therapie (Beeinflussung inflammatorischer Vorgänge) und
- der kausalen Therapie (Sanierung des Infektherdes).

Tatsächlich entscheidend ist nur die kausale Therapie, d. h. den Infektherd aufzufinden und möglichst rasch zu behandeln. Es macht beispielsweise einen großen Unterschied, ob die „Sepsis" ausgelöst wird durch eine Pneumonie, eine schwere Urogenitalinfektion, eine Spondylitis, eine Divertikulitis oder durch einen Abszess im Bauchraum. Gelingt es nicht, den Infektherd zu finden und ggf. zu drainieren, hat man auch große Probleme die systemische Inflammation zu bekämpfen.

Deswegen ist es ganz entscheidend, die Ursache zu finden und aggressiv anzugehen. Wichtig ist die **breite und rasche Gabe von Antibiotika**. Dazu ist eine orientierende Diagnostik von mikrobiologischen Proben einschließlich Gramfärbung oft hilfreich, da sie dem definitiven mikrobiologischen Befund deutlich vorausgeht. In den letzten Jahren hat sich in der Häufigkeit eine Verschiebung der Erreger vom gramnegativen in den grampositiven Bereich ergeben. In einigen Prozent sind auch Pilze für eine Sepsis verantwortlich, die auch im mikroskopischen Präparat manchmal direkt zu sehen sind. Auch sollte man breit die vorhandenen diagnostischen Möglichkeiten einsetzen. So wird nach unseren Erfahrungen z. B. zu wenig mittels endoösophagealer Sonografie nach einer Endokarditis gefahndet. Fremdmaterial (z. B. Schrittmacher, Port-Systeme) und Sinusitiden sind ebenfalls eine häufigere Ursache für unklare Entzündungsherde.

> **M!**
>
> Bei Verdacht auf bakterielle Infektion mit systemischer Reaktion ist nach Entnahme von Material zur mikrobiologischen Untersuchung (und Gramfärbung) vor der Ursachenforschung sofort und breit mit Antibiotika zu behandeln.

Bei einer **systemischen Reaktion durch die Entzündung,** meist ausgelöst durch die Endotoxine der Bakterien, kommt es in schweren Fällen zu einer generalisierten Kapillarleckage mit Übertritt von Bluteiweißen in das Interstitium. Auch in der Lunge passiert das und kann in schweren Fällen ein **ARDS** auslösen (s. dort). Typischerweise haben die Patienten eine **Hypotonie.** Diese ist eigentlich sinnvoll und wird vermutlich deswegen vom Organismus bewusst so eingestellt, um den Übertritt des Blutplasmas in das Interstitium möglichst gering zu halten. Die abgepasste Eiweismenge ist direkt proportional dem Perfusionsdruck im Kapillarsystem. Es gibt einzelne Erfahrungen der Autoren, dass auch bei schwerer „Sepsis" durch vegetative Stimulation des sympathischen Systems (z. B. Bronchoskopie durch den Tubus ohne Sedation) der Blutdruck in enorme Höhen steigen kann, wie er z. B. durch Gabe von Noradrenalin nicht erreicht werden kann. In allen höher entwickelten Organismen wird der Blutdruck praktisch nur durch das sympathische Nervengeflecht regional geregelt (Näheres zur sympathischen Nervenaktivität im Kap. 11.6.5). Eine in Kauf genommene negative Folge der Hypotonie ist der Rückgang der Nierenausscheidung. Eine aktuelle Studie stützt diese Hypothese. Hier wurde bei einer großen Patientengruppe mit Sepsis ein mittlerer Zielblutdruck von 80–85 mmHg mit einem von 65–70 mmHg verglichen [3]. Es zeigte sich kein relevanter Mortalitätsunterschied.

Gelingt es aber durch entsprechende Antibiotikagabe innerhalb von 2–3 Tagen die Erreger suffizient zu behandeln, **rekompensiert der Patient relativ rasch von alleine.** Es besteht in dieser Situation die Gefahr durch überschießende supportive Sepsistherapie, wie zu hoher FiO_2, Katecholamingabe, zu viel Flüssigkeitsgabe und zu frühe Beatmung, eine Anzahl von iatrogenen Sekundärstörungen einschließlich des ARDS zu induzieren. Auch der aus der Sicht der Autoren überflüssige Streit, ob die (große) Flüssigkeitsgabe bei Sepsis durch Ringer- oder Hydroxyethylstärke-Lösung (HES) erfolgen soll, ist müßig bei Betrachtung des pathophysiologischen Hintergrundes. Eine große, 2012 publizierte Studie hat übrigens für HES eine erhöhte Mortalität und mehr Nierenversagen ergeben, was nicht überraschte [18].

Weiterhin ist es nicht plausibel, routinemäßig eine **Inflammation bei mikrobiellen Infekten zu bremsen,** da diese ja unmittelbar erforderlich ist, um die Erreger zu bekämpfen. Patienten, deren Immunantwort infolge Systemerkrankung durch Immunsuppressiva (wirken alle mehr oder weniger antiinflammatorisch) gehemmt werden muss, zeigen naturgemäß häufig komplizierte und schwere Verläufe durch Infekte. Es ist deswegen nur wahrscheinlich, dass sich in allen Studien zur Beeinflussung der inflammatorischen Vorgänge von Glukokortikoiden (Hydrokortison) bis zum aktivierten Protein C keine offensichtlichen Erfolge in Nachfolgestudien gezeigt haben. Ausnahmen sind Untergruppen von Patienten, die zusätzlich eine Autoimmunkomponente haben, welche dann auf Glukokortikoide anspricht, z. B. eine exazerbierte COPD. Allein die frühe Gabe von Antibiotika und die Gabe von Blut bei Anämie [19] zeigten – obwohl nicht Zielgröße in den entsprechenden Studien – einen positiven Effekt.

Natürlich ist unser Verständnis für die sepsisauslösenden Mechanismen unzureichend. Dies zeigen auch die Fälle von Patienten, bei denen eine Sepsis trotz frühzeitiger Antibiose innerhalb von 24–48 Stunden zum Tode führt. Jeder Intensivmediziner kennt diese schrecklichen Verläufe. Offensichtlich ist das Ausmaß des **„Zytokinsturms"** bzw. der massiven T-Zell-Aktivierung durch **Superantigene** (meist grampositive Bakterien) bei einer Sepsis interindividuell sehr variabel. Bei einigen Patienten scheint es so zu sein, dass es einen Punkt der „Unaufhaltbarkeit" gibt (**„Toxic Shock Syndrom"**) [16]. Es auch grundsätzlich unklar, weshalb bei gleicher Infektion nur ein Teil der Patienten eine Sepsis entwickelt. Ein gutes Beispiel für dieses Phänomen ist auch die Tatsache, dass wir in den letzten 30 Jahren die Mortalität der mit einer Sepsis einhergehenden Pneumokokken-Pneumonie ohne Vorerkrankungen nicht senken konnten. Offensichtlich spielen hier auch genetische Faktoren eine Rolle. Andererseits wird neuerdings auch der Wirkmechanismus der Antibiotika in diesem Zusammenhang reflektiert. Führt ein Antibiotikum zu einem Massenzerfall der Mikroorganismen, z. B. auch mit resultierender erhöhter Endotoxinfreisetzung, kann es dadurch zu einer stärkeren Immun- und Entzündungsreaktion kommen als bei einem Wirkmechanismus ohne Zellzerfall.

Den Autoren ist bewusst, dass sie mit den hier geäußerten Empfehlungen teilweise nicht denen der Fachgesellschaften entsprechen. Eine sorgfältige Analyse der Literatur zeigt aber, dass die Empfehlungen der Fachgesellschaften in den betroffenen Bereichen methodisch nicht gut begründet sind, sondern nur die geübte klinische Praxis widerspiegeln, für deren Anwendung es keine belastbaren Daten gibt.

12.1.13 Azidose/Alkalose

Verschiebungen im pH sind bei akuten Situationen auf der Intensivstation häufig. Bei chronischen Erkrankungen spiegeln sich diese meistens indirekt im veränderten Bikarbonat bzw. Base Excess wider, da die Niere entsprechend kompensiert hat. Manchmal ist allerdings die Niere nicht in der Lage, eine entsprechende Kompensation durchzuführen, was dann die Situation kompliziert macht. Es darf nicht vergessen werden, dass die Blutgasanalysegeräte den Partialdruck für Sauerstoff und Kohlendioxid sowie den pH unabhängig voneinander messen, jeweils mit verschiedenen Elektroden. Die Bikarbonatkonzentration errechnet sich aus der Henderson-Hasselbach-Gleichung über den pH-Wert und den pCO_2 (Näheres siehe Kap. 2.4: Blutgase).

Physiologischerweise findet sich immer eine kleine Differenz (**Anionenlücke**) zwischen den gemessenen Anionen und Kationen. Die Anionen Bikarbonat und Chlorid sind 3–10 mmol geringer als die Kationen, wenn nur die Summe aus Natrium- und Kaliumkonzentration im Blut genommen wird. Die Differenz wird aufgefüllt durch Laktat, Ketonkörper, Phosphat und Sulfat.

► **Azidotische Störungen.** Auf der Intensivstation sind azidotische Störungen am häufigsten. Zumeist ergibt sich die Ursache der Azidose aus dem offensichtlichen Krankheitsbild. Die häufigste Ursache auf der pneumologischen Intensivstation ist mit Abstand die **respiratorische Azidose** durch Retention von Kohlendioxid. Eine Azidose entsteht nur bei akuter Insuffizienz oder wenn sich auf eine vorbestehende chronische Hyperkapnie eine akute aufpfropft, z. B. durch eine Exazerbation. Bleibt der Zustand dann stabil, kompensiert normalerweise die Niere bereits nach wenigen Stunden die Azidose durch Retention von Bikarbonat. Bei vorbestehendem Nierenschaden kann das aber Probleme machen, da manchmal die Bikarbonatrückresorption isoliert gestört ist.

Eine **respiratorische Azidose** ist viel weniger gefährlich für den Organismus als eine metabolische Azidose. Dies dürfte damit zusammenzuhängen, dass der intrazelluläre pH-Wert wohl durch den Transfer von Kohlendioxid als Gas mit verändert wird, sodass transzellulär keine große pH-Differenz entsteht. Diese pH-Anpassung geschieht innerhalb von Sekunden. Daher scheint die akute Hyperkapnie für die Zellen wesentlich weniger toxisch zu sein als z. B. eine Azidose durch Laktatkationen.

> **M!**
>
> Eine respiratorische Azidose ist deutlich weniger problematisch für den Organismus als eine metabolische Azidose.

Vereinzelt werden Fälle von Patienten beschrieben, die eine nicht bemerkte Hypopnoe bei Lachgasnarkose bekommen haben. Infolge des hohen Sauerstoffanteils im Lachgas (80 %) zeigten sie dann zwar keinen Sättigungsabfall, aber eine **massive Hyperkapnie** mit $paCO_2$-Werten von 200–300 mmHg, verbunden mit einer entsprechenden Azidose. Auch sind Fälle beschrieben, bei denen durch Komplikationen bei der Beatmung (Tubusverschluss) $paCO_2$-Werte bis knapp 400 mmHg auftreten. Alle diese massiven respiratorischen Azidosen sind nach entsprechender Therapie ohne Folgen geblieben. Im Tierversuch hat man sogar bei Kaninchen bis zu $paCO_2$-Werten von 600 mmHg und pH-Werten von 6,1 erzeugt. Selbst diese schwere Azidose wurde nach Rekompensation folgenlos überlebt.

Für die Praxis auf der Intensivstation heißt das, dass die **respiratorische Azidose selbst relativ unkritisch** ist. Problematisch ist die Dynamik im Zeitverlauf. Fällt der pH, zeigt er eine insuffiziente Beatmung bzw. CO_2-Auswaschung an, was eine ungünstige Prognose darstellt. Der pH-Wert selbst ist nach Erfahrung der Autoren bis 7,0 nicht kritisch, wenn er nur kurzfristig auftritt. Immer wieder beschriebene negative Effekte eines niedrigen pH-Werts bei klinisch stabilen Patienten, z. B. auf die Kontraktilität des Zwerchfellmuskels, sind möglicherweise sogar günstig, da Energie gespart wird. Infolge der sowieso durchgeführten Beatmung spielen diese Effekte aber keine praktische Rolle.

Bei der respiratorischen Azidose wird erstaunlicherweise immer wieder Bikarbonat gegeben, obwohl es natürlich kontraindiziert ist. Man erhöht damit nur die Bikarbonatlast und die insuffiziente Atempumpe, die eben die respiratorische Azidose verursacht, wird noch mehr belastet.

> **M!**
>
> Eine respiratorische Azidose ist praktisch nie Indikation für eine Bikarbonatgabe.

Besteht eine **chronische Hyperkapnie** mit entsprechend großer **Bikarbonatretention** (die Autoren haben Werte bis 70 mmol/l gesehen), wie man es beim Weaning oft sieht, kommt es bei forcierter Beatmung nicht selten zur respiratorischen Alkalose. Ist der Patient wach, wird diese oft als unangenehm empfunden. Auch ist wenig bekannt, dass Bikarbonat im Fettgewebe wie im Knochen kumuliert. Gerade adipöse Patienten zeigen oft über Tage keinen Abfall des $paCO_2$-Werts im Blut trotz suffizienter Beatmung, weil immer wieder aus der Peripherie CO_2 über die Karboanhydrasereaktion aus dem Bikarbonatspeicher nachgeliefert wird, was die Hyperkapnie aufrechterhält. In diesen Fällen spiegeln kleine Besserungen des $paCO_2$-Werts einen erheblichen Auswaschungsgrad wider.

> **M!**
>
> Bikarbonat kumuliert im Knochen, Muskel und Fettgewebe, weswegen es manchmal Tage dauern kann, bis deutlich erhöhte $paCO_2$-Werte auch unter suffizienter Beatmung sinken, da es immer wieder vom gespeicherten Bikarbonat nachgeliefert wird.

► **Azidosen mit/ohne Anionenlücke.** Manchmal ist die Azidose aber unklar oder die Störung komplex. Dann ist es hilfreich zu sehen, ob eine Anionenlücke existiert. ► Tab. 2.1 und ► Tab. 2.2 fassen die Störung mit und ohne Anionenlücke zusammen. Bei der fehlenden Anionenlücke liegt typischerweise praktisch immer ein erhöhtes Chlorid vor, sodass man auch von einer hyperchlorämischen Azidose spricht. Wichtig ist zu erkennen, ob bei der Azidose zusätzlich Laktat erhöht ist, was eine breite Differenzialdiagnose hat. Fehlt die Anionenlücke, ist die

12

häufigste Ursache nephrogen. Bei der Niere können vor allen Dingen durch Medikamente einzelne isolierte Elektrolytkanäle ausfallen, was die Diagnose oft schwierig macht, insbesondere deswegen, weil die anderen dann entsprechend gegenkompensieren.

Man hat immer wieder Fälle auf der Intensivstation, die sich nicht – auch unter Zuhilfenahme des Nephrologen und spezieller Literatur – auflösen lassen. Zumeist bessert sich der Zustand durch die Behandlung der Grunderkrankung bzw. Weglassen der verdächtigten Medikamente. Immer wieder wird auch vergessen, dass es bei Volumenüberladung zur Azidose durch Verdünnung von Bikarbonat kommt, da es typischerweise in den Infusionslösungen nicht enthalten ist. Die Therapie der metabolischen Azidose ist neben der Behandlung der Grunderkrankung die Gabe von Bikarbonat, wenn wir auch hier zurückhaltender sind als früher; üblicherweise wird es erst bei pH-Werten < 7,2 verabreicht.

► **Alkalosen.** Metabolische Alkalosen sind eher selten auf der Intensivstation, von der posthyperkapnischen Alkalose abgesehen. ► Tab. 2.3 fasst die meisten Ursachen zusammen. Sie können auch aufgepfropft entstehen, z. B. auf eine Hyperkapnie mit ursprünglicher respiratorischer Azidose, wenn der Patient etwa im Rahmen einer Clostridiuminfektion erhebliche Diarrhöen entwickelt. Ein weiterer Punkt sind Infusionslösungen, deren Anionen verstoffwechselt werden, z. B. Zitrat oder Laktat. Übrig bleibt dann das Kation (meistens Natrium), was sich dann das Anion vom Wasser nimmt (OH^-), sodass es darüber zu einer Verschiebung in den basischen Bereich kommt.

12.1.14 Monitoring

Zum Monitoring auf den Intensivstationen gehören heute immer als Basisausrüstung **EKG,** (über die Elektroden auch Atemfrequenz), unblutige und blutige **Blutdruckmessung** sowie **Pulsoximetrie.** Die elektronischen Überwachungssysteme erlauben aber eine Menge zusätzlicher Parameter. Naturgemäß ist ein **Blutgasanalysegerät** obligat. Mit den Blutgasanalysegeräten sind zusätzliche Messungen wie Laktat und Methämoglobin möglich. Auch Elektrolyte kann man messen, wobei hier diese Analysen oft nicht sehr genau sind. Recht hilfreich ist es im Blutgasanalysegerät, einen zusätzlichen Einschub zur **Erfassung von Methämoglobin** zu haben, da eine Methämoglobinämie meist schwierig zu diagnostizieren ist, und deswegen häufiger übersehen wird. Die Sättigung und der Sauerstoffpartialdruck können falsch erhöht, teilweise sogar normal sein. Hilfreich und einfach ist ein Tupfertest, wobei man die schokoladenbraune Farbe des Methämoglobins erkennt. Hierbei gibt man einen Tropfen Blut auf einen Zellstofftupfer mit einer Kontrolle eines anderen Patienten. Bei Methämoglobin fällt sofort die schokoladenbraune Farbe auf.

Nach Erfahrung der Autoren wird eher zu viel Monitoring durchgeführt. Insbesondere die **intraarterielle Blutdruckmessung** ist nur selten erforderlich. Es gibt gar nicht so selten Komplikationen durch arterielle Thromben. Die unblutige Blutdruckmessung reicht praktisch immer aus. Es wird vergessen, dass der Blutdruck nur eine Größe im Sauerstoffangebot ist (► Abb. 12.5 und entsprechender Abschnitt). Der Blutdruck bestimmt sich durch den Quotienten Herzminutenvolumen/Gefäßwiderstand. Allerdings gibt es hier einen kritischen Schwellenwert für die Niere, die infolge ihrer Autoregulation einen Mindestdruck benötigt. Ist beispielsweise der Patient im Schock und es gelingt keine unblutige Blutdruckmessung, ist natürlich ein arterieller Katheter hilfreich. Auf der anderen Seite ist aber der Patient dann in einem so kritischen Zustand, dass die therapeutischen Maßnahmen von der Information des intravasalen Blutdrucks in der Regel kaum noch beeinflusst werden.

> **M!**
> Eine intraarterielle Bludruckmessung ist häufig überflüssig und sollte wegen der Komplikationen nur in begründeten Fällen eingesetzt werden.

Pulmonaliskatheter stellen ein Risiko bezüglich Komplikationen wie Thromben, Infektionen oder Herzrhythmusstörungen dar. Sie sollten deswegen nur in Ausnahmefällen eingesetzt werden. Wie oben erwähnt, ist die Information nur dann hilfreich, wenn das pathophysiologische Szenario beherrscht wird. Dann ist die Messung des Pulmonalisdrucks meistens nicht mehr erforderlich, da Informationen darüber indirekt über die Regulationsantworten des Organismus und unblutige Parameter (besonders mit dem Ultraschall) gewonnen werden. Die klinische Erfahrung zeigt, dass die Information der Messwerte aus den Pulmonaliskathetern mehr Verwirrung stiftet bzw. über die Behandlung von pathologischen Parametern der Blick für die wesentlichen Dinge verstellt.

> **M!**
> Pulmonaliskather haben üblicherweise mehr Nachteile als Vorteile. Die Information der wesentlichen Messgrößen kann häufig auch unblutig gewonnen werden.

Die **$paCO_2$-Messung** ist im Beatmungsfall zumindest punktuell unerlässlich. Es gibt auch die Möglichkeit, sie indirekt über das **abgeatmete CO_2** im Hauptstrom des exspiratorischen Schenkels zu messen. Über das Atemvolumen lässt sich dann die Molmasse bestimmen. Allerdings ist gerade in kritischen Fällen die Korrelation zu den arteriellen bzw. kapillären Blutgasen fehlerbehaftet. Üblicherweise bekommt man über die Blutgase im hyperämisierten Ohrläppchen eine gute Grundinformation, die ausreichend ist. Über die Sauerstoffsättigung, wenn sie im Bereich von 90 % eingestellt wird, hat man eine laufende indirekte Information über die Änderungen des sich spiegelbildlich verändernden Kohlensäurepartialdrucks (siehe auch Kap. 2.4.3).

Auf **nicht pneumologischen Intensivstationen** erlebt man immer wieder, dass **Blutgase** viel **zu selten** gemessen werden. Bei verlegten Patienten sieht man nicht selten, dass auf 50–100 Glukosebestimmungen eine Blutgasbestimmung kommt, was die Schieflast deutlich anzeigt. In Ausnahmefällen kann das Kapillarblut aus dem hyperämisierten Ohrläppchen falsch niedrig sein, insbesondere dann, wenn die Durchblutung schlecht ist und die Blutkapillare eher durch Ausquetschen gefüllt wird. Eine Alternative ist hier eine arterielle Punktion, z. B. mit einer sehr dünnen Nadel (braun, 26 G) mit aufgestecktem Kapillarröhrchen.

Das Monitoring der Laborwerte hängt sehr vom Einzelfall ab, sodass keine generelle Empfehlung gegeben werden kann. Allgemein gilt, dass **zu viel Blut abgenommen** wird. Vor allen Dingen bei Langzeitbeatmeten entsteht allein durch Blutabnahme sehr häufig eine völlig überflüssige Anämie, die sich durch Zurückhaltung leicht vermeiden lässt.

12.2 Beatmungsmedizin

Die mechanische Beatmung eines Patienten auf der Intensivstation hat **3 Gründe**:

- Im Vordergrund steht die Sicherung der Ventilation, besonders beim hyperkapnischen Versagen.
- Der zweite Grund ist die phasenweise möglichst komplette Entlastung der Atemmuskulatur.
- Der dritte, meistens nicht so bewusst wahrgenommene Grund ist die Reduktion des Sauerstoffangebots sowie des Sauerstoffverbrauchs mit konsekutiver Verbesserung der Durchblutung belasteter Organe.

> M!
>
> Die Beatmung sichert die Ventilation, rekompensiert die Atempumpe und senkt den Sauerstoffverbrauch.

Gerade die pneumologisch orientierte Beatmungsmedizin hat sich in den letzten Jahren in mehreren Punkten deutlich gewandelt, von der Intubation hin zur Maskenbeatmung, in der Zurückhaltung der Beatmung bei isoliertem hypoxischen Versagen und durch zahlreiche neue Verfahren beim Weaning. Allerdings haben sich auf vielen Intensivstationen diese Entwicklungen noch nicht durchgesetzt, sodass hier ein erheblicher Nachholbedarf besteht.

12.2.1 Beatmungszugang

Intubation

► **Intubation.** Jeder, der auf der **Intensivstation** nichtinvasive Beatmung (**NIV**) durchführt, muss auch die Intubation und die Punktionstracheotomie beherrschen, denn es gibt immer wieder Situationen, in denen keine Maskenbeatmung möglich ist. Wenn der Patient im Rahmen einer akuten Erkrankung intubiert wird und man von einer Beatmung von wenigen Tagen ausgeht, sollte dann immer oral intubiert werden. Die **nasale Intubation** ist eigentlich obsolet, da sie innerhalb von kurzer Zeit und in praktisch allen Fällen eine Sinusitis auf der intubierten Seite nach sich zieht durch Abklemmung des Hiatus semilunaris. Ausnahmen hiervon sind kurze interventionelle Eingriffe, bei denen man manchmal einen nasalen Zugang benötigt, oder Notfallsituationen.

Die **Intubation** sollte in Problemfällen mit dem **Bronchoskop** durchgeführt werden. Man hat nicht nur bessere Sichtverhältnisse, sondern man inspiziert gleichzeitig die Glottisregion, die spätere Tubuslage und hat einen sicheren Zugang auch bei komplizierten Intubationsverhältnissen. Bei Patienten, die z. B. eine Torsionsskoliose haben, ist eine Intubation mittels Laryngoskosp oft überhaupt nicht möglich. Allerdings hat sich dies mit Einführung der Videolaryngoskope verbessert. Ist der Hypopharynx sehr eng oder liegt z. B. eine Makroglossie vor, so muss man ggf. den Weg mit einem Laryngoskop bahnen, um überhaupt mit dem flexiblen Bronchoskop den Larynx darstellen zu können. Die Rigidität der reinen **Intubationsbronchoskope** haben hier Vorteile.

Bei **Sekretverlegung** im Rachen kann jede Intubation, auch mit dem Bronchoskop, schwierig sein. Hier hilft es, am Saugluftanschluss des Bronchoskops einen Sauerstoffschlauch anzuschließen, sodass mit dem Sauerstofffluss (6–10 l/min) die **Rachenregion freigeblasen** werden kann. Außerdem bekommt der Patient durch den Sauerstoffstrahl eine gewisse Jet-Ventilation, was den Gasaustausch bessert, womit Zeit für die komplizierte Intubation gewonnen werden kann.

> M!
>
> Schwierige Intubationen werden heute praktisch nur noch endoskopisch durchgeführt.

Ein oraler Tubus sollte immer so groß gewählt werden, dass eine spätere Bronchoskopie problemlos möglich ist. Auch reduziert ein **großlumiger Tubus** (> 8 mm) deutlich die Atemarbeit bei der Spontanatmung. Der Cuff-Druck sollte kontrolliert und möglichst niedrig sein, damit man hinterher keine Post-Intubationsstenosen bekommt. Jeder Tubus sollte mit dem Bronchoskop in seiner Lage kontrolliert werden.

12

M!

Nasale Intubation zur längerdauernden Beatmung ist wegen der damit immer verbundenen Sinusitis heute obsolet.

Über längere Zeit intubierte Patienten haben meist einen komplizierten Verlauf. Es empfiehlt sich, sie **einmal am Tag zu bronchoskopieren.** Das ermöglicht nicht nur eine gezielte Absaugung, sondern ggf. auch die Instillation von Medikamenten (Antibiotika, Glukokortikoide). Zudem erkennt man die Bezirke, die bzgl. der Schleimproduktion kritisch sind. Die bronchoskopische Kenntnis des Bronchialsystems kann bei der zwischendurch erforderlichen blinden Absaugung helfen, den kritischen Bezirk anzusteuern, denn man kann durch Anbiegen des Katheters und etwas Übung die rechte oder linke Seite über den Tubus isoliert absaugen.

Ein steriles Absaugen mittels Katheter wird üblicherweise gelehrt. Daten, die einen Vorteil belegen, gibt es nicht. Die ventilatorassoziierte Pneumonie hängt mit der Intubation bzw. der damit reduzierten Clearance, nicht mit den Hygienemaßnahmen zusammen (Abschnitt Weaning). Alle intubierten Patienten sind praktisch immer bakteriell kolonisiert. Bei länger dauernder Intubation entwickelt sich auch sehr häufig eine erhebliche eitrige Bronchitis, die das Weaning hinauszögert, aber gut behandelbar ist (Abschnitt Weaning). Diese wird inzwischen auch **„ventilatorassoziierte Bronchitis“** genannt, obwohl wie bei der ventilatorassoziierten Pneumonie nie der Ventilator, sondern immer der **Tubus** durch die reduzierte Clearance die Ursache dafür darstellt.

Auch intubierte Patienten mit obstruktiven Bronchialerkrankungen profitieren von einer **Inhalationstherapie** mit β_2-Mimetika und Anticholinergika. Die Applikation kann über einen speziellen Spacer oder über einen Vernebler erfolgen (Kap. 13.4, Inhalationstherapie).

12

▸ **Tracheotomie.** Ist bei dem Patienten absehbar, dass die Intubation länger andauert, sollte eher **früh tracheotomiert** werden, spätestens nach einer Woche. Insbesondere auf internistischen Intensivstationen wird oft zu lange damit gewartet, was dann erhebliche Spätfolgen mit Gewebewucherung, Trachealstenosen, manchmal auch Larynxmalazie zur Folge haben kann. Die Intensivärzte sehen das meistens nicht, sondern später die Pneumologen bei der Bronchoskopie oder HNO-Ärzte bei der Spiegelung. Direkt nach der Extubation sind die Spätfolgen in ihrer Deutlichkeit oft noch nicht sichtbar.

Die Tracheotomie sollte heute nur noch nichtchirurgisch mittels Dilatationstechnik durchgeführt werden, wenn keine Dauerbeatmung über Trachealkanüle ansteht. Das hat den Vorteil, dass sie sich später sehr viel besser verschließt. Das Problem des chirurgischen Trachestomas ist der spätere Verschluss, welcher bei den kritisch Kranken meistens wieder eine Weaningperiode nach sich zieht (Kap. 12.2.5).

M!

Eine Tracheotomie sollte heute nur noch in Punktionstechnik unter bronchoskopischer Sicht durchgeführt werden.

Zur **Punktionstracheotomie** gibt es mehrere Techniken. Unabhängig davon, welche man nimmt, sollte auf jeden Fall der Vorgang mit dem Bronchoskop überwacht werden, was vergleichsweise einfach ist. Man braucht den Tubus nur bis zum Kehlkopf zurückzuziehen und das Bronchoskop bis zum Ende des Tubus vorzuschieben (weiter nicht, da es sonst mit der Nadel beschädigt werden kann). Unter Sicht sind dann alle Maßnahmen gut kontrollierbar. Häufigste **Komplikationen** sind das Durchstechen der Trachealhinterwand, Fehlposition des Tubus im Mediastinum oder auch die nichtmediane Anlage der Dilatation.

Der Vorteil des sich **rasch verschließenden Stomas** nach Punktionstracheotomie kann auch gleichzeitig ein Nachteil sein. Nicht selten schrumpft das Stoma schon nach sehr kurzer Zeit, z. B. bei einem Kanülenwechsel. Daher muss ein Wechsel des Tubus immer rasch vorgenommen werden. Ggf. kann man das Stoma wieder aufbougieren. Eine Entfernung des Tubus für einige Stunden macht immer das Einsetzen eines Platzhalters zur Sicherung des Zuganges erforderlich.

Ein **häufiger Fehler** bei der Punktionstracheotomie ist der zu **hohe Einstieg direkt unterhalb des Kehlkopfs** bzw. eine Koniotomie, speziell bei adipösen Patienten. Das macht später bei der Entwöhnung erhebliche Probleme mit Gewebewucherungen oberhalb des Tracheostomas, die dann direkt unter der Stimmritze liegen und eine erhebliche Stenose darstellen können. Auf jeden Fall sollte man so tief wie eben möglich punktieren; das bedeutet zumindest unterhalb der ersten Knorpelspange, besser unter der 2. oder wenn möglich 3. Spange. Bei Patienten mit sehr kurzem Hals kann dies aber schwierig sein. Eine extreme Kurzhalsigkeit gilt daher sogar als eine Kontraindikation für dieses Verfahren. Vor der Punktionstracheotomie ist eine **Ultraschalluntersuchung** der Region mit hochauflösendem Schallkopf obligat, im Wesentlichen, um Gefäßanomalien und eine vergrößerte Schilddrüse zu erkennen.

Maskenbeatmung

Die **Standardtherapie** bei akuter Beatmung ist heute die **Maskenbeatmung**. Leider wird sie noch immer viel zu wenig angewandt, obgleich das Verfahren die gesamte Intensivmedizin fast revolutionär verändert hat. Allerdings braucht man entsprechende Kenntnisse und praktische Erfahrung mit der Technik, um alle ihre Vorteile zu nutzen. Üblicherweise führen die Pneumologen in der glei-

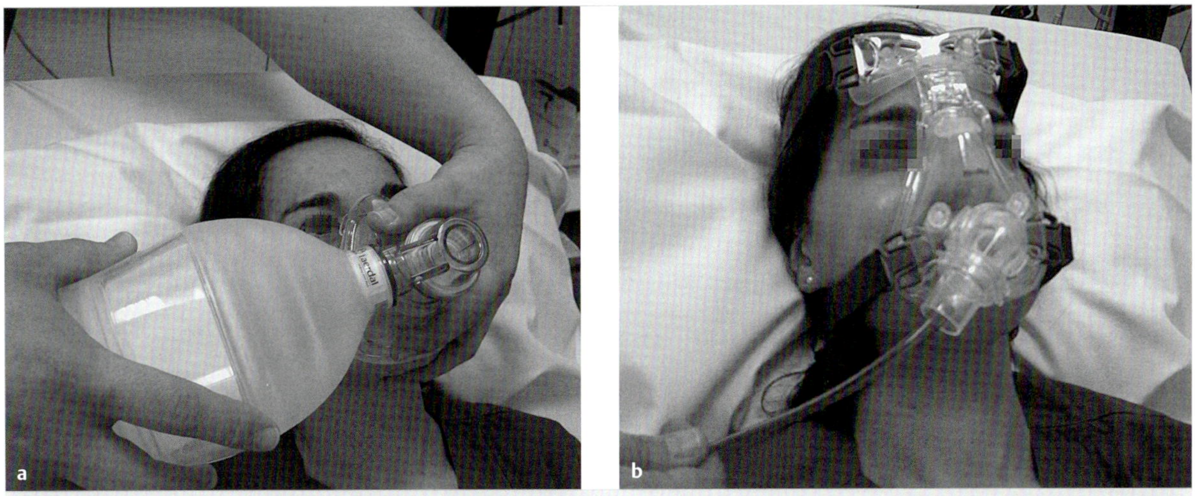

Abb. 12.15 Technik der Implementierung der Maskenbeatmung.
a Anfangs Unterstützung der Eigenatmung mit dem Beatmungsbeutel. Darüber kann abgeschätzt werden, ob eine Maskenbeatmung möglich ist bzw. wie effektiv es gelingt, die Lunge zu ventilieren.
b Anschließend ist es oft von Vorteil, wenn der Patient sich vor der Beatmung unter Sauerstoffgabe erst einige Minuten an die Maske gewöhnt.

chen Klinik die elektive Beatmung bei stabiler hyperkapnischer Insuffizienz durch. Dort erlangt man meist die nötigen technischen Fertigkeiten für die Intensivstation. Die Stärke der Maskenbeatmung ist ihre Überlegenheit bezüglich des Outcome, vor allen Dingen bei hyperkapnischer Insuffizienz. Hintergrund ist die weiterhin mögliche Clearance durch Husten unter der Maske bzw. nach kurzem Abnehmen, was bei Intubation entfällt. Damit geht das Risiko der ventilator- oder besser tubusassoziierten Pneumonie um den Faktor 10 zurück (Kap. 12.2.5). Zudem muss der Patient nicht oder nur gering sediert werden, was zusätzlich viele andere Vorteile hat (Kap. 12.1.8).

M!

Die Maskenbeatmung ist heute der Beatmungszugang der ersten Wahl geworden, insbesondere bei akuter hyperkapnischer Insuffizienz.

Haben Patienten keine Erfahrung mit der Maskenbeatmung, geraten sie oft in Panik, wenn man ihnen die Maske aufsetzt und sofort das Beatmungsgerät anschließt. Manche Ärzte bzw. Pflegekräfte halten die Maske mit dem Beatmungsgerät vor den Patienten, bevor sie mit der Beatmung starten. Die Autoren verwenden eine andere Technik durch **Zwischenschalten eines Beatmungsbeutels**. Diese Technik erlaubt gleichzeitig ein Abschätzen der erforderlichen Beatmungsdrücke und klärt meist sofort die Frage, ob eine Maskenbeatmung überhaupt möglich ist. Durch Beobachtung des Thorax ist zu erkennen, wie effektiv die Unterstützung ist bzw. wie gut es gelingt, Luft in den Thorax zu pumpen (▸ Abb. 12.15a). Wenn man etwas Erfahrung mit dem Beatmungsbeutel hat, spüren die Patienten sofort Erleichterung und empfinden das Manöver als angenehm.

Danach sollte die **Beatmungsmaske** aufgesetzt werden, jedoch anfangs **ohne Ventilator**, sondern nur mit Sauerstoff (▸ Abb. 12.15b). Damit hat der Patient erst einmal einige Minuten Zeit, sich an die Maske zu gewöhnen. Anschließend kann dann der Ventilator angeschlossen werden. Die Maskentherapie sollte immer möglichst **halbsitzend** erfolgen. Das hat den Vorteil, dass der Patient deutlich effektiver abhusten kann. Hinzu kommt, dass gerade bei übergewichtigen Patienten die Atemarbeit in halbsitzender Stellung deutlich niedriger ist als im Liegen, da sie dann ihr adipöses Abdomen nicht bei jedem Atemzug anheben müssen. Durch milde Sedation, am besten mit Morphium 5–10 mg i. v., lassen sich erregte oder unruhige Patienten gut entspannen, was zusätzlich den Sauerstoffbedarf senkt. Die Patienten können auch weiter kommunizieren. Nur bei Bronchoskopien sollte kurzfristig stärker sediert werden, üblicherweise mit Midazolam und/oder Propofol.

Da in den meisten Fällen heute Geräte mit **Druckvorgabe** (Pressure-controlled Ventilation, PCV) benutzt werden, muss üblicherweise dafür eine andere Maske genommen werden, da häufig eine definierte Leckage erforderlich ist, die die Notfallbeatmungsmasken nicht haben. Viele moderne Beatmungsgeräte haben den Vorteil eines Einschlauchsystems, wobei üblicherweise eine Leckage erforderlich ist, um den Totraum auszuwaschen. Es gibt auch fast leckagefreie Einschlauchsysteme, die dann aber ein gesteuertes Exspirationsventil an der Maske benötigen. Hier gibt es heute zahlreiche Systeme, ursprünglich

12

aus der Heimbeatmung, von denen viele inzwischen auch auf der Intensivstation einsetzbar und zugelassen sind. Das gilt auch für die Respiratoren, die haufig für beide Bereiche einsetzbar sind.

M!

Eine Beutelbeatmung vor einer maschinellen Beatmung mit Maske beruhigt den Patienten und hilft dem Arzt/der Pflegekraft bei der Einschätzung der Beatmungsbedingungen.

Die **Art der Maske** hängt von vielen Faktoren ab. Zumeist wird man am Anfang mit einer Nasen-Mundmaske beginnen, da damit die Mundleckage entfällt. Nasenmasken haben infolge ihrer kleineren Gesamtfläche den grundsätzlichen Vorteil eines geringeren Andrucks (Kap. 13.2). In manchen Fällen helfen auch Gesichtsmasken, die von der Stirn bis zum Unterkiefer gehen, da dann der Mundbereich freier ist. **Beatmungshelme** sind nach Meinung der Autoren nur im seltenen Einzelfall geeignet, zum einen deshalb, weil sie bei der hyperkapnischen Insuffizienz zu viel Totraum bzw. kompressibles Volumen haben und damit das ventilierte Volumen größer sein muss und zum anderen deshalb, weil bei der hypoxischen Insuffizienz – wo sie empfohlen werden – meist gar keine Beatmung erforderlich ist (s. dort). Grundsätzlich benötigt man immer eine größere Auswahl an Masken auf der Intensivstation von verschiedenen Herstellern, da infolge des Patentschutzes kein Hersteller alle Vorzüge in einer Maske vereinigt.

Bei dieser Form der NIV-Implementierung kann der Patient vor allen Dingen sehr schnell sagen, ob der Modus der Maschine ihm angenehm ist im Vergleich zum Beatmungsbeutel. Der Modus im Akutfall ist meistens assistiert, sodass der Patient den Ventilator triggert. Mit etwas Erfahrung kann man aber auch bereits einen kontrollierten Modus einsetzen, wobei die Maschine das Beatmungsmuster des Patienten imitieren sollte (Kap. 12.2.2).

Die Beatmungseinstellung bei der **Akutintervention** erfordert entsprechend viel Erfahrung und anfangs auch Zeit, weswegen man eine Weile am Patientenbett bleiben muss. Nach der Akutintervention ändert sich mitunter relativ schnell das Beatmungsmuster, was dann entsprechend nachgeregelt werden muss. Ergeben sich Probleme, können zwischendurch immer wieder Phasen mit dem Beatmungsbeutel zwischenschaltet werden.

Patienten, die bereits mit einer **häuslichen Beatmung** versorgt sind und z. B. wegen einer **akuten** Exazerbation aufgenommen werden müssen, lassen sich erfahrungsgemäß viel leichter auf der Intensivstation mit der ihnen vertrauten Maskenbeatmung behandeln. Häufig kann man es sogar mit ihrem eigenen Beatmungsgerät machen, wobei dann nur der Modus der neuen Situation angepasst werden muss.

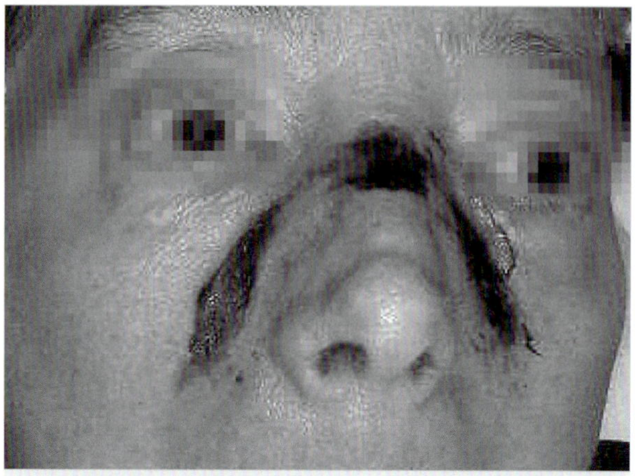

Abb. 12.16 Drucknekrose durch eine auswärts über 3 Wochen durchgeführte Maskenbeatmung.

Der **Anpressdruck der Maske** durch die Gurte muss an den Modus bzw. den oberen Druckwert angepasst sein. Fallen die Beatmungsdrücke, kann man die Maske lockerer aufsetzen. Auch kurze Phasen der Entfernung der Maske zum Sprechen oder zum Abhusten sind günstig, um die Durchblutung im Gewebe wieder zu bessern. Leider erlebt man immer wieder Fälle, bei denen die Maske über viele Tage fest aufgepresst bleibt, was zu entsprechenden Drucknekrosen führen kann. Ein besonderes drastisches Beispiel zeigt ▶ Abb. 12.16.

Die wichtigsten **Kontraindikationen** zur Maskenbeatmung sind eine Enge im Larynxbereich und Gesichtsverletzungen. So etwas kann auftreten bei Larynxödemen, Laryngospasmen oder einer massiven oropharyngealen Enge, z. B. bei schwerer Adipositas. Besteht ein solcher Verdacht, sollte immer vorher oder ggf. auch schon unter Maskenbeatmung bronchoskopiert werden, was bei entsprechender Erfahrung ohne größere Probleme möglich ist.

In manchen Artikeln wird die **fehlende Eigenatmung** noch als Kontraindikation gesegen, was inzwischen als sicher überholt gilt. Eine Maskenbeatmung ist prinzipiell auch bei Patienten ohne Eigenatmung möglich, z. B. bei Schlafmittelvergiftung oder bei Patienten mit neuromuskulären Erkrankungen während einer Kurznarkose im Rahmen einer PEG-Anlage. Nur muss immer eine entsprechende Überwachung gewährleistet sein, um ggf. intubieren zu können.

Immer wieder muss darauf hingewiesen werden, dass die **endgültige Erfolgskontrolle** einer Beatmung der Verlauf der **Sauerstoffsättigung** bzw. der Blutgase ist. Die Anzeige des Atemminutenvolumens auf dem Beatmungsmonitor muss immer auf Plausibilität überprüft werden.

M!

Einzig relevante absolute Kontraindikation der Maskenbeatmung ist eine Enge im Larynxbereich, die verhindert, dass ausreichende Beatmungsdrücke die Trachea erreichen.

12.2.2 Beatmungsmodus

Es gibt heute eine unüberschaubare Anzahl von Beatmungsmodi verschiedener Hersteller. Hintergrund ist häufig auch, ein vorhandenes Patent zu umgehen. Eine verwirrende Vielzahl von Bezeichnungen kommt hinzu, die mitunter im Prinzip das Gleiche bedeuten. Deswegen ist es viel besser, genau zu beschreiben, wie beatmet wird. Hierbei gibt es einige **allgemeine Prinzipien**, die nachfolgend besprochen werden.

Assistierter Modus

Hier triggert der beginnende Unterdruck oder der Atemfluss bei der Inspiration den Start der Ventilation. Üblich sind heute **Atemflusstrigger**, da sie empfindlicher sind. Allerdings darf grundsätzlich nicht vergessen werden, dass es immer einen Zeitverzug zwischen Beginn des Maschinendrucks und der bereits begonnenen körpereigenen Ventilation gibt. Auch läuft der **komplette eigene Atmungszyklus** immer durch, wenn er einmal begonnen wurde, wobei aber unter Beatmung die Atemmuskelaktivität geringer ist. Meistens wird die Eigenatmung durch den Druckaufbau der Maschine maskiert, sodass man ihn nicht immer erkennt. Mittels Ösophaguskatheterdruckmessung ist es prinzipiell aber immer möglich, die patienteneigene Muskelaktivität zu detektieren.

Aus Messungen der Sauerstoffaufnahme bei Patienten mit häuslicher Beatmung wegen deutlich erhöhter Atemarbeit (z. B. Skoliose) weiß man gut, dass bei der assistierten Ventilation immer noch etwa 50–60 % des Sauerstoffs von den Atemmuskeln im Vergleich zur Spontanatmung aufgenommen werden (▸ Abb. 12.17). Der **Entlastungsgrad** der **assistierten Ventilation** ist also nur mäßig. Hinzu kommt, dass es immer wieder Probleme mit der Triggerung des Ventilators gibt, vor allen Dingen bei chaotischem Atemmuster bzw. bei Patienten mit starker Unruhe.

Deswegen muss man sich das Triggerverhalten der jeweiligen Maschine genau anschauen bzw. die Empfindlichkeit ggf. bremsen oder verstärken. Ist der Trigger zu empfindlich eingestellt, kann es durch kleines exspiratorisches Überschwingen zu einer **Autotriggerung** kommen, was wiederum problematisch ist, da es zur Atmung gegen den Ventilator (**Fighting**) führt. Ist der Trigger zu unempfindlich, fallen ganze Atemzyklen aus. Üblicherweise wird bei akuter ventilatorischer Insuffizienz ein assistierender Modus mit einer Back-up-Frequenz eingestellt, der die Ventilation sichert, falls der Ventilator nicht angetriggert wird.

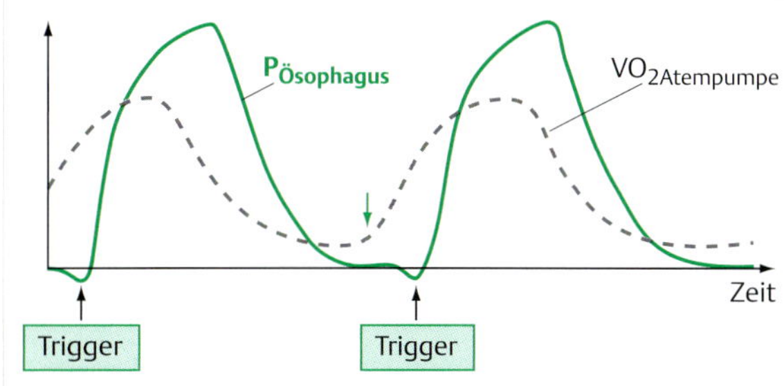

Abb. 12.17 Sauerstoffverbrauch der Atempumpe sowie Ösophagusdruck bei getriggerter Ventilation. Man erkennt den vorverlagerten Sauerstoffverbrauch der Atemmuskulatur durch isometrische Kontraktion (Pfeil). Erst wenn es zur Verkürzung des Muskels mit Druckaufbau kommt, kann ein Triggersignal gewonnen werden.

Eine neue Entwicklung nutzt nicht mehr das Flusssignal, sondern das **Zwerchfell-EMG**, abgeleitet über eine Ösophaguselektrode, als Trigger (NAVA-System). Dieses hat Vorteile, wobei es allerdings nicht immer einfach ist, die Elektrode sicher zu platzieren bzw. das Signal abzuleiten. Gerade bei Patienten mit Emphysem und Lungenüberblähung ist oft die Zwerchfellmasse gering, sodass ein brauchbares EMG für eine Signalverarbeitung kaum zu erhalten ist. Auf der anderen Seite bleibt trotz des eindeutig besseren Triggerverhaltens der unterschwellige überflüssige Sauerstoffverbrauch der Atemmuskulatur erhalten, da auch hier der komplette Atemzyklus durchlaufen wird.

M!

Assistierte Ventilation entlastet die Atemmuskulatur nur um ca. 40–50 %.

Kontrollierte Ventilation

Es ist vorwiegend eine deutsche Tradition, Patienten in der häuslicher Beatmung kontrolliert zu beatmen. Das gelingt auch sehr gut bei wachen Patienten auf der Intensivstation, wenn man über entsprechende Erfahrung verfügt. Dabei muss mit dem Ventilator das **Spontanatemmuster des Patienten imitiert** werden. Die eingestellte Atemfrequenz sollte in der gleichen Größenordnung bzw. etwas über der spontanen liegen (s. ▸ Abb. 12.30). Das Gleiche gilt für das Atemzugvolumen. Dieses Vorgehen empfehlen wir bei der elektiven Ventilation bei stabiler Hyperkapnie als Modus der ersten Wahl (Kap. 13.2), da nur dieses Verfahren zu einer maximalen Entlastung der Atempumpe führt, dargestellt in ▸ Abb. 12.18. Aber auch bei akuter ventilatorischer Insuffizienz gelingt bei manchen Patienten mit milder Sedierung sofort eine kontrollierte Ventilation.

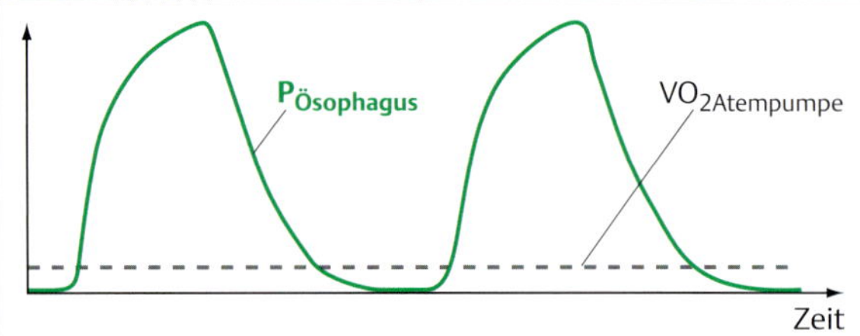

Abb. 12.18 Sauerstoffverbrauch der Atempumpe sowie Ösophagusdruck bei kontrollierter Ventilation. Der Sauerstoffverbrauch wird nur durch den Ruhestoffwechsel des Muskels verursacht, wenn es gelingt, durch eine effektive Ventilation das Atemzentrum ruhig zu stellen.

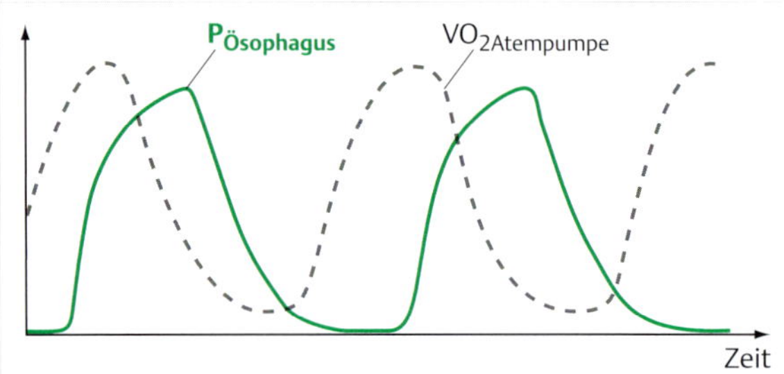

Abb. 12.19 Sauerstoffverbrauch der Atempumpe sowie Ösophagusdruck bei kontrollierter Beatmung und Spontanatmung, wenn das Patientenmuster nicht mit dem Maschinenmuster synchron ist. Dadurch kommt es zur deutlichen Zunahme des Sauerstoffverbrauchs der Atempumpe (Fighting).

M!

Kontrollierte Beatmung ist auch am wachen Patienten möglich, wenn man entsprechend Erfahrung hat. Sie ist der Standardmodus bei der häuslichen Beatmung und lässt sich mitunter auch im Notfall realisieren.

Eine **ungünstige Situation**, dargestellt in ▶ Abb. 12.19, entsteht beim kontrollierten Modus (oder beim schlecht eingestellten assistierten Modus), wenn der Patient phasenversetzt zur Maschine spontan atmet (**Fighting**). Dann muss die eigene Ventilation gesteigert werden, um den Gasaustausch zu sichern. Das führt zu einer Erhöhung der Atemarbeit. Dieser Zustand ist sehr ungünstig, da das sowieso schon geschwächte Organ noch mehr belastet wird. Die Patienten zeigen typischerweise dann eine erhebliche Unruhe. Dieser Zustand muss sofort beendet werden, entweder durch Umschalten auf assistierte Ventilation oder durch Anpassung des Atemmusters ggf. kombiniert mit einer milden Sedierung.

M!

Eine Eigenatmung gegen den Ventilator (Fighting) ist eine besonders ungünstige Situation für die überlastete Atempumpe und muss sofort beendet werden.

Ein immer wieder geäußerter Kritikpunkt ist die **mögliche Muskelatrophie** bei der kontrollierten Beatmung durch vollständiges Ruhigstellen der Atemmuskulatur (VIDD = Ventilator-induced Diaphragmatic Dysfunction). Die Atrophie tritt aber nur dann auf, wenn die Phasen über mehrere Tage andauern. Das passiert nur bei kontrollierter Beatmung unter maximaler Sedation, wie sie bei intubierten Patienten nicht selten angewendet wird. In der Pneumologie werden die Patienten immer nur passager kontrolliert beatmet mit dazwischen geschalteten Spontanatmungsphasen, die eine Atrophie sicher verhindern. Zudem kommt es auch unter kontrollierter Beatmung am wachen Patienten immer wieder zu Spontanatmungsphasen. Die Situation ist vergleichbar mit der normalen Muskulatur. Aus der Sportmedizin ist bekannt, dass Phasen der totalen Muskelruhe (Schlaf) die Leistung steigern. Übergeht man sie, so kommt es zur Leistungsabnahme. Das Gleiche gilt für das Zwerchfell. Die Gefahr der Atrophie besteht also nie bei dieser Form der Beatmung.

Fälschlicherweise wird aus Sorge um eine Atrophie der Atemmuskulatur die assistierte Beatmung häufig favorisiert. Bei erschöpfter Muskulatur wird aber die Rekompensation durch die assistierte Beatmung hinausgezögert, da sie weiter im Überlastungsgrenzbereich arbeiten muss (s. ▶ Abb. 12.13).

M!

Eine kontrollierte Beatmung ist am wachen oder gering sedierten Patienten nie dauerhaft kontrolliert, da immer Spontanaktionen stattfinden. Dadurch wird eine Atrophie des Muskels verhindert.

Neuere Beatmungsmodi

Ein schon etwas länger versuchter Ansatz ist, das Atemzugvolumen des Patienten als Maß für das Beatmungsvolumen zu nutzen (**Proportional Assist Ventilation, PAV**). Hierbei bekommt der Patient wenig Volumen, wenn er wenig spontan atmet, also einen schwachen Triggerimpuls sendet. Dieses Verfahren ist bei erschöpfter Atemmuskulatur wenig sinnreich, da der Patient gerne mehr ventilieren würde, es aber infolge der insuffizienten Atemmuskulatur nicht kann. Es bekommt also der zu wenig, der viel braucht. Im Vergleich zur klassischen Beatmung mit Druckvorgabe hat sich für die PAV in der Behandlung von akut schwer exazerbierter COPD kein Vorteil ergeben, wobei hier nur Vergleichsstudien von wenigen Tagen vorliegen, obwohl diese Methode bereits 1992 publiziert wurde.

Ein interessanter Ansatz ist die schon erwähnte **Triggerung über das Zwerchfell-EMG**, abgeleitet mittels Ösophagussonden, sogenanntes „NAVA" (Neurally Adjusted Ventilatory Assist). Damit folgt der Trigger schneller und reduziert wahrscheinlich etwas die Atemarbeit. Bei chaotischem Atemmuster ist diese Methode vorteilhaft. Allerdings darf nicht vergessen werden, dass der Zyklus im Atemzentrum bereits gestartet ist, wenn die Phrenikusaktivierung entsteht. Hierzu gibt es schon lange publizierte, aber wenig bekannte physiologische Daten. Man weiß seit über 30 Jahren, dass sich die **Nasenflügel** etwa 150–200 ms vor Beginn der Phrenikusaktivierung bereits öffnen. Jeder kann das selbst feststellen, wenn er bei geschlossenem Mund ruhig atmet und die Nasenflügel vorsichtig anfasst. Dieses zeigt an, dass der neuronale Start des Atemzyklus im ZNS etwa 200–300 ms vor jeder nervalen Aktivierung des Zwerchfells beginnt.

Ein anderes Verfahren (TA-Modus, Firma Weinmann) versucht, die **Einstellung auf den kontrollierten Modus zu automatisieren.** Dabei wird das Patientenmuster detektiert und dient als Grundlage für die maschinelle Einstellung, die innerhalb vorgegebener Grenzen die Maschine selbst vornimmt. Nach einigen Testatemzügen überfährt dann der Ventilator langsam den Atemzyklus des Patienten mit seinem Muster, sodass kein abrupter Übergang entsteht. In Vorversuchen zeigte sich, dass nach etwa 3–5 min die Aktivität des Atemzentrums langsam erlischt, sodass eine komplette Entlastung der Atempumpe bei suffizienter Beatmung erreicht wird. Das System erkennt Fighting-Situationen bzw. Asynchronizität (z. B. beim Husten) und geht erneut in die Detektionsphase über, um ggf. dann das neue Atemmuster als Grundlage für die neue Einstellung zu nutzen [12].

Druck-/Volumeneinstellung

Die heutigen Ventilatoren sind heute praktisch alle **druckgesteuert.** Sie bieten 2 Druckniveaus an, die das Volumen der Beatmung bestimmen. Beispielsweise ist eine Druckdifferenz von 20 cmH_2O bei einem exspiratorischen Druck von 5 cmH_2O (EPAP) und einem inspiratorischen von 25 cmH_2O eine übliche Vorgabe, um die Beatmung zu sichern. Die Bezeichnungen des Verfahrens sind nicht einheitlich. Formal ist noch am besten die Bennennung PCV (= Pressure Controlled Ventilation); eigentlich synonym ist PSV (= Pressure Support Ventilation), wobei jedoch öfters PSV als Druckvorgabe mit assistiertem und PCV mit kontrolliertem Modus angesehen wird. Heute bieten die meisten Geräte PCV aber im assistierten, wie im kontrollierten Modus an. Deswegen ist es in Problemfällen immer am besten, sich mit einer einfachen Testlunge am Beatmungsgerät Gewissheit zu verschaffen.

Abhängig von der **Adhärenz** des Thorax ist das **Tidalvolumen,** was aus der Druckvorgabe entsteht, sehr unterschiedlich. Bei Patienten mit neuromuskulären Erkrankungen beispielsweise wäre es hoch und bei Skoliose-Patienten niedrig. Die modernen Beatmungsgeräte erlauben aber eine Volumenmessung, sodass man abschätzen kann, welches Atemminutenvolumen durch die Druckdifferenz erreicht wird. Allerdings gibt es dabei immer wieder Messfehler durch Leckagen, die vereinzelt erheblich sein können. Die Plausibilitätskontrolle der Beatmung ist deswegen immer die Sauerstoffsättigung (wie erwähnt, einstellen um 90–92 %), die anzeigt, wie gut es gelingt, den Patienten zu ventilieren. An zweiter Stelle sind dann die Blutgase zu nennen, die zeigen, wie viel CO_2 pro Zeiteinheit ausgewaschen wird.

> M!
>
> Die Plausibilitätskontrolle der Beatmung ist nie ein einzelner Beatmungsparameter, sondern die SaO_2 bzw. das $paCO_2$.

Moderne Geräte berechnen aufgrund der Druckdifferenz nicht nur das erreichte Volumen, das sie dann anzeigen, sondern sie können auch die Druckgrenzen dahingehend verändern, dass ein **voreingestelltes Zielvolumen** erreicht wird (z. B. AVAPS-Modus). Damit ist dann auch mit PCV-Geräten indirekt eine Volumenvorgabe bzw. Volumenkontrolle möglich.

Allerdings **raten wir davon ab**, diesen **Modus** dauerhaft zu wählen, da sich in der Praxis gezeigt hat, dass er sehr anfällig ist, vor allen Dingen auf Leckagen. Mitunter wird über eine (stabile) Leckage ein vermeintliches Zielvolumen erreicht, was gar nicht vorhanden ist. Der Patient ist dann durch die nachgeregelte Druckabsenkung unterbeatmet. Das passiert nicht, wenn zwei feste Druckniveaus vorgegeben werden. Dann ist in jedem Falle eine Basisbeatmung gesichert. Gerade nachts passiert es nicht selten, dass Patienten durch Lageänderung eine neue, stabile Leckage entwickeln und dann die ganze Zeit unterbeatmet sind, da die Regelung im Ventilator den Fehler nicht erkennt. Wird der Patient entsprechend überwacht mit einer nicht zu hoch eingestellten Sauerstoffsättigung (um 90 %), dann fällt die Unterbeatmung durch die dann sichtbare Entsättigung sofort auf. Bei zu viel Sauerstoffgabe mit entsprechend hoher Sättigung würde dann der Alarm bei Unterbeatmung ausbleiben und der Patient durch die geringere Entlastung der Atempumpe in der Nacht am nächsten Tag mehr Ermüdungszeichen bzw. Luftnot aufweisen. Die Unterbeatmung nachts ist auch sichtbar am erhöhten $paCO_2$ bzw. Bikarbonat am nächsten Morgen.

Auch **Zweischlauchsysteme**, wie sie große Intensivventilatoren haben, sind kein absoluter Garant für effektive Beatmung. Selbst bei intubierten Patienten gibt es Leckagen, die am nicht immer dichten Cuff entstehen können. Ein zu hoher Cuffdruck, der das verhindert, hat wieder andere Nachteile. Deswegen sollte man eher zurückhaltend sein, eine so genannte volumenkontrollierte Beatmung anzustreben, sondern eine sichere Druckdifferenz vorgeben und sich an den physiologischen Effektivitätsparametern bzgl. der Beatmungseinstellung zu orientieren.

> **M!**
> Geräte mit Druckvorgabe (PCV) erlauben heute zusätzlich ein Zielvolumen einzustellen, was durch Drucknachregelung erreicht wird. Die Autoren raten von diesem Modus eher ab, da er bei Leckage mitunter zu erheblicher nicht immer offensichtlicher Unterbeatmung führen kann.

12.2.3 Akute hyperkapnische Insuffizienz

Die Hauptindikation zur Beatmung ist eindeutig die akute hyperkapnische Insuffizienz. Hier zeigt die Hyperkapnie unmittelbar die **Erschöpfung** der **Atemmuskulatur** an. Eine Ausnahme hiervon ist eine seltene direkte Störung des Atemzentrums wie bei Schlafmittelvergiftung oder eine zerebrale Ischämie. In beiden Fällen muss beatmet werden, wobei bei der erschöpften Atemmuskulatur die Entlastung und bei der zentralen Störung die Sicherung des Gasaustauschs den Beatmungsgrund darstellt. Meist wird nur die Rekompensation des Gasaustauschs als Hauptziel angesehen, die jedoch zwangsläufig sekundär folgt und nicht das Grundproblem widerspiegelt.

Die **Ursachen der hyperkapnischen Insuffizienz** sind vielgestaltig und hängen von der Art der fehlenden Ansteuerung, der Schwäche und der Belastung der Atemmuskulatur ab. Diese wird wiederum durch die Grunderkrankung bestimmt (▶ Tab. 12.2).

Insbesondere bei **COPD** wird immer noch viel **zu wenig** die **Maskenbeatmung** genutzt. In einer Cochraneanalyse [15] zeigte die Zusammenfassung der kontrollierten Studien mit dem Gruppenvergleich Intubation versus Maskenbeatmung, dass 1 von 3 COPD-Patienten überflüssigerweise eine Pneumonie bekommt und 1 von 8 unnötigerweise stirbt, wenn er intubiert wird, statt mit der Maske beatmet zu werden. Unter Berücksichtigung der Zahl der stationären Intensivaufenthalte wegen Exazerbation einer COPD in Deutschland bedeutet das immerhin etwa 2000 überflüssige Tote im Jahr.

> **M!**
> Eine fehlende Maskenbeatmung (statt Intubation) bei hyperkapnischer Insuffizienz kostet immer noch tausende von Menschenleben.

Indikation zur Beatmung

Die Indikation zur Beatmung hängt ganz entscheidend vom pH-Wert ab. Zeigt der Patient eine akute Hyperkapnie und der pH-Wert ist im Verlauf < 7,35 gefallen, sollte eine Beatmung begonnen werden. Im Vordergrund steht die Maskenbeatmung wie oben beschrieben. Nur falls eine Enge im Pharynx- bzw. Larynxbereich existiert, muss intubiert werden, typischerweise oral.

▶ Abb. 12.20 zeigt den Algorithmus zur nichtinvasiven Beatmung bei akuter respiratorischer Insuffizienz (ARI) aus der S 3-Leitlinie von 2008 ([22] unter www.pneumologie.de). Der Algorithmus sowie der Text in der Leitlinie heben ganz entscheidend auf den **Zeitverlauf des pH-**

Tab. 12.2 Häufigste Ursachen für hyperkapnische Insuffizienz auf der Intensivstation.

unmittelbarer Grund für unzureichende Spontanatmung	pathophysiologischer Bereich	mögliche Ursachen	Beispiel
muskuläre/neuronale Schwäche (für aktuellen Bedarf)	Atmungszentrum	Ischämie, Infektion	Enzephalitis
	nervale Steuerung	Neuritis, Nervenschädigung	Zwerchfellparese, Guillain-Barré-Syndrom, CIP, ALS
	Atemmuskel	Myositis, Muskeldystrophie, Muskelatrophie	CIM, VIDD, Myasthenie, Morbus Duchenne, Post-Polio-Syndrom
muskuläre Überlastung (für aktuelles Vermögen)	Atemwege	Obstruktion, Überblähung	COPD, Mukoviszidose
	Lungenparenchym	reduzierte Adhärenz	Lungenödem, Fibrose
		reduzierte Oberfläche	Emphysem, Pneumonie, Operation
	Thoraxwand	reduzierte Adhärenz	Pleuraerguss, Skoliose, Post-Tbc-Syndrom
	Sauerstofftransport	Anämie, Methämoglobin	Blutabnahme, Blutung, Infektanämie, Medikamente
		Perfusionsminderung	Herzinsuffizienz, PAH, Lungenembolie
	Sauerstoffverbrauch	erhöhter Stoffwechselumsatz	Katecholamine, Unruhe/Verwirrtheit, Infektion
	metabolische Versorgung	Stoffwechselstörungen	Hypothyreose, Mangelernährung, Elektrolytimbalance

CIM = Critical-Illness-Myopathie, CIP = Critical-Illness-Polyneuropathie, ALS = amyotrophe Lateralsklerose, VIDD = Ventilator-induced Diaphragm Dysfunction

12

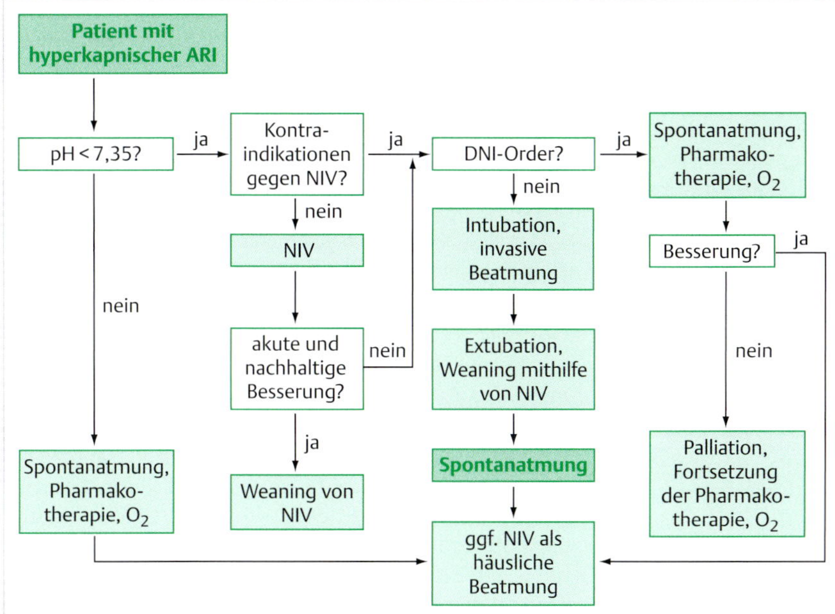

Abb. 12.20 Algorithmus zur Therapie der hyperkapnischen Insuffizienz, nach der S 3-Leitlinie (Quelle: [22]). ARI = akutes respiratorisches Versagen; DNI = do not intubate

Werts ab. Steigt er an und bessert sich klinisch die Dyspnoe, ist die Beatmung erfolgreich. Parallel wird man in der Regel auch eine Abnahme der Herzfrequenz, Zunahme der Oxygenierung und Abfall des $paCO_2$ finden. Falls das nicht passiert, ist die Beatmung ineffektiv und der Patient sollte intubiert werden, falls keine Behebung der insuffizienten Beatmung möglich ist.

> **M!**
>
> Eine akute Hyperkapnie mit beginnender Azidose ist eine sichere Indikation für eine Maskenbeatmung.

Selbstverständlich sollte die Beatmung in **Problemfällen am Lebensende** nur begonnen werden, wenn der Patient seine Einwilligung dazu gegeben hat. Ist er nicht dazu in der Lage, muss möglichst früh die Situation mithilfe der Angehörigen, ggf. auch des Hausarzts, geklärt werden. Unbedingt muss immer auch nach einem Patientenverfügung geschaut werden (Kap. 13.10). Allerdings sind im Stadium der Maskenbeatmung noch keine so schwerwiegenden Entscheidungen getroffen. Diese kann ungleich leichter beendet werden als eine bereits erfolgte Intubation. Deswegen ist die Maskenbeatmung auch von großem Vorteil, um Zeit zu gewinnen, falls die Einwilligung zur Beatmung nicht sicher ist. Selbstverständlich ist die NIV eine effektive Beatmung, die beendet werden muss, wenn der Patient es will.

Es darf nicht vergessen werden, die **Ursache der hyperkapnischen Dekompensation** sofort **zu behandeln.** Fast immer ist eine (meist bakterielle) Infektion dafür verantwortlich. Deswegen sollte sofort eine kalkulierte Antibiose begonnen werden (Kap. 4.3, COPD). Obstruktive und überblähte Patienten benötigen auch immer systemische Glukokortikoide. Hierzu reichen vergleichsweise niedrige Dosen, beispielsweise 20–30 mg Prednisolon aus. Bei den Patienten ohne Obstruktion (meist bei neuromuskulären Erkrankungen) können ggf. auch passager Glukokortikoide gegeben werden, da sie erfahrungsgemäß bei akuter Bronchitis mit viel Sekret helfen können. Man muss es aber immer im Einzelfalle testen.

Des Weiteren muss inhalativ antiobstruktiv mit β_2-Mimetika und Anticholinergika behandelt werden, wenn der Patient eine entsprechende Vorerkrankung hat. Die Dosis sollte etwa doppelt so hoch sein wie für die Standardtherapie empfohlen. Moderne **Beatmungsgeräte** erlauben heute eine **Darstellung der Flussvolumenkurve**, sodass eine Obstruktion bzw. Atemwegskollaps sichtbar wird. Dieses ist besonders gut deutlich, wenn dazu der **PEEP** (bzw. EPAP) vorübergehend **auf Null** heruntergedreht wird. Bei Maskenbeatmung ist die Inhalation vergleichsweise einfach, denn der Patient kann die Beatmung für die Hübe aus einem Dosieraerosol mit Spacer kurz unterbrechen. Das Gleiche gilt für Tiotropiumbromid, das dann am besten mittels Respimat appliziert wird. Pulversysteme sind wegen der zu niedrigen Inspirationsflüsse natürlich kontraindiziert.

Die **Sauerstoffgabe** wird man immer parallel durchführen. Da aber die hyperkapnische Insuffizienz im Vordergrund steht und die Patienten in der Regel an eine Hypoxämie bzw. Hypoxie adaptiert sind, reichen meist 2–5 l/min. Damit gelingt es meistens rasch, eine Sauerstoffsättigung von 85–90 % zu erreichen. Höhere Werte sollte man nicht anstreben wegen der erwähnten **Sauerstofftoxizität** und der schlechteren Überwachungsmöglichkeit.

Ausnahmen von einer nicht zu hohen Sauerstoffgabe sind Interventionen, z. B. dann, wenn der Patient auf eine

Maskenbeatmung nicht anspricht und eine evtl. komplizierte Intubation ansteht (z. B. bei Skoliose oder schwerer Adipositas). Vor der **Intervention** sollte man dann etwa **10–15 min 100 % Sauerstoff** geben, um das Stickstoffkissen auszuwaschen. Damit hat man deutlich mehr Zeit zur Verfügung. Die Patienten können dann durch diese Hyperoxygenierung ohne Probleme 8–10 min apnoeisch sein. Bei Kindern und Säuglingen ist die Zeit deutlich kürzer (diese werden aber in diesem Buch nicht behandelt).

> **M!**
>
> Mit einer passageren Hyperoxygenierung (100 % Sauerstoff 10–15 min) sind Apnoezeiten von 10 min möglich, was gerade bei Manipulationen von Vorteil sein kann.

Beatmungseinstellung

Der Beatmungsmodus selbst richtet sich stark nach dem Erkrankungsbild. Bei neuromuskulären Erkrankungen ist der Thorax nicht steif oder nur gering versteift durch eine Arthrose der kleinen Wirbelgelenke infolge der fehlenden Vitalkapazitätsmanöver. Hier reichen niedrige Beatmungsdrücke im Bereich von 10 cmH_2O Wassersäule Druckdifferenz aus. Wegen des geringeren oberen Drucks muss die Maske auch nicht so stark fixiert werden. Patienten mit neuromuskulären Krankheiten haben sehr häufig eine akute mukopurulente Bronchitis als Ursache der plötzlichen Verschlechterung. Die Patienten brauchen dann anfangs fast immer eine Bronchoskopie, was auch unter Maskenbeatmung gut möglich ist. Es gibt T-Stücke mit entsprechender Silikonplatte, die auf den Schlauchansatz aufgesteckt werden und eine Öffnung für das Bronchoskop enthalten, ohne dass es zum Druckverlust kommt. Häufig bessern sich die Patienten auch nach entsprechender Sekretabsaugung in den Beatmungsparametern.

> **M!**
>
> Die effektive Druckdifferenz zur Beatmung muss der Grunderkrankung angepasst werden.

12

Bei obstruktiven und restriktiven Patienten ist die Beatmung schwieriger. Man benötigt **höhere Druckdifferenzen** und damit höhere Maximaldrücke, um ein ausreichendes Atemzugvolumen zu erreichen, manchmal mit Spitzendrücken bis 35 cmH_2O. Auch hier ist eine Schleimretention häufig, sodass eine Bronchoskopie immer sinnvoll ist.

> **M!**
>
> Akut hyperkapnische Patienten haben meist Infekte und sollten möglichst immer anfangs auch bronchoskopiert werden.

Die **Exspirationszeit** sollte bei COPD möglichst lang sein, üblicherweise doppelt so lang wie die Inspiration. Die Beatmungsgeräte haben verschiedene Möglichkeiten das einzustellen. Manche schalten um, wenn der Inspirationsfluss Null wird oder ein Minimum erreicht. Bei anderen kann man das durch Regulierung des Druckanstiegs beeinflussen. Manche Geräte erlauben es, die Exspirationsflanke durch Hemmung des spontanen Druckabfalls zu beeinflussen. Besonders bei Überblähung könnte es günstig sein, eher einen langsamen exspiratorischen Druckabfall zu haben, etwa vergleichbar dem „Pursed Lips Breathing" – ein Manöver, das Patienten mit Überblähung und Kollaps bei COPD oft von alleine anwenden. Allerdings wird damit auch wieder die Exspirationszeit verlängert, was die Inspirationszeit beeinflussen kann. Gerade wegen des unterschiedlichen Überblähungsanteils bei COPD muss die optimale Beatmungseinstellung meist individuell optimiert werden. Da die meisten Ventilatoren zur Umschaltung von Inspiration auf Exspiration einen definierten Flowabfall benötigen, muss ggf. bei Dyssynchronität dieser Flow-Wert verändert werden.

Die Frage des **optimalen unteren Druckwerts** oder des **best-PEEP** ist Gegenstand zahlreicher Publikationen. Ein einheitliches Vorgehen kann nicht empfohlen werden, sondern es hängt vom Einzelfall ab. Grundsätzlich gilt, dass CPAP, PEEP oder unterer Exspirationsdruck bei PCV (EPAP) für die Herz-/Lungeninteraktion immer etwa das Gleiche bedeuten. Sie sorgen für einen Restdruck in den Bronchien, der insbesondere bei Überblähung dazu dient, Teile der Lunge offen zu halten, die sonst bei kompletter Ausatmung kollabieren würden. Es wäre hier von Seiten der Lunge also oft günstig, einen möglichst hohen PEEP zu verwenden. Auf der anderen Seite drückt man damit das pulmonale Kapillarbett zusammen, sodass das linke Herz weniger Volumen bekommt, was den Arbeitspunkt auf der Frank-Starling-Kurve wieder in einen ungünstigeren Bereich verschiebt. Bei noch höherem PEEP kann es sogar zum Low-output-failure kommen. Praktisch hilfreich ist es, bei komplexen Krankheitsbildern (z. B. COPD mit Linksherzinsuffizienz) mit PEEP bzw. EPAP-Werten um 5–8 cmH_2O zu beginnen. Der maximale Inspirationsdruck sollte bei PEEP-Änderungen immer so angepasst werden, dass die Druckdifferenz bzw. das Hubvolumen immer gleich bleiben.

Bei **Vorhofflimmern** fehlt die Kontraktion der Vorhöfe, was sich auf die Füllung des linken Ventrikels ungünstig auswirkt. Diese Patienten sind besonders empfindlich gegenüber einem hohen PEEP, da die Auswurfleistung des linken Herzens dann rasch abnimmt. Hier kann man meistens nicht über 5–6 cmH_2O gehen.

> **M!**
>
> Patienten mit Vorhofflimmern sind besonders empfindlich gegenüber einem zu hohen PEEP, da damit das Füllungsvolumen des linken Ventrikels besonders deutlich reduziert wird.

Ein **praktischer Tipp, den besten PEEP-Wert zu finden,** ist, die Sauerstoffsättigung etwa auf 85 % durch Reduktion des FiO_2 einzustellen und dann langsam den PEEP meist in 2-cmH_2O-Schritten ca. alle 10 min zu steigern, wobei nicht vergessen werden darf, jeweils den oberen Druckwert mit anzuheben, sodass die Druckdifferenz für die Beatmung gleich bleibt. Der PEEP-Wert, bei dem die beste **Sauerstoffsättigung** erreicht wird, ist in der Regel optimal für den jeweiligen Patienten mit seiner meist komplexen Ventilations-/Perfusionssituation. Hierbei ist es auch entscheidend, dass genug Zeit zur Exspiration gegeben wird. Ansonsten kommt es zur FRC-Erhöhung mit entsprechender Überblähung. Besonders bei Intubierten sieht man das manchmal recht eindrucksvoll, wenn man den Beatmungsschlauch entfernt und sich das überblähte Volumen dann offensichtlich entlädt.

Das Herausfinden des optimalen PEEP-Werts bzw. des Hubvolumens geschieht am besten bei kontrollierter Beatmung, wenn der Patient etwas sediert ist. Im assistierten Modus kommt es durch Triggerfehler immer wieder zu Irritationen, die das System stören.

Ein **prinzipielles, zusammenfassendes Beispiel**, wie sich Energieverbrauch der Atempumpe und paCO_2-Wert **bei exazerbierter COPD** verhalten, zeigt ▶ Abb. 12.21. Die Exazerbation führt zur zunehmenden Belastung der Atempumpe, die eine Hypoventilation einstellt, um ein drohendes Versagen zu vermeiden. Dies wird an der ansteigenden Hyperkapnie sichtbar. Verschlimmert sich die Situation, sodass der Patient beatmet werden muss, um eine völlige Dekompensation zu vermeiden, geht gerade bei kontrollierter Beatmung der Sauerstoffverbrauch der Atempumpe drastisch zurück. Durch die Beatmung wird das retinierte CO_2 wieder ausgewaschen. Nach Beendigung der Beatmung und effektiver Behandlung der Exazerbation sollte der Patient wieder seinen stabilen Ausgangswert erreichen.

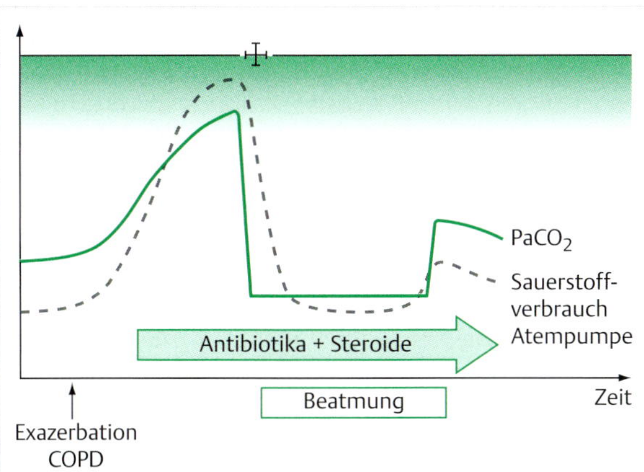

Abb. 12.21 Exemplarischer Verlauf des Sauerstoffverbrauchs der Atempumpe und des Kohlendioxidpartialdrucks bei exazerbierter COPD vor und nach Beatmung.

12.2.4 Hypoxische Insuffizienz

Die häufigste Ursache einer hypoxischen Insuffizienz sind **Pneumonien.** Die Patienten kommen oft noch in relativ gutem Allgemeinzustand, meistens zu Fuß in die Klinik und zeigen aber in der Blutgasanalyse dann eine schwere Hypoxämie (Kap. 12.1.3). Verschlechtert sich die Erkrankung, sollte der Patient auf jeden Fall auf der Intensivstation überwacht werden. Andere Fälle mit schwerer Hypoxämie sind ausgedehnte **Lungenembolien** oder ein beginnendes **ARDS** (Adult Respiratory Distress Syndrom), z. B. postoperativ oder nach Trauma. Eine weitere in der Pneumologie häufig vorkommende Gruppe sind Patienten mit Lungenfibrose, die eine Exazerbation bekommen, meistens durch Infekte. Auch sie rutschen dann schnell in eine schwere Hypoxämie ab.

Für akute Alveolitiden mit entsprechender Diffusionsstörung und Hypoxämie gibt es eine breite Differenzialdiagnose von der akuten exogen allergischen Alveolitis über eosinophile Infiltrate bis zur kryptogen organisierenden Pneumonie (COP). Die Krankheitsbilder werden in den einzelnen Kapiteln besprochen.

Beatmungsindikation

Die Autoren sind außerordentlich zurückhaltend mit der Indikation zur Beatmung bei **isolierter Hypoxämie.** Wie im Abschnitt Hypoxämie – Hypoxie (Kap. 12.1.3) erwähnt, dient der Sauerstoffgehalt als Indikator für eine mögliche Beatmung. Haben die Patienten keine Anämie, so kann mit einer Beatmung zur Sicherung des Gasaustauschs sehr lange gewartet werden. Üblicherweise wird bei isolierten Hypoxämien viel zu früh beatmet. Durch die Beatmung entsteht dann oft ein Folgeschaden an der Lunge, der oft größer ist als die ursprüngliche Erkrankung.

Es darf nicht vergessen werden, dass eine **Beatmung** immer **unphysiologische Ventilations-/Perfusionsbedingungen** in der Lunge erzeugt. So muss auch schon bei gesunder Lunge ungefähr ein Drittel mehr Beatmungsvolumen aufgewendet werden, um den gleichen Gasaustausch zu erreichen wie bei Spontanatmung.

Um nun bei Lungeninfiltraten mit Hypoxämie durch Beatmung den Gasaustausch zu sichern, müssen in der Regel hohe Drücke aufgewendet werden, die das Parenchym enorm schädigen. **Shearstress** ist für die Alveolen eine große Belastung und führt schnell zur Leckage mit Einstrom von Plasma und Proteinen, die dann den Surfactant inaktivieren. Die Folge sind Atelektasen, woraus sich über eine Entzündungsreaktion im Verlauf ein ARDS entwickeln kann.

M!

Überdehnung von Alveolen durch Beatmung erzeugt oft mehr (Langzeit-) Schäden als eine Infektion durch Erreger.

12

Hinzu kommt die meist **zu hohe inspiratorische Sauerstoffkonzentration**, die die Alveolen zusätzlich schädigt. Alles dieses lässt sich vermeiden, wenn der Patient auf der Intensivstation überwacht wird und erst bei einem Sauerstoffgehalt von < 9–10 ml O_2/100 ml Blut über eine Beatmung nachgedacht wird (Kap. 12.1.2). Damit entfallen viele Probleme, die in den Standardlehrbüchern der Intensivmedizin beschrieben werden. Der Schaden entsteht oft erst durch die Beatmung bzw. Übertherapie.

> **M!**
>
> Die Basistherapie der schweren hypoxämischen Insuffizienz ist die Behandlung der Grunderkrankung und Beobachtung auf der Intensivstation. Die Beatmung sollte so lange wie möglich hinausgezögert werden.

Wie groß das **Dilemma** ist, zeigt insbesondere der **Horowitz-Index,** der Quotient aus **paO_2/FiO_2**. In vielen Leitlinien und Empfehlungen wird ein Index < 200 als eines der Hauptkriterien für eine Beatmung angesehen. Dies halten die Autoren für außerordentlich problematisch, da der Horowitz-Quotient 2 pathophysiologische Elemente miteinander kombiniert, die je nach Grunderkrankung in unterschiedlicher Richtung verlaufen können. Es hat große Bedeutung für das weitere Vorgehen, ob eine Hypoxämie durch **Diffusionsstörung** oder durch ein erhöhtes **Shunt-Volumen** entsteht.

► Abb. 12.22 zeigt eine eigene Untersuchung, die durchgeführt wurde, um die **Unsinnigkeit dieses Quotienten für eine Indikationsstellung** darzustellen. Dort haben stabile COPD-Patienten und Gesunde mit unterschiedlichen inspiratorischen Sauerstoffkonzentrationen 10 min lang über eine Venturi-Maske geatmet. Durch Messung der Blutgase wurde der Horowitz-Quotient ermittelt. Es tritt der aus der Pathophysiologie bekannte Effekt ein, dass eine erhöhte inspiratorische Sauerstoffkonzentration das Shuntvolumen fördert durch Bildung von kleinen Atelektasen. Nach den vorliegenden Kriterien hätten bereits etwa ab einer FiO_2 von 0,3 die COPD-Patienten nach mehreren Empfehlungen die Indikation zur Beatmung erreicht.

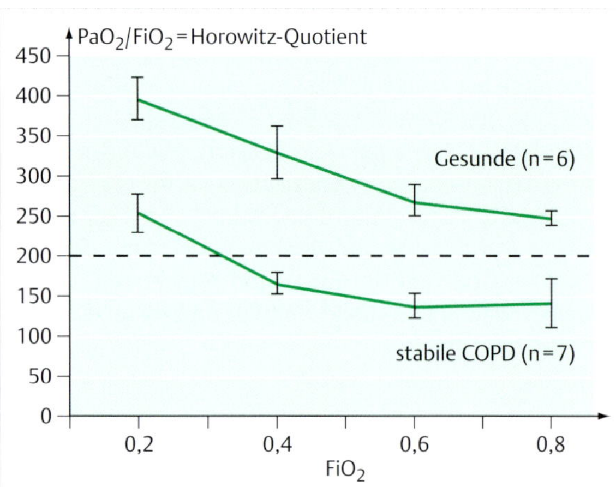

Abb. 12.22 Änderung des paO_2/FiO_2-Verhältnisses bei Gesunden und stabilen COPD-Patienten nur durch Sauerstoffgabe.

In vielen, auch hochrangigen Publikationen zum **ARDS** ist oft allein der Horowitz-Quotient für den Verlauf bzw. den Erfolg einer Therapie angegeben. Wegen der eigenen Wirkung des Sauerstoffs auf das Shuntvolumen und die unterschiedliche Genese der Erkrankungen ist dieser Parameter unseres Erachtens nicht geeignet, den möglichen Erfolg einer Intervention zu messen. Er ist bestenfalls für eng eingegrenzte Krankheitsentitäten möglich, welche aber auf der Intensivstation eher selten vorkommen.

> **M!**
>
> Der Horowitz-Index sollte zugunsten der Betrachtung seiner Einzelgrößen aufgegeben werden, da pathophysiologische Zusammenhänge durch den Quotienten verschleiert bzw. daraus falsche Konsequenzen gezogen werden können.

Maskenbeatmung

Die Studien zur Maskenbeatmung versus Intubation bei isolierter hypoxischer Insuffizienz zeigen bis auf Untergruppen keine Überlegenheit der Maskenbeatmung. Dies überrascht auch nicht, denn die Patienten profitieren typischerweise gar nicht von der Beatmung, sondern das **Outcome** wird im Wesentlichen durch die **Grunderkrankung** bestimmt. Ohne Beatmung hätten möglicherweise in den Studien eher noch mehr Patienten überlebt als mit Beatmung. Zu dieser Fragestellung gibt es aber keine Daten, da infolge der Empfehlungen grundsätzlich eine Beatmung durchgeführt wird.

Hypoxische Insuffizienz im Verlauf

Wie erwähnt, sollten die Patienten mit hypoxischer Insuffizienz auf der Intensivstation bevorzugt überwacht und nicht beatmet werden, wobei die Therapie der Grunderkrankung im Vordergrund steht. Mitunter verschlechtern sie sich aber recht rasch. Immer weniger Lungenparenchym steht dann für den Gasaustausch zur Verfügung, sodass die Atemfrequenz gesteigert werden muss, um die Ventilation trotz Sauerstoffgabe noch zu sichern. Die Folge ist eine **vermehrte Volumenbelastung der Atempumpe.** Nun kann die Atempumpe ähnlich wie die Herzpumpe (Beispiel Vorhofseptumdefekt) relativ lange eine Volumenbelastung kompensieren. Eine Druckbelastung, wie sie z. B. bei der COPD durch die Obstruktion oder bei der Herzinsuffizienz durch die Hypertonie auftritt, ist bei beiden Pumpen ungünstiger und führt schneller zur Dekompensation.

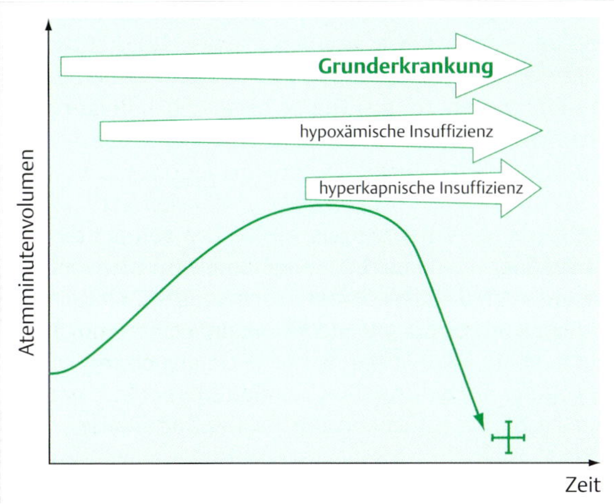

Abb. 12.23 Zunahme des Atemminutenvolumens bei Verschlimmerung der hypoxieverursachenden Grunderkrankung, z. B. Pneumonie. Anfangs kann die Atempumpe durch Hyperventilation die zunehmende Reduktion der Gasaustauschfläche noch kompensieren. Wird dieser Punkt überschritten, kommt es zur Erschöpfung der Atempumpe und es entwickelt sich zusätzlich eine hyperkapnische Insuffizienz. Die Beatmung sollte dann vor Erreichen des Scheitelpunkts begonnen werden.

Natürlich kann aber auch eine Volumenbelastung der Atempumpe zu einer Insuffizienz führen. Das zeigt sich klinisch daran, dass die ursprüngliche Hypokapnie bedingt durch die Hyperventilation sich zurückbildet und eine Hyperkapnie entsteht. Dann entwickelt sich ein kombiniertes Bild aus einer **hypoxämischen und hyperkapnischen Insuffizienz,** dargestellt in ▶ Abb. 12.23. Das Atemvolumen kann nicht mehr aufrechterhalten werden, sodass die Patienten ohne Beatmung rasch versterben würden. In Zentren, die große Erfahrung mit der NIV haben, ist in dieser Situation die Maskenbeatmung Therapie der Wahl. Allerdings macht die hohe Atemfrequenz manchmal Probleme mit der Triggerung, sodass mit Sedierung mitunter auf eine kontrollierte Beatmung umgestellt werden muss.

M!

Verschlechtert sich die hypoxische Insuffizienz im Zeitverlauf, muss bei ansteigendem $paCO_2$ beatmet werden, um einer hyperkapnischen Insuffizienz vorzubeugen.

Nicht kardiales Lungenödem (ARDS)

Das akute Atemnotsyndrom des Erwachsenen (Acute oder adult Respiratory Distress Syndrom, ARDS) ist meist eine Systemerkrankung, gekennzeichnet durch eine kapillare Leckage mit Proteinefflux in das Interstitium bzw. in die Alveolen. Es wird oft als eigene Krankheitsentität angesehen.

Die Vorstufe, das **ALI (Acute Lung Injury)** ist definiert durch einen akuten Beginn, bilaterale Infiltrate im Röntgen-Thoraxbild, einem Horowitz-Index paO_2/FiO_2 < 300 und einem pulmonalkapillären Wedge-Druck (PCWP) < 18 mmHg oder klinisch eindeutig fehlende Zeichen einer Linksherzinsuffizienz. Sinkt der Horowitz-Quotient < 200, wird von einem Vollbild des ARDS gesprochen.

Eine Revision der aus dem Jahre 1994 stammenden Definition des ARDS mit 4 Komponenten war aufgrund einer Reihe von Defiziten vor allem durch unklare Begrifflichkeit (wie z. B. die fehlende Definition von „Acute") dringend erforderlich und wurde aktuell in 2012 veröffentlicht [2]. Basierend auf einem Konsensusprozess mit Berlin als Tagungsort wurden 2011 die so genannte **„Berlin-Definition"** entwickelt. Neben einer Reihe anderer Aspekte wurde der Schweregrad von ehemals 2 auf nun 3 Kategorien, nämlich mild, moderat und schwer, basierend auf der Ausprägung der Hypoxämie neu definiert. In einer Metanaalyse zu ARDS-Studien mit > 4 000 Patienten wurde die Praktikabilität der 3 neuen Kategorien bereits an den signifikant unterschiedlichen Mortalitätsraten (27, 32 und 42 %) und Beatmungszeiten (5, 7 und 9 Tage) nachgewiesen.

Aus eigenen Erfahrungen, aber auch nach Literaturanalysen, ist bekannt, dass relativ viele Patienten, die als **ARDS**-Patienten bezeichnet werden, in Wirklichkeit **keine systemische Reaktion** mit typischer generalisierter Leckage hatten, sondern meist ausgedehnte Pneumonien oder doch kardiale Stauungen. Dieses wie die schon beschriebene Problematik mit dem Horowitz-Quotienten zeigt die **Problematik der Definition**, die wie in solchen Fällen fast immer die Wirklichkeit zu sehr vereinfacht und damit dem individuellen Erkrankungsbild nicht gerecht wird. Die neue Berlin Definition löst das Problem auch nicht, denn es werden hier nur unterschiedliche Schweregrade definiert, was die Komplexität des Einzelfalles weiterhin nicht widerspiegelt. Das ARDS ist ein typisches Beispiel für ein häufigeres Problem in der Medizin, die zu hohe Bewertung einer Definition. Diese führt mitunter dazu, dass die **Wirklichkeit der Definition angepasst** wird. Die Welt wird quasi auf den Kopf gestellt. Daraus entsteht nicht selten dann eine uniforme, nicht individualisierte Therapie.

M!

Nicht alles, was die Definition eines ALI bzw. ARDS erfüllt, geht auch mit einem diffusen Lungenschaden einher.

Als **häufigste Ursache** des ARDS werden direkte exogene Faktoren wie Infektionen mit Bakterien, Viren und Pilze angegeben. Dann folgen seltener wiederholte schwere Aspiration von Mageninhalt, Lungenkontusionen, Tauchunfälle und toxische Gase. Als indirekte Lungenparenchymschäden werden solche bezeichnet, bei denen der schädigende Faktor über die Blutgefäße die Lunge erreicht. Hier stehen ebenfalls die Infektionserkrankungen mit systemischer Reaktion („Sepsis") im Vordergrund. Postoperative Zustände, besonders in der Kardiochirurgie mit langem Einsatz der Herz-Lungen-Maschine, Transfusionszwischenfälle, Pankreatitis, Narkotikaintoxikationen, Medikamentennebenwirkungen (Zytostatika, Amiodaron) und Fettembolien sind weitere Ursachen. Allein diese Liste zeigt schon die Heterogenität der Erkrankung. Die Definition des ARDS ist ähnlich schwach wie die der Sepsis, was an der unzulässigen Vereinfachung unterschiedlicher Krankheitsbilder liegt.

Die nichtkardiogen bedingte **Flüssigkeitsansammlung** in der Lunge entsteht zumeist durch Toxine, vielleicht auch durch Antigen-/Antikörperreaktion an den Gefäßwänden mit Leckage, die dazu führt, dass die Plasmaeiweiße in das Interstitium wandern können. Da diese immer ihren Wasseranteil mitnehmen, kommt es sofort zur Flüssigkeitsansammlung im Interstitium. In der Lunge zeigt es sich am deutlichsten wegen des sonst großen Luftgehalts. Die Plasmaeiweiße führen zur Inaktivierung des Surfactant in den Alveolen, was relativ rasch fokale Atelektasen nach sich zieht. Diese exsudative Frühphase ist mit einer intensiven Entzündungsreaktion kombiniert, bei der zahlreiche Mediatoren und Zellveränderungen gemessen werden können. Überlebt der Patient diese Frühphase, entwickelt sich eine proliferativ-fibrosierende Spätphase mit Defektheilung.

Es ist bekannt, dass **hohe Beatmungsdrücke** das ARDS akzelerieren. Das Gleiche gilt auch für **hohe inspiratorische Sauerstoffkonzentration**. Es gibt ältere und jetzt auch aktuelle Arbeiten, die zeigen, dass hohe Sauerstoffkonzentrationen bei gesunden Lungen zuverlässig ein ARDS auslösen. Im Tiermodell wird sogar das ARDS durch Beatmung mit hohen Sauerstoffkonzentrationen bewusst erzeugt. Trotzdem wird diese Erkenntnis in den neueren Publikationen zur Therapie des ARDS praktisch nicht erwähnt. Im Gegenteil, in Publikationen zu dem Thema, auch in erstrangigen Journals, werden als Standardbehandlung häufig sehr hohe inspiratorische Sauerstoffkonzentrationen angegeben, meist im Mittel zwischen 60 und 80 %, um dann einen paO_2 von mindestens 75–80 mmHg oder eine O_2-Sättigung von > 90 % zu erreichen.

> **M!**
> Ein ARDS entwickelt sich erst oft unter einer zu aggressiven Beatmung mit hohen Volumina bzw. Drücken und hoher Sauerstoffgabe.

Auf einer **pneumologisch** orientierten Intensivstation ist das **ARDS** als primäres Krankheitsbild extrem **selten** geworden, wenn man die oben erwähnten pathophysiologischen Grundsätze anwendet. Meist werden die Patienten verlegt, wenn sie bereits in der fibrosierenden Spätphase sind. Die Autoren kennen große kardiologisch ausgerichtete Intensivstationen in Häusern der Maximalversorgung, die nach Umsetzung des hier beschriebenen pathophysiologisch basierten Therapiekonzeptes einen drastischen Rückgang des ARDS von vorher 30–40 auf 1–2 Fälle/Jahr gesehen haben.

▶ **Allgemeine Therapie des ARDS.** Das nichtkardiogene Lungenödem, das durch Leckage unterschiedlicher Ursache entsteht, mit dem Hauptvertreter ARDS, ist nach den vorliegenden Daten mit **Medikamenten** derzeit nicht direkt beeinflussbar. Umfangreiche Untersuchungen über Hemmung der aktivierten Gerinnung, Gabe von aktiviertem Protein C, Glukokortikoiden (niedrig dosiert, hoch dosiert, Hydrokortison), Prostaglandinhemmer, systemische Gabe von β_2-Mimetika, Sauerstoffradikalfänger haben allesamt in Studien kein positives Ergebnis gebracht. Es sind durchaus Effekte im Einzelfall möglich, die aber aufgrund der Heterogenität des Krankheitsbildes durch das Studiendesign regelhaft nicht detektiert werden können.

Durch die Hypoxämie und durch die Erkrankung selber entwickelt sich neben dem Shunt durch die Atelektasen häufiger auch eine **pulmonale Hypertonie**. Versuche, das Shuntvolumen oder den Hochdruck in den Lungenarterien direkt zu behandeln mit inhaliertem Stickoxid (NO) oder Prostacyclin, einem potenten Vasodilatator, haben zwar die Blutgase, aber leider nicht das Outcome verbessert.

> **M!**
> Eine kausale Therapie des ARDS ist derzeit nicht in Sicht.

Einzig die **Surfactantapplikation**, die beim **kindlichen Atemnotsyndrom (Infant Respiratory Distress Syndrome, IRDS)** recht wirksam ist, könnte hilfreich sein. Die Studien haben aber bisher keinen positiven Outcome ergeben. Allerdings wurde meist kein voll funktionsfähiger Surfactant mit Surfactantprotein C appliziert. Das ARDS des Erwachsenen ist ursächlich eine Surfactant-Inaktivierung (durch Einstrom von Plasmaproteinen) und kein Mangel wie beim IRDS. Zudem kommen die Patienten meist erst in fortgeschrittenen Phasen zur Therapie, in denen quasi „das Kind schon im Brunnen liegt".

▶ **Beatmung beim ARDS.** Das ARDS ist schwierig zu beatmen, da es quasi eine **Babylunge** erzeugt. Teile der Lunge, die noch entfaltet sind, bekommen unverhältnismäßig hohe Drücke ab, da direkt daneben andere kollabiert sind. Deswegen sollte die Beatmung schonend erfolgen, wenn sie in den Frühphasen überhaupt nötig ist. Allerdings ist bei den zuverlegten Patienten eine Beatmung fast immer erforderlich, da infolge der Spätphase der Gasaustausch auch unter Berücksichtigung des unteren Grenzwerts für den Sauerstoffgehalt nicht ausreichend ist. Dann ist die Prognose meist infaust.

M!

Die Lungenvolumen beim ARDS entsprechen etwa dem einer Babylunge.

Eindrucksvoll sind die Ergebnisse im Outcome durch Senkung der Beatmungsdrücke bzw. der damit zusammenhängenden **permissiven Hyperkapnie** mit Rückgang der Überdehnung als indirekte Folge. Früher war eine übliche Dosierung des Atemminutenvolumens beim komplett sediert und kontrolliert beatmeten Patienten 12 ml/kg KG. Studien, die mit 6 ml/kg KG durchgeführt wurden, haben eine deutliche Verbesserung der Mortalität zeigen können. Bedeutsam ist es hier für die Berechnung das ideale Körpergewicht zu nehmen, nicht das tatsächliche Gewicht mit einem meist hohen Fettanteil. Trotzdem werden die hohen Atemzugvolumen immer noch häufig eingesetzt.

In vielen Lehrbüchern wird das **„Open Lung Concept"** nach B. Lachmann („open the lung and keep the lung open") beschrieben. Hierbei wird versucht, auch die kollabierten Alveolen durch entsprechenden hohen basalen Beatmungsdruck zu öffnen. Dieser Druck oder PEEP muss dauerhaft gehalten werden (beispielsweise auch bei einer Absaugung der Bronchien), da sonst die Alveolen sofort wieder kollabieren würden.

Die Autoren wenden sich **gegen** dieses **Konzept**, da diese erhebliche Überdehnung der Lunge (**Shearstress**) nicht nur ein ARDS verschlechtert, sondern wahrscheinlich sogar oft auch auslöst. Das Gleiche gilt für die immer noch üblichen hohen inspiratorischen Sauerstoffkonzentrationen. In fast allen Lehrbüchern wird immer noch eine Sauerstoffkonzentration empfohlen, die in der Lage ist, paO_2-Werte von > 75 mmHg zu erreichen. Dieses funktioniert wegen des erhöhten Shuntvolumens beim ARDS nur, wenn sehr hohe inspiratorische Sauerstoffkonzentrationen gegeben werden, um damit den zentralvenösen paO_2 anzuheben, der dann schließlich über eine **Verdrängung des Stickstoffs den hohen arteriellen paO_2** bedingt. Andere neue Beatmungsverfahren wie Hochfrequenzbeatmung und „partial liquid ventilation" haben bisher keine Verbesserung gebracht, was bei dem primär falschen Zielgrößen für eine Effizienzkontrolle der Beatmung auch nicht zu erwarten ist.

Ein anderes Konzept bestand darin, die Inspirationszeit auf Kosten der Exspirationszeit zu verlängern (**Inverse Ratio Ventilation**), um einen intrinsischen PEEP zur Eröffnung der Atelektasen aufzubauen. Zum Teil ging es so weit, dass nur eine kurze Exspirationsphase zwischengeschaltet wurde (APRV, Airway Pressure-released Ventilation).

Es ist streng darauf zu achten, dass es bei Anwendung des **hohen PEEP-Werts** nicht zur weiteren Überblähung und damit zum Dehnungsstress der Lunge kommt. Allerdings ist natürlich gegen einen geringeren PEEP-Wert von 10–15 cmH_2O als Basistherapie nichts einzuwenden, um überhaupt ein gewisses Lungenvolumen zur Ventilation zur Verfügung zu haben. Die Ermittlung des „Best PEEP" muss immer an die Modalitäten des Einzelfalls angepasst werden. Auch hier empfielt sich ein Vorgehen, wie auf S. 379 beschrieben.

M!

Viele Beatmungsverfahren beim ARDS erhöhen die Überblähung, was den Schaden eher verstärkt.

Beatmet man hingegen, wie oben erwähnt, nach dem **Sauerstoffgehalt, entfallen praktisch alle diese Probleme** schlagartig. Wichtig ist, dass eine Anämie ausgeglichen wird. Die Autoren haben damit auch bei fortgeschrittenem ARDS immer wieder Ausheilungen erlebt, weil dann die Beatmung stark zurückgefahren werden konnte.

Auch kollabierte Lungen können sich nach längerem Zeitraum noch erholen. Aus der Lungenchirurgie ist bekannt, dass z. B. nach Entfernung eines Lymphknotens, der über Jahre einen Bronchus abgedrückt und dadurch eine chronische Atelektase erzeugt hat, diese sich intraoperativ sofort wieder mit Luft füllte. Wahrscheinlich besteht hier ein aus der Embryonalzeit stammender Schutz, der es ermöglicht, die postpartal kollabierte Lunge zu belüften. Das erklärt auch die mitunter funktionell noch recht guten Langzeitergebnisse, wenn die Patienten ein ARDS überleben, obwohl hier natürlich das Lungenparenchym viel mehr geschädigt ist, als durch mechanische Abklemmung. Deswegen ist die Devise der Autoren, die **Lunge** in der Therapie des ARDS möglichst so weit **ruhig zu stellen**, dass sie ausheilen kann.

M!

Kollabierte Lungenbezirke können sich auch nach Jahren noch entfalten.

In ausgewählten Fällen ergibt sich die Indikation für eine Unterstützungstherapie mit einer **extrakorporalen Lunge** (Interventional Lung Assist, ILA). Neue Membransysteme sind wesentlich einfacher zu handhaben als die frühere extrakorporale CO_2-Auswaschung (ECMO), wobei diese in der letzten Zeit wiederum deutliche technische Fortschritte gemacht haben. Es gibt Systeme, die mit arteriell-venösem Katheter die Druckdifferenz ausnutzen, um CO_2 auszuwaschen. Zur Oxygenierung sind die kleinen Membranlungen weniger geeignet. Früher gab es häufiger Komplikationen durch die arteriellen Punktionen mit großlumigen Kathetern. Inzwischen gibt es kleinere Katheter, die weniger Nebenwirkungen verursachen. Auch sind jetzt rein venöse Systeme in der Erprobung, die über eine Pumpe den Perfusionsdruck aufbauen. Die **CO_2-Auswaschung**, die damit üblicherweise propagiert wird, stellt für die Autoren **selten ein Problem** dar, da eine Hyperkapnie den Patienten nicht dauerhaft schädigt. Gelingt es, die Grunderkrankung zu bessern, lässt sich das CO_2 später auch auswaschen. Inzwischen sind diese Systeme häufiger im Einsatz. Die Erfahrungen der Autoren mit solchen Patienten zeigen leider oft, dass ILA-Systeme häufig viel zu früh eingesetzt werden, bzw. vorher keine effiziente Beatmung in Bezug auf die individuelle pathophysiologische Situation erfolgte. Zudem wurde oft die Hypoxämie überschätzt, denn diese liegt dann zumeist nicht mehr vor, wenn der Sauerstoffgehalt als Zielgröße genommen wird.

Es gibt aber Ausnahmen, bei denen die Membranlungen entscheidende Vorteile bringen. Bei **schwerer Bronchiolitis** mit Überblähung und den dadurch erforderlichen sehr langen Exspirationszeiten erlaubt eine Auswaschung des CO_2 über die Membranlunge eine deutliche Reduktion der Atemfrequenz mit entsprechender Reduktion der Überblähung, was wiederum das Lungenparenchym schont. Auch eine respiratorische Azidose mit Störung der Bikarbonatrückresorption infolge einer Nierenerkrankung wird durch eine extrakorporale Lungenunterstützung sofort besser. Anders wäre die Situation, wenn die Systeme eine bessere Oxigenierung erreichen würden, was aber größere Blutvolumina erfordert, die an der Membran vorbeifließen. Dieses erhöht die Komplikationsrate. Vielleicht wird die Zukunft hier Verbesserungen bringen.

Kardiogen verursachtes Lungenödem

Im Rahmen eines akuten Infarkts mit **Linksherzinsuffizienz** oder einer hypertonen Krise kann sich relativ akut ein Flüssigkeitsrückstau in das Interstitium bilden, der sich schließlich weiter in die Alveolen fortpflanzt. Dieses häufige Krankheitsbild zeigt sich klinisch dann eindrucksvoll als Lungenödem. Seltenere Ursachen für ein Lungenödem sind eine akute Mitralinsuffizienz durch Sehnenfadenabriss, eine dekompensierte bereits vorhandene Linksherzinsuffizienz mit Flüssigkeitsüberladung oder längere Phasen von Rhythmusstörungen, die die Herzleistung verschlechtern.

Die Patienten haben typischerweise ausgedehnte feuchte Rasselgeräusche, die man auch vor dem Mund auskultieren kann. In der Blutgasanalyse finden sich eine **schwere Hypoxämie** und eine **kompensatorische Hyperventilation** mit entsprechend niedrigen $paCO_2$-Werten. In schweren Fällen kann die Hypokapnie fehlen; es findet sich dann mitunter auch bei fehlender primärer Lungenerkrankung **sogar** eine **Hyperkapnie**. Ursache hierfür ist die Überlastung der Atemmuskulatur durch die Kongestion in der Lunge. Diese führt zu einer Restriktion bzw. Adhärenz-Abnahme, da sich die Stauung in das Interstitium und die Thoraxmuskulatur sowie in die Bronchialwand fortsetzt. In der Bronchialwand entsteht dadurch zusätzlich oft eine leichte Obstruktion („Asthma cardiale").

Diese Phänomene sind vermutlich auch die eigentliche Ursache der **Dyspnoe** infolge einer Linksherzinsuffizienz. Die Obstruktion bei einer Linksherzinsuffizienz ist bis zu einem gewissen Grad sogar sinnvoll. Sie erhöht den alveolären Druck und verhindert lange den Übergang von einer interstitiellen Stauung zu einem echten Lungenödem (Füllung der Alveolen). Früher war dieses Phänomen häufiger zu beobachten, da die Patienten oft spät an einer Mitralstenose oder einer Aortenklappenstenose operiert wurden.

Das **Röntgenbild** des Thorax zeichnet sich durch weite zentrale Gefäße, auch in den Oberfeldern, sowie peribronchiale schmetterlingsförmige Ödeminfiltrationen mit Unschärfe des Herzens und der Bronchien ab. Meistens findet sich auch ein kleiner Pleuraerguss. Die **Echokardiografie** ist sehr hilfreich, da man sofort die Herzinsuffizienz und evtl. auch die Ursache sehen kann.

Nur **in differenzialdiagnostischen Grenzfällen**, z. B. zwischen kardiogenem und nicht kardiogenem interstitiellem Lungenödem, sollte eine **Rechtsherzkatheteruntersuchung** durchgeführt werden. Dann erlaubt der pulmonalvenöse Verschlussdruck meistens die pathogenetische Zuordnung. Wedge-Druckwerte (PCWP) ab 20 und relativ sicher ab 26 mmHg führen zum alveolären Ödem durch Rückstau. Die Methode wird dadurch in ihrer Wertigkeit etwas eingeschränkt, da bei sehr hohen Drücken im Pulmonaliskreislauf der Wedge-Druck nicht mehr genau gemessen werden kann bzw. nur eingeschränkt aussagekräftig ist.

Wie oben erwähnt, führt die starke Abnahme der Adhärenz der Lunge durch die Flüssigkeitszunahme zu einer drastischen **Erhöhung der Atemarbeit**. In schweren Fällen nimmt wahrscheinlich nicht das Herz, sondern das Zwerchfell den meisten Sauerstoff auf, was beim Eintreten einer Atempumpinsuffizienz die Hyperkapnie erklärt (s. ▶ Abb. 12.7). Diese pathophysiologischen Zusammenhänge erklären gut die alte klinische Erfahrung, dass eine kardiale Dekompensation mit schwerem Lungenödem (ohne vorbestehende Lungenerkrankung) durch kontrollierte Beatmung und Sedierung eine rasche Besserung erfährt, denn durch die Ruhigstellung der Atempumpe wird sekundär das Herz entlastet (s. ▶ Abb. 12.5) und ihm zudem mehr Sauerstoff zugeführt.

> **M!**
>
> Beim kardialen Lungenödem kann die Atemarbeit auf das 10-Fache durch Adhärenz-Abnahme der Lunge zunehmen.

▶ **Therapie des kardialen Lungenödems.** Die klassische Therapie besteht aus dem **akuten Flüssigkeitsentzug (unblutiger Aderlass) und Sauerstoffgabe**, nasal 5–6 l. Erreicht wird das durch Hochlagerung des Oberkörpers, Diuretika, ggf. Nitroglycerin sublingual, bei arteriellem Hypertonus auch i. v. Eine **Sedierung** ist immer hilfreich, da sich durch Beruhigung des Patienten der Sauerstoffbedarf reduziert. Die Autoren geben üblicherweise 5–10 mg Morphium i. v.

Relativ früh sollte heute die Maskenbeatmung eingesetzt werden. Es gibt gute Studien zur **alleinigen CPAP-Beatmung**, die zeigen, dass diese sehr effektiv ist. Vermutlich reicht schon das Auspressen des intraalveolären Ödems durch den CPAP- oder PEEP-Druck als Therapieprinzip. Dieses reduziert die Atemarbeit durch Adhärenz-Zunahme der Lunge. Außerdem verschiebt jeder dauerhafte positive Atemwegsdruck etwas Atemarbeit von der Inspirations- auf die Exspirationsmuskulatur, denn inspiratorisch schiebt der Druck Luft in die Lunge, exspiratorisch muss er aktiv weggedrückt werden. Da immer nur die Inspirationsmuskulatur überlastet ist, hilft diese Verschiebung, weil die Exspirationsmuskulatur noch Reserven hat.

> M!
>
> Die aktive Maskenbeatmung des kardialen Lungenödems stellt einen Entwicklungssprung in der Therapie dar.

Da wie erwähnt die Atempumpe fast immer mit belastet ist, rekompensieren die Patienten aber oft schneller, wenn nicht nur CPAP, sondern eine **aktive Beatmung mit Druckvorgabe** eingesetzt wird. Die absolute Sauerstoffaufnahme sinkt durch Entlastung des Zwerchfells und führt damit dem insuffizienten Herzen wieder mehr Blut zu (▶ Abb. 12.7). Üblicherweise wird man hier einen assistierten Modus verwenden.

Die Beatmung geschieht in gleicher Weise wie bei der exazerbierten COPD beschrieben. Auch hier gilt, dass bei absoluter Arrhythmie der untere Druckwert (EPAP) nicht zu hoch sein sollte. Liegt ein Sinusrhythmus ohne Bradykardie vor, so kann mit einem höheren PEEP bzw. EPAP die Flüssigkeit aus der Lunge schneller ausgepresst werden. Praktikable Werte sind dann um 10 cmH_2O. In einer multizentrischen Studie aus England hierzu führten CPAP mit 5–15 cmH_2O versus NIV (inspiratorische Druckunterstützung: 8–20 cmH_2O) im Vergleich zur Standardtherapie zwar zur schnelleren Abnahme der Atemnot, Hyperkapnie, Azidose und Herzfrequenz, jedoch zu keiner Beeinflussung der Kurzzeitsterblichkeit [6].

Mit diesen Maßnahmen gelingt es meistens recht rasch, die Krise zu überwinden. Es bleibt natürlich die kardiale Grunderkrankung, die zu dem Lungenödem geführt hat. Deswegen zeigen sich wohl auch keine Unterschiede in der Mortalität, ob man nur CPAP- oder eine aktive Beatmung anwendet.

12.2.5 Weaning

Der Begriff der Entwöhnung (bzw. Weaning nach Langzeitbeatmung) wird unterschiedlich definiert. Praktisch kann man davon ausgehen, dass ein Patient, der nicht nach 4–5 Tagen spontan atmet, ein Weaningproblem hat. Ab dem 7. Tag der Beatmung spricht man üblicherweise von Langzeitbeatmung. Werden alle Patienten mit Weaningproblemen (< 12 h) untersucht, dann betrifft das prolongierte Weaning etwa 6 %. Die Patienten sind üblicherweise bei Verlegung tracheotomiert. Viele Details zum Weaning sind auch in der entspechenden Leitlinie der DGP zusammengefasst (unter www.pneumologie.de [21])

Unter Anwendung der nachfolgend beschriebenen pathophysiologischen Prinzipien mit praktischen Tipps, gelingt es in den Kliniken der Autoren, ca. ²/₃ der aus auswärtigen Intensivstationen zum Weaning verlegten Patienten zu entwöhnen (▶ Abb. 12.24). Dabei waren diese Patienten im Mittel 49,7 Tage vor der Verlegung beatmet. Die mittlere Entwöhnungszeit betrug bis zur Extubation 10,4 und nach DRG-Codierrichtlinien (mit NIV) 13,4 Tage [4].

Einen Entwöhnungserfolg bei Langzeitbeatmeten durch Messparameter vorherzusagen, ist als fehlgeschlagen zu bezeichnen. Es sind mehrere, teilweise komplexe **Weaning-Indizes** entwickelt worden, die im jeweils untersuchten Kollektiv entwöhnten und nichtentwöhnten Patienten im Mittel gut vorhersagen konnten. Eine Anwendung der Indices auf neue Kollektive zeigte jedoch wieder unsichere Ergebnisse. Hintergrund sind die komplexen Einzelfälle mit der praktische immer vorhandenen, heterogen ausgeprägten Multimorbidität. Einen immer noch soliden Hinweis für die Chancen einer erfolgreichen Entwöhnung zeigt der **Rapid Shallow Breathing Index** = Atemfrequenz/Atemzugvolumen (fb/Vt) und nach eigenen Erfahrungen und neueren Arbeiten auch der **Spitzenfluss beim Husten**, der gerade bei schwer Entwöhnbaren gut diskriminiert. Bei diesen Manövern müssen die Patienten aber eine Spontanatmungsphase aufweisen.

> M!
>
> Weaning-Indizes erlauben im Einzelfall keine sichere Aussage über den Weaning-Erfolg.

Pathophysiologie

Die wesentlichen Elemente der Pathophysiologie des Weanings sind oben beschrieben. Das zentrale Element des Weanings ist die **Reduktion der Last der Atempumpe** zum einen sowie zum anderen die damit zusammenhängende Regeneration der atrophierten chronisch überlasteten Atemmuskulatur (▶ Abb. 12.13).

Es gibt allerdings vereinzelt Patienten, bei denen eine Gasaustauschstörung im Vordergrund steht; wie z. B. bei

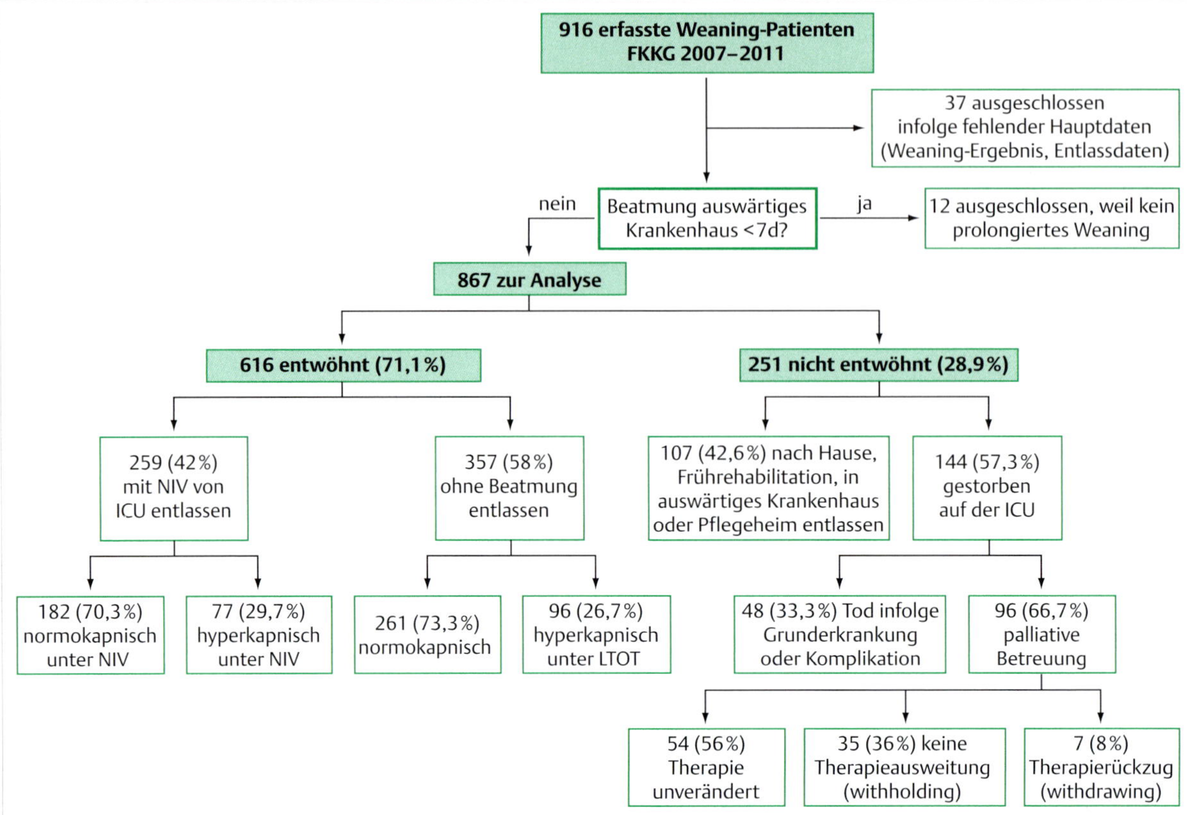

Abb. 12.24 Schicksal der zum Weaning-Zentrum Fachkrankenhaus Kloster Grafschaft (FKKG) verlegten Patienten von 2007–2011.

einem ARDS oder einer Lungenfibrose. Diese Patienten haben, wenn sie zum Weaning verlegt werden, typischerweise eine schlechte Prognose und sind meistens nicht mehr zu entwöhnen, da unter Spontanatmung die Belastung der Atempumpe dauerhaft zu hoch ist.

Es gibt aber auch Patienten, die infolge zentraler Fehler in der Beatmungstherapie fälschlicherweise in die Kategorie schwieriges Weaning eingeordnet werden. So gelingt es immerhin, ca. 5–10 % der oft über Wochen langzeitbeatmeten Patienten, die zu uns zur Entwöhnung verlegt werden, innerhalb von 1–2 Tagen zu entwöhnen.

12

Reduktion der bronchialen Obstruktion/ Überblähung

Ein wichtiges Element ist, die **Atemarbeit** durch Rückgang der **bronchialen Obstruktion** bzw. Überblähung zu bessern. Eine weitere, vielleicht sogar die wichtigste Gesamtmaßnahme ist die Besserung der **bronchialen Clearance.** Maßnahmen zur Reduktion der bronchialen Obstruktion bzw. Überblähung sowie Förderung der bronchialen Clearance sind:

- Muskulatur:
  - β_2-Inhalation
  - Anticholinergika (Tiotropium)
- Schleimhaut:
  - Adrenalin (bei akuter Schwellung)
  - Steroide (Instillation und Inhalation)
  - Antibiotika (Instillation und Inhalation)
- Clearance:
  - physikalische Therapie
  - Husten ermöglichen (Platzhalter, NIV)
  - Sedation vermeiden

► **Antientzündliche Therapie.** Häufig haben Patienten eine ausgeprägte **Tracheobronchitis,** wenn sie zum Weaning verlegt werden. Man sieht bei der Endoskopie stark geschwollene Schleimhäute mit viel Mukus. Hier ist die antientzündliche Behandlung neben der bronchoskopischen Mukusentfernung und der Inhalation von β_2-Mimetika bzw. Anticholinergika von zentraler Bedeutung. Sehr gute Erfahrungen haben die Autoren mit der Instillation von **Steroidsuspensionen** gemacht. Hierzu wird 2-mal eine halbe Ampulle Volon A 40 auf 5 ml Kochsalzlösung verdünnt in eine 10-ml-Spritze gegeben und jeweils in das rechte wie linke Bronchialsystem unter Druck instilliert. Die größere Spritze ist deswegen erforderlich, damit der Luftanteil den Bronchoskopiekanal auch sicher entleert wird (Volumen des Bronchoskopiekanals je nach Durchmesser meistens 2–4 ml). Bei offensichtlicher Entzündung geben die Autoren auch routinemäßig **Aminoglykosidantibiotika,** meist Gentamycin (jeweils 80 mg als Instillation in der vorbeschriebenen Technik). Die endobronchiale Applikation von Gentamycin führt nicht zu relevanten Blutspiegeln, sodass z. B. die Niere nicht belastet wird.

Ist die Bronchitis sehr ausgeprägt und liegen zusätzlich entzündliche Infiltrate im Röntgenbild vor (was recht häufig vorkommt), werden auch systemische Antibiotika gegeben. Besteht außerdem der Verdacht auf Bronchiektasen bzw. infizierte Emphysemblasen, was bei der COPD als Grunderkrankung bei Weaning-Patienten ebenfalls recht häufig ist, werden neben der Instillation zusätzlich noch **Antibiotika inhaliert,** um die belüfteten Areale der Lunge zu erreichen (Kap. 13.4). Literaturdaten zu den beschriebenen Maßnahmen gibt es praktisch nicht, was auch für viele andere, nachfolgend beschriebenen Techniken im Weaning gilt.

> **M!**
>
> Die endobronchiale Instillation von Steroiden und Antibiotika ist eine sehr wirksame Maßnahme bei tubusassoziierter Intensivbronchitis.

Patienten, die zum Weaning verlegt werden, bringen meistens eine große Anzahl mikrobiologischer Befunde mit, die zu entsprechenden „bunten" Antibiotikatherapien geführt haben. **Systemisch wirksame Antibiotika** geben die Autoren nur, wenn der Verdacht auf eine Pneumonie, Bronchiektasen oder eine schwere eitrige Bronchitis besteht. Eine **PCT- oder CRP**-Erhöhung hilft nur bei Pneumonie, nicht aber bei schwerer Bronchitis. Hier können beide Parameter im **Normbereich** sein, obwohl die Bronchitis durch die erzeugte Obstruktion ggf. lebensbedrohlich sein kann. Das scheint auch für andere Marker zu gelten, z. B. Zytokine wie Il1ß oder IL-8. Die Auswahl erfolgt je nach klinischem Bild wie bei Behandlung der Exazerbation der schweren COPD oder bei Pneumonie beschrieben, mitunter dann aber in höherer Dosierung.

▶ **Verbesserung der Clearance.** Wichtiger noch als alle anderen Maßnahmen erscheint uns aber, bei den in der Regel tracheotomierten Weaning-Patienten die bronchiale Clearance so zu fördern, dass die **Elimination schneller** ist als das **Nachwachsen der Bakterien.** Das ist einer der entscheidenden Schritte zum Weaning-Erfolg. Gerade bei den Langzeitbeatmeten kommt es recht häufig zur **Aspiration,** insbesondere dann, wenn sie noch eine nasogastrale Sonde haben. Hier hilft auch nicht der aufgeblasene Cuff des Tracheostomas. Er reduziert zwar die Aspirationen, aber verhindert sie nicht. Unter PEG-Anlage nehmen die Aspirationen deutlich ab bzw. verschwinden nahezu. Zudem ist man bestrebt, möglichst früh einen oralen Kostaufbau zu beginnen, auch noch bei liegendem Tracheostoma oder Platzhalter (s. u.).

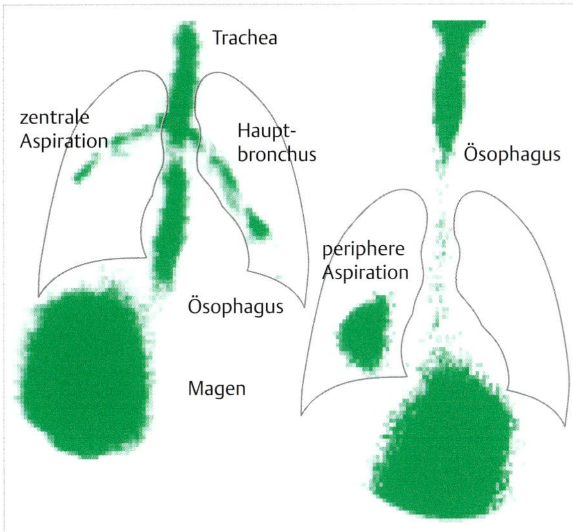

Abb. 12.25 Szintigrafischer Nachweis einer Aspiration von 2 Patienten mit zentraler und peripherer Deposition nach Gabe einer Testmahlzeit mit flüssiger, halbfester und fester Nahrung, markiert mit ^{99m}Tc.

▶ Abb. 12.25 zeigt das Beispiel einer typischen Aspiration, die wir mit **nuklearmedizinischen Methoden** objektivieren können. Die Patienten bekommen dazu eine Testmahlzeit aus flüssiger, halbfester und fester Nahrung. Die szintigrafische Untersuchung ist recht empfindlich für eine Aspiration. Ein negativer Befund schließt sie aber nicht aus, da eine Aspiration eben nur gelegentlich vorkommt. Ein positiver Befund beweist sie natürlich.

> **M!**
>
> Infektionen der Bronchien und der Lunge sind im Weaning auf Dauer nur zu beherrschen, wenn die bronchiale Clearance das Nachwachsen der Bakterien überholt.

Ein großes Problem der tracheotomierten Patienten ist die fehlende **Husten-Clearance.** Die Bedeutung der beiden wesentlichen Clearance-Formen ist in ▶ Abb. 12.26 noch einmal dargestellt. Erst durch Husten gelingt es, Teile des Bronchialsystems effektiv zu reinigen (Kap. 4.3 COPD). Auf der Intensivstation ist das Problem noch dramatischer. Bedingt durch die Langzeitbeatmung und die Vorerkrankung (COPD) liegt meistens keine funktionierende mukoziliäre Clearance mehr vor. Dem Patienten bleibt nur ein Hustenmanöver ohne Glottisschluss, das infolge des Tracheostomas nicht oder nur sehr ineffektiv bestenfalls als Huffing-Technik möglich ist (Kap. 13.3).

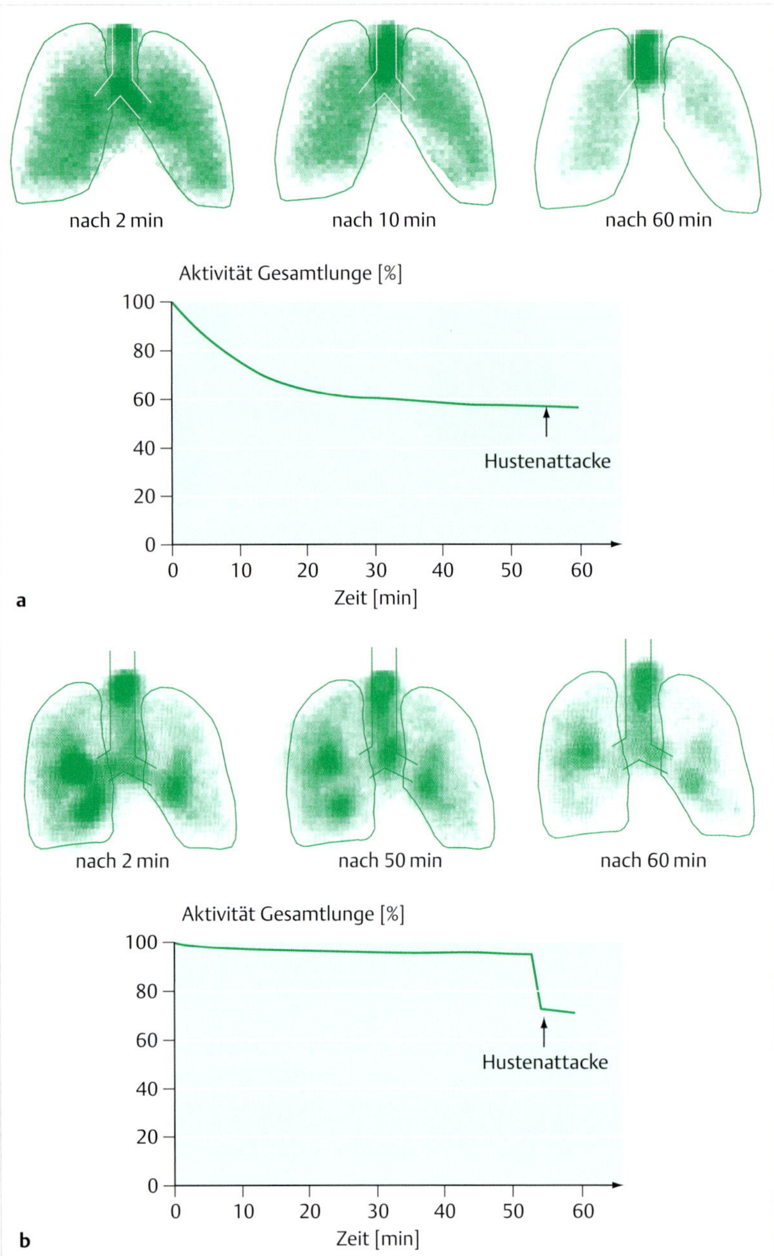

Abb. 12.26 Bronchiale Clearance, gemessen mit radioaktiven Partikeln über 60 min mit aktivem Hustenstoß am Ende der Untersuchung.

- **a** Normalbefund einer funktionierenden mukoziliären Clearance.
- **b** Patient mit COPD und aufgehobener mukoziliärer Clearance. Der Hustenstoß zeigt aber infolge der Schleimproduktion einen guten Clearance-Effekt.

> **M!**
> Chronische Aspirationen kommen auch bei geblocktem Trachealtubus vor. Sie werden durch eine nasogastrale Sonde begünstigt.

▸ **Platzhalter.** Um den Zustand zu bessern, haben die Autoren ca. 1992 einen Platzhalter entwickelt, dargestellt in ▸ Abb. 12.27. Er hat eine Silikonplatte, die entsprechend den individuellen anatomischen Gegebenheiten in der Trachea zugeschnitten wird. Dann wird er nach lokaler Anästhesie mit einem Gel eingeführt, ggf. unter bronchoskopischer Kontrolle und so fixiert, dass die Platte ventral der Trachea anliegt. In ▸ Abb. 12.28 ist das Prinzip dargestellt. Durch diesen Platzhalter wird der Tracheostomazugang offen gehalten, sodass im Bedarfsfalle jederzeit der Tubus wieder eingeführt werden kann. Er wird inzwischen von mehreren Herstellern auf dem Markt angeboten.

Die Patienten sind via Platzhalter dann im Weaning-Prozess in der Lage, über ein **Sprechventil** einzuatmen und dem natürlichen Wege folgend über die Glottis auszuatmen. Damit sind Glottisschluss und **Husten** wieder **möglich**. Eine Sauerstoffzufuhr kann über eine feuchte

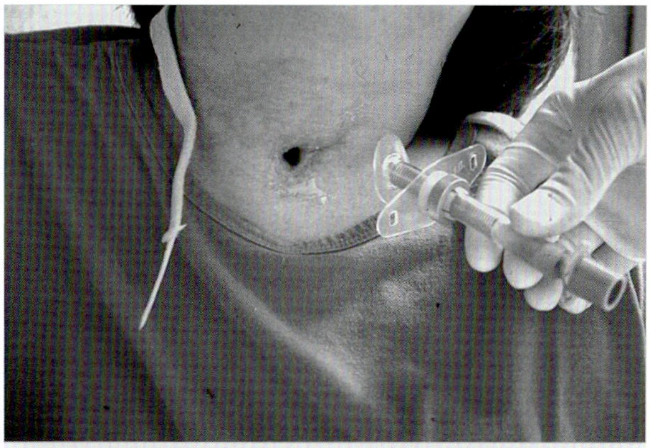

Abb. 12.27 Von den Autoren entwickelter Platzhalter, um beim Tracheostoma den Zugang für weitere Maßnahmen offen zu halten.

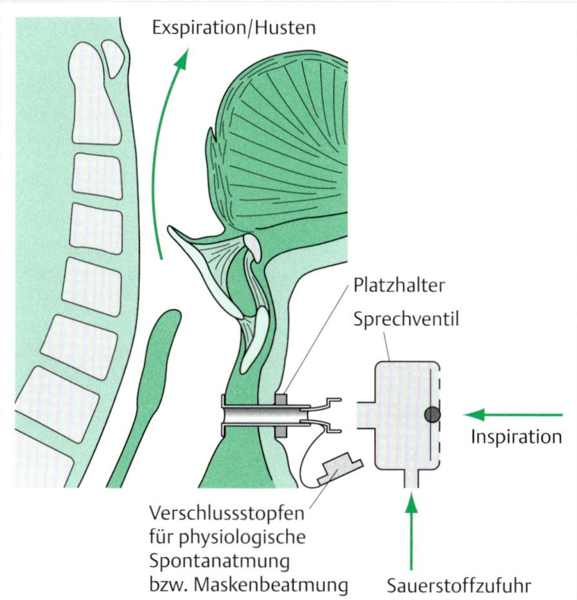

Abb. 12.28 Schema des Platzhalters mit seinen Anwendungsmöglichkeiten.

Nase oder auch über das Sprechventil gegeben werden (▶ Abb. 12.28). Ein großer Vorteil dieses Verfahrens ist auch die Möglichkeit, wieder komplett via naturalis zu atmen, da ein Verschluss der Öffnung am Platzhalter möglich ist. Viele Patienten zeigen nach längerer Tracheostomie **Granulationsgewebe**, insbesondere oberhalb des Tracheostomas, meistens an der ventralen Wand. Dies kann eine erhebliche Stenosierung verursachen, sodass die Spontanatmung damit erschwert wird. Meistens bildet sich unter einem Platzhalter das Granulationsgewebe im Zeitverlauf wieder zurück. Bei schweren Fällen muss man es mittels Argonplasmakoagulation entfernen (Kap. 13.6).

> **M!**
>
> Die Entwicklung des Platzhalters für das Tracheostoma hat die Entwöhnung entscheidend verbessert und sicherer gemacht.

Gerade übergewichtige Patienten mit obstruktiver Schlafapnoe und Kollaps im Pharynxbereich haben durch die Langzeitbeatmung eine Verstärkung der pharyngealen Obstruktion durch **ödematöse Schwellung**, weil oft über Wochen durch diesen Weg keine Luft mehr geflossen ist. Durch den Platzhalter ist eine normale Exspiration wieder möglich, welche die Ödeme dann wieder auspresst (pneumatische Schienung), dadurch bessert sich der Zustand oft innerhalb von einigen Tagen deutlich.

Mit dem Platzhalter ist es auch möglich, ein **PEP-Ventil** (Positive Exspiratory Pressure) anzubringen zur physikalischen Therapie. Phasenweise wird der Platzhalter verschlossen, sodass der Patient via naturalis atmen kann. Gleichzeitig kann in dieser Zeit eine nicht invasive Maskenbeatmung implementiert werden, entweder zur Unterstützung des Weaning oder dauerhaft, falls es absehbar ist, dass der Patient eine häusliche Beatmung benötigt. Überhaupt ist die physikalische Therapie durch verschiedene Techniken ein zentrales Element in der Entwöhnung (Kap. 13.3).

> **M!**
>
> Zentrales Element im Weaning ist die Behandlung der Schleimretention durch wieder ermöglichten Hustenstoß und physikalische Therapie.

Entlastung der Atempumpe

Ein weiterer wichtiger Schritt im Weaning ist, die erschöpfte Atempumpe zu entlasten bzw. bei einer meist zusätzlich vorhandenen Atrophie, den alten, meist hypertrophierten Muskelzustand wieder herzustellen. **Maßnahmen** zur Erholung der überlasteten Atempumpe beim Weaning:

- O_2-Gehalt erhöhen:
  - Blutgabe
  - Sauerstoff
- O_2-Verbrauch erniedrigen:
  - keine systemischen β_2-Mimetika
  - möglichst keine Katecholamine
  - Agitation durch milde Sedierung (meist Morphium) reduzieren
- Pleuraerguss drainieren
- kontrollierte Beatmung:
  - Anpassen an wachen Patienten
  - Implementierung NIV
- Hochlagerung (v. a. bei Obesitas-Hypoventilationssyndrom)
- großlumiger Beatmungstubus (mind. 8 mm)

▶ **Anämie.** Ein wesentliches Element ist die Korrektur einer fast immer vorhandenen Anämie. Üblicherweise haben die Patienten, die zum Weaning verlegt werden, Hämoglobinkonzentrationen zwischen 8 und 10 g/dl. Eine wesentliche Ursache dafür ist die häufige **Blutabnahme** im Rahmen der Langzeitbeatmung. Wie im Abschnitt Pathophysiologie (Kap. 12.1) erwähnt, kommt es durch die Anämie zu erheblicher Belastung der Atempumpe. Etwa 20–30 % der Patienten werden bevorzugt durch Bluttransfusionen entwöhnt. Dabei heben die Autoren den Hb-Wert in den Bereich von 12–13 g/dl an. Hat der Patient vorher eine Polyglobulie gehabt, wird der Hb-Wert mitunter noch etwas mehr angehoben, wenn alle anderen Korrekturmöglichkeiten ausgeschöpft sind.

Dass die Atemarbeit durch Korrektur der Anämie fällt, haben die Autoren in einer eigenen Untersuchung zeigen können [23]. Patienten mit chronischer Anämie und pulmonaler Erkrankung erhielten im Mittel 2,2 Erythrozytentransfusionen (▶ Abb. 12.29). Entsprechend normalisierte sich das Hämoglobin und der Sauerstoffgehalt stieg an. Sauerstoffsättigung und -partialdruck änderten sich naturgemäß praktisch nicht. Etwa parallel mit dem **Anstieg des Hämoglobins fiel die Atemarbeit** um knapp 20 %. Da die prozentuale Änderung der Atemarbeit direkt dem des Atemminutenvolumens entspricht, stieg der $paCO_2$-Wert auch etwas (nicht in dem gleichen Umfang, da die vermehrten Erythrozyten auch mehr CO_2 abtransportieren können).

M!

Durch Korrektur einer Anämie wird die Entwöhnung deutlich beschleunigt.

Leider sind die Leitlinien der Fachgesellschaften bezüglich der Transfusion sehr restriktiv. Dabei nimmt man praktisch nur Bezug auf die gleiche Arbeitsgruppe [8], die gezeigt hat, dass Patienten von einer **restriktiven Transfusionspraxis** auch bei Anämie eher profitieren. Allerdings waren das **keine Patienten, die im prolongierten Weaning-Prozess waren** oder eine überlastete Atem- oder Herzpumpe hatten. Die untersuchten Patienten hatten fast alle eine schwere septische Infektion (meistens Pneumonie) und waren im Durchschnitt nur wenige Tage auf der Intensivstation, wobei nicht alle davon beatmet waren.

Wie im Abschnitt Pathophysiologie erwähnt, ist eine **Bluttransfusion** natürlich **nicht sinnvoll**, wenn im Rahmen der akuten Erkrankung die Atem- oder Herzpumpe nicht überlastet ist. Dort stellt die Transfusion nur einen überflüssigen immunologischen Reiz dar. Bei den Weaning-Patienten ist die Situation jedoch völlig anders. Sie ist etwa vergleichbar mit der Situation in der **Kardiochirurgie**, wo in der Regel eine Herzinsuffizienz vorhanden ist mit mitunter erheblicher postoperativer Anämie. Hier gibt es mehrere Publikationen, die klar zeigen, dass die Komplikationsrate mit dem Grad der Anämie deutlich positiv korreliert ist und fällt, wenn die Anämie ausgeglichen wird [10] – eine vergleichbare Situation wie bei der belasteten Atempumpe. Diese Erkenntnisse sind bisher nicht in die meist anästhesiologisch orientierten Leitlinien eingeflossen.

▶ **Pleuraerguss.** Es mag sich banal anhören, aber viele verlegte Weaningpatienten haben einen großen, nicht drainierten Pleuraerguss. Oft sogar ohne dass er vorher bemerkt worden war. Durch Drainage (Kap. 13.5) kann die Atemarbeit deutlich reduziert werden. Das gilt auch

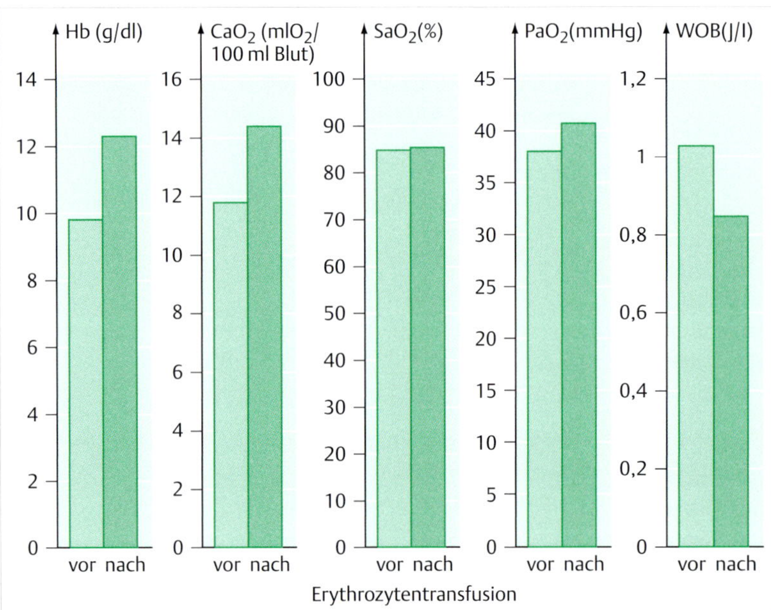

Abb. 12.29 Verlauf verschiedener Parameter vor und nach Gabe von 2,2 Erythrozytentransfusionen bei pneumologischen Patienten mit Anämie. Entsprechend dem Anstieg des Hämoglobins und des Sauerstoffgehalts fällt die Atemarbeit. Durch Rückgang des Atemminutenvolumens erhöht sich etwas auch der $paCO_2$, die Sättigung bleibt unverändert (Quelle: [23]).

12

für kardial bedingte Ergüsse. Zudem bessert sich durch Dekompression der Lunge der Gastaustausch.

▶ **Beatmung.** Ein wichtiges Instrument zur Entwöhnung ist der Beatmungsmodus. Hier sollte möglichst ein **kontrollierter Modus mit zwischengeschalteten Spontanatmungsphasen** gewählt werden. Die Spontanatmung führt dazu, dass sich die Muskulatur schneller regeneriert. Sie soll dann unterbrochen werden, wenn der Patient **Zeichen der Erschöpfung** zeigt. Diese beginnt meist klinisch mit Zunahme der Unruhe, Dyspnoe und Atemfrequenz, bevor danach der $paCO_2$ ansteigt bzw. die Sättigung abfällt. Ein inzwischen historisches Schema von 1992, dargestellt in ▶ Abb. 12.30, zeigt den Hintergrund des Verfahrens.

Nach **Verlegung** sind die Patienten **meist erschöpft**, da sie typischerweise in einem assistierten Modus beatmet worden sind. Deswegen empfiehlt es sich nach der Verlegung die Patienten 12–24 h zu sedieren, sodass sie dann in dieser Zeit kontrolliert beatmet werden können. Durch diese Maßnahme stehen dann für den Beginn der Entwöhnung genug Energiesubstrate in der Atemmuskulatur zur Verfügung. Nach Absetzen der Sedativa und Einsetzen der Spontanatmung sieht man den wirklichen Erschöpfungsgrad der Atempumpe an dem Atemmuster bzw. dem rapid shallow breathing-Index. Die (meist hohe) Spontanatemfrequenz ist die Basis für die Einstellung des Ventilators. Man versucht, wie im Abschnitt Beatmungsmodus beschrieben, den Patienten mit der Maschine leicht zu überfahren, sodass das Atemzentrum seine Aktivität einstellt. Üblicherweise dauert das einige Minuten. Das gelingt umso besser, je ähnlicher der Modus des Ventilators dem Spontanatmungsmuster des Patienten entspricht. Wie im Abschnitt Beatmungsmodus erwähnt, gibt es jetzt auch einen intelligenten **TA-Modus**, der sich automatisch an das Patientenmuster anpasst. Mit der Vigilanzbesserung im Zeitverlauf können dann die Spontanatmungsphasen verlängert bzw. häufiger zwischengeschoben werden. Meist dauert es mehrere Tage, manchmal Wochen, bis der Patient es schafft, über den ganzen Tag spontan zu atmen.

> **M!**
>
> Deutlich entlastende Beatmungsverfahren (meist kontrollierte Beatmung) mit zwischengeschalteten Spontanatmungsphasen ist der Hauptmodus bei der Entwöhnung. Das verhindert auch eine weitere Dysfunktion des Atemmuskels.

Eine weitere, typische Maßnahme ist die **Umstellung von der invasiven auf die nichtinvasive Beatmung** beispielsweise nach Anlage eines Platzhalters. Ein Teil der Patienten benötigt die nichtinvasive Beatmung später dauerhaft, wenn sie hyperkapnisch bleiben (siehe auch ▶ Abb. 12.24). Allerdings bessert sich mitunter im Verlauf von Wochen die Atemmuskulatur durch Rückgang der ventilatorassoziierten Atrophie noch so weit, dass die nichtinvasive Beatmung beendet werden kann.

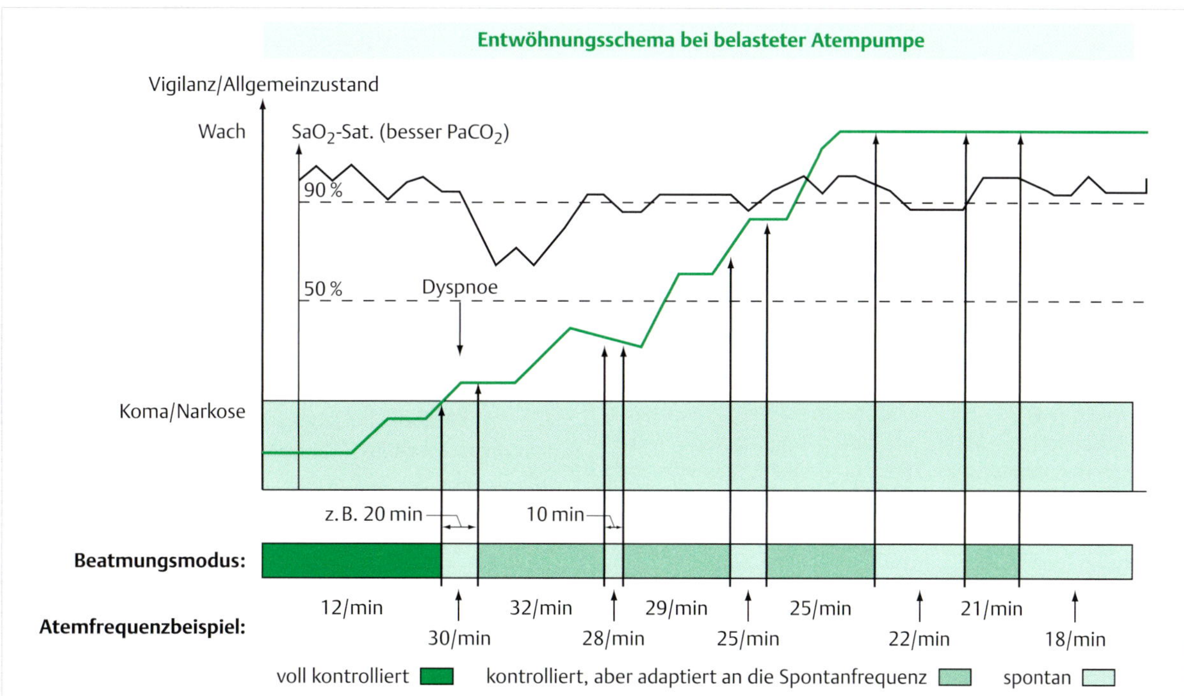

Abb. 12.30 Entwöhnungsschema nach Langzeitbeatmung, wie es ca.1992 von den Autoren entwickelt wurde. Details siehe Text.

► **Lagerung.** Ein weiterer wichtiger Punkt ist die Hochlagerung des Oberkörpers auf mind. 45°, insbesondere bei übergewichtigen Patienten. Wir haben zeigen können, dass die Atemarbeit etwa um den Faktor 2–3 fällt, wenn die Patienten halbsitzend im Vergleich zum Liegen gelagert sind. Das ist auch plausibel, da im Liegen die Fettschürze am Bauch mit jedem Atemzug angehoben werden muss. Im Übrigen haben die Patienten mit Obesitas-Hypoventilationssyndrom auf den Intensivstationen mehr Komplikationen als Normalgewichtige, jedoch keine schlechtere Prognose.

M!

Stark übergewichtige Patienten profitieren besonders von der Hochlagerung des Oberkörpers, da sich die Atemarbeit dann mehr als halbiert.

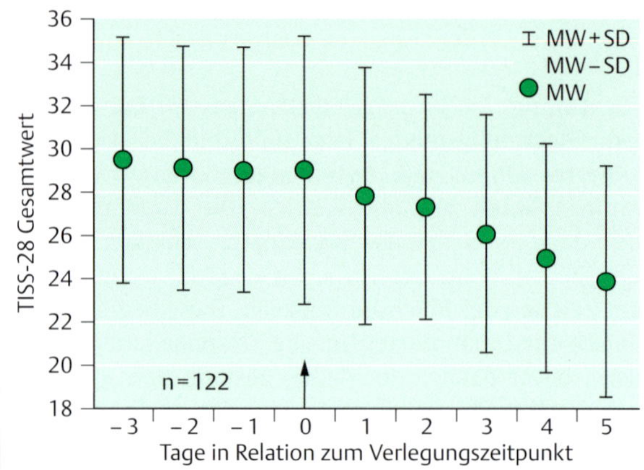

Abb. 12.31 Entwicklung des therapeutischen Interventions-score (TISS-28) über 5 Tage vor und nach Übernahme von 122 Weaning-Patienten.

Weitere Maßnahmen

Alle beschriebenen Maßnahmen bei der Entwöhnung von der Langzeitbeatmung sind Einzelbausteine, die an den Einzelfall angepasst werden müssen. Nicht selten entwickeln sich dabei erneute Komplikationen, meistens infektiöser Art. Viele Patienten haben aber auch gleichzeitig eine schwere Herzinsuffizienz, sodass jederzeit eine Dekompensation eintreten kann. Auf jeden **Fall erfordert die Entwöhnung von der Langzeitbeatmung das volle Equipment einer Intensivstation und breite internistische Erfahrung einschließlich Dialyse**, insbesondere auch wegen der Komplikationen und Komorbiditäten. Es gibt immer wieder Versuche, die Entwöhnung ausschließlich auf Intermediate Care oder gar auf Allgemeinstation und sogar im ambulanten Bereich durchzuführen. Das betrachten die Autoren aufgrund ihrer Erfahrung über mehr als zwei Jahrzehnte wegen der vielen intensivmedizinischen Komplikationen, die entstehen können, eindeutig als Kunstfehler.

12

Wie oben erwähnt, ist ein wesentliches Element der Entwöhnung die Reduktion der bei der Verlegung noch bestehenden **Übertherapie**. Die Therapien sind selten pathophysiologisch begründet, sondern folgen nur pathologischen Sekundärparametern. Sie belasten den Organismus meist zusätzlich. Die Autoren haben bei 122 Weaning-Patienten einmal den TISS-28-Score (therapeutic intervention scoring system) 5 Tage vor und 5 Tage nach der Verlegung in das Weaning-Zentrum untersucht. Der Tiss-28-Score erfasst die 10 aufwendigsten Merkmale wie apparative Beatmung, Infusion von Katecholaminen, Flüssigkeitsersatz in hohen Mengen, periphere arterielle Katheter, Pulmonaliskatheter, Korrektur der metabolischen Azidose/Alkalose, um die wichtigsten zu nennen. Dabei fand sich ein deutlicher Rückgang der TISS-Werte nach der Verlegung (► Abb. 12.31). Dies ging einher mit einer erfolgreichen Entwöhnung.

Von diesen 122 Patienten wurden ca. 75 % nach 8 Tagen entwöhnt. Vorher waren sie 7 Wochen langzeitbeatmet. Das zeigt eindrucksvoll, dass die immer noch häufig praktizierte Übertherapie auf den Intensivstationen keinen Vorteil für die Patienten bringt und zudem noch unnötig Ressourcen verschlingt.

Entlassungsmanagement

Viele Patienten haben nach der Entwöhnung noch eine ausgedehnte Critical-Illness-Polyneuropathie oder -Myopathie, sodass anschließende Rehabilitationmaßnahmen sinnvoll sind. Manche Patienten sind noch so schwer limitiert, dass sie eine **Frührehabilitation** nach Langzeitbeatmung benötigen, die dem Akutbereich angegliedert ist. Damit gelingt es, auch noch Patienten verzögert zu entwöhnen, die vorher als nicht entwöhnbar galten. Bei dieser Patientengruppe steht häufig eine ganz ausgeprägte Atrophie der Atemmuskulatur im Vordergrund. Es dauert dann Wochen, bis diese sich regeneriert, was sie natürlich nur kann, wenn die vorher bestandene schwere Dauerlast reduziert werden konnte.

Etwa ein Drittel der Patienten, die entwöhnt wurden, benötigen dauerhaft eine häusliche Maskenbeatmung. Ein kleiner Teil bleibt auch invasiv beatmet und wird über rehabilitative Zwischenstufen nach Hause oder ins Beatmungspflegeheim entlassen (siehe auch ► Abb. 12.24).

Literatur

[1] Alonso JR, Cardellach F, López S et al. Carbon monoxide specifically inhibits cytochrome c oxidase of human mitochondrial respiratory chain. Pharmacol Toxicol 2003; 93: 142–146

[2] ARDS Definition Task Force, Ranieri VM, Rubenfeld GD, Thompson BT et al. Acute respiratory distress syndrome: the Berlin Definition. JAMA 2012; 307: 2526–2533

[3] Asfar P, Meziani F, Hamel JF et al. High versus low blood-pressure target in patients with septic shock. N Engl J Med. 2014 24; 370: 1583–93

[4] Barchfeld T, Dellweg D, Böckling S et al. Entwöhnung von der Langzeitbeatmung: Daten eines Weaningzentrums von 2007 bis 2011 Dtsch Med Wochenschr 2014; 139: 527–533

[5] Freestone PP, Hirst RA, Sandrini SM et al. Pseudomonas aeruginosa-catecholamine inotrope interactions: a contributory factor in the development of ventilator-associated pneumonia? Chest 2012; 142: 1200–1210

[6] Gray A, Goodacre S, Newby DE et al. Noninvasive ventilation in acute cardiogenic pulmonary edema. N Engl J Med 2008; 359: 142–151

[7] Hayes MA, Timmins AC, Yau EH et al. Elevation of systemic oxygen delivery in the treatment of critically ill patients. N Engl J Med 1994; 330: 1717–1722

[8] Hébert PC, Wells G, Blajchman MA et al. A multicenter, randomized, controlled clinical trial of transfusion requirements in critical care. Transfusion Requirements in Critical Care Investigators, Canadian Critical Care Trials Group. N Engl J Med 1999;340:409–417

[9] Hochachka PW. Mechanism and evolution of hypoxia-tolerance in humans. J Exp Biol 1998; 201: 1243–1254

[10] Karkouti K, Wijeysundera DN, Beattie WS. Reducing Bleeding in Cardiac Surgery (RBC) Investigators. Risk associated with preoperative anemia in cardiac surgery: a multicenter cohort study. Circulation 2008; 117: 478–484

[11] Kilgannon JH, Jones AE, Shapiro NI et al. Association between arterial hyperoxia following resuscitation from cardiac arrest and in-hospital mortality. JAMA 2010; 303: 2165–2171

[12] Köhler D, Dellweg D, Barchfeld T et al. Time-adaptiver Modus, eine neue Beatmungsform zur Behandlung der ventilatorischen Insuffizienz – ein selbstlernendes System. Pneumologie 2008; 62: 527–532

[13] Köhler D. CaO_2-Wert zur Beurteilung der Sauerstoff-Organversorgung. Dtsch Ärztebl 2005; 102: 2026–2032

[14] Köhler D. Gemeinsamkeiten zwischen Herz- und Atempumpeninsuffizienz. DMW 2009; 134: 142–153

[15] Lightowler JV, Wedzicha JA, Elliott MW et al. Non-invasive positive pressure ventilation to treat respiratory failure resulting from exacerbations of chronic obstructive pulmonary disease: Cochrane systematic review and meta-analysis. BMJ 2003; 326: 185

[16] Low DE. Toxic shock syndrome: major advances in pathogenesis, but not treatment. Crit Care Clin 2013; 29: 651–675

[17] Musallam KM, Tamim HM, Richards T et al. Preoperative anaemia and postoperative outcomes in non-cardiac surgery: a retrospective cohort study. Lancet 2011; 378: 1396–1407

[18] Perner A, Haase N, Guttormsen AB et al. Hydroxyethyl starch 130/0.42 versus Ringer's acetate in severe sepsis. N Engl J Med 2012; 367: 124–134

[19] Rivers E, Nguyen B, Havstad S et al. Early Goal-Directed Therapy Collaborative Group. Early goal-directed therapy in the treatment of severe sepsis and septic shock. N Engl J Med. 2001 8; 345: 1368–1377

[20] Schönhofer B, Euteneuer S, Nava S et al. Survival of mechanically ventilated patients admitted to a specialised weaning centre. Intensive Care Med 2002; 28: 908–916

[21] Schönhofer B, Geiseler J, Dellweg D et al. Prolongiertes Weaning. S2k-Leitlinie, herausgegeben von der Deutschen Gesellschaft für Pneumologie und Beatmungsmedizin. Pneumologie 2014; 68: 19–75

[22] Schönhofer B, Kuhlen R, Neumann P et al. Nichtinvasive Beatmung als Therapie der akuten respiratorischen Insuffizienz. S3-Leitlinie herausgegeben von der Deutschen Gesellschaft für Pneumologie und Beatmungsmedizin. Pneumologie 2008; 62: 449–479

[23] Schönhofer B, Wenzel M, Geibel M et al. Blood transfusion and lung function in chronically anemic patients with severe chronic obstructive pulmonary disease. Crit Care Med 1998; 26: 1824–1828

[24] Schweickert WD, Gehlbach BK, Pohlman AS et al. Daily interruption of sedative infusions and complications of critical illness in mechanically ventilated patients. Crit Care Med 2004; 32: 1272–1276

[25] Simon LM, Robin ED, Phillips JR et al. Enzymatic basis for bioenergetic differences of alveolar versus peritoneal macrophages and enzyme regulation by molecular O_2. J Clin Invest 1977; 59: 443–448

[26] Viires N, Sillye G, Aubier M et al. Regional blood flow distribution in dog during induced hypotension and low cardiac output. Spontaneous breathing versus artificial ventilation. J Clin Invest 1983; 72: 935–947

[27] Wheeler AP, Bernard GR, Thompson BT et al. National Heart, Lung, and Blood Institute Acute Respiratory Distress Syndrome (ARDS) Clinical Trials Network. Pulmonary-artery versus central venous catheter to guide treatment of acute lung injury. N Engl J Med 2006; 354: 2213–2224

13 Besondere Therapieformen

13.1 Sauerstofftherapie

Die Sauerstofftherapie ist seit den 1980er Jahren ein Meilenstein in der Pneumologie, denn durch 2 damals bereits durchgeführte große randomisierte Studien bei Patienten mit COPD und Hypoxämie hat die Langzeitgabe von Sauerstoff etwa zu einer Verdopplung der Lebenserwartung von etwa 2 auf 4 Jahre geführt (MRC + NOTT [4] [16]). Dabei wurde in einer Studie 12 gegen 24 h Sauerstoffgabe verglichen (NOTT). Hierbei zeigte sich, dass die Lebenserwartung umso besser war, je länger der Sauerstoff am Tag gegeben wurde.

> M!
>
> Die Zunahme der Lebenserwartung durch die Langzeitsauerstofftherapie bei schwerer COPD ist um eine Größenordnung höher als jede Pharmakotherapie.

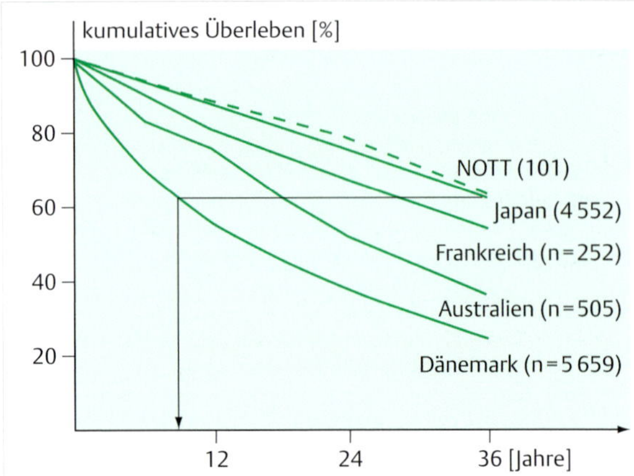

Abb. 13.1 Überlebensraten von COPD-Patienten unter Sauerstoff-Langzeittherapie in verschiedenen Ländern. Die Referenzstudie (NOTT) ist gestrichelt dargestellt (Quelle: [22]).

13.1.1 Pathophysiologie

Im Gefolge wurden alle Leitlinien zur Sauerstofftherapie diesen beiden Studien angepasst und nur wenig abgeändert. Erst in den letzten Jahren ist eine **Neubewertung** hinzugekommen, die insbesondere in die deutsche Leitlinie eingeflossen ist (unter www.pneumologie.de). Sie ist sicher unter Berücksichtigung der Pathophysiologie und der aktuellen Daten die fortschrittlichste Leitlinie zu diesem Thema. Es hat viele Jahre gedauert und dauert in vielen Ländern immer noch an, dass als der wesentliche Parameter für die Indikation zur Sauerstoff-Langzeittherapie der Sauerstoffpartialdruck angesehen wird; typischerweise sollte er < 55 mmHg sein.

Dieses Einschlusskriterium lässt sich heute nicht mehr halten bzw. muss in Abhängigkeit von der Art der Störung modifiziert werden. In ▶ Abb. 13.1 ist das **Dilemma** besonders eindrucksvoll zu sehen. Dort sind die Überlebensraten der Patienten mit Sauerstoff-Langzeittherapie aus verschiedenen Ländern im Vergleich zu denen der originalen NOTT-Studie von 1980 aufgezeigt [22]. Je nach Land finden sich dramatische Unterschiede. Nur Japan hat etwa die gleichen Überlebensraten wie die Referenzstudie von 1981. Beispielsweise leben in Dänemark die Patienten etwa 3- bis 4-mal weniger lang.

Wie sind diese dramatischen Unterschiede zu erklären? Sicher nicht damit, dass der Schweregrad der COPD in den Ländern unterschiedlich ist. Die Lösung findet sich bereits in den Ursprungsstudien, wenn man genauer hinschaut. Fast in der gesamten Sekundär- und Tertiärliteratur wurden später diese Punkte übersehen. In beiden Studien waren die Patienten nicht nur hypoxämisch, sondern auch hyperkapnisch. Besonders in der MRC-Studie hatten sie ein recht hohes $paCO_2$ von ca. 55 mmHg. In der NOTT-Studie war es grenzwertig um 45 mmHg. Eine dort auch publizierte Unterauswertung (modifiziert dargestellt in ▶ Abb. 13.2) zeigt bereits damals, dass die Patienten mit isolierter Hyperkapnie mehr von der Sauerstofftherapie profitierten als die Gesamtgruppe.

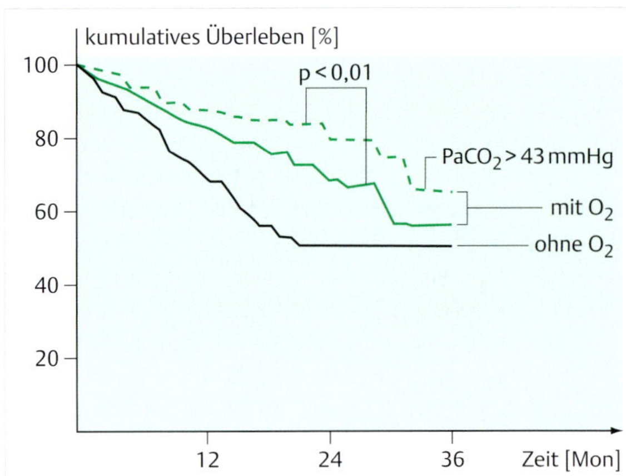

Abb. 13.2 Kumulatives Überleben in der NOTT-Studie [4] mit der implementierten Untergruppe der Patienten, die hyperkapnisch waren. Sie zeigen ein signifikant besseres Überleben als die Gesamtgruppe der mit Sauerstoff behandelten COPD-Patienten.

In Folgearbeiten (zitiert in der deutschen Leitlinie [16]) wurde dieser Trend mehr als deutlich bestätigt. Es zeigte sich, dass eigentlich nur die Patienten eine Lebensverlängerung zeigten, die hyperkapnisch waren bzw. durch den Sauerstoff noch hyperkapnischer wurden. Insofern wurde die früher oft angemahnte und heute immer noch betonte **Gefährlichkeit** der **Sauerstoffgabe** bei COPD auf den

Kopf gestellt. Überraschenderweise hatte der Grad der Hypoxämie keinen prädiktiven Einfluss auf das Überleben. Gleiches gilt für die Höhe der sekundären pulmonalen Hypertonie bzw. deren Reduktion unter Sauerstoffgabe.

M!

Die Zunahme der Lebenserwartung unter Sauerstoff-Langzeittherapie korreliert mit Abstand am besten mit einer stabilen Hyperkapnie, die durch die Sauerstoffgabe verstärkt wird. Weder der Grad der Hypoxämie noch der einer (milden) pulmonalen Hypertonie sind prädiktiv für die Lebenserwartung.

Pathophysiologisch sind diese Ergebnisse plausibel, wenn berücksichtigt wird, dass die untersuchten hypoxämischen und hyperkapnischen Patienten wegen ihrer Polyglobulie **keinen erniedrigten Sauerstoffgehalt** hatten. Damit lag **keine Hypoxie** im Gewebe vor. Details dazu sind in Kap. 12.1 beschrieben.

Es drängt sich nun die Frage auf, warum die Sauerstoff-Langzeittherapie trotzdem mit einer Zunahme der Lebenserwartung verbunden ist, gerade bei hyperkapnischen Patienten. Hierüber gibt es nur indirekte Daten. Immerhin haben die Studien gezeigt, dass der Anstieg des $paCO_2$ unter Sauerstoffgabe bei stabiler COPD lebensverlängernd wirkt. Ein Anstieg des Kohlendioxids ist hier immer bedingt durch einen Rückgang des Atemminutenvolumens. In einer eigenen Untersuchung haben die Autoren zeigen können, dass die nasale Sauerstoffgabe das Atemminutenvolumen leicht reduziert (▶ Abb. 13.3). Damit geht parallel die **Atemarbeit** etwa um den gleichen Anteil von ca. **8–10 % zurück**. Ursache der Reduktion des Atemminutenvolumens ist der Rückgang der Hypoxämie infolge des erhöhten Sauerstoffanteils in der Einatmungsluft bei Sauerstoffinsufflation. Das Atemzentrum regelt herunter, da es durch die Sauerstoffanreicherung im Blut feststellt, dass mit weniger Atemvolumen der gleiche Sauerstoffgehalt aufrechterhalten werden kann.

Die Sauerstoff-Langzeittherapie führt also zu einer **geringen Entlastung der (inspiratorischen) Atemmuskulatur bzw. Atempumpe**. Von Vorteil ist das aber nur bei den Patienten, deren Atemmuskulatur wirklich im **Erschöpfungsbereich** arbeitet. Hier führt die Entlastungstherapie zu Erholung und damit zu einer Kraftzunahme. Diese bessert typischerweise das Leistungsvermögen, was für den Erkrankungsverlauf günstig ist. Möglicherweise verbessert es auch die bronchiale Clearance, insbesondere den Husten, da für einen effektiven Hustenstoß eine gute Inspiration erforderlich ist.

M!

Der milde Anstieg des $paCO_2$ unter Sauerstoffgabe zeigt eine Entlastung der Atempumpe an.

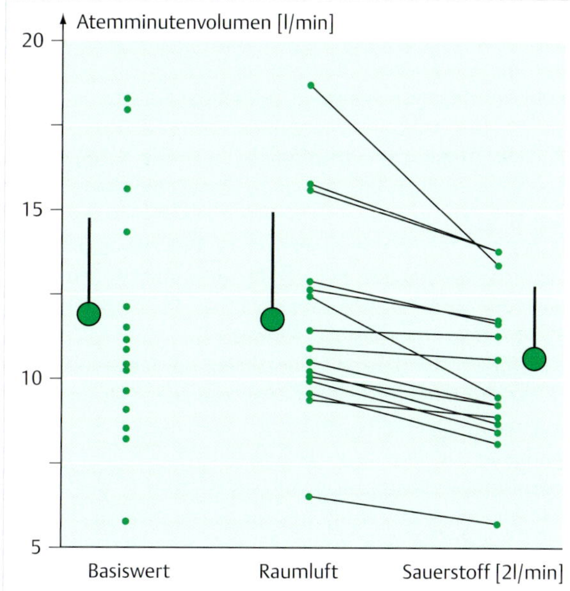

Abb. 13.3 Verlauf des Atemminutenvolumens unter Sauerstoff im Vergleich zu Raumluft bzw. dem Basiswert ohne Sauerstoffsonde. Das Atemminutenvolumen geht etwa um 10 % zurück. Entsprechend reduziert sich auch die Atemarbeit.

Aus der Gesamtschau der Pathophysiologie ergibt sich daraus die **Hypothese**, dass sich die hyperkapnischen Patienten unter Sauerstoff-Langzeittherapie im Verlauf stabilisieren und gerade deswegen eine Exazerbation viel besser überstehen. Da auch bei schwerer COPD nur knapp eine Exazerbation im Jahr vorkommt, führt das Überstehen einer sonst finalen Exazerbation bereits zu einer **Verlängerung der Lebenserwartung** um 1–2 Jahre.

Eine Publikation von 2002 stützt diese Hypothese [21]. Dort hat man eindrucksvoll zeigen können, dass sich nach Implementierung einer **Sauerstoff-Langzeittherapie** die **Zahl der Krankenhaustage** nahezu **halbiert** hat und das, obwohl sie mit dem Fortschreiten der Erkrankung normalerweise zunehmen sollten. Diese Befunde zusammengefasst führen zu einer Neubewertung der häuslichen Dauergabe von Sauerstoff.

Die Hypothese wird auch gestützt durch eine Untersuchung einer polnischen Arbeitsgruppe [7], die bei milder **Hypoxämie** mit paO_2 zwischen 55 und 60 mmHg, jedoch **ohne Hyperkapnie** eine Sauerstoff-Langzeittherapie über 6 Jahre mit Kontrollgruppe ohne Sauerstoff durchgeführt hat. Hier zeigt sich überhaupt **kein Unterschied** im Überleben, was wegen der fehlenden Hyperkapnie bei diesen Patienten nicht überrascht.

M!

Bei milder Hypoxämie ohne Hyperkapnie hat die Sauerstoff-Langzeittherapie keinen positiven Einfluss.

Ein weiterer wichtiger Punkt ist die **Frage, ob der Sauerstoff auch oder gar nur unter Belastung gegeben werden soll.** Diese Frage kann leicht beantwortet werden, wenn bekannt ist, was im Einzelfall das limitierende Organ ist: das Gasaustauschorgan Lunge mit dem typischen Bild der hypoxischen Insuffizienz oder die Atempumpe mit dem typischen Bild der hyperkapnischen Insuffizienz (Kap. 4.3, COPD).

Nach der Pathophysiologie ist es sinnvoll, die Sauerstoff-Langzeittherapie bei der **hyperkapnischen Insuffizienz** nur in Ruhe einzusetzen. Unter Belastung hat sie keinen Effekt, da eben die Atempumpe durch die Überlastsituation limitierend ist und nicht der Sauerstoffmangel. Das bestätigen beispielsweise klinisch auch die Wegstreckenmessungen bei chronisch obstruktiver Bronchitis ohne oder mit nur wenig Emphysem. Hier laufen die Patienten unter Sauerstoff nicht weiter, obwohl der Sauerstoff unter der Belastung infolge der sich verstärkenden Hyperkapnie bzw. Hypoventilation fällt. Die Belastung des Zwerchfellmuskels durch die Obstruktion führt dort zur Azidose infolge der anaeroben Glykolyse. Eine Sauerstoffgabe ändert die Situation praktisch nicht, da der sauerstoffabhängige aerobe Stoffwechsel nicht gesteigert werden kann.

Anders ist es bei der **hypoxischen Insuffizienz**. Hier führt tatsächlich die Hypoxämie zu einer Hypoxie im Gewebe, sodass sie Ursache der Leistungslimitation bzw. der Luftnot ist. Deswegen ist es sinnvoll, diese Gruppe eigentlich nur mit Sauerstoff unter Belastung zur Steigerung der Leistungsfähigkeit zu behandeln, sofern der Patient diese Therapie für sich akzeptiert.

13.1.2 Hyperkapnische Insuffizienz

Wie im Abschnitt Pathophysiologie erwähnt, ist die Indikation für die echte Sauerstoff-Langzeittherapie, also typischerweise der Sauerstoffkonzentrator zu Hause, die Überlastsituation der Atempumpe. Dabei ist es an sich egal, wodurch diese verursacht ist, ob es eine COPD ist, eine Mukoviszidose, Bronchiektasen oder eine neuromuskuläre Erkrankung. Ziel ist es dabei, durch die Sauerstoff-Langzeittherapie die **Atempumpe zu entlasten** bzw. die Hyperkapnie etwas zu verstärken.

Der Hauptparameter, nach dem die Autoren die **Indikation** zur Sauerstoff-Langzeittherapie sehen, ist deswegen der (leicht) erhöhte $paCO_2$-Wert bzw. noch besser das **Bikarbonat**, das den Langzeitverlauf der $paCO_2$-Änderung speichert. Typische Werte für eine Implementierung der Sauerstoff-Langzeittherapie bei COPD sind etwa Bikarbonaterhöhungen ab 28 mmol/l. Liegen sie höher als 32–33 mmol/l, sollte eine nicht invasive Beatmung erwogen werden (▶ Abb. 13.4). Bei rein restriktiven Erkrankungen, wie Skoliose oder neuromuskulären Krankheiten, sollte sofort mit einer NIV begonnen werden, da diese effektiver ist.

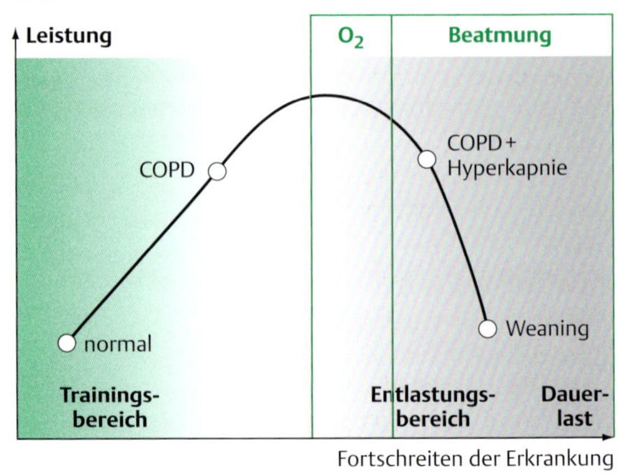

Abb. 13.4 Therapeutische Maßnahmen zur Entlastung der Atempumpe. Bei den leichten Formen reicht die Langzeit-Sauerstofftherapie; bei den schwereren ist die NIV effektiver.

M!

Die Indikation zur Dauergabe von Sauerstoff zu Hause ist die milde Hyperkapnie und nicht die Hypoxämie.

Die **Dosierung des Sauerstoffs** beträgt typischerweise 2 l/min. Die früher empfohlene Austitrierung wird routinemäßig nicht mehr ausgeführt, da eben die Korrektur der Hypoxämie nicht die Zielgröße der Sauerstoff-Langzeittherapie ist. Nur Patienten, die ein gesundes Lungenparenchym haben (typischerweise bei neuromuskulären, vereinzelt auch thorakorestriktiven Erkrankungen), benötigen weniger Sauerstoff, um die Atempumpe zu entlasten bzw. eine Hyperkapnie zu induzieren. Hier reichen meistens 0,5–1 l/min als Therapie aus. Bei diesen Patienten empfiehlt es sich, auch nach ca. 30 min die Blutgase nochmals zu messen, um einen ggf. stärkeren $paCO_2$-Anstieg zu erfassen. Wird bei dieser Patientengruppe zu viel Sauerstoff gegeben, kann sich eine Somnolenz entwickeln, da das Atemzentrum mitunter im Sinne einer überschießenden Reaktion mit einer schweren Hypopnoe reagieren kann. Dieser Zustand ist nach Reduktion der Sauerstoffgabe sofort reversibel und bleibt folgenlos, da die Sauerstoffsättigung immer hoch normal bleibt.

Allerdings muss hier deutlich darauf hingewiesen werden, dass diese Patientengruppe mit neuromuskulären Erkrankungen, wenn sie hyperkapnisch wird, eigentlich keine Indikation für die Sauerstoff-Langzeittherapie darstellt, denn sie profitiert viel mehr von der **nichtinvasiven Beatmung.** Falls die Patienten die Beatmung jedoch nicht tolerieren oder es sich um eine neuromuskuläre Erkrankung im Endstadium (z. B. amyotrophe Lateralsklerose) handelt, kann Sauerstoff als Alternative gegeben werden. Grob vereinfachend kann gesagt werden, dass ca.

10 h Sauerstoffgabe die Atempumpe etwa so entlasten wie 1 h Beatmung.

Liegt **zusätzlich** eine **Gasaustauschstörung** vor, wie häufig bei der COPD, kann in Einzelfällen Sauerstoff auch bis 3 l/min zugeführt werden. Höhere Flussraten werden typischerweise von den Patienten dauerhaft nicht toleriert. Die hohe Konzentration an der Nasenschleimhaut führt dann häufig zu entsprechenden Entzündungen mit borkigen Veränderungen.

> M!
>
> Eine stärkere Hyperkapnie, bei COPD etwa ab 55 mmHg (HCO_3^- ab 32 mmol/l), sollte eher mit nicht invasiver Beatmung behandelt werden.

Ganz besonders wichtig ist die **Sauerstofftherapie in Phasen der Exazerbation.** Hier profitieren die Patienten wahrscheinlich am meisten davon. Typischerweise erhöhen die Patienten praktisch immer in der Exazerbation die Adherenz an die Sauerstofftherapie, weil sie dann die Sauerstoffgabe als Linderung empfinden.

Viele Patienten spüren es auch bei korrekter Indikation gar nicht, wenn sie den Sauerstoff tagsüber und nachts nehmen. Studien zur Lebensqualität haben das bestätigt. Es scheint aber Hinweise dafür zu geben, dass die **Leistungsfähigkeit** etwas **höher** ist, wenn sie z. B. am Vortag den Sauerstoff regelmäßig genommen haben.

Patienten, die **beginnende Zeichen der Erschöpfung der Atempumpe nur unter Belastung bzw. im Schlaf** zeigen (Kap. 4.3, COPD), könnten ebenfalls eine Indikation zur Langzeit-Sauerstofftherapie darstellen. Das Vorgehen ist hier uneinheitlich. Ein deutlicher Sauerstoffsättigungsabfall nachts über mehrere Stunden < 90 %, der bei stabiler Grunderkrankung immer einer Hyperkapnie entspricht bzw. widerspiegelt, kann als Indikation für eine Sauerstoff-Langzeittherapie angesehen werden.

Patienten, die **passager eine hyperkapnische Insuffizienz im Rahmen einer Exazerbation** haben, sind ebenfalls Grenzkandidaten für die Dauertherapie. Haben sie häufiger solche Exazerbationen, sollte man Sauerstoff rezeptieren, da sie ihn dann mit hoher Wahrscheinlichkeit bei der nächsten Exazerbation benötigen. Zudem gibt es Hinweise darauf, dass unter Langzeit-Sauerstofftherapie die Leistungsfähigkeit zunimmt [9]. Auf der anderen Seite gibt es auch Patienten, die nur einmal im Rahmen einer wirklich schweren Exazerbation hyperkapnisch werden. Bei späteren leichteren Exazerbationen zeigen sie dann die Hyperkapnie nicht. Hier muss im Einzelfall entschieden werden.

13.1.3 Hypoxische Insuffizienz

Völlig verschieden von der oben erwähnten Gruppe sind solche Patienten, deren **Lungenparenchym** geschädigt ist, sei es durch Emphysem oder Fibrose. Diese Patienten zeigen unter Belastung eine schwere Hypoxämie. Da sie sich aber nur selten belasten und in Ruhe meistens noch normale Blutgase bzw. einen normalen Sauerstoffgehalt haben, entwickeln sie nicht die Kompensationsmechanismen einer Hypoxämie wie die hyperkapnischen Patienten, die ja in Ruhe dauerhaft eine Hypoxämie infolge der dauerhaften Hypoventilation infolge der Belastung der Atempumpe haben. Deswegen haben diese hypoxämischen Patienten keine Polyglobulie bzw. nur in fortgeschrittenen Stadien, wenn eine schwere Ruhehypoxämie vorliegt. Aus diesem Grund benötigen diese Patienten keinen Sauerstoff in Ruhe. Hier werden die häufigsten Fehler gemacht, denn es wird trotzdem oft eine Sauerstoff-Langzeittherapie verschrieben.

Diese Patientengruppe profitiert von der **Sauerstoffgabe nur unter Belastung** noch einige Minuten danach, bis sie ihre **Sauerstoffschuld** abgebaut haben. Eine Schlüsselarbeit hierzu hat viele therapeutische Probleme zu dieser Patientengruppe erschöpfend geklärt [14]. Bereits 1992 wurden Patienten mit unterschiedlichen Ursachen der hypoxischen Insuffizienz (Fibrose und Emphysem) mit verschiedenen Dosen Sauerstoff von 2 l, 4 l und 6 l im Vergleich zu Pressluft belastet. Zusätzlich wurde der Einfluss des Tragens der damals noch recht schweren Sauerstoffflasche mit berücksichtigt.

> M!
>
> Patienten mit isolierter Hypoxämie unter Belastung benötigen keine klassische Langzeit-Sauerstofftherapie, sondern nur unter Belastung Sauerstoff. Umgekehrt hilft bei der hyperkapnischen Gruppe mit Langzeit-Sauerstofftherapie die Sauerstoffgabe nicht unter Belastung.

Die Ergebnisse sind in ▶ Abb. 13.5 dargestellt. Dosisabhängig kommt es fast zur **Verdopplung der Wegstrecke** bei 6 l Sauerstoff. Die Flasche allein reduzierte damals um 25 % die Wegstrecke. Besonders deutlich waren die Unterschiede im Endurance-Walk (Kap. 2.8, Belastungsuntersuchungen).

Patienten, die durch die Hypoxämie unter Belastung limitiert sind, zeigen meistens einen deutlichen paO_2-Abfall < 50 mmHg. Bei ihnen sollte zur Klärung der Indikation zur Sauerstofftherapie eine Belastungsuntersuchung mit maximaler und ohne Sauerstoffgabe erfolgen. Dabei kommen eigentlich nur **Flüssigsauerstoffsysteme** infrage, da sie allein in der Lage sind, ausreichend Sauerstoff – teilweise bis zu 8 l/min – zu liefern. Als Belastungsuntersuchung bietet sich die 6-Minuten-Wegstrecke an, da die Patienten ihr Gewicht mittragen müssen. Wie im Ab-

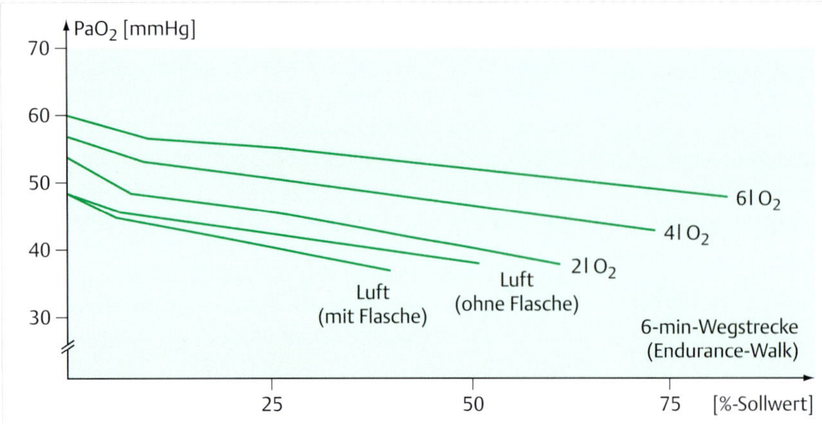

Abb. 13.5 Änderung der Wegstrecke bzw. des Endurance-Walk in % Sollwert unter nasaler Sauerstoffgabe mit unterschiedlichen Dosen im Vergleich zu Pressluft. Zusätzlich wurde der Einfluss des Tragens der Sauerstoffflasche gemessen. Exemplarisch sind zusätzlich die paO_2-Verläufe dargestellt (Quelle: [14]).

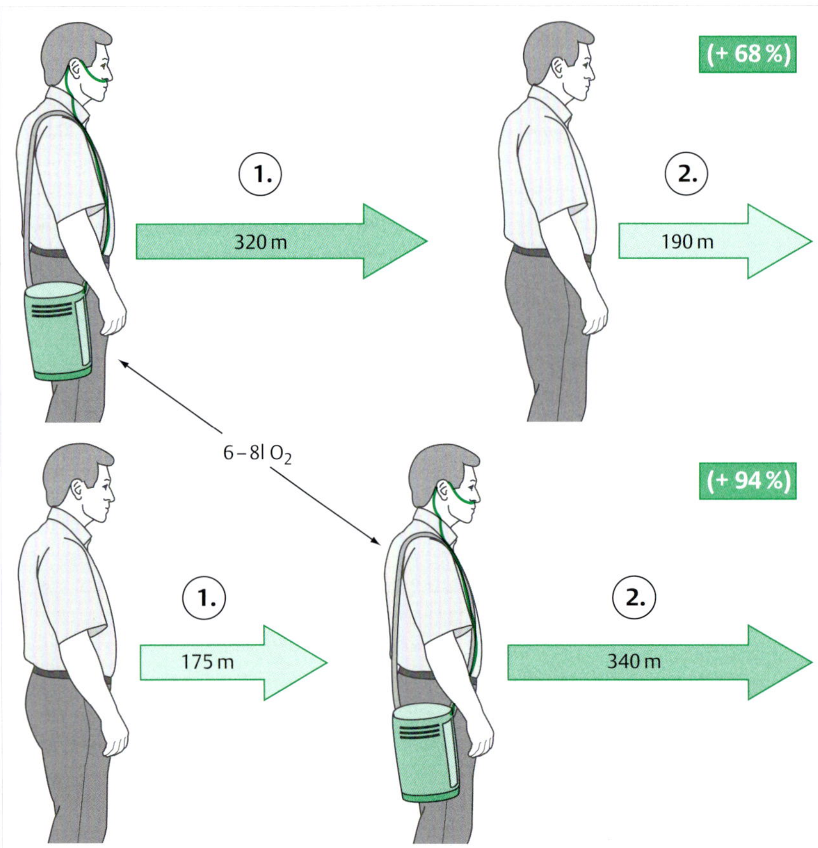

Abb. 13.6 Einfluss der Sauerstoffgabe auf die Wegstrecke bei Patienten mit hypoxischer Insuffizienz in Abhängigkeit von der Reihenfolge, zuerst mit Sauerstoff (oben) bzw. zuerst ohne Sauerstoff (unten). Infolge des Übungseffekts bei der zweiten Wegstrecke ist der Unterschied in der Wegstreckenzunahme im unteren Beispiel etwas größer.

schnitt Belastungsuntersuchungen erwähnt, ist die Reproduzierbarkeit relativ gut, bei allerdings recht breiten Grundschwankungen.

Um den Vorteil dieser Sauerstofftherapie zu dokumentieren, sollte nach ▶ Abb. 13.6 (oberer Bildteil) vorgegangen werden. Die Wegstrecke wird zuerst mit Sauerstoffgabe durchgeführt. Eine zweite anschließend dann ohne Sauerstoffgabe und natürlich auch ohne Reservoirbehälter. Blutgasmessungen sind eigentlich hier nicht erforderlich. Hilfreich ist aber die Messung der Sauerstoffsättigung mit mobilem Fingerclip. Hat der Patient keine Erfahrung mit der Wegstreckenmessung, so sollte man bei der zweiten Messung etwa eine **Steigerung von 10–15%** infolge des **Übungseffekts** erwarten. Legt er trotzdem mit Sauerstoff einen längeren Weg bereits bei der ersten Wegstrecke zurück, unterstützt das noch einmal die Indikation zur Sauerstoffgabe unter Belastung.

Flüssigsauerstofftherapie unter Belastung ist immer noch relativ teuer. Aus diesem Grund sollte diese Therapie nur dann rezeptiert werden, wenn zum einen die

Wegstrecke um wenigstens 30 % zunimmt und zum anderen die Patienten auch gewillt sind, den Sauerstoff unter Belastung zu nutzen. Nach unseren Erfahrungen gilt das nur etwa für höchstens 50 % der Patienten. Viele sagen es zwar, nutzen die Sauerstoffgabe dann aber zu Hause nicht bzw. wollen nicht mit dem Reservoirbehälter und der Sauerstoffsonde auf die Straße gehen. In unseren Kliniken wird deswegen den Patienten die Therapiemöglichkeit angeboten und der Kanister auf das Zimmer gestellt. Belasten sie sich dann ohne zusätzliche Aufforderung mit dem Sauerstoffgerät, ist die Wahrscheinlichkeit hoch, dass es zu Hause auch genommen wird.

M!

Nur knapp die Hälfte der Patienten, die eine Sauerstofftherapie unter Belastung verschrieben bekommen, nutzen diese auch später. Zur unnötigen Verschwendung von Ressourcen sollte deswegen die Indikation immer auch auf realistische Umsetzung sorgfältig geprüft werden.

Die hohe Dosierung, die zur Klärung der Indikation einer Sauerstoffgabe erforderlich ist, deckt sich nicht mit der Dosis, die die Patienten typischerweise benötigen. Hier sollen sie die **Dosis dem Bedarf** bzw. ihrer Luftnot anpassen. Belasten sie sich nur mittelmäßig, reichen oft 3 l. Nur bei Maximalbelastung benötigen sie die höchste Flussstufe. Ein zu hoher Fluss bei geringer Belastung wird als unangenehm empfunden. Bei starker Belastung erhöht sich das Atemminutenvolumen so deutlich, dass die Patienten dann den hohen Fluss nicht mehr spüren. Sauerstoffsparsysteme sprechen nicht immer auf den hohen Fluss an, sodass im Einzelfall ausprobiert werden muss, ob sie in der Lage sind, eine Wegstreckenverlängerung herzustellen.

13.1.4 Sauerstoffsysteme/-applikatoren

Es gibt mehrere Varianten von Sauerstoffsonden. Am verbreitetsten sind **Nasensonden**, die für geringe Flüsse und bei Sauerstoffgabe unter Belastung gut funktionieren. Allerdings verursachen die Sonden eine hohe Flussgeschwindigkeit des austretenden Sauerstoffs. Bei 2 l/min sind es etwa 4 m/s. Erst mit einer Entfernung von etwa 4 cm von der Schlauchöffnung wird der Sauerstofffluss mit der Inspirationsluft verdünnt [12]. Dieser reine Sauerstoff führt an der Nasenschleimhaut deswegen schon bei geringen Flussraten zu Irritationen, Entzündungen, Borkenbildungen und Blutungen.

Vorteilhafter sind hier Gesichtsmasken (auch Venturimasken genannt), die im angelsächsischen Raum, jedoch nicht in Deutschland, sehr verbreitet sind. Manche Nasensonden sind in Brillen integriert, sodass sie nicht sehr auffallen. Hier ist allerdings der Austrittsfluss oft noch höher.

Eine Alternative ist ein von einem der Autoren entwickelter Sauerstoffapplikator (Oxynasor, Firma Heinen & Löwenstein), bei dem mit einer Sonde an der Oberlippe eine bauartbedingte zyklonartige Verwirbelung des Sauerstoffs erzeugt wird [12]. Dadurch wird die Austrittsgeschwindigkeit etwa um den Faktor 10 abgebremst und es entsteht eine Sauerstoffwolke um die Nase und den Mund herum. Abgesehen davon, dass es zu keiner Schleimhautirritation mehr kommt, hat das System den Vorteil, dass auch bei Mundatmung (z. B. im Schlaf) die Gaswolke zum Mund gezogen wird und der Patient nicht, wie oft bei der nasalen Applikation und Mundatmung, gar keinen Sauerstoff mehr inhaliert. Ein weiterer, erst kürzlich entdeckter Vorteil der Sonde ist, dass der **Sauerstoff durch die Umgebungsluft angefeuchtet** wird, sodass Befeuchtersysteme nicht mehr erforderlich sind. Das reduziert die Geräuschentwicklung erheblich [6].

Wird der Sauerstoff **transtracheal** appliziert, so hat man den großen Vorteil, dass der Totraum zum großen Teil mit Sauerstoff ausgewaschen wird, wodurch das Atemminuntenvolumen, d. h. auch die Atemarbeit, reduziert wird. Das ist besonders günstig für Emphysempatienten vom Typ „Pink Puffer". Es wurde nachgewiesen, dass die Zunahme der Wegstrecke unter transtrachealer Sauerstoffgabe im Vergleich zur nasalen Applikation höher liegt. Zudem kommt man mit geringeren Sauerstoffflussraten aus.

In Deutschland ist die **transtracheale Sauerstoffapplikation** (bekanntestes System: Scoop) wenig verbreitet, obwohl sie vergleichsweise einfach zu legen ist. Besteht Erfahrung mit der Punktionstracheotomie, so ist das leicht erlernbar. Üblicherweise wird erst über einen Seldinger-Draht ein Kunststoffpfropfen appliziert, der über ca. 1 Woche liegen bleibt, bis sich der Hautkanal epithelialisiert hat. Anschließend wird der Katheter eingeführt. Allerdings dauert es zwischen 4 und 8 Wochen, bis ein stabiler Kanal vorhanden ist. Der Patient muss immer den Katheter tragen, da das Loch sonst sehr schnell schrumpft. Auf jeden Fall muss der Katheter täglich gereinigt werden. Patienten mit mukopurulenter Bronchitis bekommen relativ rasch Mucus-Plaques an der Katheterspitze, was dann zu mitunter lebensbedrohlichen **Boluskomplikationen** führen kann. Deswegen sollten die Patienten immer über einen ausreichenden Hustenstoß verfügen. Für ausgewählte Patienten kann die transtracheale Applikation aber einen erheblichen Vorteil bedeuten. Über den transkutanen Zugang im Bereich der ventralen Halsregion kann die Sonde problemlos unter der Kleidung verborgen werden.

Welches **System zu Hause** eingesetzt wird, hängt von den regionalen Bedingungen und der weiteren technischen Entwicklung ab. Die Sauerstoffkonzentratoren sind heute wesentlich kleiner und leiser als früher. Auch gibt es inzwischen erste batteriebetriebene bzw. Niedervoltgeräte. Auf der anderen Seite wird der Flüssigsauerstoff, der in Tanks nach Hause geliefert und in kleine, leichte Behälter abgefüllt werden kann, immer preiswerter, sodass je nach Versorgungssituation zu entscheiden ist, welches System der Patient bekommen soll.

Typischerweise spielen die Vorgaben in den Leitlinien eine große Rolle beim Genehmigungsverfahren der Sauerstoff-Langzeittherapie. Patienten, die leicht hyperkapnisch sind, zeigen durch die Hypoventilation fast immer auch eine entsprechende Hypoxämie, sodass es keine Probleme gibt. Grenzfälle sind solche Patienten, die wenig Ventilations-/Perfusionsinhomogenitäten haben, was zu einem geringen Shuntvolumen führt. Deswegen können sie dann auch einmal paO_2-Werte um 60 mmHg trotz leichter Hyperkapnie haben.

13.1.5 Sauerstofftoxizität

Sauerstoff ist in der Medizin ein sehr wirksames Medikament. In **Notfällen** kann es immer gegeben werden, auch wenn es im Einzelfalle nicht immer hilft. Häufig sind nähere Daten wie Blutgase und Hämoglobin nicht vorhanden, um den tatsächlichen Bedarf abzuschätzen. Wird Sauerstoff in hohen Dosen (inspiratorische Konzentration über 80 %) aber länger gegeben, d. h. über mehr als 5–6 h, dann tritt die toxische Wirkung in den Vordergrund, die zumeist übersehen wird. Aber auch eine **Sauerstoff-Langzeittherapie** mit niedrigen Dosen um 2 l/min kann bei fibrosierenden Lungenerkrankungen den Krankheitsprozess vermutlich mitunter beschleunigen, da bei diesen Krankheiten bereits eine Sauerstoffradikallast besteht (siehe auch Kap. 6.2).

Eine Sauerstoffgabe in hohen Dosen über 80 % über einen **längeren Zeitraum** ist sehr **toxisch**. Bereits erste Arbeiten um 1900 zeigten, dass Säugetiere (Hunde und Schweine) in einer 100 %-igen Sauerstoffatmoshpäre alle nach 10–15 Tagen starben. Um ein ARDS tierexperimentell zu erzeugen, werden die Tiere mit eine FiO_2 von 0,8 über mehrere Tage beatmet. In der Tauchmedizin (und in hyperbaren Kammern) liegen die Dosen durch den Überdruck noch viel höher. Je nach Tauchtiefe werden paO_2-Werte von über 1500 mmHg erreicht. Das führt nach einigen Stunden nicht nur zu Lungenschäden (**Lorrain-Smith-Effekt**, sondern auch im Gewebe bereits zu DNA-Veränderungen. Es gibt eine gewisse Adaptation des Organismus an zu hohe Sauerstoffdosen über induzierte Antioxidanzien, die aber etwa ab 80 % inspiratorische Sauerstoffkonzentration nicht mehr greifen.

In der Intensivmedizin wird, wie im Kap. 12.1 erwähnt, häufig viel zu viel Sauerstoff gegeben, was damit zusammenhängt, dass der paO_2 als Zielgröße therapeutischer Maßnahmen (Beatmung und Sauerstoffgabe) genommen wird. Eine Änderung der Zielgröße auf den **Sauerstoffgehalt** beseitigt viele Probleme, denn eine Hochdosisgabe von Sauerstoff ist in der Intensivmedizin zumindest dauerhaft eigentlich nie erforderlich.

13.2 Elektive nicht invasive (NIV) und invasive Beatmung

Etwa 1985 wurden die ersten chronisch hyperkapnischen Patienten in Deutschland nicht invasiv mit selbst gebastelten Masken häuslich beatmet. Zuvor gab es auch häusliche Beatmung in geringem Umfang, die aber immer über ein Tracheostoma durchgeführt wurde. Meistens waren es Postpoliopatienten. Inzwischen ist die NIV ein etabliertes Verfahren geworden, um in der Klinik eingestellte Patienten so weit anzulernen, dass sie sich zu Hause oder in Pflegeheimen mit eigenem Beatmungsgerät intermittierend ventilieren können. Besonders bei isolierten restriktiven Erkrankungen sind die Erfolge für die Patienten enorm und in nicht wenigen Fällen etwa **vergleichbar** mit denen **einer Lungentransplantation**, wobei bei stabiler Grunderkrankung die Lebenserwartung unter NIV deutlich höher ist. Viele Details zur elektiven Beatmung sind in der Leitlinie der DGP zusammengefasst (unter www.pneumologie.de).

Die genannten Vorteile ergeben sich allerdings nur, wenn die Patienten wirklich effektiv beatmet werden. Immer noch ist in vielen Fällen die Beatmung unzureichend, weil eine zu geringe Druckunterstützung und/ oder die falschen Modi eingestellt werden.

13.2.1 Pathophysiologie

Die Pathophysiologie zum Hintergrund der elektiven nichtinvasiven Beatmung ist im Kap. 12.1 ausführlich dargestellt. Im Prinzip geht es immer um die gleichen Mechanismen. Eine überlastete Atempumpe muss phasenweise entlastet werden, damit sie ihre Glykogenreserven wieder auffüllen kann. Das führt zu einer Leistungszunahme, die eine bessere Ventilation auch **außerhalb der Beatmung** ermöglicht. Das zeigt sich dann indirekt in einem **Rückgang des $paCO_2$**, nur gemessen einige Stunden nach Beendigung der Beatmung. Es gibt leider Studien, die den $paCO_2$ unter Beatmung messen, was natürlich nicht geeignet ist, den wirklichen Entlastungsgrad bzw. die Effizienz der Therapie darzustellen. So ist z. B. bei assistierter Beatmung der Gasaustausch unter Beatmung durch die Steigerung der Ventilation typischerweise normalisiert, obwohl die Muskulatur nur relativ gering entlastet wird.

> M!
> Die Effizienz der NIV zeigt sich besonders gut im Rückgang des erhöhten Bikarbonats.

Es gibt immer noch Arbeitsgruppen, die die Hyperkapnie als besonders schwere Form der schlafbezogenen Atmungsstörung bezeichnen und meinen, es wäre nur eine Reglerverstellung der **CO_2-Empfindlichkeit** des Atemzentrums. Das ist wohl falsch, denn die Beweise sind erdrückend. Die Hyperkapnie ist – von den sehr seltenen zentralen Hypoventilationssyndromen abgesehen – immer Ausdruck einer sinnvollen Gegenregulation infolge erschöpfter Atempumpe. Beispielsweise haben die Autoren zeigen können, dass die NIV tagsüber versus NIV nachts im Schlaf vergleichbare Ergebnisse bzgl. $paCO_2$-Rückgang und nächtlicher Hypoventilation ergab [25].

Zudem ist es sehr anschaulich, einen hyperkapnischen Patienten einmal aufzufordern, **so lange zu hyperventilieren, bis er ein normales $paCO_2$ erreicht**. Falls er es schafft, dann nur mit massiv erhöhter Atemarbeit, die dazu führt, dass er den Rest des Tages völlig erschöpft sein wird, was auch an dem dann überproportionalem Anstieg des $paCO_2$ nach der Hypereventilation zu sehen ist.

Allgemein kann gesagt werden, dass die Leistungsfähigkeit umso mehr zunimmt, je stärker der Entlastungsgrad ist. Das gilt natürlich nur für eine erschöpfte Atemmuskulatur. Es hat Versuche gegeben, eine prophylaktische Beatmung durchzuführen, z. B. bei angeborenen neuromuskulären Erkrankungen, bevor eine hyperkapnische Insuffizienz erreicht wurde. Das ist zum Scheitern verurteilt, denn nur wenn wirklich ein Glykogenmangel vorhanden ist, hilft die Beatmung. Ansonsten produziert man nur Nebenwirkungen. Auf der anderen Seite muss die **Beatmungszeit dem Schweregrad der Überlastung** angepasst sein. Es ist etwa vergleichbar mit einem Akku, der umso länger geladen werden muss, je leerer er ist.

Es soll hier noch einmal erwähnt werden, dass der **Grad der Erschöpfung der Atempumpe** von **2 Faktoren** abhängt:

- der Schwere der Erkrankung selbst
- der körperlichen Aktivität über einen längeren Zeitraum

Weniger aktive Menschen werden später und sportlich aktive früher hyperkapnisch bei gleicher Ausprägung einer Grunderkrankung. Dieser Pathomechanismus lässt sich manchmal klinisch indirekt beobachten, wenn gerade aktive Patienten unter einer effektiven NIV-Therapie sich deutlich besser fühlen und offensichtlich wieder mehr leisten können, obwohl $paCO_2$ bzw. Bikarbonat nur wenig gefallen ist. Das hängt einfach damit zusammen, dass sie sich sofort wieder mehr belasten und mehr CO_2 produzieren, was dann abgeraucht werden muss. Sind diese Patienten über einen längeren Zeitraum in stationärer Behandlung, wo typischerweise die häusliche Belastung zurückgefahren wird, zeigt sich dann ein rascher Rückgang der Hyperkapnie.

M!

Bei isolierten restriktiven Erkrankungen ist bereits eine leichte Hyperkapnie ($paCO_2 > 45$ mmHg $HCO_3^- > 28$ mmol/l) die Indikation zur NIV, bei COPD gilt dies üblicherweise erst bei höheren hyperkapnischen Werten ($paCO_2 > 50$ mmHg $HCO_3^- > 32$ mmol/l).

Tab. 13.1 Häufige Erkrankungen mit Atempumpeninsuffizienz.

Erkrankungsgruppe	Erkrankung
Muskeldystrophien	meist Morbus Duchenne sowie viele seltene, teilweise noch nicht klassifizierte Erkrankungen
neuromuskuläre Erkrankungen	Post-Polio-Syndrom, amyotrophe Lateralsklerose, spinale Muskelatrophie, Polymyositis, Guillain-Barré-Syndrom, Myasthenia gravis
thorakorestriktive Erkrankungen	Torsionsskoliose, Thorakoplastik (Post-Tbc-Syndrom), Lungengerüsterkrankungen, Zustand nach Thoraxtrauma
Atemwegsobstruktion	COPD, Mukoviszidose
tracheale oder extrathorakale Stenose	Polychondritis, Stimmbandparese, Obesitas-Hypoventilationssyndrom

Die **Ätiologie der Atempumpeninsuffizienz**, die in der Klinik oder Praxis gesehen wird, ist **praktisch immer sekundär**. Nimmt man alle seltenen Erkrankungen hinzu, ist die Liste sehr lang. Die häufigsten Erkrankungsgruppen sind in ▶ Tab. 13.1 wiedergegeben.

Eine **primäre** Form der **Hyperkapnie** liegt vor, wenn das Atemzentrum selbst gestört ist. Häufigste Form ist das Undines-Fluch-Syndrom. Nach unseren Erfahrungen liegt die Häufigkeit < 1‰. Meistens profitieren diese Patienten auch von der nächtlichen Beatmung, da sie gerade im Schlaf noch stärker hypoventilieren und infolge der schweren Hypoxämie eine pulmonale Hypertonie und damit ein erhebliches Cor pulmonale entwickeln. Dieses kann mit der NIV wenigstens teilweise rekompensiert werden. Erstaunlicherweise nimmt dann oft auch die endogene Atemstimulation wieder etwas zu, sodass die Patienten sich auch am Tag bessern. Ähnliche zentrale Störungen gibt es vereinzelt auch erworben nach einem Hirnstamminfarkt oder eine Enzephalitis.

M!

Je ausgeprägter die Hyperkapnie ist, desto länger muss die Beatmungszeit sein.

Leistungssteigerung und Mortalitätsabnahme unter NIV

In einer eigenen Untersuchung haben die Autoren bereits 1997 [24] zeigen können, wie effektiv die häusliche Beatmung ist. Dabei hatten Patienten eine Woche vor der Beatmung in der Klinik mittels elektronischen **Schrittzählers** ihre Aktivität im Tagesmittel gemessen. Das gleiche Procedere wurde dann 3 Monate nach Etablierung der NIV wiederholt. Die Ergebnisse sind in ▶ Abb. 13.7 dargestellt. Es zeigt sich vor allem bei den Patienten, die sehr leistungslimitiert waren, dass die **Mobilität** z. T. drastisch

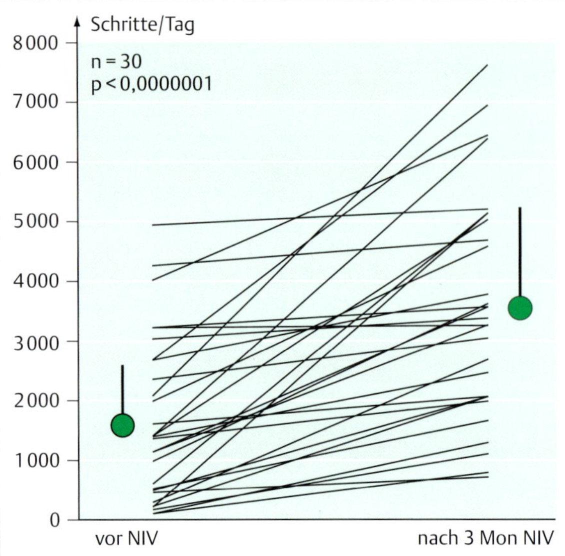

Abb. 13.7 Zahl der Schritte (Bewegungen) zu Hause über 1 Woche gemittelt pro Tag vor und 3 Monate nach Etablierung der elektiven NIV, ohne jedes Trainingsprogramm.

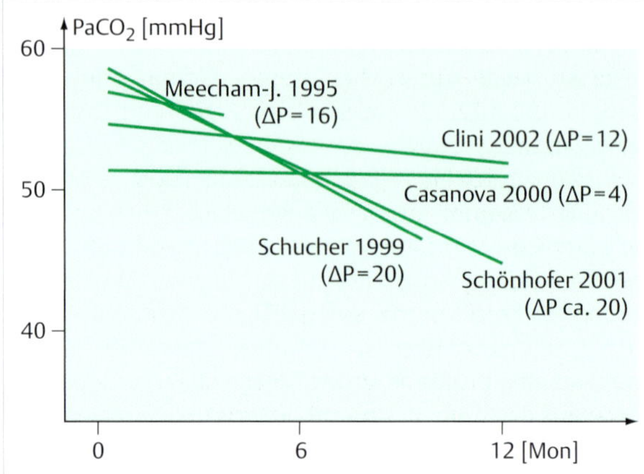

Abb. 13.8 Abfall des $paCO_2$ durch die NIV in Abhängigkeit von der applizierten Druckdifferenz in verschiedenen Studien (vorwiegend COPD-Patienten). Erst eine Druckdifferenz von ca. 20 cmH_2O führt zu einer deutlichen Abnahme des $paCO_2$ im Blut (gemessen außerhalb Beatmung), was eine Rekompensation der ermüdeten Atempumpe anzeigt.

zunahm (im Mittel > 200 %). Patienten, die von Haus aus wenig limitiert waren, zeigten oft nur geringe Unterschiede bzw. steigerten ihre Aktivität kaum.

Diese Daten werden durch neuere Ergebnisse unterstützt. In einer aktuellen Untersuchung aus dem Jahr 2008 ließ sich ein ähnliches Ergebnis mit Zunahme der Wegstrecke etwa um den gleichen prozentualen Wert zeigen.

M!

Eine effizient durchgeführte häusliche NIV ist für viele Patienten wie ein neues Leben.

Die Erfahrung zeigt aber leider auch, dass viele Patienten nicht optimal eingestellt werden. ▶ Abb. 13.8 zeigt den Hintergrund. Hier sind einige Studien zur NIV bei hyperkapnischen Patienten (meist COPD) und die verwendeten **Druckdifferenzen** zwischen In- und Exspiration (IPAP–EPAP) dargestellt. Dabei zeigt sich offensichtlich, dass die geringe Druckdifferenz bei den internationalen Studien nicht ausreichend war, um das $paCO_2$ zu erniedrigen. Dadurch war die Entlastung der Atempumpe nur geringgradig, was zwangsläufig eine Insuffizienz der Beatmungstherapie widerspiegelt. Erst mit höheren Beatmungsdrücken gelingt es, die Hyperkapnie zu reduzieren und damit die Leistung zu steigern.

Deswegen zeigten sich in den Langzeitstudien zur NIV oft nur wenig positive Effekte und praktisch keine Zunahme der **Lebenserwartung**. Eine aktuelle multizentrische Studie im deutschsprachigen Raum hat 2014 aber eine eindrucksvolle Zunahme der Lebenserwartung die Patienten mit COPD und deutlicher Hyperkapnie ($paCO_2 < 51$ mmHg) im Vergleich zu einer Gruppe ohne NIV gezeigt [13]. Hier wurden ausreichende Beatmungsdrucke verwendet, sodass der mittlere $paCO_2$ fast in den oberen Normbereich abfiel. Näheres in Kapitel COPD (4.3.8).

13.2.2 Invasive Beatmung

Vereinzelt lassen sich aufgrund der Schwere und der Art der Erkrankung Patienten nicht entwöhnen, sodass sie dauerhaft tracheotomiert bleiben müssen. Zumeist sind es Fälle mit neuromuskulären Krankheiten. Mitunter sind auch permanente Aspirationen mit rezidivierenden Pneumonien der Grund, das Tracheostoma nicht zu verschließen. Diese Patienten werden dann entweder in eine spezialisierte Pflegeeinrichtung, Wohngruppe für Beatmete oder ambulante **Beatmungspflege** entlassen. Die Beatmung zu Hause ist recht aufwendig und kostenintensiv. Allerdings ist es möglich, bei funktionierender Sozialstruktur die Angehörigen anzulernen und in die Behandlungspflege mit einzubinden. Inzwischen existieren eigene Einrichtungen für Frührehabilitation nach Langzeitbeatmung, die solche Programme durchführen. Dabei sind die Erfahrungen in der Regel sehr gut, zumal nur auf den speziellen Fall geschult werden muss. Meistens beschränkt sich die Beatmungspflege auf Absaugen, Reinigung und Überwachung.

Zunehmend bilden sich **ambulante Pflegedienste**, die eine komplette Struktur der Beatmungspflege bei Tracheotomierten übernehmen. Hier ist die Qualität aber nach unseren Erfahrungen sehr unterschiedlich; nicht selten kommt es hier zu einer Überversorgung mit entsprechend hohen Kosten auch im Hilfsmittelbereich (beispielsweise ist es für den individuellen Patienten ausreichend, die Trachealkanüle zu reinigen und erst nach einem längeren Zeitraum zu ersetzen und nicht täglich, wie mitunter tatsächlich gesehen).

Die Art der Beatmung bzw. der Modus sind vergleichbar dem der NIV. Unterschiedlich ist eigentlich nur der Beatmungszugang bzw. das Interface. Deswegen wird diesbezüglich auf die folgenden Abschnitte verwiesen.

Häufigste **Komplikation im außerklinischen Bereich** ist der komplette Verschluss des Trachealtubus durch Sekret bzw. Mukuspfropfen, insbesondere bei Infekten. Die Okklusion wird nicht immer sofort erkannt. Deswegen ist die wichtigste Empfehlung für die pflegenden Angehörigen, aber auch für die betreuenden Pflegedienste in unklaren Notfällen, die Kanüle sofort herauszuziehen und durch neue zu ersetzen. Diese gelegentlich lebensrettende und einfache Maßnahme muss unbedingt mit den Patienten selbst und den Angehörigen bzw. den Pflegenden besprochen und geübt werden. Primär besteht eine gewisse nachvollziehbare Angst, den Atmungszugang zu entfernen.

13.2.3 Indikation NIV

Die Indikation zur elektiven nichtinvasiven Beatmung ist grundsätzlich eine Hyperkapnie. Liegt zusätzlich eine Gasaustauschstörung vor wie bei COPD, ist sie nur indiziert, wenn die Erschöpfung der Atempumpe im Vordergrund steht. Das zeigt sich klinisch in einer deutlichen Hyperkapnie. Üblicherweise wird dann die NIV in Abhängigkeit vom Phänotyp der COPD erst ab ca. 50 mmHg $paCO_2$ oder einem Bikarbonatwert von über 32 mmol/l hilfreich sein. Die Indikationen sind zusätzlich bei den **einzelnen Krankheitsbildern** beschrieben.

Ganz anders ist die Situation bei Patienten mit neuromuskulären und thorakorestriktiven (z. B. Skoliose) Erkrankungen. Hier steht typischerweise isoliert die Erschöpfung der Atempumpe im Vordergrund. Bereits eine leichte Hyperkapnie stellt hier die Indikation zur NIV dar, da die Patienten subjektiv und objektiv davon profitieren.

13.2.4 Beatmungsmodus

Wie in Kap. 12.1 dargestellt, ist der Entlastungsgrad am stärksten, wenn es gelingt, die Eigenatmung ganz zu unterdrücken. Das ist nur möglich bei der **kontrollierten Ventilation**. Diese wiederum funktioniert aber nur, wenn das Atemmuster des Ventilators etwa dem des Patienten entspricht. Erst dann ist das Atemzentrum bereit, seine Aktivität zurückzufahren. Das geht vor allen Dingen in der Anfangsphase nicht sofort. ▶ Abb. 13.9 zeigt ein solches Beispiel. Hier wurde der **TA-Modus** des Ventilators Ventilogic (Firma Weinmann) angewandt, bei dem über einen Algorithmus das Patientenatemmuster detektiert und dann als Einstellbasis für die Maschinenatmung benutzt wird. Dabei wird die Maschinenatmung über einige Atemzüge langsam dem Eigenrhythmus überlagert, damit

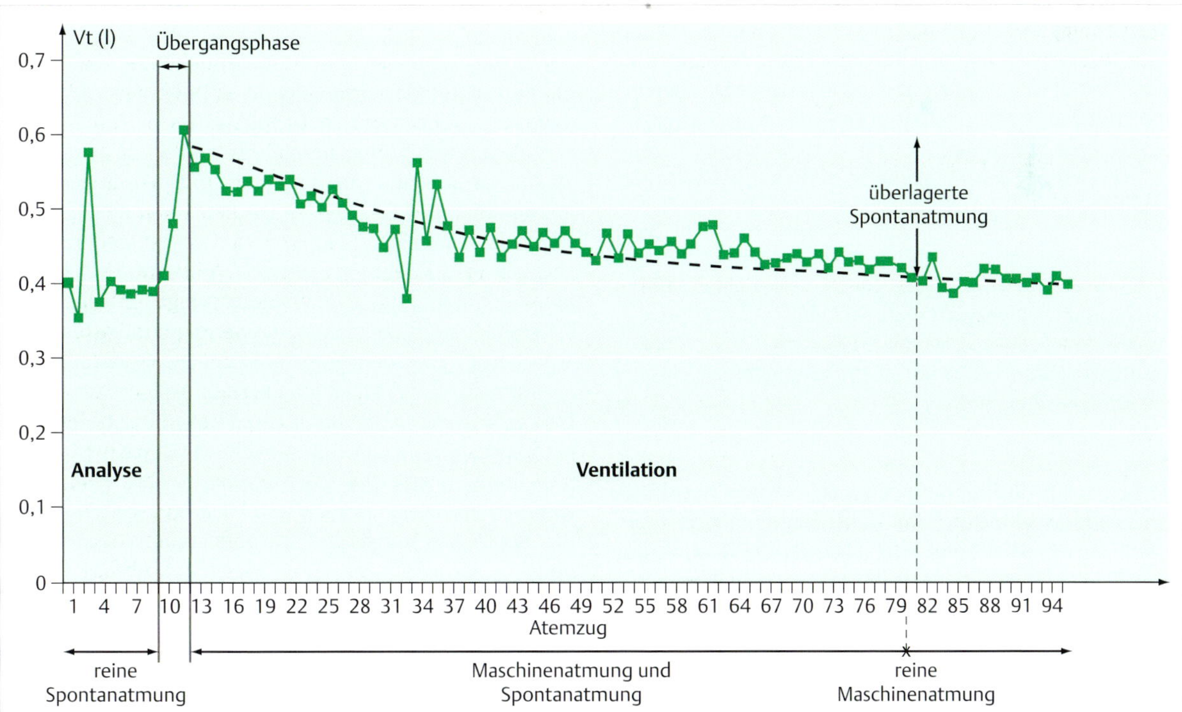

Abb. 13.9 Anpassung des Atemzentrums an eine kontrollierte Ventilation im Zeitverlauf beim Beatmungsgerät Ventilogic. Anfangs wird in der Analysephase das Atemmuster vermessen und dann in mehren Atemzügen dem des Patienten synchron aufgeprägt (Übergangsphase). Zu Beginn ist die Eigenatmung der des Ventilators überlagert. In den nächsten Minuten wird diese langsam zurückgefahren (gestrichelte Linie) und dann schließlich ganz eingestellt.

es zu keiner Irritation kommt. Es lässt sich beobachten, dass der Patient noch eine Weile mitatmet, wobei über einen Zeitraum von ca. 5–10 min dann die Eigenatmung ganz eingestellt wird. Die Patienten sind dann nur noch kontrolliert beatmet. Dieser kontrollierte Modus ist wie erwähnt nur möglich, wenn das Hubvolumen angepasst bzw. der Differenzdruck entsprechend hoch ist.

Es gibt Patienten, die nur im **assistierten Modus** eingestellt werden können. Dazu gehören insbesondere COPD-Patienten mit deutlicher Überblähung und solche mit eher chaotischem Atemmuster bzw. wechselnder Frequenz. Diese lassen sich auch bei entsprechender Erfahrung nur schwierig im kontrollierten Modus einfangen. Allgemein ist eine Entwicklung hin zu mehr kontrollierter Beatmung zu beobachten. Wurden bei den Autoren vor 10–15 Jahren 90 % der COPD-Patienten im assistierten Modus eingestellt, ist es heute umgekehrt.

Patienten mit **Obesitas-Hypoventilationssyndrom** sind oft auch gut mit einem assistierten Modus einstellbar, wobei in dieser Gruppe auf einen ausreichenden hohen EPAP geachtet werden muss, um den Hypopharynx im Liegen bzw. im Schlaf aufzudehnen. Damit entfällt eine wesentliche Ursache für die belastete Atempumpe bei dieser Patientengruppe.

Weltweit werden aber > 90 % aller Patienten im **assistierten** Modus eingestellt. Damit ist immer eine **permanente basale Atemarbeit** erforderlich, die etwa bei **60 % der Spontanatmung** liegt. Dies lässt sich relativ leicht bei Patienten messen, die im kontrollierten Modus eingestellt sind und eine deutlich erhöhte Atemarbeit haben, z. B. Skoliosepatienten. Bei diesen ist anhand der Differenz in der Gesamtsauerstoffaufnahme dann der Einfluss zwischen assistiertem und kontrolliertem Modus im Vergleich zur Spontanatmung messbar. Je höher der Grad der hyperkapnischen Insuffizienz, desto größer wird der Vorteil der kontrollierten Beatmung sichtbar.

> **M!**
>
> Fast alle Patienten sind bei der NIV im kontrollierten Modus einstellbar. Üblicherweise werden sie aber im assistierten eingestellt, wodurch oft keine optimale Entlastung erreicht wird.

Häufig wird in der Literatur eine **scheinbare Kombination aus kontrolliertem und assistiertem Modus** angegeben, oft als **ST-Modus** oder assistiertem Modus mit einer Backup-Frequenz bezeichnet. Dabei ist das praktische Vorgehen aber recht unterschiedlich und in der Literatur nicht immer genau bzw. einheitlich beschrieben. Manche setzen die Backup-Frequenz über die spontane Atemfrequenz, dass die Patienten fast nur im kontrollierten Modus beatmet werden. Andere stellen aber so niedrig ein, dass immer der assistierte Modus vorherrscht und die Backup-Frequenz nur als Sicherheitsbeatmung angesehen wird.

13.2.5 Maskenanpassung

Die Qualität der NIV hängt ganz entscheidend von der Maskenanpassung ab. Hier gibt es einige Grundregeln zu beachten. Der Druck auf das Hautgewebe sollte gering sein, damit sich kein **Ulkus** bildet. Auch Scherkräfte sind ungünstig. Allerdings ist die individuelle Neigung, ein Ulkus zu entwickeln, sehr variabel. Ab einem Gewebedruck von ca. 40 cm H_2O kann sich bei ungünstigen Voraussetzungen (z. B. Mikroangiopathie bei Diabetes) schon ein Druckgeschwür bilden.

> **M!**
>
> Die Qualität der NIV hängt eng mit der Qualität der Maskenanpassung zusammen.

Dabei wird der **Anpressdruck auf das Gewebe** bzw. die Straffheit der Haltegurte im Wesentlichen von 3 Faktoren bestimmt:

- dem höchsten Beatmungsdruck, der wiederum den Anpressdruck durch die Haltegurte bestimmt
- der inneren Oberfläche der Maske
- der Auflagefläche

Der zweite Faktor, die innere Oberfläche, wird in der Regel **falsch gesehen**. Man meint, dass sich mit einer großen Nasen-/Mundmaske oder gar einer Ganzgesichtsmaske der Druck auf das Gewebe besonders gut verteilt. Dies ist aber nicht der Fall, denn die **Kraft** auf das Gewebe ist **„Druck mal Fläche“** und je größer die innere Oberfläche der Maske ist, umso stärker müssen die Gurte angezogen werden, um sie dicht zu bekommen.

Das erklärt sofort, dass eine **alleinige Nasenmaske** bezüglich des Gewebedrucks immer am günstigsten ist. Aus diesem Grund sollte gerade bei hohen Drücken möglichst zuerst mit einer Nasenmaske begonnen werden. Problematisch ist hier die Leckage über den Mund. Allerdings kann man mit etwas Geduld trotzdem bei der Nasenmaske bleiben, da viele Patienten im Verlauf von einigen Nächten lernen, den Mund bzw. den hinteren weichen Gaumen doch zu schließen, sodass das System dicht wird. Hier darf nicht vergessen werden, dass die **Abdichtung bei einer Nasenmaske** (gilt auch für die nCPAP-Therapie) immer durch den **weichen Gaumen** erfolgt. Die Lippen selbst sind nicht in der Lage, eine Abdichtung zu garantieren. Jeder kann das an sich ausprobieren, wenn er bei geöffnetem Mund einmal durch die Nase und einmal durch den Mund atmet. Dann spürt er sofort die Abdichtungsfunktion des weichen Gaumens nach ventral.

> **M!**
>
> Je größer die Maske ist, desto größer der Gewebedruck bzw. desto stärker müssen die Gurte angezogen werden.

13

Der dritte Faktor ist die Auflagefläche des Maskenrandes. Hier hat es die meisten Innovationen in den letzten Jahren gegeben. Insbesondere Gelmasken verteilen den Druck homogener über eine größere Fläche, sodass das Gewebe weniger irritiert wird.

Die Auswahl an **Konfektionsmasken** ist heute sehr groß geworden. Damit gelingt es in über 95 %, die Patienten mit der nichtinvasiven Beatmung gut einzustellen. Bei Problemfällen besteht immer noch die Möglichkeit, eine **individuelle Maske** anzufertigen. Hier gibt es ebenfalls sehr unterschiedliche Systeme. Sind es Masken, die alleine nach Gipsabdruck genau gefertigt werden, können diese manchmal schnell undicht werden, wenn sich die Gesichtsform bzw. der Hautturgor ändern. Das kann schon innerhalb einer Nacht passieren. Wir haben deswegen ein eigenes System entwickelt, bei dem es möglich ist, nach einem Gipsabdruck eine individuelle, mit kommunizierender Flüssigkeit gefüllte Auflagefläche zu erreichen. Der Vorteil hierbei ist, dass sich in dem **Flüssigkeitskissen** an allen Stellen der gleiche Druck befindet, sodass in gewissem Umfang die Änderungen der Gesichtsform sowie bei seitlichen Kräften keine lokalen Druckstellen oder Leckagen entstehen. Mit dieser Maske gelingt es, nahezu alle Patienten ausreichend mit gutem Komfort einzustellen.

> **M!**
>
> In Problemfällen sind individuell angepasste Masken eine große Hilfe.

13.2.6 Praktische Durchführung der Respiratoreinstellung

Heute sind nur noch Geräte mit Druckvorgabe im Einsatz. Damit ist über die Volumenberechnung auch die **Ansteuerung eines Zielvolumens** möglich. Allerdings gibt es noch zu große Ungenauigkeiten, da es für den Ventilator schwierig bzw. ohne zusätzliche Messfühler sogar unmöglich ist, zwischen neu aufgetretenem, aber konstantem Leckagefluss und einem Fluss in die Lunge zu unterscheiden. Damit kann unbemerkt eine deutliche Unterbeatmung eintreten (Kap. 12.2). Deswegen empfehlen die Autoren, kein Zielvolumen einzustellen, sondern die Qualität der Beatmung bzw. die Druckvorgabe an den Blutgasen bzw. der Sauerstoffsättigung festzumachen.

Um effektiv zu beatmen, ist wie zuvor erwähnt ein **ausreichend hoher Beatmungsdruck bzw. Druckdifferenz** erforderlich. Dabei benötigen die thorakorestriktiven Erkrankungen die höchsten Beatmungsdrücke, da es sonst nicht gelingt, ein entsprechendes Atemvolumen zu erreichen. Meist benötigt man hier einen IPAP von 28–30 cm H_2O bei einem EPAP von 4–6, also eine Druckdifferenz von etwa 25 cmH_2O. Auf der anderen Seite stehen neuromuskuläre Erkrankungen. Bei diesen Patienten reichen oft geringe Beatmungsdrücke, beispielsweise IPAP 14 cmH_2O und EPAP 4 (Druckdifferenz 10), um ein ausreichendes Atemzugvolumen zu erzeugen. Diese Patienten haben naturgemäß damit deutlich weniger Maskenprobleme.

Jeder, der Patienten auf nichtinvasive Beatmung einstellt, sollte das an sich selbst versucht haben. Das erhöht enorm das Einfühlungsvermögen. Im **Selbstversuch** wird man feststellen, wie stark im assistierten Modus hyperventiliert wird. Dabei werden schnell Atemminutenvolumen von 20–40 l erreicht, oft mit den unangenehmen Zeichen der Hyperventilation. Eine rein kontrollierte Beatmung mit falscher Atemfrequenz oder Atemzugvolumen führt zum unangenehmen Fighting gegen die Maschine. Sind Atemfrequenz und Atemzugvolumen etwa an das eigene Muster angepasst, dann kann man sich ganz gut fremd beatmen lassen, wobei hier die individuellen Unterschiede in der „Hingabe“ an den Ventilator recht groß sind. Man spürt aber am Anfang doch noch relativ deutlich den Drucksprung am Beginn der Beatmung.

> **M!**
>
> Jeder, der NIV durchführt, sollte es an sich selbst versucht haben.

Wie im Abschnitt Pathophysiologie erwähnt, versuchen die Autoren zur maximalen Entlastung der Atempumpe immer **erst den kontrollierten Modus**. Bei neuromuskulären und thorakorestriktiven Erkrankungen geht das relativ einfach. Schwieriger ist es, COPD-Patienten einzustellen. Wichtig ist es, den Patienten mit der NIV nicht zu überfahren; viele haben Angst vor der Maske. Erstaunlicherweise verliert sich das im Zeitverlauf recht gut. Auch Panikattacken kommen später kaum vor. Man muss dem Patienten Zeit lassen, immer wieder zu üben, oft nur einige Minuten. Dazu ist es erforderlich, sich daneben zu setzen und das Atemmuster gut zu beobachten. Der Patient soll lernen, sich quasi fallen zu lassen und der Beatmung hinzugeben. Eine milde Sedierung, am besten mit Morphium, hilft bei Problemfällen.

Stört der Anpressdruck sehr, kann man auch mit **etwas niedrigeren Drücken** beginnen, um dann nach einer gewissen Eingewöhnung höher zu gehen und damit den Entlastungsgrad zu steigern. Wie erwähnt, ist der assistierte Modus nur am Anfang einfach. Später gibt es eher Probleme mit einer Überbeatmung, da die Patienten zusätzlich triggern. Das ist für den Gasaustausch durch die Hyperventilation zumeist ungünstig und entlastet die Atempumpe nicht so effizient, wie es möglich wäre.

Eine Alternative ist eine **Automatisierung der kontrollierten Einstellung** über den schon erwähnten TA-Modus im Gerät Ventilogic, der das Patientenmuster detektiert und die Ventilation entsprechen anpasst (▸ Abb. 13.9). Es erkennt Fighting-Situationen und analysiert dann neu. Um den Druckverlauf an die Adhärenz des Thorax anzu-

13

passen, besteht zudem die Möglichkeit, Bereiche (obstruktiv, restriktiv und normal) vorzugeben, was die Imitation des Atemmusters verbessert. Verwandte Systeme werden zunehmend von anderen Herstellern angeboten (iVAPS, Resmed).

Der exspiratorische Druckabfall kann jetzt bei manchen Geräten beeinflusst werden. Bei COPD-Patienten mit ausgeprägtem exspiratorischem Kollaps kann es günstig sein, den exspiratorischen Druckabfall zu bremsen, weil damit der Kollaps bzw. die Trapped-Air-Bezirke reduziert werden. Der Ventilator ist damit in der Lage, etwa das Pursed Lip Breathing zu imitieren, was die Patienten mit ausgeprägtem Kollaps häufig automatisch durchführen (Kap. 4.3, COPD). Allerdings verzögert sich mit diesem Manöver auch die Ausatmung, die mitunter dann gerade bei Überblähung zu lang werden kann.

Ein Problem der kontrollierten Beatmung ist gelegentlich die **Änderung des Atemmusters im Schlaf**. Hier wird normalerweise die Ventilation zurückgefahren, sodass bei starrer Frequenz Arousals entstehen können. In gewissen Grenzen macht das keine Probleme, bei manchen Patienten ist es jedoch störend. Auch hier ist der erwähnte automatisierte TA-Modus von Vorteil, da es das Wiedereinsetzen der Eigenatmung erkennt und eine neue Analysephase durchführt, um dann den Ventilator auf das geänderte Atemmuster einzustellen. Manche Patienten werden durch die NIV im Schlaf stark gestört, dass sie sich **nur am Tage beatmen**, was zum gleichen Erfolg führt, wenn die Beatmungszeit vergleichbar ist.

> M!
>
> Manche führen die NIV am Tage durch, was zum gleichen Erfolg wie die nächtliche Beatmung führt, wenn die Beatmungszeit vergleichbar ist.

13.2.7 Nebenwirkungen der nichtinvasiven Beatmung

Die Hauptprobleme der nichtinvasiven Beatmung sind Maskenprobleme durch **Druckstellen**, die mitunter ulzerös werden. Bei nicht dicht sitzenden Masken kommt es auch zu **Konjunktivitis** durch den Leckagefluss. Ein weiteres Problem ist die **Okklusion der Nase**, besonders bei hohen Beatmungsdrücken. Hier hilft oft ein zusätzlicher Befeuchter. Des Weiteren ist eine tägliche **Nasenspülung**, z. B. mit Emser Salz mit einem Spülsystem (RhinoCare) recht hilfreich. Insbesondere auch deswegen, weil die Patienten die Nasenspülung im Gegensatz zu abschwellenden Nasentropfen dauerhaft durchführen können. Vereinzelt sprechen Patienten auch auf topische Steroide an.

Selten, aber dann recht störend, ist ein **Aufblähen des Abdomens** durch die Beatmung. Das passiert v. a. bei Patienten mit neuromuskulären Erkrankungen, wenn der Ösophagussphinkter nicht ausreichend abdichtet. Manche Patienten leiden erheblich unter der abdominellen Luft. Eine Druckreduktion hilft mitunter, speziell dann, wenn es einen Grenzdruck gibt, ab dem der Sphinkter schließt. Ein erhöhter Oberkörper ist ebenfalls hilfreich. Allerdings haben die Patienten das meistens selbst schon herausgefunden. Es darf nicht vergessen werden, dass bestimmte Medikamente den Ösophagussphinkterdruck reduzieren, wie Theophyllin und Kalziumantagonisten. Retardierte Nitrate können ebenfalls den Druck herabsetzen. Alle diese Medikamente können fast immer ohne Folgen abgesetzt werden. Auch die Ernährung spielt eine Rolle; fettreiche Mahlzeiten und zum Beispiel Pfefferminz reduzieren ebenfalls den Sphinktertonus. Die Blähung im Abdomen selbst ist kaum zu behandeln, wenn man von dem Versuch einer beschleunigten Darmpassage absieht.

Neigen die Patienten zur Verstopfung, hilft es, die Passage mit einem **osmotischen Laxans** wie Natriumpicosulfant zu beschleunigen. Auf keinen Fall darf Laktulose gegeben werden, da die Blähungen durch die Gärung des Milchzuckers noch zunehmen. Entblähungsmittel wie Polysiloxan helfen nicht. Sie sind zwar sehr wirksame Entschäumer, aber sie machen bestenfalls aus vielen kleinen Blasen eine große, die dann immer noch im Abdomen verbleibt.

Ein Pneumothorax tritt nicht häufiger auf. Auch eine immer wieder vermutete **Muskelatrophie** durch kontrollierte Beatmung wird durch die immer zwischengeschalteten **Spontanatmungsphasen sicher verhindert.**

13.3 Physikalische Therapie

Werden Patienten mit schwerer COPD nach ihren Hauptbeschwerden gefragt, steht oft **nicht die Luftnot** im Vordergrund. Meistens wird zuerst der **Husten** genannt, dann folgt die **quälende Schleimretention** und schließlich erst die Atemnot. Trotzdem haben viele Studien weiterhin die Besserung der Luftnot als Zielgröße. Im täglichen Leben kann sich aber der Patient an seine Luftnot habituieren, nicht aber an die Hustenattacken und die Schleimretention. Die physikalische Therapie und die Inhalationstherapie sind Verfahren, die hier sehr hilfreich sein können.

Eine weitere große Domäne der physikalischen Therapie ist die **Elimination von infektiösem Mukus** bei schwerer Exazerbation und bei beatmeten Patienten. Einer der wesentlichen Tragpfeiler bei der Respiratorentwöhnung ist die physikalische Therapie, die dafür sorgt, dass die Elimination der Bakterien im Bronchialbaum schneller erfolgt als ihr Nachwachsen. Grundsätzlich gilt, dass im krankhaften Bronchialsystem nichts so effektiv das infizierte Sekret entfernt wie ein funktionierendes Hustenmanöver.

Für die richtige Durchführung der physikalischen Therapie ist die Kenntnis der Pathophysiologie unerlässlich. Üblicherweise ist das in dieser Form nicht Gegenstand der Ausbildung in der Physiotherapie bzw. das Wissen ist in den üblichen Ausbildungseinrichtungen nicht verfügbar. Aus diesem Grund hat die Deutsche Gesellschaft für Pneumologie und Beatmungsmedizin die Zusatzweiterbildung des **Atmungstherapeuten** eingerichtet und als Curriculum mit entsprechenden Ausbildungsstellen etabliert. Darüber hinaus muss die physikalische Therapie in den pneumologischen Abteilungen weiter entwickelt und ausgebaut werden.

M!

Physiotherapeuten müssen in der physikalischen Therapie pneumologischer Patienten speziell geschult werden.

13.3.1 Pathophysiologie

Um die Einschränkung des Hustenmanövers, z. B. bei kollapsiblem Bronchialsystem, zu verstehen, ist die Kenntnis der Physiologie sehr hilfreich. Normalerweise benötigen wir den Husten nur in Ausnahmesituationen, da der mukoziliäre Apparat sowie die zelluläre und nichtzelluläre Immunabwehr in der Lage sind, das Bronchialsystem sauber und steril zu halten. Bei Fremdkörpern, starker Staubbelastung oder eben bei Infekten mit Beeinträchtigung der mukoziliären Clearance ist der Husten lebensnotwendig (Kap. 12.1).

M!

Nichts ist so effektiv wie der Husten, um Mukus aus der Lunge zu entfernen.

Ein stark unterschiedlicher Fluss zwischen In- und Exspiration, wie er beim Husten typisch ist, würde normalerweise den Mukus nicht aus dem Bronchialsystem hinausbefördern, da der Nettoeffekt auf die Bewegung gleich Null ist. Der Mukus wird bei der langsameren Inspiration nach peripher bewegt, um bei der forcierten, aber nur kurzen Exspiration wieder an den Ausgangspunkt zu gelangen. Physikalisch betrachtet ist an sich die Summe der Impulse im Bronchialsystem Null, egal wie man atmet. Trotzdem hat die Natur **2 Mechanismen** entwickelt, um den Mukus sehr effektiv oralwärts zu transportieren:

- die nicht-Newton-Eigenschaft des Mukus, der bewegungsabhängig seine Eigenschaften ändert (Tixotropie) und
- die Änderung der Querschnittsfläche der Bronchien zwischen In- und forcierter Exspiration.

M!

Sputum hat ganz außergewöhnliche physikalische Eigenschaften. In Ruhe ist es zäh und klebrig, bei Bewegung dünnflüssig und gleitend (Tixotropie).

Auch beim Gesunden wölbt sich die **Pars membranacea** beim Husten so weit vor, dass mehr als die Hälfte des Lumens eingeengt wird (▶ Abb. 13.10). Durch die plötzliche Öffnung der Glottis nach der Bauchpresse entstehen erhebliche Flussgeschwindigkeiten von > 180 km/h. Der exspiratorische Peak-Flow (Kap. 2.2, Spirometrie) wird damit deutlich überschritten. Durch die Durchmesseränderung zwischen In- und Exspiration kommt es zum Nettofluss des Sputums oralwärts. Jeder kann das selbst ausprobieren, wenn er z. B. in ein Peak-Flow-Meter hineinhustet und sieht, wie der Zeiger an den Anschlag fliegt.

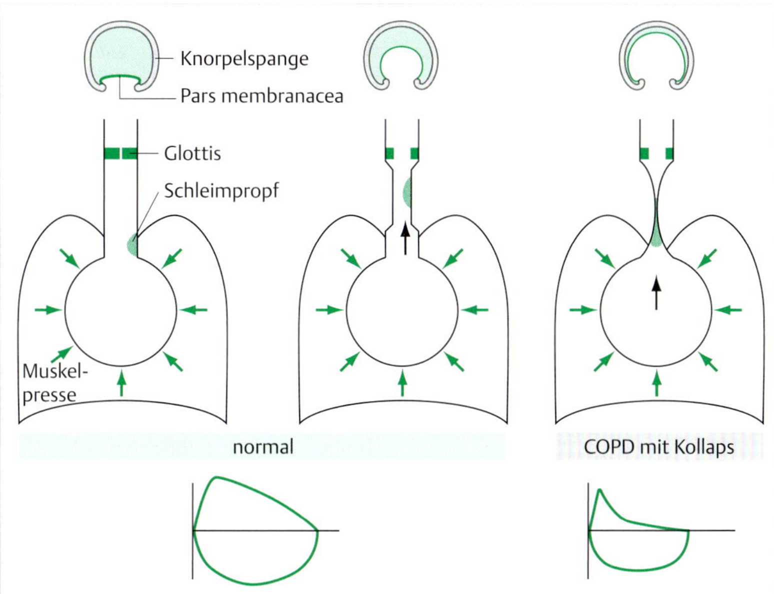

Abb. 13.10 Darstellung des physiologischen Hustenvorgangs mit Glottisschluss, Bauchpresse und massiver Flussbeschleunigung durch plötzliche Öffnung der Glottis. Durch die Reduktion des Querschnitts infolge der Vorwölbung der Pars membranacea kommt es auch beim Gesunden zur deutlichen Lumeneinengung in dem knorpeltragenden Teil des Bronchialsystems. Durch die Eigenschaft des Sputums sich bei Bewegung zu verflüssigen, wird eine Nettobewegung oralwärts erzeugt. Bei COPD mit Kollaps (rechtes Bild) ist durch den Elastizitätsverlust der Pars membranacea die Lumeneinengung so stark, dass sich an manchen Stellen die Bronchien verschließen und der Mukus dadurch nicht mehr transportiert werden kann.

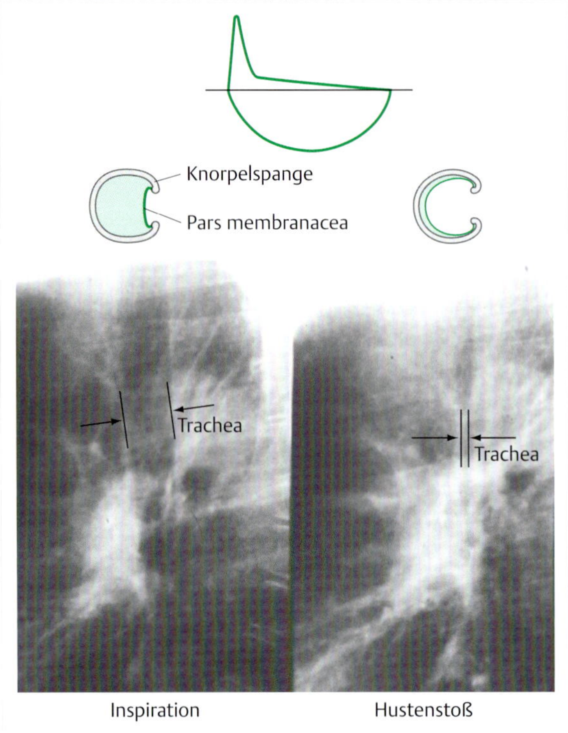

Abb. 13.11 Trachea unter seitlicher Durchleuchtung bei Inspiration und beim Hustenstoß bei COPD und Kollaps in der Flussvolumenkurve. Es kommt zum fast völligen Verschluss durch die Vorwölbung der Pars membranacea.

Kommt es nun infolge der chronischen Entzündung zur Degeneration des elastischen Fasergerüsts, wölbt sich die Pars membranacea weiter vor bzw. die peripheren Bronchien kollabieren vermehrt. Beim Husten wird der Zustand verstärkt, sodass Teile des Bronchialsystems total verschlossen sein können (▶ Abb. 13.10). Dann kann der Mukus dort nicht mehr oralwärts transportiert werden. Dieses Vorwölben oder **Check-Valve-Phänomen** ist auch bei der Bronchoskopie sichtbar, jedoch nicht komplett, da durch das Bronchoskop der völlige Glottisverschluss verhindert wird. Bei der seitlichen Durchleuchtung ist es deutlicher sichtbar (▶ Abb. 13.11). Hier zeigt sich, wie die Trachea beim Hustenstoß fast bis zum völligen Verschluss eingeengt wird.

13

> M!
>
> Der Kollaps in der Flussvolumenkurve zeigt 2 Probleme an: Die Exspirations- und die Hustenbehinderung.

Es darf nicht vergessen werden, dass auch das inkomplette Hustenmanöver bei Intubierten praktisch die einzige Möglichkeit darstellt, infizierten Mukus aus der Peripherie oralwärts zu fördern, vom mukoziliären Apparat abgesehen. Dieser ist zumeist aber durch Grunderkrankungen wie COPD und die tubus- oder ventilatorassoziierte Bronchitis stark eingeschränkt oder sogar fehlend, sodass dieser Clearance-Mechanismus ausfällt. Natürlich ist das Hustenmanöver viel weniger effektiv im Vergleich zum normalen mit Glottisschluss mit Druckaufbau. Trotzdem kommt es dabei durch den höheren Fluss und das Ausquetschen der peripheren Bronchien zu einem gewissen oralwärts gerichteten Sekrettransport (sog. Huffing). Die **so genannte Bronchialtoilette** sowie auch das Absaugen unter bronchoskopischer Sicht bei intubierten Patienten zeigt immer nur die Spitze des Eisbergs. Das Problem setzt genau dort an, wo der endoskopisch nicht einsehbare Bereich beginnt.

Es ist auch immer wieder die Frage gestellt worden, wie der **Husten in den peripheren Bereichen** funktionieren kann, wo doch infolge der großen Querschnitts- bzw. Oberfläche **kein ausreichender Fluss** für eine Schleimbewegung mehr vorhanden ist. Möglicherweise hängt das mit der nicht-Newtonschen Eigenschaft oder Tixotropie des Sputums zusammen, die dafür sorgt, dass das Sekret bei Bewegung dünnflüssiger wird. Zudem scheint es so zu sein, dass lange Mukusfäden von der Peripherie bis ins zentrale Bronchialsystem reichen, wo ein Schleimtransport durch höhere Flüsse möglich wird. Diese Mukusfäden können quasi wie Tentakel den Schleim aus der Peripherie nach proximal (s. o.) ziehen. Außerdem kommt es durch den Husten zum Ausquetschen von distalen Bronchialbezirken, die ebenfalls einen oralen Transport verursachen.

> M!
>
> Eine so genannte Bronchialtoilette bei Intubierten ist für die periphere Clearance wirkungslos.

13.3.2 Techniken zur Hustenstoßoptimierung

Bei der COPD mit Kollaps ist es das Ziel, den raschen Druckabfall nach dem Vorwölben der Pars membranacea zu bremsen. Viele Patienten haben schon eigene Techniken entwickelt, um das durchzuführen. Dabei husten sie nicht komplett, sondern räuspern eher verstärkt gegen die geschlossenen Lippen. Damit wird quasi ein **exspiratorischer Gegendruck** erzeugt bzw. der intrinsische PEEP kompensiert und die verschlossene Luft in den Trapped-Air-Bezirken freigegeben. Eine weitere Hilfe ist es, die Hand vor den Mund zu drücken und dagegen zu husten. Auch damit wird ein intrabronchialer Gegendruck erzeugt, der den Kollaps verlangsamt und reduziert, sodass der Schleimtransport dadurch weniger blockiert wird.

Bei insuffizientem bzw. kraftlosem Hustenstoß wie bei neuromuskulären Erkrankungen ist es hilfreich, den Hustenstoß durch Zusammenpressen des Thorax zu unterstützen. Auch Angehörige können es erlernen, was besonders bei Kindern mit neuromuskulären Erkrankungen häufiger Praxis ist. Ein deutlicher Fortschritt sind **maschinelle Hustenhilfen** wie der „Cough Assist" oder „Cough Support", die inzwischen von verschiedenen Herstellern angeboten werden. Dabei wird der Thorax über eine Maske oder invasiv über Tubus bis zur Vitalkapazität aufgeblasen und dann der Druck plötzlich abgelassen bzw. einstellbar auf Sog umgeschaltet. Damit werden quasi der Glottisschluss und der physiologische Hustenmechanismus imitiert. Gerade Patienten mit neuromuskulären Erkrankungen haben nicht selten auch eine Insuffizienz des Glottisschlusses, was zusätzlich die Schleimretention begünstigt.

M!

Externe mechanische Hustenhilfen sind ein wesentlicher Fortschritt in der Therapie, besonders bei neuromuskulären Erkrankungen.

Eine Alternative sind **„Air-Stacking"-Techniken**. Hierbei wird die erhöhte Ventilation durch einen Beatmungsbeutel mit einem zwischengeschalteten Ventil erreicht, sodass die Lunge über das Volumen des Beatmungsbeutels aufgeblasen werden kann. Die Ausatmung erfolgt durch Wegnehmen des Beutels und gleichzeitiges Zusammendrücken des Thorax. Ein noch vorhandener Glottisschluss ist natürlich hilfreich. Meist sind hier allerdings 2 Personen erforderlich. Neuerdings gibt es auch Beatmungsgeräte, die eine ähnliche Funktion aufweisen.

13.3.3 Alternative Techniken zum Husten

Ist der Patient nicht in der Lage zu husten bzw. kann er z. B. wegen einer Tracheotomie keinen Glottisschluss durchführen, so gibt es unterstützende Maßnahmen. Eine Form ist das **„Huffing"**, das praktisch einen Hustenstoß bei offener Glottis bezeichnet. Jeder kann das bei sich ausprobieren. Infolge des fehlenden Glottisschlusses wird etwa ein Drittel des intrathorakalen Thoraxdrucks wie beim Husten erreicht. Damit kann auch ein gewisser Schleimtransport erreicht werden. Üblicherweise strengt das die Patienten ähnlich an wie der Hustenstoß. Normalerweise führt man 2–3 tiefe Atemzüge durch, dann 1–2 Huffing-Manöver und dann wieder einige Atemzüge zur Entspannung.

Durch **verschiedene mechanische Hilfen** lässt sich der Schleim oralwärts befördern, wenn ein Kollaps der Atemwege vorhanden ist. Dazu gehören oszillierende Systeme wie Flutter, RC-Cornet und Acapella, um einige der marktüblichen Systeme zu nennen. Hierbei wird die Exspiration rhythmisch unterbrochen, um so den Totalkollaps der Atemwege zumindest abzubremsen. Gleichzeitig wird ein leichter PEEP aufrechterhalten. Üblicherweise führt das nur zu einem geringen oralen Schleimtransport. Der Vorteil liegt aber vermutlich darin, dass einzelne Mukusplaques zusammenfließen können, sodass danach leichter abgehustet werden kann.

Es hat weitere Versuche gegeben, durch teilweise **sägezahnförmige Vibrationen** die Schleimretention zu behandeln. Es gibt 2 prinzipielle Formen: die Vibration über die Luftsäule oder über den Thorax. Dabei hat sich gezeigt, dass Geräte, die Vibrationen auf die Atemsäule aufmodulieren, weniger effektiv sind. Das hängt damit zusammen, dass ein Gas nur in sehr geringem Umfang Energie transportieren kann, mit anderen Worten: Auch heftige Bewegungen der Luftsäule werden im Bronchialsystem sofort gedämpft und verlieren ihre Wirkung. Etwas anderes ist die Situation bei Vibrationsmassagen am Thorax. Hier kann deutlich mehr Energie übertragen werden. Die Vibration führt vermutlich dazu, dass flächige Mukusareale bzw. **einzelne Plaques zu größeren Ballen zusammenfließen**. Alles das funktioniert nur, wenn anschließend effektiv abgehustet wird.

M!

Vibrationstherapie funktioniert extern am Thorax besser als über den Atemfluss.

Ein anderer wichtiger Mechanismus bei Kollaps der Atemwege ist das Ausatmen gegen eine Stenose, sodass ein interner PEEP erzeugt wird. Diese **PEP-Technik** (Positive Exspiratory Pressure) dient dazu, peripher kollabierte Bronchien zu öffnen. Kollabierte Bronchien, die häufiger durch Mukus zusammenkleben (▶ Abb. 13.12a), werden durch den im Bronchialsystem erzeugten Überdruck durch Atmen gegen eine Stenose (▶ Abb. 13.12b) auseinandergedrückt. Dadurch löst sich der Mukus von der Wand bzw. die distalen Bezirke hinter dem Kollaps füllen sich mit Luft. Beim anschließenden Abhustmanöver (▶ Abb. 13.12c) kann dann ein Teil des neu mobilisierten Mukus abgehustet werden. Bei der Lippenbremse wird das gleiche Prinzip quasi nur im Kleineren angewendet, um die Trapped-Air-Bezirke besser zu entleeren.

Eine aktuelle Arbeit hat die PEP-Technik bei Mukoviszidose gegen eine hochfrequente Thoraxwandvibration (**High Frequency Chest Wall Oscillation**) verglichen [17]. Dabei war die PEP-Technik bzgl. der Reduktion Exazerbationen signifikant überlegen. Auch wenn die Ergebnisse auf Nicht-Mukoviszidosepatienten wegen des dort sehr zähen Mukus nur bedingt übertragen werden können, so bestätigt die klinische Erfahrung mit der PEP-Technik in der Klinik doch diese Ergebnisse.

Es empfiehlt sich, die PEP-Therapie mit einem Manometer durchzuführen, um den intrabronchialen Druck zu überprüfen. Nach einigen Minuten PEP-Therapie ist mitunter am **leichten Vibrieren des Druckzeigers** indirekt

13

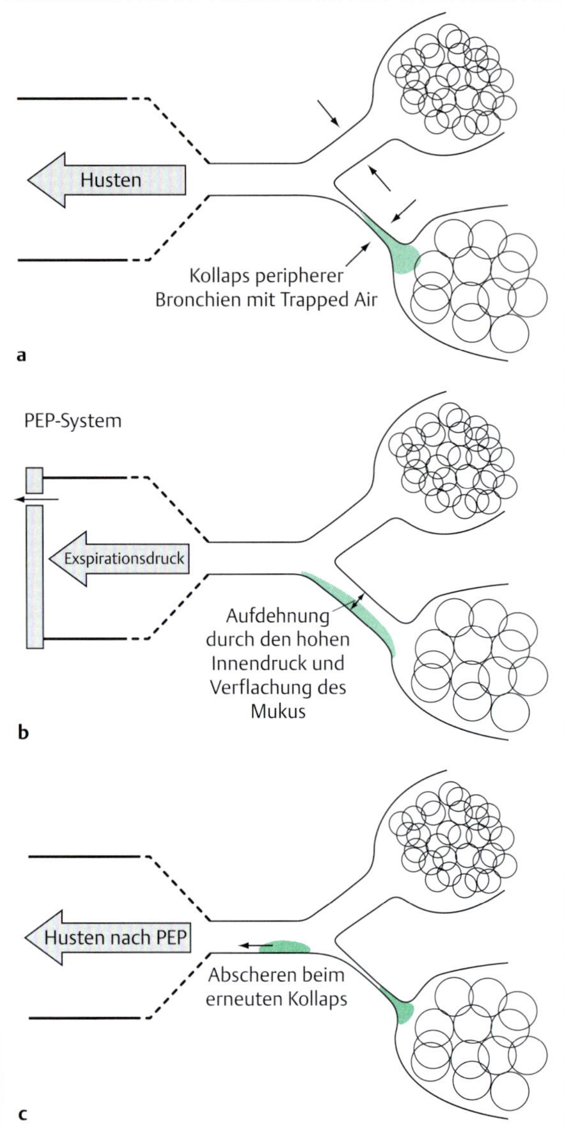

Abb. 13.12 Möglicher Wirkmechanismus des PEP-Systems.
a Kollabierte, mit Mukus gefüllte Bronchien vor dem PEP-Manöver.
b Durch den intrabronchialen Überdruck beim PEP-Manöver öffnen sich die kollabierten Bronchien und die distalen Bezirke füllen sich mit Luft.
c Der von der Wand gelöste Schleim kann nach der PEP-Therapie teilweise abgehustet werden.

sichtbar, dass sich ausreichend Schleim gebildet hat, der dann abgehustet werden kann.

Die PEP-Therapie in Verbindung mit dem Husten bzw. Huffing ist besonders effektiv bei beatmeten Patienten im **Weaning**. Wir haben dazu ein eigenes Ansatzstück entwickelt (▸ Abb. 13.13). Hier können bei Tracheotomierten gleichzeitig das PEP-Ventil, Inspirationsventil (ggf. mit Sauerstoff) und ein Druckmanometer angeschlossen werden. Die Patienten sind dann in der Lage, über einen längeren Zeitraum eine durch das Manometer überwachte PEP-Therapie durchzuführen. Je nach Situation erfolgt am Ende ein Huffing oder als bessere Alternative ein physiologisches Hustenmanöver über den entblockten Cuff am Beatmungstubus mit dem aufgesetzten Sprechventil. Häufig sind die dann produzierten Schleimfäden aber zu zäh oder der Patient ist noch zu schwach, um alles abzuhusten. In diesen Fällen muss abgesaugt werden, mitunter unter bronchoskopischer Kontrolle.

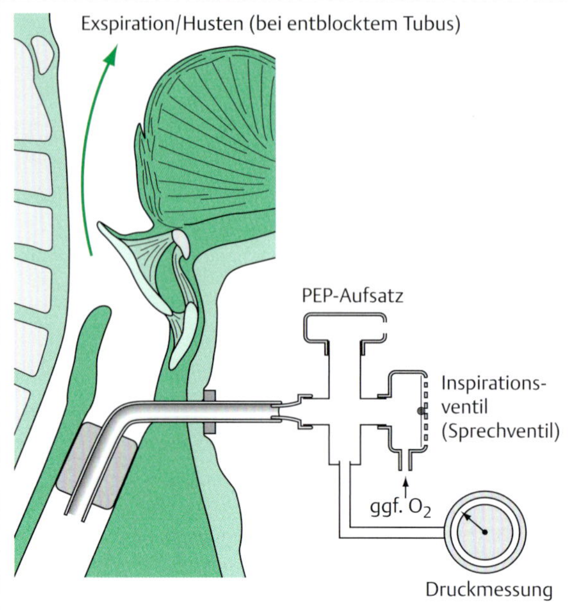

Abb. 13.13 Schematische Darstellung zur PEP-Physiotherapie durch einen selbst entwickelten 4-fach-Ansatz, der bei Intubierten eine überwachte Therapie ermöglicht.

M!

Unterstützende Maßnahmen wie Vibration und insbesondere PEP-Therapie funktionieren nur in Verbindung mit anschließenden Hustenmanövern.

13.3.4 Lagerungsdrainage

Immer wieder wird die Lagerungstherapie bzw. Lagerungsdrainage bei Bronchiektasen empfohlen. Das ist sicher historisch begründet. Durch die moderne Behandlung hat das Volumen von infiziertem Sputum, das durch Umlagerung mobilisiert werden kann, deutlich abgenommen. Besteht durch den Bronchoskopiebefund und die CT- Untersuchung der Eindruck ausgedehnter infizierter Bronchiektasen, so sollte auf jeden Fall die Lagerungsdrainage versucht werden. Das **CT** liefert hierfür wichtige Informationen zur **optimalen Position im Einzelfall.** Üblicherweise wird man die Lagerungsdrainage mit einer Thoraxvibrationsmassage kombinieren.

13.4 Inhalationstherapie

Die Inhalationstherapie hat den großen Vorteil, das Bronchialsystem **topisch** zu behandeln, quasi wie eine Salbe bei einer Hautveränderung. Deswegen ist sie recht nebenwirkungsarm und trotzdem sehr effektiv. Allerdings sind die Einflussfaktoren auf dem Weg von der Aerosolerzeugung bis zum Depositionsort im Bronchialbaum außerordentlich komplex. Auf diese Faktoren wird hier nicht eingegangen, sondern nur auf die einschlägige Literatur bzw. Leitlinien verwiesen (unter www.pneumologie.de). Es sollen hier die praktischen wesentlichen Punkte erwähnt werden, wobei besonders Bezug auf häufige Fehlerquellen genommen wird.

> M!
>
> Die Inhalationstherapie ist eine sehr effektive und nebenwirkungsarme Therapie; allerdings stark fehleranfällig, bei Arzt wie Patient.

Für die Praxis ist es wichtig zu beobachten, wie der Patient mit seinem Inhalationssystem umgeht und v. a., mit welchem Manöver er inhaliert. Ist die Therapie effizient, so sollte man das System nicht wechseln. Ansonsten ist eine **entsprechende Schulung** erforderlich. Erfahrungsgemäß muss man die Schulung bei den einzelnen Vorstellungen bei **mehrfach wiederholen,** bis die Koordination stimmt. Die Erfahrung, aus der Ambulanz, zeigt, dass die Hälfte der Patienten entscheidende Fehler machen, was meist durch einen höheren Medikamentenverbrauch kompensiert wird. Das erhöht die Nebenwirkungsrate und belastet wiederum das Budget, sodass die Schulung tatsächlich für beide Seiten deutliche Vorteile bringt.

Die Schulung ist besonders erforderlich zur effektiven **Inhalation von Steroiden**, da der Patient keine direkte Rückmeldung über den Erfolg bekommt. Im Prinzip spürt er erst nach 2–3 Wochen, wie erfolgreich die Therapie ist (Kap. 4.2, Asthma bronchiale). Bei den β_2-Mimetika ist das einfacher, denn hier hat der Patient ein Feedback über den Rückgang der Atemnot und kann damit seine Inhalationstechnik mehr oder weniger optimieren.

> M!
>
> Eine Schulung zur Inhalation zahlt sich für Arzt und Patient aus.

13.4.1 Inhalationssysteme

Ausgelöst durch den Bann der chlorhaltigen Treibgase (FCKW) nach 2000, ist ein großer Schub zur Entwicklung neuer Inhalationssysteme entstanden. Alle Entwicklungen sind selbst für Experten kaum noch zu überschauen. Inzwischen sind einige wieder vom Markt verschwunden. Im Prinzip gibt es immer noch die treibgasgetriebenen Dosieraerosole (pressurized Metered Dose Inhaler, pMDI), die Pulversysteme, bei denen das Aerosol erst durch die Inspiration erzeugt werden muss (Dry Powder Inhaler, DPI) und Vernebler, die ein Tröpfchenaerosol produzieren. Hier gibt es mobile (für die Hosentasche) und häusliche Systeme. Bei den Verneblern sind in der letzten Zeit zunehmend Neuentwicklungen an Systemen hinzugekommen, die eine dosisgenauere Inhalation ermöglichen sowie z. T. hohe Aerosoldichten produzieren.

Treibgasbetriebene Dosieraerosole (pMDI)

Das treibgasbetriebene Dosieraerosol hat immer noch die größte Verbreitung in der Inhalationstherapie. Fast alle gängigen Medikamente stehen in pMDI zur Verfügung (auch in Kombination). Die Handhabung ist unkompliziert und praktisch **unabhängig vom Inspirationsfluss**. Damit ist es auch geeignet, im schweren Asthmaanfall eine ausreichende intrabronchiale Deposition zu erzielen. Durch die neuen Treibgase ist bei den meisten Systemen die Ausbringgeschwindigkeit deutlich geringer geworden, sodass die Rachendeposition abgenommen hat. Deswegen haben auch **Spacersysteme** an Bedeutung verloren. Allerdings sind sie weiterhin sehr hilfreich bei Koordinationsproblemen und bei Nebenwirkungen, vor allen Dingen im Glottisbereich, wie sie durch die Inhalation von Steroiden auftreten (Heiserkeit und Pilzbefall). Durch die Anwendung von Spacern wird die oropharyngeale Deposition etwa um den Faktor 5 reduziert und die bronchopulmonale Deposition erhöht. Von Vorteil sind Universal-Spacer, die elektrostatisch neutral sind wie z. B. Vortex oder Watchhaler. Nicht immer ist das in der Beschreibung angegeben. Durch die elektrostatische Ladung geht sonst etwa die Hälfte des Aerosols infolge Wanddeposition verloren. Falls ein Spacer elektrostatische Eigenschaften hat, so können diese neutralisiert werden durch Waschen mit viel Spülmittel und Trocknung ohne Tuch, sodass etwas Spülmittel dauerhaft an der Wand haftet.

> M!
>
> Manche Kunststoffspacer haben deutliche Aerosolverluste durch elektrostatische Aufladung. Durch Haftung von Spülmittel an der Oberfläche kann das verhindert werden.

Normalerweise **wachsen** die aus dem Dosieraerosol freigesetzten Partikel durch die hohe Luftfeuchtigkeit im Bronchialsystem so **stark an**, dass sie fast alle deponieren. Im Exhalat sind durch die wachstumsbedingte Deposition üblicherweise nur noch 1–2 % der inhalierten Partikel nachzuweisen. Deswegen ist es eigentlich nicht erforderlich, den Atem nach der Inspiration anzuhalten – wie es immer im Beipackzettel steht. Allerdings gibt es eine Ausnahme, die für Kondensationsaerosole gilt, wenn es sich um Steroide handelt (s. u.).

Es gibt **2 Systeme von Dosieraerosolen**: Die eine Gruppe enthält mikronisierte bzw. gemahlene Partikel, die mit einer oberflächenaktiven, surfactantartigen Substanz im Treibgas in der Schwebe gehalten werden. Nach Verdampfen des Treibgases bleiben die mikronisierten Partikel übrig. Diese **Suspensionsaerosole** haben üblicherweise eine Partikelgröße von 3–5 µm (MMAD = Mass Medium Aerodynamic Diameter, mittlerer aerodynamischer Massendurchmesser).

Die andere Gruppe stellen die **Solutionsaerosole** dar, z. B. Junik, Alvesco oder Foster/Inuvair. Hier ist das Medikament, meist ein Steroid (derzeit Beclometason und Ciclesonid), in einer Treibgas-Alkoholmischung gelöst. Beim Foster bzw. Inuvair sind Beclometason und Formoterol gelöst. In diesen pMDI sind also primär gar keine Partikel enthalten. Erst durch **Verdampfen** des Treibgases und des Alkohols entstehen durch Kondensation die Aerosole. Hier liegt die Partikelgröße je nach System zwischen 1 und 2 µm MMAD, was zu einer deutlich höheren intrabronchialen, erhöhten peripheren und reduzierten oropharyngealen Deposition führt. Oberflächenaktive Substanzen sind hier nicht erforderlich. Da Steroide nicht hygroskopisch sind und damit kein Wasser aufnehmen, wachsen sie im Bronchialsystem nicht. Deswegen ist es bei diesen Systemen unbedingt erforderlich, die **Luft nach der Inhalation mindestens 4–5 s anzuhalten**, damit die Partikel Zeit haben zu deponieren. Atmet man sofort aus, wird mehr als 30 % der potenziellen intrabronchialen Dosis wieder exhaliert.

> M!
>
> Bei Inhalation von reinen Steroidaerosolen aus einem Solutionsaerosol-pMDI muss der Atem einige Sekunden angehalten werden, sonst werden > 30 % wieder exhaliert.

Ein Teil der pMDIs hat eine **Atemzugtriggerung**, die ab einem bestimmten, meist geringen Fluss den Hub auslöst. Sie erleichtern die Koordination und verbessern durch die einfachere Handhabung oft die Adhärenz. Diese Systeme haben den Nachteil, dass sie nicht ohne weiteres mit einem Spacer kombinierbar sind.

Trockenpulverinhalator (DPI)

In den Pulverinhalationssystemen (Dry Powder Inhaler, DPI) sind mikronisierte Substanzen enthalten, entweder als Einzelverpackung im Blister bzw. Kapsel oder in einem Reservoir-Behälter zur Entnahme von multiplen Dosen. Nach Aktivierung des Inhalators muss **aktiv gesaugt werden, um das Aerosol zu generieren**. Dabei haben alle Systeme den Nachteil, dass die freigesetzte Menge relativ stark vom Inspirationsfluss (Höhe und Zeitpunkt des Beginns, s. unten) abhängig ist, was besonders für die Multidosis-Systeme gilt. In schweren Asthmanotfällen und bei Kindern reicht dann der Fluss für eine Deposition der Partikel im Bronchialbaum nicht mehr aus.

> M!
>
> Bei Pulversystemen wird das Aerosol erst durch den Inspirationsfluss erzeugt, sodass die intrabronchiale Dosis aufgrund dieser physikalischen Limitation deutlich mehr schwankt als beim pMDI.

Die **Galenik von Pulvern** ist kompliziert. Sie sind recht feuchtigkeitsempfindlich und es bilden sich im Zeitverlauf, vor allem auch nach mechanischen Stößen, interaktive Gemische sowie Brücken zwischen den Partikeln. Um das zu reduzieren, ist üblicherweise zur Verbesserung der Fließeigenschaften Laktose in geringer Menge im Bereich von 1–15 mg/Inhalation beigefügt. Auch bei DPI gibt es atemzuggetriggerte Systeme, die erst ab einem Mindestfluss das Pulver freigeben (z. B. Novolizer und Nexthaler). Damit wird die Deposition im Bronchialbaum sehr viel sicherer. Allerdings ist die Auswahl bzgl. der Substanzen etwas eingeschränkt.

Flüssigvernebler

Flüssigkeitsaerosole werden von dem Patienten in der Regel als angenehmer empfunden als Pulver. Allerdings gibt es auch Patienten, die Flüssigkeitsaerosole kaum vertragen. Die meisten Vernebler verwenden Pressluft zur Aerosolerzeugung. Hier gibt es viele Varianten und auch Qualitätsunterschiede. Gerade Einwegvernebler haben oft erhebliche Schwankungen in der Tröpfchengröße und in der Aerosoldichte. Inzwischen gibt es auch tragbare Flüssigkeitsvernebler, wobei bisher nur ein System, der **Respimat**, ohne elektrische Fremdenergie auskommt. Durch die Federanspannung wird ein Kolben bewegt, der eine Hochdruckflüssigkeitssäule über zwei kleine Öffnungen herauspresst – etwa vergleichbar einer Einspritzpumpe. Dabei prallen die 2 Strahle aufeinander, was erst die kleinen Tröpfchen von ca. 4 µm erzeugt.

Der große Vorteil der Vernebler, die üblicherweise zu Hause angewendet werden, ist die Möglichkeit, zusätzliche Medikamente zu inhalieren, die in dieser Form nicht auf dem Markt verfügbar sind. Außerdem gelingt es damit größere Flüssigkeitsmengen in den Bronchien zu deponieren, womit besonders die **Schleimretention** behandelt wird.

Zudem gibt es jetzt vermehrt Systeme auf dem Markt, die höhere Aerosoldichten durch Schwingung von löchrigen Membranen (Vibrating Mash) erzeugen (z. B. eFlow). Damit kann die Inhalationszeit deutlich verkürzt werden.

> M!
>
> Nur Vernebler sind in der Lage, größere Mengen an Aerosol im Bronchialsystem zu deponieren.

Des Weiteren gibt es Systeme, die den **Inspirationsfluss des Patienten der Inhalation anpassen,** also entsprechend einer Voreinstellung das Atem- bzw. Inhalationsmanöver kontrollieren. Es handelt sich quasi um eine Kombination aus einem einfachen Beatmungsgerät und einem Vernebler (z. B. Akita). Dem Patienten wird über das System der Inspirationsfluss aufgezwungen und das Aerosol nur in einer bestimmten Phase abgegeben. Damit kann man sehr viel homogenere und genauere Aerosoldepositionen erzeugen. Außerdem kann die Ausbeute gesteigert werden. Solche Systeme werden deswegen bei der Inhalation von teuren Substanzen, wie Antibiotika oder DNAse verordnet. Obwohl sie teuer sind, amortisieren sie sich oft nach wenigen Monaten über die geringeren Medikamentenkosten, da sie infolge der effektiveren Aerosoldeposition weniger Substanz benötigen.

13.4.2 Inhalationsmanöver

Den stärksten Einfluss auf die Aerosoldeposition hat der **Inspirationsfluss**; danach kommt die Partikelgröße. Allerdings hängt das wiederum von dem einzelnen System ab. In ▶ Abb. 13.14 ist ein Algorithmus dargestellt, der in der Entscheidungsfindung etwas hilft.

> **M!**
>
> Koordination, Atemfluss und Geometrie des Respirationstraktes (inklusive Pharynx und Larynx) sind die entscheidenden Faktoren für die Auswahl des richtigen Inhalationssystems.

Koordination

In der Praxis und Klinik muss zuerst untersucht werden, ob die Patienten in der Lage sind, die Inhalation zu koordinieren. Bei Kindern, älteren Personen und dementen Patienten ist das oft ein Problem. Falls die Koordination nicht ausreichend ist und der Inspirationsfluss vermutlich < 30 l/min liegt, so ist die Therapie nur mit einem pMDI mit Spacer sowie mit einem Vernebler meist mit Fremdhilfe möglich. Falls die Patienten in der Lage sind, ausreichenden Fluss zu generieren, so kann zusätzlich ein pMDI mit Atemzugtriggerung oder ein Pulversystem eingesetzt werden.

Wenn Patienten gut koordinieren, aber keinen ausreichenden Inspirationsfluss haben, bleiben pMDI sowie Vernebler übrig. Ist der Inspirationsfluss ausreichend, sind alle Systeme geeignet. Dies dürfte für die meisten Patienten gelten.

Wichtige Koordinationsfehler

Bei den DPIs gibt es einige wichtige Punkte zu beachten, die häufig falsch gemacht werden. Besonders bei den Mehrdosispulversystemen (z. B. Turbohaler, Easyhaler), aber auch bei allen anderen Pulversystemen, findet die **Freisetzung** des Pulvers in den ersten **0,2 s der Inspiration** statt. Ist in dieser kurzen Phase, also am Beginn der Inspiration, der Fluss nicht hoch genug, können die einzelnen Pulverpartikel nicht ausreichend desagglomeriert werden, was zu großen Klumpen führt, die dann bereits im Mund deponieren.

Deswegen ist die wichtigste Schulungsmaßnahme bei Pulversystemen, den Patienten zur **forcierten Inhalation von Beginn an** aufzufordern. Dann ist der Fluss auch praktisch immer ausreichend hoch. Nicht wenige begin-

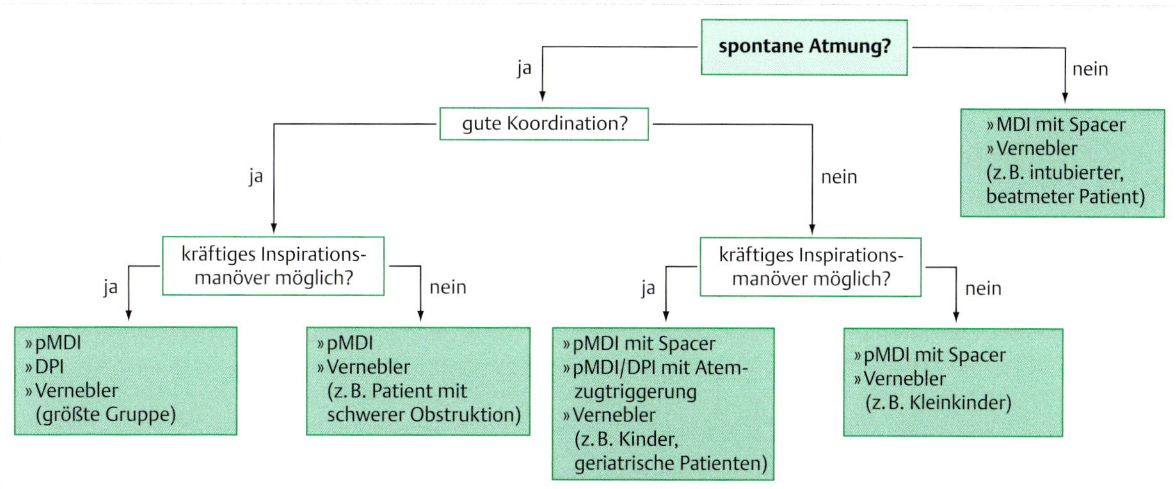

Abb. 13.14 Algorithmus zur Entscheidungsfindung des optimalen Inhalationssystems, abhängig davon, ob gut koordiniert wird bzw. ob der Inspirationsfluss ausreichend ist.
pMDI: pressurized Metered Dose Inhaler (treibgasgetriebenes Dosieraerosol); DPI: Dry Powder Inhaler (Pulverinhalationssystem); Vernebler: alle Systeme, die aktiv Flüssigkeitsaerosol produzieren, auch Respimat.

nen die Inspiration mit einem niedrigen Fluss, um dann erst etwas später einen hohen Inspirationsfluss zu erreichen. Diese Technik ist dann nicht effektiv, da die noch bei niedriegem Fluss freigesetzten Partikel viel zu groß sind, um in den Bronchialbaum zu gelangen. Es gibt Inspirationstrainer, die nur den Maximalfluss aufzeigen. Sie würden in diesen Fällen eine scheinbar gute Deposition vorhersagen, die aber nicht erreicht wird. Deswegen muss jedem Patienten ausführlich erklärt werden, dass er aus Pulversystemen kurz und rasch inhalieren soll.

M!

Aus DPIs muss immer möglichst vom Start weg kräftig inhaliert werden.

Wie erwähnt sind Pulversysteme, die erst ab einem **Mindestfluss** (z. B. Novolizer, Nexthaler) das **Pulver freigeben**, hier eine positive Ausnahme. Diese Systeme sind unkritisch und recht zuverlässig, da damit immer eine ausreichende Desagglomeration zum richtigen Zeitpunkt stattfindet.

Inhalation bei intubierten Patienten

Zuerst stellt sich die Frage, ob eine Spontanatmung vorliegt. Falls nicht, liegt der Patient typischerweise intubiert auf der Intensivstation. Hier gibt es inzwischen spezielle Spacer, die man in den Inhalationsschenkel des Beatmungsgeräts setzen kann. Auch Vernebler sind im Bypass möglich, wobei durch die heute vorherrschenden Geräte mit Druckvorgabe im Gegensatz zu den älteren Geräten mit Volumenvorgabe keine Probleme mehr durch die zusätzliche Verneblerluft auftreten. Infolge der fehlenden Glottisenge wird durch den Tubus üblicherweise eine ausreichende Deposition im Bronchialsystem erzeugt. Haben intubierte oder tracheotomierte Patienten Spontanatmungsphasen, kann auch direkt via Vernebler oder pMDI mit Spacer inhaliert werden. Bei der Applikation von Tiotropiumbromid kann der Respimat direkt benutzt werden. Falls die Patienten intubiert und beatmet sind, muss man sich einen Spacer für den Respimat-Vernebler basteln. Inzwischen sind auch Adapter für den Respimat verfügbar, die tubusnah konnektiert werden können. Alternativ kann der Inhalt von 4 Kapseln Tiotropiumbromid in 3 ml physiologische Kochsalzlösung aufgelöst und über einen Flüssigkeitsvernebler inhaliert werden.

M!

Beatmete Patienten erhalten viel zu selten eine gerade für sie wichtige Inhalationstherapie.

13.4.3 Deposition

Gerade in der Inhalationstherapie ist zu bedenken, dass nur die **Dosis** wirksam ist, die auch den **Bronchialbaum erreicht**. Infolge der Einflussfaktoren von Atemmanöver und Inhalationssystem können hier erhebliche Unterschiede zwischen ausgebrachter Aerosoldosis am Mundstück und deponierter Menge im Bronchialsystem vorkommen. Sie können bis zu mehreren hundert Prozent betragen. Deswegen kann hier nicht das Inhalationssystem ohne Weiteres ausgetauscht werden, wie es infolge mancher Rabattverträge manchmal vorgeschlagen wird [29].

M!

Wirksam ist immer nur der Aerosolanteil, der auch wirklich die Lunge erreicht. Das kann je nach System um Faktor 2–4 schwanken, trotz gleicher ausgebrachter Dosis.

Bei den meisten Medikamenten ist es entscheidend, dass sie subglottisch deponiert werden. Der **Depositionsort** innerhalb des Bronchialsystems spielt wahrscheinlich nur eine nachrangige Rolle. Jedenfalls gilt das sicher für die β_2-Mimetika und vermutlich auch für die Anticholinergika. Die inhalativen Steroide hingegen dürften dort am besten wirken, wo die Entzündung am ausgeprägtesten ist. Das sind wahrscheinlich die kleineren Atemwege. Bei schweren Asthmaformen können deswegen die kleineren Steroidpartikel von Vorteil sein.

Bei **Kindern** ist auf eine **Besonderheit** zu achten. Infolge der kleinen Atemwege deponieren hier nur **kleinere Aerosolpartikel.** Kinder unter 5 Jahren benötigen praktisch immer Partikel < 2 µm. Damit bleibt zur effektiven Steroidtherapie praktisch nur ein pMDI-Solutionsaerosol oder ein entsprechender Vernebler übrig (s. a. Kap. 4.2, Asthma bronchiale). Kleinere Kinder, die schlecht kooperieren, können gut über einen Spacer inhalieren. Allerdings gibt es von den Firmen nicht immer passende Spacer, sodass man auf Universalspacer wie Watchhaler, Vortex oder Aerochamber zurückgreifen muss. Eine weitere Alternative bei Kindern sind Vernebler, die ein entsprechend kleines Tröpfchenspektrum haben. Verschiedene Anbieter sind auch für Steroidlösungen (keine Suspension) auf dem Markt.

Die Auswahl des Inhalationssystems ist in jedem Fall für den klinischen Erfolg bedeutsamer als z. B. die Auswahl des inhalierbaren Glukokortikoids. Hier gibt es unter Beachtung der Äqivalenzdosen keine klinisch relevanten Unterschiede.

M!

Gerade bei inhalativen Steroiden ist die im Bronchialsystem deponierte Dosis – und damit das Inhalationssystem – viel entscheidender als die Art des Steroids.

13.4.4 Schleimretention

Wie im Kap. 13.3 erwähnt, ist die Schleimretention für viele Patienten mit COPD sehr störend. Hier hilft die Inhalation von Kochsalz (kommerziell in Einzelampullen zur Inhalation verfügbar als 0,7 %-ige, 3 %-ige und 6 %-ige Lösung) oder Emser-Salzlösung (ebenfalls in Einzelampullen verfügbar), da sie den Wassergehalt im Sputum erhöhen und das Husten erleichtern. Allgemein gilt, dass eine **konzentriertere Salzlösung** günstiger ist. Auf der anderen Seite wirkt sie aber irritierend und ist besonders dann störend, wenn neben der COPD ein Asthma bronchiale besteht. Immerhin wird bei Mukoviszidose die Konzentration bis auf 7 %ige Kochsalzlösung angehoben. In einer eigenen Untersuchung haben wir zeigen können, dass sich mit der Inhalation von isotoner Emser-Salzlösung im Gegensatz zu isotoner Kochsalzlösung die bronchiale Clearance beschleunigen lässt, vermutlich bedingt durch den Bikarbonatgehalt, der die Lösung alkalisiert [8]. Mit der Inhalation von Salzlösung imitiert man quasi den Effekt eines Aufenthalts an der Meeresküste, wo typischerweise getrocknete **Brandungsaerosole** inhaliert werden, die ebenfalls den Wassergehalt im Sputum erhöhen und das Abhusten erleichtern.

M!

Je konzentrierter die Salzlösung, desto leichter das Abhusten, desto stärker aber auch die Irritation.

13.4.5 Antibiotikainhalation

Zunehmende Bedeutung bekommt inzwischen die **Inhalation** von Antibiotika bei Bronchiektasen (auch so genannte Non-CF-Bronchiektasen), COPD mit chronischer Pseudomonas-Besiedlung und schwerer COPD vom Typ der Häufigexazerbierer. Speziell auch bei Patienten, die häufig exazerbieren und mehr oder weniger immer gelbes Sputum haben (ggf. auch ohne Nachweis von Pseudomonaserregern), sehen wir eine gute Indikation, die über die klassische Indikationsstellung bei Bronchiektasen und Pseudomonasbesiedlung hinausgeht. Effizient wird die Therapie seit vielen Jahren durchgeführt bei Mukoviszidose, wo es auch entsprechende kontrollierte Studien gibt (Kap. 4.4, Mukoviszidose). Da die Mukoviszidose im Prinzip eine akzelerierte COPD ist, kann die Therapie hier etwa analog übertragen werden. Die Autoren verwenden sie seit über 15 Jahren mit gutem Erfolg. Dabei inhalieren die Patienten in der Regel Aminoglykoside (Gentamycin, Tobramycin) oder Colistin. Neue Antibiotika wie Aztreonam oder liposomales Ciprofloxacin werden geprüft. Details sind im Abschnitt Antibiotika im Kap. 4.3, COPD beschrieben. Inzwischen gibt es Entwicklungen, Antibiotika auch für andere Inhalationssysteme auf den Markt zu bringen.

Es drängt sich die Frage auf, warum die **Inhalation von Antibiotika klinisch wirkt**, obwohl sich in den eigentlichen bronchiektatisch oder emphysematös veränderten und infizierten Bezirken gar kein Aerosol niederschlägt infolge der dort stark reduzierten oder fehlenden Ventilation (belüftet, aber nicht ventiliert). Vermutlich hängt dies damit zusammen, dass die gesünderen, also noch gut ventilierten Anteile des Bronchialsystems mit dem Antibiotika-Aerosol belegt werden und damit eine Infektion dieser Bezirke verhindert wird. ▸ Abb. 13.15 zeigt dieses schematisch. Beim Husten oder bei Lageänderung kommt es immer wieder zum Ausfließen von Sekret in nicht infizierte Bezirke.

Ein als Aerosol deponiertes Antibiotikum führt lokal zu so **hohen Konzentrationen** (mind. 100-mal höher als bei systemischer Gabe), dass die Bakterien sofort abgetötet werden. Klinisch wird dieser Eindruck bestätigt, denn besonders die **Exazerbationsrate** nimmt bei täglicher Antibiotikainhalation ab. Die Keime selbst bleiben üblicherweise im Sputum nachweisbar bzw. es entwickeln sich keine wesentlichen Resistenzen durch die Dauerinhalation von Antibiotika, was auch stark dafür spricht, dass die ektatischen Bezirke nicht erreicht werden. Wie im Kap. 4.3, COPD erwähnt, sind wahrscheinlich viel geringere inhalative Dosen von Antibiotika ausreichend als sie bei Mukoviszidose eingesetzt werden. Die Autoren verwenden etwa nur ein Zehntel der Dosis, also ca. 40–80 mg pro

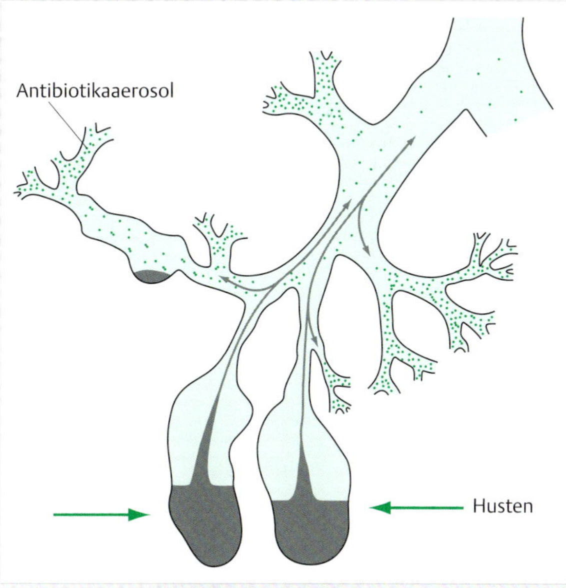

Abb. 13.15 Vermutlicher Wirkungsmechanismus der Dauerinhalation von Antibiotika. Das Aerosol schlägt sich typischerweise nur in den ventilierten Bezirken nieder und nicht in den ektatischen, infizierten Bezirken. Beim Husten kommt es immer wieder zur Kontamination gesünderer Bezirke durch den infektiösen Mukus, was eine Exazerbation auslösen kann. Eine Belegung der Bronchialwand mit dem inhalierten Antibiotikum führt infolge der dortigen hohen Konzentration zur Abtötung der Erreger.

Inhalation/Tag bei Tobramycin oder Gentamycin, und sehen klinisch vergleichbare Effekte (Näheres mit Dosierungshinweisen im Kap. 4.3, COPD). Da die Konzentration viel höher ist als bei einer mikrobiologischen Austestung, können die Antibiotika auch noch wirken, wenn die Prüfung im Labor eine Resistenz anzeigt. Es gibt auch intermittierende Schemata mit Inhalationspausen. Mitunter machen die Patienten das von alleine indem sie nur dann inhalieren, wenn die Sputummenge zunimmt oder es sich stärker verfärbt.

M!

Die tägliche Inhalation von Antibiotika bei dauerhaft infizierten Bronchien bzw. Lungenarealen ist eine klinisch oft effiziente Therapie.

13.5 Drainagemanagement

Pneumothorax und Pleuraergüsse kommen außerordentlich häufig vor. Zumeist werden die Patienten in internistischen Abteilungen versorgt. Hier erlebt man oft, dass verzögert oder gar nicht punktiert wird, weil man fälschlicherweise meint, mit konservativer Therapie den Pleuraerguss zum Verschwinden bringen zu können. Dazu werden überflüssigerweise Diuretika oder auch Antibiotika eingesetzt. Dann sieht der Pneumologe oft verspätet den besagten **„vergammelten Pleuraerguss"**, der eine aufwendigere Behandlung erfordert und öfter auch mit Defektheilung einhergeht. Dabei ist die Technik der Punktion und Drainage nicht schwer, wenn man einige Grundregeln beherrscht und ein Sonografiegerät benutzt.

M!

Es gibt kaum einen Bereich in der Inneren Medizin, in dem so viele leicht vermeidbare Fehler gemacht werden, wie bei der Drainage von Pleuraergüssen oder Pneumothoraces.

13.5.1 Punktionstechnik

▸ **Vorbereitung der Punktion.** Vor der Punktion ist die Haut sorgfältig zu desinfizieren. Eine Pleurapunktion selber ist bei richtiger Durchführung praktisch nicht schmerzhaft. Zu beachten ist dabei, dass die meisten sensiblen Rezeptoren nur in und knapp unter der Haut sowie in der Pleura parietalis liegen. Deswegen muss immer zuerst eine **große intrakutane Quaddel** mit einer dünnen Nadel (blau, 23 G oder kleiner) mit einem Lokalanästhetikum erfolgen (▸ Abb. 13.16). Durch diese Quaddel kann man dann problemlos stechen, ohne dass der Patient noch etwas spürt. Falls man feststellt, dass der ursprüngliche Punktionsbereich nicht passt, kann man diese Quaddel durch schrägen Einstich seitlich verlängern, sodass der Patient eigentlich nur die Schmerzen des allerersten Einstichs hat.

M!

Eine gute Lokalanästhesie ist die halbe Miete bei einer Pleuradrainage.

Anschließend spritzt man mit einer langen Kanüle (meist gelb, 20 G) das **Lokalanästhetikum** unter **langsamem Vorschieben** in Richtung Pleura weiter, sodass der Stichkanal durch das Lokalanästhetikum infiltriert wird (▸ Abb. 13.16). Durch die Ultraschalluntersuchung kann ungefähr abgeschätzt werden, welche Nadellänge erforderlich ist. Beim Vorschieben infiltriert man dann auch automatisch die Pleura parietalis, die gut sensibel innerviert ist. Das Erreichen des Pleuraraums zeigt sich in einem Nachlassen des Widerstandes am Spritzenstempel. Bei dicker Thoraxwand oder zu erwartenden dicken Drainagekanülen sollte die Prozedur ggf. 2-mal durchgeführt werden. Wenn der Pleuraraum erreicht wird, zeigt das Aspirat je nach Krankheitsbild entweder Luft oder Flüssigkeit.

Auf **keinen Fall** sollte man nach einer **Probeaspiration** noch einmal Lokalanästhetikum nachspritzen, um damit die Pleura parietalis zu infiltrieren, da die Ursache des Er-

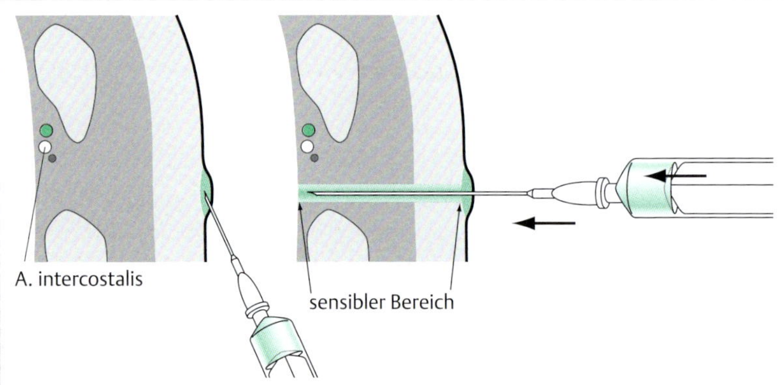

Abb. 13.16 Infiltrationsanästhesie vor Pleurapunktion. Wichtig ist eine ausgedehnte intrakutane Quaddel mit dünner Nadel, da nur dieser Bereich sowie die Pleura parietalis sensibel innerviert sind. Es sollte immer versucht werden, am Oberrand Rippe zu punktieren. Bei der Infiltrationsanästhesie sollte die Nadel gleichmäßig vorgeschoben werden, ohne zwischendurch zu aspirieren.

gusses bei der Erstpunktion nicht bekannt ist. Dieses Verfahren kann nur beim Pneumothorax durchgeführt werden. Liegt ein Erguss vor, besteht die Gefahr, dass man Karzinomzellen oder Bakterien in die Thoraxwand verschleppt und hier eine Tumormetastase oder eine Muskelinfektion erzeugt. Dieser Fehler wird häufig übersehen.

▶ **Punktionsort.** Eine feste Regel für den Ort der Pleurapunktion gibt es nicht, da es sehr von der Lokalisation des Pneumothorax bzw. des Ergusses abhängt. Bei COPD klebt z. B. öfter an einigen Stellen die Lunge auch beim Pneumothorax noch der Thoraxwand an, sodass dann eine Stelle gesucht werden muss, wo möglichst viel Luft abgesaugt werden kann. Hierzu ist in der Regel vorher ein CT erforderlich. In kritischen Fällen muss man die Punktion sogar im CT durchführen.

M!

Nach guter Diagnostik (Ultraschall/CT) kann die Pleura im Prinzip überall punktiert werden.

Beim Pleuraerguss ist immer eine **Ultraschalluntersuchung** vor der Punktion durchzuführen. Dabei sollte in der **Körperlage** untersucht werden, in der später die Punktion durchgeführt wird. Damit kann man meistens recht gut die Lokalisation der Punktion festlegen. Sehr kleine Ergüsse lassen sich manchmal nur im Sitzen mit nach hinten gekipptem Oberkörper erreichen. Meistens richtet man sich nach der größten Ergusstiefe. Wichtig ist aber auch, die Lage des späteren Katheters zu berücksichtigen. Es ist von großem Vorteil, wenn der Patient nicht mit dem Rücken direkt auf der Drainagestelle liegt. Üblicherweise wird man am Oberrand der Rippe punktieren, um kein Gefäß zu verletzen (▶ Abb. 13.16). Das ist jedoch manchmal schwierig, da die Rippen sehr eng benachbart sein können. Auch gibt es Patienten mit verkalkter Pleuraschwarte, bei denen das Durchbrechen der Pleuraschwarte sich anfühlt wie eine Knochenpunktion. Solche Punktionen sollte immer ein erfahrener Arzt durchführen.

▶ **Instillation von Streptokinase/Urokinase.** Manchmal zeigen in Organisation befindliche Pleuraergüsse eine sulzartige Konsistenz (kommt auch beim Mesotheliom gehäuft vor), sodass die Aspiration trocken bleibt, besonders bei kleinem Kaliber der Punktionsnadel (**Punctio sicca**). Es besteht dann die Möglichkeit, es nach einer nochmaligen Ultraschalluntersuchung an einer anderen Stelle zu versuchen. Bleibt die Punktion weiterhin trocken, obwohl man sicher ist, den Pleuraraum erreicht zu haben (in Grenzfällen vorher ein CT), dann besteht die Möglichkeit, den **geleeartigen Erguss** wieder **aufzulösen** durch Instillation von Streptokinase. Dazu spritzt man eine kleine Menge Streptokinase (ca. 50 000 IE) in den Pleuraraum. Am nächsten Tag zeigt sich oft eindrucksvoll eine Flüssigkeitsblase, die dann gut zu punktieren ist. Über den dann möglichen Pleurakatheter kann weiter Streptokinase (250 000 IE oder Urokinase 100 000 IE) zur Ergussverflüssigung instilliert werden.

M!

Auch ein bereits sulzig gewordener Erguss kann mit Steptokinase mitunter noch mobilisiert werden.

▶ **Komplikationen.** In der Regel ist die Pleurapunktion bzw. die Katheteranlage eine komplikationsarme Untersuchung. Normalerweise sind die Interkostalarterien im Rippensulcus bzw. direkt darunter nicht im Punktionsbereich, wenn man den Bereich innerhalb von **8 cm beidseits lateral der Wirbelkörper meidet** (etwa Medioskapularlinie), da hier die Arterie auch zwischen den Rippen verlaufen kann. Es gibt aber gelegentlich Varietäten mit atypischen Verläufen. Vor allem im ventralen Bereich (Richtung Sternum) ziehen die Gefäße aus dem Sulcus heraus und verlaufen weiter kaudal. Wenn tatsächlich eine Arterie punktiert wird und es in den Pleuraraum blutet, muss fast immer chirurgisch interveniert werden, da dann eine Tamponade kaum möglich ist. Solche Komplikationen sind aber zum Glück sehr selten. Die Autoren haben bei vielen Tausenden von Punktionen diese Komplikation bisher nur einmal erlebt.

In kritischen Fällen kann nahezu immer komplikationslos mit einer dünnen **Liquorpunktionsnadel** (schwarz, 22 G) ein Punktionsversuch unternommen werden. Eine versehentliche Punktion der Lunge oder eines großen arteriellen Gefäßes führt wegen des geringen Durchmessers der Nadel nicht zu Pneumothorax oder größeren Blutungen. Der theoretische Hintergrund dazu ist im Kap. 2.15 zur perkutanen thorakalen Punktion dargelegt.

Ein leicht **blutig tingierter Erguss** nach einer Punktion ist nicht selten. Um die Farbe rötlich erscheinen zu lassen, braucht es nur sehr geringe Blutmengen. Um abzuschätzen, wie viel Blut in den Erguss abgelaufen ist, sollte man den Hämatokritwert bestimmen. Nicht selten ist er auch vorher schon blutig gewesen. Eine orientierende Beurteilung des rötlichen Pleuraergusses erlaubt das Auftupfen auf eine Mullplatte. Zelluläre Bestandteile (Erythrozyten) bleiben zentral, während das Serum bzw. das Hämoglobin sofort in die Peripherie diffundiert. Auch hilft die Betrachtung des Überstandes des zentrifugierten Röhrchens, der dann durch das vorher schon freigesetzte Hämoglobin rötlich ist – im Gegensatz zur frischen Blutung. Von einem Hämatothorax spricht man definitionsgemäß erst, wenn der Hämatokrit im Erguss > 50 % des Bluthämatokrits ist.

M!

Roter Überstand im zentrifugierten Pleuraerguss zeigt eine ältere Blutung an.

Es ist wichtig zu wissen, dass die Pleura parietalis nicht nur stark sensibel innerviert ist, sondern vermutlich damit zusammenhängend auch **starke vegetative Reaktionen** auslösen kann. Das zeigt sich daran, dass der Patient bei der Punktion zu schwitzen beginnt und kollaptisch werden kann. Unerfahrene denken dann häufig an eine Komplikation, z. B. eine Blutung, die sie ausgelöst haben und dann genauso „schwitzen" wie der Patient. Deswegen ist bei einer Pleurapunktion wichtig, dass eine zweite Person den Patienten hält, damit er nicht umfällt, wenn in sitzender Position punktiert wird.

Ist der Stichkanal gut anästhesiert, sollte der Patient die Punktion mit der dickeren Nadel für den Katheter nicht spüren. Passiert das trotzdem, kann man den Punktionsvorgang unterbrechen und mit einer zweiten längeren Injektionsnadel noch einmal seitlich **Lokalanästhetikum nachspritzen**. Es ist wichtig, dass der Patient bei dem Verfahren praktisch keine Schmerzen verspürt. Das erleichtert spätere weitere Punktionen wesentlich. Beruhigende Maßnahmen und erfahrenes Assistenzpersonal sind sehr hilfreich, die Punktion für den Patienten ohne wesentliche subjektive Beeinträchtigung durchführen zu können.

13.5.2 Katheteranlage

Die Art des verwendeten Katheters hängt von der Erkrankung bzw. den individuellen Bedingungen ab. Die Autoren bevorzugen v. a. für die einfache Ergussdrainage Pigtail-Katheter, wie sie z. B. für die suprapubische Katheteranlage benutzt werden (▶ Abb. 13.17). Die **Pigtail-Katheter** haben den großen Vorteil, dass die Drainagelöcher in der Katheterspirale liegen und bei einem teilweise Herausrutschen des Katheters keine Lochung in der Thoraxwand oder außerhalb zu liegen kommt, was wieder zu Komplikationen führen kann. In ▶ Abb. 13.17 ist ein solches Beispiel mit einem geraden Katheter dargestellt. Die Pigtail-Katheter sind darüber hinaus aus besonders weichem, aber ringstabilem Material, was etwas weniger Schmerzen als Katheter aus härterem Material verursacht.

M!

Pigtail-Katheter haben Vorteile gegenüber geraden Kathetern bei der Pleuradrainage.

Beim Pleuraerguss reichen Katheter von etwa 3 mm Durchmesser zur Drainage völlig aus, sofern dieser dünnflüssig ist. Bei zäher Flüssigkeit, wie beim Pleuraempyem,

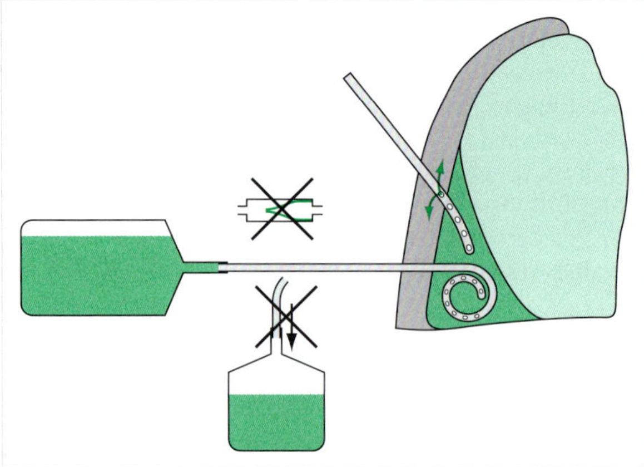

Abb. 13.17 Ergussdrainage, empfohlen mit einem Pigtail-Katheter, da hier beim versehentlichen teilweisen Herausziehen immer noch die Löcher im Erguss verbleiben. Gerade Drainagen sind hier ungünstiger, da dann die Ergussflüssigkeit in die Thoraxwand oder nach draußen fließen kann. Beim Pleuraerguss sollte zum Druckausgleich der Sammelbeutel anfangs immer auf Betthöhe positioniert werden ohne Heimlich-Ventil. Auch ein Herabhängen des Beutels sollte zur Vermeidung eines Reexpansionsödems nicht erfolgen. Nach einem Druckausgleich über 1–2 Tage kann dann abgesaugt werden.

sind die Bedingungen anders, weswegen sie gesondert beschrieben werden. Manchmal befindet man sich in einer Situation (Intensivstation), dass man einen Pleuraerguss drainieren muss, obwohl eine **Gerinnungsstörung** oder eine nicht unterbrechbare Antikoagulanzientherapie vorliegt. In solchen Fällen können auch sehr dünne Katheter, z. B. zentrale Venenkatheter, benutzt werden, um den Erguss zu drainieren. Ggf. muss man dann den Katheter etwas häufiger anspülen.

M!

Bei Gerinnungsstörung kann, wenn erforderlich, mit einem dünnen zentralen Venenkatheter ein Pleuraerguss drainiert werden.

Soll ein Pleuraerguss nur einmal abgelassen werden (z. B. kardialer Erguss), wird häufiger ein direktes Abpunktieren mit **Nadel** oder **Venenverweilkanüle** mittels Spritze und Dreiwegehahn empfohlen. Dieses ist jedoch umständlich, ineffektiver und komplikationsreicher durch Herausrutschen der Kanüle oder Verletzung der Lungenoberfläche am Ende der Absaugung. Die Autoren verwenden auch hierzu praktisch immer einen Katheter, der danach sofort entfernt wird. Die oben erwähnten Urinkatheter zur suprapubischen Blasenpunktion sind übrigens recht preiswert.

Grundsätzlich sollte jeder **Katheter** ordentlich **fixiert** werden. Häufig wird Annähen empfohlen. Hier muss aber darauf geachtet werden, dass die Schlinge auf dem Kathe-

13

terschlauch wirklich fest angezogen wird. Das gelingt nur, wenn der gleiche Knotenschlag 2-mal durchgeführt wird, damit der Faden festgezogen werden kann. Erst danach ist mit einem gegenläufigen Schlag zu fixieren. Manche Punktionssets (besonders suprapubische) haben eine feste Fixierung mittels Kunststoffhalterung für den Schlauch, was sehr hilfreich sein kann. Eine Fixierung mittels braunen Pflasters mit kleiner Schlaufe zur Zugentlastung ist ebenfalls eine bewährte Technik.

Bei chronischen Ergüssen kann in seltenen Fällen auch mal ein **Pleurakatheter permanent** angelegt werden. Dann sollte ein Teil des Katheters in der Haut untertunnelt werden, um Infektionen vorzubeugen. Hierfür gibt es inzwischen ein gut geeignetes kommerzielles Set (PleurX, ursprünglich aus Denver, daher auch Denver-Katheter genannt). Eine permanente Shuntableitung in das Peritoneum beispielsweise mittels Denver-Shunt ist beschrieben worden. Meist reicht bei dieser Patientengruppe aber die wiederholte Drainage aus. Mitunter kommt es sogar durch häufiges Ablassen im Verlauf zum Sistieren des Ergusses.

13.5.3 Pleuraergussdrainage

Ein Pleuraerguss führt zu deutlichen Funktionseinschränkungen in der Lunge, wobei sich dies durch das **kompensatorische Tiefertreten** des **Zwerchfells** in der Vitalkapazität weniger widerspiegelt als in der Dyspnoe der Patienten. Diese wird eher bestimmt durch die erhöhte Atemarbeit infolge der Zwerchfellabflachung mit ungünstigerem Arbeitspunkt. So ändert sich im Kompensationsbereich des Zwerchfells die Vitalkapazität nur etwa um 20–30 % des abgelassenen Ergussvolumens.

Unabhängig von der Art des Pleuraergusses (Transsudat oder Exsudat) ist es wichtig, nach Punktion einen **langsamen Druckausgleich zwischen Auffanggefäß und Pleuraraum** bzw. den darüber vermittelten Thoraxorganen zu erreichen. Hier werden häufig Fehler gemacht. Am besten ist es, einen Kunststoffbeutel direkt an den Pleurakatheter anzuschließen und diesen auf Thoraxhöhe zu positionieren (also ins Bett legen). Dann kommt es zwischen dem Beutel und dem Pleuraraum zu einem passiven Druckausgleich, ohne dass relevante Differenzen auftreten (▶ Abb. 13.17).

Liegt ein **Überdruck im Pleuraraum** vor (bei großen Ergüssen häufig), kann es durchaus sein, dass relativ rasch 1–2 l und manchmal auch mehr herausfließen. Eine Limitation, wie in vielen Büchern geschrieben, gibt es dann nicht, wenn der Beutel auf Thoraxhöhe liegt. Wird hingegen aktiv gesaugt oder der Beutel hängt unterm Bett, entsteht eine Druckdifferenz, die besonders bei Herzkranken zu einem **Reexpansionsödem** führen kann. Dies verläuft in milderen Formen oft subklinisch. Die Patienten klagen typischerweise nach anfänglicher Besserung wieder über Zunahme der Luftnot.

> **M!**
>
> Wird ein Auffangbeutel für den Pleuraerguss mit direkter, offener Verbindung zum Katheter auf Betthöhe positioniert, so stellt sich ein Druckausgleich ein, der ein Reexpansionsödem verhindert. Mit dieser Technik können bei großen Pleuraergüssen mehrere Liter ohne Probleme drainiert werden.

Aus diesem Grund sollte anfangs beim Pleuraerguss auch kein Ventilsystem (typischerweise **Heimlich-Ventil**) oder Wasserschloss zwischengeschaltet werden. Ein Wasserschloss stellt auch ein Ventil dar. Dieses führt dazu, dass z. B. beim Husten die Pleuraflüssigkeit abgepresst wird, die aber dann nicht zurückfließen kann. Dadurch entsteht ein relativer Unterdruck im Pleuraraum, der insbesondere in den ersten 2 Tagen wiederum ein Reexpansionsödem begünstigt. In Fällen eines (vorher meist nicht bekannten) **Platzhalterergusses** bei einer gefesselten Lunge kann ein solches Vorgehen durch den Unterdruck sogar einen Einriss der Pleura visceralis verursachen, mit einem meist kaum wieder zu verschließenden Pneumothorax.

13.5.4 Pleuraempyem

Pleuraempyeme sind meistens dickflüssig. Hier hängt die Qualität der Therapie ganz entscheidend mit der Qualität der Spülung zusammen. Je schneller man den Eiterherd entfernt im Verhältnis zum Nachwachsen der Erreger, desto rascher heilt er aus. Deswegen ist es ganz entscheidend, sich bei der Katheteranlage Gedanken über die **Effizienz der Spülung** zu machen und auch das entsprechende Procedere festzulegen. Die Aufenthaltsdauer des Patienten hängt enorm von diesen Maßnahmen ab. Bei schlechter Spülung kann es viele Wochen dauern, sofern keine chirurgische Therapie möglich ist. Bei guter Spülung ist das Pleuraempyem oft nach 2 Wochen verschwunden.

> **M!**
>
> Eine effektive Spülung eines Pleuraempyems verkürzt die Liegedauer drastisch.

Neben dem ausreichenden Kaliber des Drainagekatheters sind **2 Faktoren für die Spülung** entscheidend:
- die Zahl der Spülungen
- die Position des Katheters im Erguss

Beides hängt **multiplikativ** zusammen. Gelingt es, den Katheter an die tiefste Stelle im Erguss zu positionieren (für den Zeitpunkt der Spülung), kommt man mit relativ wenigen Spülungen aus. Liegt er hingegen höher, muss entsprechend häufiger gespült werden, um den Eiter durch langsame Verdünnung zu entfernen.

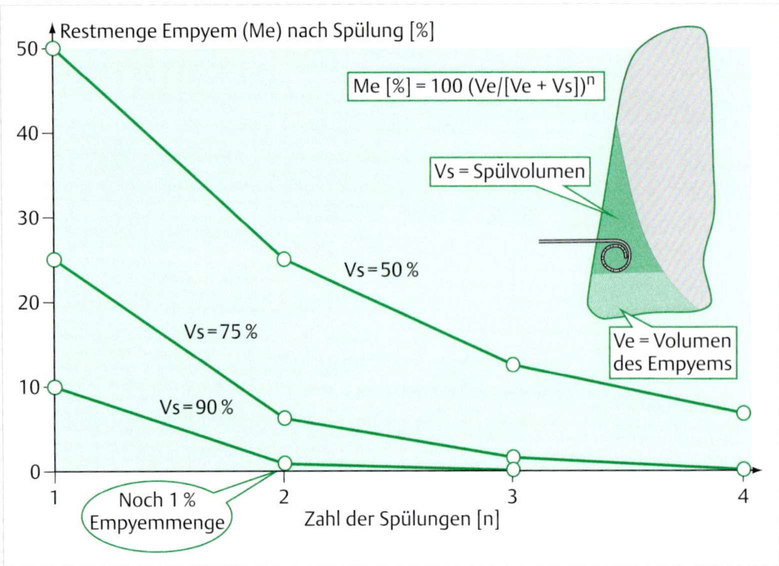

Abb. 13.18 Verdünnung des Eiters in einem Pleuraempyem in Abhängigkeit von der Zahl der Spülungen bzw. der Lage des Spülkatheters. Liegt der Katheter während der Spülung entsprechend kaudal, so sind wenige Spülungen ausreichend. Liegt er ungünstig weiter oben, so muss zur gleichen Verdünnung des Ergusses sehr viel häufiger gespült werden. Liegt der Katheter beispielsweise im letzten Zehntel des Ergussvolumens, so ist bereits nach 2 Spülungen nur noch 1 % der Eitermenge vorhanden. Liegt er in der Mitte (50 %), so sind etwa 7 Spülungen für den gleichen Erfolg nötig. Die allgemeine Berechnungsformel ist oben angegeben.

▸ Abb. 13.18 zeigt diese Beziehung. Die Qualität der Spülung bzw. die Verdünnung des Eiters wird durch die **Potenz der Zahl der Spülungen** bestimmt. In der Abbildung sind 3 Kurven als Beispiel angegeben in Abhängigkeit von der Lage des Katheters. Liegt er etwa in der Mitte des Empyems, macht das Spülvolumen nur 50 % des Gesamtvolumens aus (obere Kurve). Will man den Eiter bis auf 1 % reduzieren, werden etwa 7 Spülungen benötigt (in der Abb. nicht mehr dargestellt). Liegt der Katheter hingegen etwa am Boden des Ergusses im 10 %-Bereich des Ergussvolumens, erreicht man bereits durch zwei Spülungen die gleiche Verdünnung (untere Kurve).

Die Abbildung zeigt auch, dass man in der Regel mindestens **3 Spülungen** benötigt, um das Empyem entsprechend zu verdünnen, da es meistens nicht gelingt, den Katheter im untersten Punkt zu lokalisieren. Da die Erreger relativ rasch wieder nachwachsen, sollte mindestens 2-mal, eher 3-mal am Tag gespült werden. Dabei reicht physiologische Kochsalzlösung aus. Eine Instillation von Antibiotika oder Antiseptika ist nur in Ausnahmefällen erforderlich.

Liegen sehr große Pleuraempyeme vor, kann mittels 2 Kathetern, die kranial und kaudal positioniert werden, auch eine **permanente Spülung** durchgeführt werden. Allerdings bilden sich bei diesem Vorgehen mitunter so genannte Spülstraßen, sodass eben nicht der gesamte Raum tatsächlich gespült wird (v. a., wenn es schon Verhärtungen und Verwachsungen gibt).

Die Spülung selbst wird üblicherweise mittels Blasenspritze und wohldosiertem Druck sowie bei größeren Mengen mit einem Infusionsbeutel durchgeführt.

M!

Je kaudaler der Spülkatheter liegt, desto schneller reinigt sich die Empyemhöhle.

Das **Auffinden der geeigneten Stelle für die Katheterlage** beim Pleuraempyem erfordert eine gewisse Erfahrung. Am besten gelingt es unter Durchleuchtung mit einem C-Bogen, wobei über den Katheter Kontrastmittel instilliert werden muss, um das Ausmaß der Empyemhöhle bzw. die regionalen Verhältnisse für die Katheterposition zu erkennen. Besonders schwierig ist die Situation bei **bronchopleuraler Fistelung**. Dann bildet sich immer eine Luftblase. Seine Lage zeigt etwa den Bereich des Fistelgangs an. Hier ist es besonders wichtig, den Katheter kaudal zu positionieren, da die Spülmenge eingeschränkt ist. Die Patienten beginnen nämlich stark zu husten, wenn die Spülflüssigkeit ins Bronchialsystem hinüberfließt. Primär sollten Patienten mit Fistelung operiert werden. Eine Spülung ist nur dann indiziert, wenn die Patienten nicht operabel sind.

▸ **Instillation von Streptokinase oder Urokinase.** Gerade Pleuraempyeme haben oft **Fibrinsepten**, die ganze Bezirke abtrennen und Höhlen bilden können. In dieser Situation kann die Instillation von Streptokinase oder Urokinase sehr hilfreich sein. Es gibt im Gegensatz zu anderen Ergebnissen zwar eine placebokontrollierte Studie, die keine Vorteile bzgl. Krankenhausaufenthalt und chirurgischer Intervention ergeben hat [1], jedoch wurde hier erst nach 15 Tagen mit der Instillation begonnen, was für eine effektive Lysetherapie oft zu spät ist. Es fehlte auch die Lungenfunktionsanalyse. Der Erfolg der Ergusstherapie auf die Funktion wurde nur anhand des Röntgenbildes bestimmt.

Zur Entfernung der Fibrinsepten werden üblicherweise 250 000 IE Streptokinase oder 100 000 IE Urokinase instilliert und für 3–4 h belassen, erst dann wird der Katheter wieder geöffnet. Es darf dabei nicht vergessen werden, dass **Streptokinase die Ergussproduktion passager zu steigern** scheint, da wohl ein Sekretionsreiz ausgelöst wird. Der volle Beutel am nächsten Morgen ist deswegen nicht nur der Erfolg der Fibrinauflösung. Die Wiederholung hängt von dem Verlauf der Septenauflösung im Sonogramm ab, kontrolliert mittels Sonogramm. Üblicherweise wird die Prozedur 3- bis 4-mal wiederholt. Erstaunlicherweise ist diese Instillation nahezu nebenwirkungsfrei. Eine Antikörperentwicklung oder Blutungen gibt es praktisch nicht. Auch Patienten, die früher Streptokinase zur Thrombusauflösung erhalten hatten (diese Therapie wird heute nicht mehr durchgeführt), zeigen bei der späteren Streptokinaseeinstillation keine immunologischen Reaktionen. Deswegen ist eine ASL-Titer-Bestimmung vorher nicht erforderlich.

M!

Durch Streptokinaseeinstillation reinigt sich das Pleuraempyem rascher.

Allerdings kann das Pleuraempyem auch abhängig von der Erfahrung der Handelnden und der Tradition der Klinik effektiv durch mechanische Entfernung der Membranen im Rahmen einer **frühen Thorakoskopie** behandelt werden. Im Einzelfall kann die Streptokinasetherapie im Anschluss an die Thorakoskopie durchgeführt werden. In einigen Abteilungen ist dies sogar das übliche Procedere. Die Instillationen und Spülungen nach einer Thorakoskopie mit Ausräumung des Empyems dienen dann der Restreinigung und Ablösung von Fibrinbelägen auf den Pleurablättern. Hier halten sich die Bakterien ja besonders hartnäckig und die lokale Konzentration der i. v. verabreichten Antibiotika ist gering. Natürlich wird bei einem Empyem keine Pleurektomie durchgeführt, auch nicht bei starker Schwielenbildung. Ggf. kann später eine Dekortikation erwogen werden. Primär aber gilt es, die Verschwielung durch rasches und konsequentes Handeln zu vermeiden.

Gelegentlich erlebt man das erstaunliche Phänomen, dass bei einer Streptokinaseeinstillation bei scheinbar nichtinfektiösem Erguss – durchgeführt wegen vieler Septierungen – plötzlich ein Empyem erscheint. Dieses zeigt, dass es neben einem **Pleuraempyem** auch **sterile Reizergüsse** geben kann. Die durch Fibrinsepten entstandenen Kammern sind häufig mit Erguss unterschiedlicher Zusammensetzung gefüllt.

▶ **Luftembolien.** Gelegentlich sieht man **neurologische Symptome bei Pleuraspülungen**, wie kurzfristige Lähmungen oder Sprachstörungen. In der Literatur gibt es hierzu keine Daten. Unsere eigene Erfahrung und eine Befragung im Verband pneumologischer Kliniken ergab, dass dieses Phänomen gelegentlich beobachtet wird (ca. 20 % der Kliniken berichteten über solche Erfahrungen). Das hängt wahrscheinlich damit zusammen, dass Luftblasen über physiologischerweise vorhandene Anastomosen von der entzündeten Pleura visceralis zu den Lungenvenen gelangen und dann via linkes Herz zu passageren arteriellen Luft-Verschlüssen im ZNS-Bereich führen können. Meistens ist der Zustand rasch reversibel. Das scheint bei Patienten nicht vorzukommen, die bei der Spülung liegen, was vermutlich damit zusammenhängt, dass dann die hydrostatische Druckdifferenz zwischen Gehirn und Pleura wegfällt. Wir haben auch septische Embolien bei Spülung von Pleuraempyemen mit nachfolgenden Hirnabszessen erlebt.

M!

Luftembolien können bei Pleuraspülungen vorkommen. Sie lassen sich durch Spülungen beim **liegenden** Patienten weitgehend vermeiden.

13.5.5 Pneumothorax

Beim Pneumothorax hängt die Drainagetherapie sehr davon ab, wie groß das **Leckageloch** in der Pleura visceralis ist. Dieses kann abgeschätzt werden, wenn während des aktiven Sogs die Patienten durchleuchtet werden (▶ Abb. 13.19). Dehnt sich die Lunge unter dem Sog relativ rasch aus, ist das Loch entsprechend klein (Z1 in ▶ Abb. 13.19). Bewegt sie sich gar nicht, ist es in jedem Falle größer als die Gesamtoberfläche der Drainagelöcher (Z3 in ▶ Abb. 13.19). In diesem Fall ist ein konservativer Versuch der Pneumothoraxbehandlung selten erfolgreich, weswegen der Patient rasch dem Chirurgen zugeführt werden sollte. Mitunter kann die Prozedur nach 2–3 Tagen wiederholt werden, um zu sehen, ob das Loch kleiner wird.

Ist das Loch klein bzw. nur ein konservatives Vorgehen möglich, sollte der Patient mit **Heimlich-Ventil** ver-

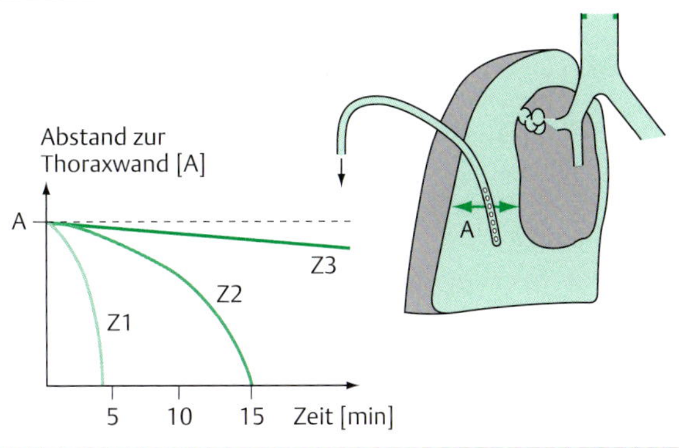

Abb. 13.19 Abschätzen der Größe der Leckage bei einem Pneumothorax. Unter Durchleuchtung wird über den (dicklumigen) Pleurakatheter ein Sog angelegt und beobachtet, ob der Pneumothorax sich ausdehnt. Drei Beispiele (Z1–Z3) sind angegeben. Bei Z1 ist das Loch relativ klein, sodass sich die Lunge rasch anlegt, Z2 mittelgradig und Z3 so groß, dass es größer ist als die Summe der Drainagelöcher im Katheter, denn die Lungen dehnt sich nicht aus.

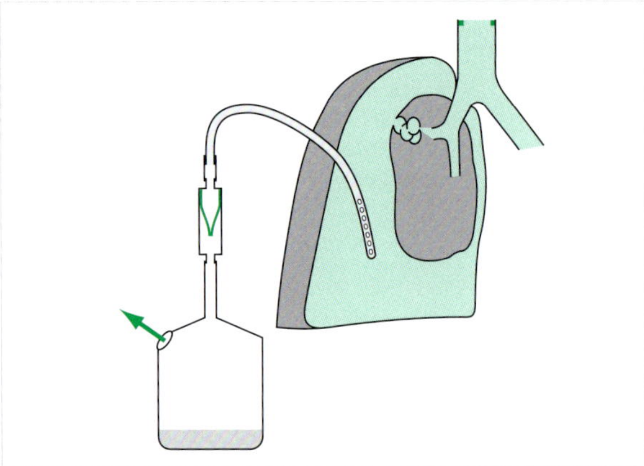

Abb. 13.20 Übliches Vorgehen beim Pneumothorax, wenn die Öffnung entsprechend klein ist. Ein Heimlich-Ventil verhindert das Eindringen von Luft. Ein Abflussbeutel sammelt das sich bildende Sekret. Allerdings darf nicht vergessen werden, eine Öffnung hineinzuschneiden, damit das System offen bleibt.

sorgt werden (▶ Abb. 13.20). Häufiger bildet sich Sekret im Schlauch, weswegen der Anschluss eines Ablaufbeutels hilfreich ist. Hier darf aber nicht vergessen werden, ein entsprechend **großes Loch** in den Beutel zu schneiden, damit der Luftweg offen bleibt. Kleine Katheter sollten einmal täglich mit 10 ml Kochsalzlösung durchgespült werden, damit sie nicht verkleben bzw. man sicher sein kann, dass die Drainage noch effektiv ist. Anderenfalls würde man ein mangelndes Ventilspiel falsch interpretieren und von einem Verschluss des Pleuralecks ausgehen, obwohl eigentlich nur die Drainage verklebt ist. Bei großlumigen Kathetern ist das nur selten erforderlich. Ein Dreiwegehahn sollte in keinem Falle zwischengeschaltet werden, da er wegen des geringen Durchmessers rasch verklebt.

> **M!**
>
> Zeigt ein Pneumothorax unter Sog nach 2–3 Tagen keine Tendenz zur Ausdehnung, sollte chirurgisch interveniert werden.

Die **Größe des Katheters** hängt wie erwähnt von den Bedingungen ab. Üblicherweise sollte beim Pneumothorax ein recht großlumiger und gerader Katheter (ca. 6–8 mm) gewählt werden (eher kein Pigtail-Katheter). Hierbei geht es nicht um die geförderte Luftmenge. Diese ist im Gegensatz zum Erguss gar kein Problem, da die Viskosität der Luft im Vergleich zur Flüssigkeit sehr viel niedriger ist und ein kleiner Katheter immer ausreichen würde. Das Problem ist die **Gefahr des Weichteilemphysems durch Hustenattacken,** dargestellt in ▶ Abb. 13.21. Besonders sonst lungengesunde Patienten mit ausgeprägten Hustenattacken erzeugen schnell einen Druck von > 100 cmH_2O im Pleuraraum. Diese akute Druckspitze kann über den

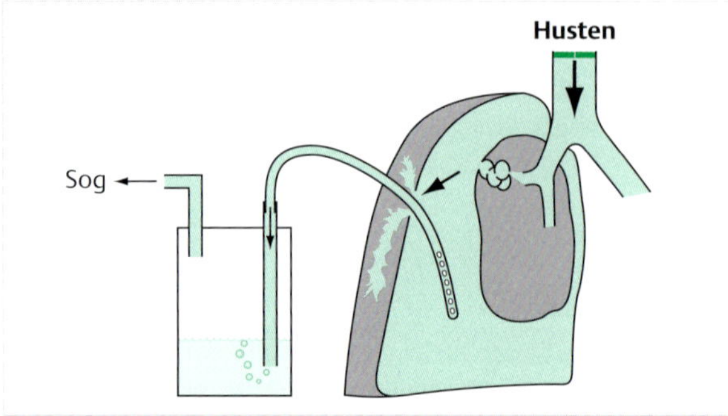

Abb. 13.21 Entstehungsmechanismus eines Weichteilemphysems. Durch einen meist nicht ausreichenden Luftabfluss kommt es vor allen Dingen beim Hustenstoß zu einem Überdruck im Pleuraraum (> 100 cmH_2O), der dann Luft unter die Subkutis pressen kann.

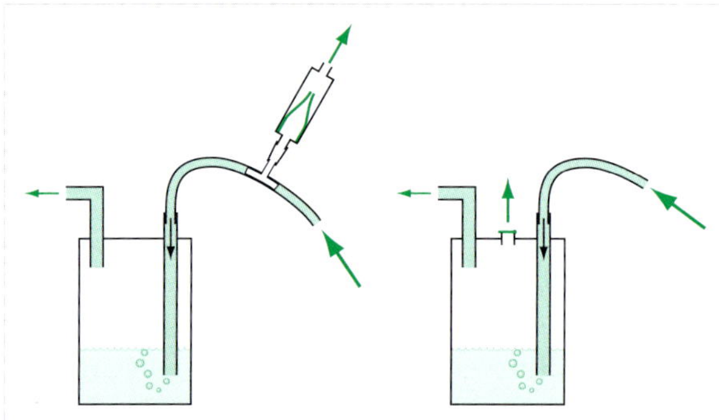

Abb. 13.22 Vermeidung der Situation von ▶ Abb. 13.21. Es gibt Saugflaschen mit einem größeren Membranventil in der Mitte, die den Abfluss größerer Luftmengen beim Husten erlauben. Eine andere Alternative ist ein Heimlich-Ventil, angeschlossen über ein T-Stück direkt am Katheter. Der Katheter sollte entsprechend großlumig sein, damit auch entsprechend viel Luft in kurzer Zeit heraus kann.

Katheter nicht abgeleitet werden, besonders dann nicht, wenn ein Wasserschloss angeschlossen ist.

Je nach Dicke bzw. Struktur der Thoraxwand wird dann Luft in das Unterhautgewebe gepresst, was zu einem **Weichteilemphysem** führen kann. Ist dieses ausgeprägt, sollte ein **neuer Katheter** an eine andere Stelle gelegt werden. Wenn Patienten zum Weichteilemphysem neigen, sollte dann ein großzügiger Leckagefluss möglich sein (▶ Abb. 13.22). Dazu kann ein Heimlich-Ventil direkt an den Ausgang des Katheters mittels großlumigem T-Stück angeschlossen werden. Eine Alternative sind auch Saugflaschen, die manchmal einen großen Ventildeckel haben, sodass ebenfalls die beim Husten entstehende Druckdifferenz abgeleitet werden kann (▶ Abb. 13.22).

Schwerer lungenkranke Patienten auf der **Intensivstation** (meist COPD), die eine Ergussdrainage haben, zeigen typischerweise kein Weichteilemphysem, da sie durch die Schwere der Erkrankung oft keinen ausreichenden Druck im Thoraxraum beim Husten aufbauen können.

Ist ein **Weichteilemphysem** sehr ausgedehnt, kann durch Einlage von **subkutanen Venenverweilkanülen** in die Hohlräume und Ausmassieren der Luft der Zustand schneller gebessert werden.

> M!
>
> Ein Weichteilemphysem entsteht beim starken Hustenstoß, insbesondere dann, wenn der Luftfluss über die Drainage unzureichend ist.

Große Katheter beim Pneumothorax haben außerdem den Vorteil, dass sie zu einem größeren Pleurareiz führen, was die Verklebung beider Pleurablätter fördert. Hier sollen die alten Gummikatheter noch deutlich irritativer sein als die neuen Kunststoffkatheter mit glatter und weitestgehend inerter Oberfläche.

Vor allem im angelsächsischen Schrifttum wird häufig noch eine **einfache Pleurapunktion mittels Nadel** empfohlen. Dieses Vorgehen wäre im Prinzip nur bei geschlossenem Pneumothorax erfolgreich, wobei hier immer wieder die Gefahr der erneuten Lungenverletzung durch Ansaugen der viszeralen Pleura entsteht. Jeder Pneumothorax sollte deswegen mit einem Katheter abgesaugt werden, ggf. nur passager, wenn er geschlossen ist. Normalerweise empfiehlt sich eine Katheteranlage kranial, da die Luft nach oben steigt. Hierbei wird die ventrale Seite etwa im 2. ICR (Medioklavikularlinie) favorisiert. Man kann auch dorsoapikal direkt von oben bzw. kranial oder kaudal der ersten dorsalen Rippe einstechen, was den Vorteil einer sehr dichten Katheterfixierung durch die Muskelmasse hat. Darüber hinaus ist diese Lage des Katheters für den Patienten sehr angenehm, da er im Bett praktisch jede Lage einnehmen kann, ohne dass er auf der Punktionsstelle liegt.

▸ **Komplikationen/Probleme.** Gelegentlich wird beim Pneumothorax ein **Reexpansionsödem bei zu schneller Absaugung** beschrieben. Eine aktive Absaugung wird beim Pneumothorax meist nicht durchgeführt, da damit u. U. das Leckageloch in der Pleura visceralis erst durch den Dauersog offen gehalten wird. Es gibt aber wohl auch die Situationen, bei denen der Dauersog zu einem zusätzlichen Entzündungsreiz im Leckage-Bereich führt, was dann das Loch schneller verschließen soll. Die Frage ist in der Literatur letztlich nicht geklärt.

Manchmal führt eine Verklebung des Katheters zu der **falschen Annahme**, dass der **Pneumothorax anliegen** würde. Deswegen muss z. B. durch Spülung geklärt werden, ob der Katheter noch offen ist. Relativ häufig liegt aber der Lungenbereich an, in dem die Löcher des Katheters liegen. Damit verschließt er sich selber, ohne dass die Lunge in den übrigen Teilen wesentlich entfaltet ist. Ein Röntgenbild bzw. in manchen Fällen ein CT klärt dann die Situation. Zeigt eine Pneumothorax-Drainagebehandlung einen komplizierten Verlauf, dann müssen die Drainageelemente immer auf Funktionalität bzw. Plausibilität geprüft werden.

> M!
>
> Wenn aus dem Drainagekatheter keine Luft mehr fließt, heißt das noch lange nicht, dass die Lunge anliegt.

Ein **Spannungspneumothorax** entsteht, wenn die Leckage sich ventilartig bei der Exspiration verschließt. Zum Glück ist er sehr selten, dann aber oft dramatisch und lebensbedrohlich. Ohne Röntgenbild kann bei schwerer exazerbierter COPD mit Emphysem die Diagnose schwierig sein. Die Auskultation und gar die Perkussion können hier einen Pneumothorax vortäuschen. Relativ typisch sind Zeichen der oberen Einflussstauung durch die Kompression der Mediastinalorgane. Eine Notfallpunktion mit dem Einstechen einer langen Kanüle (1er, gelb, 20 G), am besten ohne Spritze, reicht zur Notfallentlastung am Beginn oft aus. Dabei kommt es beim Einstechen in die Haut infolge der **Venenstauung** mitunter zum erheblichen Blutaustritt, was dann nicht irritieren darf.

> M!
>
> Bei Verdacht auf Spannungspneumothorax mutig mit gelber Nadel, ohne aufgesetzte Spritze, zustechen.

13.5.6 Verödungsbehandlung Pleuraerguss

Standard der Verödungsbehandlung ist heute die **Talkumapplikation** von 2–5 g. Die Poudrage mittels einer Thorakoskopie ermöglicht eine homogene Aussaat und zeigt etwas bessere Ergebnisse als die Instillation einer Talkum-Suspension (Slurry) [23]. Das hängt wahrscheinlich auch damit zusammen, dass durch die Thorakoskopie der Erguss leichter komplett abgelassen werden kann. Grundsätzlich sind die Ergebnisse **umso besser, je mehr der Erguss vorher drainiert wurde**. Tetrazyklin (Doxycyclin 500 mg) oder Eigenblut sind weitere mögliche Substanzen, wenn Talkum nicht genommen werden soll, wie z. B. bei benignen Erkrankungen oder wenn eine spätere Thoraxoperation nötig werden könnte. Auch für Silbernitrat- und Jodlösungen (2 % PVP-Jodlösung) gibt es gute Daten [20].

Daneben gibt es zahlreiche andere Substanzen, die beschrieben sind, bis hin zur lokalen Gabe von Zytostatika. Letztere sind aber nur teuer und haben keinen Vorteil. Talkum ist immer noch die effektivste Substanz. Bei einer alleinigen Dauerdrainage kommt es oft nach einiger Zeit auch zur Spontanverödung. Hier liegt auch ein Vorteil des implantierbaren PleurX-Systems, bei dem der Katheter unter der Haut getunnelt verläuft. Die Anlage ist einfach, kann sogar ambulant erfolgen. Das System erspart dem

Patienten wiederholte Punktionen. Er kann zunächst selbstständig zu Hause täglich den Erguss drainieren. Geht die Produktion des Ergusses zurück, können die Intervalle verlängert werden. So sammelt sich nie eine größere Ergußmenge an und es kommt in 40–60 % der Fälle zu einer Spontanverödung. Ein weiterer Vorteil dieser Vorgehensweise ist, dass sich niemals Kammern bilden. Das aber ist bei einer Talkumpleurodese doch recht oft der Fall und kompliziert im Verlauf die weitere Drainagetherapie erheblich.

Bei der Pleurodesebehandlung sind einige Dinge zu beachten. Die **Schmerzempfindung** der Patienten kann völlig fehlen, aber auch extrem sein. Da man das im Einzelfall nicht weiß, sollte jeder Patient **vor der Instillation** einen venösen Zugang haben und 10 mg **Morphium i. v.** erhalten. Manche geben auch vorher bereits 0,5–1 g Metamizol. Über die Pleura sollte vorher immer ein **Lokalanästhetikum zur Oberflächenanästhesie** gegeben werden (z. B. 20 ml 2 % Lidocain). Mitunter kann der Schmerz so akut und heftig sein, dass die Patienten kurz sediert werden müssen (meist mit Midazolam oder Propofol). Dies hat auch den Vorteil, dass die Patienten sich durch die retrograde Amnesie nicht an das möglicherweise traumatische Schmerzereignis erinnern. Bei ausgedehnter Ergussproduktion kann das Verfahren im Abstand von 3–4 Tagen 2-mal durchgeführt werden.

> M!
>
> Manche Patienten reagieren mit extremen Schmerzen auf eine Verödungsbehandlung, weswegen vorher möglichst 5–10 mg Morphium i. v. gegeben werden sollten.

Das heute verfügbare **Talkum** ist asbestfrei. Es sind aber vereinzelt letale Nebenwirkungen im Sinne eines **ARDS** beschrieben worden, meist dann, wenn die Menge 5 g überstieg. In Europa ist diese Nebenwirkung aber bisher nicht beobachtet worden [10]; dies könnte mit dem in den USA verfügbaren Talkum zu tun haben, das eine viel kleinere Partikelgröße hat. Wir stellen die Indikation der Talkumgabe eigentlich nur bei malignen Pleuraergüssen. In manchen Fällen, z. B. beim komplizierten Pneumothorax bei nicht mehr operablen Patienten, kann es nach Versagen der anderen Substanzen eine Alternative sein.

13.6 Interventionelle Bronchoskopie

Interventionen am Bronchialsystem sind heute ein wesentlicher Bestandteil der Arbeit des internistischen Pneumologen geworden. Es gibt inzwischen zahlreiche beschriebene Techniken und Verfahren. Einige davon haben sich in den letzten Jahren als besonders effektiv erwiesen, die im Folgenden besprochen werden. Es gibt einzelne Ausnahmeindikationen oder Neuentwicklungen, die nur gestreift werden, da sie routinemäßig keine Anwendung finden.

13.6.1 Bronchoskopie in starrer und flexibler Technik

Prinzipiell steht die Bronchoskopie in starrer und flexibler Technik zur Verfügung. Mit der Einführung der flexiblen Bronchoskopie hat die Bedeutung der starren Bronchoskopie kontinuierlich abgenommen. Viele Interventionen in der Bronchiologie lassen sich bei entsprechender Erfahrung auch in flexibler Bronchoskopietechnik durchführen.

Vor allem in Kliniken mit dem Schwerpunkt Pneumo-Onkologie und enger Kooperation mit der Thoraxchirurgie wird aber weiter relativ häufig **starr bronchoskopiert**. Die starre Technik erleichtert die Arbeit durchaus und gibt bei Komplikationen eine zusätzliche Sicherheit. Bei einem breiten Überlappungsbereich für die Indikationen beider Techniken bleibt die Narkosebronchoskopie in starrer Technik bei bestimmten Indikationen, z. B. Tumorabtragung mit und ohne Stentimplantation, komplizierte Fremdkörperentfernung und lebensbedrohliche Hämoptysen, weiterhin die Technik der ersten Wahl. Auch bei der EBUS-Untersuchung (endobronchialer Ultraschall) mit Feinnadelbiopsie hat sie den Vorteil, dass man wesentlich ruhiger arbeiten kann. Die meisten Kliniken nutzen die starre Bronchoskopie auch für Maßnahmen zur endoskopischen Lungenvolumenreduktion (ELVR), also für die Implantation von Ventilen und Coils. Auch bei diesen Interventionen erleichtert die starre Bronchoskopie das Vorgehen und sichert die Beatmung. Natürlich kann alternativ intubiert und über den Tubus oder über eine Larynxmaske gearbeitet werden. Der Vorgang der Implantation selbst erfolgt immer letztlich mittels flexiblem Bronchoskop. Generell gilt, dass jeder in der Klinik tätige Pneumologe die Technik der starren Bronchoskopie, ggf auch durch Hospitation in Schwerpunktkliniken, erlernen sollte, um auch in kritischen Situationen adäquat agieren zu können.

Eine **Alternative** zur **starren Bronchoskopie** ist die Intubation des flach sedierten Patienten mit einem Tubus, der ein mehrfaches Entfernen des flexiblen Bronchoskops, z. B. zur Entfernung von größeren Biopsaten, Reinigung der Optik oder auch der Lasersonde vereinfacht. Ideal ist hierbei ein Tubus, der eine gleichzeitige Jet-Beatmung ermöglicht. Die Jet-Beatmung erleichtert die Arbeit im Bronchialsystem, da stärkere Thoraxbewegungen vermieden werden und der beim Lasern anfallende Schmauch praktisch kontinuierlich weggeblasen wird, was die Sicht im Bronchialsystem verbessert.

> **M!**
>
> Die flexible Bronchoskopie in Verbindung mit der translaryngealen Intubation ersetzt in vielen Fällen eine starre Bronchoskopie.

13.6.2 Tumoren

Isolierte endobronchiale Tumoren sind selten. Wenn sie rein gutartig und klein sind, können sie endoskopisch entfernt werden. Am häufigsten ist das Granulationsgewebe, meist im Bereich eines Tracheostomas Grund für eine Intervention. Vereinzelt gibt es auch postentzündliche Veränderungen im Bronchialsystem sowie an einem Bronchusstumpf, die abgetragen werden können.

Besteht bei kleinen Tumoren der **Verdacht auf Malignität,** sollte man die Entfernung endoskopisch nur im Ausnahmefall durchführen, z. B. wenn der Patient infolge schwerer Begleiterkrankungen nicht mehr operabel ist. Auch bei geringer Ausdehnung ist die chirurgische Resektion Mittel der Wahl, da der Tumor in der Regel die Bronchialwand bereits infiltriert hat.

Bei **palliativer Indikation** relativiert sich dieser Grundsatz. Generell ist in dieser Situation mit tumorbedingten Stenosen der zentralen Atemwege kritisch zu fragen, ob die jeweilige Intervention sinnvoll ist, da häufig eine große Tumorausdehnung besteht, die den Erfolg der bronchiologischen Intervention relativieren. Nur wenn durch die Intervention die Lebensqualität tatsächlich verbessert werden kann, wie in Form spürbarer Reduktion der Dyspnoe, sollten interventionelle Maßnahmen ergriffen werden. Nach den Erfahrungen der Autoren ist das nur in ausgewählten Einzelfällen realisierbar und damit ethisch vertretbar. Oft stehen in dieser Situation andere palliativmedizinische Maßnahmen im Vordergrund. Vor diesem Hintergrund ist bzgl. der Interventionen in fortgeschrittenen Tumorstadien durchaus eine allgemeine Ernüchterung eingetreten.

> **M!**
>
> Gerade bei fortgeschrittenem Lungenkrebs ist es eher ärztlich geboten, das interventionell Machbare zu unterlassen, wenn es nicht eindeutig zur Verbesserung der Lebensqualität führt.

Bevorzugt im zentralen Bereich des Tracheobronchialsystems kann durch die im Folgenden aufgeführten Interventionen Gewebe entfernt werden, um die Atemwege wieder zu eröffnen. In ▶ Abb. 13.23 sind die Charakteristika der 3 wichtigsten Interventionen zur lokalen Tumortherapie aufgeführt.

Die wichtigste Voraussetzung für den Einsatz interventioneller Verfahren zur Wiedereröffnung ist eine zumindest partielle Funktionstüchtigkeit der Lungenanteile,

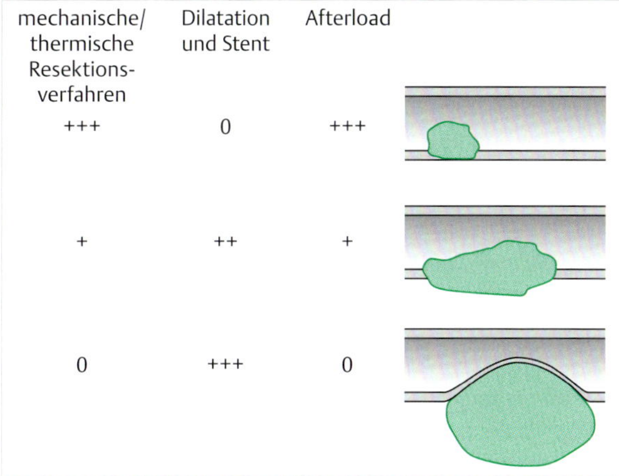

Abb. 13.23 Interventionelle Verfahren in Abhängigkeit der Tumorausdehnung im Bronchialsystem.

d. h. eine gewisse Restbelüftung und Perfusion des zugehörigen Lungenabschnitts jenseits der Okklusion. Die im Folgenden ausgeführten Interventionen haben eine verbesserte Ventilation und Sekretdrainage der distalen Bezirke zum Ziel. Sind diese Aspekte nicht gegeben, machen weder eine Rekanalisierung noch eine Stentimplantation Sinn.

Thermische Verfahren

Um die Komplikationsrate niedrig zu halten, gilt für thermische Verfahren generell, dass sie **nur bei eindeutigen anatomischen Verhältnissen** eingesetzt werden dürfen. Als thermisches Verfahren stand zunächst der hochenergetische Neodym-YAG-(Ittrium-Aluminium-Granat)Laser zur Verfügung. Mögliche Indikationen für den Laser sind endobronchiale Blutungen und die palliative endoluminale Tumorabtragung. Da große Erfahrung erforderlich ist, um mit diesem Laser zu arbeiten, gehört diese Methode eindeutig in die Hand des Erfahrenen. Die applizierte Energie ist davon abhängig, ob man eine Karbonisierung des Tumors oder eine Vaporisierung des Gewebes anstrebt. Der Neodym-YAG-Laser hat eine hohe Tiefenwirkung. Wird dies mangels Erfahrung nicht streng berücksichtigt und Tumorgewebe bis zur Bronchialwand entfernt, besteht die Gefahr, dass es hier nach einigen Tagen durch **Nekrosen zu Perforationen** bzw. Blutungen kommt. Beim Einsatz des Neodym-YAG-Lasers sollte eine Gesamtenergie-Applikation von 10 000 J pro Sitzung [11] nicht überschritten werden.

Wenn es die Anatomie zulässt, wird nach erfolgreicher Abtragung des Tumorgewebes zur Sicherung des Therapieergebnisses häufig ein Stent implantiert.

Etwa zur Zeit der ersten Lasergeräte kam mit der **intraluminalen Kleinraumbestrahlung** (Afterloading) mit ^{192}Iridium eine weitere interventionelle Option zur Sicherstellung der Lumenöffnung ausschließlich bei malignen Stenosen auf den Markt. Sie ist heute nur noch an sehr wenigen Stellen verfügbar und auch hier ist man inzwischen zurückhaltend, was vor allen Dingen auch mit der zunehmenden Qualität bzw. Steuerung der perkutanen Strahlungsgeräte und der hochpräzisen **SBRT (Stereotactic Body RadioTherapy**, auch als stereotaktische Bestrahlung oder single shot bezeichnet) zusammenhängt. Es ist eben ganz selten, dass ein Tumor vorwiegend zirkulär und ausschließlich endobronchial wächst. Üblicherweise ist er stark exzentrisch, sodass nur ein Tumorzapfen ins Bronchialsystem reicht. Wird dieser entfernt, erreicht man nur die Spitze des Eisbergs. Allerdings verbleiben für die Afterloading-Technik mit ^{192}Iridium einige wenige Indikationen. Hierzu gehören Patienten, die bereits perkutan bestrahlt wurden und bei denen keine weitere perkutane Strahlenapplikation möglich ist. Durch die deutliche Verbesserung und zunehmende Verbreitung der SBRT allerdings ist auch diese Situation seltener geworden. Auch Patienten mit sehr stark eingeschränkter Lungenfunktion können für eine endoluminale Bestrahlung in Frage kommen. In jedem Fall aber muss sicher sein, dass die nur wenig in die Tiefe reichende Iridium-Bestrahlung auch alle Tumor-Anteile erreicht. Die Ausdehnung des Tumors in der Bronchialwand kann zuvor mittel EBUS erfasst werden. Letztlich also verbleiben nur die Patienten, die nicht operiert und nicht perkutan bestrahlt werden können oder bei denen ein oberflächliches Karzinom der Bronchialschleimhaut keine der vorgenannten Methoden rechtfertigt.

M!

Durch die Verbesserung der perkutanen Bestrahlungsgeräte ist die intraluminale Kleinraumbestrahlung kaum noch erforderlich.

Inzwischen ist die am meisten verbreitete thermische Technik zur Tumorentfernung die **Argonplasmakoagulation (APC)**. Dabei wird mittels Hochfrequenzstrom Argon ionisiert, sodass ohne direkte Berührung eine Plasmaverbindung zum Gewebe entsteht, die dann zur Nekrosebildung führt. Um eine möglichst hohe Effektivität der APC zu erreichen, ist es entscheidend, dass die Gewebeoberfläche von Schleim befreit ist, da der Plasmastrahl sonst nur diesen „verkocht". Inzwischen gibt es Sonden auch mit seitlicher Öffnung, wodurch sich die Steuerung verbessern ließ.

Neben den relativ geringen Anschaffungskosten besteht der wesentliche Vorteil der APC im Vergleich zur üblichen **Elektrokautertechnik** darin, dass die Sonde mit einem gewissen Abstand zum Gewebe eingesetzt wird. Ein weiterer Vorteil ist die relative niedrige Energie, die an das Gewebe appliziert wird, wodurch sich die Tiefenwirkung verringert. Dadurch verlängert sich zwar die für eine Tumorabtragung erforderliche Zeit, man läuft aber kaum Gefahr, Nekrosen in der Bronchialwand zu verursachen. Infolge der im Vergleich zum Neodym-YAG-Laser geringeren Eindringtiefe eignet sich der APC auch besser zur Blutstillung. In erfahrenen Zentren wird die Anwendung von APC und Neodym-YAG-Laser mitunter auch kombiniert.

M!

Die Argonplasmakoagulation zur Verkleinerung der Tumorgröße ist relativ zeitaufwendig, hat die endoskopische Intervention aber einfacher und sicherer gemacht.

Eine seltene, aber immer wieder vorkommende Komplikation sind **Gasembolien** durch den Argongasstrahl. Seine Druckstärke lässt sich in der Regel nicht einstellen, sodass Gasblasen über arteriovenöse Anastomosen besonders bei Malignomen direkt in den großen Kreislauf gelangen können. Eine Gasembolie im Gehirn mit erheblichem neurologischem Defizit ist im klinischen Alltag bereits vorgekommen. Das passiert insbesondere dann, wenn sich die Sonde zu nah am Gewebe befindet.

Eine weitere interventionelle Option ist die **Kryosonde** mit Ausnutzung der adiabatischen Expansion von N_2O, womit die Sondenspitze rasch auf ca. −90 °C abgekühlt wird. Die Kryotherapie hat auch den Vorteil, dass Tumorgewebe etwas kälteempfindlicher ist als gesunde Epithelschichten. Eigentlich entsteht die Nekrose durch den raschen Wechsel von Einfrieren und Wiederauftauen. Insofern findet hier eine gewisse Gewebeselektion statt. Allerdings bilden sich bei der Kryotherapie die Nekrosen verzögert, sodass man sie manchmal in einer **zweiten Sitzung** 1–2 Tage später abtragen muss.

Die **endobronchiale Elektrokauterung** bzw. der Einsatz einer Diathermieschlinge ist in der Bronchiologie nicht sehr verbreitet, da Tumoren, die sich mit einer Schlinge abtragen lassen, im Vergleich zu den Polypen im Darm relativ selten sind.

Photodynamische Therapie

Eine weitere Intervention ist die Therapie bei lokal begrenzten, oberflächlich wachsenden Tumoren („T 1-Tumoren" nach neuer Klassifikation) oder endoluminalem Tumor bei inoperablen Patienten mit photodynamischen Methoden. Dabei wird die Tatsache genutzt, dass bestimmte Photosensitizer (Porphyrin- und Chlorophyllderivate) in Tumoren mehr kumulieren bzw. deutlich langsamer abgebaut werden als im Bronchialepithel. Bisher ist nur eine Substanz zugelassen (Photofrin), neuere sind in der Vorbereitung (Chlorin E6). Durch die Kumulation im Tumor können dann mit intensiver Lichtbestrahlung (Farblaser) die Zellen abgetötet werden. Insgesamt ist die Therapie teuer und aufwendig, insbesondere auch deswegen, weil die Patienten durch die Kumulation in der Haut für längere Zeit das Licht meiden müssen. Im Prinzip ist diese Therapie noch experimentell, denn vergleichende Studien mit zwei Methoden bzw. Kontrollgruppe ohne Therapie sind bisher nicht publiziert.

> M!
>
> Die photodynamische Therapie ist immer noch experimentell und auf wenige Zentren begrenzt.

13.6.3 Fremdkörperentfernung

Ein aspirierter Fremdkörper macht in der Regel einen akuten schweren Husten- und Luftnotanfall. Wird dem initial nicht nachgegangen, beruhigt sich die Situation und die Patienten entwickeln dann **zweizeitig rezidivierende Entzündungen** im distalen Bereich. Nicht selten wird erst nach Monaten der Fremdkörper erkannt und entfernt. Bei älteren Leuten kann die Aspiration eines Fremdkörpers auch klinisch still erfolgen, sodass man ihn nur zufällig im Rahmen einer Bronchoskopie findet. Die meisten Fremdkörper sind nicht röntgendicht, sodass sie in der Thoraxübersicht nicht auffallen. Auch endoskopisch können sie bei längerer Verweildauer durch Granulationsgewebe so überwuchert sein, dass sie auf den ersten Blick nicht zu erkennen sind oder mit einem Tumor verwechselt werden. Bei rezidivierenden Pneumonien gleicher Lokalisation muss man immer an einen Fremdkörper (oder einen endoluminalen Tumor) denken. Im konventionellen Röntgenbild machen Fremdkörper eher häufiger auf der betroffenen Seite eine Lungenüberblähung (durch Ventilmechanismus) als eine Atelektase.

Fremdkörper führen aber immer zu erheblichen Ventilationsinhomogenitäten, sodass sie ein **auffälliges Inhalationsszintigramm** verursachen. Bei Erwachsenen spielt das eher keine Rolle, zumal die Patienten eine Lungenerkrankung (meist COPD) haben, sodass hier die Inhalation schon inhomogen ist. Bei **Kindern** ist es aber eine **relevante Untersuchung**, da ein normales Inhalationsszintigramm eine Fremdkörperaspiration praktisch ausschließt. Damit kann man gerade hier die ungleich aufwendigere Bronchoskopie vermeiden, die in unklaren Fällen alleine zum Ausschluss eines Fremdkörpers gemacht werden muss. Eine virtuelle Bronchoskopie mit einem modernen Mehrzeilen-CT erscheint den Autoren heute noch keine geeignete Alternative zum definitiven Ausschluss eines Fremdkörpers in den Bronchien. Allerdings kann diese Untersuchung aus anderen Gründen bzw. ergänzend nötig sein.

Art und Lage der Fremdkörper sind sehr variabel. Bei der **Entfernung** sollte man in Problemfällen den **Patienten schräg lagern**, sodass der Fremdkörper unten liegt. Das dient zur Sicherheit, falls dieser beim Bergen abrutscht und dann nicht auf die andere, noch gesunde Seite fällt und dort zusätzliche Irritationen macht. Wenn möglich, legen wir den Patienten auch kopftief, damit der Fremdkörper nicht nach distal wegrutscht, falls man ihn nicht sofort sicher und komplett greifen kann (was häufig vorkommt).

Durch die Erweiterung des Zubehörs mit Zangen, Schlingen, Dreizack, Dormiakörbchen und ähnlichen Systemen (zum Teil auch aus der gastroenterologischen Endoskopie entliehen) ist die Fremdkörperentfernung wesentlich einfacher geworden als früher. Problematisch ist die Entfernung von glatten Fremdkörpern, z. B. Erbsen oder Erdnüssen, mit Zangen oder Schlingen. Sehr viel einfacher geht dieses mit der **Kryosonde**. Hier darf der Fremdkörper nur kurz angefroren werden, sonst friert er an der Bronchialwand fest. Er kann dann komplett mit der Sonde und dem Bronchoskop entfernt werden.

> M!
>
> Die Kryosonde eignet sich besonders zur Entfernung von weichem organischem Material.

Fremdkörper werden heute abhängig von der Lage und Beschaffenheit in der Regel mit dem **flexiblen Bronchoskop** entfernt, wobei zur Bergung das Bronchoskop und der Fremdkörper gemeinsam entfernt werden müssen. Ein gewisses Problem stellt manchmal die Bergung dar, wenn der Fremdkörper stark mit Granulationsgewebe überzogen ist. Hier ist die starre Bronchoskopie von Vorteil. Bei der nasalen Intubation kann er beim Herausziehen in der Nase hängen bleiben, weswegen hier der orale Zugang besser ist. Günstig ist es hier auch, über einem Tubus zu bronchoskopieren. Hierbei wird der Tubus vorher über das Bronchoskop geschoben und oral intubiert. Anschließend werden Fremdkörper, Bronchoskop und Tubus in einem Arbeitsgang herausgezogen. Dann ist die Gefahr sehr gering, dass er in die Recessi piriformis fällt, von wo Fremdkörper immer nur sehr mühsam geborgen werden können. Allerdings können auch viele Fremdkörper gefahrlos geschluckt werden.

13.6.4 Hämoptysen

Ein größerer Blutverlust durch Hämoptysen ist die Ausnahme. Gefährlich ist eher die Aspiration von Blut, besonders bei vorgeschädigter Lunge, da die Ventilation zunehmend blockiert wird und Asphyxie droht. Ist die Seite bekannt, sollte **die kranke Seite unten liegen**. Die Ursachen sind sehr unterschiedlich. Neben entzündlichen Prozessen, wie Bronchiektasen, führen Tumoren am häufigsten zu Hämoptysen (Abschnitt Bluthusten, Kap. 3.4). Hier hängt das weitere Vorgehen sehr vom Zustand des Patienten ab. Wenn es nur geringe Mengen sind und er wenig leidet, wird man oft gar nicht interventionell tätig werden. Eine adäquate Dosis Codein ist aber immer hilfreich, da Blutungen praktisch jeder Ursache unter Husten zunehmen. Eine bedeutsame Reduktion der Husten-Clearance braucht man dabei nicht zu fürchten.

Bei größeren Mengen Blut muss man überlegen, ob man die Blutungsquelle am Tumor koaguliert mit APC oder durch die Kryosonde nekrotisiert. Im Einzelfall lässt sich eine auf einen Lappen begrenzte Blutung durch passagere Einlage von **Bronchusblockern** oder einer **Tamponade** (individuell angepasstes Mullmaterial) effektiv stillen. Da bei manchen Bronchusblockern der Ballon bereits nach 10–20 min seine Luft verlieren kann, empfiehlt es sich, ein Druckmanometer entweder über ein Y-Stück zwischen Spritze und Katheter anzuschließen oder auch direkt mit einer abgeschnittenen Blutdruckmanschette den Ballon aufzublasen. Üblicherweise benötigt man um 200 mmHg Druck, um den Ballondruck sicher zu halten (vor Einlage testen).

Eine Alternative zur Größenreduktion von endobronchialen, ggf. blutenden Tumoren ist die in kleinen Fallgruppen publizierte und auch in Einzelfällen von den Autoren angewandte Methode, ein **Zytostatikum zu instillieren.** Hier bietet sich Bleomycin oder 5-FU an. Üblicherweise gibt man ein Drittel der Dosis, die sonst systemisch gegeben wird. Dabei kann mit der Zytologienadel direkt in den Tumor gespritzt werden.

Eine der wichtigsten Maßnahmen bei größeren Blutungen ist die **systemische Blutdrucksenkung**, z. B. mit sublingualem Nifedipin auf systolische Werte von ca. 100 mmHg, um den Perfusionsdruck zu senken. Dann hat man deutlich mehr Zeit für die Intervention, weil es weniger stark nachblutet.

> M!
>
> Um bei schweren Blutungen Zeit zu gewinnen, sollte der systolische Blutdruck auf ca. 100 mmHg gesenkt werden.

Schwere Hämoptysen durch Erosion eines arteriellen Gefäßes, z. B. bei Aspergillom oder Tuberkulose, können rasch lebensbedrohlich werden. Es genügen ca. 70 ml Blut, um die Atemwege zu verlegen. Hier lässt sich mit Vorteil ein Bronchusblocker einsetzen. Es gibt verschiedene Techniken. Bei der Arndt-Technik wird der Katheter mit einer Schlinge über die Bronchoskopspitze in den Zwischenbronchus geführt. Bei anderen Systemen (Teleflex) kann der Katheter durch den Bronchoskopiekanal platziert werden. Dabei ist der Katheter mehr als doppelt so lang wie das Bronchoskop, sodass das Bronchoskop herausgezogen werden kann. Dazu muss der Luer-Ansatz für die Spritze abgeschraubt werden. Während dieser Prozedur ist der Ballon nicht aufgeblasen. Anschließend wird der Ansatz angebracht, wieder endoskopisiert und dann unter Sicht der Ballon entsprechend platziert und aufgeblasen. Auch der rechte oder linke Hauptbronchus lässt sich mit den Ballons zuverlässig okkludieren, sodass die Blutung nicht auf die gesunde Seite hinüberläuft. Das weitere Vorgehen hängt dann von der Situation des Patienten ab.

Zur Überbrückung einer lebensbedrohlichen Situation muss der Patient im Einzelfall intubiert werden. Hierbei hat sich der Einsatz des **Doppellumentubus** bewährt, mit dem die blutende Lunge „abgehängt“ und der nicht betroffene Lungenflügel beatmet und durch den aufgeblasenen Cuff geschützt wird. Mit dieser Technik lässt sich Zeit gewinnen, um die weiteren Maßnahmen (z. B. einen chirurgischen Eingriff) vorbereiten zu können. Hat man auch keinen Doppellumentubus zur Verfügung, **intubiert man den Hauptbronchus der gesunden Seite** und bläst den Cuff im Hauptbronchus auf, um diese Seite vor dem Blut zu schützen.

Üblicherweise wird man versuchen, bei starken und anhaltenden Blutungen die Blutungsquelle operativ zu stillen bzw. das betroffene Segment oder den Lappen zu entfernen. Falls der Patient inoperabel ist, kann in besonderen Fällen auch versucht werden, angiografisch durch **Embolisation (Coiling)** der Bronchialarterie die Blutungsquelle zu stillen. Das Auffinden der richtigen – meist aus der Aorta abgehenden Bronchialarterie – ist aber nicht einfach. In seltenen Fällen tritt als gefürchtete Komplikation eine Querschnittslähmung ein, infolge des Verschlusses der vorderen Spinalarterie.

Kleine Blutungen, z. B. nach Biopsie, betreffen meist nicht das Bronchialarteriensystem (hoher Druck), sondern das Pulmonalarteriensystem (niedriger Druck) und sprechen ganz gut auf die **Instillation von Adrenalin** oder einem α-Mimetikum wie Xylometazolin (Nasenspray) an. Hier sollte auch ständig mit dem Bronchoskop gesaugt werden, da sich durch den hierdurch erzeugten Kollaps die Blutungsquelle selbst komprimieren soll.

Leichte, z.T auch **rezidivierende Hämoptysen** kommen heute viel **häufiger** vor als früher. Dies liegt vor allem daran, dass auch viele Patienten mit einer COPD wegen kardiovaskulärer Komorbiditäten antikoaguliert sind oder sogar unter Doppel- oder Trippelantikoagulation stehen, Letzteres vor allem nach Koronarstentimplantation. Bei starkem Husten bzw. bei Exazerbationen kommt es dann viel leichter zu kleinen Blutungen. Dies es ist auch bei primär nichtpneumologischen Patienten häufig so. Da man die Ursache nicht vorab kennt, ist immer eine sorgfältige Untersuchung (zumindest Röntgen-Thorax in 2 Ebenen und Bronchoskopie) nötig, um nicht einen Tumor zu übersehen.

13.6.5 Bronchusstenosen

Gutartige Stenosen in der Trachea oder in den Hauptbronchien werden in schweren Fällen, wenn möglich, **chirurgisch angegangen.** Die früher häufiger angewandte Technik der Implantation von Stents zur Korrektur von Stenosen ist problematisch, da zwar das Ausmaß der ursprünglichen Stenose reduziert wird, es aber durch Mukuskumulation, Bildung von Plaques und Granulationsgewebe vorwiegend an den Stentenden erneut zur Obstruktion der Atemwege kommt. Auch lässt sich der Stent in den großen Atemwegen häufig nicht zuverlässig positionieren. Dislozierte Stents verursachen ihrerseits Komplikationen. Ist die Indikation eine gutartige Stenose, so muss man natürlich von anderen zeitlichen Verläufen als bei malignen Stenosen ausgehen. In der langfristigen Anwendung machen aber die meisten Stents doch Probleme. Bei Metallgitterstents kommt es z. B. zu Brüchen, bei Kunststoffstents ebenfalls zu Rissen etc., aber auch zu sehr unangenehmen Besiedlungen mit Keimen. In der Regel müssen die Stents bei diesen Indikationen also auch mehrfach gewechselt werden.

M!

Benigne Stenosen sollen nur in großen Ausnahmefällen mit Stents behandelt werden.

Durch die Ausweitung der pneumologischen Intensivmedizin mit den Schwerpunkten „Respiratorentwöhnung" sehen wir zunehmend **Trachealstenosen nach Tracheotomie**, über die invasiv beatmet wurde. Membranöse oder sanduhrförmige Stenosen der Trachea lassen sich häufig elegant mit Dilatationstracheoskopen mit gutem Langzeiterfolg bougieren. Eine Alternative hierzu ist die Dilatation mit einem Katheter, wie er üblicherweise zur Ösophagus- oder Gefäßdilatation benutzt wird. Die Dilatation wird man 1–2 min durchführen, was unter Durchleuchtung geschehen sollte mit einem Ballon, der mit verdünntem Kontrastmittel gefüllt ist, damit die Wirkung auf die Einschnürung zu sehen ist.

Generell gilt jedoch, dass die Indikation zu den genannten Interventionen erst dann besteht, wenn die Stenose irreversibel und eine chirurgische Sanierung nicht möglich ist. Die klinische Erfahrung zeigt, dass sich im Laufe von Wochen bis Monaten die Stenose noch zurückbildet. Anders ist die Situation bei **Membranstenosen**, die nach länger dauernder Intubation oder Tracheotomie nicht selten sind. Sie können vergleichsweise einfach mit APC entfernt werden.

13.6.6 Stents

Stents sollten nur in Abteilungen implantiert werden, die über große Erfahrung verfügen. Die heute verfügbare Palette von Stents ist recht groß. Im Wesentlichen werden Kunststoffstents (bevorzugt Silikonstents), dynamische Stents und Metallgitterstents verwandt. Als Faustregel gilt, dass Metallgitterstents in der Peripherie und Kunststoffstents in den zentralen Atemwegen zum Einsatz kommen. Häufig wird zur Stenteinlage die starre Bronchoskopie verwandt. Inzwischen gibt es allerdings auch Stents, die mit flexiblen Bronchoskopen oder über einen Trachealtubus implantiert werden können.

Häufig werden heute **Polyflex-Stents** mit inkorporiertem Gewebegeflecht und überzogenem Silikon eingesetzt. Sie können zugeschnitten und wieder entfernt werden. **Metallstents** können dann eingesetzt werden, wenn klar ist, dass eine spätere Entfernung nicht mehr infrage kommt. Inzwischen gibt es auch Stents, die individuell nach der Bronchusanatomie, ermittelt mittels CT-Rekonstruktion, hergestellt werden. Sie lassen sich zwar entfernen, dies aber nur sehr mühsam und meist nicht ganz ohne Verletzungen im Bronchialsystem.

M!

Stents sollten nur implantiert werden wenn ein größerer Erfahrungsschatz vorliegt, insbesondere auch für die Indikationsstellung.

Bei malignombedingten Fisteln zwischen Trachea und Ösophagus können zur Palliation 2 Stents, in der Trachea und im Ösophagus, erforderlich sein. Da die Oesophagusstents sehr stark expandierend sind, sollte zunächst der Trachealstent implantiert werden. Seltene Indikationen für Stents sind Chondromalazien, wenn eine Operation nicht möglich ist. Im Einzelfall kann eine Bronchusstumpfinsuffizienz durch einen Stent mit Silikonpfropfen oder auch durch die endobronchialen Ventile oder auch Verschlusstechniken aus der Kardiologie (z. B. Amplatzer Vascular Plugs) verschlossen werden.

13.6.7 Seltenere Indikationen für Interventionen

Alveolarproteinose

Eine seltene Erkrankung ist die Alveolarproteinose. Sie entsteht aus einer Abbaustörung von Surfactant (Kap. 6.4.3, Spezielle Entitäten und seltene Erkrankungen). In Einzelfällen wird auch diskutiert, ob es zu einer Überproduktion von verändertem Surfactant kommt. Auf jeden Fall wird der Gasaustausch deutlich verschlechtert, weil das surfactantartige Material in den Alveolen kumuliert. Bei manchen Patienten kann das so erheblich sein, dass die Erkrankung quasi wie eine Tumorerkrankung verläuft, vergleichbar dem bronchoalveolärem Karzinom. Andere Patienten haben nur einmalig so einen Krankheitsschub, ohne dass es sich weiter verschlechtert. Gerade letztere Gruppe profitiert sehr von einer **Lungenspülung**, die einen Großteil dieses Materials entfernt. Die klassische Technik besteht in einer einseitigen Lungenspülung bei Intubation mit einem doppelläufigen Tubus. Hier gibt es verschiedene Tuben, je nach anatomischer Gegebenheit. Inzwischen gibt es auch Tuben mit 2 Cuffs, sodass beispielsweise isoliert der Oberlappen gespült werden kann. Dabei wird mit körperwarmer Ringerlösung so lange gespült, bis der Überstand klar wird. Meistens sind 10–20 l pro Lungenhälfte erforderlich. Allerdings ist das mit einer erheblichen Kreislaufbelastung verbunden, sodass die Patienten intensivmedizinisch überwacht werden müssen.

Eine Alternative ist die fraktionierte Spülung mit einem flexiblen Bronchoskop in Wedgeposition der einzelnen Bronchien. In Einzelfällen kann auch versucht werden, mit einem größeren Ballonkatheter (aus der Angiologie) die Spülung in Teilbereichen durchzuführen. Die Intervention dauert zwar etwas länger, ist aber dann deutlich weniger kreislaufbelastend, wenn fraktioniert gespült wird.

Autofluoreszenzbronchoskopie

Die Intervention in Verbindung mit der Autofluoreszenzbronchoskopie zur Früherkennung von auf die Schleimhaut begrenzten Malignomen ist deutlich rückläufig, da in der Weißlichtbronchoskopie mit den neuen hochauflösenden Chipkameras kritische Bezirke inzwischen gut visualisiert, biopsiert und bei entsprechender Histologie mit APC entfernt werden. Durch die Verwendung des endobronchialen Ultraschalls lässt sich auch die Tiefenausdehnung eines solchen Herdes gut abschätzen.

Radiofrequenzablation als Therapie des schweren Asthmas

Es gibt auch exotische Verfahren, wie die Reduktion der hypertrophierten glatten Muskelzellen beim schweren Asthma durch Wärme mittels Radiofrequenzablation (Thermoplastie). Die Publikationen dazu zeigen keine wirkliche Besserung (außer 2 Arbeiten ohne Sham-Kontrollgruppe), insbesondere deswegen, weil man den Eindruck hat, dass die Patienten dort bezüglich des Asthmas nicht ausreichend eingestellt waren. Der muskuläre Spasmus ist üblicherweise auch beim schweren Asthma nicht das therapeutische Problem, sondern die Schleimhautschwellung.

Ausführungen zu weiteren Interventionen zur Therapie des Lungenemphysems, z. B. die Implantation von Ventilen und Spiralen, sind im Kap. 4.3, COPD zu finden.

13.7 Lungentransplantation

In Deutschland werden im Jahr gut 300 Lungen transplantiert, knapp 10 % als Herz- und Lungentransplantation. Einzellungen-Transplantationen sind etwa hälftig vertreten, wobei hier die Zahl eher zurückgeht.

Das Dauerdilemma bleibt die geringe Anzahl an **Spenderlungen**. In den letzten Jahren hat man die Organspenderkriterien etwas aufgeweicht, sodass man inzwischen auch Lungen von älteren Patienten nimmt. Diese sollen bevorzugt bei älteren Empfängern eingesetzt werden. Auch sollte HLA-Kompatibilität angestrebt werden. Wird diese nicht erreicht, wird ggf. trotzdem transplantiert. Absolute Voraussetzung ist weiterhin die Blutgruppenkompatibilität.

13.7.1 Indikation

Im Prinzip können die meisten nichttumorösen Lungenerkrankungen, die zu einer schweren therapierefraktären funktionellen Einschränkung führen, mit einer Transplantation behandelt werden. Im Vordergrund stehen nach Einführung des neuen Allokationsscores die Mukoviszidose und die Lungenfibrose. Früher stand die COPD auf Platz eins. Da die schwere COPD bzw. das Emphysem eher stabile Erkrankungen sind, werden diese Patienten nach dem neuen Score-System seltener transplantiert. Seltenere Indikationen sind die pulmonalarterielle Hypertonie, Lymphyangioleiomyomatose, Langerhans-Zell-Granulomatose oder schwere Bronchiektasien.

M!

Bei praktisch jeder schweren und austherapierten nichtmalignen Lungenerkrankung kann eine Transplantation erwogen werden.

Immer wieder hat man versucht, objektive **Einschlusskriterien für den Zeitpunkt der Transplantation** festzumachen. Das ist jedoch recht schwierig, da mehrere Einflussfaktoren eine Rolle spielen. Dabei gilt es, das therapeutische Fenster zu beachten. Sind die Patienten in ihrer Erkrankung zu weit fortgeschritten, steigt die Komplikationsrate mit der Lungentransplantation deutlich an. Sind sie zu gut, besteht die Gefahr, dass die Gesamtüberlebenszeit durch die Transplantation niedriger ist als ohne infolge der nur langsam fortschreitenden Grunderkrankung. Die Lungentransplantation verbessert v. a. die Lebensqualität und meistens kann die Lebenserwartung erhöht werden. Bei **COPD** steht die verbesserte Lebensqualität im Vordergrund. Der Effekt auf die Lebensverlängerung ist gering.

Allgemein gilt, dass entzündliche Erkrankungen, wie COPD und Mukoviszidose, für eine Doppel-Lungentransplantation sprechen, um Komplikationen infolge Superinfektion der implantierten Lunge durch die kranke verbleibende Lunge zu vermeiden. Fibrotische oder verwandte Lungenerkrankungen sowie pulmonalarterielle Hypertonie sind bevorzugte Kandidaten für die Einzellungen-Transplantation. Im Prinzip haben die Doppellungen-Transplantatierten eine etwas bessere Leistungsfähigkeit und Lebenserwartung, natürlich mit dem Preis, dass weniger Spenderlungen zur Verfügung stehen.

Leider gibt es die Tendenz, dass viele vergleichsweise kleinere Zentren beginnen, Lungen zu transplantieren. Wegen der Komplexität der präoperativen, operativen und postoperativen Versorgung kann eine Qualität nur gesichert erhalten werden, wenn eine gewisse Mindestzahl von 15–20 Patienten/Jahr transplantiert wird.

Die Voraussetzung zur **Aufnahme auf die Transplantationsliste** hängt von zahlreichen Faktoren ab. Es gibt offizielle Vorgaben von Eurotransplant, die eingehalten bzw.

begründet werden müssen. Dabei wird heute die Indikation an dem LAS (lung allocation score, unter www.eurotransplant.org) festgemacht. Diese Werte werden alle 3 Monate neu bestimmt. COPD-Patienten werden dabei eher benachteiligt. Trotzdem ist manchmal ein gewisser Spielraum vorhanden, was jeder weiß, der Patienten betreut, die in verschiedenen Zentren transplantiert wurden. Es besteht auch die allgemeine Neigung zur Re-Transplantation, wenn es zur Abstoßung kommt. Manche Patienten werden sogar 3- bis 4-mal transplantiert – sicher ein diskussionswürdiges Problem der Allokation, da die meisten Patienten auf der Warteliste versterben.

13.7.2 Allgemeine Kriterien

Patienten, die eine neue Lunge erhalten, benötigen bestimmte Grundvoraussetzungen. Die früher geltende strenge Altersbeschränkung wird zunehmend aufgeweicht. Es wird in der Regel vom biologischen Alter ausgegangen mit der oberen Grenze von ca. 65 Jahren. Neuere Daten zeigen, dass die Patienten zwischen 60 und 65 Jahren bei entsprechender Auswahl ungefähr die gleiche Lebenserwartung haben wie jüngere.

> M!
>
> Das biologische Alter ist für die Indikation zur Transplantation wichtiger als das tatsächliche.

Eine deutlich **schlechtere Prognose** haben kachektische Patienten. Entscheidend sind auch eine positive Motivation und psychische Stabilität, sowie eine zu erwartende gute Medikamentenadhärenz. Dazu ist in der Regel ein stabiles soziales Umfeld erforderlich. Als Kontraindikationen gelten eine nicht ausbehandelte Tumorerkrankung sowie schwere Begleiterkrankungen, insbesondere kardiale und im ZNS-Bereich. Inhalationsrauchen oder andere Abhängigkeiten sind selbstverständlich ebenfalls Kontraindikationen. Des Weiteren sind medikamentös behandelte psychiatrische Erkrankungen sowie eine chronische Virusinfektion mit HIV, Hepatitis B oder C Ausschlusskriterien.

13.7.3 Funktionswerte

Absolute Funktionswerte wie in der präoperativen Diagnostik anzugeben, ist schwierig, da die Kombination der Parameter oft entscheidend ist. Die einzelnen **Transplantationszentren** haben auch intern **etwas unterschiedliche Vorgaben**, weswegen sie jeweils erfragt werden sollten. Manche publizierten Werte wie $FEV_1 < 25\,\%$ oder 20 % des Ausgangswerts sind zu ungenau, da eben die Diffusionskapazität oft eine größere Rolle spielt. Die Funktionswerte in Verbindung mit dem klinischen Zustand bestimmen die Dringlichkeitsstufen. Bisher besteht Eurotransplant (www.eurotransplant.org) sogar auf einer Hyperkapnie für die HU-Listung (High Urgent), was aber ein problematisches Kriterium ist, da z. B. Patienten mit einer Lungenfibrose oft erst terminal eine $paCO_2$-Erhöhung entwickeln und sie dann ggf. schon außerhalb des idealen therapeutischen Fensters sind bzw. nicht genügend Zeit für die Spendersuche bleibt.

Problematisch ist insbesondere bei Mukoviszidose eine chronische Infektion mit Keimen des **Burgholderi-cepacia-Komplex**. Diese Keime sind nicht selten auch in den Nasennebenhöhlen zu finden. Damit vergrößert sich die Gefahr der Infektion des Transplantats.

Liegt eine Herzerkrankung bzw. eine Rechtsherzerkrankung infolge einer pulmonalarteriellen Hypertonie vor, so sollte NYHA-Klasse III oder IV erreicht sein. Das passiert meistens, wenn der pulmonale Mitteldruck > 50 mmHg liegt.

13.7.4 Überlebensraten

Im letzten Jahrzehnt haben sich die mittleren Überlebensraten nach Lungentransplantation relativ wenig verändert, die etwas abhängig von der Grunderkrankung bei 5–6 Jahren liegen. Die Mukoviszidose hat die etwas bessere, die COPD und die Fibrosen die etwas schlechtere Lebenserwartung. Für COPD ist eine Lebensverlängerung nicht sicher belegt.

Eine **kritische Phase** sind die ersten 3–4 Wochen nach der Operation, innerhalb der eine perakute Abstoßung praktisch kaum zu beherrschen ist. Etwa 15 % der Patienten sterben im ersten Jahr, danach stabilisiert sich die Lebenserwartung. Wer die ersten 5 Jahre überlebt hat, besitzt auch eine größere Chance, 10 Jahre zu überleben. Insgesamt wird die Überlebenszeit wohl mehr von der strengen Auswahl geeigneter Kandidaten als von der Post-Transplantationsbetreuung bestimmt.

> M!
>
> Seit über 10 Jahren hat sich die Überlebensrate nach Transplantation kaum verändert.

Auf der anderen Seite darf aber nicht vergessen werden, dass nicht wenige Patienten, die auf der Transplantationsliste stehen, durch entsprechend **optimierte Therapie lange leben** können. Das gilt insbesondere für die COPD, bei der die Patienten unter Gabe von Opiaten zur Linderung der Dyspnoe, der Inhalation von Antibiotika und bei den hyperkapnischen Formen mit NIV viele Jahre recht gut leben. Durch die modernen Drucksenker bei der pulmonalarteriellen Hypertonie hat sich ebenfalls die Zahl der potenziellen Kandidaten für eine Lungentransplantation infolge der dadurch erreichten Lebensverlängerung deutlich reduziert. Ähnliches gilt für die Mukoviszidose. Nur bei der Lungenfibrose bzw. den verwandten Erkrankungen, wie schwere Sarkoidose oder Lymphangioleiomyomatose, ist in der symptomatischen Therapie kein entscheidender Fortschritt erzielt worden.

Natürlich darf nicht vergessen werden, dass trotz der Fortschritte in der Therapie sich der Zeitpunkt der potenziellen Transplantation eigentlich nur nach hinten verschiebt und die Patienten infolge der hierdurch erzielten Symptomlinderung im Einzelfall die obere Altersgrenze überschreiten und daher eine Transplantation nicht mehr möglich ist. Zweifelsohne wird die Leistungsfähigkeit durch die Lungentransplantation zumindest über einige Jahre am effektivsten gesteigert.

13.7.5 Postoperative Versorgung

Nach der Lungentransplantation droht eine Reihe von Komplikationen. Durch die immunsuppressive Behandlung erweitert sich das mögliche Erregerspektrum bei Infekten deutlich. Hinzu kommen die Probleme mit der chronischen Abstoßung, die nicht immer einfach zu erkennen sind. Die Patienten sind üblicherweise an eine **Transplantationsambulanz** angebunden, die die Nachsorge übernimmt. Deswegen wird hier kein näherer Bezug darauf genommen. Nach Rücksprache können natürlich intermediäre Kontrollen auch außerhalb der Transplantationsambulanz durchgeführt werden.

> M!
>
> Die Qualität der postoperativen Versorgung hat eine wichtige Bedeutung für das Überleben und die Lebensqualität. Deswegen sollten nur wenige Zentren mit zwangsläufig größeren Patientenzahlen transplantieren.

13.8 Rehabilitation

Die Ziele der Rehabilitation haben sich in den letzten 2 Jahrzehnten aus der Sicht des Klinikers etwas verschoben. Stand ursprünglich die Wiederherstellung der Arbeitsfähigkeit im Vordergrund, so geht es heute eher um **Sicherung der selbstständigen Versorgung im Alter,** um möglichst wenig auf Fremdhilfe angewiesen zu sein oder eine Einweisung in eine stationäre Pflegeeinrichtung zu vermeiden. Allerdings ist aus der Sicht der ambulanten Versorgung die **Wiederherstellung der Arbeitsfähigkeit** nach wie vor ein zentrales Thema. Des Weiteren ist die bessere Krankheitsbewältigung ein wesentliches Ziel, in deren Folge sich Morbidität und Mortalität reduzieren.

Im Prinzip sollen allen Versicherten die gleichen rehabilitativen Leistungen zur Verfügung stehen. Trotzdem gibt es aufgrund der unterschiedlichen Trägerstruktur in der Praxis nicht immer die gleiche Qualität der Versorgung. Im Sozialgesetzbuch V wird der Bereich der gesetzlichen Krankheitsversicherung geregelt. Hier steht eher die Pflegebedürftigkeit im Vordergrund. Bei der gesetzlichen Rentenversicherung (SGB VI) geht es vorwiegend um den Erhalt der Erwerbsfähigkeit und bei der gesetzlichen Unfallversicherung (SGB VII) um die Vorsorge bzw. die Rehabilitation nach einem berufsbedingten Gesundheitsschaden. Entsprechend verschieden sind deswegen auch die Inhalte in den rehabilitativen Einrichtungen in Abhängigkeit von der Patientenauswahl und dem Träger.

> M!
>
> Die Qualität der rehabilitativen Einrichtung ist gerade bei den pneumologischen Erkrankungen regional sehr unterschiedlich.

Immer wieder gibt es die Diskussion, ob eine **ambulante oder stationäre Rehabilitation** besser ist. Im Prinzip sind sie gleichwertig, wenn die Qualität vergleichbar ist. Es darf aber nicht vergessen werden, dass der Einstieg in eine bessere Krankheitsbewältigung mit Schulungen, der Etablierung eines systematischen Bewegungsprogramms sowie von physiotherapeutischen Maßnahmen sich stationär meist besser starten lässt. Losgelöst vom der heimatlichen Umgebung und ohne die täglichen Belastungen am Heimatort kann der Patient die stationäre Rehabilitationsmaßnahme auch entspannter wahrnehmen. Die ambulante Rehabilitation hat ihren Schwerpunkt eher in der Erhaltung dieser Maßnahmen.

13.8.1 Indikation

Praktisch alle pneumologischen Erkrankungen, die einen gewissen Schweregrad erreichen, sind als Indikation für die pneumologische Rehabilitation zugelassen; von der COPD, über die Lungenfibrose bis zu den schlafbezogenen Atmungsstörungen:

- chronisch obstruktive Bronchitis und Emphysem (COPD)
- Asthma
- Mukoviszidose
- Bronchiektasie
- Rhinitis und Sinusitis
- chronisch ventilatorische Insuffizienz jeglicher Genese
- Lungenfibrosen sowie andere interstitielle Lungenerkrankungen
- Pneumokoniosen
- Zustand nach Pneumonie
- prä- und postoperative Zustände nach Thoraxoperationen
- schlafbezogene Atmungsstörungen
- umweltbedingte pneumologische Erkrankungen

Man sollte bei der Beantragung rehabilitativer Maßnahmen versuchen, eine entsprechende Einrichtung auszusuchen, die auch in der Lage ist, eine qualifizierte Rehabilitation durchzuführen. Viele Kliniken haben zwar die Indikation auf ihrer Liste, ohne dass jedoch wirklich eine **suffiziente Infrastruktur** vorhanden ist.

Durch die pneumologische **Intensivmedizin** entstehen jetzt auch aus dem Bereich der Pneumologie immer mehr Indikationen für eine neurologische Rehabilitation, wo es besonders um den Wiederaufbau der Verbesserung der Leistungsfähigkeit bei Critical-Illness-Neuropathie und -Myopathie geht.

M!

Alle schwereren pneumologischen Erkrankungen können eine Indikation für eine Rehabilitation sein.

13.8.2 Inhalte

Eine gute Rehabilitation berücksichtigt den somatischen, den funktionellen und den psychosozialen Status. Üblicherweise sollte die Einrichtung in der Lage sein, auf den Einzelfall gezielt einzugehen. Naturgemäß stehen bei den pneumologischen Erkrankungen die **Reduktion der Luftnot, des Hustens sowie die Zunahme der körperlichen Leistungsfähigkeit** im Vordergrund. Damit zusammenhängend sollte auf Risikofaktoren wie Rauchen und Übergewicht eingegangen und entsprechend behandelt werden. Nähere Inhalte sind in der Rehabilitationsleitline der DGP enthalten (unter www.pneumologie.de).

Beim **funktionellen Status** geht es auch um die Beanspruchung am Arbeitsplatz bzw. die Anpassung der individuellen Leistungsfähigkeit an eine ggf. zu empfehlende neue berufliche Situation. Dabei sollte eine sozialmedizinische Leistungsbeurteilung erhoben und eine entsprechende, für ihn zugeschnittene Empfehlung mitgegeben werden.

Ganz entscheidend ist der psychosoziale Status, da die Minderung der Funktionsfähigkeit oft mit Depression einhergeht. Hier geht es um Erlernen von **Bewältigungsstrategien**, angepasst an die chronische Erkrankung. Durch die chronische Erkrankung entwickelt sich nicht selten eine soziale Isolation, die durch entsprechende Verhaltens- und Gesprächstherapie angegangen werden kann.

Ein zentrales Element ist die **Verbesserung der körperlichen Belastbarkeit** durch Sporttherapie. Hierbei sollten die Patienten Programme erlernen, die sie zu Hause weiterführen können und sollen. Es gibt zahlreiche Publikationen, die zeigen, dass z. B. bei COPD durch entsprechende Trainingstherapie nicht nur der funktionelle Zustand verbessert, sondern auch das **Leben deutlich verlängert** werden kann. Die Effekte sind ganz sicher vergleichbar bzw. sogar überlegen den Wirkungen der Pharmakotherapie.

An dieser Stelle ist erwähnenswert, dass das Thema **„Sexualität bei chronischen Lungenerkrankungen“** zunehmend Bedeutung auch in der Rehabilitationsmedizin erfährt. In der Mehrzahl der Patienten mit fortgeschrittener Lungenerkrankung ist die Sexualität v. a. infolge Dyspnoe deutlich beeinträchtigt. In der Rehabilitationsmaßnahme sollten die Therapiestrategien individuell abgestimmt werden, die es auch dem Patienten mit einer schwergradigen Lungenerkrankung ermöglicht, sexuell aktiv zu sein.

Ein Schwerpunkt der Rehabilitation sind Schulungsmaßnahmen, die allerdings auch außerhalb der Rehabilitation in den Kliniken und besonders in den Praxen durchgeführt werden können.

13.9 Patientenschulung

Viele chronische Erkrankungen in der Pneumologie sind bzgl. des Patientenmanagements recht kompliziert, insbesondere bei höheren Schweregraden. Zum Management gehören die Erkennung von Exazerbationen und Komplikationen, die aufwendige medikamentöse Therapie und die Handhabung von Hilfsmitteln wie Inhalationsgeräte, Sauerstoffsysteme, CPAP/Beatmungsgeräte und Material zur Beatmungspflege. Deswegen sind Schulungsmaßnahmen unerlässlich, um die **Qualität der Versorgung zu sichern**. Häufig wird zu wenig Wert auf diesen Punkt gelegt. Beispielsweise wird im Krankenhaus ein großer Aufwand an Diagnostik und Therapie durchgeführt, der dann wieder zusammenbricht, wenn der Patient nach Hause entlassen wird. Leider haben viele Krankenhausärzte zu geringe Kenntnisse von den Problemen der ambulanten Versorgung. Wenn dann der Stationsarzt im Rahmen einer Praxisvertretung oder bei Wiederaufnahme seinen Patienten erneut sieht, ist er oft erstaunt, was aus den mit bester Absicht mit nach Hause gegebenen Therapieempfehlungen geworden ist.

Die Schulungsmaßnahmen sollten auf den Einzelfall abgestimmt sein, wobei ähnliche Problemkreise günstig im Gruppenunterricht zusammengefasst werden können. Jemandem etwas zu erklären, heißt noch lange nicht, dass er es verstanden hat und vor allen Dingen nicht, dass er es dann auch so umsetzt. Die **Qualität** der Schulung steigt v. a. mit der **Wiederholung**, besonders dann, wenn ein gewisser **Zeitraum** dazwischen liegt. Diese ist nach unserer Meinung wichtiger als eine einmalige aufwendige Schulung. Viele Patienten sind gar nicht in der Lage, die erhebliche Informationsfülle auf einmal zu verarbeiten. Deswegen ist es eine große Aufgabe im ambulanten Bereich, die Patienten immer wieder auf die Kernelemente der Schulung hinzuweisen.

M!

Den besten Schulungseffekt erzielt man durch Wiederholen der Kerninhalte nach einer Basisschulung.

Für die Therapie mit Hilfsmitteln wie CPAP und insbesondere Beatmungsgeräten muss immer eine ausführliche Individualschulung bei Entlassung durchgeführt werden. Es empfiehlt sich auch eine Kontrolle der Therapie (für die nCPAP-Therapie üblicherweise ambulant, bei der häuslichen Beatmung stationär), um die Adhärenz zu sichern bzw. dann häufig sichtbare Komplikationen oder Einstellungsprobleme abzustellen. Wiederholte Überprüfungen und Schulungen sind auch für eine effiziente Inhalationstherapie unerlässlich. Allzu schnell wird Erlerntes wieder vergessen.

13.9.1 Schulungsinhalte

Die häufigsten Krankheitsbilder, bei denen eine Schulung sinnvoll ist, sind das **Asthma bronchiale und die COPD**. Dabei ist diese Schulung, wenn sie standardisiert erfolgt und eine Zulassung durch die Kostenträger hat, heute im DMP integriert. Inhaltlich geht es um die Sicherstellung der Adhärenz der Therapie, der richtigen Inhalationstechnik und der Erkennung bzw. Therapie von Exazerbationen. Hierbei hilft ein individueller Behandlungsplan zum Selbstmanagement. Eine häusliche Peak-Flow-Messung ist dabei hilfreich, jedoch oft in der Breite nicht so wirksam wie ursprünglich angenommen. Asthmatiker profitieren mehr davon als COPD-Patienten, da dort der Peak-Flow bei Exazerbation nicht so empfindlich reagiert (Abschnitt 2.2, Spirometrie). Die Patienten sollten ein individuelles **Ampelschema** bekommen, d. h. sie müssen ihren Bestwert bzw. den grünen Bereich kennen. Die klassischen Zeichen der Exazerbation mit Zunahme von Husten, Auswurf, Luftnot müssen vermittelt werden, wobei die Patienten in der Regel hier ihr **individuelles Exazerbationsmuster** erkennen sollen.

13.9.2 Raucherentwöhnung

Nicht direkt Schulung, aber damit eng zusammenhängend ist die Raucherentwöhnung. Hier gibt es mehrere Raucherentwöhnungsprogramme. Allerdings zeigt die Erfahrung, dass man z. B. auch bei breiter Auslobung dieser Programme in der Praxis und im Krankenhaus immer nur eine kleine Gruppe von Patienten erreicht, nämlich die, die wirklich aufhören wollen. Das ist überhaupt der entscheidende Schritt. Am wirksamsten ist immer noch die **Schlusspunktmethode**, also schlagartig aufzuhören. Dann wirken auch die medikamentösen supportiven Maßnahmen wie Nikotinersatztherapie, Bupropion und Vareniclin am besten. Die pharmakologischen Hilfen verdoppeln etwa die Wahrscheinlichkeit, dass das Rauchen beendet wird. Da die Raucher die angebotenen Hilfen eher meiden, ist es gerade im ambulanten Bereich ganz wesentlich, sie im Sinne einer kurzen, imperativen Raucherberatung direkt darauf anzusprechen.

> **M!**
> Raucher müssen immer aktiv und imperativ auf die Entwöhnung angesprochen werden.

In der Klinik ist es leichter, den Patienten zum Rauchverzicht aufzufordern. Er kann in dieser Zeit nicht ausweichen. Gute Erfahrungen haben die Autoren gemacht, wenn dem Patienten die Zigaretten abgenommen werden mit dem Handel, dass er dann die (auch für die Klinik teure) Nikotinersatztherapie bekommt. Dazu muss er dann seinen kompletten Zigarettenvorrat abgeben. Es ist erstaunlich, wie viele Patienten dann das Rauchen dauerhaft beendet haben, wenn man sie Jahre später wieder sieht. Zumeist berichten sie immer wieder von diesem einmaligen Ereignis.

Ein weiterer guter Trick, die Raucherentwöhnung zu beschleunigen, ist die **deutliche Erhöhung der üblichen Dosis der Nikotinersatztherapie**, in der Regel in Form von Pflastern. Das Besondere ist, dass die Nikotinersatztherapie viel besser wirkt, wenn sie mindestens doppelt bis dreifach so hoch dosiert wird wie empfohlen. Die Patienten kennen die typischen Zeichen der Nikotinüberdosierung, wenn sie z. B. auf Feiern die doppelte Menge rauchen wie sonst. Zum Verständnis ist es wichtig zu wissen, dass die Sucht beim Inhalationsrauchen unterhalten wird durch das **pulsatile Anfluten des Nikotins** im Hypothalamus. Nikotin gehört zu den Substanzen, die mit am schnellsten durch die Alveolarmembran absorbiert werden, etwa über 1 min. Dadurch wird bei der typischen tiefen Inhalation mit anschließender Pause das pulsatile Anfluten möglich. Die Nikotinersatztherapien imitieren diese Pharmakokinetik aber nicht. Man erreicht zwar den gleichen Blutspiegel, aber das pulsatile Anfluten fehlt, weswegen die Patienten immer noch den Drang zur Zigarette verspüren. Erhöht man aber die Nikotindosis in der Ersatztherapie deutlich und zwar etwa so hoch, dass sie über den pulsatilen Konzentrationsspitzen liegt, ist die Erfolgsrate sichtbar höher.

> **M!**
> Die Verdopplung der Dosis der Nikotinersatztherapie verbessert die Raucherentwöhnung deutlich.

13.10 Palliativmedizin

Der Schwerpunkt der Inneren Medizin mit dem wahrscheinlich **größten und komplexesten palliativmedizinischen Anteil ist die Pneumologie**. Zum einen sind das die Patienten mit Bronchialkarzinom im Endstadium, die sich – auch wenn sie vorher vom Onkologen behandelt wurden – am Ende wegen der Lungenkomplikationen doch meist in der Betreuung der Pneumologen oder beim Hausarzt befinden. Zum anderen ist es die große Gruppe der COPD- und Fibrose-Patienten im Endstadium, die z.T. schwierig zu behandeln sind, da Luftnot, Angst bis Panik und Schmerz oft gleichzeitig vorliegen können. Schließlich hat die zunehmende Bedeutung der pneumologischen Intensivmedizin, mit der Entwöhnung von der Langzeitbeatmung, den palliativen Bereich deutlich vergrößert.

Bei der Palliation ist es das Ziel, v.a. der stationären Pneumologie, diese Patienten im Sterbeprozess unter Einbindung der Angehörigen zu begleiten, ohne dass sie Schmerzen und Dyspnoe erleben. Die stärker werdende Hospizbewegung trennt zunehmend das Sterben von dem klinischen Akutbereich ab. Das mag in besonderen Fällen hilfreich sein. Im Normalfall sollte aber die **stationäre Versorgung die Palliativmedizin implementieren**, da die Sterbebegleitung wie das Heilen zu den zentralen Aufgaben der ärztlichen und nichtärztlichen Mitarbeiter gehört. Die Integration des Sterbeprozesses in den akutmedizinischen Bereich verbessert zudem den realen Bezug zu manchen diagnostischen und therapeutischen Maßnahmen, da deren Konsequenz im Zeitverlauf hautnah miterlebt wird.

> M!
>
> Das Begleiten im Sterbeprozess ist ein wesentlicher Bestandteil der Akutmedizin.

13.10.1 Symptombehandlung

Es ist heute möglich, praktisch alle Patienten im Sterbeprozess so zu begleiten, dass sie ohne Luftnot und Schmerzen sind. Da die **Behandlung der Luftnot** zu den zentralen Aufgaben in der Pneumologie gehört, ist man üblicherweise mit diesen Maßnahmen vertraut. Im Vordergrund stehen hier Opiate, wobei davon Morphium bei der Dyspnoe besonders wirksam zu sein scheint. Die oft damit verbundene lästige Obstipation lässt sich durch nicht blähende Laxanzien wie Natriumpicosulfat oder Makrogele behandeln. Bei der Therapie mit zentralwirksamen Analgetika hat die Kombination von einem Morphinderivat mit Naloxon Vorteile, da es dadurch seltener zu einer Obstipation kommt. Die Übelkeit wird bei den Opiaten mit niedrigen Dosen von Neuroleptika wie Haloperidol behandelt.

Patienten mit schweren Schmerzen, häufig Knochenschmerzen bei Tumoren, benötigen eine Intensivierung ihrer bereits vorhandenen **Schmerztherapie** mit Opiaten, nichtsteroidalen Antirheumatika in Kombination mit trizyklischen Antidepressiva (keine Serotoninwiederaufnahmehemmer) als Koanalgetika. In vielen Fällen braucht man zusätzlich auch Sedativa und Anxiolytika. Die Behandlung von Angst und die Ermöglichung eines adäquaten Schlafes sind ebenso bedeutend wie die Schmerztherapie. Bei Knochenmetastasen ist auch Dexamethason oft hilfreich, da die Metastasen häufig ein entzündliches Ödem verursachen. Sehr gut helfen auch **Fentanyl-Nasenspray und Fentanyl-Lutscher**, um Schmerz- oder Dyspnoeattacken zu kupieren. Das Nasenspray kann von einer guten Apotheke selbst hergestellt werden und ist dann wesentlich preiswerter als das Handelspräperat.

Am Ende des Lebens ist es meistens erforderlich, die Opiat-Therapie als **Dauerinfusion** zu geben. In solchen Situationen ist es unbedingt empfehlenswert, eine Tabelle für die Umrechnung der Dosis zur Hilfe zu nehmen, da ja oft beim Wechsel von oraler auf intravenöse Therapie auch das Präparat gewechselt wird. Von der errechneten Dosis nimmt man dann initial in der Regel nur 50% für die i.v. Gabe, Gleiches gilt für die Umstellung von subkutaner Gabe auf i.v. Applikation. Haben Patienten, v.a. nach dem Intensivaufenthalt, hohe Dosen an Sedativa wie Midazolam und Propofol bekommen, ist es manchmal schwierig, eine ausreichende Sedation im Sterbeprozess zu erreichen. Hier ist der Rückgriff auf das früher übliche **Phenobarbital** mitunter sehr hilfreich.

Gerade in der Pneumologie passiert es häufig, dass die Patienten, wenn sie bewusstlos sind und nicht mehr husten und schlucken können, ein hörbares Röcheln durch die Schleimretention erzeugen. Das irritiert oft die Angehörigen sehr. Es ist deswegen hilfreich, sie im Vorfeld darauf anzusprechen, dass dieses **terminale Röcheln** häufiger auftritt, aber die Patienten selbst nicht belastet, v.a. nicht die Luftnot verstärkt.

Ein Problem ist es mitunter, den Sterbeprozess zu begleiten, wenn die Patienten wach, aber intubiert sind. Das Entfernen der Beatmung führt meistens zu akuter Luftnot, weswegen es keine Alternative ist. Das langsame Herunterfahren der Beatmung ist zwar möglich, aber doch immer problematisch, da zumindest damit ein Zeitpunkt zum Einleiten des Sterbeprozesses festgemacht werden kann. Beides ist natürlich wegen der dadurch zunehmenden Luftnot nur unter entsprechender starker Sedierung durchzuführen. Klarer ist die Situation, wenn der Patient ausdrücklich sein Einverständnis für eine Beendigung der Beatmung gegeben hat. Hier wäre das **Weiterführen der Beatmung sogar strafbar**, da jeder invasive Eingriff formal den Tatbestand der Körperverletzung erfüllt. Nur durch den Patientenvertrag (üblicherweise unterschrieben bei Krankenhausaufnahme) bzw. die Erlaubnis des Patienten ist die ärztliche Tätigkeit straffrei.

Im Einzelfall wird v. a. zur effektiven Reduktion starker Dyspnoe bei hyperkapnischer Insuffizienz die NIV auch in der Palliativsituation eingesetzt. Hierbei sollte jedoch streng darauf geachtet werden, dass die NIV nicht zur Verlängerung des Leidens beiträgt. Üblicherweise wird man bei Beginn des Sterbeprozesses die NIV langsam herunterfahren.

Eine weitere gute Alternative, den Problembereich zu umgehen und v. a. ein würdevolles Sterben zu ermöglichen, ist die **Gabe transtrachealer, mit Sauerstoff angereicherter Luft**. Das geht bei einem Tracheostoma über einen Katheter recht einfach. Bei intubierten Patienten kann man nasal einen Absaugkatheter einführen (entweder unter bronchoskopischer Sicht durch die Glottis schieben oder über einen Führungsdraht, der vorher endoskopisch platziert wurde). Durch diesen Katheter sollte dann ein hoher Fluss von etwa 10 l/min gegeben werden. Auf keinen Fall darf reiner Sauerstoff gegeben werden, da sich durch die Irritation der Schleimhaut schnell Sekret bildet und um den Katheter herum Borken entstehen. Über einen heute üblichen Mischer sollten etwa 30–40 % Sauerstoff eingestellt werden. Durch diesen hohen Flow kommt es zur Totraumauswaschung und die Patienten können damit erstaunlich gut auch ohne maschinelle Unterstützung atmen. Manchmal leben sie sogar noch einige Tage mit dem hohen Flow. Der Vorteil ist, dass sie wieder sprechen und sich von ihren Angehörigen in Würde verabschieden können. Der Patient ist nicht mehr abhängig von „Apparaten" und hat damit die Möglichkeit quasi wie ein „normaler Mensch" zu sterben. Dazu gehört natürlich auch die Beendigung von überflüssigen Infusionen wie z. B. Kochsalzlösung o. ä.

M!

Transtracheale Totraumauswaschung mit sauerstoffangereicherter Luft unter Spontanatmung kann ein hilfreiches Instrument sein, um ein würdevolles Sterben bei vorher intubierten und beatmeten Patienten zu ermöglichen.

13.10.2 Patientenautonomie

Ganz entscheidend bei der Begleitung der Schwerstkranken ist der Patientenwunsch. Er steht über Allem und natürlich auch über den Wünschen der Angehörigen. Eine Patientenverfügung muss ebenfalls sehr ernst genommen werden. Nach den Erfahrungen der Autoren wird sie noch viel zu häufig ignoriert, wenn dies auch nach der Gesetzesänderung besser geworden ist. Dabei ist es natürlich wichtig abzuschätzen, wie aktuell und stimmig der Patientenwunsch bzw. seine Verfügung im Zusammenhang mit seinem früheren Leben und seinen Angehörigen ist. Sind die Verfügung, der Patientenwunsch sowie die Vorgeschichte eindeutig, ist die Entscheidung viel einfacher. Immer wieder gibt es Einzelfälle, bei denen das Vorgehen mit allen Beteiligten, v. a. auch dem Pflegepersonal, ggf. auch unter Zuhilfenahme externer Referenzpersonen abgestimmt werden muss. Viele Kliniken haben inzwischen ein Ethikkomitee. In schwierigen Fällen, insbesondere bei Fehlen einer Patientenverfügung und auch bei unterschiedlichen Meinungen unter den Angehörigen, kann die Beratung mit dem Komitee sehr hilfreich sein.

M!

Eine Patientenverfügung muss sehr ernst genommen werden. Die Gültigkeit der Inhalte muss aber immer in Bezug auf die aktuelle Situation überprüft werden.

In den letzten Jahren ist bei der Sterbebegleitung zu Recht die **vegetative Reaktion der Patienten** in den Vordergrund gerückt, wenn aufgrund von Vorerkrankungen oder der Schwere des Krankheitsbildes kein adäquates Bewusstsein mehr vorhanden ist. Verweigert der Patient z. B. Nahrung oder Flüssigkeitszufuhr oder ist unwillig, eine Maskenbeatmung anzunehmen, muss diese vegetative Weigerung inhaltlich akzeptiert und an vorderster Stelle im Vorgehen berücksichtigt werden. Falsch hingegen ist es, insbesondere die Unwilligkeit zur Nahrungsaufnahme als Verweigerung zu bezeichnen, wie es im klinischen Alltag oft geschieht.

M!

Vegetative Äußerungen drücken insbesondere bei Bewusstseinsstörung ebenfalls den Patientenwillen aus.

Vereinzelt gibt es auch die groteske umgekehrte Situation, in der die **Patienten** bei klarem Verstand **jegliche Therapie einfordern**, obwohl diese im Endstadium der schweren Erkrankung nicht plausibel bzw. vernünftig erscheint. Das ist dann besonders kritisch, wenn die Angehörigen ebenfalls darauf bestehen. Zum Glück ist eine solche Situation recht selten, v. a. dann, wenn man – wie es sich gehört – den Patienten und seine Angehörigen frühzeitig und konkret, offen und einfühlsam aufklärt. Wenn ein schwerer, jedoch kein lebensbedrohlicher Zustand, z. B. das Endstadium einer amyotrophen Lateralsklerose vorliegt, muss der Patientenwunsch berücksichtigt und ggf. eine Tracheotomie mit Dauerbeatmung durchgeführt werden. Ist die Prognose aber infaust, sollte nach entsprechender Güterabwägung die ärztliche Entscheidung greifen, eine weitere Therapie nicht mehr durchzuführen (z. B. Dialysebehandlung beim Bronchialkarzinom im Endstadium).

Der Arzt wie der Schwerkranke behält seine Verantwortung gegenüber der Solidargemeinschaft. Dies ist ein Grundproblem der **Verantwortungsethik**. Es darf nicht vergessen werden, dass die in diesen Fällen unnötige Belastung von Ressourcen andere Patienten mittelbar schädigt, besonders auch deswegen, weil oft nicht genug Intensivplätze zur Verfügung stehen. In Ausnahmefällen muss zur Unterstützung bei der Güterabwägung auf das Vormundschaftsgericht zurückgegriffen werden, was trotz umfangreicher Erfahrungen der Autoren bisher noch nicht vorgekommen ist.

> M!
>
> Auch Schwerkranke behalten am Lebensende ihre Verantwortung gegenüber der Solidargemeinschaft.

13.10.3 Angehörige

Typischerweise sind mit der Sterbebegleitung enge Angehörigengespräche erforderlich. Dabei ist es eine wichtige Erfahrung, dass gerade bei akuten schweren Erkrankungen, bei denen das Sterben ansteht, die Angehörigen meist einen Zeitraum von wenigstens **2–3 Tagen benötigen**, um sich auf die **Unvermeidlichkeit der Situation** einzustellen. Mit den modernen Methoden der Intensivmedizin gelingt es oft, die Erkrankung über diesen Zeitraum zu prolongieren. Bei entsprechender Sensibilität lassen sich die Angehörigen dann meist gut in den Sterbeprozess einbinden. Dabei sollte man es immer ermöglichen, dass die Angehörigen beim Sterben anwesend sind, und ggf. im Zimmer übernachten können. Ein Da-Sein reicht, aktive Kommunikation – wozu sich manche Angehörige genötigt sehen – ist zumeist nicht erforderlich. In der Klinik sollte natürlich eine entsprechende Infrastruktur vorhanden sein, damit das auch umsetzbar ist.

Problematisch wird es, wenn die meist direkten Angehörigen den **Tod** des Schwerkranken wie den eigenen völlig **verdrängen**. Das erschwert den Prozess oft erheblich für alle Beteiligten, und gerade auch für den Sterbenden. Hilfreich ist es dann, die Angehörigen auf ihren eigenen Tod bzw. die damit zusammenhängenden möglichen Szenarien anzusprechen. Das ist allerdings nur glaubhaft, wenn der Arzt seine eigene Empathie bzw. mitunter sein eigenes Ableben in das Gespräch mit einbringt.

Ganz selten gibt es auch die Situation, dass **Angehörige überzogene Wünsche** an die Pflege oder an die Ärzte bezüglich aufzunehmender Therapiemaßnahmen haben und der Sterbende nicht mehr in der Lage ist, sich dazu zu äußern. Wenn diese Wünsche unter Abwägung aller Gründe unverhältnismäßig sind, muss in Ausnahmefällen auch hier das Vormundschaftsgericht eingeschaltet werden. Die Erfahrungen der Autoren sind hier aber eher enttäuschend. Zumeist sind die Richter von der Situation überfordert, äußern sich oft nicht präzise und zögern die Entscheidung hinaus, manchmal wohl auch in der Hoffnung, dass sich das Problem von alleine löst.

Gar nicht selten gibt es die Situation, dass **Angehörige überfordert sind**, wenn sie in diagnostische oder therapeutische Entscheidungen des Arztes beim Sterbeprozess eingebunden werden. In solchen Fällen sollten sie nicht vor zu viele Alternativen gestellt werden. Man muss im Laufe des Gesprächs feststellen, wie die soziale Situation und Historie im Einzelfall ist und dann manchmal aufgrund der eigenen Fachkompetenz die Entscheidung vorgeben. Bindet man die Angehörigen zu sehr in die Alternativen ein, erwachsen daraus sowohl bzgl. Verlängerung als auch Abbruch von intensivmedizinischen Therapiemaßnahmen häufig **Schuldgefühle**, die nach dem Tod des Patienten lange das Leben der Angehörigen bestimmen können, bis zur pathologischen Trauerreaktion. Überhaupt ist es wichtig, den Angehörigen die Schuldgefühle, die regelhaft mit dem Tod zusammenhängen, möglichst zu nehmen. Vermeiden kann man sie meist nicht, aber durch entsprechendes Geschick und Erfahrung vieles lindern.

> M!
>
> Angehörige haben praktisch immer Schuldgefühle beim Tod; durch sensible Sterbebegleitung kann hier vieles gemildert, aber bei Unerfahrenheit leider auch verstärkt werden.

13.10.4 Patientenbegleitung

Sterbende zu begleiten, stellt für medizinisches Personal eine große Herausforderung dar. Dabei wird man feststellen, dass die individuelle Empathie für den Patienten stark abhängt von der Dauer der Betreuung und von der Patientenpersönlichkeit. Vor allen Dingen wird über das individuelle Mitfühlen des Einzelnen **innerhalb des medizinischen Personals nur selten gesprochen.** Es gibt Patienten, bei denen man eine **persönliche Trauerreaktion** viel stärker spürt als bei anderen. Gerade Anfänger im medizinischen Bereich leiden – neben den Insuffizienzgefühlen, nicht alles getan zu haben – darunter, eine scheinbar adäquate Trauerreaktion im Angesicht des (meist akuten) Todes nicht zu spüren. Dieses ist jedoch ein normaler Zustand. Starke Gefühle, wie gerade Trauer, sind nicht abrufbar. Wenn sie eintreffen (jeder bemerkt es sofort beim Tod eines nahen Verwandten), sind sie sofort da und überwältigend. Genauso geht es natürlich den Angehörigen.

> M!
>
> Mit jeder ernsthaften Sterbebegleitung wächst die Persönlichkeit des Arztes.

Für den Arzt oder das Pflegepersonal ist deswegen die **Ehrlichkeit im Umgang mit dem Sterbenden** ein wichtiger Bestandteil der Begleitung. Das geht nur, wenn die eigene Endlichkeit bzw. der eigene Tod zumindest immer wieder einmal mit bedacht und in den Prozess eingebracht wird. Dies hat nebenbei den Vorteil, eine gewisse

Gelassenheit für die eigene Lebensplanung bzw. deren Ziele zu erlangen, natürlich nur dann, wenn der zumindest phasenweise schmerzliche Prozess zugelassen wird. Das wird nur in Schüben möglich sein, aber mit jedem Sterbenden, den man näher begleitet, kommt man ein Stück weiter. Das Offensichtliche, dass der Tod und das Leben zusammengehören, wird dann auch emotional erfühlt. Sterben kann zwar im Einzelfall dramatisch sein, ist aber an sich überhaupt keine „außergewöhnliche" Sache. Die nähere Auseinandersetzung mit dem Tod erhöht die Ernsthaftigkeit im eigenen Leben, führt aber ganz sicher nicht zur Depression, sondern zur Reifung der Persönlichkeit.

13.11 Fehlermanagement

Obwohl es nicht direkt zu einem Fachbuch gehört, haben die Autoren trotzdem beschlossen, etwas zum Fehlermanagement einzubringen, da es eng mit der ärztlichen Tätigkeit zusammenhängt. Ansonsten findet man diese Informationen nur in der Spezialliteratur oder als Stoff in Seminaren zum Führungsmanagement.

Eine wesentliche Erkenntnis der Forschung zur künstlichen Intelligenz ist die bisher unterschätzte Komplexität von scheinbar einfachen Tätigkeiten. Im Rahmen ärztlicher Tätigkeit ist eine große Informationsfülle zu verarbeiten, woraus sich üblicherweise Entscheidungen ableiten, deren Priorisierung meist gar nicht wahrgenommen wird. Auch bei **bester Organisation und Absicht sind Fehler unvermeidlich**, was sich auch theoretisch nachweisen lässt. Zudem kann weder immer eine beste Absicht, noch eine beste Organisation vorausgesetzt werden, denn das würde eine unrealistische Situation beschreiben, die infolge fehlender personeller wie finanzieller Ressourcen schlechterdings nicht möglich ist. Hinzu kommen immer wieder aufkommende berufliche wie private Überlastungssituationen sowie Mangelbesetzung und Führungsfehler.

Eine gute Personalführung hat typischerweise heute ein Fehlermanagement in den Organisationsablauf eingebaut. Dabei ist es entscheidend, ein **Klima zu schaffen**, das es ermöglicht, **Fehler zugegeben bzw. sichtbar werden** zu lassen, damit eine entsprechende Gegensteuerung möglich wird. Enge Feedback-Zyklen sind hier das Mittel der Wahl.

Hingegen ist es häufig üblich, entsprechende **Standards** und Anweisungen für nahezu alle Tätigkeiten zu verschriftlichen, um scheinbare Fehlerquellen auszuschließen. Das ist unzureichend, da wie erwähnt, zum einen schon aus theoretischen Gründen infolge der Komplexität und zum anderen meist die Datenfülle so groß wird, dass sie nicht mehr lesbar ist. Und die Inhalte im Gedächtnis zu speichern ist schlechterdings unmöglich. Die EDV hat die Situation hier eher verschlechtert, da es viel einfacher geworden ist, entsprechende Texte zu finden und in die Informationssysteme einzustellen.

> **M!**
> Enge Feedback-Zyklen sind das Geheimnis eines guten Fehlermanagements.

Die engen Feedback-Zyklen haben üblicherweise ein Fehlermeldesystem installiert, das insbesondere bei exemplarischen Fehlern, eine generelle Information zur zukünftigen Verhinderung ermöglicht. Erfahrungsgemäß hält das aber höchstens einige Monate an, sodass keine dauerhafte Sicherheit besteht. Deswegen müssen permanent Feedback-Zyklen zur kontinuierlichen Verbesserung eingebaut und mitunter auch ständig wiederholt werden.

13.11.1 Schwere Behandlungsfehler

Kommt ein schwerer Behandlungsfehler vor, ist es ganz wesentlich, dass der den Fehler Verursachende möglichst **sofort die weitere Versorgung an Andere übergibt**. Das gilt ganz besonders für Notfallsituationen, da typischerweise der Fehlerverursachende durch dieses dramatische Ereignis in seiner Handlungsfähigkeit stark eingeschränkt bzw. oft sogar gar nicht mehr in der Lage ist, für ihn sonst selbstverständliche Handlungen auszuführen. Die Hinzugezogenen haben alle diese psychologischen Hemmnisse nicht und können das Problem zügig angehen.

> **M!**
> Kommen Behandlungsfehler in Notfallsituationen vor, soll der Verursacher unverzüglich die weitere Versorgung abgeben.

Hat ein Behandlungsfehler zu einem größeren und irreversiblen Schaden geführt, sollte aktiv die Versicherung informiert werden. Hierbei ist es sehr hilfreich, die **Schiedskommission** der Ärztekammer einzuschalten, die den Fall recht professionell untersucht. Üblicherweise schließen sich dann die Versicherungen dem Ergebnis der Gutachter an.

Ganz wichtig ist es v. a., die psychologische Hemmschwelle zu überwinden bzw. zu akzeptieren, dass das Auftreten von gelegentlichen **Behandlungsfehlern** im Rahmen der **ärztlichen Tätigkeit praktisch nicht zu vermeiden** ist. Man kann sogar überspitzt formulieren, dass ein Arzt, der viele Jahre praktisch tätig ist und noch keinen Schiedsfall hatte, wahrscheinlich seine Patienten nicht ausreichend versorgt hat. Für eine hohe Qualität in der Patientenversorgung ist ein gewisses Risiko unvermeidlich, womit eben Fehler wahrscheinlicher werden.

Kommt es zu einem schweren Behandlungsfehler, ist es unbedingt zu empfehlen, dass der Verursachende mit dem Patienten, ggf. auch mit den **Angehörigen, die Situation offen bespricht**. Das nimmt viel Wind aus den Segeln und vereinfacht das spätere Vorgehen entscheidend.

Vielen Geschädigten geht es nicht um Geld, sondern darum, dass der Fehler nicht abgelehnt oder verschwiegen wird. Dann bleiben oft juristische Folgen aus. Kommt es trotzdem zu juristischen Folgen, so ist es entscheidend, die Patienten bzw. die Angehörigen darauf hinzuweisen, dass vorab ein Schiedsverfahren eingeschaltet werden soll. Nicht selten holen sich die Angehörigen Rat bei medizinjuristisch **unerfahrenen Anwälten**, die dann gleich ein zivilrechtliches oder gar ein strafrechtliches Verfahren einleiten. Dann wird die Situation für alle Beteiligten, insbesondere auch für den betroffenen Patienten, unerfreulich und psychisch belastend, denn die Wahrscheinlichkeit einer Entschädigung sinkt deutlich. Zudem ziehen sich die Verfahren erheblich in die Länge und es wird immer schwieriger, Gutachter zu finden.

M!

Ein offenes Gespräch mit dem Betroffenen und ggf. seinen Angehörigen zu Behandlungsfehlern verhindert oft ein langwieriges Verfahren und unangenehme Folgen für beide Seiten.

Kommt es zur Gerichtsentscheidung, kann in der Regel davon ausgegangen werden, dass die **Urteile** sorgfältig recherchiert und neutral gefällt sind. Einzelne offensichtlich schieflastige Entscheidungen, wie sie dann gerne in der Presse erscheinen, sind nicht repräsentativ. Den meisten Ärzten ist nicht bekannt, dass überhaupt nur in etwa 1% der staatsanwaltschaftlichen Ermittlungsverfahren (d. h. Beschlagnahmung der Krankenakte etc.) ein Verfahren eröffnet wird. Im Schiedsverfahren sind alle diese Probleme sehr viel einfacher zu lösen, weswegen dieser Weg immer favorisiert werden sollte. Dann bleibt der Vorgang auch zeitlich begrenzt und ist meist in einigen Monaten abgeschlossen.

Literatur

[1] Cameron R, Davies HR. Intra-pleural fibrinolytic therapy versus conservative management in the treatment of adult parapneumonic effusions and empyema. Cochrane Database Syst Rev 2008 16; CD002 312

[2] Casanova C, Celli BR, Tost L et al. Long-term controller trial of nocturnal nasal positive pressure ventilation in patients with severe COPD. Chest 2000; 118: 1582–1590

[3] Clini E, Sturani C, Rossi A et al. The Italian multicentre study on noninvasive ventilation in chronic obstructive pulmonary disease patients. Eur Respir J 2002; 20: 529–538

[4] Continuous or nocturnal oxygen therapy in hypoxemic chronic obstructive lung disease: a clinical trial. Nocturnal Oxygen Therapy Trial Group. Ann Intern Med 1980; 93: 391–398

[5] Freitag L. Tracheobronchial Stents. In: Bolliger CT, Mathur PN (eds). Interventional Bronchoscopy. Basel: Karger; 2000: 171–186

[6] Dellweg D, Wenzel M, Hoehn E et al. Humidification of inspired oxygen is increased with pre-nasal cannula, compared to intranasal cannula. Respir Care. 2013; 58: 1323–1328

[7] Górecka D, Gorzelak K, Sliwinski P et al. Effect of long-term oxygen therapy on survival in patients with chronic, obstructive pulmonary disease with moderate hypoxaemia. Thorax 1997; 52: 674–679

[8] Haidl P, Schönhofer B, Siemon K, Köhler D. Inhaled isotonic alkaline versus saline solution and radioaerosol clearance in chronic cough. Eur Respir J. 2000; 16: 1102–1108

[9] Haidl P, Clement C, Wiese C et al. Long-term oxygen therapy stops the natural decline of endurance in COPD patients with reversible hypercapnia. Respiration 2004; 71: 342–347

[10] Janssen JP, Collier G, Astoul P et al. Safety of pleurodesis with talc poudrage in malignant pleural effusion: a prospective cohort study. Lancet 2007; 369: 1535–1539

[11] Kahl S, Kähler G, Dormann A (Hrsg.). Interventionelle Endoskopie. München: Elsevier; 2007

[12] Köhler D, Knoch M, Sommerfeld C et al. A new oxygen applicator for simultaneous mouth and nose breathing. Chest 1993; 103: 1157–1160

[13] Köhnlein T, Windisch W, Köhler D et al. Non-invasive positive pressure ventilation for the treatment of severe stable chronic obstructive pulmonary disease: a prospective, multicentre, randomised, controlled clinical trial. Lancet Respir Med. 2014 24.70 153-5.d

[14] Leach RM, Davidson AC, Chinn S et al. Portable liquid oxygen and exercise ability in severe respiratory disability. Thorax 1992; 47: 781–789

[15] Long term domiciliary oxygen therapy in chronic hypoxic cor pulmonale complicating chronic bronchitis and emphysema. Report of the Medical Research Council Working Party. Lancet 1981; 8 222: 681–686

[16] Magnussen H, Kirsten AM, Köhler D et al. Leitlinien zur Langzeit-Sauerstofftherapie. Deutsche Gesellschaft für Pneumologie und Beatmungsmedizin e. V. Pneumologie 2008; 62: 748–756

[17] McIlwaine MP, Alarie N, Davidson GF et al. Long-term multicentre randomised controlled study of high frequency chest wall oscillation versus positive expiratory pressure mask in cystic fibrosis. Thorax 2013; 68: 746–751

[18] Meecham Jones DJ, Paul EA, Jones PW et al. Nasal pressure support ventilation plus oxygen compared with oxygen therapy alone in hypercapnic COPD. Am J Respir Crit Care Med 1995; 152: 538–544

[19] Continuous or nocturnal oxygen therapy in hypoxemic chronic obstructive lung disease: a clinical trial. Nocturnal Oxygen Therapy Trial Group. Ann Intern Med 1980; 93: 391–398

[20] Olivares-Torres CA, Laniado-Laborín R, Chávez-García C et al. Iodopovidone pleurodesis for recurrent pleural effusions. Chest 2002; 122: 581–583

[21] Ringbaek TJ, Viskum K, Lange P. Does long-term oxygen therapy reduce hospitalisation in hypoxaemic chronic obstructive pulmonary disease? Eur Respir J 2002; 20: 38–42

[22] Ringbaek TJ. Home oxygen therapy in COPD patients. Results from the Danish Oxygen Register 1994–2000. Dan Med Bull 2006; 53: 310–325

[23] Rodriguez-Panadero F, Janssen JP, Astoul P. Thoracoscopy: general overview and place in the diagnosis and management of pleural effusion. Eur Respir J 2006; 28: 409–422

[24] Schönhofer B, Ardes P, Geibel M et al. Evaluation of a movement detector to measure daily activity in patients with chronic lung disease. Eur Respir J 1997; 10: 2814–2819

[25] Schönhofer B, Geibel M, Sonneborn M et al. Daytime mechanical ventilation in chronic respiratory insufficiency. Eur Respir J 1997; 10: 2840–2846

[26] Schönhofer B, Köhler D, Kutzer K. Ethische Betrachtungen zur Beatmungsmedizin unter besonderer Berücksichtigung des Lebensendes. Pneumologie 2006; 60: 408–416

[27] Schönhofer B, Barchfeld T, Wenzel M et al. Long term effects of non-invasive mechanical ventilation on pulmonary haemodynamics in patients with chronic respiratory failure. Thorax 2001; 56: 524–528

[28] Schucher B, Hein H, Kirsten D et al. Use of home mechanical ventilation in patients with high grade chronic obstructive lung disease (COPD). Pneumologie 1999; 53: 103–106

[29] Voshaar TH. Austausch von Inhalatoren in der Apotheke aufgrund des Rahmenvertrages vom 1.4.2008 und individueller Rabattverträge. Pneumologie 2008; 62: 690–694

Sachverzeichnis

A

B

C

D

E

I

J

K

L

M

N

O

P

Q

R

T

U

V

W

X

Y

Z